U0133490

心脏解剖学

郭志坤——主编

河南科学技术出版社

·郑州·

图书在版编目（CIP）数据

心脏解剖学 / 郭志坤主编. —— 郑州：河南科学技术出版社，2024. 6
ISBN 978-7-5725-1533-0

Ⅰ.①心… Ⅱ.①郭… Ⅲ.①心脏外科学–人体解剖学 Ⅳ.①R322.1

中国国家版本馆CIP数据核字（2024）第108744号

出版发行：河南科学技术出版社
　　　　　地址：郑州市郑东新区祥盛街27号　　邮编：450016
　　　　　电话：（0371）65788629　　　65788613
　　　　　网址：www.hnstp.cn
策划编辑：张　晓
责任编辑：张　晓
责任校对：董静云
封面设计：李小健
责任印制：徐海东
印　　刷：河南瑞之光印刷股份有限公司
经　　销：全国新华书店
开　　本：787 mm×1 092 mm　1/16　　印张：43　字数：793千字
版　　次：2024年6月第1版　　2024年6月第1次印刷
定　　价：398.00元

《心脏解剖学》编委会

主　编　郭志坤

编　委　（按拼音排序）

常玉巧（新乡医学院）

付升旗（新乡医学院）

郭志坤（新乡医学院）

胡士军（苏州大学心血管病研究所）

李温斌（首都医科大学附属北京安贞医院）

刘　军（西安交通大学第一附属医院）

马全祥（新乡医学院）

申　彪（新乡医学院）

杨　斌（郑州市第七人民医院）

尹立雪（电子科技大学附属医院·四川省人民医院）

张红旗（复旦大学上海医学院）

张金盈（郑州大学第一附属医院）

序 1

　　《心脏解剖学》是医学生和临床医生，尤其是心脏外科、心血管内科医生必不可少的参考书。郭志坤教授及其团队根据自己从事心脏解剖学研究近40年的工作经验，组织国内同行专家，参考国内外心脏解剖领域近年来的新进展，紧密结合临床需要，撰写了《心脏解剖学》一书，这是一部全新的心脏基础研究学术专著。

　　本书的特点是全面系统、紧跟时代进展、实用性强。本书的内容既包括心脏解剖结构，也介绍了相关解剖研究技术；作者查阅了大量近年来的文献，融入了丰富的新知识，如心肌再生、心脏的脂肪、心耳结构与临床应用的关系等；为了实现基础与临床相结合，在大部分章附有"相关解剖与临床要点"，可以让初学者通过学习心脏解剖知识提前了解心脏相关疾病和操作，临床医生可以更好地根据解剖结构指导临床实践。该书读者群广，适合医学生、临床医生和心血管的基础研究人员阅读，通过本书学习可以掌握心脏基础知识，了解心脏研究进展，开阔工作思路，实现基础和临床结合。

　　该书主编是国内从事心脏基础和临床研究的专家学者，发表过大量相关研究论文，出版过《现代心脏组织学》《正常心脏组织学图谱》等学术专著。《心脏解剖学》蕴含了作者多年的研究成果和学术思想，具有较高的原创性，基本代表了目前心脏解剖学研究的学术水平。

中国科学院院士

序 2

　　解剖学知识是医学生，特别是临床外科相关学科医生尤为重要的基础。心脏解剖学是介绍心脏形态结构与功能、发生发展规律及相关疾病的科学，是人体解剖学重要的组成部分。目前国内此类书籍匮乏，特别是结合临床应用的心脏解剖学教科书无法满足心脏基础研究和临床工作者的需求，急需一本全面系统的心脏解剖学面世。郭志坤教授及其团队结合自己多年的工作经验和研究成果，组织国内同行专家编写了《心脏解剖学》，是解剖学领域的重要成果。

　　本专著的最大特色是除详细介绍心脏大体解剖结构外，还融入了近年作者的新发现和国内外新的研究成果，如心包和心包干细胞、心肌再生等；紧密结合临床，实用性、新颖性是该书的另一特色，书中详细阐述了大量与临床相关的解剖学基础，如心包补片、心脏移植的解剖学基础，瓣膜组织工程等。另外，该书介绍了心脏解剖学的常用研究方法和技术，为深层次认识心脏解剖结构和开展相关探索研究提供了重要指引。

　　主编郭志坤教授团队潜心研究心脏近40年，发表研究论文400余篇，出版《现代心脏组织学》《正常心脏组织学图谱》等学术专著，是该领域知名学者。已出版的这些著作是目前国内唯一的心脏解剖学的学术专著，受到读者的良好评价；《心脏解剖学》的出版面世，是郭志坤教授团队的又一标志性成果，代表国内心脏解剖研究的新高度。

首都医科大学基础医学院人体解剖与组织胚胎学系教授
中国解剖学会第十六届理事会副理事长兼秘书长

序 3

　　心脏解剖结构是医学生和临床工作者必须学习和掌握的重要基础知识。心脏是人体重要的器官，常被疾病累及，直接威胁人体生命健康。心脏的结构、功能及其疾病一直是基础和临床科技工作者研究的重要课题。有关心脏的形态结构知识，大多分散于教科书和相关学术著作之中，目前国内心脏解剖的学术专著尚匮乏，不能满足心脏研究和临床实践的需要。郭志坤教授组织国内同行专家，在自己研究成果的基础上，编著了《心脏解剖学》。这是一本学术水平较高、应用价值较大、读者群宽广的心脏解剖学专著，是解剖学领域又一创新性成果，为医学生、解剖学教师、心脏研究者和临床医务工作者提供了一本具有现实指导意义的参考书。

　　本书包含近年来国内外心脏解剖学研究的新进展，也体现了作者团队的研究成果和学术思想，尤其是在大部分章之后系统地介绍了临床相关疾病和操作的解剖学基础，架起了基础与临床相结合的桥梁。因此，本书突出了"全面、新颖、深入、实用"的特点，是一本目前不可多得的心脏学术专著。

　　郭志坤教授带领团队从事人体解剖学教学、心脏解剖学及心肌再生医学研究近40年，从分子生物学、细胞学、组织学、大体解剖学对心脏进行了系统的研究，发表了大量的学术论文，有不少新发现和新理论，曾经出版《现代心脏组织学》《正常心脏组织学图谱》等学术专著，为我国的心脏研究工作做出了较大贡献。《心脏解剖学》的出版，将对心脏解剖的基础研究和临床应用起到积极的推动作用。

中国康复医学会心血管疾病预防与康复专业委员会主任委员
北京大学人民医院心血管疾病研究所所长

前　言

　　心脏解剖学是研究心脏形态结构、发生发展规律的科学，是医学科学中重要的基础知识，是医学生和临床医生，尤其是心脏科医生必须掌握的重要内容，在医学人才培养和临床实践中占重要地位。近年来，随着对心脏研究的不断深入和临床新技术的出现，在心脏形态学方面涌现出大量新知识，对许多心脏形态结构，从新的视角重新再认识，进一步扩展了心脏解剖学的内涵。本书由国内同行专家结合国内外心脏解剖学相关研究动态和作者的部分研究成果，紧密结合临床实践编撰而成，旨在为医学生和临床医生提供一本"全面、系统、新颖、实用"的学术参考书。

　　全书共20章，70余万字，300余幅图。系统地介绍了心的发生和发育，心的物种进化和增龄变化，心包，心的位置、毗邻及体表投影，心的形态及内腔结构，心壁的构造，心的间隔，心传导系，心的动脉——冠状动脉，心的静脉，心的淋巴管，心的神经，心肌再生，心的发育畸形，心的断层解剖，心的脂肪，心导管介入治疗的解剖学基础，心脏移植的解剖学基础，心脏影像解剖学基础，心常用的解剖学技术等。除大体解剖外，本书重点描述了近年来的心脏研究新进展，如心肌再生、心脏脂肪、瓣膜组织工程等，凸显了本书的时代性；大部分章附有相关解剖的临床要点以突出基础与临床相结合，如为配合临床左心耳封堵技术的普及，对左心耳形态结构进行了全新的描述。本书适于医学本科生、研究生、解剖学教师、法医学教师、病理学教师、心脏外科医生、心血管内科医生、心脏研究工作者阅读。通过本书学习既可掌握心脏基础知识，又可了解心脏研究进展，开阔工作思路，实现基础和临床有效结合。

　　本书内容涉及多个学科，知识面较宽，综合性较强，理论和实际紧密结合。目前此类参考书不多，在编写过程中，尽管我们付出了很大努力，但由于掌握的资料不足，水平所限，可能仍存在一些问题和不足，渴望读者批评指正，以便今后修订完善。

郭志坤

2024年3月16日

目　录

第一章

心的发生和发育

　　胚胎发生的时间顺序和空间顺序是精致而周密的过程，直至目前仍然吸引着充满好奇的科研工作者孜孜以求地研究和探索。作为人体重要的器官，心的发生和发育在这其中熠熠生辉，是人体发生发育研究中引人注目的亮点之一。

　　受精卵形成之后，随即发生卵裂，经囊胚形成，内细胞群分化，上、下胚层形成之后演化为主要由外胚层、中胚层、内胚层构成的三胚层胚盘。人体的心血管系统由三胚层胚盘中的中胚层分化而来（图1-1）。

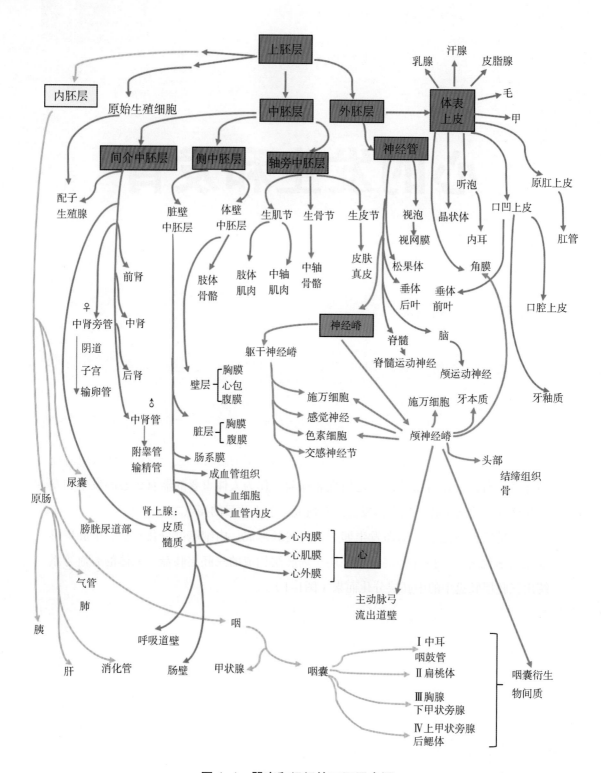

图 1-1　器官和组织的三胚层来源

第一节　人胚胎三胚层的形成

人胚胎的发生和发育从精子与卵子结合成为受精卵开始，精子在睾丸的生精小管内产生，在附睾内继续发育成熟，逐渐获得运动能力，此过程经历两周左右的时间。射出的精子虽有运动能力，但尚无穿越卵子周围放射冠及透明带的能力，这是由于精子头部表面覆有一层来自精浆的糖蛋白，抑制顶体酶的释放。在女性生殖道中，具有降解该糖蛋白的酶，精子从而获得使卵子受精的能力，此过程称为获能（capacitation）。精子获能后即能发生顶体反应，释放出顶体酶。

早前，Denissenko指出绝大多数人类精子并不是遵循直线前行的，而是倾向于沿着弯曲的路径前进，其中约90%的精子沿着稍微弯曲的一个轴线游动，4%~5%的精子则是沿着螺旋形的路径前行。在这些以螺旋形前行的精子中，多达90%的精子沿着向右偏转的螺旋形的路径前行（Denissenko et al., 2012）。

精子在女性生殖道中可存活1~3 d，但一般情况下，其受精能力仅可维持1 d左右。从卵巢排出的卵，处于减数第二次分裂的中期，为次级卵母细胞，表面还包有放射冠和透明带。

从受精时起计算胚胎龄为受精龄，胚胎发育平均历时266 d。但临床上常无明显的受精准确时间标志，但末次月经来潮时间易查，所以临床上通常以末次月经的第1天起计算胚胎龄，称为月经龄，平均历时280 d。

一、受精

受精（fertilization）是指精子和卵子融合成为受精卵的过程。受精的过程包括精子和卵子的识别和接触、精子穿越放射冠和透明带、次级卵母细胞完成减数第二次分裂及雌原核、雄原核融合形成受精卵。首先，获能的精子游向卵，并释放顶体酶，溶解放射冠及透明带，使精子穿过透明带与次级卵母细胞直接接触。随即精子头侧的细胞膜与次级卵母细胞膜融合，精子的细胞核和细胞质即进入次级卵母细胞内。精子穿入后，立即引起透明带结构发生变化，称为透明带反应，从而阻止其他精子穿越透明带，防止多精受精。精子胞核进入卵后，次级卵母细胞迅速完成减数第二次分裂，此时精子和卵细胞的核分别称为雄原核和雌原核。两个原核逐渐在细胞中部靠拢，核膜消失，染色体混合，形成二倍体的受精卵（fertilized ovum），又称合子（zygote），受精过程完成（图1-2，图1-3）（Dudek，2014）。

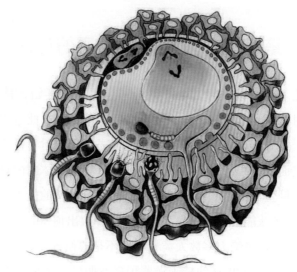

图 1-2　受精过程

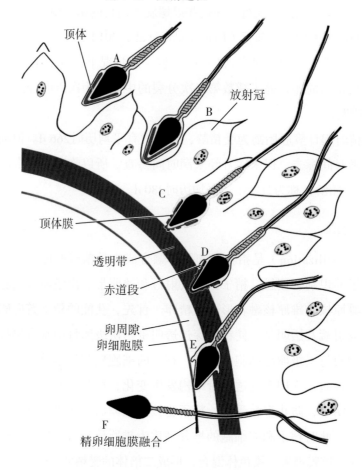

图 1-3　受精过程时序示意图

注：A、B.精子穿过放射冠；C、D.精子与透明带附着，顶体反应，穿入透明带；
E、F.精子与卵细胞膜结合并进入卵子

二、卵裂和囊胚形成

（一）卵裂

卵裂（cleavage）是受精卵的有丝分裂过程，卵裂产生的细胞称卵裂球。受精卵进行卵裂的同时，逐渐向子宫方向移动。受精卵分裂至12~16个细胞时，成为一团实心的细胞，形似桑葚，称桑葚胚（morula）。此时卵裂球位于透明带内，细胞越分越小，细胞数虽增多，但总体积不增大。受精后约72 h，桑葚胚进入子宫腔（图1-4）。

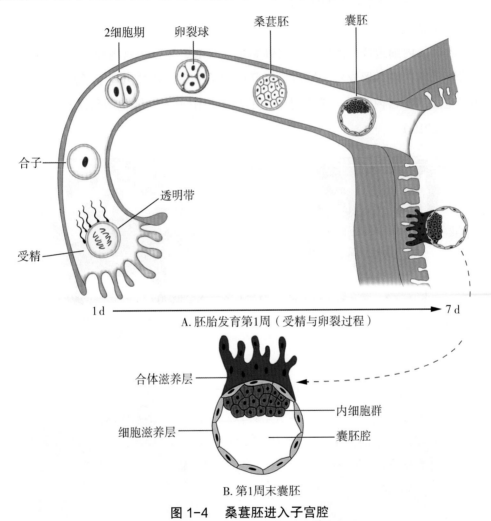

图 1-4　桑葚胚进入子宫腔

（二）囊胚形成

桑葚胚继续分裂，细胞之间出现一些小的腔隙，然后融合成大腔，称囊胚泡腔。实心细胞团则分成两部分，囊胚泡腔的一侧有一群细胞，称内细胞群（inner cell mass）；其余细胞呈单层排列在胚泡腔四周，称滋养层（trophoblast）（Dudek,

2014；Sadler，2019）。此时，整个胚呈囊泡状，称囊胚（blastocyst）。当囊胚形成时，已由最初精卵结合的受精点输卵管壶腹部到达了子宫腔。随着囊胚增大，透明带逐渐变薄，最后溶解消失。囊胚与子宫内膜相贴，开始植入。

三、植入

囊胚埋入子宫内膜的过程称为植入（implantation），又称着床（imbed）。植入在受精后第5~6天开始，于第11~12天完成。

（一）植入过程

植入时，内细胞群一侧的滋养层细胞迅速分裂，紧贴子宫内膜并分泌蛋白水解酶，溶解子宫内膜，形成一个缺口，囊胚由此陷入后逐渐被包埋于子宫内膜中。当囊胚完全埋入子宫内膜后，植入时形成的缺口由附近上皮细胞增殖修复（图1-5）（Sadler，2019）。

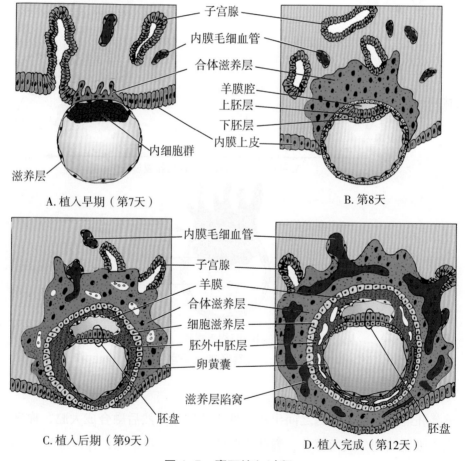

图 1-5　囊胚植入过程

囊胚植入过程中，滋养层细胞迅速分裂增生，部分细胞互相融合，细胞之间界线消失，称为合体滋养层，构成滋养层的外层；另一部分细胞仍保持明显的细胞界线，排成单层，称细胞滋养层，构成滋养层的内层。细胞滋养层细胞具有分裂能力，可不断形成新的细胞加入合体滋养层。

（二）植入的部位

囊胚通常在子宫底部或体部植入。如果在邻近子宫颈处植入，将形成前置胎盘，未来可导致胎儿娩出困难及胎盘早剥。若在子宫以外的部分植入，称异位妊娠或宫外孕。异位妊娠常发生在输卵管，偶见于肠系膜、卵巢等处。异位妊娠的胚胎不能正常发育，并可引起植入处血管破裂而发生大出血。

（三）植入后子宫内膜的变化

囊胚植入后，子宫内膜进一步增厚，血液供应丰富，腺体分泌旺盛，基质细胞肥大，胞质中糖原增多，称为蜕膜反应。此时的子宫内膜称为蜕膜（decidua）。蜕膜分3部分：位于囊胚深层的蜕膜称底蜕膜；覆盖于囊胚表面的蜕膜称包蜕膜；其余部分称壁蜕膜。包蜕膜与壁蜕膜之间为子宫腔。包蜕膜随胚胎的长大而向壁蜕膜靠近，至第3个月末与壁蜕膜相贴，子宫腔消失（图1-6）。

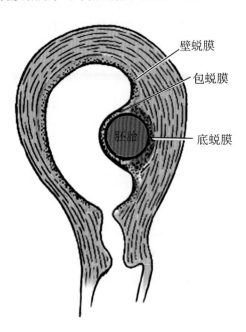

图 1-6　胚胎与子宫蜕膜的关系

四、胚层的形成

受精后第2周至第8周的变化包括二胚层胚盘和三胚层的形成、胚层的分化及胚体的形成。

（一）二胚层胚盘的形成

1. 内细胞群的分化　囊胚泡植入过程中，内细胞群的细胞增殖分化，逐渐形成圆盘状胚盘（germ disc）。胚盘是人体发生的原基，它由两个胚层组成，又称二胚层胚盘。邻近滋养层的一层柱状细胞为上胚层（epiblast），靠近囊胚腔侧的一层立方形细胞为下胚层（hypoblast），两个胚层紧贴，中间隔以基膜。随后，在上胚层与滋养层之间出现一个腔隙即羊膜腔，腔内液体为羊水，上胚层构成羊膜腔的底，羊膜腔的其他部分为由滋养层细胞增殖分化而来的一层扁平的羊膜细胞。下胚层的周缘细胞向腹侧生长延伸形成由单层扁平上皮细胞围成的另一个囊，即卵黄囊，下胚层构成卵黄囊的顶（何泽涌 等，1984）。

2. 滋养层的分化　细胞滋养层向内增生，形成一些星形细胞，充满于囊胚腔内，称胚外中胚层，此时囊胚腔消失。随后，在胚外中胚层中出现一些小的腔隙，并逐渐融合为一个大腔，称胚外体腔。胚外体腔将胚外中胚层分成两部分，一部分贴附在滋养层内面和羊膜腔外表面，称胚外体壁中胚层；另一部分覆盖在卵黄囊外表面，称胚外脏壁中胚层。此时，滋养层由原来的1层变成3层，从外向内依次为合体滋养层、细胞滋养层和胚外体壁中胚层。绒毛膜表面向子宫内膜伸出，形成许多不规则的突起，称为胎盘绒毛。绒毛膜从子宫内膜摄取营养，供胚胎发育。随着胚外体腔的扩大，绒毛膜与胚盘和其背腹两侧的羊膜腔、卵黄囊之间仅有少部分的胚外中胚层存在，这部分胚外中胚层呈蒂状称为体蒂（body stalk）。体蒂是联系胚体和绒毛膜的唯一系带，将发育为脐带的主要成分（图1-7）（刘斌 等，1996）。

（二）三胚层的形成与分化（第3周）

1. 原条　胚发育至第3周初，上胚层细胞迅速增殖并不断向胚盘一端中轴处迁移，形成一条增厚的细胞索，称原条（primitive streak）。原条的部位即为胚体的中轴和尾部，从此可区分出头、尾两端与左、右两侧。原条的头端膨大，为原结（primitive node），原结的中心出现浅凹，称原窝（primitive pit）（图1-8）。

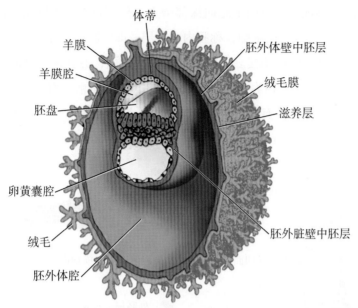

图 1-7　二胚层胚盘及羊膜腔、卵黄囊和胚外体腔形成示意图

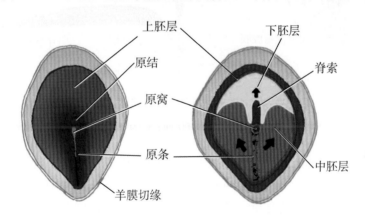

A. 胚盘背面观　　　　B. 切除外胚层，示中胚层和脊索

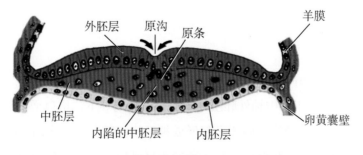

C. 通过原条的胚盘横切，示中胚层形成

图 1-8　第 16 天的胚盘（示原条、中胚层和脊索的形成）

2. 中胚层的形成　原条的细胞向深部增生内陷，在上、下胚层之间向左右两侧及头侧迁移扩展，形成一层细胞，称胚内中胚层，即中胚层（mesoderm）。中胚层在胚盘的边缘与胚外中胚层相接。原结细胞也陷向深面，并在内、外胚层之间向头端伸展，形成一条细胞索，称为脊索（notochord）。在脊索前方有一狭小的内、外胚层紧密相贴的区域，此处没有中胚层，称口咽膜；同样在尾侧也有一狭小的区域没有中胚层，称泄殖腔膜（图1-9）。

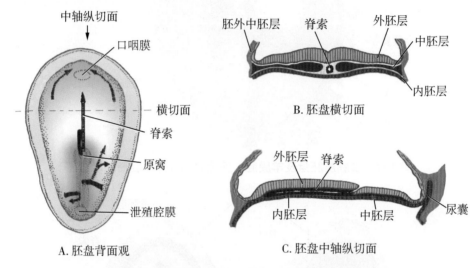

图1-9　第18天人胚图（示中胚层及脊索的形成）

注：B为A的相应切面；C为A的相应切面

原条的一部分细胞进入下胚层，并逐渐置换了全部下胚层的细胞，形成一层新的细胞，称为内胚层（endoderm），内胚层构成卵黄囊的顶，卵黄囊上皮向体蒂内伸出一盲囊，称为尿囊。在内胚层和中胚层出现以后，上胚层改称为外胚层（ectoderm）。至此，胚盘由上下两胚层发育为内、中、外三胚层，三个胚层均起源于上胚层。

五、三胚层分化

（一）外胚层分化

胚发育至第3周末，中轴外胚层细胞在脊索的诱导下，增殖增厚形成神经板。神经板中央下陷形成神经沟，两侧隆起形成神经褶。随着神经沟的深陷，两侧神经褶首先在中段逐渐靠拢互相融合，并不断向头尾延展，在头尾两端曾分别有一开口称前神经孔和后神经孔，最后形成一条中空的神经管（图1-10，图1-11）。当神经沟闭合时，沟缘一部分细胞与神经管脱离，在神经管背侧形成两条纵行的细胞索，称

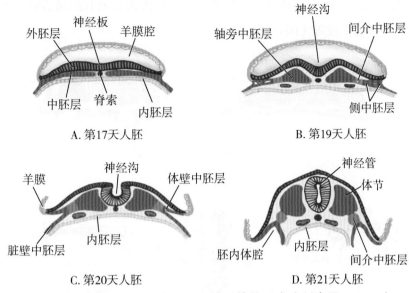

图 1-10 中胚层的早期分化及神经管的形成（刘惠雯，2017）

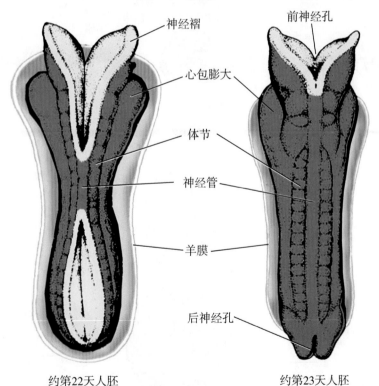

图 1-11 神经管形成立体模式图（邹伸之 等，2004）

神经嵴。神经管头段较膨大，将来形成脑部；尾段将来形成脊髓。前神经孔和后神经孔未闭会分别导致无脑畸形和脊髓裂。神经嵴分化为周围神经系统及肾上腺髓质等结构（图1-12）。位于胚体外表的外胚层，分化为表皮及其附属器官、牙釉质、角膜上皮、外耳道上皮等（图1-13）。

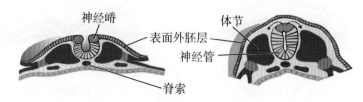

图 1-12　神经嵴的早期演变

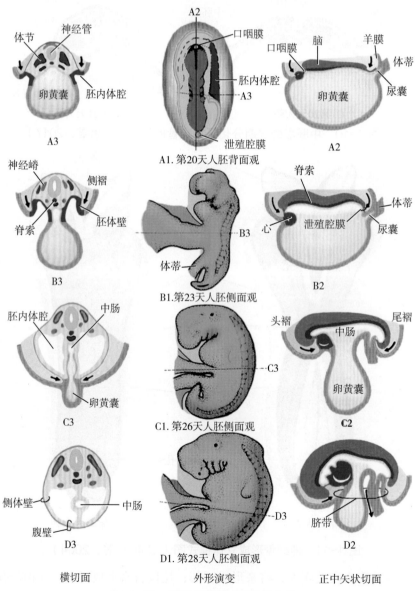

横切面　　　　　　　　外形演变　　　　　　正中矢状切面

图 1-13　胚体形成和胚层的分化

注：A2、A3 为 A1 相应切面；B2、B3 为 B1 相应切面；
C2、C3 为 C1 相应切面；D2、D3 为 D1 相应切面

（二）中胚层分化

中胚层形成后，在脊索两侧由内向外依次分化为轴旁中胚层、间介中胚层和侧中胚层，其余散在的中胚层细胞成为间充质。

轴旁中胚层由紧邻脊索两侧的中胚层细胞迅速增殖，在中线两侧形成一对纵列的细胞索，胚体中轴线两侧呈节段性排列的细胞团，称体节。体节由颈部向尾侧依次形成，从胚胎第20天开始，每天形成3对，共42～44对，分化为背部的真皮、中轴骨骼及骨骼肌。间介中胚层位于轴旁中胚层外侧，为一狭窄的细胞索，它是泌尿生殖系统主要器官的发生原基。侧中胚层位于最外侧，其间出现腔隙，为胚内体腔。与外胚层毗邻的侧中胚层部分为体壁中胚层，与内胚层毗邻的侧中胚层部分为脏壁中胚层。胚内体腔将来形成心包腔、胸膜腔和腹膜腔。体壁中胚层将主要形成胸腹部和四肢的真皮、骨骼及骨骼肌等，脏壁中胚层将主要形成心、消化呼吸系统器官的上皮外成分。间充质进一步分化为结缔组织等（图1-13）。

（三）内胚层分化

内胚层原为平板状，随着胚体卷褶成为长圆筒形结构，称为原始消化管。原始消化管头段起自口咽膜，中段与卵黄囊相连，尾段止于泄殖腔膜（图1-13）。原始消化管分化为消化管、消化腺及下呼吸道和肺的上皮等。

第二节　原始心血管系统的建立

心血管系统由中胚层分化而来，是胚胎发生过程中结构和功能形成最早的系统。由于胚胎生长迅速，再单纯依赖于早期的简单扩散方式已远远不能满足胚体获得足够的营养供应，最早形成心血管系统是机体进化的必然，约在第3周末开始血液循环，使胚胎能有效地获得养料和排出废物。胚胎早期的心血管左右对称，以后通过合并、扩大、萎缩、退化和新生等过程，演变为非对称布局。这一过程中准确的左右轴不对称定位是心血管功能结构正常发育的必要基础。

胚胎第15天左右，卵黄囊壁的胚外中胚层内出现许多血岛（blood island），它是间充质细胞密集而成的细胞团。血岛周边的细胞变扁，分化为内皮细胞，内皮细胞围成的内皮管即原始血管；血岛中央的游离细胞分化为原始血细胞，即造血干细胞（图1-14）。内皮管不断向外出芽延伸，与相邻血岛形成的内皮管互相融合通连，逐渐形成一个丛状分布的内皮管网。与此同时，在体蒂和绒毛膜的胚外中胚层、胚体内间充质也以同样的方式形成内皮管网（刘斌 等，1996）。内皮管网互相沟

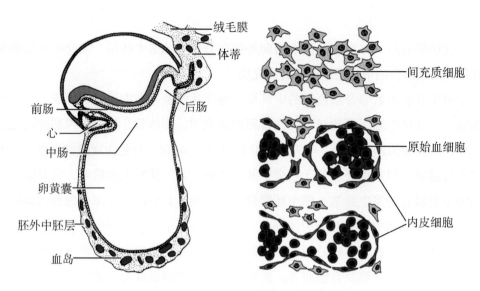

图 1-14 血岛和血管的形成

通，其周围的成分分化为平滑肌和结缔组织而形成血管网（Djenoune et al., 2023；Katoh et al., 2023）。

心发生于生心区。生心区是指位于胚盘边缘、口咽膜头端的中胚层，生心区前方的中胚层即原始横隔（图1-15）。胚胎第18~19天时，生心区的中胚层细胞密

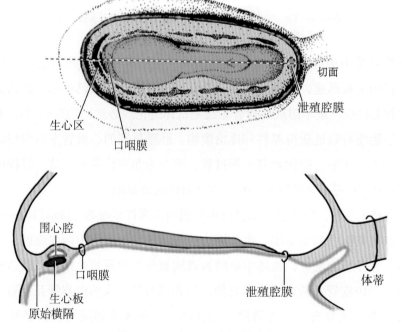

图 1-15 生心区的早期演化

注：下图为上图相应切面

集，形成前后纵行，左右并列的一对长索，称生心板（cardiogenic plate），其背侧出现围心腔（pericardial coelom）。生心板中央变空，逐渐形成一对心管（cardiac tube）。由于出现头褶，胚体头端向腹侧卷曲，原来位于口咽膜头侧的心管和围心腔便转到咽的腹侧，位于心管背侧的围心腔转至心管的腹侧（图1-16）。不久，两条心管融合成一条。其背侧有心背系膜（dorsal mesocardium）与前肠连接，心背系膜随后退化消失，心管游离在围心腔中，其头、尾两端仍分开，分别与成对的动脉和静脉连接。心管和其周围的间充质分化形成心内膜、心肌膜和心外膜。

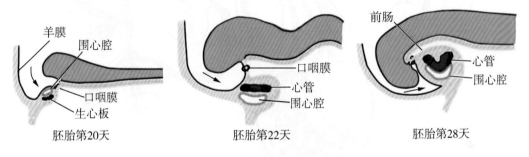

羊膜　围心腔　口咽膜　生心板　胚胎第20天

口咽膜　心管　围心腔　胚胎第22天

前肠　心管　围心腔　胚胎第28天

图 1-16　原始心管的位置变化

原始心血管系统左、右对称，其组成包括心管、动脉、静脉。

（1）心管：1对，位于前肠腹侧。

（2）动脉：包括1对腹主动脉、6对弓动脉（aortic arch）和1对背主动脉。腹主动脉分别位于前肠的腹侧，尾端与心管头端相接；在两条心管融合时，左右腹主动脉的近心端也合并形成膨大的动脉囊。6对弓动脉位分别穿行于相应的鳃弓内，连接背主动脉与腹主动脉，参与主动脉弓和肺动脉的形成。背主动脉位于前肠的背侧，继而从咽至尾端的左、右背主动脉合并形成降主动脉，沿途发出许多分支。其分支包括：数对卵黄动脉（vitelline artery），分布于卵黄囊；1对脐动脉（umbilical artery），经体蒂分布于绒毛膜；成对的节间动脉，分布于胚体。

（3）静脉：包括1对前主静脉（anterior cardinal vein）、1对后主静脉（posterior cardinal vein）、1对卵黄静脉（vitelline vein）、1对脐静脉（umbilical vein）。前主静脉收集胚胎上半身的血液，后主静脉收集胚胎下半身的血液，两侧的前、后主静脉分别汇合成左、右总主静脉（common cardinal vein）。卵黄静脉和脐静脉，分别来自卵黄囊和绒毛膜。总主静脉、卵黄静脉和脐静脉分别开口于同侧心管尾端（图1-17）（高英茂 等，2001）。

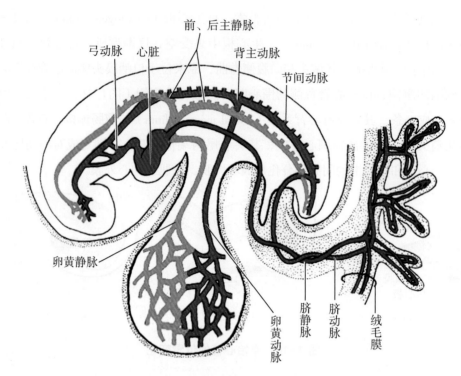

弓动脉　心脏　前、后主静脉　背主动脉　节间动脉

卵黄静脉

卵黄动脉　脐静脉　脐动脉　绒毛膜

图 1-17　原始心血管系统模式图（胚胎第 4 周）

第三节　心的发育

一、心外形的改变

两条心管融合后，由于心管各部分生长速度不一，出现两个缩窄和三个膨大。三个膨大从头端起依次为心球（bulbus cordis）、心室（ventricle）和心房（atrium）。心球和动脉囊之间的部分，称为动脉干（truncus arteriosus）。接着，在心房的尾端又出现一个膨大，称静脉窦（sinus venosus）。静脉窦起初位于围心腔的尾侧，静脉窦的尾端又分左、右两个角，分别接受同侧的卵黄静脉、脐静脉和总主静脉回流的血液。

左、右两条心管合并时，心管内皮形成心内膜的内皮层。心管周围的间充质形成心肌外套层（myoepicardial mantle），之后其分化为心肌膜和心外膜。心管内皮和心肌外套层之间在心脏发育早期有一层疏松的间充质，即心胶质（cardiac jelly）。内皮下层及心内膜下层的结缔组织即由心胶质形成。

　　心管的发育快于围心腔，心管连续出现两个弯曲，第一个弯曲是心球和心室间的弯曲，使心管呈"U"形；接着在心室和心房间出现第二个弯曲，心管呈"S"形。心房移至心球和心室背侧左上方，静脉窦进入围心腔，位于心房背面尾侧。由于心房腹侧有动脉干，背侧有食管，故心房只能向左右扩展，膨出于动脉干的两侧。以后心球的一部分并入心室，心房和心室之间的缩窄逐渐变深，形成一狭窄的通道，称房室管。至第5周末，原来位于心房头端的心室移至心房的尾端，而心房位于心室的头端，并向左、右侧膨出。至此，心脏已初具成体的外形（图1-18），但此时心脏内部尚未完全分隔。

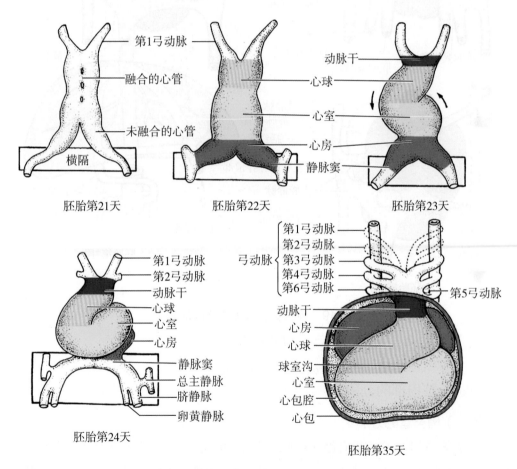

图 1-18　心外形的演变

　　随着心脏的进一步发育，静脉窦参与心房的形成，与其相连的脐静脉、左卵黄静脉消失，左总主静脉演变为左房斜静脉和冠状窦，右总主静脉演变为上腔静脉，右卵黄静脉演变为下腔静脉（图1-19）（李和 等，2015；李继承 等，2018；Robert et al.，2019）。

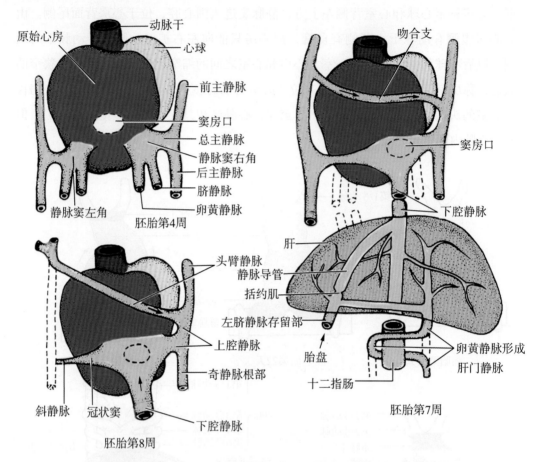

图 1-19 静脉窦及其相连静脉的演变

注：图中箭头为血流方向

二、心脏内部的分隔

（一）房室管的分隔

胚胎第4周末，房室管背侧壁和腹侧壁的正中线上，心内膜组织增生，分别形成背、腹心内膜垫（endocardial cushion）。背、腹心内膜垫向相对方向生长，于胚胎第6周初愈合，将房室管分隔成左、右房室孔（图1-20）。其内膜发生皱褶隆起，形成左侧的二尖瓣和右侧的三尖瓣。

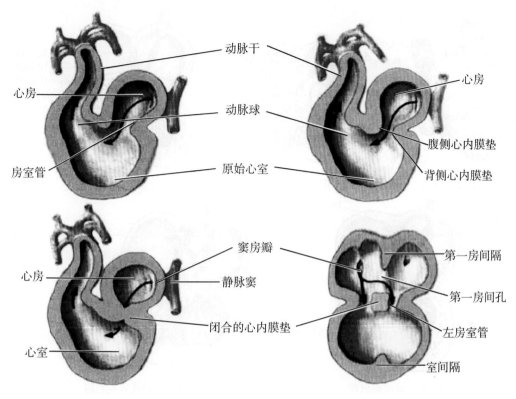

图 1-20 房室管分隔示意图

注：图中箭头为血流方向

（二）心房的分隔

当心内膜垫发生时，心房背侧正中线上发生一镰状隔膜，称第一房间隔。它向心内膜垫方向生长，与心内膜垫间留有一孔，称第一房间孔。第一房间隔继续生长，与心内膜垫融合，使第一房间孔封闭。在第一房间孔封闭前，第一房间隔头端又发生一孔，称第二房间孔。第二房间孔形成时，在第一房间隔的右侧又发生一较厚的呈新月形的隔膜，称第二房间隔，它也向心内膜垫方向生长，逐渐盖住了第一房间隔上的第二房间孔。第二房间隔的下缘与心内膜垫融合，但留有卵圆孔。由于第一房间隔较第二房间隔薄且较软，故第一房间隔相当于卵圆孔的瓣膜。此时，心房达到了形态上的完全分隔。在出生前，由于肺循环血量很少，左房的压力低于右房，从下腔静脉进入右心房的血液从卵圆孔冲破较薄的卵圆孔瓣，经第二房间孔进入左心房，即功能上存在右向左的单向通道（图1-21）。

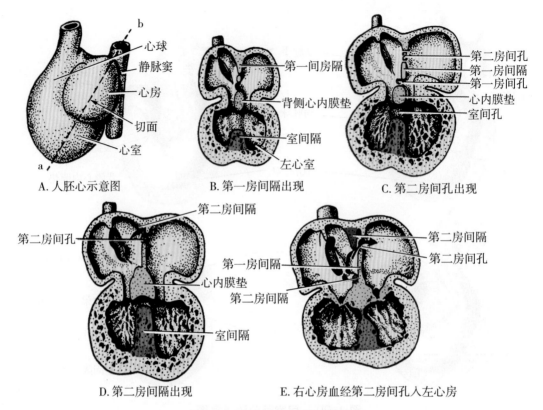

A. 人胚心示意图　　B. 第一房间隔出现　　C. 第二房间孔出现

D. 第二房间隔出现　　E. 右心房血经第二房间孔入左心房

图 1-21　心脏内部分隔模式图

注：ab 表示 B 至 E 切面经过处

（三）动脉干和心球的分隔

　　动脉干和心球内面局部内膜增生，形成左、右球嵴（bulbar ridge）。这对嵴的位置相对，自动脉干向心室方向呈螺旋形生长，并逐渐在中线融合，形成一螺旋形的隔膜，称主动脉肺动脉隔。此隔膜将动脉干和心球分隔成直径相等的两个管道，即升主动脉和肺动脉干（图1-22）（刘斌 等，1996）。

（四）心室的分隔

　　胚胎第4周末，心室开始分隔。首先，在心室底壁的心肌组织向心内膜垫方向生长，形成一半月形的隔膜，称室间隔肌部。但其游离缘与心内膜垫间留有一孔，为室间孔。其次，胚胎发育至第2个月时，室间孔由左、右球嵴尾端向下延伸的结缔组织，以及心内膜垫增生的结缔组织共同形成的薄膜封闭。此结缔组织薄膜成为室间隔膜部（图1-23）。至此，心室被分隔为左心室和右心室。

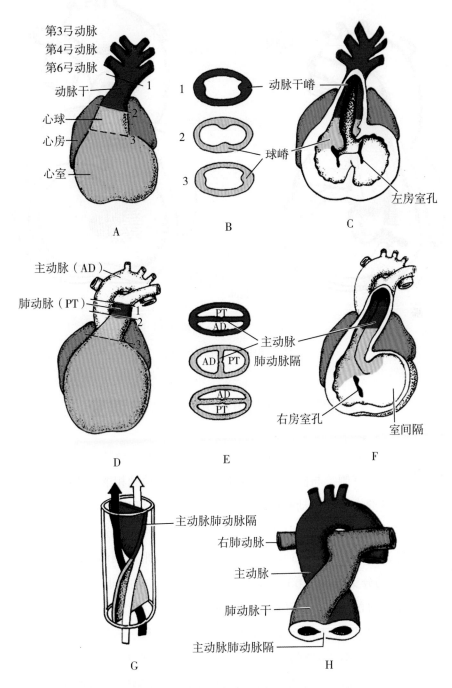

图 1-22　动脉干和心球分隔模式图（胚胎第 5 ~ 6 周）

注：图 B 中 1、2、3 分别为图 A 中 1、2、3 相应切面。图 A 至图 H 为动态变化过程

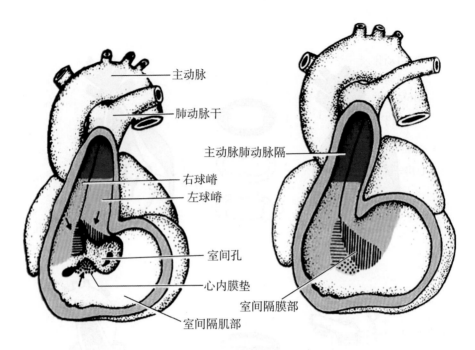

图中标注：
主动脉
肺动脉干
主动脉肺动脉隔
右球嵴
左球嵴
室间孔
心内膜垫
室间隔膜部
室间隔肌部

图 1-23　心室分隔模式图

注：图中箭头为封闭方向

第四节　弓动脉的发生与演变

　　胚胎第4周鳃弓发生。分布于鳃弓内的动脉，称为弓动脉。弓动脉起自主动脉囊，在鳃弓内走向背侧，与同侧的背主动脉相连。弓动脉相继发生6对，胚胎第6~8周，弓动脉相继演变为成体动脉的基本布局。其演变过程如下：①第1、2对弓动脉退化消失，与其相连的一段背主动脉不退化。②第3对弓动脉近侧段及部分主动脉囊形成颈总动脉，远侧段及与第3弓动脉相连的背主动脉形成颈内动脉。颈外动脉由第3对弓动脉发生的分支形成。第3、4对弓动脉之间的背主动脉退化消失。③左侧第4弓动脉形成主动脉弓的一段，主动脉弓的近侧段来自主动脉囊左侧半，远侧段来自左侧背主动脉。右侧第4弓动脉形成右锁骨下动脉的近侧段。右锁骨下动脉的远侧段来自右侧背主动脉和右侧第7节间动脉。左锁骨下动脉来自左侧第7节间动脉，然后其起点向颅侧移位，最后定位于左颈总动脉起点附近。④第5对弓动脉发育不全并很快退化。⑤第6对弓动脉近侧段形成左、右肺动脉的基部，左侧的远侧段保留形成动脉导管，右侧的远侧段退化消失（图1-24）。

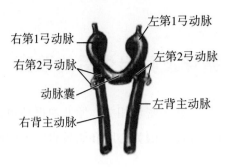

胚长 3 mm

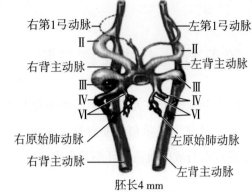

胚长 4 mm

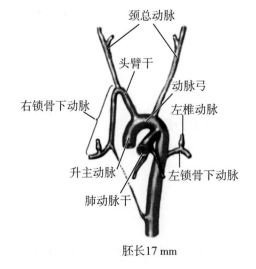

胚长 10 mm

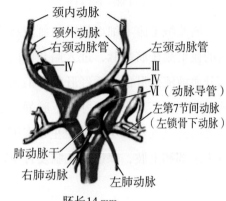

胚长 14 mm

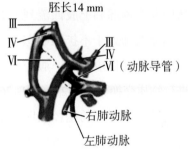

胚长 14 mm（右面观）

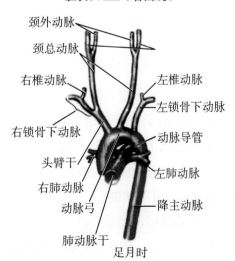

胚长 17 mm

足月时

图 1-24　弓动脉演变示意图

第五节　心的发育与胎儿血循环及其出生后的改变

胎儿的血液循环及其出生后的变化与心脏发育状态密切相关。胎儿血循环也是由心脏、动脉、静脉和毛细血管组成的，但其循环途径因为心脏胚胎发育时期的解剖学特点而与成体血液循环明显有别。

一、胎儿血循环的途径

胎儿绒毛膜毛细血管内的血液和绒毛间隙中的母血交换后，富含氧气和营养物质的血汇集于脐静脉，进入胎儿体内，其中大部分血液经静脉导管进入下腔静脉，部分血液流经肝血窦后经肝静脉汇入下腔静脉。由下肢、腹腔和盆腔来的含氧量低的血液，也汇入下腔静脉。下腔静脉通向右心房，其大部分血液直接从卵圆孔经第二房间孔进入左心房，再经左心室进入主动脉。大部分血液经主动脉的三个分支供应头颈部和上肢，保证胎儿脑发育所需的氧气和营养物质，小部分血液进入降主动脉。

从胎儿头颈部和上肢回流到上腔静脉的血液，经右心房流入右心室，再进入肺动脉。因胎儿肺处于不扩张状态，故只有少量血液进入肺，而大量血液经动脉导管进入降主动脉，供应下肢、腹腔和盆腔的营养，同时，经两条脐动脉流入胎盘，与母血进行物质交换（图1–25，图1–26）。

上述胎儿血循环的途径表明，进入胎儿体内的脐静脉血液，在流经不同的组织器官时，与含氧量低的血液发生不同程度的混合，但基本上仍是分流的，这与胎儿的血循环中存在脐动脉、脐静脉、动脉导管、静脉导管和右房向左房的功能通道有关（唐军民 等，2018）。

二、胎儿出生后血循环的改变

（一）脐动脉、脐静脉和静脉导管关闭

出生时，由于脐带被结扎剪断，脐静脉闭锁演变为肝圆韧带；脐动脉近侧段保留形成膀胱上动脉，远侧段的演变一说是形成脐外侧韧带（lateral umbilical ligament），一说是形成脐内侧韧带（medial umbilical ligament）（Sadler，2019）。静脉导管退化成为肝圆韧带。

（二）动脉导管闭锁

胎儿一旦娩出，便开始呼吸，肺动脉内的血液大量进入肺，动脉导管平滑肌收

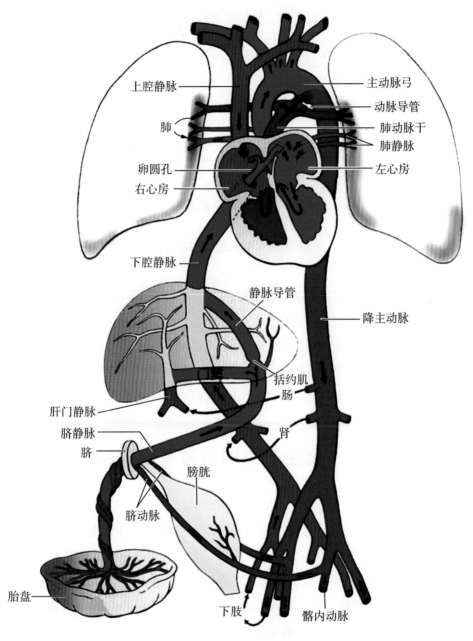

图 1-25　胎儿血循环模式图

注：图中箭头为血流方向

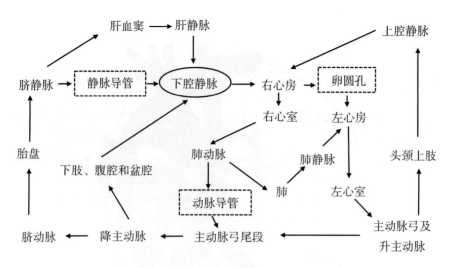

图 1-26　胎儿血循环的途径

缩而呈关闭状态，继而闭锁，成为动脉韧带。

（三）右房向左房的功能通道关闭

胎儿出生后，由于肺循环的建立，左心房的压力大于右心房，使第一房间隔紧贴第二房间隔，造成卵圆孔功能上的关闭。出生后1年左右，因第一房间隔和第二房间隔之间的结缔组织增生，使两隔粘连，卵圆孔称为卵圆窝。

第六节　出生后心的发育及性别特异性

心的发育实际上包含了胚胎期心发育和出生后心发育。在胚胎时期，为了满足胚体细胞增殖分化和体积迅速增大的需要，心血管系统是最早具有功能的系统。正常情况下，在胎儿出生时，心已经基本完成了大体结构的发育，但是其功能的成熟却仍然需要在出生后经历一定的时间。这方面一个经典的例证就是心肌收缩的关键机制——兴奋-收缩耦联（excitation-contraction coupling）。兴奋-收缩耦联是由动作电位诱发心肌细胞肌浆网内Ca^{2+}浓度增加，继而引发心肌细胞收缩的过程，其中细胞内Ca^{2+}的调控是兴奋-收缩耦联的中心环节。大多数哺乳动物在出生时心肌的这种Ca^{2+}调控并没有完全发育成熟，因此其兴奋-收缩耦联过程处于相对不成熟的阶段，只有经历一段时间的出生后发育阶段才能够达到完全成熟。

胚胎期心发育已经得到了较为广泛的研究，在描述胚胎学、比较胚胎学、实验胚胎学等诸多传统领域取得了切实的研究成果，了解了心从口咽膜前方的生心区出现心管开始直至外形演变、内部分隔形成四腔室的成体心的全过程中形态结构演变的大多数细节。

20世纪90年代心的分子胚胎学领域研究兴起，采用分子生物学技术手段，包括基因敲除和转基因技术等来研究胚胎期心发生发育过程中基因表达的时间顺序、空间分布与调控因素，并探索基因表达产物即各种蛋白质及微RNA在胚胎期心发育中的作用，力求在形态结构演变的基础上阐明胚胎心发育的分子过程和机制。这些工作的开展已经明确胚胎期心发育异常的表现之一先天性心脏病多因素致病的病因学：先天性心脏病与遗传有关，个体的遗传素质、基因和（或）环境因素相互作用均可能引起先天性心脏病的发生。

包括人类在内的高等脊椎动物的心发生是一个复杂的过程。这个过程如前所述，在胚胎发生早期就已经开始。在原肠胚形成以前，受内胚层信号的诱导，包括骨形态发生蛋白质（bone morphogenetic protein，BMP）、碱性成纤维细胞生长因子（basic fibroblast growth factor，bFGF）和Wnt蛋白等，中胚层侧板前部细胞迁移形成生心板，这是心发生的开始。之后，特化为生心板的祖细胞沿着腹中线迁移、融合形成有搏动功能的直形心管，是胚胎发生中出现的第一个功能性器官。心发生过程中复杂的形态学变化和组织重建是复杂基因表达变化的结果，基因的时空顺次表达中GATA结合蛋白4（GATA-4）、人类*Nkx2.5*基因（*Nkx2.5*）、T-框蛋白5（TBX5）和肌细胞增强因子（MEF2）等调节转录因子是心形态发生和细胞特化不可或缺的。

尽管在心发生及胚胎期发育的调控机制方面已经有所了解，明确了发育异常的一些原因，但是对于出生后未成熟心肌经历怎样的过程转变为成熟心肌及调控这种转变的关键机制依然知之不多，对出生后心的发育特点和调节机制的研究无疑是了解出生后心发育及功能成熟的重要路径（聂宇 等，2014；王芳，2012）。

心发育的探究绕不开其性别特异性。相较于胚胎期心发育，出生后心脏发育的性别差异进入人们的视野要早一些。即便如此，也是近些年逐渐引起研究者的关注。心血管疾病是女性发病和致死的重要原因，然而一直以来，心血管疾病却始终被认为主要发生于男性。因而导致无论是临床研究还是基础研究，研究对象和获取的数据大多数来自男性，而且中年男性居多。直到最近几十年，才切实注意到心脏的性别差异。男、女性心脏结构及功能在普遍被认为基本相同或相似的时候，实际上在心脏的基础生理学、遗传学、激素水平、基因组学、蛋白质组学、代谢组学、生物标志物，以及心血管疾病的流行病学等诸方面均存在性别差异性（Peter et al.，

2018）。

心血管结构和功能上广泛存在的性别差异（sex differences），提示着无论是在心血管疾病的基础研究中，还是在临床试验中，性别（sex）作为一个重要的生物学变量，以及对研究可能具有潜在的重要影响，在研究策略制订和分析中都必须给予足够的重视（APA，2012）。

2015年美国《全民研究法案》（Research for All of 2015）要求无论是临床研究还是基础研究中性别、种族/民族和年龄必须具有足够的代表性。该要求强调了性别作为一个生物学变量在临床前研究中的重要性。实验研究中不但要注意和提供实验动物的性别，而且必须提供实验所用细胞和组织的性别来源。

当前性别特异性虽然逐渐在心血管研究领域受到特别关注，但更多的是在临床领域，胚胎期心发生，以及胚胎期和出生后心脏发育进程中性别特异性表现的细节仍然存在着诸多未解和亟须探索之处，特别是在组织水平层面上，而这些对于全面准确理解心的发生和发育是不可或缺的。

（新乡医学院　马全祥）

参考文献

［1］高英茂. 组织学与胚胎学［M］.北京：人民卫生出版社，2001.

［2］何泽涌. 组织学与胚胎学［M］.2版.北京：人民卫生出版社，1984.

［3］李和，李继承. 组织学与胚胎学［M］.3版.北京：人民卫生出版社，2015.

［4］李继承，曾园山. 组织学与胚胎学［M］.9版.北京：人民卫生出版社，2018.

［5］刘斌，高英茂.人体胚胎学［M］.北京：人民卫生出版社，1996.

［6］刘惠雯.人类胚胎学图谱［M］.北京：人民卫生出版社，2017.

［7］聂宇，廉虹，刘锐，等.大鼠出生后miR-23a在心脏中的表达变化研究［J］.临床和实验医学杂志，2014，13（12）：960-963.

［8］唐军民，张雷.组织学与胚胎学［M］.4版.北京：北京大学医学出版社，2018.

［9］王芳.溶血磷脂酸信号在出生后心脏发育中的变化及其生物学功能的探讨［D］.北京：北京协和医学院，2012.

［10］邹仲之. 组织学与胚胎学［M］.6版.北京：人民卫生出版社，2005.

［11］SADLER T W. Langman's Medical Embryology［M］. 14th ed. Philadelphia：Wolters Kluwer，2019.

［12］ROBERT C，SAMEH H，EDWARD D. Clinical Embryology［M］. Switzerland：Springer International Publishing，2019.

［13］DUDEK，R W. BRS Embryology［M］. Philadelphia：Sixth edition. Lippincott Williams & Wilkins，a Wolters Kluwer business，2014.

［14］DENISSENKO P，KANTSLER V，SMITH D J，et al. Human spermatozoa migration in microchannels revealsboundary-following navigation［J］. Proc Natl Acad Sci USA，2012，109（21）：8007-8010.

［15］PETER L M，KERKHOF V M. Miller. Sex-Specific Analysis of Cardiovascular Function［M］. Switzerland：Springer International Publishing，2018.

［16］DJENOUNE L，MAHAMDEH M，TRUONG T V，et al. Cilia function as calcium-mediated mechanosensors that instruct left-right asymmetry［J］. Science，2023，379（6627）：71-78.

［17］KATOH T A，OMORI T，MIZUNO K，et al. Immotile cilia mechanically sense the direction of fluid flow for left-right determination［J］. Science，2023，379（6627）：66-71.

第二章

心的物种进化和增龄变化

第一节　心的物种进化

新陈代谢是生物体的基本生命活动，运输系统帮助机体进行养分吸收和废物排出。对于低等动物，推动运输系统正常运转的有细胞膜的渗透压、纤毛的摆动、肌肉的收缩等。在环节动物门中如蚯蚓，出现了膨大的环形血管，能有节奏地跳动。通过跳动，可以使血液流通全身。节肢动物出现背侧的心脏和大血管。进化到了鱼类，才出现了真正的心，具有一心房、一心室，一条循环路线；两栖动物如青蛙，具有两心房、一心室，尽管具有了两条循环路线，但由于只有一个心室，动脉血与静脉血混合，血液输送氧气的能力较差。爬行类动物的心脏，由两心房一心室构成，心室内出现了不完整的室间隔，致使心室中仍有动静脉血液混合；鸟类和哺乳类动物具有了两心房、两心室，两条循环途径，实现了动脉血和静脉血输送的两套管道，大大提高了血液输送氧气的能力，将消化系统吸收的营养物质和肺吸收的氧运送到全身器官的组织和细胞，同时将组织和细胞的代谢产物、多余的水，以及二氧化碳运送到肾、肺、皮肤等器官排出体外，保证机体持续不断地进行新陈代谢。

心脏进化的总趋势和历程是：环节类→节肢类→原始鱼类→原始两栖类→原始爬行类→原始鸟类和哺乳类，各类群的心各不相同（图2-1）。从结构上和血液运输功能上讲，心由简单向复杂进化，由低效向高效发展。

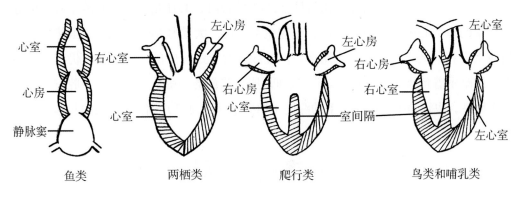

图 2-1　心进化示意图

从血液循环的路径和代谢效率看，可把心血管分为"单循环"和"双循环"。鱼类的心室把血液送到鳃进行气体交换，变成含氧血，再送到身体各部位进行代谢，在组织和细胞进行气体交换后变成了缺氧血再流回心脏，这种血液循环叫单循环。从两栖类开始，在更高效率的新陈代谢基础上，动物血液循环行经体循环和肺循环，称此为双循环。脊椎动物从鳃循环（单循环）向肺循环（双循环）过渡时，心脏结构发生了剧烈变化。鱼类向两栖类进化的过程中鳃消失，鳔逐渐演变为肺，开始有了肺呼吸。与之相适应，循环系统由单循环演变为不完全双循环。肺鱼和两栖类开始出现了肺循环，心开始接受两种不同的血液。因而从心房正中开始发生纵隔，将心房分隔成左心房与右心房。从全身回流的静脉血注入右心房，从肺部来的动脉血注入左心。两栖类的心房分隔程度存在物种差别，无尾两栖类及一些有尾两栖类心完全分隔，无肺的有尾两栖类和肺鱼为心房不完全分隔。但绝大多数两栖类的心室是单一的，因此两栖类和爬行类都属于不完全的双循环。所以这两类动物心脏内的血液仍是含氧血和缺氧血相混合，代谢率不高。哺乳类是真正的双循环，心脏分两个心房、两个心室，含氧血和缺氧血不再混合。完全的双循环使哺乳类脊椎动物的身体结构和机能更趋向于完善。体循环负责输送氧气、营养物质和代谢废物，肺循环负责气体交换。这样缺氧血和含氧血不混合，气体交换和运输氧气的效率更高。

　　人类的心从开始出现到发育定型，完全重复了上述的进化过程。人胚胎约在第2周有"血管发生"，第18~19天出现了原始心，第22天起心开始收缩推动血液循环，胚胎发育到第5周初，心外形的建立虽已基本完成，但内部的左右分隔仍不完全，需要继续进行分隔的完善，约在胚胎第5周末心脏分隔完成。德国Haeckel在《人类的进化》一书中说道："当人类的胚胎只有1/4英寸长时，心还是一个具有两个心室构造的简单的鱼类心脏，它位于喉部，也像鱼类一样，大动脉都通向鳃裂，虽然这些构造对人类和其他陆地动物毫无用途，但在胚胎发育过程中的一定时期内仍有这种构造，这暗示着鱼类是人的祖先。" 进而说明，我们的心脏从早期的两个腔室发展到四个腔室，也正是生物进化留下的踪迹（柏树令 等，2020；隋鸿锦，2011）。

第二节　心肌细胞和心肌组织的发生

一、心肌细胞的发生

　　心肌细胞也称心肌纤维，来自心脏始基周围的脏壁中胚层。在胚胎发育早期，心内皮管外周的间充质细胞靠突起彼此连接成网，在连接处有黏着斑，经过间充质细胞进一步变形和分化，胞体逐渐增厚加长，突起缩短，即成为成肌细胞。起初，在成肌细胞内含有大量的聚集排列的线粒体，以及散在的糖原颗粒等，但肌原纤维较少，排列散乱不规则。后来，成肌细胞不断地发育，胞浆含量减少，肌原纤维增多，排列成整齐而平行的肌原纤维束。与此同时，成肌细胞不断伸长，彼此靠拢，有些部位相互衔接，逐渐成为闰盘，肌原纤维也插向闰盘。当组成肌原纤维的肌微丝和Z线出现时，心肌纤维便开始有收缩活动。到胚胎发育晚期，心肌组织已分化完全，心脏出现有节律性的收缩。浦肯野纤维，起搏细胞和移行细胞也由中胚层的间充质细胞演化而来，但其肌浆中的肌原纤维分化较差。具有起搏和传导功能的特化的心肌纤维的详细发育过程，目前尚不完全清楚。

二、心肌组织的发生

　　人类胚胎发育到1个月时，心肌组织由海绵样的疏松网织样肌纤维构成，这些肌纤维形成肌小梁和深陷的小梁隐窝，肌小梁的血供来自与心室腔直接相通的小梁间隙。胚胎第2个月，疏松的小梁网逐渐致密化，深部的小梁间隙转化为毛细血管，发育中的冠状动脉循环与已形成的静脉网吻合，发生供血重构。心室肌致密化的过程逐渐由心外膜向心内膜、由心底部向心尖部进行。如果这一时期心内膜心肌的形态学发生受阻，使发育中的肌小梁致密化不完全，则导致小梁化的心肌和胚胎类型的供血持续存在。心肌致密化不全（noncompaction of ventricular myocardium）就是由于心室壁内层的形态发生受到抑制而导致的发育中的心肌小梁致密化不完全，为一种罕见的心室发育不全现象，可单独存在或与其他先天畸形并存，属于不定型心肌病。早期的心肌细胞之间的纤维成分比较稀少，随着心肌细胞的发育，胶原纤维、弹性纤维和其他一些非心肌成分也随之增多。

第三节　心的年龄变化

心既是个肌性动力器官，又具有内分泌作用，在身体代谢和生命维持方面具有极其重要的地位。从出生到老年，心的位置、形态、结构和功能都在不断变化。由于这种变化是循序渐进的，很难界定出各年龄段之间的判断标准，例如，老年心脏达到什么样的状态才算作心脏老化？因此，解剖学上只能给出一些数字参考。

一、心形态位置的年龄变化

新生儿的心壁薄，几乎无脂肪和结缔组织，易于扩张。心房较大，右心室比左心室大，各心室的形态学比例尚未发育完善，因此，心横径较大，多呈圆形。由于新生儿膈肌的位置高，心脏也高，呈水平位。小儿满1岁时，心呈斜位，幼儿垂直位心少见。1岁之前的小儿心脏下界比成人约高1个肋间隙。1~2岁小儿心尖的位置向下、向人体中线部位移动。小儿 5~7岁时，心尖位于锁骨中线第5肋间隙。成人心尖则处于锁骨中线第5肋间隙偏内侧的肋与肋软骨交界处（图2-2）。

正常心尖搏动的位置因年龄和体型而异，新生儿在锁骨中线外第3、4肋间，一二岁时至第4肋间，六七岁时至锁骨中线上第5肋间。心尖搏动范围的直径一般不超过2~3 cm，肥胖婴儿视诊心尖搏动不清楚，而胸壁薄的儿童，视诊心尖搏动活跃且范围较广。如心尖搏动强烈且异常广泛，提示有心室增大；如左室增大，心尖搏动偏左且低一二肋间，但搏动范围不会向右扩展到胸骨左缘；如右室增大，在心前区甚至剑突下均有强烈心尖搏动，但搏动范围不会向左扩展至腋前线。先天性心脏病由左向右大量分流、风湿性心脏病有二尖瓣或主动脉瓣反流时，都可有广泛活跃的心尖搏动，但在心包炎和心肌病变时，心影虽大但心尖搏动却很微弱（郭倩玉 等，2002）。

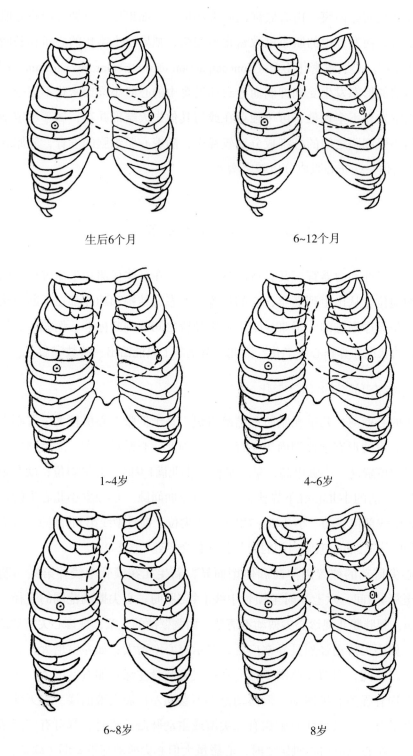

生后6个月　　　　　　　　　6~12个月

1~4岁　　　　　　　　　4~6岁

6~8岁　　　　　　　　　8岁

图2-2　心的年龄变化

二、心的大小和重量的年龄解剖

心的大小和重量因人的年龄及个体不同而异。出生至5个月，心的长径为2.95~3.55 cm，宽径为3.40~4.30 cm，前后径为1.70~2.60 cm。2岁时增大0.5倍，3岁以后增长较慢。12岁时，整个心约增大2倍。25~50岁时，心的大小较稳定。老年后，心的大小又逐渐变小，并呈衰退现象。我国成年人心的大小：长径为12~14 cm，横径为9~11 cm，前后径为6~7 cm。

心的重量随年龄增大而增加，特别是女性更为明显，但在高龄老年人中增加较少。成年人心的重量变动范围较大，男性心的重量平均约为263.66 g，女性则较低，平均约为236.15 g。心的重量若超过500 g，即使不存在冠状动脉粥样硬化，也会发生心肌供血不足，故称其为"临界质量"。冠状血管的长度和管径增加与心肌的肥大成正比，但冠状血管的增长是有限的，因此，当心重量达到500~700 g时，心肌体积和血液供应之间往往出现比例失调，可导致冠状动脉供血不足和肌源性心功能不全。新生儿心的重量为16.5~17.2 g，1岁时增加2倍，5岁时增加3倍，16岁时增加10倍。20~65岁各年龄段心的重量差异见表2-1（郭志坤，2007）。老年人心的脂肪成分增加，特别是右心室上部和沿房室沟的心外膜处，女性比男性的心脏含脂肪多，其脂肪量与年龄、心脏总重量、皮下脂肪量相关。在移去心外膜脂肪后，心的重量不再与年龄相关（张龙杰，1991）。

胎儿左心房各结构与胎龄增长呈正相关。我们对40例胎心标本的左心房测量结果如下：左上、下肺静脉内径分别为0.41 cm ± 0.18 cm、0.38 cm ± 0.13 cm；右上、下肺静脉内径分别为0.44 cm ± 0.14 cm、0.43 cm ± 0.14 cm，心房壁厚度为0.05 cm ± 0.02 cm，二尖瓣长短径分别为0.61 cm ± 0.25 cm、0.49 cm ± 0.02 cm（李思忠 等，2008）。

伴随着增龄变化，左、右心室舒张功能减低，室间隔形态呈乙状改变，主动脉运动幅度减低，左心房、主动脉径增大，左心室后壁趋于增厚。女性随增龄变化室壁厚度的增加较男性显著，肥胖可加速增龄变化引起的心脏结构及功能的改变。

随着年龄的增长，心房肌节长度、线粒体数量各年龄段间无差异，心室肌节长度、线粒体数量在各年龄段间存在显著差异；闰盘逐渐典型、复杂；心房中含心房利钠尿多肽（atrial natriuretic polypeptide，ANP）的颗粒不断增多。由此我们得出最终的结论是心房肌节长度、线粒体数量在人的一生中基本不变；幼年到青年为心室肌节和线粒体迅速发育期；心室肌原纤维增长既有肌节数目增多，又有肌节长度增加（殷国田 等，2003）。心肌细胞及其间质的退行性变随着年龄的增长而增加，老年人心肌细胞数量减少、体积增大、细胞核增大而不规则、脂褐质沉积。脂褐质是一种消耗性颗粒，随增龄而增多，且存在于所有老年人的心脏中，占据高龄老人心肌的10%，引起心脏褐色萎缩（张龙杰，1991）。

表2-1　心的重量　　　　　　　　　　　　　　　　　　　　$(\overline{x} \pm s)$

	20~30岁/g	31~40岁/g	41~50岁/g	51~60岁/g	61~65岁/g
男	328.62 ± 2.93	262.00 ± 1.92	263.63 ± 2.20	268.34 ± 3.65	263.66 ± 71.31
女	238.73 ± 1.78	242.42 ± 2.39	253.33 ± 3.74	263.66 ± 3.03	263.15 ± 47.07

三、各年龄小儿心界变化

各年龄小儿的心界参考值见表2-2。

表2-2　各年龄小儿心界

年龄	左心界	右心界
<1岁	左乳线外1~2 cm	沿右胸骨旁线
1~4岁	左乳线外1 cm	右胸骨旁线与右胸骨线之间
5~12岁	左乳线上或乳线内0.5~1 cm	接近右胸骨线
>12岁	左乳线内0.5~1 cm	右胸骨线

四、心壁厚度的年龄解剖

心壁的厚度不仅存在年龄变化，也存在性别差异（表2-3）。在胎儿期左、右心室壁的差别不明显，出生以后，左、右心室的功能出现变化，右心室的射血进入肺循环，而左心室的射血进入体循环。前者阻力较小，后者阻力较大，因此，左心室壁比右心室壁约厚3倍。左心室壁厚度男性平均约为1.24 cm；女性的略薄，平均约为1.19 cm。右心室壁厚男性平均约为0.43 cm，女性约为0.39 cm。

表2-3　左、右心室壁厚度的年龄变化和性别差异　　　　　　　$(\overline{x} \pm s)$

年龄/岁	男性		女性	
	左心室/cm	右心室/cm	左心室/cm	右心室/cm
20 ~ 30	2.22 ± 0.35	0.41 ± 0.15	1.13 ± 0.28	0.36 ± 0.16
31 ~ 40	1.18 ± 0.30	0.39 ± 0.19	1.18 ± 0.33	0.37 ± 0.14
41 ~ 50	1.16 ± 0.35	0.38 ± 0.12	1.10 ± 0.43	0.41 ± 0.32
51 ~ 60	1.24 ± 0.35	0.43 ± 0.24	1.19 ± 0.26	0.39 ± 0.20
61 ~ 65	1.23 ± 0.27	0.31 ± 0.13	1.29 ± 0.29	0.42 ± 0.17

注：此表源于《中国人解剖学数值》

五、心的重量与心肌细胞的关系

心在发育过程中，由不成熟逐渐过渡到成熟，最后到衰老，三者没有明显的界限。未成熟心的体积较小，房室壁较薄，表面积和体积的比值较大。未成熟心的大小变化与体表面积、体重、身高和年龄等因素的变化呈正相关。随着生长发育，心的重量一直在不断增加。未成熟心的重量增加主要由收缩成分不断增加所致，而成熟心的重量增加主要由非收缩成分增加所致。例如，随年龄的增长，心房的弹性纤维和胶原纤维增加，心肌间的脂肪含量也随之增加，甚至可在房间隔形成肿瘤样脂肪块，致心肌成分相对减少。大量的脂肪细胞浸润可造成脂肪心脏病（adipositas cordis）而影响心肌功能（Ethan，2010），甚至可造成限制型心肌病（restrictive cardiomyopathy）和猝死（De Scheerder，1987）。这类疾病通常与扩张型或肥厚型心肌病和肥胖有关。脂肪浸润可引起心的重量轻度或中度增加，主要表现为心外膜下积聚大量脂肪组织，但不含纤维成分，并向右心室壁浸润，甚至浸润到心壁各层。脂肪性心猝死是一种非常严重的疾病，多发于青壮年，猝死往往是其首发症状。本病存在显著的区域差异，但无遗传相关性。脂肪性心猝死的发病机制目前尚不清楚（Liang et al.，2015）。

未成熟心与成熟心的心肌细胞数分别占心细胞总数的60%~80%和25%~50%，心肌重量总和分别占整个心重量的90%~95%和85%。Wistar大鼠随年龄增长逐渐出现心肌重构，表现为心肌细胞肥大、左心室容积扩大和间质增生，而心肌细胞数量和毛细血管血容量无明显变化。随着年龄增长心肌细胞出现代偿性肥大，表现为肌原纤维增粗、线粒体和肌质网钙调节系统结构相对缺乏。随着年龄的增长，心肌细胞β-肌球蛋白重链增加，衰老可引起肌球蛋白重链同源蛋白转移而导致病理性心肌代偿（Lushnikova，2001; Wahr et al.，2000）。另外，老化过程中心肌的这两个重要改变直接影响了心肌功能，其会引起：①心肌变硬，使心肌顺应性下降、心肌舒张压力增加、心室充盈时间延长；②心肌细胞凋亡增加，导致心肌广泛重塑。

六、不同年龄心横径的变化

15~19岁男性心横径为108.30 mm ± 8.57 mm，女性为101.60 mm ± 9.60 mm；20~29岁男性心横径为111.70 mm ± 8.65 mm，女性为101 mm ± 9.48 mm；30~39岁男性心横径为113.70 mm ± 9.39 mm，女性为105.10 mm ± 9.78 mm；40岁以上男性心横径为117.50 mm ± 8.26 mm，女性为107.10 mm ± 8.20 mm。

七、房室口与动脉口周径的年龄解剖

随着年龄的变化，房室孔（又称房室口）及动脉口（又称动脉环）周径也出现变化（表2-4，表2-5）。左房室口周径，成年男性平均为9.16 cm，女性为8.48cm。右房室口周径，成年男性平均为11.30 cm，女性为10.17 cm。主动脉口周径，成年男性平均为6.44 cm，女性为6.02 cm。肺动脉口周径，成年男性平均为 6.80 cm，女性为6.50 cm。从上述各口周径的平均值可看出，右房室口周径较左房室口稍大，肺动脉口较主动脉口大。各项度量数值男性均大于女性。

2007年我们观测了40例不同胎龄正常胎儿心脏（男21例，女19例）二尖瓣复合体形态特征，40例标本按不同月龄平均分为≤20周组、21～24周组、25～36周组、>36周组，每组10例。结果显示：①胎儿心脏二尖瓣复合体由二尖瓣瓣环、二尖瓣、腱索和乳头肌组成。②胎龄由小到大4组的二尖瓣瓣环周长（cm）分别为1.48±0.51、1.55±0.35、2.38±0.48、3.05±0.45。前尖的高度（cm）分别为0.33±0.13、0.34±0.10、0.51±0.15、0.62±0.01；后尖的高度（cm）分别为0.20±0.03、0.21±0.04、0.28±0.01、0.39±0.10。前乳头肌的最大高度（cm）分别为0.46±1.13、0.52±0.10、0.65±0.17、0.73±0.10；后乳头肌的最大高度（cm）分别为0.44±0.19、0.50±0.11、0.70±0.12、0.74±0.13。前乳头肌发出腱索的数分别为11.15±0.71、8.50±1.29、13.00±2.83、21.00±3.61；后乳头肌发出腱索的数分别为12.00±2.83、8.67±3.63、0.00±0.00、21.67±0.58。研究结果提示：①乳头肌的增长变化与胎儿心脏整体增长变化是一致的，胎心部分结构随着胎龄增长可能发生重吸收，如房间隔、网孔型连合的形成。②胎儿心脏二尖瓣复合体的形态变化总体上与月龄变化呈正相关趋势（李思忠 等，2007）。

表2-4 房室瓣环周径的年龄变化和性别差异 $(\bar{x}\pm s)$

年龄/岁	二尖瓣环/cm		三尖瓣环/cm	
	男性	女性	男性	女性
20～30	9.08±1.25	8.30±0.98	11.17±1.21	10.15±1.15
31～40	9.16±1.29	8.48±1.17	11.30±1.18	10.17±1.42
41～50	8.98±2.04	8.75±0.75	10.77±1.99	10.47±2.11
51～60	8.78±1.84	8.49±1.41	10.75±2.50	10.55±1.14
61～65	9.13±1.19	8.70±0.99	11.23±1.28	10.76±1.05

表2-5　动脉瓣环周径的年龄变化和性别差异　　$(\bar{x} \pm s)$

年龄／岁	主动脉瓣环/cm		肺动脉环/cm	
	男性	女性	男性	女性
20～30	6.19 ± 0.84	5.63 ± 0.56	6.72 ± 0.88	6.02 ± 0.81
31～40	6.44 ± 0.84	6.02 ± 0.88	6.80 ± 1.06	6.50 ± 1.12
41～50	6.71 ± 0.83	6.24 ± 0.76	6.78 ± 1.10	6.57 ± 1.53
51～60	6.79 ± 1.21	6.58 ± 0.83	7.05 ± 1.18	6.92 ± 0.84
61～65	6.60 ± 0.94	6.17 ± 0.68	6.92 ± 1.02	6.78 ± 0.79

八、托达罗腱（Todaro tendon）的年龄解剖

托达罗腱一般宽度不足1 mm，其长度成年人为15.47 mm ± 0.26 mm，儿童为10.36 mm ± 0.26 mm。可见率儿童高于成年人。托达罗腱起止全程可见者儿童占58% ± 8.0%，成人占25% ± 5.4%。托达罗腱在儿童有97% ± 2.93%全程皆为腱性，成年人只有20% ± 5.66%全程为腱性。随着年龄的增长腱的后部被肌组织所代替（何标鸣 等，1988）。

九、窦房结年龄变化的形态学特征

随着年龄的增加，窦房结的内部结构不断地发生变化。窦房结的起搏细胞数量与年龄呈反比。40岁以后窦房结内的起搏细胞减少，胶原纤维数量增加。人类婴儿窦房后的胶原含量约为24%，成年后其胶原含量上升至约70%。50～60岁以前，弹性纤维也逐渐增加，网状纤维不仅数量增加，且变得更加粗大。小鼠窦房结的纤维成分从3个月的12%～17%增加到12个月的23%～25%。

随着年龄的增长，窦房结内的纤维含量和起搏细胞数量此消彼长。1989年吴波等研究的结果显示：10岁以前窦房结内肌性成分的量略有增加，10~20岁窦房结内肌性成分有所减少，70岁以前窦房结内肌性成分所占比例无明显变化，70岁以后窦房结内肌性成分又有一个减少过程。但超过80岁以后窦房结内肌性成分的比例又有回升，提示窦房结内的肌性成分可能在长寿方面有一定意义。窦房结内的纤维组织也随增龄逐渐增加，55岁以后，纤维成分占窦房结大部分区域，肌纤维束散在其中。Davies等认为，在无器质性心脏病和心律失常的患者中，年龄75岁以上的较50岁以下的纤维化百分比多19%，窦房结肌纤维成分则相应地减少。James认为新生儿窦房结细胞相对较多，细胞圆而暗，胶原纤维支架稀少；成年人窦房结内细胞比例减少，

细胞呈卵圆形或小圆形，与移行细胞交织成网，嵌于密集的胶原纤维支架内。最近认为，由胎儿到成年窦房结细胞成分减少是细胞凋亡所致。现已发现长Q-T间期综合征患者窦房结的退化改变与起搏细胞的凋亡有关。可见，细胞凋亡既是传导系统发育过程中的一种生理过程，也可能是心律失常的原因之一。

　　1995年Alings利用图像分析系统对人（41例）和猫（21例）窦房结内的胶原纤维含量做了对比研究，结果发现，两组标本都显示在成年过程中，窦房结的三维形态不发生改变；人窦房结的胶原纤维含量从儿童到成年由28%增至70%，一旦进入成年期，胶原纤维含量就不再进一步变化。猫窦房结内胶原纤维含量仅占27%，不随年龄改变而变化。窦房结内胶原纤维的构筑人和猫都存在年龄改变。随年龄增长，起搏细胞簇之间由粗大的胶原束逐渐变为游离胶原纤维组成的纤细的胶原网，这一现象在人的研究对象中更显著。这些结果似乎提示，窦房结胶原纤维的构筑形式可能更具有生理和临床意义。

　　一般认为，40岁以后，窦房结及其周围组织有脂肪浸润，起搏细胞中的一些肌纤维丧失。吴波认为窦房结内脂肪组织约在33岁时开始出现，最初时在周边，以后逐渐向结内浸润。Davies等认为，各个年龄段中窦房结内脂肪组织未见增加；50岁以下和75岁以上两组中脂肪细胞均不超过窦房结的5%。目前还不清楚这些脂肪细胞的来源，是窦房结内自行产生的还是由窦房结外迁移而来的，有待进一步研究。

　　窦房结内的纤维结构变化既有生理性的，也有病理性的。在年龄变化过程中，生理性和病理性之间没有明显的界限。正常情况下，窦房结内的纤维组织可起绝缘作用，这样可以免受窦房结外电活动的干扰，同时，还可保护窦房结免受心房肌收缩产生的拉伸和压力而引起的病理生理性心率改变，从而保持心率的相对稳定。然而，窦房结过度病理性纤维化，可出现以下结果：①替代起搏细胞引起窦房结节律缓慢。②减少窦房结心肌细胞和起搏细胞群之间的电耦联而导致的心率变异和窦房结内缓慢传导。③诱导窦房结内传导分离造成窦房结微观和宏观折返。所有这些病理状况均可导致心律失常如心动过缓、窦性停搏、窦房传导阻滞、快慢综合征和心房颤动等。

十、左心室条索的年龄解剖

　　成年人和儿童左心室条索的起止部位比较见表2-6。左心室条索的长度和直径比较见表2-7。

表2-6　130例人心左心室条索的起止部位（程宓 等，1991）

		室间隔 后乳头肌	室间隔 下壁	室间隔 前乳头肌	室间隔 前壁	室间隔 侧壁	室间隔 室间隔	室间隔 乳头肌	室间隔 分叉连于多部位
成人	例数 53		—	11	25	3	2	6	9
	百分比48.6%			10.1%	22.9%	2.8%	1.8%	5.5%	8.3%
儿童	例数 38		1	4	7	—	2	2	9
	百分比60.3%		1.6%	6.3%	11.1%		3.2%	3.2%	14.3%
合计	例数 91		1	15	32	3	4	8	18
	百分比52.9%		0.6%	8.7%	18.6%	1.7%	2.3%	4.7%	10.5%

表2-7　113例左心室条索长度和直径（谭玉珍 等，1991）

组别	性别	例数	长度/cm			直径/mm		
			$\overline{x}+s$	最小值	最大值	$\overline{x}+s$	最小值	最大值
成人	男	45	1.93 ± 0.12	0.8	4.8	0.85 ± 0.10	0.1	3.0
	女	33	1.60 ± 0.13	0.6	4.5	0.78 ± 0.11	0.2	2.0
小儿	男	24	0.84 ± 0.07	0.3	1.5	0.45 ± 0.07	0.1	1.5
	女	11	1.15 ± 0.10	0.3	1.8	0.53 ± 0.13	0.1	1.2

第四节　动物心的增龄变化

很多动物的心均存在增龄变化，这一现象为研究老年疾病提供了天然模型。在生理情况下，老年小鼠的心房增大、心室容积减少、瓣环扩大、瓣尖增厚、心肌收缩性减退、心肌顺应性减退、泵功能减退。BALB/c小鼠易患动脉硬化，这种老年小鼠几乎100%患有冠心病。BALB/c小鼠为国际公认近交系品种（刘双环 等，2006），这种小鼠之间的干细胞移植可以认为是同基因移植（李军 等，2010）。鸡也可以出现自发性动脉粥样硬化，其主要是形成脂质条纹（Dauber，1949；Raterson et al.，1948）。

小型猪的冠状动脉循环在解剖学、血流动力学方面和人类相似，幼猪和成年猪可自然发生动脉粥样硬化，其病变前期与人相似，猪和人对胆固醇饮食的结果是一样的。

大鼠的主动脉口附近的纤维环组织在6个月时出现部分钙化，随年龄的增长继续钙化。

心率随年龄的增长逐渐下降，如小型猪生长过程中心搏数的平均变化为出生时

235.0次，出生1周264.71次，出生1个月193.77次，出生6个月139.54次，出生1年118.67次。心率还与动物的体型有关，动物的身体大小与心大小成正比，动物体型越大，心率越慢，越小的心跳动越快。呼吸频率也是如此，心率和呼吸频率是相平行的关系。

大鼠胚胎和新生大鼠心肌细胞呈短杆状，不形成明显的心肌纤维束；幼年大鼠心肌细胞直径增大，心肌纤维逐渐向纵向生长；青年和中年大鼠心肌纤维成束排列，可见明暗相间的横纹，细胞分支增多；老年大鼠心肌纤维排列紊乱，结缔组织增多，细胞间隙增大。青年和中年大鼠心肌细胞的闰盘由许多台阶状平台构成，在这些平台上分布有细小指状突起，突起大小均匀，且排列密集、整齐，台阶之间为平滑的细胞膜。老年大鼠心肌细胞间隙增大，闰盘的突起逐渐矮小、稀疏、不均匀，排列不整齐。闰盘总的变化规律是从青年到老年，闰盘分支逐渐增多，突起由密集、整齐、锐利到逐渐矮小、稀疏，这些变化都与心的形态发育和功能完善相适应（张志敏，2005）。

在大鼠心肌发育过程中，缝隙连接蛋白43（Cx43）、缝隙连接蛋白40（Cx40）、神经钙黏蛋白（N-cadherin）、α-连环素（α-catenin）的表达分布存在增龄性变化，其分布方式与闰盘的发育具有一致性，与心传导系统逐渐成熟有相关性。大鼠Cx43在幼年多数聚集于端闰盘处，少数仍呈斑点状散在分布，而乳头肌等处的Cx43主要分布于细胞表面。青年和老年大鼠的Cx43典型地分布于端闰盘处。提示细胞之间的通讯连接存在位移变化（徐振平 等，2002）。间隙连接蛋白的增龄变化与心律失常有一定关系。王杏芬等（2011）的研究结果显示，老年大鼠心律失常的发生率为75%，其心室肌细胞肥大，排列稀疏、错乱，结缔组织增生。Total-Cx43表达量随增龄依次减少，各组与幼年组比较，差异有统计学意义，且细胞分布由端端整齐排列渐趋杂乱。中年大鼠NP-Cx43表达较幼年及老年组明显减低。老年组大鼠易发生室性心律失常可能与其心室肌重构、细胞及其端端缝隙连接蛋白排列紊乱、Total-Cx43表达量降低、NP-Cx43表达量增加有关。

第五节　主动脉的年龄变化

人从出生到死亡，体内的血管一直在不断地发生渐进性改变，很难说出什么时候是正常生长过程的结束，什么时候是退变的开始。各条动脉都有自己的老化规律，最早发生老化的动脉是冠状动脉，它从20岁就开始发生变化。其他动脉要到40岁以后才开始发生变化。

一、升主动脉起始段的年龄变化

从出生到成年人升主动脉起始段的外径和长度见表2-8。

表2-8 升主动脉起始段的外径和长度

	乳儿/mm	幼儿/mm	学前期/mm	学龄期Ⅰ/mm	学龄期Ⅱ/mm	成人/mm
外径	平均值10.9 最小值 至最大值 8.6~14.0	12.9 11.5~16.3	14.6 12.2~16.8	16.7 13.1~18.3	18.7 14.1~22.6	29.9 19.8~44.4
长度	平均值15.0 最小值 至最大值 10.0~20.1	17.4 13.0~26.1	20.0 15.5~27.0	22.2 15.5~29.0	25.7 17.0~29.0	50.6 26.8~82.0

注：学龄期Ⅰ为身长111~130 cm，学龄期Ⅱ为身长131~150 cm

二、主动脉组织学的年龄变化

血管由胚胎的间充质发生而来。先是间充质细胞分化出内皮细胞，排列成管状，其后周围的间充质分化为管壁的平滑肌和结缔组织。动脉管壁到成年时才充分长成。胎儿4个月时，动脉开始有了三层膜的结构。自此时起，管壁逐渐发育分化。出生后，随着动脉弹性纤维、胶原纤维生物合成的增加，以及平滑肌细胞数量和体积的增长，膜单位的厚度和数量逐渐增加，后者与主动脉的直径呈线性关系。刚出生时，主动脉的膜单位约40层，青年时期达52层，膜单位的厚度也由4岁的8.2 μm增长到青年时期的10.6 μm，内膜也逐渐增厚，内皮和内弹性膜间出现了内皮下层。4个月人胚的主动脉中，内膜只有内皮下层和一层较薄的内弹性膜，中膜为几层环形平滑肌，平滑肌间有弹性纤维。外膜比中膜厚，成自结缔组织。胚胎期末，内弹性膜变厚，中膜的弹性纤维变成较厚的弹性膜，平滑肌略有增加，但仍不明显，此时外膜变得较薄。出生后主动脉壁中膜弹性膜的层数和厚度增加。在内皮和内弹性膜间，出现了内皮下层，含平滑肌、胶原纤维和弹性纤维。到25岁左右，才分化完成。

主动脉随年龄增加主要表现为内膜弹力板、胶原纤维，以及平滑肌的内在结构和三者在排列构筑上的变化。出现弹力板延展性的降低，弹力板及胶原纤维非张力长度的缩短，胶原纤维量的增多，以及部分弹力纤维被胶原所取代等。张一飞等（2004）对猪升主动脉的研究证明，低月龄猪的升主动脉平滑肌细胞含量相对较高，而后趋于稳定。说明血管平滑肌细胞经历了由增生活跃到生长相对静止的变化。血管壁的弹力纤维和胶原纤维几乎同时达到最高，但在增龄过程中，弹力纤维含量下降，胶原纤维含量增多。血管的年龄改变是血管的一种重建，反映了血管的修复、代偿功能。

血管内皮细胞的生物学改变是人类衰老和患病的基础。主要表现为以下几个方面：①内皮细胞功能紊乱是血管衰老的主要特征之一。Pelster（2002）发现，大鼠主动脉游离一氧化氮水平降低，内皮型一氧化氮合酶代偿性表达成倍增高，一氧化氮依赖性血管舒张反应减弱，内皮型一氧化氮合酶的代偿性增高，失代偿后，内皮型一氧化氮水平下降。通过抑制端粒的功能诱导人主动脉内皮细胞的衰老，衰老的内皮细胞一氧化氮合成及内皮型一氧化氮合酶活性下降，细胞间黏附分子表达上调，提示衰老引起内皮细胞功能失调（Van der loo，2000）。②内皮细胞凋亡增加是动脉衰老的征象之一。有证据显示，年轻健康猴（7.1岁±0.4岁）的主动脉和股动脉内皮细胞凋亡数比健康老龄猴（19.8岁±0.6岁）明显增多（Asai，2000）。③衰老的动脉内皮细胞通透性增加，血浆大分子物质进入内膜增多，而通过中层的流出受阻，导致其在内膜下沉积（Belmin，1993）。④内皮细胞内氧化蛋白积聚，被氧化的生物大分子内和分子间交联产物增加（Grune，2000）。

衰老是动脉硬化的重要动因。动物实验发现，随着年龄的增长，血液中来源于骨髓的内皮细胞祖细胞（progenitor cell）逐渐耗竭，修复内皮细胞的能力下降，是容易形成粥样斑块的原因之一（Rauscher et al.，2003）。人血液中的内皮细胞祖细胞的减少可作为动脉粥样硬化危险性的一个标志（Hill et al.，2003）。早老症患者的常见并发症是动脉粥样硬化，为衰老与动脉粥样硬化的关系提供了证据。另外，这也提示可能不是因为年龄增大、危险因素积累而发生了动脉粥样硬化，而是机体的"衰老状态"使其更易发生。因为早老症患者在青年甚至少年时即可发生动脉粥样硬化。

血管内皮细胞本身的衰老可能在动脉粥样硬化中起重要作用。内皮细胞直接接触血流，血液中的低密度脂蛋白、活性氧、同型半胱氨酸等损伤因素作用于内皮细胞，导致其功能损伤、凋亡，甚至坏死脱落，由附近的内皮细胞增殖补充。损伤部位的细胞更新率高，但细胞增殖能力有限，到一定程度就进入不能增殖的衰老状态（Minamino et al.，2003）。加上血液中祖细胞减少，损伤处得不到及时有效的恢复，血液中的低密度脂蛋白容易在此沉积，促使斑块在损伤处形成。

弥漫性内膜增厚在年龄变化中也是比较突出的现象。第13、15、26周胎儿的主动脉内皮细胞直接位于原始的弹力板上。出生后1个月的婴儿，内膜下平滑肌细胞开始增生，呈纵行排列，其间可出现少量弹力纤维丝，并开始形成肌弹力层。1岁后，弹力层侧出现弹性纤维增生层，由纤细的弹力纤维和走行不规则的平滑肌细胞和基质构成。10~19岁年龄组，在少数病理内膜下开始形成结缔组织层，主要由少数平滑肌细胞、少量纤细的胶原弹力纤维和结缔组织基质构成。20~29岁年龄组，内膜已达到发育成熟阶段，大多数病理内膜都已形成结缔组织层。30~50岁，结缔组织层随年龄逐渐增厚，胶原纤维增多，基质减少，内膜结缔组织通常弥漫一致地增生变厚，偶然也有局灶性内膜轻微隆起。弥漫性内膜增厚的基本变化是由于内膜平滑肌细胞广泛增生，在此基础上出现弹力纤维、胶原纤维及基质的增多。通常，细胞内、外无脂滴沉着。20~29岁和60岁以上年龄段内膜增厚较快。

平滑肌细胞的衰老也是导致动脉粥样硬化的原因之一。平滑肌细胞的衰老可能是通过肾素-血管紧张素（RAS）系统途径所致，衰老的平滑肌细胞可引发血管壁的炎性反应，促使斑块形成。从移植的血管发生动脉粥样硬化的研究中发现，斑块中增殖的平滑肌细胞可能并非来自移植血管本身，而是来自血液中的干细胞（Sata，2002）。这提示衰老的平滑肌细胞可能发出某些信号引导骨髓中的祖细胞来补充，使祖细胞因某种原因滞留在内皮细胞处，参与了粥样斑块的形成。以上叙述显示血管壁的病理性改变与血管内膜和中膜的老化密切相关。

大动脉硬化主要表现为粥样硬化、纤维化和钙化，狗的主动脉25%（3/12）存在软骨化。狗主动脉软骨化出现的部位在升主动脉上段的中膜内和主动脉瓣附着处，呈现斑块状软骨组织。这些软骨化的好发部位，正是承受血流冲击的主要部位。因此，血流的机械性作用力可能是软骨化的主要原因之一。随着年龄的增长，血流冲击时间延长，软骨化的程度可能会加重。如果主动脉壁内的软化区域小，可能没有太大的生理和临床意义；如果面积较大，可使主动脉弹性下降，会对血流动力学和血压产生一定影响。

第六节　相关解剖与临床要点

人类有些疾病的发病存在年龄差异，如心内膜弹力纤维增生症多于1岁以内发病。随着年龄的增长，心脏本身退行性变，加之环境因素的干扰，有些疾病主要发生于老年。本节简单介绍幼儿和老年人常见的几种疾病，以示疾病存在的年龄变化。

一、老年心脏变化的一般规律

心血管系统是人体的一部分，心脏的老化与身体其他部位的老化同时发生。但是各器官老化的速度不尽相同。心血管系统的老化包括器官本身的老化和生活习惯导致的老化两部分，无论患者的年龄大小，生活习惯导致的老化经过改变生活行为习惯和康复治疗，一些主要器官的功能退化可以恢复。明确区分老年心脏功能的改变和生活方式的改变较为困难。如以运动量为指标，老年人心功能水平随着年龄增长而降低。老年人的最大氧耗量降低可能与肌肉量减少有关，而不是心功能和心排血量降低的结果。由于老年性动脉改变使心脏后负荷增加，同时由于老年人对 β 受体激动剂反应能力降低，因而应激或运动时心率和心肌收缩力增加的水平不如年轻人显著。

老年人心脏的形态和功能、代偿和失代偿往往存在相互消长。如随着年龄的增加，心率和心肌收缩力降低，后负荷增加，但被舒张末容量（前负荷）的增加所抵消。由于最高心率降低，可以通过舒张期容量增加使每搏量增大而维持心排血量。尽管老年人的心脏对各种激动剂的反应有所变化，但老年人心脏的收缩功能基本得到保留，只不过其舒张功能减弱。在动物衰老模型中发现，最显著和具有预测价值的老年心功能变化是舒张期延长。这是由于随着年龄增长，细胞内钙利用减缓，同时动作电位延长所致。心脏的舒张功能不全可能还与老年左心室腔和二尖瓣结构的改变有关。此外，特异性淀粉样浸润可以加重老年人心脏的舒张功能不全（刘素云 等，2010）。老年人心脏和外周血管的变化使机体对各种刺激（包括运动、站立、进食等日常活动）的综合反应发生了显著改变。这对分析急性心肌梗死和心力衰竭老年患者的预后具有重要意义。

总之，老年人心脏的收缩功能基本正常，最大心肌收缩力和心肌缩短能力不受影响。心肌对直接钙刺激的反应无明显变化。但一些受体对相应配体的反应能力有所减弱。老年人心脏最常见的改变是心肌松弛能力的降低及舒张功能不全。这种改变对于左心室充盈压改变的患者（如存在心肌梗死、高血压），以及其用药（利尿剂）具有重要意义。

人类进入老年之后，心血管系统的重要变化包括心脏传导系统的退行性变（引起节律异常）、心肌和左心室功能的改变（引起舒张功能减退）及主动脉瓣的老年性钙化（最终导致瓣膜狭窄）。这些心脏改变的最终结果可形成老年性心脏疾病。

老年人心脏的大体和镜下病理改变大致如下：在30~90岁，心的重量每年增加1~1.5 g；30~100岁，室间隔的厚度逐渐增加，从心底到心尖的距离逐渐缩短，心室腔缩小。老年人心脏的另一种形态改变是所谓的乙状隔膜，这可能是由于心室缩小和升主动脉扩张右移引起的。老年人超声心动图中可以出现类似不对称性肥厚型心肌病的表现，但这种弯曲的室间隔对血流动力学影响不大。老年人心脏相对肥厚，特别是心肌中层，同时结缔组织基质明显增加，尤其是在左心室后壁。随着年龄的增长，心脏中可伸展胶原减少，而一些僵硬的胶原增加，导致了中老年心肌硬化。

二、心内膜弹力纤维增生症

心内膜弹力纤维增生症（endocardial fibroelastosis）又名心内膜硬化症，表现为由胶原蛋白和弹力纤维增生引起的内膜增厚。可伴有心肌退行性变。心脏的四个心腔均可单独或联合受累，但以左室为多。主要病理改变为心内膜下弹力纤维及胶原纤维增生，心脏扩大，心室壁和心内膜增厚，心室收缩和舒张功能下降。患儿多数于1岁以内发病。病因尚未完全明确，部分病例可能由病毒性心肌炎发展而来，心内膜供血不足及宫内缺氧也可能是发病的原因。原发性心内膜弹力纤维增生症没有明显的瓣膜损害和其他先天性心脏畸形，而继发性心内膜弹力纤维增生症有左心梗阻型先天性心脏病，如严重主动脉缩窄、左心发育不良综合征、主动脉瓣闭锁或狭窄。

心内膜弹力纤维增生症临床上分为暴发型、急性型及慢性型，主要表现为充血性心力衰竭，暴发型可表现为心源性休克。暴发型及急性型多于生后6个月内发病，慢性型多于6~12个月发病，为小儿原发性心肌病中较为常见的一种，又称原发性心内膜弹力纤维增生症。先天性心脏病如主动脉缩窄、主动脉瓣狭窄、主动脉瓣闭锁等并发心内膜弹力纤维增生症，称继发性心内膜弹力纤维增生症。本病无明显地域性。国内报道男性发病多于女性。正性肌力药物，如洋地黄可用于控制心力衰竭，一般反应较好。使用时间最少需2年左右。本病如不治疗，患儿大多于2岁前死亡。

三、心脏淀粉样变性

淀粉样变性系指组织内积聚大量不溶性蛋白质-黏多糖复合物，其主要蛋白成分为免疫性轻链蛋白（AC）、非免疫性淀粉蛋白（AA）、类降钙素蛋白（AEI），以及老年性淀粉样变的血浆前蛋白（SA）等4种。由于淀粉样变的纤维物质接触碘与硫酸时出现与淀粉相似的反应，故命名为"淀粉样变性"（Virchow，1859）。后来Virchow称其为淀粉样物质（amyloid），并将沉积该物质的组织称为淀粉样变性（amyloid degeneration）。现已证明，所谓淀粉样物质，实为由不同成分组成的蛋白质，故称其为淀粉样蛋白更为合适。

老年人心血管系统的淀粉样变性分为三种类型：孤立性心脏淀粉样变性、老年主动脉淀粉样变性和老年全身性淀粉样变性。孤立性心脏淀粉样变性的发生率仅为

3.9%。淀粉样变性可累及一些特定脏器，如心脏和舌，也可累及骨骼和自主神经，以及肺、肝和肾等。淀粉样变性可以使心室壁增厚，舒张功能逐步减退，最后出现限制型心肌病或充血性心力衰竭的临床表现。淀粉样变性是85岁以上人群发生心力衰竭的重要原因。心传导系统障碍和心房颤动虽然常常和老年人心脏淀粉样变性并存，但尚无确切证据表明这是心传导系统淀粉样物质浸润的结果。

心内膜心肌组织学检查仍为目前诊断淀粉样变心肌病的金指标。凡偏光显微镜发现刚果红染色组织特征性绿色双折射者即可确诊。若遇全身性淀粉样变，而不适宜实施心肌活检者，则应酌情行直肠、肾脏，以及肝脏等器官的组织学检查。

对老年心力衰竭患者，尤其是左心室肥厚而心室腔大小正常、心电图有低电压表现的患者要怀疑老年人心脏淀粉样变性的可能。该病的预后较差，由心内膜活检确诊后6个月内的死亡率高达50%。该类患者出现充血性心力衰竭时对各种治疗手段的反应较差，存活时间仅为9个月左右。老年人心脏淀粉样变的患者对洋地黄类药物较为敏感，容易出现洋地黄中毒。目前该病尚无特效疗法。

四、肥厚型心肌病

老年人肥厚型心肌病同样也呈现非对称性室间隔肥厚、二尖瓣收缩期前向运动，以及严重程度不等的左心室流出道压力阶差。但老年患者的室间隔肥厚程度相对较轻，而且局限于基底部。年轻患者的左心室腔往往呈新月形，而老年患者的左心室腔的形态正常。老年患者室间隔细胞排列紊乱且壁内冠状动脉增厚较少。

肥厚型心肌病老年患者的二尖瓣和室间隔在收缩期有不正常的接触，形成主动脉瓣下狭窄。这种现象也可能与收缩期室间隔不正常后移有关。当二尖瓣环显著钙化时可以加重流出道梗阻。部分肥厚型心肌病老年患者表现为严重的向心性肥厚、心室腔变小、射血分数增加及左心室舒张功能不全。高血压可能与这种严重的左心室肥厚有关。一些老年患者中同时存在肥厚型心肌病和高血压，两者间可能存在病因学联系。但也有人认为高血压虽然可能会加重心肌肥厚，但其不是心肌病的病因。

从临床表现看，肥厚型心肌病老年患者更常伴有轻度高血压。对于有症状的肥厚型心肌病老年患者应当首选β受体阻滞剂和钙通道阻滞剂治疗。对同步起搏治疗目前仍存在争议。但多项研究显示同步起搏可以降低收缩期左心室流出道的压力阶差或者可以改善患者的症状和提高运动能力。当药物治疗无效时，可以考虑对肥厚的室间隔施行心肌切除术。

（新乡医学院　郭志坤）

参考文献

［1］柏树令.中国实用解剖学［M］.北京：科学出版社，2022.

［2］程宓，何标鸣，谭允西.左心室条索［J］.解剖学杂志，1991，14（4）：327-330.

［3］郭倩玉，王佩显，孙琪，等.心脏结构和功能随增龄变化的超声心动图观察［J］.中华老年医学杂志，2002，21（3）：165-167.

［4］何标鸣，谭允西，程宓.KOCH三角的解剖［J］.解剖学报，1988，19（2）：132-137.

［5］李军，张洹，刘革修.移植胎鼠间充质干细胞的抗衰老作用［J］.生理学报，2010，62（1）：79-85.

［6］李思忠，雒国胜，申彪，等.不同胎龄胎心二尖瓣复合体的形态学观测［J］.中国组织工程研究与临床康复，2007，11（49）：9921-9924.

［7］李思忠，申彪，郭志坤，等.胎儿左心房主要结构的增龄变化［J］.解剖科学进展，2008，14（2）：190-191，194.

［8］刘素云，张瑞宁，祖秀光，等.淀粉样变性心肌病268例临床分析［J］.临床荟萃，2010，25（13）：1115-1118.

［9］刘双环，马丽颖，王秀清，等.BALB/c小鼠遗传污染对单克隆抗体制备的影响［J］.实验动物科学与管理，2006，23（3）：9-11.

［10］施新猷，王四旺，顾为旺，等.比较医学（下册）［M］.西安：陕西科学技术出版社，2003.

［11］隋鸿锦.达尔文的证据［M］.2版.北京：科学出版社，2011.

［12］谭玉珍，王海杰，李人光.左心室条束的形态学观察［J］.解剖学杂志，1991，14（1）：69-72.

［13］沈晓明，王卫平.儿科学［M］.7版.北京：人民卫生出版社，2008.

［14］王杏芬，张存泰，徐仁德，等.大鼠心室肌缝隙连接蛋白增龄性变化对心律失常发生率的影响［J］.中华老年医学杂志，2011，30（5）：427-430.

［15］殷国田，郭志坤.大鼠心肌细胞超微结构的增龄变化［J］.解剖学杂志，2003，26（4）：335-338.

［16］张龙杰.心脏老化的解剖改变［J］.国外医学（老年医学分册），1991（4）：178-179.

［17］张志敏. 对正常大鼠心肌细胞连接立体结构及连接蛋白表达增龄变化的研究［D］. 石家庄：河北医科大学，2005.

［18］中国解剖学会体质调查委员会. 中国人解剖学数值［M］. 北京：人民卫生出版社，2002.

［19］徐振平，郭萍，郭志坤. 大鼠心脏连接蛋白43表达的增龄变化［J］. 解剖学报，2002，33（5）：550-552.

［20］张一飞，黄铁柱，余明华，等. 猪升主动脉几何形态与显微结构的增龄性变化［J］. 中国临床解剖学杂志，2004，22（4）：402-404.

［21］郭志坤，现代心脏组织学［M］. 北京：人民卫生出版社，2007.

［22］程宓，何标鸣，谭允西. 左心室条索［J］. 解剖学杂志，1991（4）：327-330.

［23］SCHEERDER I D, CUVELIER C, VERHAAREN R, et al. Restrictive cardiomyopathy caused by adipositas cordis［J］. Eur Heart J, 1987, 8（6）：661-663.

［24］LIANG Y H, ZHU J, ZHONG D R, et al. Adipositas cordis sudden death：a series of 79 patients［J］. Int J Clin Exp Pathol, 2015, 8（9）：10861-10867.

［25］MINAMINO T, YOSHIDA T, TATENO K, et al. Ras induces vascular smooth muscle cell senescence and inflammation in human atherosclerosis［J］. Circulation, 2003, 108（18）：2264-2269.

［26］RAUSCHER F M, GOLDSCHMIDT-CLERMONT P J, DAVIS B H, et al. Aging, progenitor cell exhaustion，and atherosclerosis［J］. Circulation, 2003, 108（4）：457-463.

［27］WAHR P A, MICHELE D E, METZGER J M. Effects of aging on single cardiac myocyte function in Fischer 344 x Brown Norway rats［J］. Am J Physiol Heart Circ Physiol, 2000, 279（2）：H559-565.

［28］LUSHNIKOVA E L, NEPOMNYASHCHIKH L M, KLINNIKOVA M G, et al. morphological characferistics of myocardial remodeling during Compensatory hypertrophy in aging Wistar rats［J］. Bull Exp Biol Med, 2001, 132（6）：1201-1206.

［29］PELSTER B. Development plasticity in the cardio vascular system of fish，with specioal referen to the zebrafisk［J］. Comp Biochem Physiol A Mol Integr Physiol, 2002, 133（3）：547-553.

［30］ROWIN E J, YUCEL K E, SALOMON R, et al. Adiposifas cordis，an uncammon

Cardiomyopathy identified by cardiovascular magnetic resonance ［J］. Circulatron，2010，122（21）：2212-2214.

［31］DAUBER D，HORLICK L，KATZ L N. The role of desiccated thyoid and potassium iodide in the cholesterol- induced atherosclerosis of the chicken ［J］. Am Heart J，1949，38（1）：25-33.

［32］VAN DER LOO B，LABUGGER R，SKEPPER J N，et al. Enhanced peroxynitrite formation is associated with vascular aging ［J］. J Exp Med，2000，192（12）：1731-1744.

［33］ASAI K，KUDEJ R K，SHEN Y T，et al. Peripheral vascular endothelial dysfunction and apoptosis in old monkeys ［J］. Arterioscler Thromb Vasc，2000，20（6）：1493-1499.

［34］BELMIN J，CORMAN B，MERVAL R，et al. Age-related changes in endothelial permeability and distribution volume of albumin in rat aorta ［J］. Am J Physiol，1993，264（3Pt2）：H679-685.

［35］GRUNE T. Oxidative stress，aging and the proteasomal system ［J］. Biogerontology，2000，1（1）：31-40.

［36］SATA M，SAIURA A，KUNISATO A，et al. Hematopoietic stem cells differentiate into vascular cells that participate in the pathogenesis of atherosclerosis ［J］. Nat Med，2002，8（4）：403-609.

［37］HILL J M，ZALOS G，HALCOX J P，et al. Circulating endothelial progenitor cells，vascular function，and cardiolvascular risk，N Eng J Med，2003，348（7）：593-600.

第三章

心 包

心包（pericardium）是包裹心和出入心的大血管根部的纤维浆膜囊，其外形呈圆锥状，与心外形相似。心包由纤维心包和浆膜心包两部分构成。纤维心包是心包囊的外层，由坚韧的纤维结缔组织构成，较厚，其底部与膈的中心腱紧密相连。上部的囊口包裹着出入心的升主动脉、肺动脉干、上腔静脉和肺静脉的根部，并与这些大血管的外膜相延续。浆膜心包为心包的内层，分为壁层和脏层。壁层衬贴于纤维心包的内面，和纤维心包紧密相贴；脏层覆盖于心肌表面，即心外膜。浆膜心包的脏层和壁层在出入大血管的根部相互移行，两层之间的间隙为心包腔，内有少量心包液。

第一节　心包的位置和毗邻

心包占据下纵隔的中纵隔。心包前壁的纵隔胸膜和肺与胸骨，以及第2~6肋软骨相对。在两侧纵隔胸膜围成的心包区，心包直接与胸骨体下半部和左侧第4~6

肋软骨相邻。在心包上端，心包前壁与胸腺相贴。心包前壁借两条胸骨心包韧带（sternopericardial ligament）与胸骨相连，该韧带对心包起固定作用。上胸骨心包韧带（superior sternopericardial ligament）起自胸骨体上端的后面，向后止于心包前壁。下胸骨心包韧带（inferior sternopericardial ligament）起自胸骨的剑胸接合处，斜向后上止于心包前壁。心包后方有主支气管、食管、胸主动脉、奇静脉、半奇静脉等，两侧为纵隔胸膜，膈神经和心包膈血管下行于心包与纵隔胸膜之间。上方有上腔静脉、升主动脉和肺动脉。心包下壁与膈肌中心腱及小部分肌部愈着，隔膈与腹部的肝和胃底相邻（图3-1，图3-2）。心包膈韧带（pericardiacophrenic ligament）起自膈的胸肋部，止于心包前壁（王海杰，2007）。

第二节　心包的形态

一、纤维心包

纤维心包（fibrous pericardium）是心包最外面的纤维膜。平均厚度为1 mm。其外面借疏松结缔组织与邻近结构相连，内面光滑而润泽，活体为淡灰红色。心包壁层大体可分为与心外形相应的胸肋部、外侧部和后部、膈部（图3-1，图3-2）。

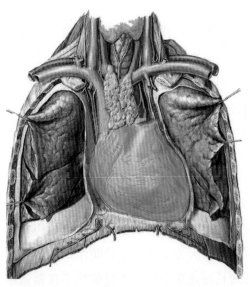

图 3-1　心包的位置（前面观）

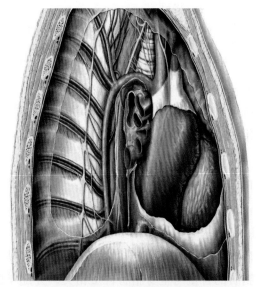

图 3-2　心包的位置（侧面观，部分心包已切除，显示心右侧面）

（一）胸肋部

胸肋部即心包的前壁，大部分被纵隔胸膜和两肺前缘遮盖。上部在胸骨柄后方邻胸腺，下部于左侧第4~6肋软骨之间的部分直接紧贴胸前壁，是心包穿刺的良好部位。心包前壁借上、下两条胸骨心包韧带固定于胸前壁。胸骨心包上韧带起于胸骨柄后面，向下汇入心包纤维层。该韧带长4~6 cm，宽约1 cm；胸骨心包下韧带连于心包纤维层与胸骨体下端和剑突相连接处，长2~3 cm，宽约0.5 cm。

（二）外侧部

左、右外侧部与纵隔胸膜相连，有膈神经与心包膈动脉、心包膈静脉相伴行，在肺根的前方下行于心包壁层与纵隔胸膜之间。渗出性心包炎由于刺激膈神经会出现呃逆症状。心包外侧部的上端有纤维束连于第1肋软骨，以固定心包。

（三）后部

后部以疏松结缔组织贴于主支气管、气管、食管和胸主动脉前面。大量心包积液时，可压迫食管和支气管引起吞咽困难、咳嗽和呼吸困难，甚至可压迫左喉返神经引起声音嘶哑。大量心包积液患者，多自动采取坐位，躯干前倾，这种体位可减轻心包积液对后方结构的压迫而使症状缓解。心包后壁的上部有纤维束环绕主动脉弓，向后上连于第3胸椎，移行于椎前筋膜（脊柱心包韧带）。心包上部也有少量纤维向上移行为气管前筋膜，形成气管心包韧带。以上两韧带均可起到固定心包的作用。

（四）膈部

这部分心包壁层紧贴于膈肌中心腱上，呈卵圆形。其中部大部分区域与膈肌中心腱疏松相连，易于分离。而膈部的周缘有一圈膈心包韧带，它将心包固定于膈肌中心腱上。其两侧部，尤其是右侧的下腔静脉周围，纤维组织特别发达，手术时如需要分离心包膈部，可切断四周的膈心包韧带，然后再钝性分离中部与膈肌中心腱相连的区域。

二、浆膜心包

浆膜心包分为心包脏层和心包壁层，二者相互连续，心包脏层（visceral layer of pericardium）紧贴心肌层的表面，称心外膜，由表面光滑的浆膜及纤维组织构成。在心的表面，浆膜下含有脂肪，冠状动脉主干及其大分支深埋于脂肪组织内。此处脂肪的含量与全身脂肪含量相关，并随年龄增长而逐渐增加。心包脏层不仅覆盖在心肌表面，而且还包被出入心脏的大血管的根部，并在此反折移行为心包壁层。在升主动脉、肺动脉干的周围，心包脏层如管状鞘包绕升主动脉、肺动脉干，在肺动脉干分叉高度反折至心包壁层。大部分（80%）动脉韧带没有被心包遮盖，小部分（20%）动脉韧带前面由心包的一个小盲囊遮盖。在动脉导管未闭结扎术中，要注意动脉导管与心包的关系，以免损伤心包。上腔静脉和下腔静脉的前壁、两侧壁及后壁的一部分，也被心包脏层覆盖，然后在腔静脉后壁处反折为心包壁层。仅在左、右肺动脉及4条肺静脉根部的前面覆有心包脏层。左心房的后壁有完整的心外膜，在后壁的上缘向后下反折移行为心包壁层，壁层衬在纤维心包内面。

三、心包腔

浆膜心包的脏层和壁层之间潜在的腔隙为心包腔（pericardial cavity）（图3-4），内含少量浆液（20~50 mL）称心包液，起润滑作用，减少心脏搏动时的摩擦。

由于心连着8条大血管，在这些大血管根部，心包脏层与壁层之间的反折较为复杂。在心包腔的某些地方形成了较为开阔的心包窦和隐窝。

（一）心包横窦（transverse sinus of pericardium）

心包横窦位于升主动脉、肺动脉干与上腔静脉、左心房之间的部分。从横窦左、右侧入口可插入两个横指。当心脏直视手术需阻断主动脉、肺动脉血流时，可通过横窦从前后钳夹两个大动脉。该窦平均长为6.6 cm，中部高度平均4.2 cm。

（二）心包斜窦（oblique sinus of pericardium）

心包斜窦又称Haller窦，为位于左心房后壁、左右肺静脉、下腔静脉与心包后壁之间的心包腔。心包斜窦的右侧界是浆膜性心包在右上、下肺静脉和下腔静脉根部的反折处，而左侧界为左上、下肺静脉根部浆膜的反折处，上界为左房后面上缘处浆膜心包的反折线。斜窦开口于左下方，该窦深约4.4 mm，入口处宽度平均为4.0 cm（图3-3）。

手术需要阻断下腔静脉血流时，可通过心包斜窦下部进行；化脓性心包炎，斜窦下口若被粘连，脓液可积存于斜窦内（李兆志 等，1985；1986）。

（三）心包前下窦（anterior inferior sinus of pericardium）

心包前下窦位于心包腔的前下部，即心包前壁与膈部之间的间隙（图3-3）。人直立时，该处是心脏最低点，心包积液常存于此窦中。化脓性心包炎时，前下窦的心包增厚也特别明显。从剑突与左侧第7肋软骨交角处（肋剑突角）进行心包穿刺，可进入心包前下窦。

心包腔内除了以上3个较大的窦外，还在一些地方形成隐窝，常见的有：①动脉

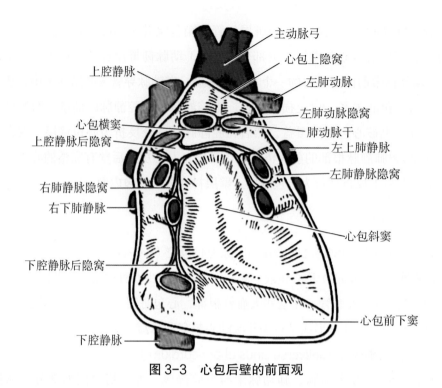

主动脉弓

心包上隐窝

左肺动脉

左肺动脉隐窝

肺动脉干

左上肺静脉

左肺静脉隐窝

心包斜窦

心包前下窦

上腔静脉

心包横窦

上腔静脉后隐窝

右肺静脉隐窝

右下肺静脉

下腔静脉后隐窝

下腔静脉

图 3-3 心包后壁的前面观

前隐窝，位于升主动脉和肺动脉干的前方；②上腔静脉隐窝，位于上腔静脉根部的前方及两侧（属于心包横窦的一部分）；③左肺动脉隐窝，位于左肺动脉与左心房之间（凌凤东 等，2005）。

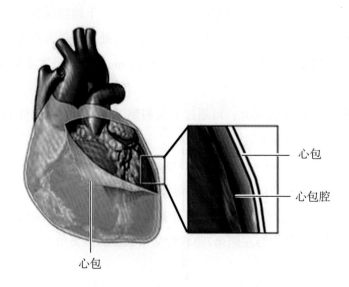

心包

心包腔

心包

图 3-4 心包和心包腔示意图

四、心包液

心包液（pericardial fluid）是浆膜性心包分泌的浆液，正常成人心包液量为20~30 mL（也有记载为20~50 mL），淡黄色，主要起滑润作用。心及大部分冠状动脉外膜都浸在心包液内，心包液不仅是血液的超滤液，而且包括心包浆膜间皮细胞分泌的各种血管活性物质。心包液的成分及其形成和排出方面的研究较少，目前认为心包液是通过血浆被动超滤和血浆组织间液自由扩散形成的，但证据不足。心包液的生理性组成成分和血浆超滤液基本一致，但其低密度脂蛋白水平显著高于血清，心包液中蛋白含量是血清中蛋白含量的60%（Ben-Horin et al.，2005）。心包间皮细胞分泌心房利钠尿多肽，血管紧张素Ⅱ也在心包液中存在和积聚（温绍君 等，1990）。这些血管活性物质可能构成一个局部体液系统，通过直接分泌或与心肌细胞间液和心包液的物质交换参与冠状动脉和心功能的调节，并在心脏疾病的发生发展中起重要作用。心包液中含有中性粒细胞、单核细胞、淋巴细胞等白细胞，以及水和各种可溶性分子，蛋白含量占1.7%~3.5%，低于血浆蛋白水平。

（一）心包液的成分

1.外泌体 心包液中含有大量的外泌体，其中至少16种含有miRNA。心包液外泌体能改善体外培养的内皮细胞的存活、增殖和成管（Beltrami et al.，2017）。我们利用体外细胞培养技术对兔和鼠心包液的细胞进行分离，培养证明兔心包液中至少存在两个细胞亚群——CD44+细胞群、vimentin+细胞群，但不表达CD45（孙莹 等，2019）；大鼠心包液中含有CD44、CD29和CD90阳性细胞（Sun et al.，2021），推测心包液中CD44+细胞很可能参与了心包液中大分子的代谢。心包液细胞的作用尚不十分清楚，但其具有向脂肪细胞和骨细胞分化的倾向，表现出干细胞的特性。这提示心包液细胞可能在心肌组织再生或心包组织再生过程中发挥了一定的作用，也可能通过细胞自分泌和旁分泌作用参与心包液成分的构成。

2. 血管源性生长因子 心包液中含有血管源性生长因子，如肝细胞生长因子（hepatocyte growth factor，HGF）、碱性成纤维细胞生长因子（basic fibroblast growth factor，bFGF）、血管内皮生长因子（vascular endothelial growth factor，VEGF）、酸性成纤维细胞生长因子（acid fibroblast growth factor，aFGF）。在缺血性心脏病患者的心包液中这些生长因子浓度增加。在充血性心力衰竭时，心包液的利钠肽类浓度高于血浆中的利钠肽类浓度（Kubota et al.，2004；Fujita et al.，1996）。不稳定型心绞痛患者心包液中的bFGF浓度则明显高于非缺血性心脏病患者，提示bFGF在侧支血管生长过程中起重要作用（Fujita et al.，1996）。在冠状动脉严重狭窄患者的心包液里aFGF显著增加，严重心肌缺血患者心包液里的VEGF显著提高（Iwakura，2000）。

3. 基质金属蛋白酶　基质金属蛋白酶（matrix metalloproteinase，MMP）是一个大家族，因其需要Ca、Zn等金属离子作为辅助因子而得名。目前MMP已分离鉴别出26个成员，编号分别为MMP-1至MMP-26。根据作用底物及片断同源性，将MMP分为6类，分别为胶原酶、明胶酶、基质降解素、基质溶解素、furin活化的MMP和其他分泌型MMP。在心肌重塑、心力衰竭过程中MMP活性均有不同程度的增高。行冠状动脉搭桥手术的患者心包液中的MMP-2、MMP-9与左室收缩末期容量呈正相关，且MMP-2、MMP-9又与心包液内氧化应激标记物8-异构前列腺异素F2α（8-iso-PGF2α）水平呈正相关，揭示氧化应激对MMP的调节作用，且病理条件下MMP-2、MMP-9活性增强，参与心力衰竭发展过程中的心室重构（Kameda et al.，2003）。急性心肌梗死患者心包液中MMP-9、MMP-2的活性高于心绞痛患者（Kameda et al.，2006）。急性心肌梗死患者心包液中的MMP-9可能来源于中性粒细胞，而且心包液中MMP-9的水平在心脏破裂的病理发展过程中起重要作用。Miyamoto等（2002）也证实了心包内MMP-2水平与左心室容积增加及左心室功能的降低相关，MMP-2作为心包的自分泌或旁分泌因子在左心室重构中具有一定的作用。

4. 胰岛素样生长因子-1　胰岛素样生长因子-1（insulin-like growth factor-1，IGF-1）又称类胰岛素生长因子，因其结构与胰岛素类似而得名，包括IGF-1和IGF-2两种，是生长激素产生过程中必需的一种活性蛋白多肽物质。IGF-1可刺激心包膜或者心包腔合成透明质酸（Honda et al.，1989）。左心功能不全和终末期心力衰竭患者的心包IGF-1浓度上调，血浆中IGF-1反而下调，结果提示心脏IGF-1系统可能是左心室功能不全的一种代偿机制（Abe et al.，2006）。

（二）心包腔给药

利用心包的天然屏障作用，以及心肌和冠状动脉长时间浸泡在心包液中和壁层心包的致密纤维组织阻隔，经心包给药可使药物被全身降解的速度受限或延迟，并延长在心包腔中停留的时间，增加对靶器官——冠状动脉的影响（Spodick，2000）。经心包给予放射标记的球蛋白——氧化氮供体复合物的半衰期为22 h，而经静脉给药的半衰期为2~4 h。通过实验证实心包内注射物的分子越大，清除率越慢，说明心包给药可改变药物清除率而延长药物作用时间（Baek et al.，2002）。给猪心包内注射硝酸甘油，与冠状动脉内直接注射硝酸甘油相比，通过血管内超声可观察到前者可以更加明显而持久地扩张冠状动脉。而且，经冠状动脉的注射会引起明显的低血压而经心包给药却不会引起低血压（Waxman et al.，1999）。给缺血性心脏病的猪模型的心包内注射硝酸甘油还有潜在的抗心脏纤维化的作用（Kumar et al.，2003）。我们的实验显示给大鼠心包腔内注射干细胞或外体，能明显改善心力衰竭大鼠的心功能。以上结果显示心包腔内给药是治疗心脏病的一种理想的给药途径。

（三）心包液的病理改变对其毗邻的影响

心包弹性较差，如果出现心包积液、积血、积气时容易压迫心脏，影响心脏运动，且可危及生命。心包腔慢性积液可导致心包增大，心脏叩诊浊音界增大。心包积液后，增大的心包常常将胸膜腔内侧界推向外侧。这种情况下，通过肋间隙做心包穿刺术排液时，既可以不穿透胸膜，又可以避免伤及左冠状动脉的前室间支，从而减少了心包穿刺的一些潜在危险。另外，患者直立体位时，大量心包积液是在第6肋间隙平面，了解这一情况也有助于避免术中损伤心脏及胸膜。

心包发生炎症时，浆膜心包的脏、壁层发生充血、肿胀，并有纤维蛋白、白细胞和少量内皮细胞渗出，黏附在两层心包膜上，使之变得粗糙，在心脏舒缩过程中，脏层与壁层心包间相互摩擦而产生声音，称为心包摩擦音。对于急性化脓性心包炎、心包腔积脓增长迅速或脓液黏稠患者，以及心包穿刺无效者或慢性缩窄性心包炎患者，必要时可行心包切开引流术或心包切除术。

第三节　心包腔内的大血管

一、上腔静脉

上腔静脉在右心房顶部垂直进入，入口处无瓣膜结构，在成人长约3.0 cm，大部分被脏层心包所包绕。上腔静脉从上纵隔斜行进入心包腔，其外膜与纤维心包附着牢固，手术中要注意避免在该处游离上腔静脉时将其损伤。右肺动脉在上腔静脉中段的后面通过，两者间有结缔组织相隔。

二、下腔静脉

下腔静脉穿过膈肌腔静脉孔进入心包腔，在成人长约4 cm，大部分被脏层心包所包绕。下腔静脉与右心房后下壁约呈120°夹角进入右心房，入口处常有大的静脉瓣。在下腔静脉靠近心房处，可有心房肌缠绕，形成下腔静脉肌袖。膈肌腔静脉孔与下腔静脉壁之间为疏松结缔组织，易被钝性分离。当人体受挤压伤时，膈肌腔静脉孔能应急收缩，阻止血液向腹腔方向反流。在缩窄性心包炎时，可以形成一条坚韧的缩窄环，压迫下腔静脉。

三、肺静脉

肺静脉分为左上、下肺静脉和右上、下肺静脉，在心包腔内成人肺静脉长约1.5 cm，四条肺静脉及下腔静脉大部分被脏层心包膜所包绕。心包腔位于左心房后壁，左、右肺静脉，下腔静脉与心包后壁之间的间隙叫心包斜窦。在下腔静脉与左下肺静脉之间，向心尖方向留有一个宽大开口。4条肺静脉入左心房处无静脉瓣。在靠近左心房处有心房肌纤维缠绕，形成肺静脉肌袖。肌袖可能与心房颤动的发生和维持有关。

四、升主动脉与肺动脉干

升主动脉和肺动脉干在心包腔内完整地被脏层心包膜包绕，彼此间有疏松结缔组织相隔，两者成为一个整体位于心包腔内，它们背面的心包腔叫心包横窦。

五、左、右肺动脉

左、右肺动脉大部分被脏层心包覆盖。成人左肺动脉长约3 cm，右肺动脉长约4 cm。两者分叉处，在切开左侧心包腔时不易看清楚，所以在心包腔内阻断左肺动脉时，要谨防左、右肺动脉同时被阻断。

心包内几个大血管——升主动脉、肺动脉干、上腔静脉及下腔静脉，其相关数据见表3-1、表3-2（于涯涛，1985）。

表3-1　升主动脉、肺动脉干心包返折线至各瓣膜游离缘距离　　　　　($\overline{x} \pm s$)

瓣膜名称	前壁/mm	左侧壁/mm	右侧壁/mm
主动脉半月瓣	48.8 ± 10.9	41.3 ± 9.2	56.9 ± 12.2
肺动脉半月瓣	34.9 ± 7.5	28.4 ± 7.6	34.5 ± 10.5

表3-2　上、下腔静脉根部心包反折线的长度　　　　　($\overline{x} \pm s$)

方位	上腔静脉/mm（最小值~最大值）	下腔静脉/mm（最小值~最大值）
前壁	16.5 ± 5.6（8.0~27.0）	8.9 ± 4.3（2.0~20.0）
后壁	15.7 ± 7.1（5.0~32.0）	—
左侧壁	—	8.9 ± 5.3（2.5~24.0）
右侧壁	16.6 ± 6.8（6.0~30.0）	6.7 ± 4.0（2.0~20.0）

第四节 心包的组织结构与胚胎发生

一、组织结构

纤维心包在光镜下基本分为外层较厚的纤维层和内层菲薄的浆膜层两层组织结构。纤维心包由外向内又细分为6层：①粗胶原弹力纤维层；②弹力纤维层；③胶原弹力纤维层；④浅胶原纤维层；⑤基底膜；⑥间皮细胞层。在胶原纤维和弹性纤维之间富含大量成纤维细胞。最近有学者（付海鹏 等，2019）发现，大鼠心包内含C-kit、干细胞抗原-1（Sca-1）、胚胎干细胞相关转录因子（Nanog）阳性细胞，这些细胞具有多项分化潜能，表现出干细胞的特征，其作用尚不清楚。人心包组织中是否也富含细胞，尚未见报道。纤维心包的纤维层中，可见到小血管、神经纤维和淋巴管网。

浆膜心包的间皮细胞为单层扁平上皮，不同部位的上皮细胞的形态各异。衬于纤维心包内面的上皮细胞表面存在微绒毛（图3-5A）。少数上皮细胞表面伸出突起，跨过一个或几个细胞与其相邻的或远处的细胞发生联系，这种突起联络的细微结构的基础和功能尚不清楚，可能是心脏舒缩过程中，为了减少细胞之间的滑动或撕裂而起到加固作用；或者是细胞之间的一种通讯形式（图3-5B）。心包间皮的主要功能是分泌浆液。上皮细胞的深层为纤维层，其中有大量胶原纤维和弹性纤维存在，使心包具有一定的弹性和坚韧度。当心包扩大时，呈波浪状的胶原纤维被拉直，心包容积最多可增加35%。而弹性纤维则使扩大的心包得以复原。它们都有限制心脏过度扩大的作用。

二、胚胎发生

人胚第18~19天，生心区的中胚层内出现围心腔，围心腔腹侧的中胚层细胞密集，形成前后纵行、左右并列的一对细胞索，称生心板，板的中央变空，逐渐形成一对心管。最初，心管位于胚体的头端。随后原来在围心腔腹侧的心管逐渐转至围心腔背侧。心管和围心腔开始位于颈部，最后定位于胸腔。胚胎的侧褶使左、右心管从胚体的两侧向中线靠拢，并从头端至尾端逐渐融合，形成一条心管，但其尾端仍未合并，保留分枝状。与此同时，心管与周围的间充质一起在围心腔（即心包腔）的背侧渐渐陷入，于是在心管的背侧出现了心背系膜，其将心管悬连于心包腔的背侧壁。心背系膜的中部很快退化消失，形成一个左右交通的孔道，即心包横

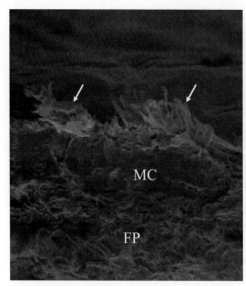 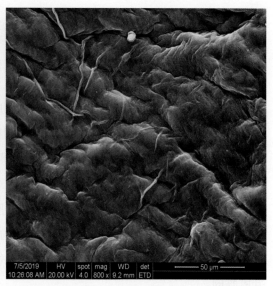

A.间皮细胞 细胞表面的微绒毛（ ← ）

MC：间皮细胞；FP：纤维性心包

B.间皮细胞 细胞表面伸出粗细不等和
长短不一的突起

图 3-5 人浆膜心包上皮扫描电镜图

窦，心背系膜仅在心管的头、尾端存留。除此之外，来自静脉窦区域的间皮细胞迁移到心肌膜周围，发育形成心外膜。

第五节 心包的固定装置

心包除固定于膈肌中心腱上面以外，尚有下列固定装置。①上胸骨心包韧带：起自胸骨上端，附着于心包前面，其附着点位于大血管穿入心包处下。②下胸骨心包韧带：起自剑突，斜向上，止于心包前面。这两条韧带多不明显，在严重心包炎时则可见到。③心包膈韧带：这是几束结缔组织，起自膈的胸肋部而止于心包前面。除这些韧带之外，出入心脏的大血管亦对心包起固定作用。心包外侧由肺静脉穿过，上方由主动脉、肺动脉及上腔静脉穿过。在穿通处血管外膜与纤维心包融合。心包右下方由下腔静脉所穿透，此处下腔静脉外膜不与心包纤维层融合。

第六节　心包的血管和神经

一、心包的动脉供应

纤维心包和浆膜包壁层的动脉来源较多，以胸廓内动脉的心包膈动脉为主，此外，心包前壁还接受胸腺动脉的分支和肋间动脉的分支。心包外侧部有来自支气管动脉的细支。心包的后部由支气管动脉、食管动脉、纵隔动脉提供部分血供，心包膈部，除了心包膈动脉发出分支供应外，还有来自膈上动脉的分支，以上分布于心包的动脉支相互之间有广泛的吻合，它们分布于胶原纤维层中。心包脏层的动脉供应来源于冠状动脉的分支。因此冠状动脉与上述纤维心包和浆膜心包壁层动脉间的侧点吻合，大量存在于脏、壁两层的反折处。

二、心包的静脉

纤维心包的胶原弹力纤维层中有丰富的静脉网。心包的静脉血最终主要经心包膈静脉汇入头肱静脉。也可经支气管静脉、食管静脉、纵隔静脉、肋间静脉和膈上静脉注入奇静脉系统。

三、心包的神经

心包的神经来源较为复杂，心包上有自主神经分布，其交感神经纤维来自颈部星状神经节，同时也来自主动脉丛、心丛和膈丛，副交感神经纤维来自迷走神经（左喉返神经）。膈神经的感觉纤维分布于心包，肋间神经也分支至心包前壁，此二神经管理心包的感觉。

由于心包的感觉神经很丰富，心脏手术在切开心包时，需对心包进行麻醉。心包切开的部位多选在前壁中部，做纵行切口，以免损伤侧壁的膈神经和心包膈动、静脉。

第七节　心包的功能

心包有固定心的作用，使其保持一定的生理位置。心包内层为光滑的浆膜层，可分泌心包液，减少心搏动时的摩擦。心包致密的纤维层，维持了心包囊的容量，从而防止心过度扩大，以保持血容量的相对恒定。心包把心与胸腔内其他器官和结构分开，有效地防止了肺和胸膜等部位的感染波及心脏，保证了心的正常功能。近年来有报道认为心包也有分泌心房利钠尿多肽的能力。因此，心包的生理作用是多方面的。

一、心包力学效应

心包腔内存在窦和凹陷，使心包内的空间较大，这些空间成为心包的储备容量，当储备容量耗尽时，就会对心包产生明显影响。心包储备容量的极限可随着血容量的迅速增加（高血容量）和以心脏体积迅速增大为特征的疾病状态（如急性二尖瓣和三尖瓣反流、肺栓塞、心肌梗死）而出现。当出现这种情况时，心包会限制心室的扩张充盈。相反，低血容量使心包这些效应减弱或消失。一旦出现急性心衰及心包容量超过心包储备容量时，心包约束力会增大。这种情况一旦发生，增加的心室舒张压减弱很大一部分由心包承担。心包对心脏充盈扩张的限制也可能限制运动时的心输出量和供氧量，例如，切除狗的心包会使最大摄氧量和心输出量增加25%（Stray-Gundersen，1986）。心包的压力–容积关系是非线性的J形曲线，曲线的起始段平坦，一旦超过心包储备容量，就会导致压力急剧增加（Klein et al.，2013），产生积液的速率也是引起曲线陡升的重要因素，因此心包积液迅速增加可导致心包压塞。相反，心包对慢性拉伸的适应导致压力–容积曲线向右偏移，这就解释了为什么大量但缓慢发展的心包积液可能不会产生心包压塞。

二、心包反射调节作用

心包内的神经感受器、机械感受器和化学感受器通过肺膨胀度、心室膨胀度和心包液成分改变心率和血压。这些反射提供调节心包功能的指令（Spodick，1992；Cinca et al.，2000）。最近Martin等（2020）通过激活大鼠心包内缓激肽敏感的传入神经引起了大鼠全身的静脉收缩。他们向大鼠心包内注射缓激肽引起的是大鼠的平均动脉压、心率和平均循环充盈压增加。这些生理反应在自主神经阻滞后显著减弱。但是激活缓激肽敏感的心包传入神经却引发全身静脉收缩反应，说明全身静脉收缩有助于对心交感神经的传入反射，并激活整体血流动力学反应。

三、心包的作用

心包对心脏有一定的保护作用。1898年Bernard认为如无心包存在，心内压力增加到一个大气压时，可发生心脏破裂；而心包存在时，要增加至1.75个大气压才会发生心脏破裂。脏层心包平衡了心脏表面的重力和惯性力，在心脏搏动过程中，跨壁心脏压力不会发生变化，在心室内也不会有区域差异，心包液会减少心动周期过程的摩擦。心包还可作为一个物理屏障，隔绝相邻的结构的有害性传播。浆膜心包的间皮层代谢活跃，产生内皮素、前列腺素E_2、二十烷酸类和前列环素，调节心包的伸展，影响心脏功能。血管紧张素Ⅱ和缓激肽调节冠状动脉张力。前列环素还可抑制血小板聚集，防止心包内血液凝固，可能影响冠状动脉血栓形成。心房利钠尿多肽（ANP）和脑钠肽（BNP）均存在于心包液中，其在心包液中的水平高于血浆；BNP水平是反映心室容积和压力敏感而准确的指标，可能在心力衰竭诱导的心室重构中发挥自分泌、旁分泌作用（Cinca et al., 2000; Miyazaki et al., 1990）。正常情况下，补体和其他免疫相关物质也存在于心包中。

第八节　心包的异常

　　人胚第18~19天，生心区的中胚层出现围心腔。围心腔开始有多个腔隙，然后形成一个腔。随着中枢神经系统的迅速生长和头褶的出现，位于口咽膜头侧的围心腔逐渐转至腹侧，并且围心腔由颈部逐渐移至胸腔。人胚第21天，心管及其周围的间充质陷入围心腔（心包腔），心管借心背系膜连于心包膜后壁。心背系膜的中部很快退化消失，形成心包横窦。随后，心背系膜完全消失，仅心管头、尾两端附着于心包后壁。经过心管的弯曲和进一步发育，最终心的动、静脉端附着于心包后壁，同时出现心包斜窦。心包异常主要包括先天性心包缺损、心包囊肿和心包憩室等。

一、先天性心包缺损

　　心包膜发育不良时可出现先天性心包缺损（congenital pericardial defect）。1559年Realdus Columbus首次从解剖学角度描述了先天性心包缺损。先天性心包缺损在尸体解剖中的发生率为1/10 000，在先天性心血管病患者中的检出率为0.2%~0.3%，其中30%伴有心肺畸形。先天性心包缺损常发生在一侧，以左侧多见，占70%，右侧心包缺损占17%，而全部心包缺损少见。心包缺损较大并伴有相应的胸膜缺损时，心包腔与胸膜腔相通。若心包全部缺损，心和两肺共同包于一个浆膜腔内，膈神经位于胸前壁后面。心包部分缺损时，心与周围组织粘连，但功能影响不明显。如不伴有其他先天性心脏病，多数左心包缺损患者无症状，也不影响患者寿命（朱清於 等，2001）。即使心与周围组织粘连，也并不显著影响其功能。心包局部缺损有产生疝（疝囊内容物为心）的危险性。对于心包缺损的患者一般不需要特殊治疗。

二、心包囊肿

心包囊肿（pericardial cyst）亦称为间皮囊肿、心包旁囊肿、胸膜心包囊肿、纵隔水囊肿或纵隔单纯性囊肿等。心包囊肿一般是先天性的，它起源于心包的早期发育，但不与心包腔相通。形成的原因是在胚胎发育时期围心腔（原始心包腔）保留至出生后所致。如果经蒂与心包腔相通，则称为心包憩室。心包囊肿的发病率为1/100 000，但仍然被认为是最常见的良性心包肿块（Ariyarajah et al.，2009）。它们可以发生在纵隔的任何地方，但最常见的是心包前壁两侧与下壁反折处的内面。囊肿通常呈圆形或椭圆形，大小不一，壁薄，无内部分隔。可为单腔和多个囊腔两种形式，直径为1~5 cm。心包囊肿的一个重要特征是随着呼吸或身体位置变化囊肿可改变其大小和形状（Pader et al.，1969）。多数患者在X线检查时发现心包囊肿，主要表现心脏阴影的右下部分有界线清晰的单个半圆形、卵形或多边形的突出阴影，一般无症状，但偶尔也会出现症状，可能继发于其他心脏结构受压、感染或囊肿破裂（King et al.，1971；Sharma et al.，2007）。心包囊肿易误诊。

三、心包憩室

心包憩室（pericardial diverticulum）可以是先天性的，也可以是后天形成的。先天性心包憩室是在胚胎发育过程中形成的。胚胎时期的心包是由多个腔隙融合而成的，如果其中一个腔隙没有与其他腔隙融合成原始心包腔而单独存在，且不与心包腔相通，即为心包囊肿；如部分融合，留有孔道相通，就成为心包憩室，故憩室与心包腔是相通的。心包憩室多位于大血管出入心包处，且常位于心包右侧，长0.51 cm。可在X线检查时发现，但易误诊。心包憩室多无症状（Pader，1969；Morishita，2007）。

第九节　相关解剖与临床要点

一、心脏压塞

当心包腔内液体量超过50 mL称为心包积液，临床上表现为气促、心悸、水肿、恶心、呕吐、乏力等。心脏压塞（cardiac tamponade）也称心包填塞，是指当心包腔内液体快速聚集和（或）积液量超过一定程度时，心包腔内压迅速升高，妨碍了心室的舒张充盈，导致心输出量下降，动脉压下降，同时静脉压升高的现象。主要见于各种急、慢性心包炎（多由结核和肿瘤引起），也可见于心腔内操作时损伤心脏。是否发生心脏压塞，首先与积液速度有关，其次与积液量有关。在急性心脏损伤时，仅数十毫升积血就可引起心脏压塞，而慢性心包炎时，积液量达2000 mL，但症状并不明显。急性心脏压塞有三大特征：①静脉压明显升高；②血压下降，脉压（收缩压与舒张压之差）减小，甚至休克；③奇脉。心界大小可以正常或扩大，心音低而遥远。一旦发生心脏压塞，紧急处理方法是立即心包穿刺引流，降低心包腔内压。大量心包积液本身并无特别有效的治疗方案，心包穿刺治疗只能解决其症状，但易反复发作，其根本的治疗在于查找心包积液的病因（余鹏 等，2020）。

二、心包穿刺术

心包穿刺术是临床上诊断、治疗心包炎最基本的方法。对临床拟诊为心包炎的患者，可以抽取积液，既可证实诊断，又可确定积液性质（渗出液或漏出液）。心包穿刺可以缓解心脏压塞症状，化脓性心包炎患者可以通过心包穿刺排脓引流，并向心包腔内注射抗生素。心包穿刺常用部位有两个：①心尖部穿刺点，位于左侧第5或第6肋间隙，心脏浊音界内侧1～2 cm处。此处心包与胸壁之间无肺组织（心包裸区），故既安全又容易进行。但需要注意的是心包有丰富的感觉神经分布，因此进针前需要对心包进行局部麻醉，否则容易引起血管迷走神经反射而造成意外。由于有少数人心包裸区很小，因此心包穿刺以左剑肋角途径为佳。②剑突下穿刺点，位于剑突与左肋弓缘夹角处。进针时应使针体与腹壁成30°～45°角，向上、向后并稍向左缓慢刺入心包腔。可抽取液体进行实验室检查。实验室检查包括一般性状检查、化学检查、显微镜检查、细菌学检查等，从中可以确定积液的性质，对病因诊断具有重要意义。进行心包穿刺术时，可将穿刺针头连于心电图一个导联上，以监视是否对心肌造成损伤（图3-6）。

三、慢性缩窄性心包炎

慢性缩窄性心包炎（chronic constrictive pericarditis）是由于多种病因（如结核、细菌及病毒等）感染所致脏、壁层心包的炎性改变，使纤维素性渗出物沉积，心包增厚机化，甚至钙化，可造成脏、壁层心包粘连，心舒张功能受限。右房压及左、右心室终末舒张压升高，心输血量减少，使患者处于高血容量和低心输血量状态。此病的临床表现：起病隐匿缓慢；活动后出现心慌、气短；常伴乏力，腹部膨隆，下肢踝部水肿，颈静脉怒张；心脏听诊心音遥远；脉压变小，偶见奇脉；肝大，腹

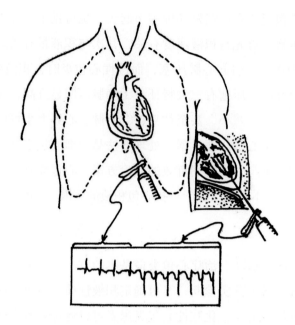

图 3-6　剑突下心包穿刺术穿刺针头连于心电图一个导联上，当针尖与心表面接触即显示出负向 QRS 波

水，或伴有胸腔积液。心电图检查常有QRS波低电压，T波平坦或倒置，可伴发心房颤动。X线检查示心影偏小或正常，上纵隔影增宽，两肺淤血。本病应尽早手术治疗。

四、心包剥脱术

慢性缩窄性心包炎是累及心包壁层及脏层的慢性炎症过程，其可导致纤维素性渗出物沉积，心包增厚机化，亦可有钙盐沉积使心包部分钙化，限制心的舒张活动，从而降低心脏功能。该病由心包结核或其他致病因子如细菌、霉菌或病毒感染，以及日本血吸虫病等引起。胸部创伤或心脏直视手术后的心包内积血，亦可引起该病。对于急、慢性心包炎经穿刺和药物治疗无效者，均应考虑进行心包剥脱术或心包切除术。常用手术切口为左胸前外切口和胸部正中切口。左胸前外切口可充分显露心前区，尤其是左心，但对腔静脉显露差。胸部正中切口可良好地显露心各个部位及腔静脉，但对左心外侧缘及心尖区显露较差。切口可根据病灶所在部位进行选择。在心包剥脱术中，应注意以下几点：①剥离心包的顺序应先松解左心室、右心室，后松解右心房及上、下腔静脉；②在剥离左室面心包时，应防止损伤左侧膈神经，必要时可保留一条带状膈神经心包片；③剥离心包时要尽量找到浆膜心包脏、壁两层间的间隙（即心包腔），循此间隙进行，不仅易剥离，且可减少心肌及冠状血管损伤的风险；④心包剥离的范围应力求彻底，但在剥离过程中如遇有心过分膨胀伴收缩无力者，则只将左、右心室前面的心包大部分剥离即可。术后心功能的恢复依赖于：①选择适当时机手术，在纤维钙化形成之前较易剥离，同时对心肌损害也较轻；②心包剥离的范围，是否能将双侧心室表面的增厚心包完全切除（李兆志　等，1986）。

第十节　心包补片

外科补片是一种临床常用的材料，主要应用于心脏外科、神经外科、普通外科等领域，用于修补各种病理性缺损或置换病变的组织，以治疗相应疾病。外科补片种类多样，按材质可以分为生物材料和非生物材料，生物材料由于组织相容性好、易于使用、远期效果好等优点，现已广泛应用于外科领域。生物材料按来源可分为同种或异种、自体组织材料。心包补片材料是目前应用最为广泛的异种组织材料，尤其在心血管外科手术中得到了广泛的应用，取得了良好的远期效果。

一、自体心包补片

生物材料补片包括自体组织补片和异体组织补片两种。前者应用最广泛的是自体心包组织。心包补片中的异体组织补片常用的是经过戊二醛处理的一种牛心包片，其优点是来源广泛，强度与拉力明显优于自体心包组织。除牛心包外，目前还有驴心包等动物心包材料的实验报道。

（一）自体心包片取材方法

打开胸骨后先游离心包外结缔组织，沿正中偏右侧纵行切开心包，左侧心包可以留作备用，取下的心包片平展于小纱布上，用2%戊二醛与灭菌注射用水按3∶7的比例配成0.6%的戊二醛溶液，将小纱布块上的心包片完全浸泡于0.6%的戊二醛溶液中，5 min后取出，用大量生理盐水反复冲洗，直至将戊二醛溶液全部冲洗干净，然后浸泡于生理盐水中备用（邓福英　等，2013）。

（二）自体心包的优点

（1）取材方便，经济实惠。心包组织主要由胶原和弹性纤维组成，与血管组织有一定的相似性。心包组织柔软、弹性好，结构致密，缝合后针眼出血少，可根据血流进一步塑形，以一定的形态来适应心腔内的压力。同时由于心包补片的弹性特征，在承受一定的血流压力后，心包补片可以扩张和变形，在流出道成形术后对消除流出道的梗阻有一定的帮助（戎国祥 等，2007）。

（2）自体心包是自体组织，无组织排斥反应，用自体心包补片修补手术，可以很好地和周边组织贴合，保持周围组织细胞活性，很少发生溶血和栓塞，避免了人工合成材料引起的不良反应。自体心包补片经过戊二醛浸泡处理后，可塑性好，手术时易于缝合，且不易撕裂，是心脏手术中不可多得的修复材料（刘锦纷，2009）。

（3）有很强的抗感染能力，可在合并感染性心内膜炎的心脏手术中作为首选的修补材料（陈纲 等，2008）。

（三）自体心包片的缺点

在心动周期中，由于心腔压力较大，在心腔中应用心包片，如左、右心室间压力阶差太大，可发生补片膨出。因此，在室间隔缺损修补术中运用自体心包片时以儿童特别是婴幼儿为宜（陈军 等，2011）。另外，自体心包经戊二醛固定处理可以提高材料的机械强度，方便塑形，缝合方便。曾有文献报道，生物膜经戊二醛处理后因漂洗不全而残存的戊二醛可使组织退化、无菌坏死和钙化；生物膜的钙化不是戊二醛直接导致的，而是固定后脂类物质的存在所致（Demer，1997）。因此在取自体心包时应当尽量清除表面多余的脂肪组织，在缝合前将心包片用生理盐水反复漂洗干净。

二、异体心包补片

异体生物材料因取材方便，费用低廉，一直被广大学者看好，但其强烈的免疫原性而诱发的排异反应和钙化问题一直是难以解决的难题。自20世纪60年代经甲醛变性处理的牛心包应用于临床以来，牛心包的处理方法已发生了巨大的改进，先后应用戊二醛、铬盐等变性剂替代甲醛，均取得了显著效果，牛心包的物理性能和化学性能均得到明显改进，牛心包的远期抗钙化性能明显增强，已经能够满足部分临床需要，比如在心脏外科的房间隔缺损修补、室间隔缺损修补，普外科的疝修补，神经外科的硬脑膜修复等方面已取得了良好的近远期效果，但在功能部件修复方面如替代心脏瓣叶中期效果尚不理想，所以，有必要继续深入研究异体心包。

自从20世纪80年代组织工程学诞生后，异体心包材料作为组织工程学研究的常用生物材料得到了众多学者的重视，对牛心包的处理理念也从简单的变性剂处理以消除抗原性到组织工程化处理的新转变，开始应用脱细胞交联处理，方法为应用去污剂和生物蛋白酶如胶原酶消化内皮细胞和一些组织细胞，以减少异种材料的抗原性，同时应用交联剂如碳二亚胺、京尼平等处理，以恢复材料的生物力学特性，同时还保留了生物材料的生物活性，大量实验证实目前多种方法研制的组织工程牛心包在大动物实验方面取得了良好的近中期效果，有望替代目前临床使用的变性牛心包。目前这方面研究主要集中在应用纳米技术抗钙化处理和重构牛心包的研究等方面。

（新乡医学院　郭志坤　首都医科大学附属北京安贞医院　李温斌）

参考文献

［1］陈纲，陈张根，贾兵，等. 不同年龄组儿童法洛四联症根治术治疗效果比较［J］. 中华胸心血管外科杂志，2008，24（1）：12-14.

［2］陈军，甘耐炎，梁运宁，等. 自体心包在心脏外科中的应用［J］. 吉林医学，2011，32（21）：4454-4455.

［3］邓福英. 自体心包在心脏手术中作修补材料的应用护理［J］. 护理实践与研究，2013，10（22）：112-113.

［4］付海鹏，李铎，郭志坤. 大鼠心包组织存在 C-kit、Sca-1和Nanog 阳性细胞［J］. 中国组织化学与细胞化学杂志，2019，28（3）：211-215.

［5］JONAS. 先天性心脏病外科综合治疗学［M］. 刘锦纷，译. 北京：北京大学医学出版社，2009.

［6］李兆志，秦志端，梁景仁，等. 针刺复合局部麻醉心包切除88例临床应用［J］. 中西医结合杂志，1986，6（5）：297-298.

［7］戎国祥，陈锁成，孙斌，等. 法洛四联征24 例外科治疗临床体会［J］. 现代医药卫生，2007，23（24）：3646-3648.

［8］孙莹，孙攀文，郭志坤. 兔心包液CD44和波形蛋白阳性细胞具有多项分化潜能［J］. 解剖学报，2019，50（6）：735-740.

［9］温绍君，张维君，汪家瑞，等. 人类心包免疫活性肽类激素的发现［J］. 首都医学院学报，1990，11（4）：313.

［10］于涯涛. 心包反折线和心底大血管根部的应用解剖学［J］. 临床应用解剖学杂志，1985，3（1）：25-28.

［11］余鹏，曾文飞，林凯玲，等. 大量心包积液病因影响因素的回顾性分析［J］.

中国心血管病研究，2020，18（12）：1082-1087.

［12］张燕，李晓洋，马小龙，等. 纳米心包片的研究进展［J］. 心肺血管病杂志，2017，36（5）：414-416.

［13］朱清於，金崇厚. 先天性心脏病：病理解剖学［M］. 北京：人民军医出版社，2001.

［14］ABE N, MATSUNAGA T, KAMEDA K, et al. Increased level of pericardial insulin-like growth factor-1 in pati ents with left ventri cular dysfunction and advanced heart failure［J］. J Am Coll Cardiol, 2006, 48（7）: 1387-1395.

［15］ARIYARAJAH V, JASSAL D S, KIRKPATRICK I, et al. The utility of cardiovascular magnetic resonance in constrictive pericardial disease［J］. Cardiol Rev, 2009, 17（2）: 77-82.

［16］BAEK S H, HRABIE J A, KEEFER L K, et al. Augmentation of intrapericardial nitric oxide level by a prolonged -release nitric oxide donor reduces luminal narrowing after porcine coronary angioplasty［J］. Circulation, 2002, 105（23）: 2779-2784.

［17］BEN-HORIN S, SHINFELD A, KACHEL E, et al. The composition of normal pericardial fluid and its implications for diagnosing pericardial effusions［J］. Am J Med, 2005, 118（6）: 636-640.

［18］BELTRAMI C, BESNIER M, SHANTIKUMAR S, et al. Human Pericardial Fluid Contains Exosomes Enriched with Cardiovascular-Expressed MicroRNAs and Promotes Therapeutic Angiogenesis［J］. Mol Ther, 2017, 25（3）: 679-693.

［19］CINCA J, RODRIGUEZ-SINOVAS A. Cardiovascular reflex responses induced by epicardial chemoreceptor stimulation［J］. Cardiovasc Res, 2000, 45（1）: 163-171.

［20］DEMER L L. Lipid hypothesis of cardiovascular calcification［J］. Circulation, 1997, 95（2）: 297.

［21］FUJITA M, IKEMOTO M, KISHISHITA M, et al. Elevated basic fibroblast growth factor in pericardial fluid of patients with unstable angina［J］. Circulation, 1996, 94（4）: 610-613.

［22］HONDA A, IWAI T, MORI Y. Insulin -like growth factor I（IGF-I）enhances hyaluronic acid synthesis in rabbit pericardium［J］. Biochim Biophys Acta, 1989,

1014（3）：305 –312.

［23］IWAKURA A，FUJITA M，IKEMOTO M，et al. Myocardial ischemia enhances the expression of acidic fibroblast growth factor in human pericardial fluid ［J］. Heart Vessels，2000，15（3）：112 –116.

［24］KAMEDA K，MATSUNAGA T，NAOKI H，et al. Correlation of oxidative stress with activity of matrix metalloproteinase in patients with coronary artery disease-possible role for left ventricular remodelling ［J］. Eur Heart J，2003，24（24）：2180 –2185.

［25］KAMEDA K，MATSUNAGA T，NAOKI A，et al. Increased pericardial fluid level of mat mix metalloproteinase-9 activity in patients with acute myocardial infarction：possible role in the development of cardiac rupture ［J］. Circ J，2006，70（6）：673–678.

［26］KING J F，CROSBY I，PUGH D，et al. Rupture of pericardial cyst ［J］. Chest，1971，60（6）：611–612.

［27］KLEIN A L，ABBARA S，AGLER D A，et al. American Society of Echocardiography clinical recommendations for multimodality cardiovascular imaging of patients with pericardial disease：endorsed by the Society for Cardiovascular Magnetic Resonance and Society of Cardiovascular Computed Tomography ［J］. J Am Soc Echocardiogr，2013，26（9）：965–1012.

［28］KUBOTA T，NAMIKI A，FUKAZAWA M，et al. Concent rations of hepatocyte growth factor，basic fibroblast growth factor，and vascular endothelial growth factor in pericardial fluid and plasma ［J］. Jpn Heart J，2004，45（6）：989–998.

［29］KUMAR K，NGUYENK，WAXMAN S，et al. Potent antifibrillatory effects of intrapericardial nitroglycerin in the ischemic porcine heart ［J］. J Am Coll Cardiol，2003，41（10）：1831–1837.

［30］MIYAMOTO S，NAGAYA N，IKEMOTO M，et al. Elevation of matrix metalloproteinase-2 level in pericardial fluid is closely associated with left ventricular remodeling ［J］. Am J Cardiol，2002，89（1）：102 –105.

［31］MIYAZAKI T，PRIDE H，ZIPES D. Prostaglandins in the pericardial fluid modulate neural regulation of cardiac electrophysiological properties ［J］. Circ Res，1990，66（1）：163–175.

［32］PADER E，KIRSCHNER P A. Pericardial diverticulum［J］. Dis Chest，1969，55
　　　（4）：344-346.

［33］SHARMA R，HARDEN S，PEEBLES C，et al. Percutaneous aspiration of a
　　　pericardial cyst：an acceptable treatment for a rare disorder［J］. Heart，2007，93
　　　（1）：22.

［34］DAVID H，SPODICK M D，SC D. Intrapericardial therapeutics and diagnostics
　　　［J］. Am J Cardiol，2000，85（8）：1012-1014.

［35］SPODICK D H. Macrophysiology，microphysiology，and anatomy of the
　　　pericardium：a synopsis［J］. Am Heart J，1992，124（4）：1046-1051.

［36］STRAY-GUNDERSEN J，MUSCH T，HAIDET G，et al. The effect of
　　　pericardiectomy on maximal oxygen consumption and maximal cardiac output in
　　　untrained dogs［J］. Circ Res，1986，58（4）：523-530.

［37］SUN Y，WANG Y，LI Z，et al. Isolation and multiple differentiation of rat
　　　pericardial fluid cells［J］. Front Cell Dev Biol，2021，9：614826.

［38］WAXMAN S，MORENO R，ROWE K A，et al. Persistent primary coronary dilation
　　　induced by transatrial delivery of nitroglycerin into the pericardial space：a novel
　　　approach for local cardiac drug delivery［J］. J Am Coll Cardiol，1999，33（7）：
　　　2073-2077.

［39］MARTIN D S，VOGEL E，FREELING J，et al. Activation of bradykinin-sensitive
　　　pericardial afferents increases systemic venous tone in conscious rats - ScienceDirect
　　　［J］. Auton Neurosci，2020，223：102624.

［40］MORISHITA Y，TAKAHASHI T. Pericardial diverticulum［J］. Nihon Rinsho，
　　　2007，Suppl 5Pt 2：418-421.

第四章

心的位置、毗邻及体表投影

第一节　心的位置

心位于胸腔的中纵隔内，其周围裹以心包，约2/3位于人体正中线的左侧，1/3位于正中线的右侧（图4-1）。心的前方对向胸骨体和第2～6肋软骨，后方平对第5～8胸椎体，上方连接出入心的大血管，下方邻接膈，两侧及前面的大部分被肺和胸膜所掩盖，只有前面的一小部分邻接胸骨体下半左侧部分和第4～5肋软骨，故临床上施行心脏内注射常在胸骨左缘第4或第5肋间隙进针。心脏的长轴自右肩斜向左肋下区，与人体正中线形成45°角。心底部被出入心脏的大血管根部和心包折缘所固定，故心室部分可活动。

心的位置可因体型、呼吸时膈肌的升降或体位的不同而有所改变。临床上常用X线检查心的大小、形态和位置，通过心影边缘的特征来分辨各心房、心室与大血管的位置变化情况，用此辅助诊断疾病。

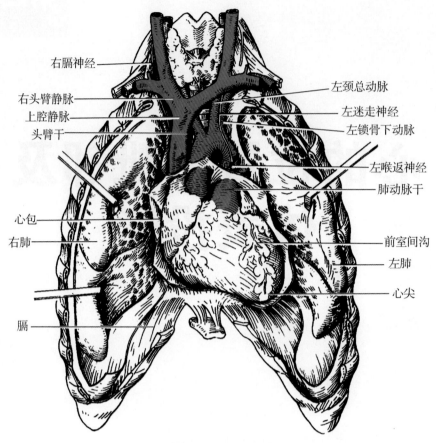

右膈神经

右头臂静脉

上腔静脉

头臂干

心包

右肺

膈

左颈总动脉

左迷走神经

左锁骨下动脉

左喉返神经

肺动脉干

前室间沟

左肺

心尖

图 4-1　心的位置

第二节　心的位置异常

心的位置异常是一种罕见的畸形，包括先天胚胎发育异常和心外因素或后天疾病造成的心脏异位。心脏异位是一种罕见的先天性畸形，预后差，病死率极高，发生率为（5.5~7.9）/1 000 000（杜峰 等，2005）。心的位置异常包括胸外心异位（extrathoracic malposition of heart）和胸内心异位（interthoracic malposition of heart）。

一、胸外心异位

胸外心是临床罕见的一种心位置异常，也称为体外心（ectopia cordis），是指整个心或部分心位于胸腔外。胸外心通常由下胸壁和上腹壁处突出至体表，大多数仍被覆纤维性心包膜，常伴有疝出的其他腹腔脏器。依据心异常位置不同，胸外心主要有4种类型：①胸型，心脏位于胸壁之外。根据表面是否有皮肤覆盖分为裸露型和被覆型。多有胸骨缺如、心包缺如，此型约占胸外心的60%。②腹腔型，心位于腹腔内，横膈缺损伴有膈疝，此型约占胸外心的30%。③胸腹联合型，一部分心在胸腔内，另一部分心在腹腔内。多有胸骨缺损、膈肌缺损、心包缺如，甚至腹壁缺损等，约占胸外心的7%。④颈型，心位于前颈部，伴有胸骨裂开，约占胸外心的3%（接连利 等，2003）。胸外心常常合并其他畸形，如胸骨缺如、心包缺如、腹壁裂等。由于存在严重的血流动力学异常且并发其他畸形，其预后较差（魏亚娟 等，2013；杨超 等，2014）。

二、胸内心异位

胸内心异位包括镜像心、孤立性右位心、孤立性左位心和中位心。有先天性心位置异常者并不一定有心内结构异常，相当一部分的镜像右位心和中位心者心内结构完全正常。右位心可能是体检时发现心音在右胸听诊更为清晰或常规胸部摄片时发现。

（一）镜像心

镜像心为右位心中的一种特殊类型，又称为反转型右位心。临床较为少见，系先天性心位置异常，为胚胎早期心管发育障碍和旋转异常所致。心大部分位于右侧胸腔，心尖指向右侧，内脏转位、胃泡在右膈下（图4-2，图4-4，图4-5A）。常合

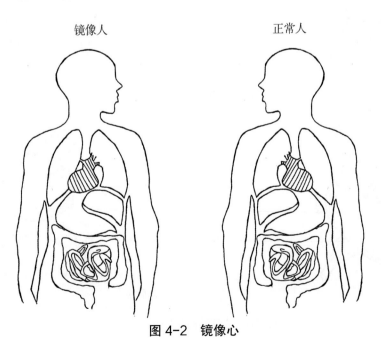

镜像人　　　　　　　　　　　正常人

图 4-2　镜像心

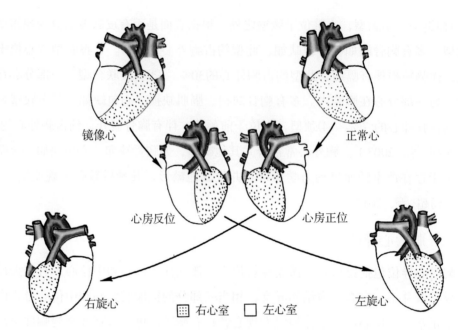

镜像心

正常心

心房反位

心房正位

右旋心

左旋心

▦ 右心室　□ 左心室

图 4-3　心异位的常见类型

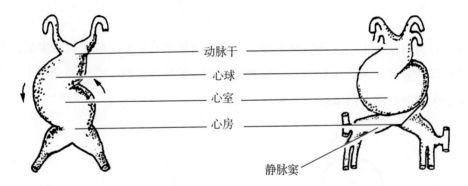

动脉干

心球

心室

心房

静脉窦

A. 正常（心管袢折向右侧）

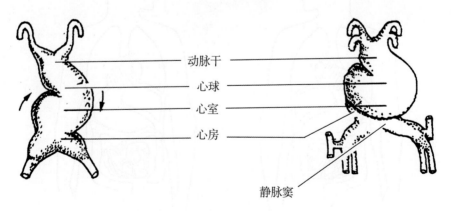

动脉干

心球

心室

心房

静脉窦

B. 异常（心管袢折向左侧）

图 4-4　镜像心形成示意图

并内脏转位，即心各房室及大动脉的位置、关系倒转，胸腹腔内的主要脏器如肺、肝、脾、胃的左右位置关系也均完全倒转，心为正常位置的"镜影"样左右反位，但无前后关系的改变（陆堃 等，2002）。成人镜像心，其心功能一般都是正常的。心电图表现为左右反转，除极波和复极波也反转。Ⅰ导联的P波、QRS波、T波全是倒的。Ⅱ导联和Ⅲ导联换位，aVR和aVL导联也换位，aVF导联不变。胸导联V1~V6的R波递减，S波加深。镜像心如没有并存心内结构异常，其血流动力学完全正常，可无临床症状。

（二）孤立性右位心

孤立性右位心也称为右旋心（dextroversion of heart）。心大部位于右侧胸腔，心尖指向右侧（图4-3），影像下见到胃泡仍在左膈下（图4-5B）。在胚胎发生时期，由于围心腔内的心管折向右侧，心脏轴线指向右下方，心尖位于右侧胸腔内（图4-3）。在先天性心脏病中右位心的发生率为1.9%~2.5%。右位心又分为镜像心和右旋心。镜像心的内脏均呈左右反位，但前后关系正常；右旋心的心房位置固定，心轴线向右转动指向右下。右旋心是心脏移位并旋转所致，亦称为假性右位心。孤立性右位心而腹腔脏器位置正常者，都伴有不同的严重心脏畸形，常见的如心室转位、单一心室、肺动脉口狭窄、房室瓣异常和体、肺静脉回流异常等。若房室关系正常，可无血流动力学改变。若两心室倒转，可出现房室连接不一致、动脉与心室连接不一致。右旋心常并存心内畸形如单心室和右心室双出口等。右旋心的心电图表现为各肢体导联P波极性正常，Ⅰ导联QRS波、T波倒置，而Ⅱ导联和Ⅲ导联正向，肢体导联V1~V3的QRS振幅增高，V5和V6导联的R波振幅降低，常伴T波倒置。

（三）孤立性左位心

孤立性左位心也称为左旋心（levoversion of heart），心大部分位于左侧胸腔、心轴线指向左侧，内脏成部分性和（或）完全性反位或异位（图4-3）。影像下所见患者胃泡在右膈下（图4-5C）。

（四）中位心

中位心（mesocardia）的心位于胸腔中央，心轴线指向下方，心尖既不指向左侧也不指向右侧。中位心较为少见，合并先天性心脏病者也较少见。影像下见到胃泡可在左膈下也可在右膈下（图4-5D）。

在正常情况下，连接心和心尖的曲线即轴线指向左方，右位心则心轴线指向右方,心尖搏动和左室在右侧胸腔,主动脉弓、降主动脉和胃泡均在右侧。右旋心与镜像心比较,右旋心的心位置偏右,心轴线偏右,心脏外形如同正常位置心脏旋转了35°~40°的左前斜位影像(陈玉琴 等,2002)。这种畸形约有90%合并紫绀型先天性心脏病及大血管畸形。

右旋心、中位心和孤立性左位心多合并严重的心内结构畸形,而镜像心可不合并心内结构畸形。心位置异常是一种较少见的先天异常,其中以镜面心相对多见,右旋心则在临床上很少见。在胚胎发育的早期,心球心室袢向右弯曲,心脏为右位,继之原始心室向左旋转,右心室向前旋转位于左心室的右前方,最终形成左位心。如果这个旋转过程发生障碍(胚胎6~8周),则形成心位置异常。这个阶段也是心内畸形和胸、腹腔脏器转位的胚胎发育异常时期。右旋心表现为心室由前后关系转为向右偏斜的并列关系,心旁位置正常,右心房、肝和升主动脉同在右侧,左

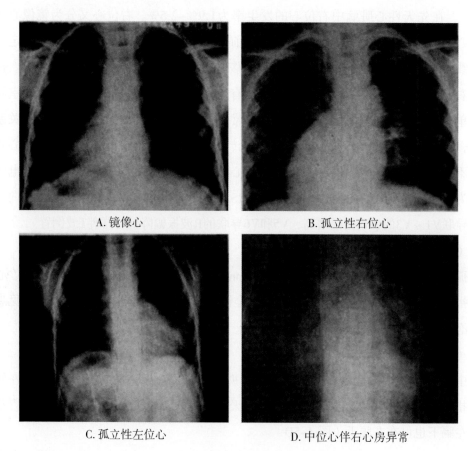

A. 镜像心   B. 孤立性右位心

C. 孤立性左位心   D. 中位心伴右心房异常

图 4-5 先天性心脏位置异常 X 线诊断图

心房、胃泡和主动脉结-降主动脉同在左侧。80%～90%右旋心合并有心内及大血管畸形。

　　胎儿心位置异常有原发性心位置异常和继发性心位置异常（蔡石兰 等，2014）。胎儿胸腔心位置异常可以是先天性心脏病的一个直接征象，也可以是心周围组织结构异常的间接征象。原发性心位置异常是胚胎早期受到有害因素的影响，发生调控基因的畸变，导致心位置异常和心内畸形，常伴有胸腹腔脏器位置和结构畸形（刘瑞明 等，2013；王琳 等，2013；李佳 等，2016）。大多数的心异常可以通过超声心动图诊断，但个别病例需要辅以心内导管插入和血氧饱和度检查。

第三节　心的毗邻

　　心的毗邻关系与心包的毗邻相似，但其上界较低，与出入心的大血管相邻。

　　心尖圆钝、游离，由左心室构成，朝向左前下方，与左胸前壁接近，在左侧第5肋间隙锁骨中线内侧1～2 cm处可触及心尖搏动。心底朝向右后上方，主要由左心房和小部分的右心房构成。上腔静脉和下腔静脉分别从上下注入右心房；左、右各两条肺静脉分别从两侧注入左心房。心底后面隔心包壁层与食管、迷走神经相邻。

　　心的胸肋面（前面）朝向前上方，大部分由右心房和右心室构成，而左心房的大部分被升主动脉和肺动脉干遮盖，仅左心耳的小部分向前突出于肺动脉干的左侧（图4-1）。该面大部分隔心包被胸膜和肺遮盖，肺及其胸膜覆盖心前面区域的大小是可变的；小部分隔心包与胸骨体下部和左侧第4~6肋软骨邻近，故在左侧第4肋间隙与胸骨左侧缘处进行心内注射，一般不会伤及胸膜和肺。

　　心的下面主要由左心室组成，大部分坐落在膈肌中心腱上方，隔心包与膈毗邻。心左侧面居胸肋面与肺面之间，借心包与左膈神经及其伴行的血管、左胸膜及左肺心切迹相隔。心的右侧面由右心房壁构成，借心包和纵隔胸膜与右肺的纵隔面相隔。

　　心包的前面隔着肺和胸膜与胸骨体及第2~6肋软骨相邻，并有纤维结缔组织与胸骨体后面相连，称为胸骨心包上、下韧带。后面平对第5~8胸椎，其间有主支气管、食管、胸导管、胸主动脉、奇静脉和半奇静脉。两侧为纵隔胸膜，并有膈神经和心包膈动、静脉自上而下穿行于心包与纵隔胸膜之间。由于胸膜很薄，又与心包紧密相贴，要将二者分开很难，甚至不可能分离。上方有升主动脉、肺动脉干和上腔静脉。下面邻膈和下腔静脉，并与膈肌中心腱紧密愈合，但其周围大部分尚可分离。在前正中线做胸腹联合切口时，可切开膈而不损伤心包。

第四节　纵　隔

纵隔（mediastinum）为左、右侧纵隔胸膜之间的器官、结构和结缔组织的总称。纵隔稍偏左，呈矢状位。其前界为胸骨和肋软骨内面；后界为脊柱胸段；两侧为左、右纵隔胸膜；上界是胸廓上口，由第1胸椎体的上缘、第1肋内侧缘和胸骨的颈静脉切迹合围而成；下界为膈，封闭胸廓下口。整个纵隔呈非对称分布，上窄下宽，前短后长。

纵隔是由多个器官构成的，纵隔的位置受器官形态发育、年龄和某些疾病的影响。正常成人纵隔并不是在人体正中矢状面上呈对称分布，其下部明显向左侧凸出。胎儿时期，纵隔居中，呈对称分布；出生后，受心发育的影响下部逐渐偏左。纵隔内器官借疏松结缔组织相连，正常吸气时膈下降，纵隔被拉长。纵隔分隔左、右侧胸膜腔，纵隔位置还受左、右两肺膨胀状态及胸膜腔的压力影响。正常状态下，位置相对固定，当外伤或疾病使空气进入胸膜腔产生气胸，两侧胸膜腔内压力不等时，可使纵隔移位。

为叙述方便，常将纵隔分成几个部分。纵隔分区方法较多，有二分法、三分法、四分法、六分法和九分法等，解剖学常用四分法。四分法以心包为界，将纵隔分为4个部分。以胸骨角至第4胸椎体下缘的平面为界，将纵隔分为上纵隔和下纵隔。下纵隔又以心包的前、后壁为界，分为前、中、后纵隔（图4-6）。胸骨与心包前壁之间为前纵隔，心包、出入心的大血管和心所占据的区域为中纵隔，心包后壁与脊柱之间为后纵隔。这种划分以心为中心，各分区的界线明确，不易混淆，有利于解剖学上的描述和定位诊断。

一、上纵隔

上纵隔（superior mediastinum）为位于胸骨角平面以上的纵隔部分。其上界为胸廓上口，下界为胸骨角至第4胸椎体下缘的平面，前方为胸骨柄，后方为第1~4胸椎体。上纵隔内器官由前向后大致可分为3层：前层又称为胸腺静脉层，主要有胸腺，左、右头臂静脉和上腔静脉；中层又称动脉层，主要有主动脉弓及其三大分支、膈神经和迷走神经；后层有气管、食管、胸导管和左喉返神经等（图4-7，图4-8）。

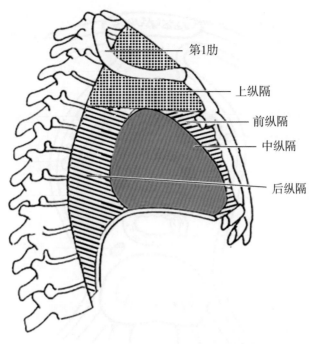

图 4-6　纵隔分区的四分法示意图

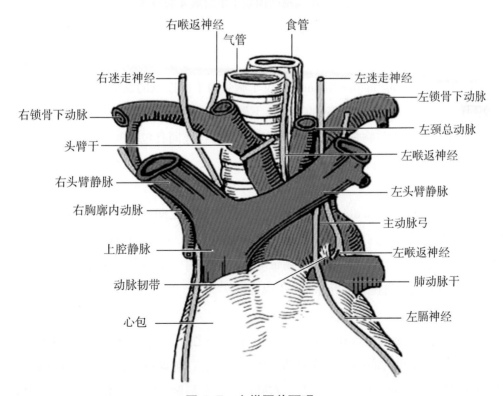

图 4-7　上纵隔前面观

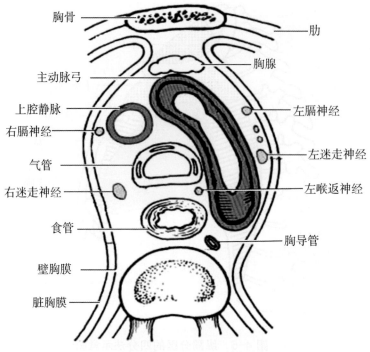

左侧标注（自上而下）：胸骨、主动脉弓、上腔静脉、右膈神经、气管、右迷走神经、食管、壁胸膜、脏胸膜

右侧标注（自上而下）：肋、胸腺、左膈神经、左迷走神经、左喉返神经、胸导管

图 4-8　上纵隔横断面观（平对第 4 胸椎体）

二、下纵隔

下纵隔（inferior mediastinum）为位于胸骨角平面以下的纵隔部分（图4-6，图4-9，图4-10）。上界为上纵隔的下界，下界是膈，两侧为纵隔胸膜。下纵隔可分为3部分：①心包前方与胸骨体之间为前纵隔；②心包连同其包裹的心所在的部位为中纵隔；③心包后方与脊柱胸段之间为后纵隔。

（一）前纵隔

前纵隔（anterior mediastinum）位于胸骨体与心包之间，非常狭窄，内有疏松结缔组织。前纵隔容纳胸腺或胸腺遗迹、纵隔前淋巴结、胸廓内淋巴结、胸廓内动脉纵隔支、疏松结缔组织及胸骨心包韧带等，是胸腺瘤、皮样囊肿和淋巴瘤的好发部位。肋胸膜与纵隔胸膜的反折可伸入上纵隔。

（二）中纵隔

中纵隔（middle mediastinum）位于前、后纵隔之间，是下纵隔中最宽大的部分。中纵隔容纳心及出入心的大血管根部，如升主动脉，肺动脉干，左、右肺动脉，上腔静脉根部，肺动脉及其分支，左、右肺静脉，奇静脉末端及心包，心包膈动脉，

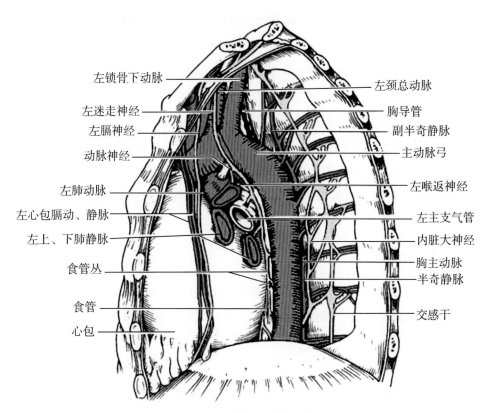

图 4-9 纵隔左侧面观

左锁骨下动脉
左迷走神经
左膈神经
动脉神经
左肺动脉
左心包膈动、静脉
左上、下肺静脉
食管丛
食管
心包

左颈总动脉
胸导管
副半奇静脉
主动脉弓
左喉返神经
左主支气管
内脏大神经
胸主动脉
半奇静脉
交感干

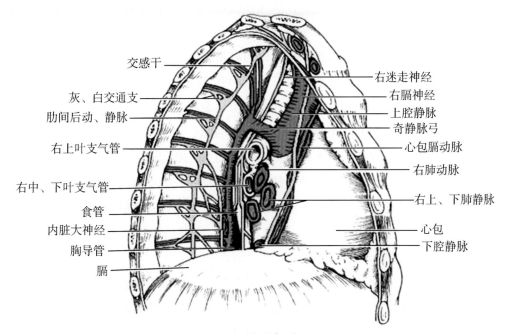

图 4-10 纵隔右侧面观

交感干
灰、白交通支
肋间后动、静脉
右上叶支气管
右中、下叶支气管
食管
内脏大神经
胸导管
膈

右迷走神经
右膈神经
上腔静脉
奇静脉弓
心包膈动脉
右肺动脉
右上、下肺静脉
心包
下腔静脉

心包外侧下行的膈神经，心神经丛和淋巴结等。中纵隔是心包囊肿的多发部位。

（三）后纵隔

后纵隔（posterior mediastinum）位于心包与脊柱胸部之间，容纳气管杈及左主支气管、右主支气管、食管、胸主动脉及奇静脉、半奇静脉、胸导管、交感干、内脏大神经、内脏小神经及纵隔后淋巴结群。在后纵隔的这些器官周围，有许多淋巴结。纵隔内结缔组织及其间隙向上经胸廓上口，向下经主动脉裂孔及食管裂孔，分别与颈部和腹腔结缔组织及其间隙相互延伸，因此纵隔气肿可向上蔓延达颈部，向下蔓延至腹膜后间隙。后纵隔为支气管囊肿、神经瘤、主动脉瘤及膈疝的多发部位。

三、纵隔的整体观

纵隔的形态因体型和年龄不同而有差异。纵隔内的器官大多为单个，而且左右不对称。但纵隔内的血管、神经干与心、心包、气管、肺根和食管等的位置排列关系相对较为恒定。

（一）前面观

上纵隔在少儿可见发达的胸腺，成人则为胸腺遗迹，下纵隔可见部分心包。

（二）左侧面观

从左侧面可以看到若干大动脉，故又称动脉侧。纵隔左侧面中部为左肺根，以此为标志，其前方有左膈神经和左侧心包膈血管下行，前下方为心包形成的隆凸；后方有胸主动脉及位置较深的胸导管，再向后是胸交感干；上方为主动脉弓及其分支——左颈总动脉和左锁骨下动脉。这两条动脉之间有左膈神经和左迷走神经下行经过主动脉弓的左前方。在此处，膈神经位于迷走神经外侧，向下交叉至前方，经肺根前方贴心包左侧壁下降至膈。在左锁骨下动脉、主动脉弓与脊柱围成的食管上三角内有胸导管和食管胸部的上胸段；在胸主动脉、心包和膈围成的食管下三角内有食管胸部的下胸段。左迷走神经在肺根后方至食管，分支吻合参与形成食管神经丛。在主动脉弓前方下行时，左迷走神经发出左喉返神经在动脉韧带之后绕主动脉弓下方行向后上，继续上升沿气管、食管之间进入颈部（图4-9）。

（三）右侧面观

从右侧面可以看到若干大静脉，故又称静脉侧。纵隔右侧面中部为右肺根，以此为标志，前方有右膈神经和右侧心包膈血管，上方有右头臂静脉、奇静脉弓、上腔静脉、气管和食管，前下方为心包形成的隆凸；后方有奇静脉、食管、右迷走神经和胸交感干（图4-10）。在肺根和心包后方，可见到食管，食管后方有胸导管，食管的右后方有上行奇静脉，在第4~5胸椎高度，奇静脉呈弓形绕肺根上方向前注入上腔静脉，在上腔静脉后方深处，还可看到气管，后方可看到食管。

第五节　心的体表投影

心的体表投影的个体差异较大，也可因体位而有变化。心的体表投影包括心界的体表投影和心各瓣膜位置的体表投影。

一、心界的体表投影

心界的体表投影可用四点连线来表示。左上点：位于左侧第2肋软骨的下缘，距胸骨侧缘约1.2 cm处；右上点：位于右侧第3肋软骨上缘，距胸骨侧缘约1 cm处；左下点：位于左侧第5肋间隙，距前正中线7~9 cm；右下点：位于右侧第7胸肋关节处。

左上点、右上点连线为心的上界，左下点、右下点连线为心的下界，右上点与右下点之间微向右凸的弧形连线为心的右界，左上点与左下点之间微向左凸的弧形连线为心的左界（图4-11）。心尖的投影在左下点，心房下界的体表投影在左侧第3胸肋关节斜向右下至右侧第6胸肋关节处。

二、心瓣膜的体表投影

左房室瓣（二尖瓣）：在左侧第4胸肋关节处及胸骨左半的后方；右房室瓣（三尖瓣）：在胸骨前正中线与第4肋间相交处，对向脊柱的正前方；主动脉瓣（主动脉口）：在胸骨左缘第3肋间处，部分位于胸骨之后；肺动脉瓣（肺动脉口）：在左侧第3胸肋关节的稍上方，部分位于胸骨之后（图4-11）。

三、瓣膜的听诊区

心瓣膜听诊区是以心各瓣膜的名称而命名的，但它与心各瓣膜的解剖部位并不完全一致。心瓣膜在胸前壁投影位置并不代表临床听诊的部位，听诊部位应在心音传导的最佳位置上，是心各瓣膜开闭时产生的声音沿着血流方向传导到胸壁最清楚的特定部位。传统的听诊区有5个：①心尖区（二尖瓣听诊区），位于心尖搏动最强处，多位于第5肋间，左锁骨中线稍内侧。位于血液从左心房向左心室流动的方向上。心脏增大时，心尖区随心尖位置向左或左下移位。②胸骨左缘第2肋间（肺动

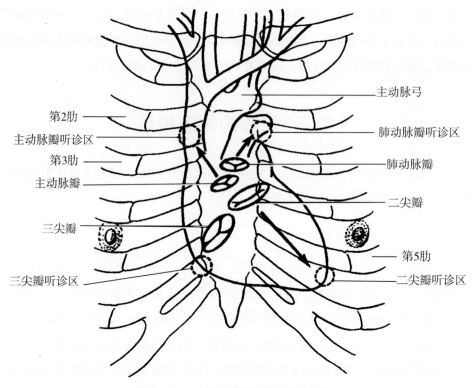

主动脉弓

第2肋

主动脉瓣听诊区

肺动脉瓣听诊区

第3肋

肺动脉瓣

主动脉瓣

二尖瓣

三尖瓣

第5肋

三尖瓣听诊区

二尖瓣听诊区

图 4-11　心的体表投影及听诊部位

脉瓣听诊区），在胸骨右缘第2肋间，与肺动脉瓣口的解剖位置一致。③胸骨右缘第2肋间（主动脉瓣区）。④胸骨左缘第3或第4肋间（主动脉瓣第二听诊区）。⑤胸骨左缘第4或第5肋间附近（三尖瓣听诊区），即胸骨体下部近剑突处，有时可偏右侧，相当于靠近胸壁的右心室部分。

　　而实际上听诊绝不仅仅局限于这些区域，一些重要体征常出现在其他区域，如右胸骨旁、剑突下、腋下、颈部和肩胛间区。如肺气肿患者，听诊心音在上腹部最清楚。

第六节　相关解剖与临床要点

一、纵隔炎

纵隔炎症分为急性纵隔炎和慢性纵隔炎。

（一）急性纵隔炎

急性者常见于急性化脓性纵隔炎，病因多为食管穿孔，骨片类异物戳破颈部或胸部食管、食管镜检查或食管手术后吻合口漏，均可因口腔细菌下行污染引起严重的急性化脓性纵隔炎。颈部或纵隔内急性化脓性淋巴结炎、肺脓肿也可导致急性纵隔炎，但较为少见。

由食管穿破引起的纵隔炎，发病较快，患者迅即出现高热、寒战等。伴有胸骨后剧痛、呼吸急促和心搏增快。因颈部深筋膜与纵隔筋膜相连通，颈部可出现肿胀、压痛和皮下气肿的捻发音。数小时后，炎症可侵入胸膜，引起胸痛和胸膜腔积液。化脓性纵隔炎或脓胸可压迫气管、支气管或食管，引起呼吸困难和吞咽困难。

因剧烈呕吐引起的食管下段自发性破裂可致胃液溢入下纵隔内，但此症状不如上段食管破裂引起的纵隔炎明确，可能误诊为肺炎、心肌梗死或肺动脉栓塞。但大多数呕吐引起的食管破裂也会损破纵隔胸膜，使大量胃液也流入胸膜腔，引起相应的反应。

急性纵隔炎必须紧急处理，因口腔细菌引起的感染、毒性反应甚为严重，患者很快会因败血症死亡。应及时应用广谱抗生素，并积极进行外科引流。引流切口应根据食管穿破的部位进行选择，在颈部或胸部上段食管穿破的患者，可在颈部胸锁乳突肌前沿切口，在颈动脉鞘与甲状腺和气管之间向后解剖分离，直达食管床或脓肿，进行引流。早期引流可防止纵隔内炎症的扩散。在中段和下段胸部食管穿破者，应做后纵隔引流术。发病早期的病例，引流术时如找见食管破口，可予以间断缝合。如果纵隔胸膜已损破，有大量胸膜腔积液，仅需做肋间闭式引流术引流胸膜腔积液。

（二）慢性纵隔炎

急性纵隔炎经保守治疗或引流术后，炎症局限化，可形成慢性纵隔脓肿。但慢性纵隔炎常为结核杆菌或真菌引起的肉芽肿病变。在病变早期，先有纵隔淋巴结广泛肿大，急性期消退后，出现淋巴结及其周围结缔组织纤维化和收缩。但是在有些慢性纵隔炎中，仅见非特异性的广泛纤维化改变，病因不明。

因病变部位和范围各不相同，临床症状多样。上纵隔肉芽肿及纤维化常产生上腔静脉阻塞症状，如颈静脉怒张，头、面和上胸部肿胀等。邻近食管的病变可引起吞咽困难，气管、支气管受累时可产生呼吸困难和咳嗽等症状。治疗以抗生素为主，慢性脓肿不吸收者应予以穿刺引流。

二、纵隔肿瘤

原发性纵隔肿瘤较为少见。纵隔肿瘤的性质与所在部位的器官组织有密切关系，临床上常根据肿瘤所在的部位进行分类和诊断，例如：常见的前纵隔肿瘤有胸腺瘤、畸胎瘤或皮样囊肿、胸骨后甲状腺瘤、淋巴瘤等；中纵隔肿瘤有淋巴瘤、支气管囊肿、心包囊肿；后纵隔常见肿瘤为神经源性肿瘤。

纵隔肿瘤不受年龄限制，从儿童至老年各年龄段均可发生。良性肿瘤约占原发性纵隔肿瘤的75%，常无临床症状，多数在常规X线胸片检查中发现。恶性纵隔肿瘤则可因其压迫、侵蚀邻近器官产生一些相应的症状，如气管、支气管或肺组织受累时可有胸闷、咳嗽等症状；又如恶性淋巴瘤或胸腺瘤可压迫上腔静脉，产生上腔静脉综合征。

大多数纵隔肿瘤为良性肿瘤，由于纵隔肿瘤逐渐增大，可能产生压迫症状（如甲状腺瘤压迫气管）和恶变（如胸腺瘤和畸胎瘤等），因此，一经诊断，都应尽早手术切除肿瘤。对恶性纵隔肿瘤，手术后常需辅以放射治疗和（或）化疗。在胸腺瘤病例，即使切除标本的病理切片表现为良性淋巴型或混合型胸腺瘤，一般也主张在术后进行放射治疗。

三、纵隔气肿

纵隔气肿是指气体在纵隔的结缔组织间隙内聚积形成的气肿。可以是自发性的，也可以由胸部创伤、食管穿孔、医源性因素等引起。少量纵隔积气可无症状，也可有胸闷、气短、胸骨后疼痛。如纵隔内突然出现大量积气并有张力性气胸者会出现胸痛剧烈、呼吸困难、心悸、心率增快，合并感染时高热、寒战、休克。严重的纵隔气肿压迫胸内大血管，会影响回心血量和循环障碍。胸部X线检查对纵隔气肿的诊断具有决定性的意义。胸部CT因不受器官重叠的影响，对纵隔气肿显示较清楚，尤其是当纵隔内积气量较少，后前位胸片易于识别。大多数积气量较少的纵隔气肿患者，经卧床休息，1周左右气体吸收可痊愈。对纵隔积气较多，有压迫症状的患者，可在局部麻醉下于颈静脉切迹处行切开引流排气减压。有皮下气肿者可将上胸部皮肤切开，挤压排气。因外伤、张力性气胸所致纵隔气肿者施行胸腔闭式引流术，对断裂的气管、漏气的食管等进行修补缝合，对原发肿瘤采用综合治疗。

四、纵隔扑动

纵隔扑动（mediastinal flutter），是呼吸时纵隔发生左、右移动。多由于开放性气胸引起。因此时胸膜腔与外界相通，破坏了胸膜腔与外界大气之间的压力阶差。吸气时空气经胸壁伤口进入伤侧胸膜腔，致伤侧肺受压，纵隔向健侧移位；呼气时伤侧胸膜腔内的部分气体又经胸壁伤口逸出体外，使纵隔又移向伤侧。纵隔扑动可引起心脏大血管移位，对静脉血回流造成影响，引起严重呼吸循环功能障碍，且可通过神经反射使患者出现休克症状。如确诊为纵隔扑动应立即封闭胸壁伤口，穿刺减压，并行清创缝合，放置闭式引流管（朱家恺 等，2003）。

（新乡医学院　常玉巧）

参考文献

［1］蔡石兰，黄毅锋. 产前超声筛查胎儿心脏异常的现状和研究进展［J］. 医学综述，2014，20（16）：2963-2965.

［2］陈玉琴，焦洪波，杨增尚. 镜像右位心合并风湿性心脏病二尖瓣损害（附3例报告）［J］. 现代医用影像学，2002，11（4）：180-181.

［3］杜峰，余国伟. 心脏异位与先天性心脏病关系研究进展［J］. 浙江医学，2005，27（10）：797-799.

［4］接连利，吴茂源，刘清华. 胎儿心脏超声诊断学［M］. 北京：北京大学医学出版社，2003.

［5］李佳，赵家慧. 胎儿心脏位置异常的超声诊断［J］. 河北医科大学学报，2016，37（7）：850-853.

［6］刘瑞明，宋杰东，王文荣，等. 超声检查先天性心脏疾病及染色体异常［J］. 贵阳医学院学报，2013，38（6）：680-681.

［7］陆堃，于明华，龚渭冰. 临床小儿心脏超声诊断学［M］. 广州：广东科技出版社，2002.

［8］王琳，王岳恒. 超声诊断胎儿左旋心合并单心室 1 例［J］. 河北医科大学学报，2013，34（11）：1367，1375，1489.

［9］魏亚娟，刘保民，贾玄慧，等. 胎儿超声心动图检测先天性心脏病病种分布特点［J］. 中国超声医学杂志，2013，29（11）：1009-1013.

［10］杨超，陈燕，马小燕. 超声心动图下胎儿先天性心脏病的疾病分布状况分析［J］. 海南医学，2014，25（18）：2705-2707.

［11］朱家恺，黄洁夫，陈积圣. 外科学辞典［M］. 北京：北京科学技术出版社，

2003.

［12］王琳，王岳恒．超声诊断胎儿左旋心合并单心室 1 例［J］．河北医科大学学报，2013，34（11）：1367，1375，

［13］魏亚娟，刘保民，贾玄慧，等．胎儿超声心动图检测先天性心脏病病种分布特点［J］．中国超声医学杂志，2013，29（11）：1009-1013.

［14］杨超，陈燕，马小燕．超声心动图下胎儿先天性心脏病的疾病分布状况分析［J］．海南医学，2014，25（18）：2705-2707.

［15］朱家恺，黄洁夫，陈积圣．外科学辞典［M］．北京：北京科学技术出版社，2003.

［16］朱铭，黄廉溪，何维庶．先天性心脏位置异常的X线诊断分类［J］．实用儿科杂志，1988，3（6）：319-320.

第五章

心的形态及内腔结构

心主要是由心肌构成的中空性血液动力器官，内腔分为左半心和右半心，左半心又分左心房和左心室，右半心分右心房和右心室。两半心由房间隔和室间隔分开，互不相通，右半心内流动的是静脉血，左半心内流动的是动脉血，正常情况下，血液只能从心房流向心室，动、静脉血互不相混。心房和心室交替收缩与舒张，驱使血液沿体循环、肺循环的路径，按一定的方向周而复始，循环不已。心腔的形态结构就是适应这种循环机能而发展起来的。

第一节　心外形的整体观

心的外形似倒置的、前后略扁的圆锥体（图5-1，图5-2）。钝圆的心尖指向左前下方，心底朝向右后上方，心的长轴自右肩斜向左肋下区，与身体正中线构成45°角。心约2/3位于正中线的左侧，约1/3位于正中线的右侧。中国人心脏长12~14 cm，横径9~11 cm，前后径6~7 cm，周长12~14 cm。其大小大致相当于本人的拳头。成人心的平均重量约为260 g（男性心的平均重量为284 g±50 g，女性心的平均重量为258 g±49 g）。心垂直长轴为12~14 cm，心水平长轴为9~11 cm，前后径为6~7 cm。心四个腔的体积大致相等，在安静情况下均为60~70 mL。正常人心重量约为本人体重的1/200。心的重量可因年龄、身高、体重和体力活动等不同而有差异。从事体力劳动或体育锻炼的人，因心肌发达，其心常较一般人大。

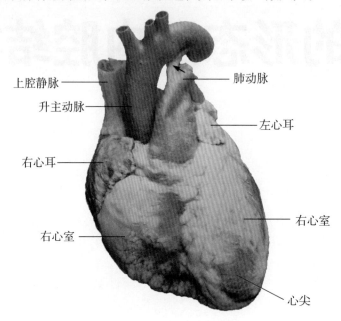

上腔静脉——
升主动脉——
右心耳——
右心室——
——肺动脉
——左心耳
——右心室
——心尖

图5-1 心的外形（前面观）

利用CT测得的心表面积为（598.45±49.97）cm²，其中左心房表面积为（154.46±34.33）cm²，左心室表面积为（220.06±38.72）cm²，右心房表面积为（179.07±36.61）cm²，右心室表面积为（190.06±36.61）cm²。随着年龄增长，心表面积及各心房、心室表面积均有增大。男性、女性心表面积分别为（610.50±42.75）cm²、（580.86±47.13）cm²。男性心表面积高于女性（张慧 等，2020）。

心的外形一般描述为一尖一底、四个面、四个缘和五条沟等部分（图5-1，图5-2）。

心尖（cardiac apex）朝向左前下方，是左心室的一部分。其投影位置平对左侧第5肋间，锁骨中线内侧1~2 cm处。活体时此处可触到或看到心尖搏动。

心底（cardiac base）朝向右后上方，略呈方形，大部分由左心房构成，小部分由右心房的后部构成。此区为裸区，表面无脏层、壁层心包覆盖。上界为心包腔内左、右肺动脉的下缘，下界为冠状窦；右界为右心房的界沟，左界为左上腔静脉残

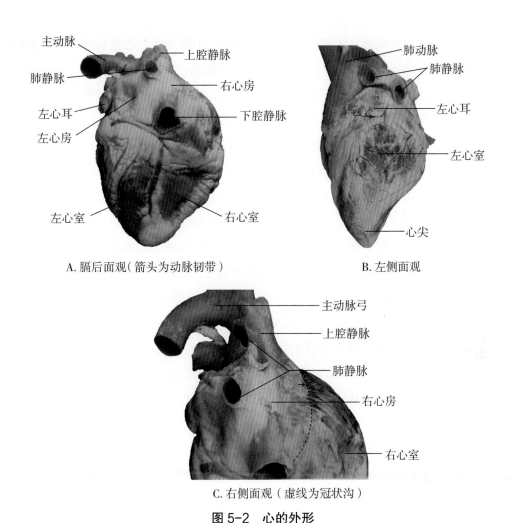

A. 膈后面观（箭头为动脉韧带）　　　B. 左侧面观

C. 右侧面观（虚线为冠状沟）

图 5-2　心的外形

留的静脉韧带或左房斜静脉。左、右两对肺静脉分别从两侧注入左心房。上、下腔静脉则从上下方分别注入右心房。临床上有时将心室的底部也叫"心底"。从概念上讲，切不可将临床上所称的"心底"与解剖上的心底概念相混淆。在心底部有升主动脉和肺动脉干，两者在心房的前方相互交叉。出入心的大血管将心固定于心包腔内，故将这些大血管统称为心蒂。

　　心的四个面分别为胸肋面、膈面、左侧面、右侧面。①胸肋面（sternocostal surface of heart），也称前面，朝向前上方，稍凸隆。大部分由右心房和右心室构成，小部分由左心耳和左心室构成。左、右心耳在肺动脉干根部两侧。冠状沟的前部和前室间沟，将胸肋面分隔为左、中、右三个部分。左部上方为左心耳前壁，下方为左心室及左心尖前壁。中部上方为肺动脉根部，下方为右心室及右心尖前壁。右部为右心耳前壁。②膈面（diaphragmatic surface of heart），亦称下面，朝向后下方，较平坦，隔心包与膈相邻。大部分由左心室构成，小部分由右心室构成。③左侧面（left surface），朝向左上方，几乎全部由左心室构成，仅一小部分由左心房构成。④右侧面（right surface），由右心房构成，微凸，向上下分别续上腔静脉和下腔静脉。在右侧面与胸肋面之间有界沟（sulcus terminalis），沿此沟向上下延伸分别达上、下腔静脉的前缘。界沟正对右房内面的界嵴，是固有心房和腔静脉窦的分界。

心的四个缘分别为上缘、下缘、左缘、右缘。①上缘（superior border）主要由左心房构成，上缘的右侧端有上腔静脉注入右房。上缘的前方有升主动脉和肺动脉干遮盖而不能从表面看见。②下缘（inferior border）或锐缘（acute margin）近似水平位，略向左下方倾斜，较为锐利，大部分由右心室构成，心尖部由左心室构成。③左缘（left border）或钝缘（obtuse margin）斜向左下，圆钝，将胸肋面与左侧面分开，大部分由左心室构成，小部分由左心耳构成。④右缘（right border）由右心房构成，是向右侧微凸的右房轮廓。右缘在X线造影时有定位意义。

心脏的表面有五条沟可作为四个心腔的表面分界。近心底处有一条大约呈冠状位的沟称冠状沟（coronary sulcus），该沟几乎环绕心脏一周，其前方被主动脉和肺动脉干根部所中断。冠状沟是心脏表面分割心房和心室的标志，故又称房室沟。在心脏的前、后面各有一条自冠状沟向心尖延伸的浅沟，分别称前室间沟和后室间沟，在二沟内分别有前室间支、心大静脉和后室间支、心中（小）静脉、后室间支走行。前、后室间沟在心尖的右侧相遇，此处称心尖切迹（cardiac apical incisure）。在心房的前、后面还有前房间沟和后房间沟。前房间沟位于心房前壁，对着房间隔的前缘，位置隐蔽，在心包横窦的后壁，主动脉升部的后方。后房间沟位于右肺静脉根部深面与右心房之间，此沟为左、右心房分界沟，可作为左房的手术入路。前、后房间沟均较浅，无重要神经、血管通过。但前、后室间沟，尤其是冠状沟内有心的重要的血管、神经和淋巴管经行，并有较多的脂肪组织，表面覆有心外膜。从心的表面看沟的境界并不清楚。

房室交点（crux）是后室间沟与冠状沟在心后面相交汇的地方，是心表面的一个重要标志。此处有冠状动脉的"U"形弯曲，房室结动脉从弯曲的凸面起始。临床上冠状动脉造影常以此点为标志，辨别其前后。

房室交点附近区域较为复杂，此处是四个心腔（左、右心房和左、右心室）交汇的地方，有重要的血管、神经等结构（图5-3）。这一区域左、右房室沟不在一个水平上，而是左侧高于右侧。后房间沟和后室间沟也不在一条垂线上，而是前者偏左，后者偏右。可以设想有两个交点：左上一个，右下一个。后者即传统上的房室交点。两个交点之间的斜线上，存在一个斜放着的楔形疏松组织间隙，底朝心外膜，尖在冠状窦口的深面（图5-3）。因此，房室交点实际上不是一个点，应称之为房室交点区（crux region）（图5-3），这一间隙与房室结后方的疏松组织间隙是相通的。可以认为房室交点区是进入房室结的门户。此区的右下部有"U"形弯曲和房室结动脉等，房室交点区的左上部主要有冠状窦右端及其属支的末段，疏松组织间隙内还有较多的神经纤维束和神经节等，心外膜深面充填丰富的脂肪组织。有学者用冠状动脉造影显示房室结动脉，以动脉前端为标志定位房室结进行射频消融，治疗某种心律失常（凌凤东 等，2005）。

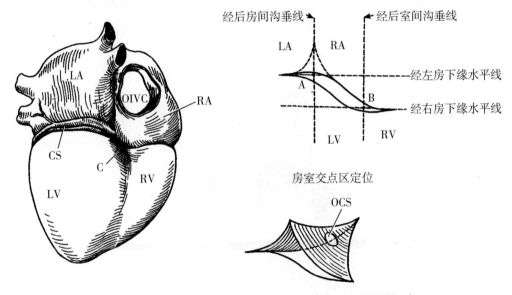

图 5-3　房室交点区示意图

注：LA. 左心房；RA. 右心房；LV. 左心室；OIVC. 下腔静脉口；CS. 冠状窦；C. 房室交点；A. 上交点；
　　B. 下交点；OCS. 冠状窦口；RV. 右心室

心外形异常往往与心腔的变异相关。单纯的心外形异常比较罕见。正常心切迹为前后室间沟相遇处，若此处特别深，即出现二分歧心尖。此切迹最深可达2 cm，它的出现是在胚胎时期心室未能向下伸延以封闭室间裂所致。

第二节　右心房

一、形态

右心房（right atrium）位于心的右上部，壁薄而腔大。右心房的上部和下部分别与上腔静脉和下腔静脉相连。右心房前面和右侧面隔心包与胸膜和肺相邻，后面隔心包与右肺动脉和右肺上、下静脉相邻。中国人右心房的内腔容积约57 mL，壁厚约2 mm。右心房左前方呈锥形突出的部分称右心耳。右心耳遮盖升主动脉根部的右侧面。右心房内腔可分为前、后两部，前部为固有心房，后部为腔静脉窦，在心表面二者之间的分界是心右缘的一条纵行浅沟，叫界沟，界沟在心房内面与界嵴（crista terminalis）相对（图5-1，图5-4）。

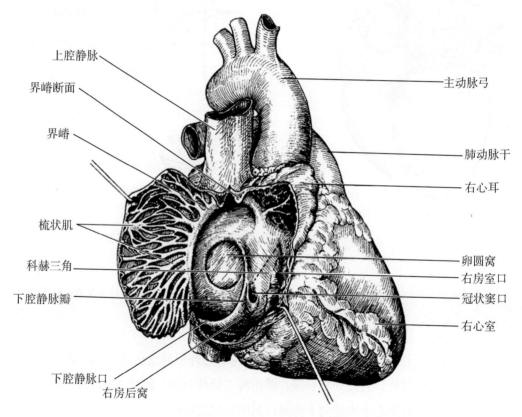

左侧标注（自上而下）：上腔静脉、界嵴断面、界嵴、梳状肌、科赫三角、下腔静脉瓣、下腔静脉口、右房后窝

右侧标注（自上而下）：主动脉弓、肺动脉干、右心耳、卵圆窝、右房室口、冠状窦口、右心室

图 5-4　右心房内腔结构

注：虚线为托达罗腱

右心房存在增龄变化。随着年龄老化，心肌功能衰退，如同时伴有血压增高，冠状动脉供血不足，会导致心房壁代偿性增厚，久之会出现心房肥大。心房肥大是

心功能不全的外形表现，具体程度视临床而定。心房肥大可引起心房肌纤维增长变粗及房间传导束牵拉和损伤，但心房肌不一定增厚。

二、内腔结构

右心房的内腔呈卵圆形，有上壁、下壁、前壁、后壁、内侧壁和外侧壁6个壁，上壁、下壁、前壁分别被上腔静脉、下腔静脉和右房室口所占据。内侧壁主要由房间隔构成，外侧壁有纵行的界嵴。界嵴起自上腔静脉口前方，沿外侧壁下降，至下腔静脉口前方。界嵴为一纵行的肌肉隆起，长约4.6 cm，宽约0.6 cm，上部隆起明显，下部多较平坦。其上端呈拱桥状，向上向内绕过右心房顶连于房间隔上，由此常发出一条肌束，斜跨右心耳口，连右心房前壁内面，我们称之为门索（图5-4）。门索由相互平行的心肌细胞组成，尚未发现其内存在传导细胞。门索可能对防止右心房的过度扩张有一定作用。由于该条索内的心肌细胞相互平行，具有优势传导的组织学基础，也可能是窦房结向外传导的通路之一（郭志坤 等，1998）。从界嵴的前缘发出许多大致平行排列的肌肉隆起，形似梳齿，称为梳状肌（pectinate muscle）。梳状肌有6~10条，向前下走行分布于固有心房的内壁，大部分止于右房室口附近的瓣上肌环，该环为右房室口纤维环上方的肌肉环带，其中部宽度约0.89 cm，环两端走向房室隔。梳状肌的排列可分为：①汇聚型（约占81.4%）；②网状型（约占11.6%）；③混合型（约占7.0%）。三种类型梳状肌之间的心房壁较薄，有的地方甚至是心内膜和心外膜之间夹少量结缔组织，没有心肌存在。右心导管检查时，需避免损伤这些薄壁。在心耳处的肌束交错呈网状，当心功能发生障碍时，心耳处血流缓慢，血液易在此淤积形成血栓。对界嵴做纵行切片显示，其中部以下肌纤维分2层：浅层纤维横行，较薄；深层纤维纵行，较厚，染色也较深。后结间束走行于界嵴内。在新生儿时期，界嵴内含有较多非常典型的起搏细胞和移行细胞，并且分布于界嵴的全过程。

界嵴下端向后下发出1~3个分支，其中后内侧一支进入下腔静脉瓣，其余的向下延伸均连于瓣上肌环。在下腔静脉瓣前下方，冠状窦口的后方，有袋状突出，其壁极薄，内有肌小梁贴衬，此处称右房后窝（posterior fossa of right atrium）（或称后心耳，Eustachian下窦）（图5-4）。心导管插入时，如不慎插入右房后窝，导管可在此盘曲而不能进入冠状窦口，甚至可致右房壁破裂，危及患者生命。

腔静脉窦由胚胎时期的静脉窦发育而来，位于右房的后部，内壁光滑，无肉柱结构。其上部有上腔静脉口，下部有下腔静脉口。上、下腔静脉不在一条垂直线上，二者间形成一个向后开放的140°夹角。上腔静脉入口下方，腔静脉窦后壁上稍隆起的部分称静脉间结节或静脉间嵴（Lower结节）。成人此结节不明显，胎儿较为明显，静脉间结节有引导上腔静脉血液流入右心室的作用。在下腔静脉口的前缘有一胚胎期存留的半月形瓣膜，称下腔静脉瓣（valve of inferior vena cava），又称Eustachian瓣，其外侧端连于界嵴，内侧端向前上延续于卵圆窝前缘。在胚胎时期，下腔静脉瓣较大，具有引导血液经卵圆孔流向左心房的作用。出生后下腔静脉瓣变小，有时呈筛状或缺如。一部分人在下腔静脉口处有Chiari网连于界嵴、心房壁与下腔静脉瓣之间。

下腔静脉瓣变异较大，其形态具有多样性。姚永忠等（1992）通过对正常成年人，先天性心脏病的新生儿、婴儿和儿童各100例心脏标本的观察显示，正常的下腔静脉瓣可以分为以下5类（图5-5）：①嵴状，肌性突起或肌性瓣状组织；②膜状，呈半月形纤维薄膜；③筛孔状，薄膜小部分或大部分退化形成筛孔；④网状，薄膜退化形成巨大网孔，即Chiari网；⑤瓣膜缺如，肌嵴及纤维薄膜均不存在。此外在先天性心脏病组中，他们还发现3例瓣叶呈巨大的嵴状和薄膜状混合性瓣膜，将右心房分隔为双腔（朱清於，2001）。正常组及先天性心脏病组各型下腔静脉瓣检出率见表5-1。

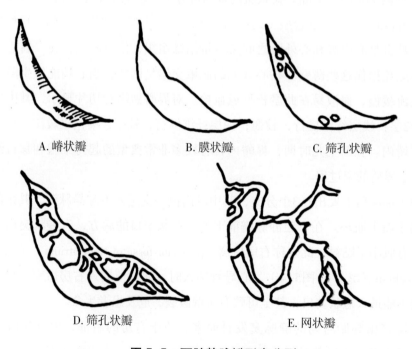

A. 嵴状瓣　　　　　B. 膜状瓣　　　　　C. 筛孔状瓣

D. 筛孔状瓣　　　　　E. 网状瓣

图5-5　下腔静脉瓣形态分型

表5-1　正常组和先天性心脏病组下腔静脉瓣类型

类型	正常组	先天性心脏病组
嵴状	22%	9%
膜状	40%	50%
筛孔状	15%	23%
网状	3%	2%
瓣膜缺如	20%	13%
异常		3%

下腔静脉瓣为胚胎时期的残留结构，但于出生后相当长的时期内有退化趋势，多无功能，易被忽视。但如存在Chiari网或某些大的筛孔状瓣膜，这些结构可能有滤过器作用，阻挡回心血内可能存在的血栓或其他栓子，这些结构也可能是形成血栓，并导致肺动脉及肺内栓塞的发源地。

异常宽大的下腔静脉瓣，可随血流漂动于三尖瓣孔和右心房、右心室之间，甚至还可出现在右心室流出道。这不仅可造成三尖瓣孔狭窄和关闭不全及右心室流出道梗死，还可因机械性刺激，引起室性或室上性异搏，导致心律失常。如能确诊，行手术治疗，效果极佳（朱清於 等，2001）。

在下腔静脉口与右房室口之间有冠状窦口，冠状窦口后缘有冠状窦瓣，亦称Thebesian瓣。成人冠状窦口的口径为10~13 mm。冠状窦瓣的出现率为50%~60%，冠状窦瓣位于冠状窦口的后下方，呈半月形，冠状窦瓣遮盖冠状窦口的1/3者较多见。有学者报道冠状窦口的位置有变异：①位于下腔静脉瓣的左前方者占90.2%；②在下腔静脉瓣下方并为下腔静脉瓣所掩盖者占6.5%；③位于下腔静脉瓣的后上方者占3.3%。冠状窦口紧邻房室交点区，是右心房内一个重要的标志性结构。在心导管检查中有重要意义，有时冠状窦口可被误认为其他孔腔。下腔静脉瓣和冠状窦瓣均来源于胚胎时期的右静脉窦瓣，其中含有少量的心肌细胞，也有人发现下腔静脉瓣和冠状窦瓣内含有起搏细胞。

右心房内侧壁的后部为房间隔。房间隔由胚胎时期的第一房间隔和第二房间隔发育而来，在右心房的后内侧壁或房间隔下部有一卵圆形浅凹，称卵圆窝（fossa ovalis）。新生儿卵圆窝的上下径约为0.8 cm，成人男性约为1.6 cm，女性约为1.8 cm。成人卵圆窝前后径约为1.3 cm。儿童卵圆窝面积约为1.4 cm²，占房间隔总面积的31%。成人卵圆窝面积约为2.3 cm²，占房间隔总面积的25%。卵圆窝的前、后、上缘隆起称卵圆窝缘（border of oval fossa），其中前上缘较显著，是经房间隔左心导管检查时的重要标志。在胚胎时期，卵圆窝是右心房至左心房的一个生理性通道，名为卵圆孔，一般在出生后1年左右完全闭合。若不闭合即为卵圆孔未闭（patent foramen ovale，PFO），是房间隔缺损的一种。25%正常人的心脏中，卵圆窝上部与卵圆窝缘之间有一狭小缝隙，通向左心室。这种形态上的微小孔道，并不影响正常的生理功能。尸检发现1~29岁卵圆孔未闭的发生率为30%，30~79岁为25%，80岁以上为22.2%（Mckenzie et al.，2009）。一般认为成年人卵圆孔未闭的发生率约为25%（Hoffman et al.，2002；Hagen et al.，1984）。虽然在形态学上卵圆孔未闭，但是在功能上卵圆孔未闭却与瓣膜相似。正常人左心房压力比右心房高3~5 mmHg（1 mmHg=0.133 kPa），故一般卵圆孔未闭并不引起血液分流。当慢性或短暂性右心房压力增高超过左心房压力时，左侧薄弱的第一房间隔被推开，可出现右向左分流（right to left shunt，RLS）。活体状态下检查卵圆孔是否闭合主要通过超声诊断确诊，包括经胸超声心动图、经食管超声心动图和对比增强经颅多普勒超声声学造影等。

房间隔前上方的右房内侧壁，由于邻接主动脉根部的主动脉窦（主要是后窦）而稍微隆起，称主动脉隆凸，也是心导管检查应注意的一个结构，有时误伤或是因主动脉窦瘤破裂，窦内血液可流入右心房。

若向后拉紧下腔静脉瓣，在下腔静脉瓣前方的心内膜下可触摸到一个细的腱性结构，称托达罗腱，托达罗腱向前经房间隔附着于右纤维三角（中心纤维体），托达罗腱解剖出现率儿童为85%，成人为74.3%。儿童绝大多数为腱性；成人则前部是腱性，后部是肌性。在冠状窦口、托达罗腱与三尖瓣隔侧尖附着缘之间的三角形区域叫科赫三角（图5-4），其前部是房室结，科赫三角的尖对着室间隔的膜部。科赫三角是心内直视术时的一个标志，用以指示房室结的位置，以防术中损伤房室结。

右心房的前下部为通向右心室的右房室口，右心室收缩时，静脉血液经上、下腔静脉和冠状窦流入右心房。右心室舒张时，右心房内的血液经右房室口流入右心室。

三、右心房的功能

（一）收缩和舒张功能

右心房舒张时，全身的静脉血通过上腔静脉和下腔静脉回流至右心房，心的大部分静脉血液经冠状窦口流入右心房。右心房收缩时，右心房腔内压力增加，血液经右房室口流入右心室。

（二）心电起搏与传导

窦房结是心中活性最高起搏组织，位于上腔静脉与右心耳交界处的心外膜下，由此发放冲动，经前结间束、中结间束、后结间束传向房室结，经Bachmann束传向左心房等。另外，右心房组织中存在少量起搏细胞，可能对心的节律性起一定的干扰作用。

（三）内分泌作用

右心房肌细胞内含心房利钠尿多肽、抗心律失常肽（antiarrhythmic peptide，AAP）等多种激素，对调节人体的水盐代谢、血压、心律（率）等具有重要作用。

第三节　右心室

右心室（right ventricle）位于右心房的左前下方，左心室的右前方，是心最靠前的一个心腔。右心室构成胸肋面的大部分和膈面的小部分。在胸肋面，其下部隔心包与胸骨相贴，左侧部隔心包与胸膜和左肺前缘相贴，上方与肺动脉干相接。在膈面，隔心包与膈肌中心腱及其周围肌部相贴。

右心室内腔容积约为85 mL，内腔整体形状大致为三角形，其底分别借右房室口和肺动脉口与右心房和肺动脉相通，心尖指向左前下方。右心室横切面为新月形，包绕在左心室的右前方。右心室壁较左室壁薄，右心室壁厚3~4 mm。心腔可分为流入道和流出道两部分，二者以室上嵴为界（图5-6）。流入道和流出道呈"V"形，夹角约为60°，流入道和流出道的长度比例为2：3。右心室可用伸开的右手表示，手掌对向室间隔，拇指朝向右房室口，其余4指朝向肺动脉口。

一、右心室流入道

右心室流入道（ventricular inflowing tract），又称窦部，从右房室口延伸至心尖，右心室流入道是右心室的主要部分，右心室流出道壁的中下部多不平整，有许多较粗大的相互交错的肌肉隆起，叫肉柱（trabeculae carneae）。右心室流入道的入口为右房室口，其83%呈卵圆形，17%呈圆形，周径平均为11cm，平均长径男性为2.7 cm、女性为2.5 cm，短径男性为2.2 cm、女性为2.1 cm。可通过3~4个指尖，右房室口周围的纤维环附着3片近似三角形的帆状瓣膜，称三尖瓣（tricuspid valve），三尖瓣又称右房室瓣，分别为前瓣、后瓣和隔侧瓣（又称内侧瓣）（图5-7），又称为

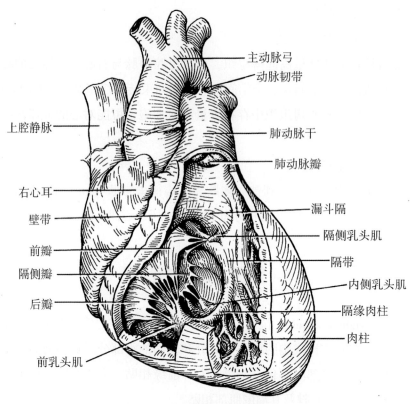

图 5-6　右心室的内部结构

主动脉弓
动脉韧带
肺动脉干
肺动脉瓣
漏斗隔
隔侧乳头肌
隔带
内侧乳头肌
隔缘肉柱
肉柱
上腔静脉
右心耳
壁带
前瓣
隔侧瓣
后瓣
前乳头肌

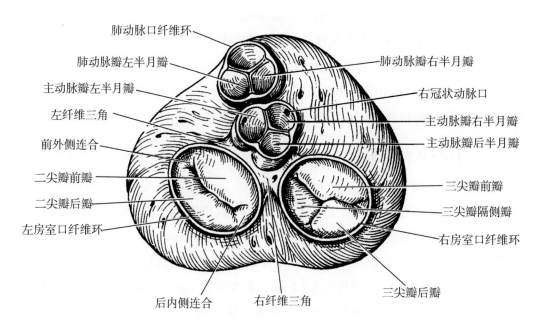

图 5-7　心纤维环和瓣膜上面观

肺动脉口纤维环
肺动脉瓣左半月瓣
主动脉瓣左半月瓣
左纤维三角
前外侧连合
二尖瓣前瓣
二尖瓣后瓣
左房室口纤维环
后内侧连合
右纤维三角
肺动脉瓣右半月瓣
右冠状动脉口
主动脉瓣右半月瓣
主动脉瓣后半月瓣
三尖瓣前瓣
三尖瓣隔侧瓣
右房室口纤维环
三尖瓣后瓣

前尖、后尖和隔侧尖。

前瓣较大，又名漏斗瓣、外侧瓣、上瓣或大瓣。呈半环形或方形，形状略似二尖瓣的前瓣。前瓣介于右房室口和肺动脉圆锥之间，有时还可见到较小的副瓣夹杂在相邻的两瓣之间。后瓣又名缘瓣、背侧瓣或下瓣，偶见后瓣分为两个小瓣。成人三尖瓣度量的平均值为：前瓣宽22.9 mm，高19.2 mm；后瓣宽19.2 mm，高16.4 mm；隔侧瓣宽26.6 mm，高16.5 mm。这些瓣膜的底附着于房室口的纤维环上，在瓣膜附着的上方有一条约1 cm的光滑带。房室瓣的游离缘和室面借腱索连于乳头肌上。50%的人可出现副瓣，多为1个。4%的人心脏前瓣或（和）隔瓣增大，其外观呈二尖瓣型；93%的人心呈三尖瓣型；3%的人心后瓣增大，瓣与瓣之间多一个瓣裂，呈四尖瓣型（朱清於 等，2001）。

三尖瓣的房面光滑，室面较为粗糙。每个瓣可分为三个带：近附着缘较厚的部分为基底带；近游离缘的部分呈半月形，也较厚且粗糙不平，称粗糙区；基底带与粗糙区之间的部分薄而透明，称光滑区。粗糙区与光滑区之间有一条明显的隆起线，为瓣膜闭合线，当瓣膜闭合时，闭合线以下的粗糙带互相贴合。瓣膜发生病变时，多先发生在闭合线及闭合线以下的粗糙带，两个相邻瓣膜之间的瓣膜组织称为连合，相应有三个瓣连合：前内侧连合（又称前隔连合）、后内侧连合（又称右隔连合）和外侧连合，连合处亦有腱索附着。瓣膜粘连多发生在连合处，造成房室口狭窄。由于前内侧连合位于室间隔膜部，因此在手术分离粘连的连合时，只分离外侧连合及后内侧连合，而不分离前内侧连合，以防损伤室间隔膜部和房室束，膜部深面紧邻主动脉右窦，也应防止损伤。在新生儿，瓣膜的闭合区有许多含有血液的Albini小结，出生6个月后逐渐减少。

三个连合在心脏表面的标志：①外侧连合在右房室沟的胸肋面，距锐缘1.5~2.0 cm。85%为一段拱形薄膜，15%是1个小扇贝。②前内侧连合位于右心耳的基部，距右冠状动脉的始端约1.5 cm。93%为一段拱形薄膜，7%是1个小扇贝。6%的前内侧连合与室间隔膜部紧密粘连，外观瓣裂直达瓣环部，因而前内侧连合不活动，当三尖瓣关闭时，该区借毗邻的前瓣和隔瓣及右心室漏斗皱褶的肌肉收缩而封闭。在这种情况下，若有先天性膜部室间隔缺损，则产生左心室至右心房分流。这种现象在三尖瓣其他连合区和二尖瓣连合区均未见到。③后内侧连合位于房室交点区的后缘。89%为一段拱形薄膜，11%是一个小扇贝。

在三尖瓣与乳头肌或右心室壁之间的腱性条索为腱索。右心室的腱索约有25条。Tandler根据腱索在三尖瓣的附着处与三尖瓣游离缘的距离，将腱索分为一、二、三级。也有人以腱索的形态和在三尖瓣上的附着处将腱索分为5类：①扇形腱索（fan-shaped chorda），有一短干，呈扇形分支，止于相邻尖瓣的相对缘和尖瓣连合处。②粗糙区腱索（rough zone chorda），发出3个分支，分别止于尖瓣的粗糙区室腔面、部分游离缘或中间区。③边缘腱索（free edge chorda），细长，不分支，止于尖瓣边缘的中点附近。④深腱索（deep chorda），发出分支，越过尖瓣游离缘，止于粗糙区，甚至止于透明区。⑤基底区腱索（basal zone chorda），呈圆形或扁带状，可由肌纤维构成，起自右心室壁，止于尖瓣基底区（图5-8）。金崇厚等将腱索粗分为两类：①牵拉腱索，司瓣膜开关，止于瓣膜的游离缘或粗糙带。②基底腱索，为起自心室内壁的纤维薄膜，或为起自肉柱顶端的一小段纤维薄膜，止于瓣基底带，其功能是把瓣膜固定于瓣环上；也有肉柱直接止于瓣膜基底带者，其作用与基底腱索相似。另有一种细长腱索，不止于瓣膜游离缘，而止于瓣膜的粗糙带或透明带，并且很少分支。三尖瓣相连的腱索一般较二尖瓣纤细；其直径多在0.5 mm以下。

右心室壁向心室腔内突出的锥体状肌束为乳头肌（papillary muscle），分三组（图5-6，图5-8）：①右心室前乳头肌（anterior papillary muscle of right ventricle）多为一个，较大，基部附着于右心室前壁的中下部，由其尖端发出的腱索呈放射状分散成许多细索（5~10条）连于前、后两瓣相邻部分的游离缘和室面（粗糙带）。②右心室后乳头肌（posterior papillary muscle of right ventricle），较小，多为2~3个，有时可达7个。右心室后乳头肌位于三尖瓣后隔连合的前下方，其腱索连于后瓣或隔侧瓣。③隔侧乳头肌（septal papillary muscle），又称内侧乳头肌，较之其他两组乳

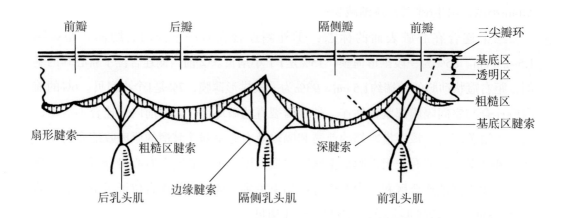

图 5-8　三尖瓣及腱索示意图

头肌其形态更小且数目较多，有些腱索直接附着于室间隔上而见不到乳头肌。内侧乳头肌缺如者可达24%。其中一个较大的叫隔侧乳头肌（图5-6），起于室间隔中上部，在室上嵴隔带上端附近，其尖端发出的一束腱索向后附着于前瓣和隔侧瓣的相邻缘。隔侧乳头肌的后下方有右束支通过，在心内直视术时，隔侧乳头肌是一个标志，可用以区分室间隔缺损的类型，或估计传导束的位置以避免修补缺损时将其损伤。借扇形腱索连于后瓣和隔侧瓣及三尖瓣后隔连合。

当心室收缩时，血液推顶瓣膜，使三尖瓣相互紧密靠拢，右心室内压升高而关闭房室口，由于乳头肌的收缩和腱索的牵拉，使瓣膜不能翻入右心房，从而防止血液倒流入右心房。心室舒张时，三尖瓣开放，右心房内的血液注入右心室。因此，可视三尖瓣附着的纤维环、三尖瓣、腱索和乳头肌在功能上是一个整体，称三尖瓣复合体（tricuspid valve complex），它们的共同作用是保证血液单向流动，其中任何一个部位出现异常都会影响心的正常生理功能。

除乳头肌外，在右心室流入道室壁上有许多肉柱附着于室间隔与前乳头肌根部之间，交错排列的肉柱中，有一条特殊的桥状肌束，其上端起于室间隔右侧面的中部，室上嵴隔带的下端，呈圆索状，跨越室腔下部，止于前乳头肌根部，称隔缘肉柱（septomarginal trabecula），1913年由Tandler命名，Neufeld称之为嵴，1966年国际解剖学者协会联合会曾将其命名为节制束，后又称节制索或节制带（moderator band），隔缘肉柱长约1.3 cm，宽0.5 cm，右束支从隔缘肉柱内通过，一般认为隔缘肉柱有防止右心室过度扩张的作用。临床上在切除右心室异常增生的肌束时，应注意勿损伤隔缘肉柱和右束支。

右心室流入道还有一类索状结构，附着于室间隔与右心室前壁或前乳头肌之间，横跨心室腔，称此为右心室条束（right ventricular band）。右心室条束的出现率在小儿心脏为51%，成人心脏为58%。在超声心动图诊断方面须将右心室条束与血栓、非对称性室间隔肥厚和肥大的肉柱相鉴别。

二、右心室流出道

右心室流出道是右心室腔向左上方伸出的部分，其长轴与流入道长轴之间的夹角约为45°。右心室流出道上部叫动脉圆锥（conus arteriosus），也叫漏斗（infundibulum），内壁光滑无肉柱。动脉圆锥向上延续为肺动脉干，动脉圆锥与肺动脉干之间为肺动脉口。肺动脉口几乎呈水平位，位于右房室口的左上方，高于主动脉口，肺动脉口的周长平均为6.5~7.5 cm，男性约6.92 cm，女性约6.78 cm。肺动脉口周围的纤维环上附有3个半月形的瓣膜称肺动脉瓣（pulmonary valve），分前半月瓣、左半月瓣和右半月瓣3个瓣叶。在每个瓣膜游离缘的中部有一个增厚的小结，叫肺动脉瓣半月瓣小结（nodule of semilunar valve），又称Arantius小结（nodule of Arantius）。少数小结不明显，偶见有两个小结。在半月瓣小结两侧，游离缘凹陷呈新月形，称肺动脉瓣半月瓣弧缘（lunulae of semilunar valve）。肺动脉的3个半月瓣均薄而透明，动脉面呈水纹状，心室面较平滑。瓣叶的游离缘朝向肺动脉（图5-6，图5-7），左半月瓣、右半月瓣和前半月瓣游离缘的平均长度成年男性分别为2.6 cm、2.6 cm和2.7 cm，成年女性均为2.4 cm。左半月瓣、右半月瓣和前半月瓣瓣环的平均长度成年男性为4.3 cm，成年女性为4.0 cm。前半月瓣位于肺动脉圆锥的突出部，位置最表浅。左半月瓣大部分面向前室间沟，与左冠状动脉主干和前室间支的首段紧密相邻，方向与它们平行。右半月瓣位于肺动脉圆锥部的右后壁，近右冠状沟和右冠状动脉的起始部。由于胚胎期的转位，肺动脉斜向左后，而主动脉斜向右前，故肺动脉瓣与主动脉瓣不在一个平面上，两者之间形成一夹角，夹角平均为70°（45°~80°）。

肺动脉瓣与肺动脉壁之间的袋状结构为肺动脉窦（pulmonary sinus），肺动脉窦的下1/3，包埋于右心室漏斗部的心肌内，上2/3被脂肪及结缔组织所包绕，在脂肪及结缔组织中，有来自左冠状动脉和右冠状动脉的分支。由于主动脉瓣和肺动脉瓣不在一个平面上，肺动脉右半月瓣高于主动脉右半月瓣，所以肺动脉右窦壁的大部分不是与主动脉右窦壁相对应，而是与主动脉右窦壁平面以上的主动脉壁相对应。肺动脉瓣左、右半月瓣的联合区与主动脉瓣左、右半月瓣的联合区相对应，但肺动脉左、右半月瓣的联合区高于主动脉瓣左、右半月瓣联合区，平均高出0.7 cm。

在游离缘或相邻半月瓣连合处常有筛孔，筛孔的总检出率男性为72%，女性为60%，肺动脉瓣左、右及前半月瓣出现率男性分别为52%、44%、28%，女性分别为46%、4%和28%。最大的筛孔面积达0.8 cm×0.3 cm。筛孔的存在对功能无明显影响。肺动脉瓣膜随年龄增长略有增厚，青少年时期的光泽亦随之消失。

当心室舒张时，肺动脉干内的血液流入瓣叶与肺动脉壁之间的肺动脉窦内，3个瓣叶互相靠拢，肺动脉口关闭，防止血液倒流入右心室。当肺动脉瓣关闭时，瓣膜缘上的3个小结紧密靠拢，使膜之间的缝隙完全闭合，有效地防止血液逆流。当心室收缩时，肺动脉瓣开放，血液进入肺动脉。当心室舒张时，肺动脉瓣关闭，防止血液反流入右心室。

室上嵴（supraventricular crest），介于右心室流入道与流出道之间，是一个较宽的弓形肌性隆起。1871年Wolf将其命名。室上嵴可分为壁带、漏斗隔和隔带三部分。

①漏斗隔：位于肺动脉瓣左、右半月瓣的下方，向右前方与壁带移行，向前下方与隔带移行。漏斗隔与主动脉窦右窦和右冠状动脉根部相邻。漏斗隔深面是主动脉窦右窦。主动窦脉右窦处动脉瘤可向漏斗隔破裂，血液流向右心室。漏斗隔肥厚时，可压迫右冠状动脉。②壁带：漏斗隔的肌束向右前方折转并加厚，形成漏斗部的前壁，这部分增厚弯曲转折的肌束即室上嵴的壁带。如切掉右心室游离壁并翻开右心房壁即可见到室上嵴壁带的断面，它凸向右房室口，其上方即为右冠状动脉的起始部。③隔带：由漏斗隔向下即为一个呈"Y"形的扁平肌肉隆起，为室上嵴的隔带，长约2.1 cm，宽约1.35 cm，其下端移行为隔缘肉柱，向上分为两脚，前脚走向肺动脉左瓣，后脚伸向室间隔膜部。两脚之间的上方即为漏斗隔，也可见到隔侧乳头肌。在法洛四联症和双腔右心室等心脏疾病时，室上肥厚可导致漏斗部狭窄，必要时应手术切除。

有人认为，室上嵴、右心室漏斗部和右心室流出道三者为同义词，其内涵也完全相同。室上嵴各个组成部分是一个有机结合的整体，它们在右心室收缩，主动脉瓣、肺动脉瓣开放，左、右心室协调射血和排空等方面均起着重要作用。室上嵴的3个组成部分相对恒定，其形态不存在年龄和性别的明显差异（朱清於 等，2001）。

在室间隔后部与右室游离壁之间有时可以看到富有束细胞纤维的游离小梁，即右室条束，但数目远较左心室少（凌凤东 等，2005）。

第四节　左心房

一、形态

左心房（left atrium）位于左心室的右后上方和右心房的左后方，构成心底的大部分（图5-2A，图5-2B）。根据胚胎发育的来源，左心房亦可分为前部的左心耳和后部的左心房窦。左心房窦又称固有心房。左心房前壁隔心包横窦与肺动脉干和升主动脉的根部相邻，后壁约呈四方形，与食管相贴，两侧分别有左肺上、下静脉和右肺上、下静脉注入。左心房的交通有4个入口、1个出口。它们分别是左上肺静脉、左下肺静脉、右上肺静脉、右下肺静脉开口及左房室口，左心房与左心室之间以二尖瓣相隔。

左心耳（left auricle）为左心房向外突起的狭长的分叶状盲端结构，以前认为左心耳是心的退化结构，临床意义不大。但是，在20世纪50年代，左心耳被发现在血栓形成和脑血管事件中起关键作用，特别是在心房颤动中，因此在基础和临床研究中左心耳越来越受到重视。左心耳形状不规则，比右心耳狭长和弯曲，边缘有许多深陷的切迹，使左心耳形成"叶"状盲端结构。左心耳位于左心房游离壁左房室沟处，突向右前上方，遮盖肺动脉干根部的左侧面。左心耳前壁覆盖左冠状动脉旋支近端，向上与肺动脉根部关联，向下与部分左心室游离壁相邻，后方为左上肺静脉。左心耳前侧壁特别薄，厚度仅（0.5±0.2）mm，在介入性操作时应避免此处穿孔。左心耳开口与肺静脉口的解剖关系变异性较大。30例解剖标本显示，左心耳开口位于左上肺静脉和左下肺静脉口的下方（杨宏志 等，2005）。90例的活体研究（CT检测）显示，左心耳口与左上肺静脉口的位置关系有三种：左心耳开口高于左上肺静脉口；左心耳开口与左上肺静脉口相平；左心耳开口低于左肺上静脉口（Wongcharoen et al.，2006）。CT检测更能真实反映活体状态下左心耳开口与肺静脉口的解剖关系。由于左心耳开口离二尖瓣较远，该处是二尖瓣手术的常用入路。

尸检样本和影像学研究显示，左心耳开口通常是椭圆形或圆形的。Wang等通过心脏CT血管成像检查，将左心耳开口分为椭圆形（68.9%）、足形（10%）、三角形（7.7%）、水滴形（7.7%）和圆形（5.7%）5种。实时三维经食管超声心动图检查研究证明，左心耳开口呈椭圆形越明显者和左心耳开口越大者，心房颤动发生率越高。左心耳孔口平均最长直径为16~17 mm，平均最短直径为10~11 mm。

左心耳边缘有多个切迹使其呈分叶状。Budge等2008年将左心耳分叶定义为宽度和深度至少为10mm的凸出的袋状结构。解剖证实左心耳分叶80%为多叶（>2叶），其余为2叶，无单叶。800例尸检显示2叶和3叶结构的发生率分别为64.3%和35.7%。另有研究显示单叶占者20%，2叶者占达54%，3叶者占23%，4叶者占3%，且小叶变异性与性别、年龄无关（Kamiflski et al.，2015）。在影像解剖学中通常把左心耳的形状分为鸡翅状、仙人掌状、风向袋状和菜花状等几种类型（图5-9）。它们分别占

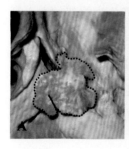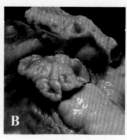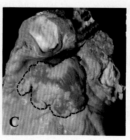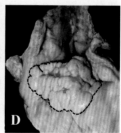

图5-9　不同形态的左心耳

A.鸡翅样；B.仙人掌样；C.风向袋样；D.菜花样

48%、30%、19%和3%。鸡翅状的形态特征为有明显主叶，且主叶近段有明显弯曲，可有小的分叶；仙人掌状的形态特征为有明显的中心叶和沿其两侧延伸的副叶；风向袋状的形态特征为有一个明显的主叶，弯曲度小，可有2～3个小的分叶；菜花状的形态特征为有复杂的内部结构，总长度较短（Di et al.，2012）。鸡翅状较非鸡翅状左心耳发生血栓栓塞的风险低。其原因可能是鸡翅状左心耳形态最为简单，相当于有1或2个分叶的左心耳，不易形成血流淤滞，故发生左心耳血栓的风险较低。而菜花状、仙人掌状分叶较多、形态复杂，血栓栓塞风险较高。亦有研究根据经房间隔穿刺左心耳造影的主管走行及分叶数将左心耳形态分为管形、爪形、类球形、蝌蚪形、柳叶形、剑形、鸭嘴形、不规则形8种，心房颤动患者左心耳多呈管形。

二、内腔结构

左心房壁比右心房壁稍厚，约3 mm。左心耳内有较发达的梳状肌，在临床检查中，粗大的肌束多被误认为是血栓或心房内肿物，应予以注意（Li et al.，2015）。除梳状肌外，还有许多肌小梁，形成很多复杂的网格结构。梳状肌之间的心壁极薄，可透明如纸。左心耳后侧壁厚度<1 mm。95%~97%的尸检标本的梳状肌厚度均超过1 mm。心房颤动时左心耳可出现结构重构，表现为左心耳扩张及梳状肌数量减少。

除左心耳外，左心房的其余部分光滑。心功能不全时，左心耳内的血流缓慢，易导致血栓形成。4条肺静脉开口于左心房的后外侧壁，每侧两条（图5-2）。左上、下肺静脉常汇合成单支注入左心房。肺静脉口（orifices of pulmonary vein）呈卵圆形，无瓣膜。心房肌向外延伸1~2 cm缠绕肺静脉根部，称为肺静脉肌袖，肺静脉肌袖具有括约肌作用，在左心房收缩时可减少血液反流入肺静脉。在房间隔中部，即卵圆窝的相应部位，有一不明显的浅窝，窝的前下缘稍隆起，凹向上，称中隔镰（falx septi），此为胚胎时期卵圆孔闭合后的遗迹。左心房的前壁有左房室口（left atrioventricular orifice）通向左心室。左房室口呈卵圆形，比右房室口略小，成年男性左房室口直径约为9.1 cm，成年女性左房室口直径约为8.7cm。

左心房内有3个嵴，分别为左心耳与左侧肺静脉之间的嵴（简称左心耳嵴），左侧上、下两个肺静脉之间的嵴（简称左侧嵴），以及右侧上、下两个肺静脉之间的嵴（简称右侧嵴），左心房内的3个嵴和肺静脉开口在心房颤动射频消融术中有重要意义。通过心脏CT和三维重建能清晰地显示这些嵴的形态。其中左心耳嵴的宽度比较窄，心肌比较厚，三维MRI成像显示大部分左心耳嵴的宽度小于5 mm。通过软件系统可测量出肺静脉口和这些嵴的大小。肺静脉开口的内径（mm）和面积（mm²）的解剖学测量见表5-2。左心房内3个嵴的宽度见表5-3。

表5-2　肺静脉开口内径及面积（$\bar{x} \pm s$, n=36）

	水平面/mm	冠状面/mm	最大径/mm	最小径/mm	面积/mm^2
左上肺静脉	16.50 ± 4.67	21.37 ± 4.19	24.55 ± 4.58	17.81 ± 4.10	261 ± 108
左下肺静脉	13.19 ± 3.63	16.62 ± 3.67	19.69 ± 5.00	12.41 ± 3.45	171 ± 71
右上肺静脉	17.19 ± 4.61	18.94 ± 4.16	23.01 ± 5.20	16.11 ± 4.84	250 ± 99
右下肺静脉	15.45 ± 3.74	16.15 ± 3.91	18.48 ± 4.44	14.56 ± 3.39	195 ± 80

表5-3　左心房内嵴的宽度（$\bar{x} \pm s$, n=9）

	内侧（上）/mm	中间/mm	外侧（下）/mm
左侧嵴	15.1 ± 5.7	7.3 ± 1.2	15.4 ± 5.9
右侧嵴	16.8 ± 8.0	8.7 ± 5.0	19.9 ± 7.7
左心耳嵴	20.0 ± 7.0	8.3 ± 5.2	19.1 ± 7.8

三、左心房的正常参考值

（一）左心耳的形态测量

左心耳二维大小的测量包括左心耳开口的长径及左心耳最大深径。具体测量方法如下：左心耳开口长径的测量是在左冠状动脉旋支水平处测量其前外侧壁（测量点紧邻旋支）至后内侧壁（测量点距左上肺静脉嵴1~2 cm处）的距离，最大深径测量是从左心耳开口的中心到左心耳尖端的距离（Regazzoli et al., 2015）。超声心动图能准确测量左心耳开口的长径及左心耳的最大深径。左心耳容积的测量可在三维重建的基础上进行，CT及经食管超声心动图检查（trans-esophageal echocardiography, TEE）均可准确测量其大小。利用CT对左心耳的定量显示，左心耳开口长径范围为15.30 ~ 31.86 mm，成年男性开口长径测量值［（24.79 ± 3.81）mm］较成年女性［（22.68 ± 4.07）mm］大，且开口长径与身高、体重、体表面积呈正相关（刘晓伟 等，2013）。Christiaens等（2010）利用CT对左心耳容积的测量结果为：舒张中期平均容积为6mL（5 ~ 13 mL）、收缩末期最大容积为（9 ± 3）mL，舒张末期最小容积为（4 ± 2）mL。而Jeong等（2016）对左心耳的测量结果是容积为0.77 ~ 19.2 mL，开口为5 ~ 27 mm，最大直径为10 ~ 40 mm，长度为16 ~ 51 mm不等，80%具有多个分叶。

（二）左心耳的开口

左心耳的开口也存在变异性。开口的形状包括椭圆形、圆形、三角形、水滴形和足形，其中椭圆形最常见占69%，圆形占5.7%（Naksuk et al.，2018）。开口的宽度12.1~38.8 mm，长度24.9~85.7 mm（Kanmanthareddy et al.，2014），深度为16~51 mm（Regazzoli 等，2015）。窦性心律时，心动周期的不同时期其开口直径的变化很小（最大1~2 mm），而心房颤动时其口径基本无变化。

（三）左心耳的体积

左心耳的体积大小不一。有人利用220例尸体解剖标本，对左心耳进行树脂铸型发现，树脂铸型体积为0.7 ~ 19.2 mL，短径为5 ~ 27 mm，长径为10 ~ 40 mm，长度为16 ~ 51 mm（Ernst et al.，1995）。有报道提示，左心耳体积与左心耳中血液流速呈负相关，说明左心耳体积越大，左心耳内淤血越严重，发生血栓的风险越高。因此准确测量左心耳大小，对于预测左心耳血栓形成风险有重要的临床意义。无心血管疾病的人群通过二维超声获得的左心房体积最大参考值为（22 ± 6）mL / m^2，（mL/m^2为体积 / 体表面积），最小参考值为（9 ± 4）mL / m^2（Schiller et al.，1996）。Lester等通过M型超声估测的左房体积与二维多普勒超声双平面测量的体积之间的相关系数仅为0.76，且随左房增大其相关性减小，因此，用二维多普勒超声测量左房体积较M型超声测量的左房内径能更精确代表左房大小，特别是在左房增大时，且与临床心血管事件的预后有更大的相关性（Pritchett et al.，2003）。

左心耳的大小与患者的容量负荷状态密切相关，动态输注500~1000 mL的液体可使左心耳开口尺寸增加约9%，深度增加约6%（Spencer et al.，2015）。心律也会影响解剖结构的评估，心房颤动时左心耳明显较大（7060 mm^3，窦性心律为4645 mm^3，$P<0.01$）。

四、左心房的发生及毗邻关系

左心房大部分是由肺静脉近端发育形成的，只有左心耳是由原始左心房发育而来的。左心耳形成于妊娠第3周，为胚胎时期原始左心房的残余，是胚胎时期由冠状静脉窦来源的心肌成分逐渐缩小并包绕原始左心房形成的一种结构。妊娠第4周，原始心房向右旋转至最终的位置，胚胎第50天完成左心耳的发育。

左心耳前方与第3肋间毗邻，在心表面位于左心房游离壁左房室沟处，前壁覆盖左冠状动脉旋支近端，向上与肺动脉根部相邻，向下与部分左心室游离壁相邻，后方为左上肺静脉，由界嵴隔开（Beigel，2014）。其前侧壁梳状肌之间的区域特别薄，厚度仅为（0.5±0.2）mm，在介入性操作时应避免此处穿孔（Sanchez-Quintana，2014）。

左心耳的位置和毗邻存在变异。多数情况下，左心耳位于左心房前壁和侧壁之间的左房室沟，尖端指向前上方，覆盖在右心室流出道或肺动脉干的左侧壁，以及左冠状动脉主干或左冠状动脉旋支之上。而左心耳的尖端横向或向后者也不少见，在一小部分心中，左心耳的尖端经过升主动脉根后方，位于心包横窦内（Beigel，2014）。

五、影响左心房大小的因素

左心房大小受生理和病理双重调控，因此，影响左心房形态和功能变化的因素很多。

（一）影响左心房大小的生理因素

决定左房大小最主要的因素是个体体型。儿童向心性肥胖与左房增大有关。性别也会造成左心房大小的差别（Pritchett et al.，2003；Spencer，2015）。在无心血管疾病的人群中随年龄增加左房的大小改变不明显（Thomas et al.，2002），因此与年龄相关的左心房增大可能是机体伴随年龄增加的病理生理调整，而非因年龄增长带来的生理后果（Thomas，2002）。

（二）影响左心房大小的病理因素

影响左心房大小的病理因素较多，包括二尖瓣疾病（各种原因所致的二尖瓣疾病）、左心室功能异常的疾病（包括收缩和舒张功能异常）、心房颤动（Allessie et al.，2002；Welikovich et al.，1994；Schoonderwoerd et al.，2004）。另外，左心房纤维化和（或）钙化引起的"左心房僵硬综合征"导致左心房顺应性下降可引起左心房增大，一些先天性心脏病、先天性左心房结构异常及高动力循环状态如慢性贫血或运动员也可引起左心房增大。

左心房增大是临床常见的现象，但如何定义为左心房增大，目前从大体解剖学角度尚无标准。美国超声心动图学会从影像学角度推荐标准如下：左心房内径男性≥4.1 cm、女性≥3.9 cm（Lang，2006）。中国辽宁省乡村居民中，35岁以上人群的左心房增大检出率为6.43%（Qu，2016）。已经证明，左心房增大是缺血性脑卒中及其他心血管不良事件的独立危险因素。

六、左心耳组织结构与功能之间的关系

左心耳开口部以弹性纤维和平滑肌细胞为主，体部以心肌细胞为主，形成肉眼可见的梳状肌（Kerut，2008）。左心耳开口部心肌细胞少而纤维成分多的解剖特点使其成为折返性心律失常潜在的关键传导区（Hodni，2011；Narsuk，2018）。大多数慢性心房颤动患者（73%）左心耳的纤维弹性组织明显增厚，称为"心内膜下纤维弹性组织增生"。梳状肌及肌小梁的存在，易使血流产生涡流及流速减慢，故左心耳是血栓形成的常见部位。有资料显示，心房颤动出现的血栓栓子主要来源于左心耳，其他少见的来源有左心房、左心室及右心房等（Therkelsen et al.，2005；Block et al.，2009；Beinart et al.，2010；Anselmino et al.，2014）。左心耳内血栓形成的机制为：血流速度减慢、左心房壁异常、凝血功能增强等。左心耳的分叶数量和血栓事件存在一定相关性，分叶数越多，血栓的发生风险越高（Corradi et al.，2005）。

七、左心耳功能

（一）收缩及舒张功能

窦性心律时，左心耳主要行使规律的收缩和舒张功能，对缓解左房压力，保证左心室充盈起主要作用。在每个心动周期左心室充盈的大部分时间内，左心房只起到通道作用。在左房收缩期左心耳通过自身的收缩增加左心室充盈量。在左心室收缩期，左心房与肺静脉间的压力阶差使其自身再充盈。左心耳顺应性优于左心房的其余部分，当左心房压力升高时，左心耳体积相对变化较大，这一特性使其成为肺循环回流血液的贮存器（Christiaens et al.，2010）。在左心室充盈后期左心房开始收缩，可使左心室总充盈量增加1/4，因此，左心房在心泵血功能中起到初级泵的作用，如果左心房的收缩功能消失，将导致房内压增高，不利于肺静脉回流，会间接影响射血功能。反映左心耳收缩功能的指标有左心耳排空速度、左心耳射血分数、左心耳壁的运动等。

（二）心电传导作用

左心耳基底部是多条优势传导通路如Bachmann束、Marshall韧带等交汇处，并且此处交感神经和迷走神经的传出纤维分布丰富，这些结构对维持左心耳正常的心电生理活动具有重要意义。另外，左心耳开口处心肌细胞稀少，这一解剖特点使其成为折返性心律失常潜在的关键区域（Welikovitch，1994）。

（三）内分泌功能

心房分泌心房利钠尿多肽（ANP）及脑钠肽，尤其左心耳组织内ANP的含量是其

余心房组织的40倍，左心耳分泌的ANP约占总量的30%，而这两种肽类激素都有促进体内钠、水排出的作用，是重要的机体自我保护性激素。切除动物左心耳短中期内即可以引起左心房收缩功能和顺应性下降、储备功能受损，ANP分泌减少和水钠潴留。外科手术中钳夹左心耳减少左心房容积可以导致即刻平均左房压、二尖瓣口和肺静脉瓣口舒张期血流速度上升（Yaghi et al.，2015）。左心耳分泌的ANP来源于心耳的心肌细胞，参与调节水钠代谢。左心耳内存在压力感受器，当心房压力发生变化时，可反应性地调节心率及ANP的分泌。当机体出现循环超负荷时，左心房内压力升高，左心耳除了可以通过其扩张对骤升压力起缓冲作用，还可以通过释放ANP促进利尿、排钠，从而减轻循环超负荷（Therkelsen et al.，2005；Block et al.，2009）。低氧状态或左心耳容量负荷增加时，刺激ANP释放，产生利尿、排钠作用，从而降低左心房压力。最近的研究发现（Lakkireddy et al.，2018），心外膜左心耳封堵术后，体内肾上腺素能系统和肾素–血管紧张素–醛固酮系统下调，全身血压显著下降的同时，也会导致脂联素、胰岛素和游离脂肪酸水平升高。

八、左、右心耳形态差异及发育异常

（一）左、右心耳的形态差异

右心耳一般体积较大，基部较宽，呈三角形，切迹浅短，数少，在大多数心耳上缘和多数右心耳的尖部有一个方向向上的钩突。左心耳一般屈曲细长，基底部窄，呈手指状，切迹多且深，在大多数心耳下缘和多数心脏左心耳的尖部有一个方向向下的钩突（图5-10）。如从外形不能区分左、右心耳时，则观察心耳与窦部心

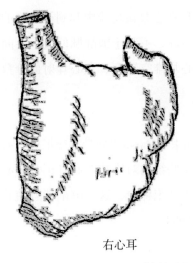
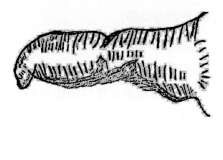

右心耳   左心耳

图 5-10   左、右心耳形态比较图

房交界区的结构：右心耳较大，交界口宽大，有界嵴肌束为界，所发出的梳状肌直至房室环约1 cm以上区域均可见到。左心耳交界口缩窄，无界嵴肌束，梳状肌仅存于心耳内部，而心房他处内壁较光滑。

（二）心耳（心房）发育异常

1. 心耳并列　本畸形最早描述始于1893年，1954年Dixon首先予以命名为心耳并列（juxtaposition of atrial appendages）。心耳并列是非常少见的畸形，有完全性和部分性之分，又有左侧型和右侧型之分。完全性心耳并列为左、右两个心耳都在两大动脉的左侧或右侧，左侧型者较多见，与右侧型之比为（6~8）：1。部分性心耳并列为有一个心耳分居于大动脉的两侧。部分性心耳并列仅见于右心耳，未见有左心耳的报道。心耳并列通过心血管造影和超声心动图等检查可以明确诊断。心耳并列多为重度紫绀型先天性心脏病的伴随畸形，常伴有大动脉转位、右心室双出口、右心发育不良或三尖瓣闭锁等畸形。

2. 先天性左心房瘤样扩张或左心房房壁瘤　为少见畸形，常伴房性心律失常和体循环栓塞。可为先天性，亦可为后天性。先天性者多为正常左心房局部心房肌发育缺陷者。发生部位多见于心耳部（约占已报告例数的2/3），也可见于左心房壁（窦部左房壁）。如同时伴心包缺损，可从缺损孔伸出心包外，所以病理分型有：①心包内左心房房壁瘤；②心包内左心耳房壁瘤；③左心耳房壁瘤通过心包缺损疝出；④心房壁多发性囊状房壁瘤。超声心动图有助于诊断。

3. 左心耳缺如　左心耳缺如为少见畸形，心耳缺如一般不发生在右心耳（朱清淤　等，2001）。

4. 先天性右心房瘤样扩张或右心房憩室或右心房房壁瘤　属于少见畸形，可无症状，偶为X线检查时发现心影增大或心影异常。形态表现可为右心房普遍性扩大，不伴三尖瓣病变、肺动脉瓣畸形或肺动脉高压等，所以又称特发性右心房扩大，也可表现为右心房壁局限性囊性膨出，单发或多发均可，可发生于心房壁，也可发生于心耳部，囊内可有血栓形成，目前认为其病因为心房壁发育异常，如心房壁内有大量脂肪组织浸润、心房肌萎缩纤维化、心房肌不规则性肥厚等。

第五节　左心室

左心室（left ventricle）位于右心室的左后下方，室壁厚9~10 mm，约为右室壁的3倍，左心室腔呈圆锥形，横断面为圆形，内腔容积约为85 mL，与右心室腔相近，左心室亦分为流入道和流出道两部分，二者以二尖瓣前瓣为界。

一、左心室流入道

左心室流入道，也称左心室窦部，位于二尖瓣前瓣的左后方。流入道的入口为左房室口，略小于右房室口，周径约为10 cm，可容2~3个指尖。左房室口周边为左房室环，左房室环呈椭圆形或圆形，二尖瓣环的基底部附着于该环。其长径和短径的平均值分别为2.6 cm 和2.0 cm，男女无显著差别。在房室环的上方，左心房内膜面有一条宽约1 cm的光滑带。此光滑带对应心脏表面的左房室沟，沟内为脂肪组织所填充。因为整个左心房内膜面比较光滑，故此光滑带不如右心房清楚。在胚胎发育过程中，左心室漏斗部心室漏斗皱褶大部分肌肉逐渐消失，故主动脉后瓣环和左瓣环与二尖瓣前瓣环间无肌肉组织。二尖瓣环在心动周期中，始终保持了程度不同的非平面状态。这可能对人工二尖瓣环设计提供了一个合乎生理形态的依据。

左房室口周缘的纤维环上附有两片帆状瓣叶，称二尖瓣（mitral valve）。两片瓣叶及其间的连合伸向左心室腔形成一个漏斗形的结构，上口大，即房室环；下口小，为二尖瓣口。二尖瓣前瓣较大，又称大瓣或前内侧瓣，起自左和右纤维三角及主动脉的左和后半月瓣的部分瓣环上。二尖瓣前瓣形态恒定，呈倒置的三角形或梯形，宽平均为34.5 mm，高平均为20.7 mm，位于前内侧，介于左房室口与主动脉口之间，似为主动脉壁的直接延续，将左心室流入道与流出道分开。二尖瓣前瓣的基底部约占左房室环周长的1/3，其内侧端附着于右纤维三角，外侧端附着于左纤维三角。二尖瓣前瓣的基底部（即上缘）有左心房前壁肌附着，自此向上以致密结缔组织板［纤维延续（fibrous continuity）］与主动脉左瓣与后瓣环之间的瓣间隔（intervalvular septum）相连续（图5-11）。这样，二尖瓣前瓣、纤维延续、瓣间隔、主动脉左后瓣及瓣环，加上左、右纤维三角等从结构和机能上即构成一个整体，在心脏力学上起重要作用。有人将这些结构合称为主动脉-心室膜（aorto-ventricular membrane）。

二尖瓣前瓣的瓣叶可分光滑带和粗糙带两部分，无基底带。光滑带较宽大，主要为致密结缔组织板，也有粗糙带的腱索融入其中。在心房面，光滑带与粗糙带之间有嵴状隆起，称为闭合线。当瓣膜闭合时此线为半月形弧线，开放时即二尖瓣孔。闭合线的平均长度成年男性为4.6 cm，成年女性为4.2 cm。粗糙带的心室面及游离缘有腱索附着。二尖瓣的后瓣形状大致呈半月形，较前瓣宽而低，后瓣平均宽37.1 mm、高15.1 mm，与前瓣的面积基本相等。

二尖瓣后瓣又称小瓣和后外侧瓣，位于前瓣的后外侧，附着缘占左房室环的

2/3。后瓣附着处的纤维环不完整，甚至缺如，且较松弛。后瓣的游离缘常有切迹或裂，5%的左心室后瓣无切迹，1%的左心室后瓣有1个切迹，89%的左心室后瓣含两个切迹将其分为中间大、两侧小的三部分，5%的左心室后瓣含有3个切迹。后瓣的瓣裂和切迹深度均达不到瓣环部。后瓣的室面有较多的腱索止点，透明带所占的范围比粗糙带小，甚至有40%的后瓣的透明带和粗糙带很难区分。从裂的顶部至瓣环之间的瓣膜组织是联合区，分别为前外和后内两个联合区。瓣膜房面光滑，瓣表面的心内膜与左心房后壁的心内膜相延续，故左心房增大时可牵拉二尖瓣后瓣，从而缩小二尖瓣后瓣的有效面积，造成二尖瓣关闭不全。后瓣可分为粗糙带、光滑带和基底带三部分。粗糙带的游离缘和心室面及基底带有腱索附着。后瓣粗糙带与光滑带面积之比值为1.4，而前瓣的比值则为0.6，即后瓣大部分与前瓣相接触。当二尖瓣开闭时，前瓣易于活动，后瓣则活动度较小，前瓣主动向后瓣贴近。临床上二尖瓣脱垂以后瓣脱垂多见，常有1片或多片小瓣叶膨入左心房，这与二尖瓣上述的结构特点有关。

　　二尖瓣前、后瓣的内侧端和外侧端互相融合，分别称后内侧连合和前外侧连合（图5-11），前者对向脊柱，后者对向腋前线。两连合的宽为4~5 mm，高径为7~8 mm。后内侧连合97%呈拱形薄膜者，在心表面位于房室交点区偏左方。前外侧连合98%呈拱形薄膜状，在心表面对应于左冠状动脉旋支的发出处。临床上施行二尖瓣分离术时应避免损伤纤维环，以免造成二尖瓣关闭不全，二尖瓣关闭不全施行人工瓣膜环缩术时亦常在两个连合处进行。

　　左心室乳头肌较右心室乳头肌粗大，左心室乳头肌有两个，即前乳头肌和后乳头肌。前乳头肌位于左心室前外侧壁的中部。前乳头肌数目为1~4个，平均长度成年男性为3.0 cm，成年女性为2.7 cm；平均宽度成年男性为1.5 cm，成年女性为1.2 cm。前乳头肌根部在心壁的投影位于冠状沟与心尖之间的中点，也是心左缘与前室间沟之间的中点。后乳头肌位于左心室后壁的内侧部（图5-11，图5-12）。后乳头肌的数目为1~6个。平均长度成年男性为2.8 cm，成年女性为2.6 cm；平均宽度成年男性和女性均为1.3 cm。

　　每个乳头肌发出的腱索连于相邻两个瓣膜相对应的一半。前乳头肌的顶端发出7~12支腱索连于两个瓣膜的外侧半和前外侧连合。后乳头肌以6~13支腱索连于二尖瓣的内侧半和后内侧连合。按照Lam等的腱索分类法：从乳头肌至瓣膜游离缘的为一级腱索（约占65%）；从乳头肌至粗糙带深面的为二级腱索（约占25%）；从心室壁

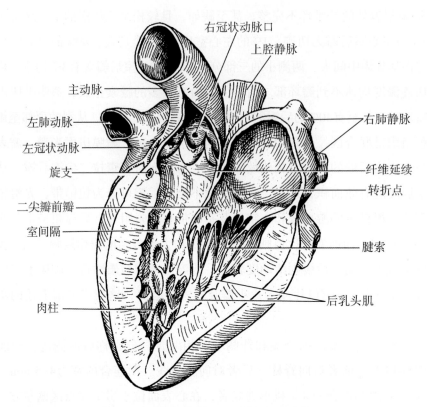

右冠状动脉口
上腔静脉
主动脉
左肺动脉
右肺静脉
左冠状动脉
旋支
纤维延续
转折点
二尖瓣前瓣
室间隔
腱索
肉柱
后乳头肌

图5-11 左心房与左心室的内腔结构

至后叶基底带的为三级腱索（占10%）。对左心室腱索还有其他分类方法：左心室每个乳头肌尖端可分出7~12条腱索为一级腱索。它们又经过二次分支，因而有二级和三级腱索，三级腱索连于瓣膜的游离缘和粗糙带的室面。还有人观察到约有90%的人有两个粗大的支持腱索（supporting tendinous cord），发自两个乳头肌，分支分别止于前外侧和后内侧连合部的瓣叶，一旦支持腱索断裂将发生严重的瓣膜关闭不全（图5-11，图5-12）。朱清於等将左心室腱索分为牵拉腱索和基底腱索两大类。牵拉腱索多数直径在1 mm以下，往往在粗糙带的两侧各有1支或数支对称性的粗大腱索，直径超过1 mm，这类腱索止点较长，与瓣膜组成坚固的结构。基底腱索仅见于二尖瓣后瓣，二尖瓣前瓣无。二尖瓣的牵拉腱索，男性平均为22支，女性平均为21支。基底腱索检出率，男性为92%，女性为84%。

　　与三尖瓣一样，二尖瓣附着的纤维环、二尖瓣、腱索和乳头肌这四者在结构和功能上是一个整体，合称二尖瓣复合体（mitral valve complex）。它们保证瓣膜的正常功能，如果任何一个部位发生损坏，都会使血流动力学发生改变。

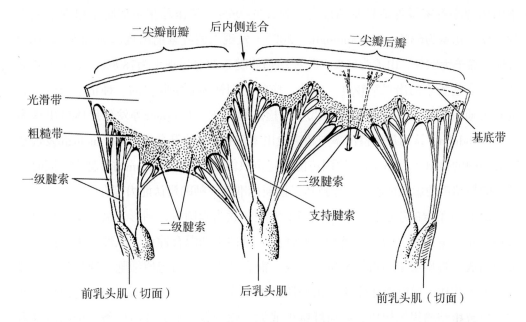

图 5-12 二尖瓣复合体

在左心室腔的心内膜面，于心壁的中下部还有许多肌肉隆起即肉柱，但左心室的肉柱较右心室的肉柱小。左心室壁肌肉最薄处位于心尖，临床上外科手术时可在此插入引流管或器械。心尖也是室壁瘤容易发生的部位。除了肉柱外，左心室壁尚存在一些游离的、几乎横向走行的心室条索。

（一）心室条索

心室条索（ventricular band），又名假腱索（false tendon）、节制索（moderator band）、异常条索（anomalous or aberrant band）、异常腱索（anomalous chordae tendineae）和左心室条索（left ventricular band）。是连于室间隔和乳头肌之间跨越左、右室心腔，且不附着于二尖瓣的一种条索状结构（Sander，1979；Perry，1983）。一般认为假腱索仅局限于左心室，实际上，左、右心室均存在此结构，但右心室的出现率明显低于左心室，故我们认为统称为心室条索为妥（郭志坤，2004）。根据位置不同，可分别称为左心室条索和右心室条索。

1. 左心室条索的形态、位置　左心室条索多从室间隔至后乳头肌、左心室前壁和前乳头肌，直径多小于3 mm，较粗的肉柱型条索多连至左心室前壁和前乳头肌。条索肉眼可分为乳白色和暗红色两种，前者多于后者。条索近侧端较粗，远侧端较细，两端的附着点呈圆锥形，可分叉。左心室条索（假腱索）的出现率存在物种差异，牛和犬左心室条索的出现率为100%，羊为95%，猪为92%，兔为64%。人假腱索的出现率各家报告结果差别很大，为20%~96%。谭玉珍报道假腱索出现率成人为71%，儿童为63%。Kervancioglu（2003）发现人假腱索的出现率为62.5%、狗为70%、绵羊为82%、山羊为80%，几种动物假腱索的总出现率为78.8%。鉴于人和动物的左心室条索的出现率较高，因此，应将它们视为心室腔内的一种正常结构。假腱索可通过超声心动图检出，但低于尸检的检出率。Luetmer等发现尸体检出率为55%。Abdulla等认为尸体检出率与超声检出率仅有18%的符合率。Kervancioglu发现超声心动图的检出率为26.4%。原因可能是超声只能检出直径＞2 mm的假腱索；同时，还可能与超声的影像性能、操作技巧、诊断标准及医师的辨认能力等有关。

2. 心室条索的组织构造　显微镜下发现条索为扁圆形，圆形者极少。根据组织结构，左心室条索分为三种类型：肌性束、腱性束和混合性束。肌性束主要由心肌细胞构成；腱性束主要由结缔组织构成；混合性束主要由起搏细胞、浦肯野细胞和结缔组织构成。暗红色条索主要由心肌纤维构成，结缔组织少而疏松。乳白色条索主要由致密结缔组织构成，心肌纤维少或无。除少数较细的乳白色条索全部由致密结缔组织构成外，条索内一般都含有传导组织。条索外周有致密结缔组织鞘包裹。山羊条索的轴心部分主要由浦肯野细胞构成，极少数含普通心肌细胞，偶尔可见到一半为心肌细胞，另一半为浦肯野细胞。在山羊未见到完全由结缔组织构成的条索。横切面上浦肯野细胞的多少一般与条索的直径成正比。条索周边的结缔组织常深入索内把浦肯野细胞分隔为2~5个大小不等的细胞束，最多达10条。每个小束有其束膜包绕。

人的心室条索中的心肌细胞体积密度较低，牛和狗的较高，人和动物之间存在高度显著性差异。人和狗的浦肯野细胞体积密度较低，牛、羊和猪的较高，人和动物的浦肯野细胞和毛细血管的体积密度之间的差异无显著性。提示人的心室条索内细胞之间的结缔组织含量较多。人和狗的浦肯野细胞体积较小，形态与心肌细胞相近；牛、羊和猪的浦肯野细胞体积较大，呈圆形或不规则形，但人和动物及各动物之间左心室条索的浦肯野细胞密度无显著性差异。条索内的浦肯野细胞比心内膜下的细胞面积、核周长、核面积小，杆状细胞多见。除此之外，二者几乎无太大差异（李发乾，1989）。

3. 心室条索的胚胎发生　关于心室条索的胚胎发生尚不清楚。有人提出，在正常情况下，室间隔膜部和二尖瓣由心内膜垫发育而来，乳头肌和腱索是室壁向二尖瓣原基伸展形成的。如果乳头肌和腱索向室间隔肌性部伸展，则可形成左心室条索。也有人认为，左心室条索和腱索很可能是同源的。Perry等认为，在胚胎发育过程中，心室腱索是由原始心脏的内肌肉层发育而来。Turner认为，左心室假腱索是左心室小梁在胚胎发育期形成的结构或遗留痕迹，是左心室小梁的一部分，属于心内正常结构的变异。

4. 心室条索的生理和病理意义　一般认为，心室条索是引起心律失常的易发部位之一，其发生机理尚不十分清楚。Canale等（1983）发现体外培养的浦肯野细胞有自发性收缩活动，在心室舒张时浦肯野细胞内肌原纤维肌节长度能相应增加。因此，当左心室条索被牵拉时：①浦肯野细胞的自律性增强，会增加动作电位4期自动除极的频率，而引起触发性快速心律失常、室性期前收缩等。②左心室条索附着在心室壁上，心室舒张时，条索对室壁有牵拉力，此种机械牵拉能诱发室性心律失常。③条索可引起局部激动折返，亦会诱发室性心律失常。故心室条索（包括右心室条索）的存在，是产生室性心律失常的原因之一。从形态学角度看，条索内存在浦肯野细胞是易发心律失常的解剖学基础，因为传导细胞具有较高的幼稚性和兴奋性。另外，在浦肯野细胞之间夹杂有大量的神经纤维及神经纤维末梢，提示左心室条索内的浦肯野细胞如同其他细胞一样是在神经调控下进行工作的。

在某些生理情况或病理情况下，当左心室腔增大时，心室条索被拉紧，条索附着处的室壁受牵拉，心室条索和室壁内的传导组织受到刺激，自律性增高，从而引起心律失常，如室性期前收缩和室性心动过速。还有人认为，条索与正常传导系统可形成折返环路而引起心律失常。由心室条索引起的室性期前收缩的特点是：多发于青年人，临床上无器质性心脏病依据。在活动时室性期前收缩随心率增加反而减少或消失，这是由于左心室容量减少，室壁对条索的拉力减轻所致。由心室条索引起的室性期前收缩可伴有收缩期高调的音乐样或海鸥鸣样喷射性杂音。应用β受体阻滞剂可减少期前收缩的发生。

（二）乳头肌

1986年Kron等证实，手术切除有瘢痕的左心室乳头肌可以改善外科手术治疗特发性室性心动过速的预后，提示左心室有瘢痕的乳头肌参与了特发性室性心动过速的形成。1999年Kim等证实，猪的离体右心室乳头肌参与形成和维持特发性室性心动过速和心室颤动（ventricular fibrillation，VF）。2006年Pak等再次证明猪和犬心室乳头肌参与特发性室性心动过速。2008年Doppalapudi等认为乳头肌的浦肯野纤维网可能参与室性心律失常的形成。心室乳头肌为游离的肉柱，顶端连接腱索，在心室舒缩过程中，既可受到机械性牵拉，又可受血流的冲击而横向摆动，由此使其内部存在较密集的浦肯野纤维网，浦肯野纤维网可在缺血或非缺血情况下形成局部微折返或自律性增高导致室性心律失常发作。此类患者的室性心律失常多数起源于乳头肌深部，且乳头肌基底部宽大、不同侧面均可形成室性心律失常出口，部分可起源于乳头肌中段，给消融导管操作和稳定靠近消融点带来一定难度（李世兴，2017）。

二、左心室流出道

左心室流出道是左心室腔的前内侧部分（图5-13）。左心室流出道与流入道之间隔着二尖瓣前瓣。二尖瓣前瓣构成左心室流出道的后外侧壁，室间隔构成左心室流出道的前内侧壁。左心室流出道的上部称主动脉前庭或主动脉下窦。该处室壁光滑无肉柱，无伸缩性。一些肉柱型条索游离在左心室流出道中，受血流冲击可引起心脏杂音。左心室流出道的出口为主动脉口（aortic orifice），主动脉口位于左房室口的右前方。主动脉口周围的纤维环上有3个半月形的瓣膜附着，称主动脉瓣（aortic valve）。有关主动脉瓣区域的结构研究较多，临床意义重要，重点叙述如下。

（一）主动脉瓣的形态结构

主动脉瓣的形态结构与肺动脉瓣相似，但主动脉瓣稍厚且坚韧。随年龄增长的瓣膜增厚和失去光泽等退行性改变较肺动脉瓣明显。主动脉瓣位于左心室漏斗部顶端。按瓣膜的方位将主动脉瓣分为左半月瓣（left semilunar valve）、右半月瓣（right semilunar valve）和后半月瓣（posterior semilunar valve），分别简称为左瓣、右瓣和后瓣。同一心脏的主动脉各半月瓣大小不相同。瓣膜的游离缘凹陷，朝向主动脉腔。瓣膜游离缘中点增厚称为半月瓣小结（nodule of semilunar valve），或称Aranttius小结，主动脉半月瓣小结较肺动脉半月瓣小结更为明显。除主动脉半月瓣小结外，在3个半月瓣关闭时，瓣膜相互的接触点可有结节状增厚。这种结节不同于游离缘结节，多数在30岁以后才出现，称为Morgagni结节。这类结节常与游离缘结节互相融合。其检出率男性为58%，女性为82%。左、右瓣及后瓣的检出率男性分别为28%、32%、38%，女性分别为42%、62%、72%。30岁以后，在瓣膜接触区包括游离缘还可以出现毛刺状赘生物，总检出率男性为36%、女性为48%。左、右及后瓣毛刺状赘生物的检出率男性分别为14%、8%和18%，女性分别为8%、16%和36%。检出率随年龄递增。中央部位的小结和毛刺样赘生物，女性的出现率均高于男性，且都以后瓣的出现率为最高。

主动脉瓣瓣膜有上下两缘，上缘于小结的两侧凹陷，似新月形，称半月瓣弧缘（lunula of semilunar valve）；下缘呈U形凸出，附着于主动脉根部。每个瓣膜相对的主动脉壁向外膨出，瓣膜与壁之间的腔隙称为主动脉窦（aortic sinus），又称瓦氏窦。根据位置可分为左窦、右窦和后窦（图5-13）。瓣膜可出现筛孔，筛孔的总检出率男性为60%，女性为38%； 左、右瓣和后瓣的检出率男性分别为40%、36%、26%；女性分别为26%、14%、16%。筛孔最大可达1.0 cm×0.4 cm。

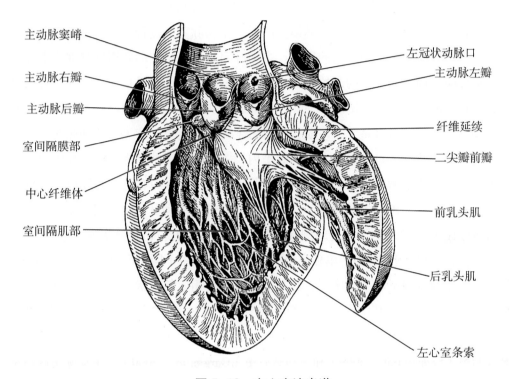

左冠状动脉口

主动脉窦峰

主动脉右瓣

主动脉后瓣

室间隔膜部

中心纤维体

室间隔肌部

主动脉左瓣

纤维延续

二尖瓣前瓣

前乳头肌

后乳头肌

左心室条索

图 5-13　左心室流出道

　　从功能解剖理解主动脉瓣应该是个区域概念，包括主动脉瓣叶和窦管交界、主动脉窦、功能性主动脉瓣环（3个瓣叶附着最低点水平的虚拟环）在内的主动脉根部，这些结构形成类似圆柱体的功能复合体。任何导致此复合体中的1个或多个组成部分出现异常的病变都可能引起主动脉瓣关闭不全。有人根据瓣叶和根部病变将主动脉瓣关闭不全分为三型（Boodhwani，2009）：Ⅰ型为瓣叶运动正常，主动脉根部扩张。主动脉窦部直径为（15.0±1.5）mm，窦管交界直径为（13.0±1.3）mm（朴今淑 等，1997；孙明 等，2002）。直径>40 mm通常定义为主动脉根部扩张。该型的病因为动脉粥样硬化或结缔组织病。Ⅱ型为瓣叶脱垂导致瓣叶过度运动。该型的主要病因为瓣叶组织黏液样变性，以及先天性瓣叶穿孔和组织受力不均等。Ⅲ型为瓣叶运动受限。该型主要是由于风湿性心脏病导致的主动脉瓣关闭不全所致，包括瓣叶高度和宽度的缩小，通常合并瓣叶游离缘增厚。

（二）主动脉窦的解剖结构

主动脉窦是升主动脉根部与主动脉瓣叶相对应的主动脉管腔，在心室舒张时，由于血液形成逆流漩涡，窦对应的主动脉壁向外呈壶腹样膨出，形成3个主动脉球（开口向上的腔）。其壁向外扩张而变薄（平均厚度0.73 mm），仅为升主动脉壁（厚度1.5 mm）的一半。当主动脉瓣关闭时，主动脉窦的这种结构特点有利于其向外扩张，减轻血液对主动脉瓣的压力。主动脉窦的下界是主动脉瓣环基部，上界则为主动脉嵴，即主动脉壁的起始缘。从主动脉瓣环基部至交界顶部为主动脉窦的高度，为15 mm左右（朴今淑 等，1997）。根据有无冠状动脉开口将主动脉窦分为右冠状动脉窦（简称右冠窦）、左冠状动脉窦（简称左冠窦）和无冠状动脉窦（简称无冠窦）。冠状动脉口一般位于主动脉窦内，主动脉瓣膜游离缘以上。朴今淑等对75例成人离体心脏解剖发现：60%的左冠状动脉口和84%的右冠状动脉口，分别位于左、右主动脉窦内，主动脉左、右冠状动脉口位于主动脉嵴上方者分别占12%和5%。而张铁山等（2019）通过55例标本发现：5例高位开口，变异率为7.27%，左主干单独高位开口3例，右主干单独高位开口1例，左右主干同时高位开口1例，16.3%的开口位于瓣尖以下。主动脉左、右窦的上方均有相应的冠状动脉开口，且窦内的开口可以出现多个。其中主动脉右窦出现多个开口26例（2个开口21例，3个开口5例），主动脉左窦出现多个开口仅有3例（张铁山 等，2019）。冠状动脉偶可来自肺动脉窦（Leong et al.，2009）和主动脉后窦（Garg et al.，2000）。主动脉窦内的额外开口直径微小，或者开口直径大小相同。主动脉窦壁为主动脉壁向瓣环的延伸部分，由窦壁的一部分圆锥间隔的肌组织所构成。

（三）主动脉窦的位置与毗邻

主动脉根部位于心的中心部位，主动脉窦位于其下部。在三个窦中左冠窦偏左前上，位置最高；右冠窦偏左前下，位置居中；无冠窦偏后下，位置最低。左冠窦与无冠窦和二尖瓣前叶围成一个三角纤维区域称为主动脉二尖瓣交界区（AMC）。此处结缔组织较多，有少量心室肌分布，组织学和电生理特征与房室结区域的细胞相似，是诱发心律失常的潜在区域（McGuire et al.，1996；Hai et al.，2015）。

主动脉窦深埋于心底部，与心各部分都有密切的关系。主动脉窦呈楔形插入二尖瓣与三尖瓣之间，基底部完全包埋在周围的组织中，瓣环基底部的后半周则完全被两侧心房所包绕。左冠窦大多位于左侧，邻接左心房和肺动脉根部，右心室流出道后上间隔；无冠窦位右后方，邻接右心房和左心房；右冠窦位于正前方偏右，坐于室间隔肌部嵴顶，邻接右心房和右心室，借圆锥间隔与右心室流出道相邻。右冠窦的大部分在心包腔内，小部分靠近肺动脉窦（Anderson et al.，2000）。右心房的主动脉隆凸，多数由无冠窦形成（73.3%），由无冠窦和右冠窦共同形成者较少（36.6%）；二尖瓣前瓣中轴线在左冠窦与无冠窦之间者占绝大部分（86.7%），左、右肺动脉瓣交界点对向左、右冠窦之间者占绝大部分（80%）。心的4个心腔与主动脉瓣都有直接关系。主动脉瓣叶直接构成了心结构的一部分（孙明 等，2002）。

主动脉窦大部分由主动脉壁构成。在左、右冠窦底部都有新月形的肌组织，但是无冠窦不具备这一特性。因为无冠窦基底部是主动脉瓣与二尖瓣之间纤维组织的延续（Anderson et al.，2000）。在正常人的心脏结构中，无冠窦与心外膜方向的心房肌相邻，主动脉瓣与二尖瓣中没有心室肌，二者均由纤维组织延续。但极少数人无冠窦的主动脉瓣可能没有纤维组织的延续，所有的3个主动脉窦壁中均含有心室肌，所以有时能在无冠窦中记录到房室旁道或异位心律起源的电位（Ouyang et al.，2006）。

（四）主动脉窦与房室束的关系

无冠窦与三尖瓣和二尖瓣环之间的前间隔相邻，无冠窦瓣上部分邻近房室束。房室束位于科赫三角尖顶部，穿过右纤维三角后继而走行于室间隔肌部与右纤维三角之间，分为左、右束支向前下行于室间隔膜部的后下缘。房室结的主体位于科赫三角内，即室间隔膜部的后部。右冠窦后部邻近右纤维三角且与房室束分叉及左束支起源相邻。局灶性房性心动过速可以从无冠窦在右纤维三角上部的位置进行消融治疗（Ouyang et al.，2006）。

（五）主动脉瓣的胚胎发生

胚胎发育的第3周，原始生心区中的马蹄形的生心板的两侧折叠、融合，形成直的原始心管，并渐出现几个膨大区，从心管尾端静脉入口到头端动脉出口依次为：静脉窦、原始心房、原始心室、心球及动脉干。心球的远端部分形成圆锥和动脉干（总称为圆锥干），球干（心球与动脉干的简称）交界部为主动脉半月瓣的发生部位。圆锥干渐向内向左旋转移至中线，横跨在两心室之上，形成两个纵行的内嵴（动脉干嵴及圆锥嵴）称圆锥干嵴。腹侧称圆锥干嵴1，背侧称圆锥干嵴3。它们对向生长、螺旋旋转180°，在中线融合形成圆锥干隔，其动脉干部分称动脉干隔，圆锥部分称圆锥隔。圆锥干的左右壁发生圆锥干嵴2和圆锥干嵴4。动脉干隔把动脉干分成主动脉干和肺动脉干。圆锥隔将圆锥分为肺动脉圆锥和主动脉圆锥。肺动脉圆锥形成右心室漏斗部，将肺动脉瓣与三尖瓣隔开。主动脉圆锥大部分被吸收，导致主动脉瓣下移，与二尖瓣前叶有纤维连续。圆锥隔向下发育和肌部室间隔汇合，一部分形成室上嵴和隔束，并发出膜样组织参与膜部室间隔的形成。肺动脉有整个圆锥干嵴2和圆锥干嵴1、圆锥干嵴3的各半，主动脉有整个圆锥干嵴4和圆锥干嵴1、圆锥干嵴3的另一半，它们形成两套半月瓣及其相应的瓦氏窦。圆锥干嵴1、圆锥干嵴3的左半和圆锥干嵴2成为肺动脉瓣，圆锥干嵴1、圆锥干嵴3的右半和圆锥干嵴4则形成主动脉瓣。

（六）主动脉瓣的组织结构

主动脉瓣叶由3层结构构成，从主动脉方向往心室方向依次被命名为纤维层、海绵层和心室面。这3层结构由4种细胞组成：平滑肌细胞、成肌纤维细胞、成纤维细胞和内皮细胞，其中平滑肌细胞和成肌纤维细胞基本全部位于纤维层，成纤维细胞可单独存在于心室面层，瓣膜组织中基本不含血管，所需的营养和氧气直接来源于血液。

瓣膜细胞分泌细胞外基质和结缔组织。纤维层主要由环形走向的胶原蛋白纤维组成，致使瓣叶最外层呈波浪状，这一结构可以使瓣叶在心脏舒张时得到最大的舒展；海绵层位于3层的中间，主要成分为糖胺聚糖，这种成分可以吸收水分，使海绵层膨胀，使其吸收在瓣叶运动时所产生的冲击力，起到了很好的缓冲作用，同时它也是3层中细胞密度最低的一层；心室面层富含弹性蛋白，其增加了瓣叶重复开启闭合的弹性，同时也为纤维层提供缓冲张力，使纤维在伸展状态下能够恢复波纹形状，为下次的运动循环做准备（图5-14）。

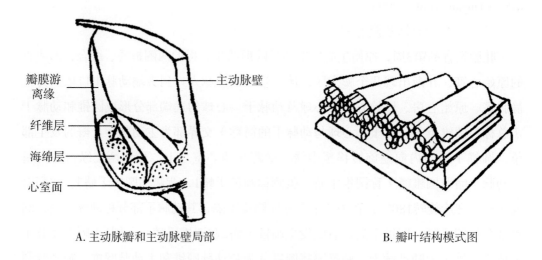

瓣膜游离缘　　　　　　　　主动脉壁

纤维层

海绵层

心室面

A. 主动脉瓣和主动脉壁局部　　　　　　　B. 瓣叶结构模式图

图 5-14　主动脉瓣叶的解剖结构

（七）主动脉瓣钙化

主动脉瓣钙化（calcific aortic valve disease，CAVD）是主动脉瓣的一种退行性变化，即"磨损"导致瓣膜钙化形成。主要表现为瓣叶纤维增生和钙化导致瓣膜僵硬，严重者可出现钙化性主动脉瓣狭窄，引起左心室流出道梗阻。CAVD在65岁以上人群的出现率为2%，85岁以上人群出现率为4%（Carabello，2009）。在老年人群中，纤维化和瓣膜钙化是导致主动脉瓣狭窄发生的最常见因素，主动脉瓣狭窄的发生主要是由于主动脉瓣叶增厚和钙化导致主动脉瓣开口狭窄。这种狭窄妨碍了有效的血液通过主动脉瓣，在主动脉和左心室之间产生压力梯度。为了补偿这种梗阻，左心室壁增厚并伴有心肌肥大，以保持足够的收缩功能。在病情进展后期，由于压力超负荷，心室壁压力增加导致左心室扩张，最终心脏收缩功能恶化。此外，主动脉瓣和瓣环钙化有关的主动脉瓣反流也随着年龄的增加而增加。主动脉瓣关闭不全导致左心室无法正常工作，容量负荷过重可能导致左心室扩大和收缩性心力衰竭。

CAVD与动脉粥样硬化有相似的病理过程，包括脂质沉积、炎症反应、新血管形成、内皮细胞功能障碍，以及瓣膜间质细胞（valvular interstitial cell，VIC）向成骨细胞分化（Carita，2016），最终形成钙化。高血压、吸烟、糖尿病、胆固醇升高和男性均被确定为CAVD的危险因素。目前尚缺乏治疗CAVD的有效药物。主动脉瓣置换术是治疗CAVD的唯一有效方法。

第六节　心的结构与心腔内血液定向流动的关系

心被房间隔和室间隔分为左、右两个半心，左、右半心又各分成左、右心房和左、右心室而成为4个心腔。头、颈、上肢的静脉血经上腔静脉注入右心房，胸、腹、盆腔和下肢的静脉血经下腔静脉回流至右心房，心本身大部分静脉血经冠状窦口流入右心房。因此，右半心的血液为静脉血。右心房收缩，右房室口的三尖瓣开启，血流由右心房进入右心室。右心室收缩，血流经右心室流出道和肺动脉口进入肺动脉、左肺动脉和右肺动脉入肺，在肺内经O_2和CO_2交换后，由4条肺静脉注入左心房。左心房收缩，二尖瓣开启，血流经左房室口进入左心室。左心室收缩，血流推开主动脉瓣，经主动脉到达全身各部，血液在器官内经毛细血管进行物质交换后，形成静脉血，并逐级汇合入大静脉注入右心房。左半心的血液是动脉血。三尖瓣和二尖瓣、肺动脉瓣和主动脉瓣的存在，是心腔内血液定向流动的结构基础。

　　心每收缩和舒张一次的过程称为一个心动周期（cardiac cycle）。一个心动周期中首先是两心房收缩，其中右心房的收缩略先于左心房。心房开始舒张后两心室收缩，而左心室的收缩略先于右心室。在心室舒张的后期心房又开始收缩。如以成年人平均心率为75次/min计，每一个心动周期平均为0.8 s，其中心房收缩期平均为0.11 s，舒张期平均为0.69 s。心室收缩期平均为0.27 s，舒张期平均为0.54 s。心脏舒张时心腔内压降低，腔静脉血液回流入心，心收缩时内压升高，将血液泵到动脉。尽管心不停地进行节律跳动，但心肌细胞并不是在持续工作。以心室肌为例，在一个心动周期（0.8 s）里，做功（收缩）只占用了1/3的时间（0.3 s），而2/3的时间（0.5 s）用于休养生息（舒张）。心肌细胞的劳逸结合保证了它久战不疲地工作。

　　一般对心动周期的描述主要是以左心室的收缩、舒张和充盈为例。右心室的心动周期和左心室基本一致。心室收缩、舒张和充盈的基本过程如下：心室的收缩期在左心室舒张的后期，此时二尖瓣开放，主动脉瓣关闭，心室内血液充盈（图5-15）。心室肌兴奋，心室肌开始收缩，使心室内压升高。在左心室收缩的早期，当心室内压超过左心房压（约10 mmHg或稍高）时，二尖瓣关闭。在二尖瓣关闭而主动脉瓣尚未开放的这段时间，心室肌的收缩继续加强，但心室的容积不发生改变，所以称为等容收缩期（isovolumic contraction phase）。在等容收缩期内，心室内压加剧上升。当心室内压超过主动脉压时，主动脉瓣即打开，进入心室射血期。在射血的早期，由于心室内压高，而且主动脉因其弹性储器的特性而被扩张，因此心室射出的血量较多，称为快速射血期（rapid ejection phase），此时心室内压达到峰值。在快速射血期结束时，心室内压即开始下降，并低于主动脉压，但由于此时心室内的

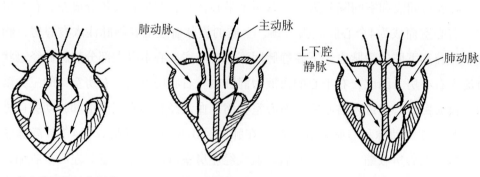

左、右心房收缩，分别将血　　　左、右心室收缩，分别将血　　　全心舒张，血液经
液压至左心室和右心室　　　　　液泵至主动脉和肺动脉　　　　　静脉被吸进心房

图5-15　心动周期中的血流动力学变化示意图

血液具有较大的推动力，因此，在短时间内仍可继续进入主动脉。射血期的后期称为减慢射血期（reduced ejection phase）。

心肌细胞的生理学特性是心动周期的物质基础。在正常情况下，心肌兴奋收缩后有一段时间，心肌细胞对任何强烈的刺激都不会有所反应，称为绝对不应期，或称有效不应期。随之有很短的一段时间，心肌细胞对强刺激有反应，称为相对不应期。再后有一极短的时期称超常反应期。相对不应期和超常反应期位于心肌舒张期的尾段，由于心肌没有完全恢复，对刺激虽然有所反应，但反应性和收缩力都很弱。此时引起的收缩称为期前收缩，也就是早搏。期前收缩也有自己的不应期，这时正常的冲动到来时，刚好落在了期前收缩的不应期上，心就会停搏一次。

第七节　相关解剖与临床要点

一、组织工程心脏瓣膜

组织工程是根据工程学原理，利用生物学技术构建出的人工组织。组织工程的核心是建立细胞与生物材料的三维空间复合体，即具有生命力的活体组织，用以对病损组织进行形态、结构和功能的重建并达到永久性替代。组织工程包括细胞支架、种子细胞、生物活性因子三个主要要素。组织工程心脏瓣膜（tissue engineered heart valves，TEHV）是一种新颖的瓣膜假体，利用组织工程技术将具有生物活性的自体细胞种植在去细胞支架材料上，在特定的条件下构建，使之在置入体内置换病变瓣膜后仍然具有天然瓣膜的生物学性能、机械性能、术后无须抗凝治疗及随机体的发育而生长等特性。理想的心脏瓣膜支架应具有生长、重建、修复能力，具备良好的生物相容性与血液流动特性、术后不需抗凝、不衰败、置入所造成的创伤小等天然心脏瓣膜的生物学功能。目前去细胞技术还不成熟，所有去细胞方法都会导致瓣膜结构的破坏和表面成分的潜在丢失，在一定程度上加速瓣膜的变性和钙化。大多数瓣膜支架制备后的改性不够，比如存在瓣膜免疫原性、钙化、瓣叶增厚等。因此，TEHV的临床应用具有广阔前景，但仍停留在大动物试验水平，应用于临床还未获许可。TEHV的研究主要涉及瓣膜支架制备及改性；种子细胞的选择及培养；种子细胞与瓣膜支架材料的黏附、增殖及分化；瓣膜的体外培养和最终移植入人体。

（一）支架材料

TEHV支架材料主要有去细胞的生物瓣膜和合成的高分子聚合物，不同的材料有各自的优点，但本质上都是高度模仿天然瓣膜细胞外基质的3D超微结构。

1. 去细胞心脏瓣膜支架材料　因其保存细胞外基质的3D超微结构及部分生物学性能，被认为是目前最有前途的TEHV支架，已被越来越多地应用于再生医学与组织工程的支架研究，展示出了良好的临床应用前景。去细胞支架包括同种和异种材料。同种去细胞支架来源于同种瓣膜、心包等，它们具备天然瓣膜固有良好的细胞外基质成分与结构，但其来源有限。而去细胞异种生物瓣膜支架，其结构和成分非常接近于天然瓣膜，所具备的性能是其他支架材料无法比拟的，且来源充足，但应用的最大障碍是存在抗原引起的免疫排斥反应。所以理想的去细胞支架应该是完全去除抗原成分而保留完整的细胞外基质结构和成分。在体外模型中，去细胞支架可引起炎症及免疫反应、血小板激活、经典补体系统通路激活、单核细胞的招募、粒细胞及淋巴细胞的招募等。去细胞异种瓣膜的另一缺点是可能会将非人类的病原菌和疾病传播到患者身上，其中包括猪内源性逆转录病毒和牛海绵状脑病（白鹏，2018；陈锐，2008）。

去除细胞的方法可分为物理、化学和酶学方法。理想的去细胞方法要求既能完全去除瓣膜细胞成分，降低免疫原性，又能保留天然瓣膜的胶原纤维、弹力纤维等细胞外基质成分，保持足够的机械强度以满足心脏瓣膜的功能要求。目前所有的去细胞方法都会导致瓣膜结构的破坏和表面成分的潜在丢失。另外，不管哪一种去细胞方法都必须在体内进行试验研究，以最终确定免疫原性、力学性能及持久性，以更好地用于临床。

2. 合成生物材料　主要是高分子聚合物，这些材料可制备成天然瓣膜外形且与所置换瓣膜内外径一致的框架，也可通过控制结构的聚合度控制其微观空间结构，并可根据要求进一步控制其相关性质，如生物相容性、硬度、降解速度等；另外，还可以大批量生产。目前常用于心脏瓣膜组织工程的可降解高分子聚合物材料有：聚乳酸、聚乙醇酸及二者共聚体，以及聚己内酯、聚-4-羟基丁酸酯等。合成生物材料虽能模仿天然心脏瓣膜的结构和机械性能，但生物相容性欠佳，需桥接生物活性因子提供特殊细胞黏附点，并且能在细胞分泌酶的作用下使聚合物降解。另外，合成材料是否在体内具有毒性还有待进一步研究。

（二）种子细胞

种子细胞的培养是组织工程的基本要素，细胞主要来源于自体、同种异体、异种组织细胞等。自体组织细胞应为首选。由于组织工程细胞培养多需要高浓度的细胞接种，自体组织细胞存在着数量上的局限性及长期传代后细胞功能老化的问题。

理想的组织工程种子细胞需要解决以下问题：①增强细胞的增殖能力；②延长细胞的生命期；③提高细胞的分泌能力；④优选不同组织来源的同一功能的最佳细胞；⑤建立标准细胞系，使研究工作有更好的可比性和科学性；⑥同种异体与异种移植的免疫学；⑦细胞与人工细胞外基质的相互作用及影响因素。

常用的种子包括动脉或静脉来源血管内皮细胞、成纤维细胞、成肌纤维细胞、内皮祖细胞、骨髓源性干细胞、脂肪来源的干细胞、脐带来源的混合细胞等。这些细胞各有其优缺点。种子细胞在支架上种植的方法包括静态生物反应器和动态生物反应器。静态反应器是将种子细胞和支架混合在一起培养，使种子细胞在支架上生长。动态反应器是将种子细胞移植到支架材料上，模拟人体动脉血流的流场，使细胞和材料黏附牢固，此法对条件要求较高，但动态种植的组织工程瓣膜更适合体内植入。

（三）去细胞支架的改性

理想的组织工程不仅要具备良好的支架材料、优质的种子细胞，还需要为细胞生长提供良好的微环境，增强种子细胞与支架之间的生物共生。为此需要对支架材料进行改性修饰。去细胞瓣膜的改性修饰是将其表面桥接上某些生物活性因子，使去细胞瓣膜具有某些特定的功能，如保护细胞基质以防血小板黏附、加快体内支架的内皮化、使瓣膜具有抗钙化功能。对生物材料功能化的修饰常用分子包括RGD肽（精氨酰-甘氨酰-天冬氨酸）、血管内皮生长因子（vascular endothelial growth factor，VEGF）及转化生长因子-β（transforming growth factor-β，TGF-β）等。

RGD肽能促进人骨髓间充质干细胞对支架的黏附、生长和增加血管生长因子的表达。VEGF对内皮祖细胞的黏附和生长效果较好。TGF-β能促进间充质干细胞的增殖、迁移和侵袭，特别是与其他因子有协同作用，TGF-β还可提高成纤维细胞合成细胞外基质成分的能力。

RGD、VEGF、TGF-β对材料的修饰可通过共价结合、层层自组装技术、聚电解质多层膜技术等方法实现。在体外利用海藻酸钙水凝胶包封纤维母细胞将纤维母细胞表达VEGF的功能和水凝胶的降解性能相结合，可使VEGF得到持续的释放。聚乙二醇（polyethylene glycol，PEG）也常用于对去细胞瓣膜支架的修饰，通过PEG末端引入功能性官能团（如丙烯酰基、乙烯砜基等），与引入瓣膜或生物活性分子上的巯基（—SH）共价键结合，可在介导胶原交联的同时，将多个生物信号如RGD肽、VEGF、TGF-β等结合到被修饰物表面，达到同时改善支架材料的机械性能和部分生物学性能的目的。

二、人工心脏瓣膜

心脏瓣膜病变无法用手术成形修复者，需要用人工心脏瓣膜（artificialheart valve）替换。人工心脏瓣膜以其所用的材料不同，分为机械瓣和生物瓣。

（一）机械瓣（图5-16）

机械瓣膜的基本结构包括瓣架、阀体与缝环三部分。此种瓣耐久性好，血流动力学性能优良，但术后需要终身抗凝治疗。机械瓣经历了球笼瓣和笼碟瓣、斜碟瓣、双叶瓣的发展历程（崔凯 等，2009）。

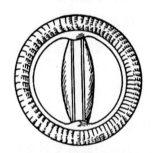 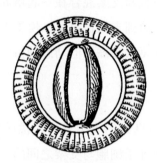 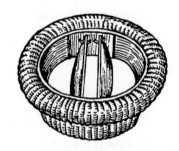

A. 圣祖德双叶瓣　　　　　　B. DuroMedics 双叶瓣　　　　　　C. CarboMedics 双叶瓣

图 5-16 双叶机械瓣膜

1. 球笼瓣和笼碟瓣　具有代表性的球笼瓣有斯塔尔-爱德华兹心脏瓣膜、Smeloff-Cutter瓣和 Magovern 瓣等。这种机械瓣采用一个较小的球笼限制球体赤道线在缝合环的位置。球体的外缘有一个很小的空隙，方便球体通过瓣膜孔。这个微小的空隙还可以造成微小的反流，这种微小的反流可能会起到抑制血栓形成的作用。球笼瓣体积较大，在一定程度上限制了其使用。于是更为小巧的笼碟瓣应运而生。具有代表性的笼碟瓣有Kay-Shiley 瓣和 Beall瓣。主要用于二尖瓣的瓣膜置换手术。不过由于笼碟瓣血流动力学特征比较差，已很少使用。

2. 斜碟瓣　主要是Bjork-Shiley 和 Lillehei-Kaster两种斜碟瓣。这两种心瓣均采用了"活"的浮动式碟片，在瓣膜打开的时候，碟片在支架的限制下倾斜到预先设定的角度。这两种机械瓣均实现了在关闭状态时封堵碟片与血流入口圆周良好配合，几乎没有重叠。因此也就降低了对红细胞的机械损伤。使用中少量的血液回流可以对残留血液和血小板产生"冲刷"作用，在理论上可以降低血栓的发生率。斜碟瓣的血流动力学特性明显优于球笼瓣和笼碟瓣。

3. 双叶瓣　双叶瓣有2个叶片，瓣叶打开合理，开口面积大，为中心血流型，是目前应用最广泛的机械瓣。由于不同公司的设计不同，双叶瓣在材料选择和结构设计上稍微有所差别，有的是金属瓣环配合热解碳瓣叶，有的是瓣环瓣叶全为热解碳涂层，有的是瓣环瓣叶为全热解碳，有的是瓣叶为含钨热解碳。具有代表性的双叶瓣有圣祖德双叶瓣、CarboMedics瓣、Sorin Bicarbon瓣、ATS Open Pivot瓣、On-X瓣等。

（二）生物组织瓣（图5-17）

生物组织瓣分为同种生物瓣和异种生物瓣两种。生物组织瓣通常具有良好的生物相容性和血流动力学特性，术后血栓栓塞率低，不需要终身服用抗凝药物，在临床中应用广泛。但植入后耐久性受到限制。

同种异体生物瓣移植可以采用患者自身其他部位的瓣膜（如将肺动脉瓣移植到主动脉），也可以采用自身其他组织来代替（如从自体取下的阔筋膜）。异种移植心瓣多以牛心包或猪心包组织取出，经化学处理后可防止异体排异反应，增加组织强度。随着处理技术、固定技术及抗钙化处理技术的不断改进，异种移植瓣膜不断涌现（Golomb et al., 1987；Chambers et al., 1991）。具有代表性的有Hancock porcine xenograft生物瓣和Carpentier-Edwards生物瓣。

总之，生物瓣和机械瓣相比，各有其优缺点。在临床应用时有以下原则：关于儿童及青少年的主动脉瓣替换术，若有自体肺动脉瓣替换主动脉瓣术（Ross手术）的经验，则可首选Ross手术，若用机械瓣最好选用双叶瓣，儿童及青少年的二尖瓣替换

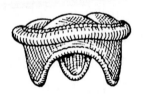 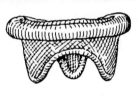

A. Carpentier-Edwards 环上瓣膜（猪）　　B. Hancock Ⅱ型瓣（猪）

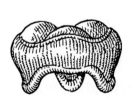 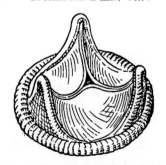

C. BioImplant 瓣（猪）　　D. Ionescu 低剖面牛心包瓣

图 5-17　异种生物瓣膜

术应选用机械瓣，且应口服华法林药物进行终身抗凝治疗；对育龄期的女性患者，不应选用机械瓣，由于抗凝治疗可导致胎儿畸形及患者的出血；对70岁以上的患者应选用生物瓣；随着科学的发展，将会有更接近人生理性的、耐久性好的瓣膜问世（Elisisy，2021）。

（三）介入瓣

介入瓣又叫支架瓣膜，是随着介入心脏病学的迅速发展而产生的微创介入心瓣。介入瓣治疗对人体的创伤微小、术后恢复快、不留瘢痕、不损伤劳动力，同时又降低了手术风险而被医生和患者普遍接受。20世纪90年代，人们尝试将导管介入术应用在瓣膜置换上，尤其是在2000年，Bonhoeffer等率先报道了带瓣膜支架成功进行肺动脉瓣膜置换术的临床应用；之后于2002年Cribier等报道了首例人体经皮主动脉瓣膜置换术病例。经导管瓣膜病介入治疗方法的出现开创了经导管瓣膜置换的新时代，并取得了满意的临床疗效（Bleiziffer et al.，2009；Webb et al.，2009）。介入瓣自身存在的缺点和不足包括瓣膜侧漏和植入过程中的影像引导等。

（四）人工瓣膜的理想要求

一般认为，"理想"的心脏瓣膜应该具有如下特征：①无毒性作用，植入时完全无菌；②便于手术方法植入心脏的正常位置；③与心脏的结构相适应，而不是反过来由心脏的结构来适应瓣膜（例如：人工心脏瓣膜的尺寸和形状不能干扰心脏的正常功能）；④血流阻力最小，避免血液流过后产生较明显的压力差；⑤在保证心脏瓣膜关闭、防止瓣膜关闭不全的前提下，反流作用最小；⑥具备抗机械性和结构性损坏的能力，长时间（≥25年）保持功能正常（例如：它不能随着时间的推移而变质）；⑦对血液成分和心血管系统内瓣膜周围的上皮组织造成的伤害最小；⑧在不使用抗凝药物的前提下，不易发生血栓栓塞综合征；⑨工作时安静、噪声小，不会对患者造成干扰；⑩放射线下可见性；⑪价格合理。目前尚无完全符合上述条件的人工理想瓣膜。

三、左心房相关疾病

（一）左心房憩室

左心房憩室（left atrium diverticulum）是指各种原因所引起的突向左心房壁外的囊状突起，可发生于左心房的游离壁或左心耳壁。其病因不明，可能是先天性心房局部薄弱所致。从广义上讲，左心房憩室是指各种原因引起的突向左心房壁外的囊状结构，其壁的组织学构成可为心壁全层或只有肌层或纤维成分；而狭义上的左心房憩室是指由先天性因素所导致的囊性突起，其组织学成分与其周围相邻的心房壁相同并保持同步收缩（Wongeharocu et al.，2006）。憩室患者通常无症状，于体检中偶然发现。左心房憩室对于心房颤动射频消融术有很重要的意义，可能是决定手术成败与并发症的关键因素（Wan，2009）。

左心房憩室的发生率各家统计差别很大，为10%~23%（Wan et al.，2009；Duerinckx et al.，2008；孟小茜 等，2008；Killeen et al.，2009；Abbara et al.，2009）不等，根据范田依等对118例（男80例，女38例）成人心脏标本的调查显示：37例存在左心房憩室者共40个憩室，其中男28例共存在29个憩室，女9例共存在11个憩室，3例存在两个憩室。左心房憩室的发生率为31.4%（37/118），男性为35.0%（28/80），女性为23.7%（9/38）。40个左心房憩室中，33个（82.5%）位于左心室左心房右前壁，4个（10.0%）位于左心房左前上壁，3个（7.5%）位于左心房顶壁。可见尸检结果高于其他研究数据，其原因可能是在活体中左心房憩室未引起临床表现而被忽视，同时体积比较小，常规术前影像检查很难发现。左心房憩室按其形态学特征分为两型：小囊型（75%，30/40）和宽基底型（25%，10/40），从心内膜面观察，憩室与正常心房壁连续，在外观上与周围组织相同，部分其内可见心肌小梁。憩室壁的厚度比正常左心房壁薄；憩室距其邻近肺静脉距离较远，约13 mm。单发、小囊型左心房憩室位于右前壁者多见。男性的发生率高于女性（Duerinckx et al.，2008；Abbara et al.，2009；范田依，2012）。

（二）左心耳与血栓形成

窦性心律时，左心耳很少形成血栓。左心耳的形态结构和毗邻关系均与左心耳的血栓形成有关。①形态：左心耳分叶数量与血栓事件存在一定相关性，分叶数量越多，血栓发生风险越高，大多数有血栓形成的患者分叶数≥3。Yamamoto等（2014）认为鸡翅状的左心耳血栓发病率较高。与之不同的是，Di（2012）认为菜花状和风向袋状左心耳由于较多的梳状肌导致排空差、血流缓慢，增加了脑卒中及短暂性脑缺血的风险。其实两者的差异不存在根本的矛盾性，因为根据前述鸡翅状的形态特点为有明显主叶且主叶近段有明显弯曲，这种"明显弯曲"亦可导致排空差、血流缓慢。②容积：一些研究通过经食管心脏超声、CT和MRI测量左心耳容积，发现存在血栓的心房颤动患者左心耳的容积较大（Okuyama et al.，2006）。左心耳较大的心房颤动患者出现血栓栓塞的概率较高，其机制可能是随着左心耳容积的增大，进入左心耳的血流速度减慢，引起血液淤滞。Burrell等（2013）发现左心耳容积>34 cm³的心房颤动患者存在更大的血栓栓塞风险。左心耳容积的增大可致血流动力学的改变及涡流的产生，从而影响左心耳排空，最终致血栓形成的风险增加。③左心耳开口面积及深度：入口面积越大，排空速度越小，血流在左心耳存留时间越长。左心耳入口面积＞3.5 cm^{2}的心房颤动患者比左心耳入口面积＜3.5cm^{2}的患者存在更大的血栓栓塞风险（Lee，2014）。随着心房颤动患者左心耳入口面积及深度的增加，左心耳收缩功能减低，血流易形成涡流，导致血液淤滞，促进血栓形成（Hur et al.，2012）。④周围脂肪组织：当左心耳壁缺乏周围脂肪组织的支撑时，会致左心耳变形、增大和弯曲，左心耳的增大和弯曲造成涡流的产生，最终易致血栓的形成（Taina et al.，2014）。⑤结构：心房颤动最终导致左房内皮炎症及纤维化，尤其是左心耳。受损的左心耳内膜表面可激活内源性凝血的启动因子（Fu et al.，2015）。心房颤动是左心房间质纤维化的主要原因之一，由于纤维化而导致的心房重构易形成折返，最终导致心房颤动持续发作。成纤维细胞在心房纤维化、心房重构中起重要作用。故左心耳的内皮炎症及纤维化亦为左心耳血栓的高危因素。

四、心瓣膜病变

心脏瓣膜病是由于瓣膜、瓣环及瓣下装置因炎症、变性、粘连、创伤、缺血或发育障碍等原因，使瓣膜狭窄和（或）关闭不全，导致血流动力学障碍的一组疾病。有先天性及后天性两类。前者是出生时已发现瓣膜病变，如主动脉瓣只有两叶，比正常少一叶，病变的主动脉瓣开放不全，影响血液流通；后者病因以风湿病最为常见，其他还有老年退行性瓣膜病、冠心病、感染性心内膜炎等。风湿性心脏病首先侵犯心内膜，造成瓣膜水肿、炎症、增厚及赘生物。在愈合过程中，纤维蛋白原沉积使瓣膜交界处粘连形成狭窄。若进一步纤维化，甚至钙化，腱索乳头肌粘连、缩短，形成瓣膜畸形，最终导致瓣膜关闭不全。在风湿性心脏病中，二尖瓣病变最常见，其次为主动脉瓣病变。瓣膜结构异常造成血流动力学改变，从而导致循环障碍及心脏扩大，甚至心力衰竭。因此其临床表现主要是心功能不全及心脏杂音，容易合并感染性心内膜炎。发生心脏瓣膜病时，由于心脏泵血减少、回心血量不足，心脏以外的其他器官血液供应不足，代谢废物堆积，功能也受到影响。本病除了内科药物治疗心功能不全、控制风湿活动外，还需要手术治疗。目前治疗心脏瓣膜病的外科手术主要分为：①瓣膜成形术，即对损害的瓣膜进行修理；②瓣膜置换术，用人工机械瓣或生物瓣替换病变瓣膜。部分瓣膜狭窄（如二尖瓣狭窄、主动脉瓣狭窄）患者可用介入方法治疗。

（新乡医学院　郭志坤）

参考文献

［1］白鹏，乔鞯华，张楠，等.去细胞组织工程心脏瓣膜再细胞化的研究进展［J］.华中科技大学学报（医学版），2018，47（2）：244-250.

［2］陈锐，柯勤飞，莫秀梅，等.组织工程心脏瓣膜：结构及支架的研究与进展［J］.中国组织工程研究与临床康复，2008（23）：4497-4502.

［3］崔凯，张正才，韩巧慧.人工心脏瓣膜的现状与发展［J］.新材料产业，2009（5）：39-42.

［4］范田依.左心房憩室的大体解剖及其双源CT影响解剖学研究临床意义［D］.天津：天津医科大学，2012.

［5］郭志坤，蔡新华，于连发，等.右心房条索的大体解剖［J］.新乡医学院学报，1998，15（4）：305-307.

［6］郭志坤，申彪，徐振平，等.山羊心室条索的形态学特征［J］.解剖科学进展，2004，10（1）：42-44.

［7］李发乾，菜振邦.狗心脏假腱索传导细胞的形态学研究：光镜和透射电镜观察［J］.湖北医学院学报，1989，4（4）：311-316.

［8］李世兴，王玉堂，起源于乳头肌室性心律失常射频导管消融治疗进展［J］.中国心律失常学杂志，2017，21（2）：168-170.

［9］刘晓伟，李彩英，王伟，等.256iCT对左心耳解剖结构的定量研究［J］.临床放射学杂志，2013，32（9）：1254-1258.

［10］李莹，杨萍.左房大小的影响因素及其临床意义［J］.心血管病学进展，2008，29（2）：235-238.

［11］凌凤东，林奇，赵根然.心脏解剖与临床［M］.北京：北京大学医学出版社，2005.

［12］孟小茜，赵亮，顾玲玲，等.64排螺旋CT血管造影评价左心房囊样结构［J］.实用放射学杂志，2008，24（11）：1483-1486.

［13］朴今淑，陈华勇.升主动脉根部及其邻近结构的观察［J］.延边大学医学学报，1997，20（3）：125-127.

［14］孙明，魏静义，陈保俊，等.主动脉根部外科解剖及其与毗邻结构关系［J］.中华胸心血管外科杂志，2002，18（6）：356-358.

［15］谭玉珍，王海杰，李人光.左心室条束的形态学观察［J］.解剖学杂志，1991，14（1）：69-72.

［16］谭玉珍，王海杰，李秀艳，等.左心室条束的体视学研究［J］.动物学报，1994，40（4）：356-362，455.

［17］王海杰，谭玉珍.实用心脏解剖学［M］.上海：复旦大学出版社，2007.

［18］王海杰，谭玉珍.家畜左心室条束的研究［J］.解剖学报，1993，24（2）：125-129.

［19］王圣，李温斌.去细胞组织工程心脏瓣膜研究现状与展望［J］.中国医疗器械信息，2009，15（2）：13-21.

［20］杨宏志，丁仲如，吴弘，等.经皮穿刺封堵左心耳的应用解剖［J］.中国临床解剖学杂志，2005，23（2）：167-169.

［21］姚永忠，朱清於，金崇厚.下腔静脉瓣的形态调查［J］.中国循环杂志，1992，7（5）：474-476，525-532.

［22］张朝佑，应国华，袁桂琴，等.成人房室束、假腱索和节制索的亚显微构造［J］.解剖学报，1985，15（1）：109-112，128.

［23］张惠，刘军，尚进.正常国人心表面积256层动脉期增强CT测量［J］.解剖学杂志，2020，43（5）：417-420，370.

［24］张铁山，娄丽芳，郑琳琳，等.冠状动脉的起源与意义［J］.解剖学报，2019，50（1）：87-90.

［25］赵文峰，王庆志，郭志坤.胎儿心界嵴的形态学特征及其意义［J］.中国临床解剖学杂志，2008，26（4）：409-412.

［26］朱清於，金崇厚.先天性心脏病病理解剖学［M］.北京：人民军医出版社，2001.

［27］ABBARA S, MUNDO-SAGARDIA J A, HOFFMANN U, et al. Cardiac CT assessment of left atrial accessory appendages and diverticula［J］. AJR Am J Roentgenol, 2009, 193（3）: 807-812.

［28］ALLESSIE M, AUSMA J, SCHOTTEN U. Electrical, contractile and structural remodeling during atrial fibrillation［J］. Cardiovasc Res, 2002, 54（2）: 230-246.

［29］ANDERSON, ROBERT H. Clinical anatomy of the aortic root［J］. Bri Heart J, 2000, 84（6）: 670-673.

［30］ANSELMINO M, SCAGLIONE M, DI BIASE L, et al. Left atrial appendage morphology and silent cerebral ischemia in atrial fibrillation patients［J］. Heart Rhythm, 2014, 11（1）: 2-7.

［31］BEINART R，HEIST E K，NEWELL J B，et al. Left atrial appendage dimensions predict the risk of stroke/TIA in patients with atrial fibrillation［J］. J Cardiovasc Eleetrophysiol，2010，22（1）：10-15.

［32］BLEIZIFFER S，RUGE H，MAZZITELLI D，et al. Results of percutaneous and transapical transcatheter aortic valve implantation performed by a surgical team［J］. Eur J Cardiothorac Surg，2009，35（4）：615-620.

［33］BLOCK P C，BURSTEIN S，CASALE P N，et al. Pecutaneous left atrial appendage occlusion for patients in atrial fibrillation suboptimal for warfarin therapy：5 years results of the PLAATO（Percutaneous left atrial appendage thranseatheter occlusion）study［J］. JACC Cardiovasc Interv，2009，2（7）：594-600.

［34］BURRELL L D，HORNE B D，ANDERSON J L，et al. Usefulness of left atrial appendage volume as a predictor of embolic stroke in patients with atrial fibrillation［J］. Am J Cardiol，2013，112（8）：1148-1152.

［35］CHAMBERS J，COPPACK F，DEVERALL P，et al. The continuity equation tested in a bileaflet aortic prosthesis［J］. Int J Cardiol，1991，31（2）：149-154.

［36］CHRISTIAENS L，VARROUD-VIAL N，ARDILOUZE P，et al. Real three dimensional assessment of left atrial and left atrial appendage volumes by 64-slice spiral computed tomography in individuals with or without cardiovascular disease［J］. Int J Cardiol，2010，140（2）：189-196.

［37］CORRADI D，CALLEGARI S，BENUSSI S，et al. Myocyte changes and their left atrial distribution in patients with chronic atrial fibrillation related to mitral valve disease［J］. Hum Pathol，2005，36（10）：1080-1089.

［38］DI BIASE L，SANTANGELI P，ANSELMINO M，et al. Does the left atrial appendage morphology correlate with the risk of stroke in patients with atrial fibrillation? Results from a multicenter study［J］. J Am Coil Cardiol，2012，60（6）：531-538.

［39］DUERINCKX A J，VANOVERMEIRE O. Accessory appendages of the left atrium as seenduring 64-slicecoronary CT angiography［J］. Int J Cardiovasc Imaging，2008，24（2）：215-221.

［40］ERNST G，STOLLBERGER C，ABZIEHER F，et al. Morphology of the left atrial appendage［J］. Anat Rec，1995，242（4）：53-561.

［41］FU X X，ZHAO N，DONG Q，et al. Interleukin-17A contributes to the development of post-operative atrial fibrillation by regulating in flammation and fibrosis in rats with sterile pericarditis ［J］. Int J Mol Med, 2015, 36（1）: 83-92.

［42］GARG A, OGILVIE B C, MCLEOD A A. Anomalous origin of the left coronary artery from the non-coronary sinus of Valsalva ［J］. Heart, 2000, 84（2）: 136.

［43］GOLOMB G I, SCHOEN F J, SMITH M S, et al. The role of glutaraldehyde-induced cross-links in calcification of bovine pericardium used in cardiac valve bioprostheses ［J］. Am J Pathol, 1987, 127（1）: 122-130.

［44］HAGEN P T, SCHOLZ D G, EDWARDS W D. Incidence and size of patent foramen ovale during the first 10 decades of life: an autopsy study of 965 normal hearts ［J］. Mayo Clin Proc, 1984, 59（1）: 17-20.

［45］HAI J J, CHAHAL A A, FRIEDMAN P A, et al. Electrophysiological characteristics of ventricular arrthymias arising from the aortic mitral continuity-potential role of the conduction system ［J］. J Cardiovasc Electrophysiol, 2015, 26（2）: 158-163.

［46］HOFFMAN J I E, KAPLAN S. The incidence of congenital heart disease ［J］. J Am Coll Cardiol, 2002, 39（12）: 1890-1900.

［47］HODNI M, SHAH A J, NAULT I, et al. Localized reentry within the left atrial appendage: arrhythmogenic role in patients undergoing ablation of persistent atrial fibrillation ［J］. Heart Rhythm, 2011, 8（12）: 1853-1861.

［48］HUR J, KIM Y J, LEE H J, et al. Cardioembolic stroke: dual-anergy cardiac CT for differentiation of left atrial appendage thrombus and circulatory stasis ［J］. Radiology, 2012, 263（3）: 688.

［49］JEONG W K, CHOI J H, SON J P, et al. Volume and morphology of left atrial appendage as determinants of stroke subtype in patients with atrial fibrillation ［J］. Heart Rhythm, 2016, 13（4）: 820-827.

［50］KAMIFLSKI R, KOSIFISKI A, BRALA M, et al. Variability of the left Atrial appendage in human hearts ［J］. PLoS One, 2015, 10（11）: e0141901.

［51］MENDELSON K, SCHOEN F J. Heart valve tissue engineering: Concepts, approaches, progress, and challenges ［J］. Ann Biomed Eng, 2006, 34（12）: 1799-1819.

［52］KANMANTHAREDDY A, REDDY Y M, VALLAKATI A, et al. Embryology and anatomy of the left atrial appendage ［J］. Interv Cardiol Clin, 2014, 3（2）: 191-202.

［53］KERUT E K. Anatomy of the left atrial appendage ［J］. Echocardiography, 2008, 25（6）: 669-673.

［54］KERVANCIOGLU M，OZBAG D，KERVANCIOGLU P，et al. Echocardiographic and morphologic examination of left ventricular false tendons in human and animal hearts［J］. Clin Anat，2003，16（5）：389-395.

［55］KILLEEN R P，RYAN R，MACERLANE A，et al. Accessory left atrial diverticulae：contractile propertiesdepicted with 64-slice cine-cardiac CT［J］. Int J Cardiovasc Imaging，2009，26：241-248.

［56］LAKKIREDDY D，TURAGAM M，AFZAL M R，et al. Left atrial appendage closure and systemic homeostasis［J］. J Am Coll Cardiol，2018，71（2）：135-144.

［57］LEE J M，SHIM J，UHM J S，et al. Impact of increased orifice size and decreased flow velocity of left atrial appendage on stroke in nonvalvular atrial fibrillation［J］. Am J Cardiol，2014，113（6）：963-969.

［58］LEONG S W，BORGES A J，HENRY J，et al. Anomalous left coronary artery from the pulmonary artery：case report and review of the literature［J］. Int J Cardiol，2009，133（1）：132-134.

［59］LI C Y，GAO B L，LIU X W，et al. Quantitative evaluation of the substantially variable morphology and function of the left atrial appendage and its relation with adjacent structures［J］. PLoS One，2015，10（7）：e0126818.

［60］MCGUIRE M A，DE BAKKER J M，VERMEULEN J T，et al. Atrioventricular junctional tissue discrepancy between histological and electrophysiological characteristic［J］. Circulation，1996，94（3）：571-577.

［61］MCKENZIE J A，EDWARDS W，HAGLER D J. Anatomy of the patent foramen ovale for the interventionalist［J］. Catheter Cardiovase Interv，2009，73（6）：821-826.

［62］NAKSUK N，PADMANABHAN D，YOGESWARAN V，et al. Left atrial appendage：embryology，anatomy，physiology，arrhythmia and therapeutic intervention［J］. JACC Clin Electrophysiol，2016，2（4）：403-412.

［63］OKUYAMA H，HIRONO O，LIU L，et al. Higher levels of serum fibrin-monomer reflect hypercoagulable state and thrombus formation in the left atrial appendage in patients with acute ischemic stroke［J］. Cir J，2006，70（8）：971-976.

［64］OUYANG F，MA J，HO S Y，et al. Focal atrial tachycardia originating from the non-coronary aortic sinus：electrophysiological characteristics and catheter ablation ［J］. JACC，2006，48（1）：122-131.

［65］PERRY L W，RUCKMAN R N，SHAPIRO S R，et al. Left ventricular false tendons in children: prevalence as detected by 2-dimensional echocardiography and clinical significance [J]. Am J Cardiol, 1983, 52 (10): 1264-1266.

[66] PRITCHETT A M, JACOBSEN S J, MAHONEY D W, et al. Left atrial volume as an index of left atrial size: a population-based study [J]. J Am Coil Cardiol, 2003, 41 (6): 1036-1043.

[67] QU Q, CHEN Y, YU S, et al. Prevalence of left atrial enlargement and its risk factors in general Chinese population [J]. BMC Cerebrovasc Disord, 2016, 16: 53-57.

[68] REGAZZOLI D, ANCONA F, TREVISI N, et al. Left atrial appendage: physiology, pathology, and role as a therapeutic target [J]. Biomed Res Int, 2015, 2015 (26): 205013.

[69] SANDERS R, MYERBURG R J, GELBAND H. Dissimilar length-tension of canine ventricular muscle and false tendon: electrophysiologic alterations accompanying deformation [J]. J Mol Cell Cardiol, 1979, 11 (2): 209-219.

[70] SCHILLER N B, FOSTER E. Analysis of left ventricular systolic function [J]. Heart, 1996, 75 (6 suppl. 2): 17-26.

[71] SCHOONDERWOERD B A, AUSMA J, CRIJNS H J, et al. Atrial uftrastructural changes during experimental atrial tachycardia depend on high ventricular rate [J]. J Cardinvasc Electrophysiol, 2004, 15 (10): 1167-1174.

[72] SPENCER R I, DEJONG P, FAHMY P, et al. Changes in left atrial appendage dimensions following volume loading during percutaneous left atrial appendage closure [J]. JACC Cardiovasc Interv, 2015, 8 (15): 1935-1941.

[73] TAINA M, SIPOLA P, MUURONEN A, et al. Determinants of left atrial appendage volume in stroke patients without chronic atrial fibrillation [J]. PLoS One, 2014, 9 (3): e90903.

[74] THERKELSEN S K, GROENNING B A, SVENDSEN J H, et al. Atrial and ventricular volume and function in persistent and permanent atrial fibrillation, a magnetic resonance imaging study [J]. J Cardiovase Magn Reson, 2005, 7 (2): 465-473.

[75] THOMAS L, LEVETT K, BOYD A, et al. Compensatory changes in atrial volumes with normal aging: is atrial enlargement inevitable? [J]. J Am Cull Cardiol, 2002, 40 (9): 1630-1635.

[76] WAN Y D, HE Z, ZHANG L, et al. The anatomical study of left atrium diverticulum by multi-detector row CT [J]. Surg Radiol Anat, 2009, 31 (3): 191-198.

［77］WEBB J G, ALTWEGG L, BOONE R H, et al. Transcatheter aortic valve implantation: Impact on clinical and valve-related outcomes ［J］. Circulation, 2009, 119（23）: 3009-3016.

［78］WONGEHAROCU W, TSAO H M, WU M H, et al. Morphologic characteristics of the left atrial appendage, roof, and septum: implications for the ablation of atrial fibrillation ［J］. J Cardiovasc Electrophysiol, 2006, 17（9）: 951-956.

［79］YAGHI S, SONG C, GRAY W A, et al. Left atrial appendage function and stroke risk ［J］. Stroke, 2015, 46（12）: 3554-3559.

［80］YAMAMOTO M, SEO Y, KAWAMATSU N, et al. Complex left atrial appendage morphology and left atrial appendage thrombus formation in patients with atrial fibrillation ［J］. Circ Cardiovasc Imaging, 2014, 7（2）: 337-343.

［81］BOODHWANI M, DE KERCHOVE L, ELKHOURY G. Aortic root replacement using the reimplantation technique: tips and tricks ［J］. Interact Cardiovasc Thorac Sung, 2009, 8（5）: 584-586.

［82］BEIGEL R, WUNDERLICH N C, HO S Y, et al. The left atrial appendage: anatomy, function, and noninvasive Evaluation ［J］. JACC Cardiovasc Imaging, 2014, 7（12）: 1257-1265.

［83］CANPALE E, CAMPBELL J H, CAMPBELL G R, et al. Purkinje cells in Culture ［J］. J Mol Cell Cardiol, 1983, 13（3）: 197-206.

［84］CARABELLO A B, PAULUS W J. Aortic Stenosis ［J］. Lancet, 2009, 373（9667）: 956-966.

［85］GARITA P, COPPOLA G, NOVO G, et al. Aortic stenosis: insights on pathogenesis and clinical implications ［J］. J Geriatr Cardiol, 2016, 13（6）: 489-498.

［86］ELSISY M F, DEARANI J A, ASHIKHMINA E, et al. What factors should be consicered to improve outcome of mechanical mitral valve replacement in children? ［J］. World J pediatr Congenit Heart surg, 2021, 12（3）: 367-374.

［87］LANG C C, GUGLIOTTA F, SANTINELLI V, et al. Endocardial impedance mapping during circumferential pulmonary vein albation of atriao fibrillation diferentiates between atrial and Venous tissue ［J］. Heart Rhythm, 2006, 3（2）: 171-178.

［88］SANCHEZ-QUINTANA D, LOPEZ-MINGUEZ J R. Left atrial anatomy relevant to catheter ablation ［J］. Cardiol Res Pract, 2014, 2014: 289720.

第六章

心壁的构造

心壁包括心内膜、心外膜和心肌（膜），其中心肌是心壁的主体结构。心房壁和心室壁，以及主动脉和肺动脉根部均附着在心脏纤维支架上，后者是连接上述各个部分的支架结构，并为左房室瓣、右房室瓣、主动脉瓣、肺动脉瓣提供附着点，发挥重要的力学支点作用。

第一节　心脏纤维支架

心脏纤维支架（fibrous skeleton of heart），位于房室口、肺动脉口和主动脉口的周围，由致密结缔组织构成，质地坚韧而富有弹性（图6-1）。心脏纤维支架包括左纤维三角、右纤维三角、4个纤维环（肺动脉瓣环、主动脉瓣环、二尖瓣环和三尖瓣环），漏斗腱，主动脉下帘，托达罗腱和室间隔膜部等。心脏纤维支架为心肌纤维和心瓣膜提供附着处，在心肌运动中起支持和稳定作用，又称心骨骼。

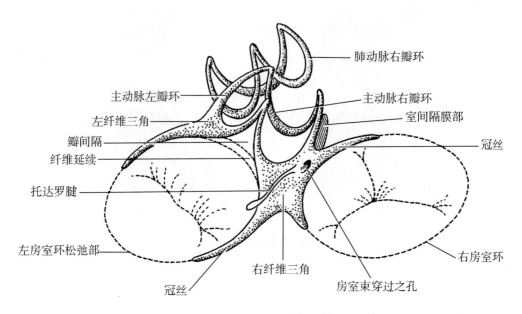

图 6-1　心脏纤维支架示意图

一、右纤维三角

右纤维三角（right fibrous trigone）又称为中心纤维体（central fibrous body，CFB）（图6-1），位于二尖瓣环、三尖瓣环和主动脉后瓣环之间，略呈三角形或前宽后窄的楔形。向下附着于室间隔肌部的上缘，向前逐渐移行为室间隔膜部（图6-2），向后下与托达罗腱相连，向右延续为三尖瓣环，向左后发出镰刀形纤维束，参与构成二尖瓣环。人的右纤维三角主要由成纤维细胞和胶原纤维构成。

从整体上看，右纤维三角略呈前宽后窄的楔形，婴幼儿的右纤维三角呈低平位（图6-2B），可分为心房面、心室面、左缘和右缘。心房面向上或稍向右下方倾斜，附有房室结和房间隔肌。心室面向下与室间隔肌部紧密相连。左缘与二尖瓣的纤维层相延续。右缘指向三尖瓣隔侧瓣附着缘，有些部位（如前端和后部）与三尖瓣隔侧瓣有纤维相连。成年人由于左、右心室腔压力差的变化，左心室的压力高于右心室，则右纤维三角明显向右下方倾斜，左缘抬高，右缘相对降低，出现了三角形的左心室面（图6-2A），右纤维三角几乎成为一矢状位的结构。朝向右上的心房面仍附着有房室结和房间隔肌。心室面（于成人此面可称附着面）附着于室间隔肌部上缘，有许多结缔组织束伸入室间隔肌内，犹如树根扎入土中，连接十分牢固。

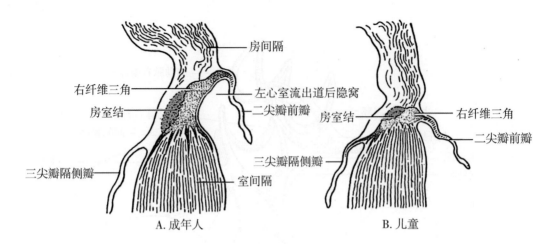

图 6-2　右纤维三角与房室结的关系及年龄变化（冠状切面）

　　分化出的左心室面朝向左心室流出道，呈前宽后窄微凹的三角形，下界稍微隆起。右纤维三角与房室结、房室束的关系十分密切。右纤维三角右侧与房室结紧邻，部分房室结组织可分布其中形成结细胞岛。结细胞岛儿童时期多见，随着年龄的增长逐渐减少或消失。房室束穿过右纤维三角的右上面，向下行，在室间隔膜部和肌部交界处离开右纤维三角。由于房室束通过右纤维三角，其钙化、炎症等改变可影响房室束的功能，造成房室传导阻滞。

　　右纤维三角及其附近组织的组织结构存在明显的物种差异。庞宗全等（1993）利用大体解剖学和组织学方法观察了24种动物的414例离体心，包括马属动物：马14例，骡4例，驴6例；反刍动物：牛38例（其中胚胎5例），羊16例，鹿6例；中型哺乳动物：猪82例（其中胚胎5例），狗3例，狐2例，貂5例，海豹1例；鼠兔类动物：兔102例，豚鼠4例，小白鼠6例，大鼠11例；禽鸟类：鸡25例，火鸡5例，鸭15例，鹅6例，鸽子10例，鹌鹑10例，鹰1例，麻雀31例；两栖动物：蟾蜍11例。结果表明，无论是三室心还是四室心，均有心硬骨或心软骨，多者3块，少者1块。其位置在主动脉半月瓣下纤维环与室中隔基部。外观为三角形或不规则三角形。反刍动物的心骨有骨髓腔，这种骨由骨基质和骨细胞构成，具备硬骨的基本条件，属于硬骨。其余非硬骨及其他各种动物的心软骨由胶原纤维、软骨基质与软骨细胞构成，属于软骨组织或软骨样组织。

　　根据软骨所在位置，分为右心软骨、左心软骨和中间心软骨。右心软骨位于冠状沟水平线，主动脉纤维环右后半月瓣下室中隔的基部，呈三角形；左心软骨位于主动脉纤维环左半月瓣下，近似呈三角形；中间心软骨位于主动脉中间半月瓣纤维环中。414例各类动物的离体心右心骨或心软骨的出现率为100%，左心骨或心软骨的出现率为40.6%，中间心软骨的出现率为0.95%。右心骨或心软骨体积最大，数量最多，左心骨或心软骨较小，中间心软骨体积最小，且多数动物没有，也未见硬骨。多数动物的右心软骨处于悬空状态，大家畜离体心脏用手指伸入右心房即可摸到左壁上的心骨。

心骨或心软骨可能是在胚胎发育中随心的形成而形成的，而不是随着年龄的增长而产生的。心硬骨只有反刍动物有，这类心骨在胚胎时期也可看到骨髓腔。我们发现山羊右纤维三角为骨组织，其中有骨小梁和典型的骨髓组织，可能具有造血功能（郭志坤 等，2001）。

从进化角度看，心骨也似乎有逐渐进化的趋势。低等两栖动物蟾蜍只有软骨样组织，肉眼难以辨认。到鼠、兔类小动物出现了肉眼可以辨认的结缔组织样软骨组织，禽鸟类的心软骨已经有了固定的几何形状，界线较清楚。中型哺乳动物出现了2块，甚至3块心软骨。到大型哺乳动物，甚至进化为硬骨。

二、左纤维三角

左纤维三角（left fibrous trigone）位于主动脉左瓣环与二尖瓣环之间（图6-1），体积较小，根据国人资料，左纤维三角的厚度为2 mm，主动脉边长为0.9 cm，左房室环边长为0.8 cm，左冠状沟边长为1.0 cm。左纤维三角前方与主动脉左瓣环相连，其左下缘附着于左心室游离壁的上缘，其房面有左心房的肌肉附着，为左心耳的根部。向后发出纤维带与右纤维三角发出的纤维带共同形成二尖瓣环。左纤维三角的二尖瓣侧与二尖瓣的前外侧连合相邻近。左纤维三角的表面还与房室沟内的左冠状动脉旋支相邻。左纤维三角既是二尖瓣手术的外科标志，又是冠状动脉易受损部位。

三、纤维环

纤维环（fibrous ring）包括三尖瓣环、二尖瓣环、肺动脉瓣环和主动脉瓣环，分别环绕右房室口、左房室口、肺动脉口和主动脉口，供瓣膜、心房肌和心室肌附着。肺动脉瓣环和主动脉瓣环常不完整。

（一）三尖瓣环

三尖瓣环又称右房室环（图6-1），位于右房室口周围，有三尖瓣附着。三尖瓣环前内侧部较强韧，主要由右纤维三角的边缘和其沿右房室口伸延而成的冠丝组成。其后外侧部分疏松薄弱，由疏松结缔组织构成。但三尖瓣隔侧瓣附着缘并不与右房室环一致，隔侧瓣前段与后段附着于右房室环，前段往往不止于右房室环，而止于室间隔肌部右侧面的上部，故此处的房室环与隔侧瓣是分离的，其距离约为4.5 mm。

（二）二尖瓣环

二尖瓣环又称左房室环（图6-1）。二尖瓣环围绕在左房室口的周围，前内侧部强韧，由瓣间隔下缘（纤维延续），左、右纤维三角的边缘，以及由两个纤维三角沿左房室口延伸的纤维索（冠丝）组成，强韧有力。环的后外侧部，由疏松结缔组织构成，很薄弱，环有一定的弹性和伸缩性，从舒张期到收缩期末，左房室环周长可缩短约40%，有类似括约肌的作用，同时于心脏收缩期二尖瓣环向主动脉根部方向移位。陈海泉等（1994）研究认为二尖瓣环呈马鞍形，环的前部向上翘起，至瓣环前面中部达最高点，此点朝向主动脉。

（三）肺动脉瓣环

肺动脉瓣环位于主动脉瓣环的左前方，有肺动脉根部附着，由前、左、右3个弧形的瓣环相连而成。肺动脉瓣环的形状、大小与主动脉瓣环相似，但略细一些，环上有肺动脉半月瓣附着，向下与右心室肌相连，借漏斗腱与主动脉瓣环相连。

（四）主动脉瓣环

主动脉瓣环位于心支架结构的中央，为主动脉根部3个半月瓣附着处形成的致密结缔组织环。该环由3个弧形瓣环首尾互相连接而成，平均每个弧形（瓣环）长度为4~4.4 cm。其中左、右瓣环的前部借致密结缔组织与室壁肌肉的上缘紧密相连接。右后瓣连合的下方为致密结缔组织板，其中无肌纤维，薄而透明的部分即为室间隔膜部，向下紧密附着于室间隔肌部上缘。左、后瓣环之间有三角形的致密结缔组织板，叫瓣间隔。向下借纤维延续与二尖瓣前瓣相连续，同时向左延伸连接左纤维三角，向右延伸连接右纤维三角（中心纤维体）。左、后瓣环交界处向下正对着二尖瓣前瓣中线者占75%，其余者略偏左或右。在某些先天性心脏病患者中，因胚胎期间主动脉旋转不足，这种正常位置关系可有变异。

四、漏斗腱

漏斗腱（infundibular tendon）又称圆锥韧带（conus ligament），位于肺动脉瓣环与主动脉瓣环之间的纤维束，是室间隔膜部的延续，对肺动脉瓣和主动脉瓣起支持和固定作用。

五、主动脉下帘

主动脉下帘（subaortic curtain）又称瓣膜间隔，位于主动脉左、右瓣环之间的三角形致密结缔组织，向左、右分别连于左、右纤维三角，向下与二尖瓣相续。

六、托达罗腱

托达罗腱（Todaro tendon）为前端附着于右纤维三角，后端在冠状窦嵴处连于下腔静脉瓣的腱性组织。此腱在儿童心脏较易从心腔内表面识别。何标鸣等认为儿童解剖不出托达罗腱者仅占15%，成人解剖不出托达罗腱者占25.7%。在解剖出者中，儿童97%全程皆为腱性，而成人全长为腱性的只有20%，有非常显著的年龄差异。托达罗腱的前部为腱性而后为肌性的，成人占80%，儿童占2.94%，成人明显高于儿童。说明随着年龄增加，腱的后部为肌组织所代替。托达罗腱后部有少数分为两股，一股延伸至下腔静脉瓣，另一股延伸至冠状窦瓣。

托达罗腱的长度儿童平均为10.36 mm，成人平均为15.47 mm，但多数成人腱性部位只占全长的前2/3，腱宽一般不到1 mm。腱的粗细程度似与下腔静脉瓣残留部分的大小有关。房间隔的一些纤维连于此腱上，因此，托达罗腱的作用除了支持和牵拉下腔静脉瓣与冠状窦瓣，以防止血液倒流或引导血流方向外，对房间隔下部的心肌也有一定支持和固定作用，心肌收缩时会尽量减少此区对房室结的牵拉影响。

第二节　心　壁

心壁（wall of heart）由心内膜、心肌和心外膜组成。不同部位心壁的厚度存在差异，心室壁比心房壁厚，左室壁比右室壁厚，这种厚度差异与其承受的力学功能有关。

一、心壁的构成

（一）心内膜

心内膜（endocardium）由内皮和内皮下层组成，衬于心腔各部的内面。由于心腔内面有梳状肌、肉柱、乳头肌、腱索等不规则结构的存在，其表面积较大。心内膜的内皮细胞在不同部位的密度和大小存在差异。在内皮下层的结缔组织中含成纤维细胞，胶原纤维和弹性纤维构成的致密结缔组织，其中有少量平滑肌束，尤以室间隔处为多；心内膜下层（subendocardial layer）为较疏松的结缔组织，其中含小血管和神经。在心室，此层内有浦肯野细胞。心内膜下层与心肌膜的结缔组织相连续。在乳头肌和腱索处没有心内膜下层（图6-5）。

（二）心肌

心肌（myocardium）（图6-3，图6-4）为构成心壁的主体，包括心房肌和心室肌两部分。心房肌较薄，心室肌较厚，尤其是左心室肌。心房肌和心室肌附着于心骨骼，被其分开而不延续，因此，心房和心室不会同时收缩。心房肌较薄，由浅、深两层组成。浅层肌横行，环绕左、右心房；深层肌为左、右心房所固有，呈祥状或环状，一部分环形纤维环绕心耳、腔静脉口和肺静脉口及卵圆窝周围。当心房收缩时，这些肌纤维具有括约肌作用，可阻止血液逆流。心房肌具有分泌心房利钠尿多肽的功能。心室肌较厚，一般分为浅、中、深三层。浅层肌斜行，在心尖捻转形成心涡，并转入深层移行为纵行的深层肌，上行连于肉柱和乳头肌，并附着于纤维环。中层肌肌纤维环行，分别环绕左、右心室，亦有联系左、右心室的"S"形肌纤维。

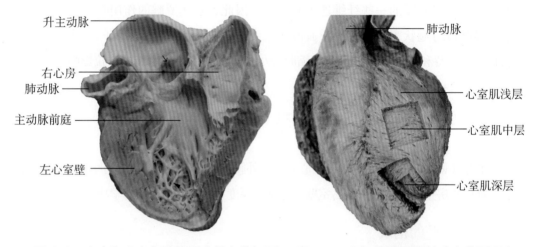

升主动脉

右心房
肺动脉
主动脉前庭

左心室壁

肺动脉

心室肌浅层

心室肌中层

心室肌深层

图6-3　心房和心室各壁的冠（额）状切面　图6-4　心肌的分层构筑（左前面观）

（三）心外膜

心外膜（epicardium）即浆膜性心包的脏层，为单层扁平上皮细胞构成的浆膜（serous membrane），被覆在心肌表面。心外膜的上皮细胞在心表面不同部位的形态存在差异。上皮细胞的深面为薄层结缔组织。结缔组织的厚薄在心脏不同部位差异很大。在动脉、静脉近心处，结缔组织与血管外膜相延续。心外膜深层有较多的弹性纤维、血管、神经节、神经纤维和脂肪组织（图6-5）。其中脂肪组织的多少在心的不同部位也有很大差异（详见第十六章）。也有人称此层为心外膜下层

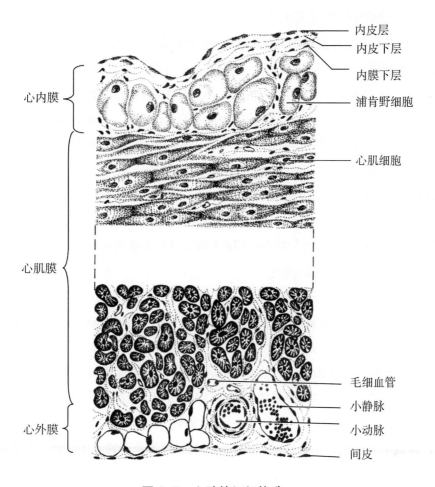

心内膜 {
内皮层
内皮下层
内膜下层
浦肯野细胞

心肌膜 {
心肌细胞

心外膜 {
毛细血管
小静脉
小动脉
间皮

图 6-5　心壁的组织构造

（subepicardial layer）。心外膜下脂肪组织作为全身脂肪组织的一部分，可能与左心室重量的增加有明显关系，提示心外膜下脂肪组织也是改变心脏形态和功能的危险因素之一（Iacobellis et al.，2004）。

二、心室肌的M细胞

1993年Drouin分别在犬的心室肌和患者的心肺移植研究中发现，在心内膜细胞和心外膜细胞之间，存在着不同的电位形态、离子流、缺血耐受性和药理反应独特的细胞亚群，由于其位于心室肌中层，故命名为M细胞（membranous cell）。从而提出了心室壁细胞异质性的新概念，并认为心室壁含有4种不同类型的心肌细胞：心内膜下细胞、心外膜下细胞、M细胞和浦肯野细胞。以下重点介绍M细胞。

（一）M细胞的形态和分布

M细胞占心室总体细胞的30%~40%，主要分布于心室游离壁外膜下和内膜下深层，包括室间隔、乳头体和肌小梁。M细胞居心外膜表面1~5 mm处，居心内膜表面5~7 mm处，其中无浦肯野细胞存在，因为浦肯野细胞由心内膜透入心肌的深度小于2~3 mm。目前尚未发现浦肯野细胞与M细胞有直接的联系。M细胞与心内膜下细胞之间有一个明显的动作电位过渡区。这种渐进的过渡性的细胞称为过渡细胞或移行细胞。这种过渡细胞也存在于M细胞与心外膜下细胞之间。

M细胞具有心室工作肌细胞的横小管（T小管），又具有心室壁内传导细胞外形瘦长的特点，并证实这种结构与心肌细胞的收缩和传导性有关。这种细胞兼有心室肌细胞和传导细胞两种形态学特点，因此M细胞是心室壁内一个独特的细胞亚群。

（二）M细胞的电生理特性

M细胞具有以下电生理特性：①与心内膜细胞、心外膜细胞相比，M细胞有较大的静息电位和V_{max}，与浦肯野细胞相似。②复极早期，M细胞动作电位形态呈典型的"尖峰–圆顶"（spike and dome），与心外膜细胞相似，而不同于心内膜下细胞。③与心外膜细胞相比，M细胞最显著的特征是具有明显长的动作电位时程（APD），且具有比其他心肌细胞强的慢频率依赖性。④M细胞无4相自动除极，即使在低钾和高浓度儿茶酚胺存在的条件下也是如此。这与浦肯野细胞明显不同。⑤M细胞的传导速度快，有效不应期长、兴奋性低。M细胞的传导速度介于浦肯野细胞（1~4 m/s）和普通心肌细胞（0.4~0.6 m/s）之间。正常情况下，心外膜复极结束最早，M细胞复极结束最晚。心内膜细胞介于二者之间。⑥在延长APD的药物（如索他洛尔等）的作用下，M细胞的APD延长更加明显，且易产生早期后除极（EAD），而心外膜、心内膜下心肌细胞则不能产生早期后除极。

（三）M细胞与心律失常

由于心室不同区域心肌细胞的复极存在着不一致性，因此在一定的条件下，为某些心律失常的发生提供了有利条件。实验表明，M细胞的生理特性与折返机制、触发活动等的发生有一定的关系。触发性心律失常是由EAD和延迟后除极（DAD）所触发的心律失常。EAD是发生在动作电位2、3相的膜电位振荡所致的活动，任何能引起动作电位2、3相的内向离子流（除极电流）增加和（或）外向离子流（复极电流）减少的药物或因素均可使动作电位时程延长和延迟复极，从而引起EAD及介导触发性心律失常。另外，M细胞的长APD具有明显的慢频率依赖性，也是EAD发生的一个特点。许多药物在M细胞很容易诱发后除极［包括EAD和（或）DAD］，从而引起触发性心律失常。M细胞与心内膜、心外膜下心肌细胞及浦肯野细胞之间，由于复极时程与不应期等方面存在显著的差异，在某些条件下，必将为激动折返的形成打下基础。由于这些原因，在某些病理条件下，如急性心肌缺血及心动过缓的情况下易导致室性心动过速或心室颤动。

三、心壁的厚度

在胚胎发育阶段，右心室壁的厚度与左心室壁没有明显差别，随着心的结构变化，左、右心室内血流动力学的关系发生了变化，左心室壁逐渐厚于右心室壁。成年之后心各部位心壁的厚度存在的差异一直保持长期稳定，但在病理情况下，如果心的结构发生改变，血流动力学随之发生变化，久之将会导致心各部位的心壁厚度发生重构。我国学者陈运文等对85例成人的左室壁和室间隔的厚度进行了测量，结果见表6-1、表6-2。他们对85例正常成年人的室间隔厚度与左心室后壁之比进行观察分析，结果显示室间隔上、中、下1/3厚度与左心室后壁上、中、下1/3厚度的比值分别为0.85、0.97和1.14（陈运文，1980）。

表6-1 85例成人左心室前壁厚度

	$\bar{x} \pm \mathrm{SE}x$/mm	标准差/mm	最小值/mm	最大值/mm
左心室前壁上1/3	13.05 ± 0.36	2.31	8.00	19.00
左心室前壁中1/3	12.81 ± 0.21	1.90	7.00	18.00
左心室前壁下1/3	11.55 ± 0.23	2.16	6.00	15.00

表6-2 室间隔的厚度

	$\bar{x} \pm \mathrm{SE}x$/mm	标准差/mm	最小值/mm	最大值/mm
室间隔上1/3	11.04 ± 0.19	1.76	7.00	16.50
室间隔中1/3	12.50 ± 0.21	1.98	8.00	18.00
室间隔下1/3	12.81 ± 0.28	2.56	7.00	21.00

第三节 心肌带

1628年William Harey首次描述了心肌纤维的螺旋状排列。随后Lower、BoreUi等解剖发现心肌纤维的螺旋状排列，但是都无法确定这种螺旋状结构的意义。从1957

年开始，Torrent-Guasp通过近50年的努力，徒手解剖煮熟过的近1000个不同物种心的心肌纤维的走向，于2001年Torrent-Guasp提出了心肌带（ventricular myocardial band，VMB）理论，该理论认为，心是由心肌纤维按螺旋缠绕形成的肌肉带所构成的，这条心肌带起于肺动脉，止于主动脉，分为两个环、4个段。两个环分别是基底环和尖端环（图6-6）。其中基底环以右心室腔后界线为界分为右心室段和左心室段，右心室段构成右心室游离壁，左心室段参与形成左心室游离壁。尖端环以后乳头肌为界线分为降段和升段，前者的心肌纤维走行方向为由心室基底部下降至心尖部；后者的走行方向正好相反，由心尖部上升至心室基底部。基底环的心肌纤维基本走行于心室水平面（即与心室长轴垂直），其右心室段和左心室段共同形成类似环状的肌肉包裹在尖端环的上方；相反，尖端环的降段和升段心肌纤维绝大部分为垂直方向走行（即基本与心室长轴平行），且二者的心肌纤维呈近乎90°的交叉（高长青 等，2006）。心肌通过这种螺旋缠绕形成了左心室腔和右心室腔。VMB结构在不同种属包括人、马、猪、牛、羊、狗、猫、兔、鼠、鸡、海龟、蜥蜴、鱼和鲨鱼的心脏中具有一致性，是一个普遍存在的基本心肌结构（马丽平 等，2013；高长青 等，2006；Torrent-Guasp et al.，2001）。心肌带与整个心动周期的4个顺应性运动过程有关：①变窄，来源于心肌带右心室段和左心室段收缩；②缩短，来源于心

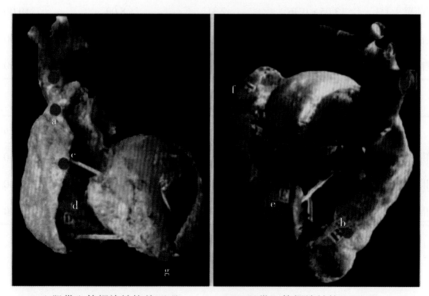

A. 心肌带立体螺旋结构前面观　　　　B. 心肌带立体螺旋结构上面观

图 6-6　立体螺旋型结构的心肌带标本复原显示（马丽平 等，2013）

注：a.肺动脉　b.三尖瓣　c.前室间沟处　d.后室间沟处　e.后间隔　f.纤维三角处　g.心尖

肌带降段收缩；③伸长，来源于心肌带升段收缩；④变宽，来源于心肌浅表部的纵行纤维收缩。

　　螺旋状心肌带结构不仅具有学术意义，也有重要的临床意义，已受到广泛重视。2005年，以心室心肌带理论为基础，在英国利物浦召开了有关"心脏解剖新概念"的专题研讨会。可见螺旋状心室心肌带理论（helical ventricular myocardial band，HVMB）已经成为解释正常及病理状态下心脏结构和功能的重要理论基础，引起了全世界范围内基础医学研究工作者和临床医学工作者的普遍关注。螺旋状心室肌带理论对传统的心动周期概念提出了挑战。传统概念认为，在心脏收缩期中，由于储存在胶原及肌蛋白中的势能引起心室弹性回缩，属于心室的被动运动。而根据Torrent-Guasp提出的"心脏螺旋结构"，可以认为心肌的抽吸作用可能是由于心肌带各段的依次收缩和舒张而引起的，即心室充盈是个主动耗能的过程，心肌带收缩时产生的扭转运动将是心室充盈的主要原因。按照心室运动的顺序划分心动周期，应将心动周期分为收缩期、舒张期和静止期三个时期，而非传统心动周期即等容收缩期、快速射血期、减慢射血期、等容舒张期、快速充盈期、减慢充盈期。因此，这一理论将推翻经典生理学上心被看作简单的活塞泵的理论，甚至会颠覆临床上的治疗方法。

第四节　心肌心段

　　Didio（1983）首先对人心室的分段问题进行了研究，根据冠状动脉的分布将心室分为左半心与右半心。左半心分为4段，右半心分为3段，一共7个心段。赵根然等（1987）也对心室分段问题根据心的动脉铸型标本做了探讨。结果与Didio的基本相同，但对个别段命名和段的划分方面做了一些改进。两半心共分6个段，分段的依据主要是看动脉支的分布范围、位置和各分支系统间无血管或乏血管的自然缝隙。具体名称如图6-7。在膈面因动脉分布有变异，段的划分也有改变。如有的心脏，右冠状动脉的后室间支扩大分布范围代替了左冠状动脉的左室后支，此时这一段就称为室间左后段，成了5个段。了解心室分段，可为心肌梗死按段切除坏死心肌的研究提供解剖学基础（凌凤东，2005）。

　　为了清楚揭示心的结构，精准定位心脏收缩与血液灌注异常及冠状动脉阻塞位点，依据美国心脏协会2002年的命名标准，围绕左心室心壁肌组织的分区，将左心室壁划分为17段，并绘制成了牛眼图（illustration of the bull eye，IBE）（图6-8）。左

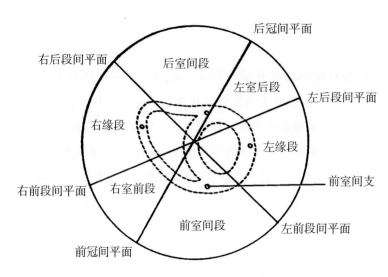

图 6-7　心室分段示意图（上面观）

心室壁心肌17段的划分方法，既符合心室的解剖结构，也方便临床影像学的诊断。

正常左心室的形状是沿着长轴从心尖部到基底部呈逐步递减的长椭圆球形结构，沿着短轴的左心室横截面呈圆形。然而，由于左前室壁平坦，后外侧壁较为弯曲，心脏影像显示横截面并不是圆形。另外，由于心腔内面分布着不规则的肉柱和乳头肌，导致左心室壁的厚度呈现不均匀状态，从心底向心尖观察，后外侧壁较厚，到心尖部逐渐变薄。为探究心房收缩与心肌段长度变化的关系，Gesell等描绘了心肌段长度变化与左心室舒张压之间的曲线；Linden等发现如果给予一定压力，左心室舒张压在低压时，心肌段长度增长较快，在心肌段长度变化与左心室舒张压之间曲线的陡增区，心房收缩导致心肌段长度大幅增加。

在心动周期中，左心室心肌围绕其长轴旋转，由此产生了心尖相对于心底部的扭转运动。心肌纤维由右手螺旋的心内膜及左手螺旋的心外膜组成。在两股相反螺旋的心肌纤维作用下，心底部收缩期呈顺时针方向旋转，心尖部呈逆时针方向旋转，呈现所谓的扭转现象。测定心脏围绕长轴形成的扭转角度和速度是评价心功能的一项重要和敏感的指标（Buckberg，2002；Sengupta，2006）。Ovilld等应用组织斑点追踪技术研究发现急性心肌梗死患者尤其是左心室射血分数低于40%的患者，其左心室整体旋转角度较正常人群明显降低（Govind，2010）。陈怡琳等发现，心肌梗死患者的心尖部心内膜旋转异常预测靶血管病变较心底部更敏感，减弱更为明显。近期越来越多的研究证实，左心室扭转力可作为心室功能的敏感指标，并且与心室结构和收缩密切相关。心肌缺血和心肌梗死影响左心室扭转运动的透壁性平衡，从

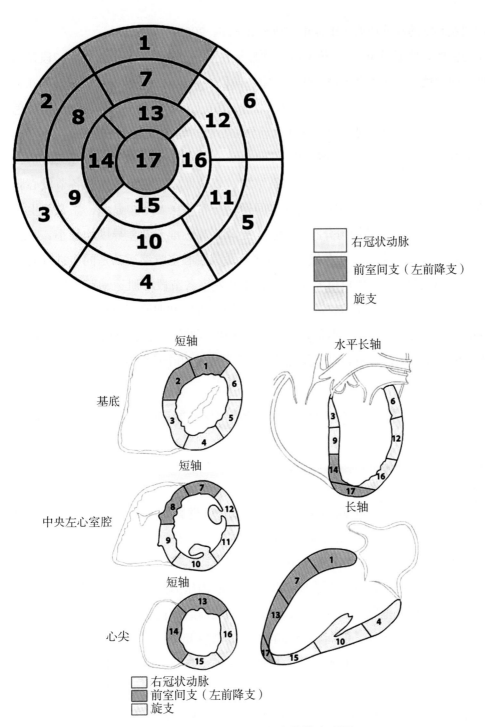

图 6-8 左心室分段的牛眼图

注：1.基底前段　2.基底前间段　3.基底下间段　4.基底下段　5.基底下外侧段　6.基底前外侧段　7.中前段　8.中前间隔段　9.中下间隔段　10.中下段　11.中下外侧段　12.中前外侧段　13.心尖前段　14.心尖间隔段　15.心尖下段　16.心尖外侧段　17.心尖

而影响到左心室的收缩功能（Bansal，2008; Bertini，2009）。

左心室的17段通过IBE成像技术可自动显示在同一个圆形平面上，并将17段显示出17种不同颜色，能立体直观地反映左心室各阶段心肌运动变化情况（Vaidya et al.，2019）。当某一节段心肌运动出现运动异常时，IBE上将标注相应的颜色，根据颜色变化的分布情况，可以实时定位和评估运动异常心肌的具体部位及范围。

徐敏等（2020）通过实时三维超声（real-time three-dimensional echocardiography，RT-3DE）动态观察了心脏三维立体解剖结构，直观地对左心室整体及各节段心肌运动进行定量分析，并通过IBE显示其空间运动分布信息。结构显示，正常新生儿左心室各节段心肌运动呈均匀分布的绿色，运动距离标准差及差异度均较小，收缩同步性较好。说明正常新生儿在发育的过渡阶段其左心室收缩运动是同步进行的。同时，从实时三维IBE参数可以看出正常新生儿左室各节段心肌运动距离均值约为3 mm，较正常成人略低，可能与新生儿的心肌胶原纤维和肌浆网结构功能尚未发育完善、心肌收缩力较弱有关。本研究还表明，性别、孕龄、出生体重和心率对IBE同步性参数值均无影响，说明心肌节段运动距离不受新生儿个体差异的影响。

第五节　相关解剖与临床要点

一、心室壁瘤

心室壁瘤（ventricular aneurysm，VA）又称室壁膨胀瘤，是急性心肌梗死的一种严重并发症，好发于左心室心尖部，少数发生于下后壁近心底部，发生率为10%～35%。90%以上的心室壁瘤是由于前室间支或右冠状动脉后室间支闭塞造成的。心室壁瘤是梗死部位的室壁心肌组织在心室腔内压力的作用下向外膨出而形成的，好发于心肌梗死范围较大的患者，多数发病几周后才被发现。心室壁瘤面积较小时患者可无症状和体征，但面积较大的心室壁瘤患者会反复发生难治性的恶性心律失常、顽固性充血性心力衰竭、左心室附壁血栓，甚至心脏破裂等危及生命的并发症，病死率是无心室壁瘤形成患者的7倍多。心室壁瘤按发生时间分为急性心室壁瘤和慢性心室壁瘤。急性心室壁瘤在心肌梗死后数日内形成，易发生心脏破裂及形成血栓。慢性心室壁瘤多见于心肌梗死愈合期，梗死的区域被致密的纤维瘢痕组织所取代，大多数情况下不会发生心脏破裂，可导致顽固性心力衰竭。

按病理解剖将心室壁瘤分为真性心室壁瘤和假性心室壁瘤。真性心室壁瘤又称解剖性心室壁瘤，或慢性纤维化心室壁瘤，是因为急性心肌梗死时梗死心肌组织坏死、室壁变薄、收缩力丧失，心肌在愈合过程中被结缔组织替代，形成薄弱的瘢痕区，心收缩时此区呈反向运动，膨出呈袋状、囊状或不规则状，心内膜肌小梁消失，与周围正常心肌组织界线清楚。50%的室心瘤患者有血栓形成。如果心收缩期与舒张期均见膨出，则称解剖性真性心室壁瘤；如果梗死区心肌不是完全性坏死，愈合过程中仅局限性纤维化，与周围正常心肌组织界线不清，腔内可见肌小梁结构，这种膨出只在收缩期出现，则称功能性真性心室壁瘤。功能性心室壁瘤又可分为失功能性心室壁瘤（akinetic aneurysm）和功能障碍性室壁瘤（dyskimetic aneurysm）（图6-9）。这类功能性心室壁瘤由于瘤壁尚有存活心肌，不宜手术切除。

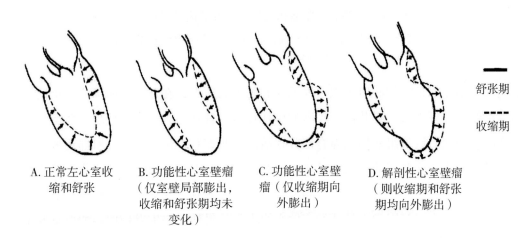

舒张期

收缩期

A. 正常左心室收缩和舒张

B. 功能性心室壁瘤（仅室壁局部膨出，收缩和舒张期均未变化）

C. 功能性心室壁瘤（仅收缩期向外膨出）

D. 解剖性心室壁瘤（则收缩期和舒张期均向外膨出）

图6-9 左心室解剖性心室壁瘤与功能性心室壁瘤的区别

假性心室壁瘤是指心肌梗死急性期，室壁破裂，破口周围由血栓堵塞或粘连，瘤壁由心包膜组成，不存在心肌组织，30%的假性心室壁瘤有机化血栓。假性心室壁瘤与真性心室壁瘤的本质区别是假性心室壁瘤心脏已破裂，其瘤腔直接与左心室相交通。假性室壁瘤破裂的危险性较大，更应尽早手术治疗（图6-10）。多发性心室壁瘤非常少见。

大部分的心室壁瘤发生于左心室，即左心室室壁瘤，由心肌梗死所引起的左心室室壁瘤占90%以上，其他少见原因包括创伤性心室壁瘤、结节病、先天性心室壁瘤、Chagas病等。心室壁瘤80%左右发生于心尖部或心的前壁，其解剖学基础是由于心尖部和心室前壁由单支血管供血，且心尖部心肌组织薄弱。梗死部位的心肌组织被纤维组织所取代形成瘢痕组织，其厚度只有正常室壁的1/3或更少，瘢痕组织无收

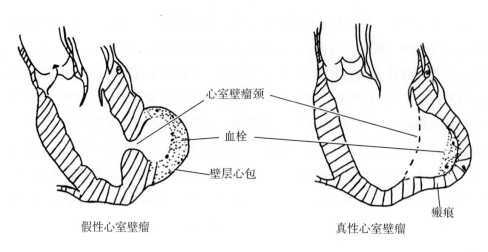

图 6-10 假性心室壁瘤和真性心室壁瘤病理特征对比

注：假性心室壁瘤瘤壁由心包及结缔组织构成，瘤颈窄；真性心室壁瘤瘤壁由室壁全层构成，
可见心肌组织，瘤颈大

缩能力且不能如正常的心肌组织一样承受心腔内的压力，在左心室的高压力负荷下
瘢痕组织向外呈囊状、靴状或不规则的瘤样膨出，且在心脏舒缩中呈现矛盾运动。
急性心肌梗死后瘢痕组织周围尚有部分存活的心肌细胞，位于正常心肌邻近区域，
形成岛状结构，这些存活心肌常常是折返激动的起源点和异位兴奋灶，是急性心肌
梗死患者发生室性心律失常的解剖和电生理基础，尤其是在应激、电解质紊乱、心
肌缺血、心力衰竭等因素下易诱发室性心律失常。另外，心室壁瘤使心的形态发生
改变，导致病变组织与正常组织交界区（border zone）张力增加，形成折返传导通路
而引起室性心律失常，同时耗氧量增加易诱发心绞痛和心功能障碍。

心室壁瘤对心室收缩功能影响很大。左心室壁10%受累可致射血分数下降；15%
受累可导致左心室舒张终末压和容量升高；25%受累可出现充血性左心衰竭；40%受
累可导致心源性休克。

左心室室壁瘤5年的存活率为10%～24%，Bruschke报道10年存活率18%，然而有
心肌梗死而无心室壁瘤患者的5年存活率为74%。有些心室壁瘤可以无症状，无症状
的心室壁瘤患者10年的存活率可以高达90%。心室壁瘤合并室性心动过速不能用药
控制时，1年内病死率可达80%。能用药物控制的这类心律失常患者，1/3或者半数可
以存活1年。外科手术切除心室壁瘤是最积极有效的治疗措施，但心室壁瘤手术难度
大，风险大，死亡率和并发症发生率高。

二、心肌致密化不全

心肌致密化不全（noncompaction of ventricular myocardium，NVM）以心室内异常粗大的肌小梁和交错的深隐窝为主要病理特征，好发于心尖部和左心室游离壁。曾被称为海绵状心肌、窦状心肌持续状态、胚胎样心肌和左心室过度小梁形成等。1990年由Chin等将其正式命名为心肌致密化不全（图6-11）。

在胚胎发育过程中，心肌组织在多种因素的调控下，按照一定程序进行发育。心肌层的发育较大程度受心外膜的调控，而心肌层内层部分，尤其是小梁层的发育受心内膜的调控。心肌细胞的形变过程是由非特化的圆形细胞演化成特化的心肌细胞，心肌细胞与心肌细胞间的排列方式也不断地进行重组改建，这一过程称为组织和细胞的同向化或同轴化过程。心肌细胞的同向化既表现在细胞内的肌原纤维和肌丝方面，也表现在心肌细胞之间。这一过程任一阶段的中断、变异都会造成整个心或心的某些部位发育异常。心肌细胞和心肌细胞的肌原纤维的非同向性排列如果范

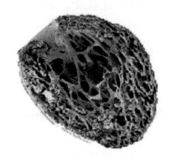

A. 胚胎早期的心壁，由无数肌束交织成疏松结构

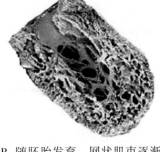

B. 随胚胎发育，网状肌束逐渐致密化，网间间隙逐渐消失

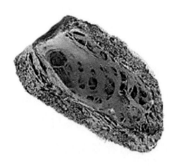

C. 正常心肌组织形成，心内膜较光滑平整，仅保留有 2 ~ 3 束直径＞ 2 mm 的肌束

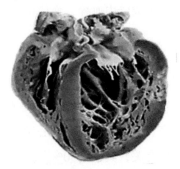

D. 成人心肌化不全，左室壁存在大量粗大肌小梁

图 6-11 心肌致密化过程及致密化不全

围小，不一定立即引起心收缩功能的明显异常，但久而久之可加速心功能的衰退。

心壁的发育异常有发育停滞（stasimorphy）、发育不全（hypolasia）、过度性发育（hyperlasia）和错构性发育（dysplasia）等多种表现。这些发育异常既可单独出现，也可交叉、并存出现。心肌致密化不全就是心发育过程中心肌壁内层吸收不完全，心壁停留在多小梁阶段所致，既有发育停滞，也有发育不全；心壁组织的发育异常既可以表现为应该发育为心肌的部位被非心肌组织所替代，又可表现为发育性的心肌组织过多或过少。前者属过度性发育，后者属发育停滞和发育不全。这种类型的发育性异常通常称为错构性发育异常。

现在人们普遍认为，心肌致密化不全是由于胚胎时期心肌结构发育不全所致。胚胎发育的第1个月，冠状动脉循环形成前，胚胎心肌由海绵状相互交织的心肌纤维组成，其间形成深入凹陷的隐窝，心腔的血液通过这些隐窝营养相应区域的心肌。胚胎发育的第2个月，心室肌逐渐从外膜侧向内膜侧、从心基部向心尖部开始致密化，隐窝被压缩成毛细血管，冠状动脉微循环逐渐形成。如果这一正常的心肌致密化过程停止即形成心肌致密化不全。尽管这一观点被广泛接受，但现如今没有心肌致密化停止的直接证据。

心肌致密化不全的主要临床后果为：①心室肌异常松弛和心室充盈受限引起心肌舒张功能不全，心肌收缩功能减低，左心室功能下降，导致心力衰竭。②致密化不全的心肌段肌小梁呈不规则分支状连接，在等容收缩期室壁压力增加，使局部冠状动脉血供受损，从而引起电传导延迟，诱发潜伏的异位心律失常。这些异位心律失常大多为致命性的室性心律失常，如室性心动过速；也可为房性心律失常，如房性期前收缩、心房颤动等；少数患者可出现房室传导阻滞。③致密化不全心室的小梁隐窝内易形成壁内血栓，血栓可以脱落引起体循环栓塞。

三、心室憩室

心室憩室（ventricular diverticulum）是比较罕见的心脏畸形，最早报道于1816年。左心室憩室最为常见，其次是右心室憩室，其检出率分别为3.4%和0.6%。另外左心房憩室、右心房憩室和双心室憩室均有报道，心室憩室约70%与心、血管或胸腹异常的发生有关，其余约30%为孤立性憩室。心室憩室患者多无明显症状，多为偶然发现，主要临床表现为心律失常、心绞痛、晕厥和栓塞等。小的憩室可能在收缩期闭合，但巨大的憩室会引起压迫症状，如身体周围水肿、肝大或颈静脉充盈等。憩室的并发症有心脏性猝死、心脏破裂和心律失常等，而由憩室破裂引起的死亡率为

75%，是引起患者死亡的主要原因。

心室憩室始于胚胎第4周，子宫内病毒感染、冠状动脉异常或心律失常被认为是先天性心室憩室的原因，这些因素造成心室压力增高，心室壁局部室壁变薄和膨突。创伤、手术、感染和肿瘤等被认为是后天性心室憩室的原因。心室憩室按构成可分为肌性心室憩室和纤维性心室憩室。肌性心室憩室由心内膜、心肌和心包三层结构组成，颈部窄，并与心室同步收缩；纤维性心室憩室由残余心肌纤维组织组成，颈部较宽，表现为收缩或运动障碍，故纤维性心室憩室与心室壁瘤很难区分。心室憩室按部位可分为心尖憩室和非心尖憩室，心尖憩室占憩室的56%，心尖憩室是Cantrell 综合征的一部分，在胚胎发育过程中伴有胸骨下端和脐上腹中线腹壁缺损，而这种缺陷通常伴有脐膨出或伴膈肌裂开；非心尖憩室常为孤立性憩室，Bernardo 研究认为是胚胎的内在异常引起的室壁局限性缺损。肌性心室憩室常发生在心尖，而纤维性心室憩室则分布在主动脉下区、二尖瓣下区或心尖。

超声心动图是心室憩室的首要检查手段。心脏憩室形态上容易与心室壁瘤、假性心室壁瘤、心肌隐窝、心室裂、心室疝和心室肿瘤等混淆，由于它们的治疗方式和预后都不一样，所以鉴别心室憩室很重要（雷亚莉 等，2019）。

四、心脏肿瘤

人体大多器官都易发肿瘤，唯独心脏肿瘤比较少见，其原因至今不明。心脏肿瘤主要包括原发性肿瘤和继发性（转移性）肿瘤，后者多见。心脏原发性肿瘤的发生率为0.001%~0.050%，其中良性肿瘤占90%。心脏良性原发性肿瘤约80%为心脏黏液瘤，其中大多数心脏黏液瘤位于左心房。其他良性原发性心脏肿瘤主要为心脏乳头状弹力纤维瘤（26%）、心脏纤维瘤（6%）、心脏脂肪瘤（4%），其余较为罕见的有心脏横纹肌瘤、心脏血管瘤、房室结肿瘤（Elbardissi et al.，2008）、畸胎瘤等。

心脏黏液瘤大多为散发性，部分呈家族遗传性。心脏黏液瘤可发生在心的任何部位，以左心房最为多见（60%~80%），在左心房主要位于卵圆窝处的左心房侧，其次为右心房（15%~28%）、右心室（8%）、左心室（3%~4%）（Jain et al.，2010）。偶发于二尖瓣、主动脉瓣、下腔静脉、肺血管（Ozcan et al.，2008）。心脏黏液瘤一般为单发，经过手术治疗后，复发率极低。据统计，约1%的心脏黏液瘤患者术后由于相关危险因素的作用而出现复发，且复发的时间一般出现在手术后3年左右。

心脏黏液瘤多为圆形或椭圆形，个体差异很大，有数毫米到十几厘米不等，有短蒂或无蒂。蒂组织常附着于房间隔卵圆窝处。约1/3心脏黏液瘤呈分叶状。心脏黏液瘤常合并出血、坏死、钙化等病理改变。原发性心脏肿瘤的临床表现变异较大，主要与其所在的位置、大小、活动性及与其周围组织的浸润有关（Pinede et al.，2001）。黏液肿瘤细胞起源于卵圆窝和心内膜处的原始多能间充质干细胞，可分化为心肌源性细胞、神经内分泌细胞和内皮细胞。极少数心脏黏液瘤可恶变为肉瘤。任何年龄均可发生心脏黏液瘤，以30~60岁最为常见，且70%为女性（肖红艳 等，2019）。

在良性非黏液性肿瘤中脂肪瘤较为多见。脂肪瘤大多无蒂，基底较宽，有完整包膜，活动度小，随心肌运动而运动。

原发性恶性肿瘤累及左心房者罕见，占心脏肿瘤的15%~25%，其中以血管肉瘤多见。血管肉瘤呈弥散性分布于多个心腔，形态不规则，边界不清晰，无蒂，肿瘤基底部附着于心腔内壁上，并多与周围组织粘连，几乎不活动。常常侵及局部心肌，造成心壁组织增厚、僵硬，侵及心包常合并心包积液。

继发性肿瘤是指侵犯或转移至心脏的恶性肿瘤，常为多发，且合并心包积液。表现为心腔或心包内实性包块；壁层心包厚薄不均；可致快速进行性生长的大量心包积液等。

五、心内膜炎

心内膜炎是由病原微生物直接侵袭心内膜而引起的心内膜的一种炎症性病变，主要侵犯心瓣膜、心内膜，甚至腱索、乳头肌。起病缓慢，症状多种多样。大多数患者有器质性心脏病，部分患者发病前有龋齿、扁桃体炎、静脉插管、介入治疗或心内手术史。心内膜炎分为感染性心内膜炎（infectious endocarditis，IE）与非感染性心内膜炎两类。前者由病原体感染所致，包括病毒、细菌、真菌、立克次体等，以细菌感染多见；后者常见原发性非感染性血栓性心内膜炎及继发于风湿病、系统性红斑狼疮。感染性心内膜炎又分急性和亚急性两种。临床上常见的是亚急性感染性心内膜炎（subacute infectious endocarditis，SIE）。SIE容易发生在器质性心脏病的基础上（如瓣膜病、先天性心脏病）。其机制是：①此类患者心内膜表面粗糙，病原体易滞留其上，成为滋生、繁殖的基础；②与瓣膜承受的压力大小有关，左心瓣膜承受的压力大于右心瓣膜，故SIE多发生于二尖瓣或主动脉瓣；③温特力效应，感染部位常在异常通道的前方或瓣膜的低压腔室面，如二尖瓣的心房面，主动脉瓣的心室面，室间隔缺损的右心室面。当有基础心脏病的患者出现SIE时，除感染表现外，原有心脏病症状（如心力衰竭）可明显加重。

一旦确诊SIE应尽早开始治疗，使用足量敏感的抗生素如青霉素，也可以联合使用抗生素。一般情况下，应先行内科治疗，待感染控制并情况稳定后再行手术治疗。但在瓣膜严重毁损或急性瓣膜损害，有巨大的赘生物随时可能脱落，或内科治疗无效时，应在控制感染的同时进行人工心脏瓣膜置换术。

下述情况需考虑手术治疗：①瓣膜穿孔、破裂、腱索离断，发生难治性急性心力衰竭。②出现人工瓣膜置换术后感染，内科治疗不能控制。③并发细菌性动脉瘤破裂或四肢大动脉栓塞。④先天性心脏病发生感染性心内膜炎，经系统治疗，仍不能控制时，手术应在加强支持疗法和抗生素控制的情况下尽早进行。

六、心肌肥大

长期心脏负荷增加，可以使心肌纤维增大、延长，从而导致整个心的重量增加，称为"心肌肥大"。这是心的一种强有力的代偿形式，可见于正常人，如大运动量的运动员。如果大负荷的因素长期不能被消除，肥大心肌的功能便不能长期维持正常而最终转向心力衰竭。慢性心力衰竭一般都是在心肌代偿性肥大的基础上逐渐发生发展的。在病理情况下，见于各种使心脏负荷加重的疾病。例如心脏瓣膜关闭不全、高血压病等，使心的前、后负荷长期增加，可引起代偿性心肌肥大。正常心脏重约260 g，运动员心脏重量可达500 g。当心脏重量在500 g以下时，一般是由于每个心肌细胞增大、延长造成的。此时心肌细胞数量不增多，但心肌细胞体积和细胞核都变大。当心脏重量超过500 g，心肌细胞数量也增多。重度心肌肥大时，心肌细胞数量可增加2倍。心电图上可表现为P波或R波高电压。

心肌肥大之后的微细血管数量和布局也发生改变。表现在心肌内微动脉和毛细血管的生长明显地落后于心肌细胞体积的增长，呈现为单位重量的肥大心肌毛细血管数目减少。对哺乳类动物心肌微循环的活体组织研究显示，安静时，正常动物每1 mm^{3}心肌内约有2300条开放的毛细血管，毛细血管平均间距为16.8 μm。当心脏负荷加重或缺氧时，毛细血管前括约肌松弛，原处于贮备状态的约2100条毛细血管也开放。结果导致总的功能性毛细血管可达4400条/mm^3，毛细血管间距因而减小到5.5 μm。由于负荷加重而增加的心肌需氧量，很快通过毛细血管的布局和数量改变增加了血液供应从而满足了血氧供应。在心肌肥大时，因毛细血管总数相对减少，氧的弥散间距增大，故出现相对心肌缺氧。这样的患者在安静状态下，大部分贮备的毛细血管已经开放，故当负荷增加时，功能性毛细血管数不能再有显著的增加，氧的弥散间距也不能明显缩小。因此肥大心肌在负荷增加时常处于缺氧状态，致有氧代谢减弱，能量生成不足，心肌收缩性减弱。

关于肥大心肌是否缺氧也存在不同的研究结果。有人曾对单位重量肥大心肌内冠状动脉、冠状静脉血液氧含量差进行测定，结果显示肥大心肌与正常心肌的情况无明显的差别，提示肥大心肌并不缺氧。

心肌肥大之后的心肌细胞的分子和亚微结构发生明显改变，表现为细胞体积和重量的增加大于其表面积的增加，即肥大心肌的表面积与重量之比显著降低。故细胞面积的相对减少可使细胞转运离子的能力减弱，包括Ca^{2+}内流相对不足，从而使心肌细胞的功能降低。肥大心肌内线粒体数量与心肌细胞体积的比值减小，线粒体膜表面积与心肌纤维重量的比值也明显减少，所以肥大心肌内生物氧化作用相对减弱。这也是肥大心肌能量生成不足的原因之一。

肥大的心肌细胞内的肌球蛋白分子重节片（头部）和轻节片（尾部）的比值降低，即头部在整个分子中所占的比重减少。而头部正是ATP合酶所在的部位，头部比重的减少，就可使ATP合酶的活性随之相对降低。此外，ATP合酶又受Ca^{2+}激活的影响，心力衰竭时，由于Ca^{2+}向肌球蛋白横桥部位转运缓慢，故可使ATP合酶活性进一步降低。体外试验表明，衰竭心肌中ATP合酶的活性降低20%～30%。ATP合酶活性的降低使心肌能量利用发生障碍，因而心肌收缩性减弱。

心肌肥大的早治疗原则：避免过劳，防止精神过度紧张，β受体阻滞剂普萘洛尔可降低心肌收缩力，减轻左心室流出道梗阻，改善左心室壁顺应性及左心室充盈，也具有抗心律失常作用。也可用钙通道阻滞剂，如盐酸维拉帕米和硝苯地平，能改善心室舒张功能。

七、心肌病

心肌病（cardiomyopathy）是累及心肌组织，临床以心肌结构异常、心力衰竭、心律失常和（或）猝死为特征的一大类疾病，临床上有极大的异质性及多样性，是儿童及成人心脏移植的常见病因。美国心脏协会与欧洲心脏病学会的最新指南与共识均将心肌病定义为引起心肌结构及功能异常的一组异质性疾病。1999年，我国经全国心肌炎心肌病学术研讨会专家组讨论，基本采纳1995年世界卫生组织（WHO）及国际心脏病学联合会（ISFC）关于心肌病的定义及分型标准，将心肌病分为扩张型心肌病（dilated cardiomyopathy，DCM）、肥厚型心肌病（hypertrophic cardiomyopathy，HCM）、限制型心肌病（restrictive cardiomyopathy，RCM）、致心律失常性右室心肌病（arrhythmogenic right ventricular cardiomyopathy，ARVC）、特异性心肌病（specific cardiomyopathy）及未分类心肌病（unclassified cardiomyopathy）。

这一定义范围较1980年的定义有所扩大，只要有心功能不全，不论什么原因造成的心肌病变全部包括其中。若病因不明，称为原发性心肌病；若病因明确，以及与特殊临床状态相关的心肌病称为特异性心肌病，亦可以在"心肌病"前冠以病因名称，如缺血性心肌病。本书根据心肌病变发生部位将其分为心房心肌病和心室心肌病，一般情况下对心室心肌病关注较多，近年来心房心肌病逐渐受到重视。

（一）心房心肌病

欧洲心律协会（EHRA）、美国心律学会（HRS）、亚太心律学会（APHRS）、拉丁美洲心脏起搏与电生理学会（SOLAECE）联合提出并发表了心房心肌病专家共识。首次将心房心肌病定义为影响心房结构、收缩功能或心房电基质特性且伴随相关临床症状的一类心房疾病。并根据病理学特点对心房心肌病进行分类，用首字母缩写法定义为EHAS分类（Goette et al.，2016）：①主要为心房肌细胞病变；②主要为心房纤维化改变；③心肌细胞病变及心房纤维化共存的混合型；④心房肌非胶原蛋白浸润。心房心肌病患者的EHAS分类可随着病情的进展而发生改变；对于同一个患者来说，心房不同部位其病理改变也会有所不同。这一分类标准可能为今后治疗心房心肌病相关房性心律失常提供病理学依据。

心房心肌病的病因和危险因素较多，其病因尚不清楚，它可能是多种疾病相互作用的结果，也可能是特发性的。许多研究证实，高血压、糖尿病、肥胖、心房颤动、心房淀粉样变性、遗传性肌营养不良、充血性心力衰竭、阻塞性睡眠呼吸暂停低通气综合征、心肌炎及心脏瓣膜病等均可导致心房心肌病的发生（Goette et al.，2016）。在慢快综合征（病窦综合征合并阵发性房颤）患者的左、右心房均存在明显的心肌纤维化，这被认为是纤维化性心房心肌病的常见表现形式（Kottkamp，2012；Kottkamp，2013）。孤立性心房颤动患者可出现显著的心房纤维化。部分孤立性心房颤动患者在心房颤动发作前或发作早期，其心房内已存在大量的基质改变。

心房心肌病的主要临床表现为心房扩大、快速紊乱性房性心律失常、传导阻滞及心房静止、血栓栓塞等（Disertori，2013；Ju et al.，2017）。检测心房心肌病的主要方法包括：①非侵入性检测方法有超声检查、心脏CT成像、心房磁共振检查；②侵入性检测方法包括三维电解剖标测（可以构建心房的三维解剖模型）、心房组织活检等。

治疗原则：①紊乱性房性心律失常治疗可以参考常规抗心律失常用药指南。也可行射频导管消融术，包括线性消融、碎裂电位消融、迷走神经节消融及低电压消融等。② 缓慢型心律失常患者可行起搏器治疗，对于首发症状即为窦房结、房室结功能异常，以及接受药物或射频导管消融治疗期间出现缓慢型心律失常的患者，起搏器植入治疗是必要的。③ 血栓栓塞患者采取抗凝治疗，对于心房心肌病反复发生栓塞的患者，也可行左心耳封堵治疗。

（二）心室心肌病

1. 扩张型心肌病　扩张型心肌病是一类既有遗传因素又有非遗传因素导致的复合型心肌病（图6-12）。该型心肌病的共同特点是：①心腔扩大，晚期心脏呈球形；②心率快；③听诊有奔马律；④心肌细胞肥大、变性、坏死；⑤间质炎症、增生、纤维化。原发性扩张型心肌病是临床上最常见的心肌病之一，其病理特点是心脏扩大，室壁变薄、附壁血栓，瓣膜与冠状动脉正常。光镜下可见心肌细胞肥大、变长、排列紊乱，心肌细胞变性坏死，间质纤维化，并有炎性细胞浸润。心内膜纤维化，尤以累及左心室心内膜下多见。心肌间质中用天狼星红F3BA染色显示 I 型胶原纤维面积呈显著增宽，可见纤维替代的片状区域呈局灶性，融合成片。胶原纤维粗细不等，分布极不均匀。电镜下见收缩单位减少，心肌细胞水肿，排列紊乱；心肌细胞线粒体增多、变性、增大或缩小，嵴断裂或消失；肌质网和横管系统结构扩张，高尔基体增大、核膜皱褶增多；糖原和脂褐素增多；空泡样变性，脂滴增加。临床上主要表现为充血性心力衰竭、心律失常及栓塞等。治疗方面除了采用经典的强心、扩冠、利尿等方法以改善急性血流动力学改变外，近些年来还采用干预 α 受

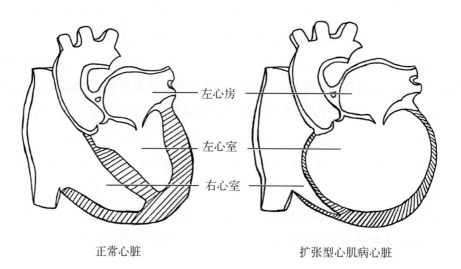

正常心脏　　　　　　　　　　扩张型心肌病心脏

左心房

左心室

右心室

图 6-12　正常心脏和扩张型心肌病心脏对比

体和 β 受体的药物以阻断继发性交感神经的慢性激活；使用转换酶抑制剂或转换酶受体拮抗剂抑制肾素–血管紧张素–醛固酮系统，并抑制心肌重构。

2. 肥厚型心肌病　　肥厚型心肌病是以心肌非对称性肥厚、心室腔变小、左心室充盈受限、舒张期顺应性下降为基本病变的心肌病（图6-13）。目前认为该病是常染色体显性遗传。其特征是室间隔不对称性肥厚（又称为主动脉瓣下狭窄）。病理解剖可见心脏外观增大，心肌肥厚，亦可见苍白色的散在性纤维化病灶。左、右心室游离壁和心室间隔都可增厚，乳头肌肥大充塞左心室腔，肥厚部位分布常不均匀，心室间隔部的肥厚常最显著，成年患者其厚度平均达3 cm（左心室游离壁平均为1.8 cm），但约有5%的患者心室间隔与心室游离壁的厚度相仿。心房腔常增大，心室（尤其是左心室）腔常缩小，在左心室流出道处尤其明显。肥厚仅限于左心室心尖部者在世界各地都有报道，但日本人中患者较多。主动脉瓣下处的心内膜和左心室流入道处的心内膜增厚，二尖瓣增厚，前瓣叶可有纤维化或钙化，乳头肌向前移位。冠状动脉正常，但心壁内冠状动脉小分支可有管壁增厚和阻塞性病变。光镜下见肥厚部位心肌纤维肥厚、短而宽，核增大，其排列紊乱呈环状分布而非平行分布，其间夹杂有纤维成分或坏死灶。电镜下见心肌细胞内的肌原纤维甚至肌丝的排列也异常，它们常互成直角地交错排列而非平行地排列。线粒体增多，核畸形，其周围有透亮带，内含大量糖原。

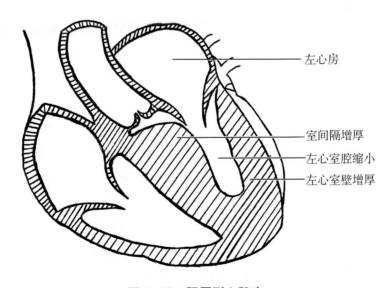

左心房

室间隔增厚

左心室腔缩小

左心室壁增厚

图 6-13　肥厚型心肌病

　　本病的主要病理生理变化是由于心壁肥厚使心室变僵硬，顺应性降低以致心室舒张充盈受阻；由于心肌细胞排列紊乱以致心室各部收缩和舒张不均匀。它的主要血流动力学改变是舒张功能障碍，舒张末压升高，收缩期左心室流出道梗阻（由于室间隔肥厚及二尖瓣随血流吸向室间隔），心排血功能减弱，最终导致心力衰竭。左心室流出道梗阻者占25%~40%。在左心室收缩二尖瓣关闭时，二尖瓣前叶向前移位，在收缩中、后期与心室间隔靠近者约占患者的一半，引起二尖瓣关闭不全。由于心排血量降低，主动脉瓣可在收缩中期关闭。

　　该病患者可以无自觉症状，或者表现为晕厥、心律失常、猝死，晚期可表现为心脏扩大、心力衰竭。治疗应以改善舒张功能为主，如使用β受体阻滞剂、钙离子拮抗剂等。近来认为化学消融和DDD型起搏器对收缩期左心室与流出道间存在压力阶差的患者有效。埋藏式自动除颤仪可以防止患者发生猝死。

　　另外，肥厚型心肌病还有一种较为罕见的类型，其肥厚部位主要限于左心室心尖部，称为心尖肥厚型心肌病（apical hyper-trophic cardiomyopathy，APH）。APH目前是一种知之甚少的疾病，最早由日本 Sakamoto报道，当时称之为不对称的心尖部心肌肥厚，主要以V4~V6导联巨大倒置T波及左心室造影呈"锹状"改变为特征（Arad 等，2005）。APH被认为是常染色体显性遗传病，常在一个家族中发现多个成员同时患病，男性多于女性。国内文献报道APH约占同期HCM的16%（陶永康 等，2011）。APH患者心肌肥厚仅局限于左心室心尖部，主要组织学特征为心尖部心肌细胞肥大、空泡变性，以及细胞核增大及染色加深、肌原纤维排列明显紊乱，可能与心尖处收缩功能异常、心肌缺血及心肌梗死等有关。乳头肌小血管、微血管发育不良及血流储备低下，可能导致局限于心肌部位的缺血，甚至发展为心尖部心肌梗死或心尖部瘤样改变（Gruner et al.，2011）。

　　3. 限制型心肌病　限制型心肌病亦称闭塞型原因不明的心肌病，不常见。本病以心室充盈受损为特征。主要病理变化是心内膜和心内膜下有纤维组织增厚，增厚可大于正常心内膜的10倍，有附壁血栓，但心肌不肥厚。心内膜表层为玻璃样变性的纤维组织，其下为胶原纤维层，胶原纤维间有钙化灶，再下为纤维化的心肌，心肌有间质水肿和坏死灶。心室病变主要在流入道并延伸到心尖，累及乳头肌和腱索、二尖瓣和三尖瓣。严重者心室腔从缩小至近乎闭塞。多数患者两侧心室受累（50%），也有单纯左心室（40%）或右心室（10%）受累者，常有心包积液。

　　由于心内膜硬化，缺乏顺应性，心室腔缩小，甚至闭塞，一侧或双侧心室的舒张期充盈受限，以左侧最为常见。心室舒张阻抗增高，排血量减少，最后发生心力衰竭。本病原因不明，可以与其他疾病共存。临床表现类似于缩窄性心包炎，故需要与缩窄性心包炎、肥厚型心肌病等鉴别。由于病变在心内膜和心内膜下心肌，故心内膜心肌活检最有诊断价值。本病药物治疗效果差，可以手术剥离心内膜。

八、心力衰竭

心力衰竭（heart failure，HF）指心脏有足够的前负荷，但丧失了为代谢组织提供足够氧气的能力，从而表现为肺循环及体循环淤血的临床病理生理综合征。由心肌功能障碍引起的左心室收缩功能不全是HF的常见原因。实际上心脏的任何病理改变都会引起HF。HF是大多数心血管疾病的最终归宿，也是最主要的死亡原因。

心力衰竭有多种分类方法，按左右分为左心衰竭、右心衰竭和全心衰竭；按时间分为急性心力衰竭和慢性心力衰竭；按心脏功能分为收缩型心力衰竭和舒张型心力衰竭；按心输出量分为高输出量型心力衰竭和低输出量型心力衰竭等。引起心力衰竭的确切机制尚不十分清楚。目前认为心脏收缩功能障碍的机制与以下因素有关：①心肌细胞（收缩单位）绝对数目减少（如心肌梗死）。②收缩单位能量代谢障碍。实验发现线粒体膜磷脂、呼吸酶及线粒体DNA发生改变，并且与心力衰竭程度平行。③收缩单位性质改变。动物实验发现鼠心力衰竭模型中，心肌的粗肌丝由成年型向胎儿型转变，后者收缩力小，速度慢。④Ca^{2+}代谢失调。⑤心肌细胞信号传导异常。与心肌舒张功能障碍有关的因素包括：心包因素、心内膜因素、心肌间质改变、肌钙蛋白与Ca^{2+}亲和力增加、舒张期Ca^{2+}移出障碍等。心力衰竭时会导致机体的代偿适应反应，心率增加，心室重建，交感神经兴奋性增加，β受体下调，肾素-血管紧张素-醛固酮系统活性增加，抗利尿激素、心房利钠尿多肽、内皮素、生长因子、肿瘤坏死因子等分泌增加，糖皮质激素分泌减少。在心力衰竭（心室肥厚、心腔扩大）的过程中，心肌细胞、细胞外基质等均出现心室重塑，心室重塑是心力衰竭发生发展的基本病理变化。

心室重构主要有两种类型：①向心性心室重构。表现为左心室室壁增厚，心室舒张功能初期不改变，随着时间延长，舒张功能最终会下降。②偏心性心室重构。心脏扩张，收缩力下降，二尖瓣、三尖瓣及主动脉瓣反流。后者常见于心肌梗死后出现心室重构，表现为容量负荷加重、瓣膜反流、心肌病理性舒张。在这两种重构中，细胞水平上表现为肌细胞肥大。心肌肥大与负荷加重、神经激素分泌、炎性反应或氧化应激等有关。这些改变最终导致一种新的心肌细胞表型，该表型类似于在胚胎发育过程中见到的表型，是"胚胎基因机制"激活的结果。这种表型改变包括产生新的心肌细胞肌节，心肌细胞肥大，以及其反应底物从自由脂肪酸转化成葡萄糖。最初，无论这些过程是在向心性还是偏心性心肌重构中，心室壁压力都会降低。如果病情得不到逆转，这些改变最终导致进行性心肌收缩力下降，心室腔扩张，左心室从椭圆形变为球形。

在心室重构中细胞坏死与凋亡同时存在。激活心肌细胞肥大的因素同时也激活细胞凋亡。细胞间质的改变主要是胶原纤维化及其相关酶类改变。基质金属蛋白酶家族活性增强，其内源性抑制剂组织金属蛋白酶家族活性下降，这些最终导致心室扩张。

左心室结构上的改变导致心室壁压力增大，引起二尖瓣环扩张，乳头肌变形，二尖瓣后叶缩短，从而导致二尖瓣功能性或缺血性反流。二尖瓣反流导致左心室容积变大，心腔扩张明显。当HF中出现二尖瓣反流时，说明预后不良。

无论潜在的心脏病理如何，左心室发生重构均可导致死亡率升高。严重心室重构过程可导致心室电生理不同步，进一步引发心室输出量下降、扩张性神经激素激活、左心室功能下降、二尖瓣功能不全，最终出现心室重构进一步加重。一般慢性心力衰竭时会表现为心室中生理不同步，预后不良，需要同步电复律治疗。

九、心肌纤维化

心肌纤维化（heart muscle fibrosis）是指心肌细胞间质的基质过度沉积和纤维成分比例失调所致的心肌组织间质重构，常见于急性心肌梗死、高血压心脏病、糖尿病性心肌病、扩张型心肌病等疾病。从生理角度看，细胞外基质聚集是一种保护性机制，对伤口愈合和组织修复有益，但过度聚集会影响心脏的舒缩功能，尤其是心肌损伤后形成无功能且绝缘的瘢痕不利于心电传导，会诱发传导阻滞，故瘢痕对于组织损伤修复和心电传导至关重要（Rog-Zielinska et al.，2016）。

心肌纤维化是心肌瘢痕形成的重要原因，其特征是心肌成纤维细胞活化为肌成纤维细胞，并分泌Ⅰ型胶原蛋白，导致Ⅰ型胶原蛋白过度沉积（Murtha et al.，2017）。结合因果关系和病理特征，可将心肌纤维化类型分为反应性心肌纤维化、浸润性心肌纤维化，以及替代性心肌纤维化。反应性心肌纤维化指由于心肌压力负荷增加导致细胞外基质增多，而心肌细胞没有显著的心肌瘢痕形成。浸润性心肌纤维化的特征是糖脂在心脏不同的细胞中积聚，这种现象也见于法布里病，法布里病是一种涉及鞘脂代谢功能异常的罕见遗传病。替代性心肌纤维化发生在心肌损伤如心肌梗死后，在梗死心肌中，坏死细胞被替代，形成了主要包含Ⅰ型胶原蛋白的心肌瘢痕（Murtha et al., 2017; Graham-Brown et al., 2017）。心肌损伤后胶原蛋白构成比例变化较大（图6-14）。根据胶原蛋白的组织病理学特征，可将心肌纤维化分为4种类型，即间质纤维化、致密性纤维化、弥漫性纤维化和斑片状纤维化。其中间质纤维化主要是胶原蛋白在细胞间聚集；致密性纤维化是大而致密的胶原蛋白沉积，结构中无心肌细胞；弥漫性纤维化通常在纤维成分之间呈现短的心肌束；斑片状纤维化是指在心肌束之间分布较大面积的胶原蛋白，在磁共振成像下呈斑片状（De Jong et al., 2011）。问题是胶原成分增加多少才能判断心肌纤维形成，目前从组织病理学角度尚缺乏客观标准。

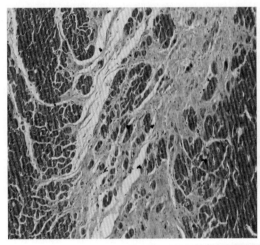 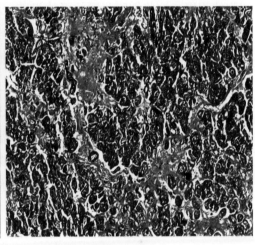

HE 染色　　　　　　　　　　　　　Masson 染色

图 6-14　大鼠心室肌纤维化的组织切片

正常情况下，心肌细胞之间的纤维成分包括胶原纤维、弹性纤维和网状纤维，其中胶原成分主要为Ⅰ型和Ⅲ型胶原，它们是构成间质支架的基础，也对心肌收缩力的传递起重要作用。大约85%的心肌胶原蛋白属于Ⅰ型，主要与有抗拉强度的粗纤维有关。Ⅲ型胶原占心脏胶原蛋白总量的11%，主要与维持基质弹性的细纤维有关。Ⅰ型胶原蛋白和Ⅲ型胶原蛋白的比例改变归因于心肌纤维化类型。在心肌梗死模型中，Ⅰ型胶原蛋白表达上调；而在缺血性心肌病患者中观察到Ⅰ型胶原蛋白的表达显著增多（Kong et al., 2014）。胶原蛋白的持续聚集和成熟可导致纤维化瘢痕形成。这种瘢痕的伸缩性随着胶原蛋白交联密度的增加而增加（Brauchle et al., 2018），最终导致心肌收缩和舒张功能受到影响。另外，心肌中过多的胶原蛋白聚集可影响电耦合。瘢痕组织可引起传导阻滞，因此被称为电绝缘体。在心肌梗死后的病理变化过程中，在胶原蛋白增多的同时，弹性蛋白随之下降，结果造成梗死区域的硬度增加，而弹性下降（Yu et al., 2018）。

　　心肌纤维化的细胞学基础是成纤维细胞被激活而表现为转分化。心肌损伤或疾病引起心肌细胞死亡的同时也伴有炎性反应的发生，炎性反应可激活心肌成纤维细胞（Kong et al., 2014）。在生理条件下，心肌成纤维细胞不表达应力纤维，然而心肌损伤后，心肌成纤维细胞活化并转化为可以表达应力纤维的肌成纤维细胞（myofibroblasts）（Kong et al., 2014；Rog-Zielinska et al., 2016），其表型可以表达α-平滑肌肌动蛋白（α-SMA）并产生收缩束。此外，在损伤部位观察到心脏肥大细胞的积聚，这些细胞脱颗粒释放组胺，从而刺激成纤维细胞的增殖和胶原蛋白的合成（Kong et al., 2014）。激活的成纤维细胞具有较高的增殖和迁移能力（Moore-Morris et al., 2014），细胞外基质的合成和聚集是肌成纤维细胞活化的特征（Vasquez et al., 2011）。因此，心肌成纤维细胞在心肌纤维化进程中发挥着不可或缺的作用。

　　目前诊断心肌纤维化的生物标志物包括基质金属蛋白酶-1与基质金属蛋白酶抑制剂-1的比率（MMP-1/TIMP-1）、半乳糖凝集素和转化生长因子-β（TGF-β）等（Da Costa et al., 2019）。这些生物标志物具有取材方便、检验迅速的优点，但其特异性和敏感性均无法支持其作为临床单一的确诊检测手段。

（新乡医学院　郭志坤）

参考文献

［1］陈海泉，沈学东，王敏生，等. 心脏二尖瓣环心立体形态的研究［J］. 解剖学杂志，1994，17（3）：203-205.

［2］陈运文，陈筠心，刘书年，等. 正常成人左心室壁厚度及左室腔大小的观察［J］. 贵阳医学院学报，1980，5（1）：58.

［3］高长青，张涛，李力兵. 心肌带解剖结构的实验研究［J］. 中华胸心血管外科杂志，2006，22（6）：410-412.

［4］郭志坤，文小军，马方，等. 山羊心脏中心纤维体内的骨髓组织［J］. 解剖学报，2001，32（1）：91-92.

［5］何标鸣，谭允西，程宓. 房室交界区（KOCH）三角的观察和测量［J］. 青岛医学院学报，1986（3）：32-38.

［6］雷亚莉，熊峰. 心室憩室的诊治进展［J］. 心血管病学进展，2019，40（8）：

1154-1157.

［7］凌凤东，林奇，赵根然. 心脏解剖与临床［M］. 北京：北京大学医学出版社，2005.

［8］马丽平，卢敏，饶利兵. 立体螺旋型结构的心肌带标本的制作［J］. 中国临床解剖学杂志，2013，31（3）：360-361.

［9］庞宗全，张静，李延生，等. 动物心骨、心软骨的研究［J］. 中国兽医杂志，1993，19（10）：22-23.

［10］陶永康，闫丽荣，李一石，等. 心尖肥厚型心肌病患者188例临床特点及预后［J］. 中华心血管病杂志，2011，39（2）：106-109.

［11］肖红艳，陶凉. 207例心脏黏液瘤手术治疗的回顾性分析［J］. 中国心血管病研究，2019，17（9）：844-846.

［12］徐敏，任卫东，熊峰，等. 实时三维超声牛眼图定量评价正常新生儿左心室收缩同步性［J］. 心血管病学进展，2020，41（4）：434-437.

［13］赵根然，杨月鲜，凌凤东，等. 人心脏心室分段的探讨［J］. 西安交通大学学报，1987（2）：124-128，232.

［14］赵梦林，于婕，祖凌云. 肥厚型心肌病的诊断和防治进展［J］. 中国心血管杂志，2017，22（5）：364-368.

［15］ARAD M，PENAS-LADO M，MONSERRAT L，et al. Gene mutations in apical hypertrophic cardiomyopathy［J］. Circulation，2005，112（18）：2805-2811.

［16］BRAUCHLE E，KASPER J，DAUM R，et al. Biomechanical and biomolecular characterization of extracellular matrix structures in human colon carcinomas［J］. Matrix Biol，2018，68-69：180-193.

［17］BUCKBERG G D. Basic Science review：the helix and the heart［J］. J Thorac Cardiovasc Surg，2002，124（5）：863-883.

［18］CHIN T K，PERLOFF J K，WILLIAMS R G，et al. Isolated noncompaction of left ventricular myocardium. A study of eight cases［J］. Circulation，1990，82（2）：507-513.

［19］DA COSTA A W F，DO CARMO NETO J R，BRAGA Y L L，et al. Cardiac Chagas disease：MMPs，TIMPs，galectins，and TGF-β as tissue remodelling players［J］. Dis Markers，2019，2019：3632906.

［20］DE JONG S，VAN VEEN T A，VAN RIJEN H V，et al. Fibrosis and cardiac arrhythmias［J］. Cardiovasc Pharmacol，2011，57（6）：630-638.

［21］GRAHAM-BROWN M P M，PATEL A S，STENSEL D J，et al. Imaging of myocardial fibrosis in patients with end-stage renal disease： current limitations and future possibilities［J］. Biomed Res Int，2017，2017：5453606.

［22］GRUNER C，CARE M，SIMINOVITCH K，et al. Sarcomere protein gene mutations in patients with apical hypertrophic cardiomyopathy［J］. Circ Cardiovasc Genet，2011，4（3）：288-295.

［23］DSERTORI M，QUINTARELLI S，GRASSO M，et al. Autosomal recessive atrial dilated cardiomyopathy with standstill evolution associated with mutation of natriuretic peptide precursora［J］. Circ Cardiovasc Genet，2013，6（1）：27-36.

［24］ELBARDISSI A W，DEARANI J A，DALY R C，et al. Survival after resection of primary cardiac tumors：a 48-year experience［J］. Circulation，2008，118（14 suppl 1）：S7-S15.

［25］GOETTE A，KALMAN J M，AGUINNGA L，et al. EHRA/HRS/APHRS/SOLLAECE expert consensus on atrial cardiomyopathies： Definition，characterization. and clinical implication［J］. J Arrhythm，2016，18（10）：1455-1490.

［26］IACOBELLIS G，RIBAUDO M C，ZAPPATERRENO A，et al. Relation between epicardial adipose tissue and left ventricular mass［J］. J Cardiol，2004，94（8）：1084-1087.

［27］JAIN D，MALESZEWSKI J J，HALUSHKA M K. Benign cardiac tumors and tumor like conditions［J］. Ann Diag pathol，2010，14（3）：215-230.

［28］JU W，LI M，WANG D W，et al. Idiopathic isolated fibrotic atrial cardiomyopathy underlies unexplained scar-related atrial tachycardia in younger patients［J］. Europace，2018，20（10）：1657-1665.

［29］KONG P，CHRISTIA P，FRANGOGIANNIS NG. The pathogenesis of cardiac fibrosis［J］. Cell Mol Life Sci，2014，71（4）：549-574.

［30］KOTTKAMP H. Fibrotic atrial cardiomyopathy： a specific disease/syndrome supplying substrates for atrial fibrillation，atrial tach-ycardia. sinus node disease，AV node discase，and thromboem-bolic complications［J］. J Cardiovasc Electrophysiol，2012，23（7）：797-799.

［31］KOTTKAMP H. Human atrial fibrillation substrate： towards a specific fibrotic atrial cardiomyopathy［J］. Eur Heart J，2013，34（35）：2731-2738.

［32］MOORE-MORRIS T，GUIMARÃES-CAMBOA N，BANERJEE I，et al. Resident fibroblast lineages mediate pressure overload-induced cardiac fibrosis［J］. J Clin Invest，2014，124（7）：2921-2934.

［33］MURTHA L A，SCHULIGA M J，MABOTUWANA N S，et al. The processes and mechanisms of cardiac and pulmonary fibrosis［J］. Front Physiol，2017，8：777.

［34］OZCAN A V，EVRENGUL H，BIR F，et al. Multiple myxomas originating from anterior and posterior mitral leaflets in the left ventricle leading to LV outflow tract obstruction［J］. Cir J，2008，72（10）：1709-1711.

［35］PINEDE L，DUHAUT P，LOIRE R. Clinical presentation of left atrial cardiac myxoma： a series of 112 consecutive cases［J］. Medicine，2001，80（3）：159-172.

［36］ROG-ZIELINSKA E A，NORRIS R A，KOHL P，et al. The living scar-cardiac fibroblasts and the injured heart［J］. Trends Mol Med，2016，22（2）：99-114.

［37］TORRENT-GUASP F，BUCKBERG G D，CLEMENTE C，et al. The structure and function of the helical heart and its buttress wrapping. I. The normal macroscopic structure of the heart［J］. Semin Thorac Cardiovasc Surg，2001，13（4）：301-319.

［38］VAIDYA G N，SALGADO B C，BADAR F，et al. Two-dimensional strain echocardiography-derived left ventricular ejection fraction，volumes，and global systolic dyssynchrony index： comparison with three-dimensional echocardiography ［J］. Echocardiography，2019，36（6）：1054-1065.

［39］VASQUEZ C，BENAMER N，MORLEY G E. The cardiac fibroblast： functional and electrophysiological considerations in healthy and diseased hearts［J］. J Cardiovasc Pharmacol，2011，57（4）：380-388.

［40］YU Y X，YIN G T，BAO S S，et al. Kinetic alterations of collagen and elastic fibres and their association with cardiac function in acute myocardial infarction［J］. Molecular Medicine Reports，2018，17（3）：3519-3526.

第七章

心的间隔

心的间隔包括房间隔和室间隔，是分隔左、右心房和左、右心室的隔膜。可分为解剖学间隔和功能性间隔。在心的间隔上含有很多重要结构，有着重要的生理意义和临床应用价值。

第一节　房间隔

房间隔（interatrial septum）又称房中隔，位于左、右心房之间（图7-1，图7-2，图7-3），由两层心内膜中间夹心房肌纤维和结缔组织而构成。房间隔在心表面无明确标志，但右肺静脉与下腔静脉交界的沟指示出房间隔心表面的位置。房间隔呈矢状位，前缘向左前方倾斜，与人体正中矢状面呈45°角。解剖学上房间隔的形态呈叶片（手术刀片）状，其尖端位于上腔静脉至右心房的入口内。房间隔有前、后和下3个边缘。前缘与升主动脉后面相适应，稍向后弯曲，呈弧形。后缘的上端与前缘的交汇点为尖，位于上腔静口的内侧，后缘由此向后下弯行，亦呈弧形，中部凸

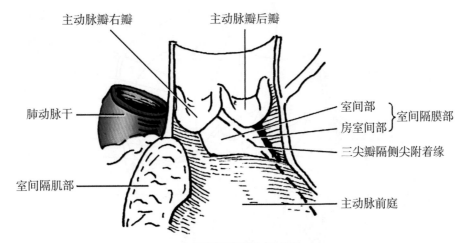

室间隔膜部左侧面观

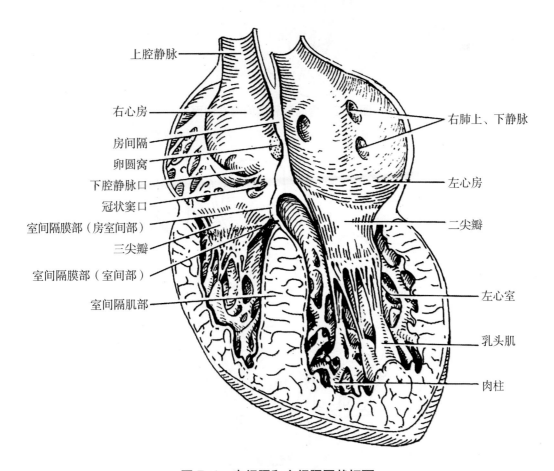

图 7-1　房间隔和室间隔冠状切面

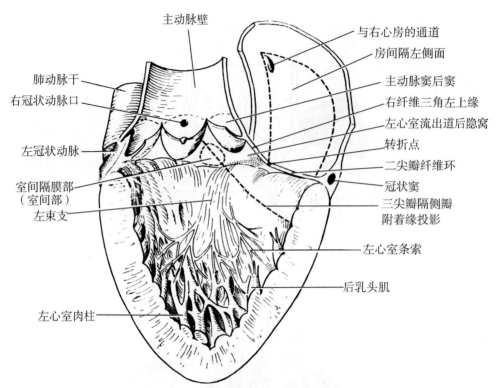

图 7-2　房间隔和室间隔左侧面观

注：细点区示房室结和房室束在左心室面的投影

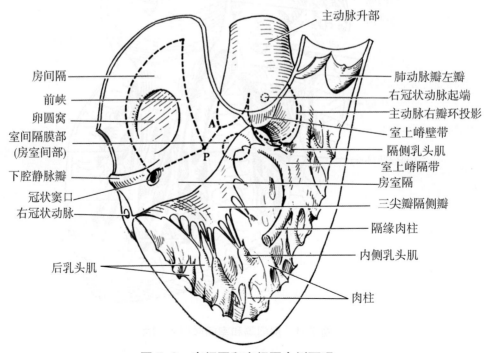

图 7-3　房间隔和室间隔右侧面观

注：A. 主动脉后瓣环切面投影　P. 转折点投影　A-P. 右纤维三角左上缘投影　P. 后虚线为二尖瓣环水平

出。后缘经卵圆窝的后方止于冠状窦口的前上方，后缘正对表面的后房间沟。下缘短直，在左侧面与二尖瓣在间隔上的附着缘相平；在右侧面，房间隔的下缘约在三尖瓣隔侧瓣附着缘上方1 cm处（图7-2，图7-3）。从左、右心房面观察，其大小、形状、周界和面积完全吻合。从右心房面自三尖瓣隔瓣环以上观察房间隔，除上述的解剖学房间隔外，还包括有中间间隔。中间间隔位于隔瓣环之上，右房室环之下，表面为右心房内膜所覆盖，在功能上为房间隔，在解剖学上属室间隔一部分。房间隔的中下部有卵圆窝所在部位，此处最薄，为胚胎时期卵圆孔闭合后的遗迹。

房间隔总面积成人为953 mm^2，小儿为499 mm^2（赵根然 等，1986），成年男性房间隔面积平均为977 （500~1712.5）mm^2，成年女性房间隔面积平均为970（387.5~1275） mm^2，男女之间无明显差异。卵圆窝面积： 成年男性平均为193.8（112.5~475）mm^2，成年女性平均为246 （112.5~512.5） mm^2，女性大于男性。功能性房间隔 （解剖学房间隔+中间间隔）面积：成年男性平均为1021 （600~1925） mm^2，成年女性平均为1214 （562.5~1975） mm^2，男女之间无明显差异（朱清於 等，2001）。

卵圆窝呈椭圆形者占80%，呈圆形者占20%。卵圆窝的面积：成人为234 mm^2，儿童为137 mm^2。从右心房面观，卵圆窝周界明显，被一环状肌（Vieussens环）包绕。Vieussens环的上端与界嵴上部相连，下端通过托达罗腱与下腔静脉瓣嵴相连，下腔静脉瓣嵴又与界嵴下端相连。Vieussens环男、女各有4%不明显外，其宽度： 成年女性平均为6.2（5.0~8.0）mm，成年男性平均是6.8（4.0~13.0）mm。Vieussens环与卵圆窝薄膜交接处为1条小沟，名Testi小沟。Testi小沟17%的人不明显。Testi小沟的深度男、女平均为1~3 mm；男性平均2.5 mm，女性平均1.8 mm。卵圆窝的左心房面被第一房间隔残存的肌束覆盖，且这些肌纤维排列方向无规律。右心房面Vieussens环中段至左心房面半月皱褶之间，在胚胎期间为沟通左、右心房的孔道，称卵圆孔或Botal管。胎儿出生后，其左心房压力升高，卵圆孔逐渐闭合，由于下腔静脉血流冲击Botal管右端，该处内膜易受损，故卵圆孔右心房侧闭合的数目较多（占45%），左心房侧闭合者仅占1%，中间部闭合者占4%，完全闭合者占24%。未闭的孔道平均深6 mm，宽8 mm，但不产生血液分流。卵圆孔闭合时限一般为胎儿出生后3个月至3年（朱清於，2001），林久治等报告为1088 d。成人约有50%的标本，卵圆窝上缘存在着斜位的裂缝，探针可由右心房通入左心房，但由于左心房压力高于右心房，故不存在血液的分流。

卵圆窝的前缘称卵圆窝缘，卵圆窝与房间隔前缘间的狭窄区域为前峡，成人前峡平均宽为7.2 mm（图7-3）。前峡内有James所描述的前结间束通过。卵圆窝与房间隔后缘间的窄区称为后峡，后峡较前峡窄，约为4.3 mm，出现率为21%。

从左心房观（图7-2），房间隔左侧面较平整，其周界、形态和面积与右侧解剖学房间隔完全吻合，只是没有中间间隔。在前缘上部附近可见一肌性弓状边缘，此为原发隔（第一房间隔）边缘的残余，当房间隔未完全闭合时，此处可呈一小的半月形裂隙使左、右心房相通，心导管可通过这一裂隙由右心房通至左心房。后缘上半部为右肺上、下肺静脉入口处。下缘是二尖瓣前瓣后部及后内联合瓣环。右心房中间间隔恰对应于左心房即位于二尖瓣前瓣环之下的左心室间隔上部，所以称为二尖瓣瓣下间隔。卵圆窝在左心房面的界线，只能用透光法辨认，房间隔的左侧表面由于有残存的第一房间隔肌肉，故有的地方呈细肉柱状；有的地方排列紊乱呈网状。最大的肌束位于房间隔前缘，呈半月状，叫半月皱褶，是胚胎期继发房间孔的残留部，为房间隔在左心房前缘的心房内标志。

第二节　室间隔

一、室间隔的形态及位置

室间隔（interventricular septum）又称室中隔，位于左、右心室之间（图7-1，图7-2，图7-3，图7-4，图7-5），是分隔左、右心室的肌性中隔，由两侧的心内膜和中间的心肌构成。室间隔可以以前后室间沟作为心的表面标志。室间隔从上向下至心尖部呈顺时针方向做螺旋状扭转，其前部较为弯曲，后部较平直。这种扭转使室间隔在右心室形成一个很大的凸面，凸向右室，凹向左侧。由于室间隔中部向右侧隆凸，致使其前上部向左侧倾斜。因此，左心室位于右心室的左后方。室间隔呈三角形，基底位于上方，顶相当于心尖部。室间隔的前、后缘分别与前、后室间沟相对应。作为右心室的左后壁，左心室的内侧壁，其位置与正中矢状面约呈45°斜位。室间隔近三尖瓣和肺动脉瓣的部分较薄，越接近心尖部肌肉越厚（图7-4，图7-5）。

室间隔右侧面观呈三角形（图7-3），有前、后、上三缘。前缘和后缘分别相当于前、后室间沟；上缘比较复杂，由三部分构成（图7-4）：①前部（动脉间部），向上与大动脉（肺动脉干和升主动脉）根部相连，横切面上此部呈"S"形弯曲，其前部向左凸，主要由肺动脉左窦下缘形成；其后部向右凸，主要由主动脉右窦下缘

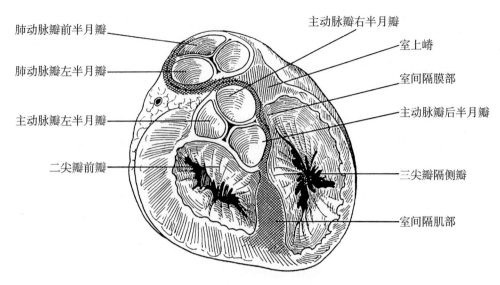

图7-4　室间隔上缘示意图

注：室间隔上缘为方格阴影区所示，前部呈S形

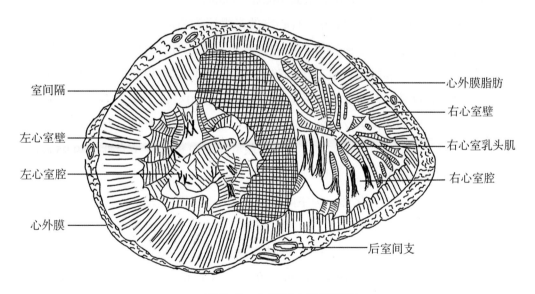

图7-5　室间隔中段示意图

注：室间隔为方格阴影区所示，室间隔明显突向右心室腔

形成。主动脉右窦下缘比肺动脉左窦下缘约低1 cm。②中部（膜性部），此部最小，相当于三尖瓣隔侧瓣前1/4及前瓣内侧端附着处（后述）。③后部（房室部），介于右心房与左心室之间，左上有二尖瓣环附着，右下有三尖瓣环附着，相当于Anderson所描述的房室肌隔，和本书所说的房室隔的后部及前部的后端（后述）相当。室间隔左侧面观（图7-2）形态近似半长圆形，中央部凹向右心室。

二、室间隔的分部

室间隔分为肌部和膜部两部分。

（一）肌部

室间隔肌部（muscular part of interventricular septum）占室间隔的大部分，由肌组织被覆心内膜而成。室间隔厚1～2 cm，其左侧面心内膜深面有左束支及其分支通过，在右侧有右束支通过，但表面有薄层心肌遮盖。从发生和形态上室间隔肌部可分为3个区，即光滑区、肉柱区和漏斗区。光滑区又称室间隔窦区。朱清於和金崇厚把膜区（部）、窦区、肉柱区和漏斗区称为右侧室面的功能性室间隔。功能性室间隔总面积：成年男性平均为2595.3 mm^2，成年女性平均为2645.0 mm^2，男女之间无明显差异。解剖学室间隔包括功能性室间隔和中间间隔两部分（见房间隔）。从机能上看，室间隔肌部属于左心室，与左心室其他壁共同构成肥厚的圆锥形室腔壁，执行强而有力的舒缩功能。因此左心室面功能性室间隔和解剖性室间隔完全一致。

1. 窦区　又称光滑区，较小。右心室的光滑区为右心室血液流入的通道，其上界为三尖瓣环，下界为三尖瓣隔侧尖的游离缘，该区的表面很少有肉柱分布，故比较光滑。剪去瓣膜和腱索，其表面凹陷，透过内膜可见有相互平行排列的粗大肌束，其表面相对较平。右侧窦区的平均面积男性为101.03 mm^2，女性为101.35 mm^2，约占室间隔总面积38%，男女之间无明显差异。窦区于左侧面观，大部分与右室窦区相对应，两者面积近似。左侧窦区平均面积男性为82.98 mm^2，女性为89.95 cm^2，男、女之间无明显差异。

2. 肉柱区　又称小梁化部，为室间隔中下部，表面肌束发达，肉柱明显。从右心室面观，肉柱区位于光滑区之下、室上嵴的后下方，表面肉柱丰富而凹凸不平。肉柱区室间隔呈凹面朝向左心室的弧形结构。光滑区约占室间隔的1/3，肉柱区约占室间隔的2/3。平均面积男性为94.10 mm^2、女性为98.50 mm^2，约占总面积37%。男女之间无明显差异。在左室面，肉柱区位于心尖部，在前、后光滑部的下方，大部与右侧肉柱区相对应。左侧表面肉柱较细小，且相互斜行交织成网状，发出后乳头肌群。左侧的平均面积男性为132.10 mm^2，女性为148.95 mm^2，男、女之间有明显差异。

3. 漏斗区　又名前光滑部，是来自心球嵴愈合而成的部分。该区也比较光滑平坦，因为左侧圆锥部退化，故这部分面积很小。右侧圆锥大部分未退化，故右侧心壁部分较大，构成动脉圆锥的壁。从右心室面观，漏斗区则位于室间隔的左上方，室上嵴与肺动脉瓣之间。其表面较光滑，漏斗部平均面积男性为64.40 mm^2、女性为

64.65 mm²，约占总面积24%，男、女之间无明显差异。从左心室面观，左侧部分与右室漏斗区相对应，大致呈三角形。位于主动脉左、右半月瓣环的下方，前界为室间隔前缘，后下界为主动脉右瓣中点与室间隔前缘上1/4与下3/4交界相连的弧形连线。该连线在多数心有一个不明显的嵴状突起为与后光滑部的分界标志。漏斗区左侧面的平均面积男性为20.95 mm²、女性为24.00 mm²，男、女之间有明显差异。

如果把室间隔和左心室壁一起考虑，二者形成一个肌性的环状结构。可以把这一环状结构分为6个部区，从前开始顺时针分别是：前壁、前侧壁、下侧壁、下壁、后间隔和前间隔（图7-6）。这种分区有利于对心室功能和心壁病理变化进行精确描述。

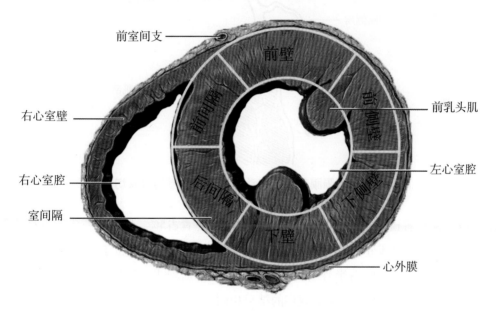

图 7-6　室间隔及左心室壁的分区和命名

（二）膜部

室间隔膜部（membranous part of interventricular septum）位于心房与心室交界部位，是室间隔上缘中部较小的一个区域，由胎生时期的室间孔闭合而成，无肌肉成分，仅由两侧心内膜夹杂少量纤维结缔组织构成，用光线透照为一亮区，前后长平均13.8 mm，上下宽8.4 mm，厚1 mm。小儿室间隔膜部长约0.9 cm，宽约0.4 cm。大小和形状有较大变异，一般描述以多边形多见，约占63.8%，圆形或椭圆形者占30%（图7-2，图7-3）。金崇厚等（1984）在右心室面将三尖瓣瓣膜剪下，保留瓣环，借透光法观察发现，膜部的形态有6种，五边形者占48%，四边形者占33%，六边形

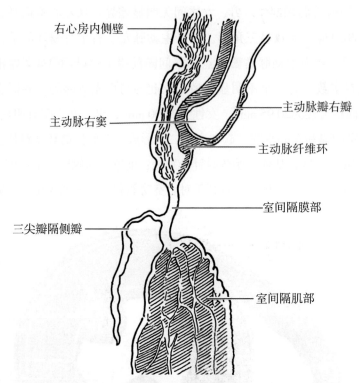

右心房内侧壁

主动脉瓣右瓣

主动脉右窦

主动脉纤维环

室间隔膜部

三尖瓣隔侧瓣

室间隔肌部

图 7-7　室间隔膜部（经主动脉根部右侧壁的冠状切面）

者占2%，圆形者占2%，半圆形者占10%，不规则形者占5%。膜部被三尖瓣下移的隔瓣环分为房、室两部分者占89%，完全位于房部者占2%，完全位于室部者占9%。在左心室面，将主动脉瓣右半月瓣及主动脉瓣后半月瓣剪去，保留瓣环，借透光法观察，其形态和大小与在右心室面观察的结果相同。

于左心室面观察，室间隔膜部多数位于主动脉瓣右半月瓣和后半月瓣联合部的下方，下方是室间隔肌部的上缘，室间隔膜部向后延续为主动脉后瓣环下方的右纤维三角。在主动脉瓣下方凹向右心室侧，形成一小凹，称半月瓣下小凹；而在右心室，膜部由于三尖瓣隔侧瓣环部分下移，它被分为上、下两部分。上部分隔右心房和左心室，称为房室隔或膜性房间隔；下部分分隔左、右心室。房室隔（atrioventricular septum）为房间隔和室间隔之间的过渡、重叠区域（图7-1）。

室间隔膜部后缘后方约4 mm处是房室结，前部的室间隔膜部后下缘处主要有房室束经过，与隔侧瓣尖附着缘相交叉；室间隔膜部下缘与肌性室间隔之间为房室束的分叉部。室间隔膜部是室间隔缺损的好发部位，进行缺损修补术时要注意周围这些邻接关系，尤应注意勿损伤后下缘的房室束。

室间隔膜部全部位于主动脉右窦及后窦之下者占60%，部分位于右窦内者占17%，部分位于后窦内者占15%，部分位于右窦及后窦内者占8%。由于该处缺乏肌肉支撑，当患室间隔膜部缺损时，容易产生右或（和）后半月瓣脱垂，也有人认为此处是主动脉窦瘤的好发部位。

室间隔从胚胎来源讲由漏斗（圆锥）部、肌部和膜部三部分组成，这三部分接合处如果对合不完善，或者某一部分发育不全，都可以形成室间隔缺损。左、右心室漏斗部间隔，在胚胎发育过程中均来自圆锥间隔远端。胚胎发育成熟后左侧漏斗部肌肉变短并且大部分消失，仅残存前光滑部。而右侧漏斗部保持完整（Goor，1970）。1970年Lev从胚胎学、解剖学和外科学方面进行全面考虑，认为室间隔缺损应该定位于解剖圆锥（不是胚胎球）、解剖窦部、膜部及其任何联合或边界部位。

室间隔膜部与三尖瓣环的关系有三种情况（图7-8）：①跨环型，三尖瓣环过室间隔膜部的右侧面，将室间隔膜部分为上、下两部，上部位于左心室与右心房之间，叫房室间部；下部位于左、右心室之间，叫室间部，这一型占大多数，为87.5%，属于正常型。②环下型，室间隔膜部在右房室环的下方，无房室间部，即全在左、右心室之间，占10%。③环上型，室间隔膜部全在右房室环之上，而无室间部，占2.5%。后两种属变异型。

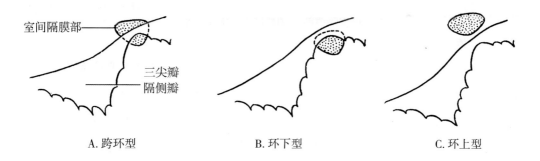

A. 跨环型　　　　　　　　　B. 环下型　　　　　　　　　C. 环上型

图 7-8　室间隔膜部与三尖瓣环的关系

第三节　房室隔

房室隔是位于右心房与左心室之间的一部分间隔区域，它是房间隔和室间隔之间的一个过渡性、相互重叠的区域。房室隔的上界是间隔上的二尖瓣环，它高于右侧的三尖瓣附着缘约1 cm，上缘向前是右纤维三角的左上缘，再向前是主动脉后瓣环和右瓣环，所以房室隔的上界主要以左侧间隔上的主动脉瓣环和二尖瓣环的水平来确定，二者以右纤维三角的左上缘相连接。右侧的三尖瓣隔侧瓣附着缘为房间隔的下界；前界右侧为室上嵴，左侧为主动脉右瓣环；后界为冠状窦口前缘至隔侧瓣的垂线（图7-7）；两侧被心内膜覆盖。

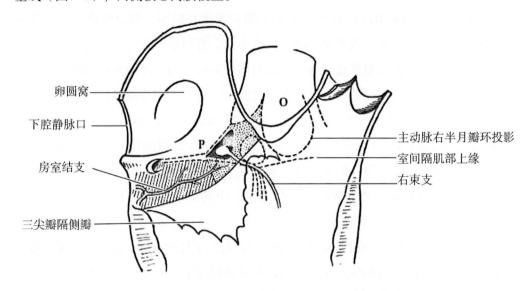

图 7-9　房室隔右侧面示意图

注：P 为转折点，黑区为右纤维三角（表面有房室结——白色）；O 为左冠状动脉开口；点区为房室隔前部；斜线区为房室隔后部

　　房室隔的右侧面全属于右心房，而左侧面则属于左心室流入道后部和流出道前部，其分界线是从"转折点"（turn point）到心尖所连的一条假想线，其后方是流入道，前方是流出道。所谓转折点就是二尖瓣环从间隔上转折到左心室腔内的一点，也是间隔上的二尖瓣环向前上转折为右纤维三角左上缘的一个点。此点之前为主动脉前庭，之后为左心室流入道。所以以此点为标志将房室隔分为前、后两部（图7-9，图7-10）。前部基本为膜性结构，包括室间隔膜部的房室间部；后部主要为室间隔肌部的上缘，房室隔整体大致呈前窄后宽的三角形，前后长约2.95 cm。其宽度（即高度）从前向后分别为0.49 cm、1.04 cm和1.61 cm。房室隔后部最厚，为1~1.2 cm；中部（房室结处）次之，约0.6 cm；前部最薄处（膜部）约1 mm。约有1/5的人前部宽（即高度）为0，就是后、右主动脉瓣环连合与三尖瓣环相重合，处于同一水平。在这种情况下主动脉瓣手术不但易损伤三尖瓣，且很容易损伤房室束（凌凤东，2005）。

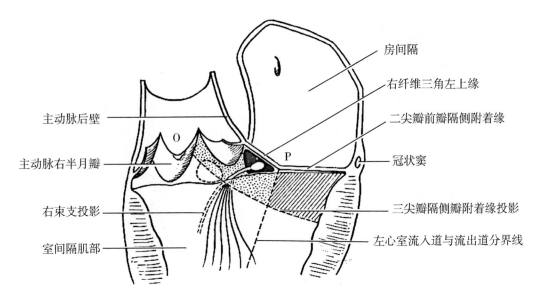

图 7-10　房室隔左侧面示意图

注：P 为转折点，黑区为右纤维三角（表面有房室结——白色）；O 为右冠状动脉开口；点区为
　　房室隔前部；斜线区为房室隔后部

房室隔内包含很多重要结构（图7-11）。房室隔前部，膜部后下缘处主要有房室束，它与隔侧瓣附着缘相交叉；在前部后端，右纤维三角的右侧有房室结。在房室隔后部，左侧有二尖瓣环和室间隔肌肉；右侧有薄层右房肌，它可伸至三尖瓣隔侧瓣的根部；在左、右两侧的肌肉之间为一较大的疏松组织间隙，前至房室结和右纤维三角，后至房室交点区，间隙内有房室结动脉、静脉、神经、少量神经节细胞和分散的过渡性心肌纤维。此外，前部和后部内均可有连于心房肌与心室肌之间的房室副束（Kent纤维），还可有连于房室结、房室束与心室肌之间的马海姆纤维。

第一房间隔缺损、室间隔膜部缺损、心内膜垫发育不良和瓣膜手术等均涉及此区。射频消融术经常在后间隔、中间隔和前间隔处进行，也与房室隔的解剖有密切联系。临床上所说的中间隔约相当于房室结附近，前间隔相当于房室束附近，后间隔约相当于冠状窦口附近与以后的三角形区域。

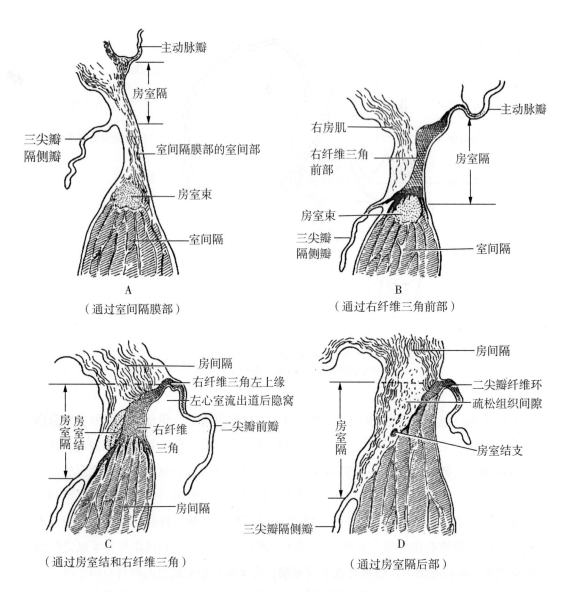

图 7-11　房室隔各部的冠状切面

第四节　相关解剖与临床要点

一、房间隔缺损修补术

房间隔缺损（atrial septal defect，ASD）是指原始心房间隔（第一房间隔）在发生、吸收和融合的过程中出现异常，致使胎儿出生后左、右心房间隔存在的孔洞。它可单独存在，也可与其他心血管畸形同时合并存在。

（一）分型

按胚胎发育不同可分为第一房间孔房间隔缺损和第二房间孔房间隔缺损，临床上房间隔缺损主要为第二房间孔房间隔缺损。ASD按病理解剖不同分为以下五类：①中央型房间隔缺损，又称卵圆孔型房间隔缺损，这是心房间隔缺损中最多见的一种类型；②下腔型房间隔缺损，为低位缺损；③上腔型房间隔缺损，又称上腔型静脉窦缺损，为高位缺损；④混合型房间隔缺损，兼有上述两种或两种以上类型同时存在；⑤单心房，房间隔几乎完全缺如，实际为巨大的混合型房间隔缺损。（Lev，1970）

（二）外科解剖学特点

第二房间孔房间隔缺损大多数为单发，亦可有两个或两个以上同时存在，呈筛状。缺损直径多为1~4 cm。小的可仅有2~3 mm。大的房间隔缺损类似单心房，仅有房间隔遗迹，又称为功能单心房。中央型最为常见，占总数的80%，缺损位于房间隔的中央，绝大多数单发，呈长条状或卵圆形，位于冠状窦口的后上方，此与第一房间孔房间隔缺损相区别，后者位于第二房间孔间隔缺损前下方。上腔型房间隔缺损大多数合并右上肺静脉异位引流入右心房，缺损上缘为上腔静脉开口，下缘为房间隔，此型最少见，占4%左右。下腔型房间隔缺损，下缘为下腔静脉动入口，伴有较大的下腔静脉瓣。混合型房间隔缺损常为巨大的房间隔缺损。

（三）手术的解剖学基础

ASD患者因心脏代偿功能强大，患者可以长期没有症状，只有体检时才发现。ASD患者一经发现，缺损直径大于5 mm者建议手术或介入治疗，缺损直径大于10 mm者均应手术或介入治疗，以修复ASD。ASD患者，有时需要行房间隔修补术。最适宜的手术年龄为4~5岁，早期手术治疗可防止肺循环阻力升高和出现心力衰竭。婴儿期呈现充血性心力衰竭，内科治疗未能控制心衰者，需尽早施行手术。手术要通过气管内插管，在全麻下开展手术。一般采取胸骨正中切口。纵向锯开胸骨或横断胸骨，经双侧第4肋间切口进胸，亦可经右侧前外第5肋间切口进胸。纵行切开心包，可见右心房、右心室、肺动脉显著扩大，肺总动脉处尚可扪到收缩期震颤，用手指按压右心房壁，常可扪到房间隔缺损。经心外探查可初步明确房间隔缺损的部位和尺寸。建立体外循环和心肌保护，斜行切开右心房壁，拉开右心房切口，显露房间隔缺损处。伸入手指做右房探查可判明房间隔缺损的位置、大小及其边缘情况，肺静脉和冠状窦开口是否正常，以及二尖瓣和三尖瓣有无关闭不全。然后游离上、下腔静脉绕置纱带，经右心房及右心耳切口插入上、下腔静脉引血插管，升主动脉插入给血管，建立体外循环并通过血液降温将体温降至32 ℃左右，阻断主动脉血流。束紧环绕上、下腔静脉的纱带，在右心房界嵴前方做斜行纵切口，吸出右心房血液，显露房间隔。详细窥察房间隔缺损的部位和面积，边缘组织是否完整；肺静脉开口有无异常；冠状窦开口，房室瓣，上、下腔静脉开口及下腔静脉瓣的情况。卵圆窝型房间隔缺损直径在3 cm以内可直接连续缝合，再用间断缝线加固数针，缝针应穿过缺损前后缘较多的房间隔组织使缝合牢固。在缝合结束前应张肺，使肺静脉中血液流入并充盈左心房，排尽左心内气体。对于缺损巨大者直接连续缝合，张力较大或缺损边缘房间隔组织比较薄弱，缝合后易于撕裂者则宜用大小、形态适宜的涤纶织片或心包片缝合于缺损边缘。成年病例直接缝合缺损后产生的张力易导致术后房性心律失常，因此宜用织片或心包片缝补缺损（石美鑫，1994）。

房间隔补片修补术显露房间隔缺损处手术步骤同上。首先裁剪大小适宜的补片。上下两端以带小垫片的无创伤线间断褥式缝合。用补片连续缝合缺损部位，修补完毕后缝合心房切口。

（四）手术和介入方法及治疗效果

常规心脏外科手术修复方法适用于各种类型的ASD及合并其他心脏畸形的患者，是治疗ASD的基本方法；非体外循环下封堵术：对于ASD直径在5~30 mm大小，ASD四边完整且边距大于5 mm者，可以行介入导管或经胸小切口非体外循环下封堵术。

这两种方法均能取得满意的疗效。患者能恢复或保持心功能分级Ⅰ级状态和正常寿命。也就是术后可以像正常人一样生活。但对于合并严重肺动脉高压者，手术风险高，术后仍可以存在右心衰竭的症状和体征，影响患者生存质量。若术前出现左心房血流向右分流为主或完全性左向右分流，是手术禁忌证。

对于拒绝外科手术或介入治疗者，如果没有肺动脉高压和右心衰竭症状者，可以医学观察，不予药物治疗；对于有上述情况者应给予强心、利尿、降肺动脉压治疗，方可延长患者寿命。

二、室间隔缺损修补术

室间隔缺损（ventricular septal defect，VSD）是指两个心室的间隔组织完整性遭受破坏，致左、右心室之间存在异常交通，有先天性和后天性之别。先天性室间隔缺损可作为单独畸形存在，也可以是其他复杂心脏畸形组成的一部分，如法洛四联症、完全性房室管畸形、大动脉转位、三尖瓣闭锁和永存动脉干等。

（一）解剖学分类

室间隔缺损目前尚无统一的分类，常用的分类方法为Anderson分类法，此法将室间隔缺损分为：①膜周型VSD，房室瓣与主动脉瓣的连接直接构成缺损边缘的一部分。膜周型VSD又根据缺损的长轴朝向分为膜周偏流入道、偏小梁部、偏流出道。②肌部型VSD，缺损的边缘均为肌性组织。③双动脉下型VSD，主动脉瓣与肺动脉瓣的纤维连接构成缺损边缘的一部分。

室间隔缺损的临床表现与其大小有直接关系。较小的缺损不会引起明显临床症状，甚至可能自行闭合。较大的缺损会导致左心室负荷过重，且由于右心室血液过多，进而导致右半心及肺部压力过高。这样会增加心脏的工作负荷，从而引起心力衰竭和心的结构改变。最终需要通过手术对缺损区域进行修补。鉴于室间隔缺损有自然闭合的可能，因而对缺损小、年龄小的患儿可随诊观察至2~3岁。极小的室间隔缺损、无症状的室间隔缺损、胸片与心电图均正常者，一般不需手术治疗。

（二）外科及介入治疗的解剖基础

室间隔缺损修补术是目前外科治疗的常规有效措施。VSD介入封堵术是近年发展起来的一种治疗适合病例的微创方法。手术一般在中度低温体外循环和心脏停搏下进行，也可在心脏不停搏的情况下完成手术。通常在气管插管全身麻醉下，行正中胸骨切口，建立体外循环。依心脏病理解剖，确定心脏的手术径路，常见的手术径路有以下4种。

1. 右心房径路　右心室流入道室间隔缺损，包括膜部缺损、膜周型缺损和三尖瓣隔侧瓣下方缺损，由于缺损位于三尖瓣附近或被三尖瓣隔侧瓣所掩盖，因此经右心房切口进行修补比较方便，且对右心室功能影响小。大约80%以上室间隔缺损都可经右心房切口进行修复。经右心房修补室间隔缺损常规采用纵劈胸骨切口建立体外循环；为了美容要求，特别是女孩，亦可选用右前第4肋间或右腋前第3肋间小切口开胸手术，小切口损伤小，恢复快，但对心脏显露比较差，术前诊断必须十分准确，以免造成术中遇上疑难情况，难以处理。

按常规建立体外循环后，平行房室沟并距房室沟2 cm左右做右房壁切口，分别于切口前后壁各缝两个牵引缝线，注意避免损伤位于上腔静脉与右心房交界处，即界沟上方心外膜下的窦房结。左心引流导管可经未闭的卵圆孔或房间隔戳口插入，将心房壁切口前缘向上牵拉即可显露三尖瓣。室间隔缺损一般在三尖瓣隔侧瓣和前瓣交界下方，若看不清缺损的全部边缘，可切开缺损上方三尖瓣隔侧瓣。膜部缺损四周往往有一圈增厚的白色纤维环。

2. 肺动脉径路　适用于漏斗部缺损，特别是干下型室间隔缺损。先于肺动脉干的下方做2~3 cm纵行切口，直达肺动脉瓣环。切口两侧各缝牵引线1根，即可显露缺损。这类缺损一般比较大，且紧靠肺动脉瓣下方，均应采用补片修补，补片应与缺损形状和大小相适应。上缘应用带垫片做间断褥式缝合，缝于肺动脉瓣兜内的瓣环上，缝线穿过补片上缘并结扎。其余边缘则可进行连续缝合，然后应用无创缝合线对肺动脉壁做连续缝合，闭合肺动脉切口。

3. 右心室径路　右心室径路是早年常用的切口，适用于膜周、漏斗部、肌隔中部和前部室间隔缺损修复。当不需要加宽右心室流出道时一般可以选用右心室横切口，否则应选纵切口。

在右心室漏斗部少血管区拟做切口部位的两侧各做一个穿透右心室壁全层的牵引线，切口应距前室间支1 cm以上，于两牵引线间切开右心室，用两个小拉钩将切口两侧缘牵开，再用眼睑拉钩牵开切口尖端，即可寻找缺损。

应用一小拉钩将室间隔缺损向漏斗隔方向牵拉，可较好显露缺损下缘。膜周型缺损亦可经右心室切口修复，将深拉钩经右心室切口伸入三尖瓣隔侧瓣下方，把隔侧瓣向前牵拉，即可显露缺损全貌（修补方法可参考心房径路修复方法进行）。肌性间隔前部缺损只能经右心室切口显露，且有时不容易发现，因为这类缺损常被隔束和粗大肌小梁掩盖，切断连接于隔束和右心室前壁的肌束，方能清楚显露这类缺损，一般主张应用补片修复和带垫片间断褥式缝合方法。

4. 左心室径路　此法适用于肌肉部室间隔缺损，特别是心尖部多发性缺损。若经右心室切口修复，常常遗漏小缺损，造成修补不完善。

手术可先通过右心房切口经三尖瓣口探查缺损部位，于左心室尖部少血管区距前室间支1 cm处做一短的鱼嘴状切口，长25~30 mm，向上延长切口时要防止损伤二尖瓣前乳头肌。应用拉钩牵开室壁切口，显露室间隔缺损。缺损缘在光滑的左心室面很容易辨认，从左心室面观多为单一缺损，也须注意是否有多个或高位缺损存在，以防遗漏。此类缺损均须应用补片修补，假如为多个缺损，而且彼此很邻近，亦可应用。

（三）治疗效果

VSD无论是行外科手术治疗，还是介入治疗，均能取得满意的疗效。患者能恢复或保持心功能分级Ⅰ级状态和正常寿命，也就是术后可以像正常人一样生活。但对于合并严重肺动脉高压者，手术风险高，术后仍可以存在右心衰竭的症状和体征，影响患者生存质量。若术前出现心室血流左向右为主的分流或完全性左向右分流，是手术禁忌证。

对于拒绝外科手术或介入治疗者，如果没有肺动脉高压和右心衰竭症状者，可以医学观察，不予药物治疗；对于有上述情况者应给予强心、利尿、降肺动脉压治疗，方可延长患者寿命。

三、室间隔膜部瘤

室间隔膜部瘤或膜部膨出是心脏膜部间隔向右侧心腔囊状突出的一种先天性畸形。在胚胎发育过程中，心脏膜部间隔主要来源于心内膜垫及肌部室间隔嵴顶部的间充质组织。在这一过程中，形成膜部的各组成部分虽已汇合，但如果不够坚韧，长期受到左心室高压血流的不断冲击，则导致其逐渐向低压的右心膨出。也有迹象表明，室间隔膜部瘤是较小的室间隔膜部缺损自然愈合过程的结果。右心室室间隔膜部瘤形态上犹如主动脉窦瘤，在左心室则如室间隔膜部缺损。顶部有破口者，形成左向右分流。室间隔膜部瘤与缺损的区别在于前者有囊状突出，而后者则无。室间隔膜部缺损即使有室间隔膜部残存，并不向右心突出，如果这种病变发生在左室右房部分，则称为左室右房膜部瘤。手术修补方法是切去部分瘤囊，用补片修补缺损。

（新乡医学院　郭志坤）

参考文献

［1］凌凤东，林奇，赵根然.心脏解剖与临床［M］.北京：北京大学医学出版社，2005.

［2］石美鑫，熊汝成，李鸿儒，等.实用外科学（下册）［M］.北京：人民卫生出版社，1992.

［3］赵根然，杨月鲜，林奇，等.国人心脏房间隔形态观察［J］.中华心血管病杂志，1986，14（2）：112-113.

［4］朱清於，金崇厚.先天性心脏病：病理解剖学［M］.北京：人民军医出版社，2001.

［5］金崇厚，朱清于，张传生.100例成人正常心室间隔形态观察［J］.心肺血管杂志，1984，3（1）：59-65.

［6］GOOR D A，EDWARDS LILLEHEI C M. The development of interventricular septum of the human heart：correlative morphologenetic study［J］. Chest，1970，58（5）：453-467.

［7］LEV M. Relationship of the development of the ventricular septum to the position of ventricular Septal defects［J］. Chest，1970，58（5）：451.

第八章

心传导系

心肌细胞按形态和功能可分为两类：普通心肌细胞和特化的心肌细胞。前者构成心房壁和心室壁的主要部分，主要功能是机械性收缩，司心脏的动力功能；后者具有自律性和传导性，其主要功能是产生和传导兴奋，控制心的节律性活动。心传导系（conduction system of heart）主要由特化的心肌细胞构成，包括：窦房结、结间束、房室交界区、房室束、左束支、右束支和浦肯野纤维网（图8-1）。正确认识和了解心传导系的形态结构是诊断和治疗心律失常的关键，这对掌握与识别正常和异常的心脏电活动、判断心脏的各种病理改变相应的心电生理变化至关重要。

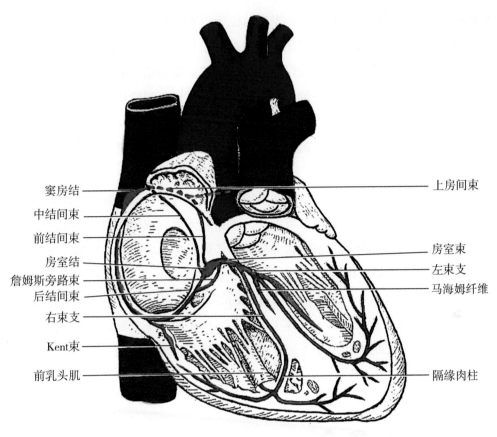

窦房结

中结间束

前结间束

房室结

詹姆斯旁路束

后结间束

右束支

Kent束

前乳头肌

上房间束

房室束

左束支

马海姆纤维

隔缘肉柱

图 8-1 心传导系模式图

第一节 窦房结

一、窦房结的位置和形态

窦房结（sinoatrial node）又称窦结（sinus node），是心的正常起搏点（Anderson，1981）。人的窦房结位于上腔静脉和右心耳交界处的界沟上端。窦房结的长轴与界沟平行，位于界沟上1/3的心外膜深面，其前上方的"头"位置较高，可达界沟与右心耳嵴连接处，后下方的"尾"位置略低。电生理标测表明，从上腔静脉与右心房的交界处到下腔静脉与右心房的交界处存在沿界嵴长轴排列的窦性起搏复合体。这一结果提示电生理标测区域大于解剖学对窦房结形态定位的区域。窦房结的位置有个体差异。窦房结一般距腔耳角约3.8 mm，但有的可骑跨至右心耳嵴连接处的左侧，有的则更偏右下方（图8-2，图8-3）。窦房结位于心外膜下1~2 mm的心房壁内，表面无心肌覆盖。窦房结的深面（除"尾"的尖端一小片区域接触心内膜组织外）一般不邻接心内膜，与心内膜之间常隔以右心房的心肌。窦房结浅面常有神经纤维、神经末梢和神经节分布。窦房结一般肉眼不易察见，需用组织学切片观察，或在新鲜标本上用含碘的物质涂擦窦房结部位可看到其轮廓，但由于碘易挥发，标本不易保存，只能临时观察。大动物如牛的窦房结也可用大体解剖法察见，但边界不甚清晰（图8-4）。

窦房结的形态大多呈两端尖、中间粗的梭形或半月形，有的被描述成形如带壳的蜗牛。但其形态多变，或粗短，或细长，或呈分叉形，或中间变窄。窦房结的边缘不整齐，由其边缘向外周发出指状突起，在普通心房肌之间相互穿插。窦房结下缘较厚，在横切面上呈三角形。

国人窦房结的大小为：长14 mm，宽3.6 mm，厚1 mm，呈扁平状，窦房结的长为宽的2~3倍。可分为头（前部）、体（中间）、尾（后部）三部。窦房结的大小有一定变异，但与心脏的大小似乎不完全成正比例，即与成人相比，婴幼儿的窦房结相对较大。

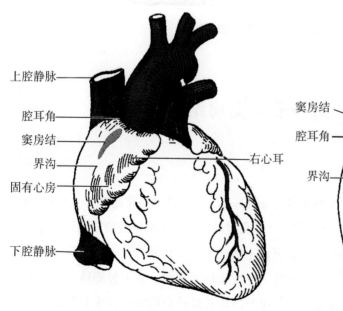

图 8-2　窦房结的位置

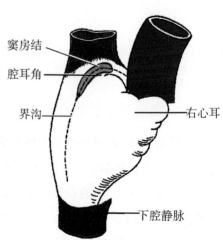

图 8-3　跨腔耳角的窦房结
（示结上端绕至右心房内侧）

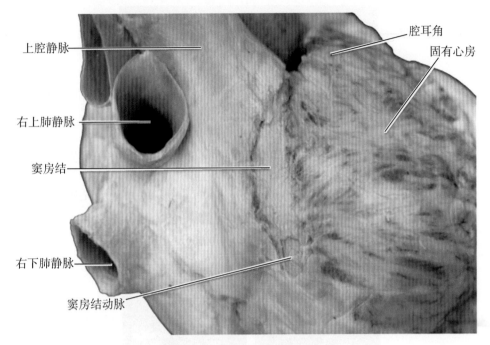

上腔静脉

右上肺静脉

窦房结

右下肺静脉

窦房结动脉

腔耳角

固有心房

图 8-4　人窦房结的解剖标本

二、窦房结的组织结构（图8-5）

窦房结由细胞和纤维基质构成。窦房结内主要有起搏细胞（pacemaker cell，P细胞）和移行细胞（transitional cell，T细胞；又称过渡细胞）构成。也有人认为还包含浦肯野细胞和少量的心房肌细胞。有人把P细胞称为结细胞。严格意义上讲，结细胞应是窦房结内所有的主要细胞，而不应是哪一种细胞。在结细胞之间含有丰富的胶原纤维，形成网状支架。窦房结能自发地发出节律性冲动，是心的正常起搏点。

由于窦房结缺少特异性蛋白，对窦房结的细胞确认一直局限于形态学判断水平。近年来发现的超极化激活环核苷酸门控阳离子通道（hyperpolarization-activated cyclic nucleotide-gated cation channel，HCN通道），尤其是HCN4（HCN家族包括HCN1至HCN4）被认为是窦房结特异性通道蛋白，这为更准确地判断窦房结的细胞成分提供了更进一步的研究方法。但我们的研究发现除窦房结细胞之外，心肌组织中的成纤维细胞、平滑肌细胞、少量的心肌细胞和内皮细胞也表达HCN4（张亚楠，2018）。

（一）P细胞

P细胞主要位于窦房结的中央部位，以头部更多，是窦性冲动的起搏细胞。P

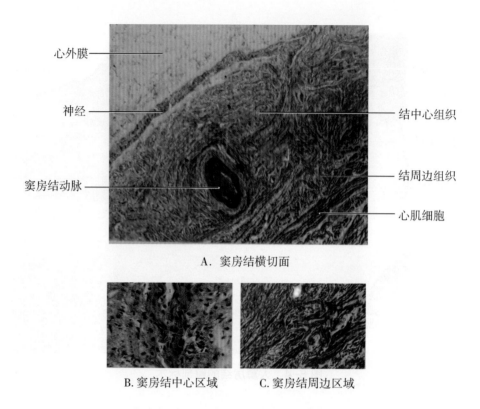

心外膜

神经

窦房结动脉

结中心组织

结周边组织

心肌细胞

A. 窦房结横切面

B. 窦房结中心区域   C. 窦房结周边区域

图 8-5　人窦房结组织结构（HE 染色）

细胞一般呈椭圆形或多边形，常聚集成团或成行。细胞核相对较大，呈圆形或椭圆形，位于细胞中央。由于细胞器较少而使胞质呈空白状，胞浆丰富。细胞内肌浆网不发达，肌原纤维很少且排列比较杂乱，因此，P细胞不具有收缩功能。细胞间的连接比较简单，有少数桥粒和中间连接。P细胞常三五成群，共同被一基膜包裹，这种共同包裹形式，可使几个细胞共同形成一个功能单位。P细胞的连接方式简单，可能与窦房结的内部传导慢有关。

（二）T细胞

T细胞多位于窦房结的周边部，其形态介于P细胞和一般心肌细胞之间。此种细胞一般为细长形、圆柱形或分支状。长为4~10μm。T细胞是P细胞和一般心肌细胞之间的连接细胞，由窦房结周边至心房肌其细胞体积逐渐增大，肌原纤维逐渐增多。T细胞的主要功能是把P细胞的冲动传向心房肌。T细胞受损易发生传导阻滞（窦房传导阻滞）。

三、窦房结动脉

窦房结的中央有一条较粗的窦房结动脉，由于其一般都穿经窦房结的中央，故又名中央动脉，窦房结动脉较大，其大小与窦房结不成比例，窦房结动脉的灌注压影响窦性节律，动脉扩张时窦性心率减慢，动脉收缩时窦性心率加快。

在组织切面上，窦房结动脉周围由结细胞围绕构成窦房结的主体。这些细小的结细胞聚集成簇，散在于由致密的胶原纤维编织成的网状结构的支架中。朱永泽等（1991）认为，窦房结内特化的心肌细胞以窦房结动脉为中心，从内向外大致可分为3层，即动脉周围层、中央层和外膜层。实际上这3层并无明确的界线。成人窦房结动脉的中膜分为内环、外纵两层平滑肌。纵行平滑肌在窦房结的内部，常被来自增厚的外膜胶原纤维分隔成不规则的肌束并将其包裹。有的部分纵肌可缺如，尤其是在窦房结的头部和体部明显。纵肌缺少的部位和范围不固定，但穿出窦房结后，动脉壁又变完整。也有人认为窦房结动脉入窦房结后管壁中膜完全消失。窦房结动脉内弹力膜明显，环形肌在断面上大多呈柱状，外层纵行肌不完整，细胞呈椭圆或短柱状，在形态上与一般平滑肌明显不同。窦房结动脉的外膜明显增厚，并有大量的胶原纤维组织，且与窦房结内丰富的致密胶原纤维支架相连。在外膜中弹力纤维也明显增加，并有丰富的神经，可能是压力感受器（图8-5）。

四、窦房结的神经支配

窦房结的神经支配十分丰富，包括交感神经和副交感神经。副交感神经在窦房结周围有许多神经节细胞，在窦房结的头、尾和上缘更为丰富。窦房结内偶见神经节细胞。由神经节细胞发出的纤维穿入窦房结内，可沿窦房结的长轴走行，并发细支与肌细胞相交织。在与界沟成直角的切片上可观察到一条肌纤维可有数条神经分布，一般每条肌纤维至少有一条神经纤维。伴随窦房结动脉及其分支也有许多神经纤维束，这些神经除了支配动脉中膜和外膜外，也进入窦房结支配结内的肌细胞。有人推论，直接从神经节细胞发出的神经纤维是副交感神经节后纤维。从血管到达窦房结肌组织的神经束主要是交感神经。交感神经纤维在窦房结内很丰富，大部分肌纤维皆有交感神经纤维支配。一般认为，支配窦房结的迷走神经和交感神经以右侧占优势。

支配窦房结肌细胞的大多数神经纤维呈螺旋形围绕肌细胞经过，有些神经纤维沿肌细胞表面经一段很长距离。到达肌细胞的神经终末结构是多样的，有的终末结构呈简单的膨大；有的分裂呈纵行网状；个别终末结构可呈板样膨大。对于这些不同形态终末结构的特殊机能意义尚不清楚，有人认为板样终末结构是一种感受器。宋一璇等（2001）发现，神经常与毛细血管伴行。无髓神经纤维末梢走行于结细胞之间，有的在两者间夹一薄层成纤维细胞板状突，神经末梢与P细胞、成纤维细胞板状突、血管三者紧密相邻，形成一个与功能有关的特殊构筑。窦房结内具有支持作用的成纤维细胞的板突与P细胞、毛细血管和神经纤维可构成广泛接触，形成迂回的狭窄通道，为营养物质和信息的相互输送及沟通提供可能。

窦房结区与普通心房肌相比，具有丰富的肾上腺素能神经和胆碱能神经分布。在电镜下证实，窦房结神经细胞的轴突终末内积聚着胆碱能和肾上腺素能小泡。并进一步证明，窦房结内的胆碱能神经末梢比心传导系其他任何部位的都丰富。神经细胞的轴突，完全或部分地覆以施万细胞胞突，这些轴突大多数位于窦房结细胞之间比较大的间隙内。而裸露的串珠样轴突，多数在结细胞之间比较窄的间隙中见到，有些轴突彼此密切接触。轴突膜与结细胞之间由$15\sim20\,\mu m$的裂隙分开，并可见到一个神经细胞的轴突常与两个并列的结细胞密切接触。有人在神经-肌细胞的接触处，曾观察到肌浆网的肌膜下池，但不是一直存在。值得指出的是胆碱能神经和肾上腺素能神经的轴突常在无施万细胞胞突包绕的同一神经束内见到，并出现轴突膜增厚，表示不同轴突之间的交互反应。窦房结内尚有神经肽Y（NPY）、降钙素基因相关肽（CGRP）、血管活性肠肽（SP）、P物质（VIP）、利钠尿多肽（NP）等肽能神经分布。豚鼠窦房结周围含一氧化氮能神经节，它们主要有3处：①右心房后壁处的窦房结心外膜下；②腔耳角处的心外膜下；③腔静脉窦壁处的窦房结心外膜下。窦房结内未见还原型烟酰胺腺嘌呤二核苷酸脱氢酶（NADPH-d）阳性神经节或神经元，但窦房结内有丰富的NADPH-d阳性神经纤维，呈细束状或膨体串珠状，由外膜编织成网状到达内膜，部分直接起源于周围NADPH-d阳性神经元（王庆志，2005）。

五、窦房结的年龄变化

随着年龄增长，窦房结的内部结构不断地发生变化。随着窦房结的增龄变化，结细胞数量逐渐减少。40岁以后窦房结内的P细胞数量下降，胶原纤维数量增加。人类婴儿SAN的胶原含量约为24%，成年后其胶原含量上升到约70%（Lev，1954）。$50\sim60$岁以前，弹性纤维也逐渐增加，网状纤维不仅数量增加，且变粗大。小鼠的窦房结纤维成分从3个月的12%～17%增加到12个月的23%～25%（Giukhov，2015）。

随着年龄的增长，窦房结内的纤维和结细胞此消彼长。1989年吴波等研究的结果显示：10岁以前窦房结内肌性成分的量略有增加，10~20岁肌性成分有所减少，70岁以前肌性成分所占比例无明显变化，70岁以后肌性成分又有一个减少过程。但超过80岁以后肌性成分的比例又有回升，提示窦房结内的肌性成分可能在长寿方面有一定意义。窦房结内的纤维组织也随增龄逐渐增加，55岁以后，纤维成分占窦房结大部分区域，肌纤维束散在其中。Davies等认为，在无器质性心脏病和心律失常的患者中，年龄大于75岁的较年龄小于50岁的患者纤维化百分比多19%，窦房结肌纤维成分则相应地减少。James认为新生儿窦房结细胞相对较多，细胞圆而暗，胶原纤维支架稀少；成年人窦房结内细胞比例减少，细胞呈卵圆形或小圆形，与移行细胞交织成网，嵌于密集的胶原纤维支架内。最近有人认为，由胎儿到成年窦房结细胞成分减少是细胞凋亡所致。现已发现长Q-T间期综合征患者窦房结的退化改变与结细胞凋亡有关，可见细胞凋亡既是传导系统发育过程中的一种生理过程，也可能是心律失常的原因之一。

1995年Alings利用图像分析系统对人（41例）和猫（21例）窦房结内的胶原纤维含量做了对比研究，结果发现，两组标本都显示在成年过程中，窦房结的三维形态不发生改变；人窦房结的胶原纤维含量从儿童到成年由28%增至70%，一旦进入成年期，胶原量就不再进一步变化。猫窦房结内胶原纤维含量仅占27%，不随年龄改变而变化。窦房结内胶原纤维的构筑人和猫都存在年龄变化。随着年龄增长，结细胞簇之间由粗大的胶原束逐渐变为游离胶原纤维组成的纤细的胶原网，这一现象在人更显著。这些结果似乎提示，窦房结胶原纤维的构筑形式可能更具有生理和临床意义。

一般认为，40岁以后，窦房结及其周围组织有脂肪浸润，结细胞中的一些肌纤维丧失。吴波认为窦房结内脂肪组织约在33岁即开始出现，最初在周边，以后逐渐向窦房结内浸润。Davies等认为，各种年龄中窦房结内脂肪组织未见增加；50岁以下和75岁以上两组中脂肪细胞均不超过窦房结的5%。目前还不清楚这些脂肪细胞的来源如何，是窦房结内固有产生的，还是由结外迁移而来的，有待进一步研究。

窦房结内的纤维结构变化既有生理性的，也有病理性的。在年龄变化过程中，生理和病理之间没有明显界限。在正常情况下，窦房结内的纤维组织可起绝缘作用，免受结外电活动的干扰，同时，还可保护窦房结免受心房肌收缩力产生的拉伸和压力而引起的病理生理性心率改变，从而保持心率的相对稳定。然而，窦房结过度病理性纤维化，可出现以下结果：①替代起搏细胞引起窦房结节律缓慢。②减少窦房结心肌细胞和起搏细胞群之间的电耦联而导致心率变异和窦房结内缓慢传导。③诱导窦房结内传导分离造成窦房结微观和宏观折返。所有这些病理状况均可导致心律失常如心动过缓、窦性停搏、窦房传导阻滞、快慢综合征和心房颤动等。

以上窦房结的这些年龄变化可能是老年人易发心律失常的原因之一。Thery等报告，在窦性节律患者中，60岁以上组窦房结中纤维组织的百分比为60%，60岁以下组为40%，有的患者纤维化多达90%，但仍能维持窦性节律。还发现在12例窦房传导阻滞伴有或不伴有房性或交界性逸搏节律的患者中，组织学检查证实，窦房结均有显著的纤维化；且纤维组织的数量与死前窦房传导阻滞的期限有关。8例患有慢性窦房传导阻滞的患者，其中3例窦房结几乎呈纤维团块，纤维化达80%～95%；另有4例患者死亡前新发生窦房传导阻滞，其窦房结纤维化为50%～70%。在心房颤动而无窦性心动过缓的患者中，其窦房结的结构与窦性节律患者相似，而在既有心房颤动又有窦性心动过缓的患者中，纤维组织的百分比则明显增高。病理结果提示，只要窦房结有10%残存结细胞，患者就可继续维持窦性心律。通过以上结果可知：①窦房结具有较强的代偿潜能；②窦房结纤维化的多寡与临床表现不一定一致，因此，很难界定正常窦房结内纤维成分的增龄变化与病理改变的标准。临床上有窦房结功能障碍的大多数患者，往往同时存在房室传导阻滞和其他异常，故对窦房结疾患不应过于强调窦房结的病理变化，而忽视房室结和心肌的改变。

六、窦房结的功能特点

（一）自律性

正常情况下，窦房结的自律性很高，因此，心搏的节律受窦房结控制。由窦房结发出的激动所形成的心脏搏动，称窦性心律。现可用导管电极引出窦房结电图。对窦房结加温、冷冻或损伤，均可改变其自律性。窦房结的起搏点可以在区域内移动。当心率较快时，冲动产生于窦房结的上部，相反，心率较慢时冲动产生于窦房结较低的部位，这种现象临床上称为窦房结内游走性心律，此乃生理性变化。

窦房结的起搏功能是由4相自动除极速率所决定的，迷走神经张力增高可导致窦性心动过缓、窦性停搏、窦房传出阻滞；交感活动增强可以使心率加快，当其逆转至窦房结时可引起窦性停搏和窦房传出阻滞。窦房结对短暂迷走刺激的反应在一个较短的潜伏期后即开始，消失亦很快；然而，窦房结对交感神经刺激的反应开始和消失得都很缓慢。对迷走刺激的这种快速的应答使迷走神经能动态地调节心率，而对交感刺激的这种缓慢反应使得交感活动难以对心搏动进行快速调节。

（二）传导性

心肌细胞具有传导性，窦房结的传导性比心其他部位（房室结除外）都慢。

窦房结这种能自动发出兴奋但不能很快传导的特性，可能有其特殊的自我保护的优点，即能使结细胞产生的电脉冲易于从结细胞簇外传，但阻止其他刺激信号进入结细胞群，从而可使窦房结的功能不易被外来的电信号所干扰，以保护其自律性的稳定。

（三）自我调控

窦房结动脉也可能参与窦房结功能的调节。由于窦房结动脉不成比例地粗大，并穿经窦房结的中央，有人提出窦房结发出冲动的频率，可能受窦房结动脉搏动刺激的调节。窦房结动脉起自冠状动脉根部，非常接近主动脉，因此，每次心脏收缩，血液进入冠状动脉的同时，窦房结动脉的口径和管腔内血流的速度，亦有时相性的改变。这些改变，牵拉附着于窦房结动脉周围的结内胶原纤维网，从而刺激网眼内的窦房结细胞群，以影响和调节细胞的放电频率。实际上窦房结动脉并非总是走在窦房结的中央，有些动物根本就不存在窦房结中央动脉，因此，有人对上述看法提出了疑问。

（四）内分泌作用

像心房肌一样，窦房结也具有内分泌作用。窦房结细胞内存在少量的电子密度较高的球形颗粒，名为心房特殊颗粒。过去认为，心传导系的特化心肌细胞内没有心房利钠尿多肽分布，后来不少学者用免疫组织化学、电镜、分子生物学等方法证明，窦房结、房室结、房室束及其束支、浦肯野细胞、假腱索中均有少量的心房利钠尿多肽存在。蔡海莹等（1994）证明窦房结内心房利钠尿多肽免疫反应阳性比心房肌弱，但比心室肌强，窦房结头、体、尾无免疫染色强度变化。张炎（1999）利用窦房结细胞纯化培养、免疫组织化学、细胞化学和图像分析等多种方法证明，窦房结原位组织和培养细胞的胞浆内存在心房利钠尿多肽阳性反应颗粒。培养细胞的核附近有10 nm大小的电子致密颗粒，心房利钠尿多肽免疫反应阳性。但窦房结心房利钠尿多肽的含量和活性明显低于心房。可见窦房结不仅有起搏和传导功能，也有一定的内分泌作用。

七、窦房结的动脉供应

窦房结由冠状动脉的窦房结支（一般称窦房结动脉）供应，它环绕上腔静脉口部，故又称为上腔静脉口支。此动脉在进入窦房结前的外径约0.13 mm，入窦房结后分为一粗一细2支，粗者系主干的延续，即中央动脉（图8-6，图8-7）。据国人1616例综合资料显示，窦房结动脉起自右冠状动脉者占58.7% ± 1.22%，起点距右冠状动

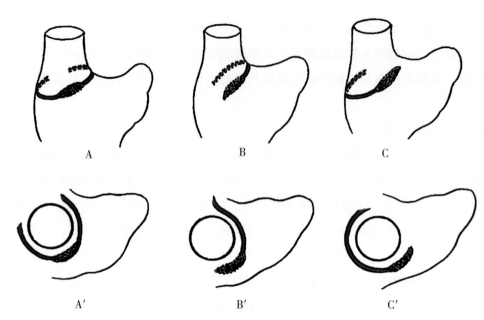

图 8-6　窦房结动脉入结的形式

注：A、A' 为从两侧入结；B、B' 为从上端入结；C、C' 为从下端入结；A、B、C 为右侧面观；A'、B'、C' 为从上面观

脉起始部2 cm 以内；发自左冠状动脉旋支者占38.5%±1.21%，起点在旋支起始部1 cm以内；二者皆发支供应者占2.8%±0.41%。窦房结动脉由右冠状动脉发出后，行于右心房内侧壁，过主动脉根部右侧，上行达前房间沟上端，多以逆时针方向从后方绕上腔静脉口，由结尾端进入窦房结。窦房结动脉若由旋支发出，先行于左心房前壁内，右行达前房间沟上端，也多以逆时针方向从后方绕上腔静脉口，由尾端进入窦房结。窦房结动脉由头端入窦房结者（即顺时针方向）占少数，也有呈双叉状包绕上腔静脉并吻合成环者，这时前面的一支过窦房结的中央（图8-6）。个别人的窦房结可由左、右两冠状动脉获得血供；起点也不全在前面，个别也有在心的左、右缘处或房室沟后部起于相应动脉主干者，此时窦房结动脉则绕心房侧面或后面到达上腔静脉口（图8-6）。窦房结动脉在经行中尚可供应心房壁和邻近的房间隔，并与附近的动脉支发生吻合。窦房结的小静脉注入上腔静脉或直接注入右心房。

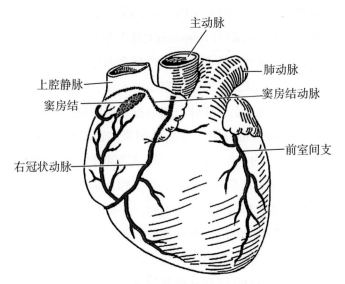

A. 常见类型 起自右冠状动脉（右前外侧面观）

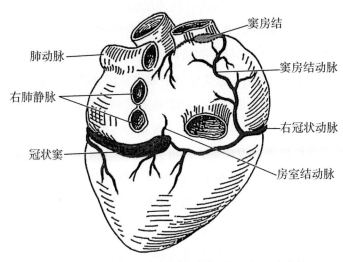

B. 少见类型 自右冠状动脉后段上行入窦房结
（右后外侧面观）

图 8-7　窦房结动脉的起始与行径

第二节　结间束

　　结间束（internodal tract）是窦房结和房室结之间的纤维传导束。窦房结发出的冲动是沿什么途径传向房室结和左、右心房的，长期以来一直未定论，目前大多数学者还是倾向于结间束的存在。结间束有3条（图8-1）：①前结间束，由窦房结头端发出向左行，弓状绕上腔静脉前方和右心房前壁，向左行至房间隔上缘分为两束，一束左行分布于左心房前壁，称上房间束（Bachmann束），是窦房结冲动传向左心房的主要通路。窦性冲动在心房上部经Bachmann束进入左心耳，在心房下部经房间隔下部传至左心房后下方，冲动至左肺下静脉附近融合而完成一次左心房的激动。另一束下行经卵圆窝前方的房间隔，下降至房室结的上缘。②中结间束，由窦房结右上缘发出，向右、向后弓状绕过上腔静脉，然后进入房间隔，经卵圆窝前缘，下降至房室结上缘，此束即Wenchebach束。③后结间束，由窦房结下端（尾部）发出，在界嵴内下行，然后转向下内，经下腔静脉瓣，越冠状窦口的上方，至房室结的后缘。此束在行程中分出纤维至右心房壁。后结间束又称Thorel束。目前大多数人认为结间束由排列规律的心房肌构成，形成优势传导通路，并非由特化的心肌细胞构成。

结间束的形态学证据虽然存在争议，但在功能上确实存在优势传导通路。有实验证明，结间束的传导速度比一般心房肌传导快。几条结间束的存在可能有相互代偿作用，一条结间束受到损伤，冲动可沿其他结间束传导。有人证明结间束有抗高钾功能，当高钾时心房肌不再兴奋，窦房结的冲动仍可沿结间束下传至房室结。3条结间束也可能是心律失常环路的形态基础之一。对房间隔手术来说，即使不存在特化的房内传导束，也应了解结间传导主要沿卵圆窝前、后的肌束和界嵴传导，在手术时应尽力保留这些优势传导通路，以免术后引起房室传导阻滞和房性心律失常。

评价心房内传导功能，需要进行多次、准确重复测量房内特定部位的局部电图时限。沿右心房侧壁记录心房电图较为容易，而左心房电位记录就比较困难。临床上仅累及右心房的房内传导延迟很少见，但可见于先天性心脏病，尤其是见于心内膜垫缺损和三尖瓣下移畸形（Ebstein畸形）的患者。研究表明，20%的先天性心脏病合并房室传导延迟，其房室传导延迟的机制是右房内传导延迟；50%的心内膜垫缺损患者发生一度房室传导阻滞，这可能与房内完全或部分传导延迟有关，同时累及房结区；二度房内阻滞临床病例罕见，偶见于洋地黄中毒，表现为心房内异位兴奋灶的自律性增高，同时伴有二度Ⅰ型房室传导阻滞。

第三节　房室交界区

一、房室结

（一）房室结的位置、形态和结构

房室结（atrioventricular node）位于冠状窦口前上方的房间隔内，成人房室结后端距冠状窦口前缘平均约3.7 mm，胎儿约0.4 mm。距三尖瓣隔侧瓣附着缘上方约

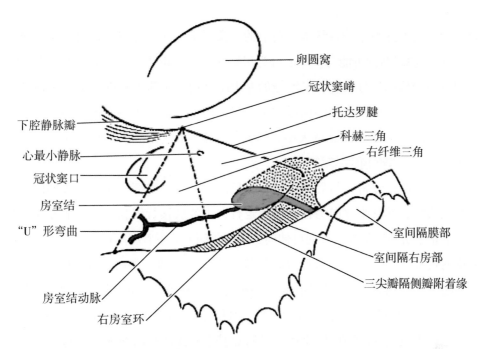

图 8-8　房室交界三角（科赫三角）示意图

4 mm，上方距托达罗腱附着点约1 mm，向前距室间隔膜部后缘约4 mm。位于科赫三角内的心内膜下，房室结的右表面距心内膜平均不超过1 mm（图8-8）。有人利用断层解剖法研究了房室结区的位置，认为男性房室结区平对第7胸椎体下部，女性平对第8胸椎体上部。房室结深面贴附于右纤维三角的右心房侧斜面上，浅面朝向心内膜面。在冠状切片上，房室结为半卵圆形，并且向上、下方延伸。有人将房室结从前向后分为头、体、尾三部分。房室结的右侧面有心房肌纤维覆盖，称为覆盖层。此层纤维上方来源于房间隔右侧的心房肌，下行至三尖瓣隔侧瓣的基部。覆盖层的性质和作用尚无定论。

　　房室结的形态各家报道不一。何标明描述为扁椭圆形，凌凤东描述为矢状位的扁长形，Titus描述为近似扁球拍形，也有人形容为细烧瓶状或小蝌状，朱永泽认为成人房室结有半椭圆形、扁平形和梭形三种形态，胎儿为肾形。说明房室结的形态有个体差异。但总体看来，房室结的基本形态是中间较膨大，前后端较细，尤其是前端逐渐移行为房室束而明显变细。房室结的形态差异可能与右纤维三角的发育程度不同有关。胎儿房室结的形态变化甚少，以肾形为主，随着心脏的发育和年龄增长，成人房室结的形态逐渐出现差异（朱永泽，1998）。

　　通过不同切面，可以观察到房室结的细胞构筑特点。在水平切面上，房室结可分为3层：后上部为移行细胞，交织成网；中部由较短小的细胞形成更致密的束，组成致密结；前下部为贴于右纤维三角上的一束纤维，前连房室束，向后延伸至冠状窦口下方。这3层结构可能与生理上分为房结区、结区和结束区基本一致。约有1/2的人，房室结的后端呈分叉状。房室结的左上缘朝向二尖瓣的根部，即二尖瓣环；右下缘伸向右下，指向三尖瓣隔侧瓣的附着缘，房室结的大小各家统计不一，一般为8 mm×4 mm×1 mm。房室结的大小、细胞构筑和年龄变化存在物种差异。

（二）房室结的组织结构

房室结的结构致密，与周围心肌有明显区别。分为浅部和深部，浅部位于房室结右侧的表层，其纤维方向为自上而下走行，由数层移行细胞构成，上方连于心房肌，向下止于房室结下缘，有的可伸向三尖瓣隔侧瓣的附着缘附近。深部的特化心肌纤维排列致密，且相互交织成网。深层细胞可浸入右纤维三角内，形成结细胞岛，幼儿结细胞岛较多，随年龄增长结细胞岛逐渐减少（图8-9）。由于胎儿房室结与左侧的右纤维三角相互交错，以致很难确切地描述胎儿房室结的形态（Rossi，1972）。

房室结内也包含P细胞和T细胞，其特点基本与窦房结内的细胞相同。Sherf发现房室结内P细胞占5%，T细胞占95%。结周主要是长形的T细胞。高倍光镜下，我们把胎儿房室结的P细胞分为两类：一类是大而亮的细胞，这类细胞界线清楚，细胞质空旷，细胞核相对较大，核大多为圆形或椭圆形。它们主要位于房室结中心部的深层。另一类为暗细胞，这些细胞多呈圆柱形，有些呈条索样排列，细胞边界比较清楚，但细胞质内相对较"实"，它们多位于结深层的浅部。这两种细胞可能是一种细胞的不同功能状态，究竟二者的关系如何有待进一步研究（郭志坤，2002）。

电镜下可见到房室结内有3种细胞：P细胞、T细胞和浦肯野细胞。前两类细胞的形态基本与窦房结内的P细胞和T细胞相同，只是P细胞少，主要是T细胞。P细胞位于

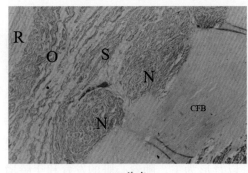
HE 染色

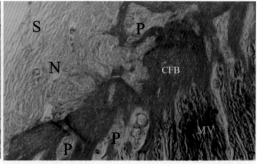
Marson 染色

图 8-9　房室结的冠状切面

注：N 为房室结深部；S 为房室结浅部；O 为覆盖层；R 为右心房心内膜；P 为结细胞岛；CFB 为右纤维三角

房室结的深部，在结细胞岛内也有P细胞和T细胞。浦肯野细胞主要位于房室结的周围和前下部，此类细胞宽而短，肌原纤维细而少，肌微丝稀疏，且主要分布于肌浆的周缘部分。细胞内的细胞器也较少，显得空旷，电子密度低。核呈长圆形，表面凹凸不平，核周可见高尔基体和散在的线粒体。P细胞之间的连接包括闰盘和缝隙连接，但数量较少。这些特化连接有利于冲动的快速传导。T细胞平行排列，细胞间的缝隙连接较多。缝隙连接通过其细胞间通道形成电耦联，是细胞间直接通讯的结构基础，可能是双径路的组织学基础。胎儿与成人相比，胎儿房室结特点是：P细胞、T细胞和浦肯野细胞中均有发达的高尔基体；其附近可见一些圆形电子致密颗粒，类似心房的心房利钠尿多肽颗粒；三种细胞均可见到中心粒，说明它们正处于发育的良好时期（梁鸾仙 等，1990）。

（三）房室结的功能

房室结的主要功能是：①传导作用。房室结的传导是双向的，即可将心房传来的冲动向下传入心室，有时也可以从心室传向心房。冲动经过房室交界区时可分离成两条通路，一条快速传导，一条慢速传导。双路传导的物质基础可能与房室结的分层和具有旁路纤维束有关，这些结构可形成折返环路。快传导路可能位于房室结区前上部分，慢传导路可能位于房室结区后下部。②延搁作用。由于房室结内纤维细小、排列紊乱、缝隙连接少、胶原纤维较多等，致使房室结的传导速度仅有$0.05 \sim 0.1$ m/s，而心房的冲动下传至此延搁了0.04 s。延搁的存在保证了心房和心室以先后顺序分开收缩。③过滤作用。在某些情况下，如心房颤动时，由心房传来的冲动不但频率快，而且强弱不一，但由于此区结纤维相互交织，可使经此区的冲动产生相互碰撞，一些弱小的冲动可以减弱乃至消失，于是进入心室的冲动大为减少，从而保证了心室以基本正常的心率收缩。冲动减少也可能与此区间隙连接的分布有关。④起搏作用。房室交界区为次级起搏点，起搏部位主要在房室结的两端，而房室结中央的起搏作用弱或无起搏作用。房室结的起搏作用与其内存在起搏细胞有关，在房室传导正常的情况下，房室结的起搏作用被窦房结下传的冲动所掩盖，呈现为潜在的起搏作用。

除行使正常功能外，房室结是心脏自律传导系统中最易发生隐匿传导、超常传导、文氏现象、裂隙现象、单向阻滞、纵行分离、折返、干扰和脱节的部位，加上自主神经的影响，使房室传导成为心律失常分析中最复杂的部分。

二、房室结的后扩展部

在房室结的上缘、后缘和右侧面均接受一些从心房来的移行纤维，它们参与构成房室交界区的房区。前结间束的终末部从卵圆窝前方向下经托达罗腱的浅面和深面止于房室结的上缘。中结间束的终末止于结的上缘后部。从冠状窦口前上缘来的纤维连于房室结的后缘，其中可能包括来自后结间束的纤维。从冠状窦口深面和下方来的肌纤维连于房室结的后缘及右侧面（图8-10，图8-11，图8-12）。房室结表面的覆盖层肌纤维与房室结的浅层纤维密切相邻，且与其深部的纤维有交通，这些细胞具有移行细胞的特点，可进入房室结的浅部。以上这些移行纤维在房室结的上方和后方相互交织成网。止于房室结侧面的纤维，有人认为是旁路纤维，房室结的

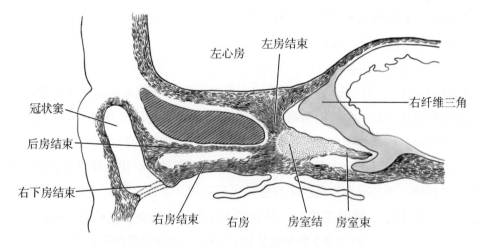

图 8-10　房室结后扩展纤维联系

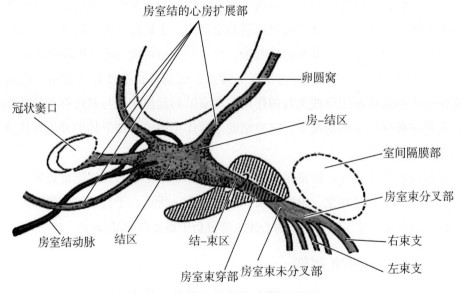

图 8-11　房室交界的位置和分布

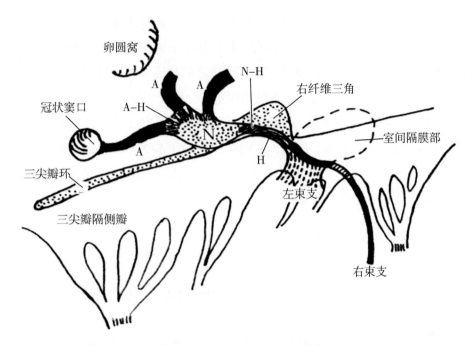

图 8-12 房室交界区模式图

注：A. 房区；A-N. 房 - 结区；N. 结区；N-H. 结 - 束区；H. 束区

浅层和右侧的移行细胞均可成为双径路传导的解剖学基础。由房室结向左、右、后方扩展的纤维称为房室结后扩展部。后扩展部的纤维束包括左房结束、右房结束、后房结束和右下房结束（图8-10）。后扩展部分布着丰富的胆碱能神经和肾上腺素能神经，而这里的起搏细胞对自主神经的支配敏感。78%的交界心律起源于房室结的后扩展部。后扩展部与房室结的密结相似，二者都表达起搏通道HCN4（与If电流有关）。房室结后扩展部是心脏起搏和传导系统整体的一部分（William，2005）。

三、房室交界

房室交界（连接）（atrioventricular junction）或称房室结区，是指传导系统在心房与心室之间的连接部分，是心房兴奋传入心室的通道。房室结和房室交界这两个名词的应用有些混乱。传统的房室结是指房室交界区的一小部分，即与房室束相连的膨大部分。前述的房室结就是指传统的房室结。后来有学者根据形态和功能相结合的原则，将房室结的范围向后方（冠状窦口方向）扩大，而称其为功能性房室结。有人将房室结一词粗指房室交界区的所有特化传导组织而成为房室结区的同义词。现在结合光学显微镜、电子显微镜及电生理的研究，大多数学者认为房室交界应包括以下三部分：①房室结；②结间束进入房室结的终末部，或称为房室结向心房的扩展；③房室束（希氏束）近侧部，即指房室束穿过右纤维三角的部分和未分叉前的部分（未分叉部）。房室结与另两部分之间相连接的区域可分别称为房结区和结束区。有人根据微电极研究将传统的房室结分为三部分，即房-结区、结区（相当于本书所示的房室结）和结-束区。尽管各作者对房室交界分法不尽一致，但综合起来整个区域可共分五区，即房（A）区、房-结（A-N）区、结（N）区、结-束（N-H）区和束（H）区（图8-12）。其中房-结区和结-束区具有传导性和自律性；结区主要具有传导性，自律性很低。

四、房室交界的血液供应

（一）房室交界的动脉

房室交界的动脉来源丰富，其中有3条恒定的动脉：房室结动脉、左房后动脉和房间隔前动脉（图8-13）。

1. 房室结动脉　又称中隔纤维支。由房室交界点处发出，83.3%～97%起自右冠状动脉，3%～7%起自左冠状动脉旋支，极少数右冠状动脉和旋支皆发出分支供应房室结。一般来说，房室结动脉是起自右冠状动脉还是左冠状动脉取决于哪一条动脉越过房室交界点。右优势型心脏，由于后室间支多在到达房室交点之前即发出下行，房室结动脉多起源于右冠状动脉的另一终支（右旋支）。房室结动脉起点处的

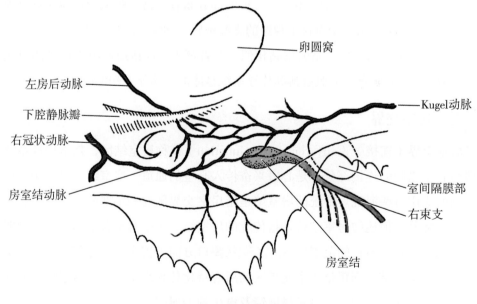

图 8-13　房室结区的血供

右冠状动脉主干多呈"U"形袢，凸面向前，房室结动脉多起于此弯曲的顶端。心中静脉大多经过U形弯曲的凹面上行注入冠状窦。因此可利用心中静脉寻找U形弯曲。在动脉造影时，U形弯曲是一个有用的解剖标志。因为此袢正位于房室交界点上方，冠状窦口下方，房室结的后方。房室结动脉发出后前行进入房室隔后部的间隙内，直达右纤维三角附近，由后部进入房室结，它与房室结的关系不如窦房结与动脉的关系密切。房室结动脉不穿经房室结的全长，多在房室结的中部以直角下行发出一较大分支，穿右纤维三角入室间隔上部，发出细支继续行走，并延入房室束。有时主干入房室结前即转向上或向下行，只发出小分支入房室结。此动脉在房室结中部直角分支处正是房室结的部位。X线造影可利用这一点定位房室结。房室结动脉主干长约15 mm，直径1 mm。该动脉主要供应房室结和房室束的近侧段。

2. 左房后动脉　大多发自旋支，从冠状窦口前方进入房室交界区，主要供应房室结的心房扩展部，亦可发细支入结。

3. 房间隔前动脉　又称Kugel动脉。可发自右冠状动脉或旋支近侧段，经主动脉与心房间的脂肪组织，至房间隔前缘下部穿入房间隔，分支分布于卵圆窝下方和房室交界，并与房室结动脉等吻合。房间隔前动脉也可起源于窦房结动脉，从房间隔前方进入房室交界区。

3条动脉间有分支相互吻合，并有相互消长的关系。当房室结动脉细小或不进入房室结时，左房后动脉或房间隔前动脉，可入房室结并为其提供血供。因此，房室交界由多来源的多条动脉分支供应，使此区的侧支循环非常丰富。一支动脉阻塞对心的影响是暂时的，不久即可恢复正常。

4. 冠状窦口支　可起源旋支或右冠状动脉，为一细小动脉，在房室交界处绕经冠状窦口，分布于房室交界的后部。

5. 室间隔前动脉　第一支可向后分布于房室束。因此，房室束为双重血供。

（二）房室交界的微血管构筑

在房室结内的动脉分支以背侧1/3最多，中1/3次之，腹侧1/3最少。房室结内亦有丰富的毛细血管。房室交界的小静脉很多，这些小静脉向下与室间隔和左心室肌肉内的静脉相连，静脉主干向上行，形成1~2支，终于冠状窦或右心房内。扫描电镜下，房室结内的血管形成一个扁圆形微血管网，其一侧凹陷，另一侧凸出，房室结的表面形成一个薄层较细密的毛细血管网。透过网眼可见较粗大且彼此吻合的窦状静脉丛；亦可见到房室结动脉由一侧穿入房室结内，并以毛细血管前微动脉的形式穿过静脉丛，连于房室结表面的毛细血管网。在毛细血管的横切面上，存在1~3个由单层细胞膜构成的膜区，此区外无基膜（雒国胜，2009）。与窦房结相比，房室结微血管网的主要特点是：①入结前房室结动脉较窦房结动脉粗，与左、右冠状动脉的分支有丰富的吻合；②微动脉和毛细血管前微动脉以直角起于房室结动脉，穿过静脉丛向房室结表层发出毛细血管；③毛细血管的直径较房室结粗，也有平滑肌收缩构成的环形缩窄；④房室结静脉呈窦状，腔隙较大，与窦房结明显不同；⑤房室结区域的毛细血管属于有孔毛细血管，血管内外的物质交换形式可能有别于心的其他部位（雒国胜，2009）。这些特点可能与房室结的位置较深，微循环血管易受压迫有关。

（三）房室交界的静脉

房室交界的静脉比较丰富，多会汇成1~2条小静脉，开口于冠状窦口前方的房间隔上，也可向后汇入冠状窦或心中静脉。

第四节　房室束

房室束（atrioventricular bundle）又称希氏束，1839年瑞士心脏和解剖学家Wilhelm His首先描述，是心房传导至心室的主要通道。房室束起自房室结前端，穿右纤维三角，向前下行于室间隔膜部的后下缘，分为右束支和左束支。根据走行房室束的室内部可分为未分叉部和分叉部。房室束未分叉部一般归入房室交界的一部分，而分叉部实为左、右束支的起始部。希氏束长约18 mm，直径2~3 mm（Scherlag et al.，2017）。Kawashima等（2005）根据105例成人心的解剖结果，将希氏束分3型：①Ⅰ型（46.6%），希氏束沿室间隔膜部下缘走行，由一层从室间隔肌部发出的纤薄心肌纤维包绕；②Ⅱ型（32.4%），希氏束从右纤维三角穿出后即离开室间隔膜部下缘，进入室间隔肌部；③Ⅲ型（21.0%），希氏束紧贴于心内膜下方，和周围心肌无绝缘层相隔，走行于室间隔膜部表面（又称裸露希氏束）。这些变异可能有助于解释希氏束起搏时出现不同的希氏束夺获类型。希氏束行程中与一些重要结构相毗邻，心外科手术如瓣膜置换术、室间隔修补术时要注意避免损伤该束。

房室束与房室结之间没有明显的界线，因此，房室束的起始部与房室结的结构相似，由较细的特化心肌纤维组成，切面上房室束的染色浅淡。随着房室束向前延伸，肌纤维变粗，相互平行排列，大部分为浦肯野细胞，其间夹杂少量移行细胞。在特化的心肌纤维束之间有结缔组织分隔（Dandamudi，2017）。电镜下显示房室束内的浦肯野细胞的特点为：直径较宽，宽为10~30μm，长为20~50μm，肌原纤维少，主要分布于细胞的周边，肌微丝稀疏，线粒体散在，包浆内存在糖原颗粒，包浆中部透亮。细胞的端-端之间的闰盘不典型，与细胞的长轴不垂直，呈斜行相嵌，缝隙连接较多。房室束的远侧段，肌纤维束逐渐平行，束间有胶原纤维分隔。

1985年Kurosawa等从3例新生儿心脏上发现，心室传导轴在室间隔顶部继续延伸，并超出了束支的分叉。在其中2例正常新生儿，该延伸到达室间隔肌部顶点或主动脉根部后消失；另1例法洛四联症患儿，心室传导轴在室间隔膜的左心室面延伸并到达具有小梁的肌性室间隔后消失。Kurosawa认为它可能是心传导轴更直接的延续，称之为"dead-end tract"；在以往的成人心的研究中他们并未发现该结构，因此推测"dead-end tract"可能是心室传导轴发育过程中的结构。2013年Anderson等将"dead-end tract"描述为房室束远端发出的第3条分支，其向前延伸包绕部分主动脉根部后终止或消失。上述研究结果是根据组织切片染色对"dead-end tract"做出的形态学观察并加以推测的结果，并无直接证据显示其为连续条状结构。我们认为仅从几例标本的切片判定该束的形态走向实属证据不足。一些学者认为"dead-end tract"可能参与了特发性室性心律失常（idiopathic ventricular arrhythmias，IVAs）的形成。de Vries等（2016）收集多个不同来源的IVAs病例报告来探究其与"dead-end tract"之间的联系，其中一条重要线索显示在流出道、心室上部或主动脉-二尖瓣连接处（aortomitral continuity，AMC）等部位进行射频导管消融的成功率更高，而这些结构正好都位于"dead-end tract"的路径范围内，因此猜测当"dead-end tract"走行至AMC或流出道等上述结构部位时，它可能作为触发活动的来源导致涉及这些区域的折返或非折返环路形成而引起心律失常。Anderson等（2016）同意此观点，但同时指出并非所有的IVAs均起源于"dead-end tract"，必须对特发性室性心律失常起源做出准确定位才能保证射频导管消融术的更好疗效。

第五节　右束支

右束支（right bundle branch）起于房室束分叉部的末端，其主干从室间隔膜部下缘的中部向前下弯行，表面有室间隔右侧面的薄层心肌覆盖，经过右心室隔侧乳头肌的后方，向下进入隔缘肉柱，到达右心室前乳头肌根部移行为浦肯野细胞，分布至右心室壁。

　　右束支主干为圆索状，较左束支细长，沿室间隔右侧心内膜下走行过程中，分为3支。右前分支于右心室前壁分散，至肺动脉口；右后分支行经并分布于室间隔后部、后乳头肌及右心室后壁；右外分支自乳头肌基底右前外方分出行至右心室壁。最终3支反复分支形成浦肯野纤维网并与左心室浦肯野纤维相连（图8-14）。右束支主要由后冠状动脉前室间支的间隔穿动脉和起源于后室间支的房室结动脉供血，其下2/3部分无双重血液供应，加之右束支较细，行程长，所以极易受局部病灶影响而发生传导阻滞。右束支的小静脉与同名动脉并行，回流至心大静脉或心中静脉。

　　右束支主干可按其行程分为上、中、下三部分。上部行于室间隔的上1/3，主要由前穿支和房室结动脉供应；中部位于隔侧乳头肌后方，由前穿支供应；下部位于隔缘肉柱（节制索）上，由前穿支和右室前支供应。由于右束支主干的相当一部分由前穿支供血，故前室间支损伤亦可导致右束支传导阻滞。

　　引起右束支传导阻滞的常见原因有：①心血管因素，如冠状动脉性心脏病、高

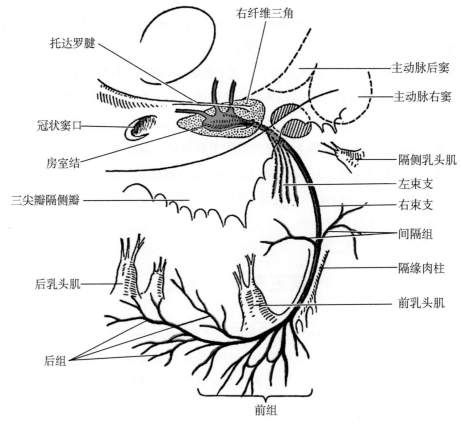

图 8-14　右束支分支分布模式图

血压心脏病、风湿性心脏病二尖瓣狭窄、肺源性心脏病、急性心力衰竭、慢性心力衰竭、心肌炎、心肌病、部分先天性心脏病（如法洛四联症、室间隔缺损等）。②肺部因素，如慢性阻塞性肺疾病、急性肺血栓栓塞症。③其他因素，如高脂血症、横纹肌溶解、系统性硬化、肌营养不良、中毒、遗传因素等。还有就是射频导管消融术、室间隔成形术、冠状动脉搭桥术或导管等造成的机械损伤。④在健康人群中有少数人出生时即有右束支传导阻滞，而并非右束支真正病变，可能与右束支基底部室上嵴或肺动脉圆锥部相对肥厚导致除极延迟有关。正常人群中的右束支传导阻滞，如果没有其他心脏基础病变的证据，单纯右束支传导阻滞无预后价值。也有报道指出，无器质性心脏病的运动员亦可伴发右束支传导阻滞，其原因可能与运动诱发的右心室重构有关。尽管如此，新发的右束支传导阻滞预示患者具有较高冠心病、心衰等心血管疾病死亡率的风险。如果患者有心脏疾病，并存右束支传导阻滞则提示病情严重。

急性心肌梗死是导致心室内阻滞的重要原因。由于右束支易受阻滞，且心电图易于识别诊断，故确诊急性心肌梗死合并右束支传导阻滞的发生率几乎是左束支传导阻滞的两倍，其中以前壁心肌梗死合并右束支传导阻滞多见。新发的右束支传导阻滞多继发于急性前侧壁心肌梗死（61.76%～69.70%），其次为下后壁和（或）右心室心肌梗死（27.30%～35.29%）（郭芮丰，2017）。

第六节　左束支

左束支（left bundle branch，LBB）自房室束起始后，主干短宽，长约10 mm，其长短与膜部间隔大小有关。左束支起源部最窄，直径约5 mm，行于室间隔左侧心内膜下，于肌性室间隔上、中1/3交界水平，分为前组、后组和间隔组3组，其分支从室间隔上部的前、中、后3个方向散向整个左心室内面，分别称为前支、中支和后支。所有分支均在心内膜深面互相吻合成一个浦肯野纤维网。其中前支呈扇形分布，主要支配左心室前乳头肌、前壁、侧壁及室间隔前半部，并由前室间支的间隔穿支供血；后支则主要分布于左心室后乳头肌、下壁及室间隔后半部，由右冠状动脉后室间支及右旋支远段分支供血；中支于前后分支夹角发出，或由各分支高度交叉的分支网集合而成，并主要由前室间支供血。由于左束支主干短宽，由多支血管供血，不易发生供血不足；另外，左束支几乎平均地分为前、中、后3个分支，有效地减少了单位面积所承受的左心室腔高压状态而不易发生阻滞（图8-15）。

2017年，Elizari用碘溶液染色在67只狗和2只猴心脏中解剖不同区域的左束支及其分支，证实左束支起源很窄且十分圆润，左束支的前部纤维较后部纤维薄而细长，并向下向前分散排列至乳头肌基部。左束支从室间隔深部穿出并进入心内膜下的位置也各不相同。通常情况下，在一些体型偏瘦的正常人体心脏中（多为年轻人），左束支及其分支部分的近端在室间隔膜部下方可见，且和室间隔膜部有一定明确的距离。Lev（1964）研究显示左束支首先在主动脉后瓣走行，在右瓣和后瓣连接处形成分叉，分叉的近端靠近右纤维三角，故主动脉瓣、室间隔顶部与右纤维三角等以上部位的严重病变可能会破坏希氏束及左束支的起源，导致高度房室传导阻滞。

左束支近端解剖结构具有显著的变异性，其大小和分布在个体间存在相当大的差异（Demoulin，1972），分叉型式可分为二分叉：分为前分支和后分支；三分叉：分为前分支、间隔支和后分支；网状（或扇形结构）（Rossi，1972）。人心左束支分叉型式多为网状（42%）和二分叉（33%），少数呈三分叉。分叉处的角度变动较大（33°~105°），一般为90°左右（图8-16）。在二分叉为前、后分支的标本中，一般后支宽大，前支细小，有的也相反，这取决于哪一支发出较多的间隔支。在前、后分支基本等大的标本中，间隔支几乎平均由前、后分支发出。在三分叉的类型中，中间的一支为间隔支，其大小变异较大，这取决于前、后分支发出间隔支纤维的多少。在呈网状的类型中，左束支分叉交织成网，难以分辨各分支。无论左束支分叉部呈何种类型，其向左心室内的分布基本上均属于上述的三组，即前组（前支）、后组（后支）和间隔组（间隔支、中支）。

左束支的动脉供应，按来源可分为两部分：①左束支主干前半部、左束支分支的前组间隔组及后组的前半部，均由左冠状动脉的前穿动脉供应；②左束支主干的后半部，以及左束支分支后组的后半部，则由右冠状动脉发出的房室结动脉和后室间支发出的后穿动脉供应。由于左束支的前组仅由前穿支供血，故前室间支供血障碍时易引起左前分支传导阻滞。左束支后组由于有双重血供，故左后分支不易发生供血不足，这是左后分支阻滞少见的原因之一。

左束支的小静脉与同名动脉并行，回流至心大静脉或心中静脉。尽管左束支的形态结构和血液供应有相对优势，但疾病状态下同样会累及左束支而出现左束支传导阻滞。急性心肌梗死合并出现束支传导阻滞者约占17.3%，其中右束支传导阻滞占10.6%，左束支传导阻滞占6.7%。但也有人报道急性心肌梗死出现右束支传导阻滞的

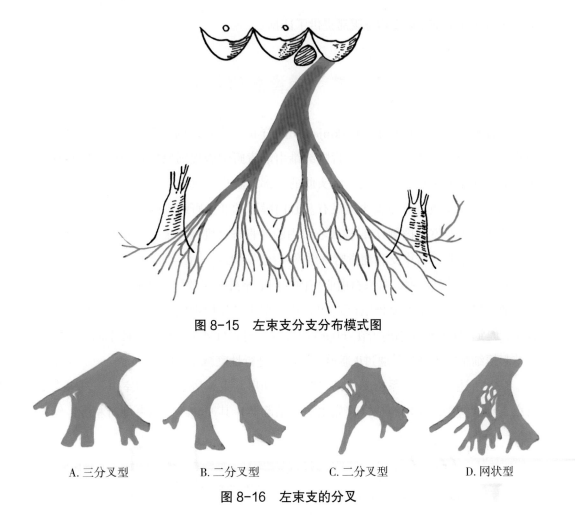

图 8-15 左束支分支分布模式图

A. 三分叉型　　　B. 二分叉型　　　C. 二分叉型　　　D. 网状型

图 8-16 左束支的分叉

发生率为6.3%（Widimsky，2012）。国内资料显示急性心肌梗死后首次出现束支传导阻滞的发生率为3.4%（526例中的18例）。

Strauss等报道显示，在左心室射血分数（LVEF）<35%的患者中，右束支传导阻滞与左束支传导阻滞相比有更明显的大面积前间隔瘢痕（0.240∶0.065），并且右束支传导阻滞由近端前室间支的间隔穿支闭塞导致，而左束支传导阻滞则通常由非缺血性病变所致，这一结果打破了左束支传导阻滞由大面积心肌梗死所致的传统观念。前室间支近端闭塞可导致右束支传导阻滞和（或）左前分支传导阻滞。左束支传导阻滞更可能是由硬化和纤维化的纤维束与主束支连接处的机械应力刺激所引起。对肥厚型心肌病的研究显示，用酒精消融前室间支近端第一穿隔支，导致75%的患者出现右束支传导阻滞，而不是左束支传导阻滞。这为前室间支闭塞引起右束

支传导阻滞而不是左束支传导阻滞提供了证据。

第七节　浦肯野纤维网

浦肯野纤维网是1845年由Purkinje首先在羊的心中发现的。左、右束支最终在心内膜下交织成浦肯野纤维网，浦肯野纤维由浦肯野细胞规则地排列而成，这些细胞主要分布在室间隔中下部心尖，乳头肌的下部和游离室壁的下部，室间隔上部、动脉口和房室口附近则分布稀少或没有。心内膜下的浦肯野纤维网发出纤维分支以直角或钝角进入心室壁内侧1/3，构成心肌内的浦肯野纤维网，最后与收缩心肌相连。房室束、左束支、右束支和浦肯野纤维网可统称为H-P（希-蒲）系，其作用是将心房传来的兴奋传到心室，且兴奋由心室内膜向心室外膜呈放射状传播。

浦肯野纤维的最大复极电位是-90 mV，属于快反应细胞。它在自动去极化的过程中，是通过If通道对钠离子在-60 mV时开放，进行性增强完成。与此不同的是，窦房结起搏细胞的去极化是通过Ik通道对钾离子进行性衰减完成的。

综上所述，心传导系由窦房结、结间束和房间束、房室结、房室束、左束支、右束支和浦肯野纤维网组成。首先由窦房结起搏，其冲动经房间束传向左房，经结

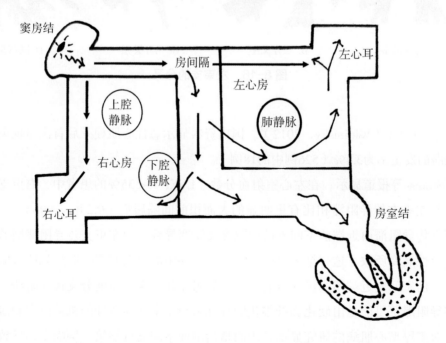

图8-17　正常窦性心律时激动心房和心室传导示意图

间束传向房室结，在房室结延搁后，再经房室束传向左、右束支，最后经浦肯野细胞将冲动传至心肌细胞，引起工作肌细胞收缩（图8-17、图8-18）。

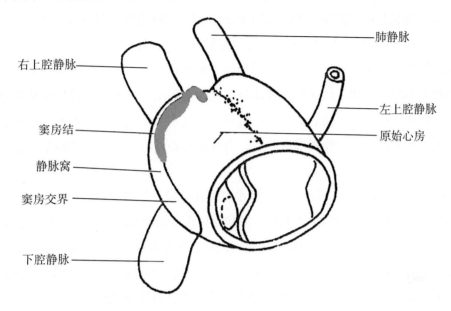

右上腔静脉

窦房结

静脉窦

窦房交界

下腔静脉

肺静脉

左上腔静脉

原始心房

图 8-18　窦房结的原始位置（引自 Davies）

第八节　心传导系的胚胎发生

一、窦房结的发生

人胚第18或19天，位于胚盘前端口咽膜（头侧）两侧围心腔的脏壁中胚层内，成血管细胞局部增生形成生心区（cardiogenic area）（称为第一生心区）。接着形成两条纵行的细胞索，称生心索（cardiogenic cord），索中出现腔隙，形成两条纵行并列的内皮管道，称心管（heart tube）。来自脏壁中胚层特定区域的前体细胞（称为第二生心区）不断地从周围的间充质中募集细胞并形成原始心管的动脉极（arterial pole）和静脉极（venous pole），其中，嵌入静脉极中的前体细胞称为后心区（posterior heart field），最终发育形成窦房结和静脉窦（sinus venosus）、肺静脉和房间隔等流入道（inflow tract）结构（Liang，2017）。

在心的发育过程中，窦房结何时才能辨认出来，一直没有确切定论。一些人认为窦房结出现在心发育的早期，另一些人则认为在心发育的晚期才能确认。1978年Anderson认为，在心袢时期就能观察到窦房结。大约在胚第6周，大多数心在上腔静脉和静脉窦的连接处增厚，即成为窦房环组织（sinuatrial ring tissue）区。大约在第9周（胚长40 mm），这块日益增厚的组织被限定在腔静脉–心房交界（cavo-atrial junction）的前1/4。此时该区的细胞小而密，有一动脉出现，但窦房环细胞并未包绕此动脉。胚28 mm时，含胆碱酯酶的神经聚集此区。在这个时期心的其他部位并不能见到这种神经纤维，可见窦房结区的神经支配是较早的。胚发育到第11周时，正在增厚的组织的前内侧，已开始包绕动脉。此时窦房结已可确认。但组织结构分化不显著。在胚第12周时，能清楚地与心房肌加以区别。结细胞由邻近的心房肌细胞分化而来。在窦房结的前外侧形成一尾，沿界嵴的心外膜下，向下延伸至下腔静脉开口处。

在胚第8周时，窦房结内的裂隙性小血管连接成一条窦房结动脉，动脉壁较薄，与周围的界线不清楚。胚第10~12周，窦房结区大量的细胞增生并围绕窦房结动脉。

窦房结的发育受很多分子信号网络所调控，涉及人矮小同源盒基因2（Shox2）、Nkx2.5、HCN4、TBX3、Cx40、Cx43等多种基因的参与和相互作用。敲除Shox2会导致12.5 d的胚胎小鼠心动过缓和窦房结严重发育不良而导致胚胎死亡。小鼠窦房结的发育起始于胚胎第9.5天，由后心区静脉窦的部分细胞开始分化，膨出形成窦房结原基。Espinoza-Lewis等（2009）发现Shox2最早在8.5 d时小鼠胚胎颈总动脉和原始心房的交界处表达。到9.5 d时，Shox2局限于流入道并特异地在颈总动脉和静脉窦的交界处形成的窦角区域中表达。从胚胎第10.5至11.5天时，Shox2仅表达于窦房结和窦瓣。当小鼠胚胎发育到12.5 d后，随着窦房结原基中细胞的不断增殖和分化，并沿着右侧静脉瓣逐渐延伸，窦房结形成了"头部"和"尾部"区域（Ye，2015；Hu，2018），Shox2将在窦房结的"头部"和"尾部"中持续表达。而工作心肌细胞特异标记物Nkx2.5局限于窦房结的尾部区域。Shox2敲除小鼠的窦房结中的细胞不能正常分化为起搏细胞，表现为HCN4、TBX3及 Islet1等起搏细胞的标记基因在窦房结上的表达消失，而Cx40、Cx43及人类心房钠尿肽前体A基因（NPAA）等心肌细胞的特异性标记基因在此处的异位表达，这是导致小鼠心动过缓和胚胎致死的原因。

二、房室传导系的发生

最早出现的房室结为一界线清楚的细胞团，位于背侧心内膜垫后方的心房后壁上，它的位置不受间隔形成过程的影响，只是在心内膜垫缺损时可使其位置后移。房室束发生于室间隔顶部，在16 mm的人胚中，背侧心内膜垫尚未与室间隔愈合时，房室束位于室间隔顶上。在22 mm的人胚中，心内膜垫已与室间隔愈合，房室束位于室间隔肌部的顶上，膜部的后下缘。因此，当心内膜垫缺损或隔膜缺损时，则房室束位于缺损的后下缘，而后上部的肌性室间隔缺损时，则房室束位于缺损的前上缘。左、右束支发生于室间隔两侧的心内膜下，除非肌性室间隔缺损正位于其行程上，否则与之无关。总的说来，畸形不邻近房室传导系，则房室传导系无变化；缺损靠近房室传导系，则使之发生位置和行程的改变，如房室结的后移，房室束和束支位于缺损边缘上。此外，房室传导系还可以发生断裂、退化，引起房室传导阻滞，且易出现副传导束。

第九节　心传导系的变异和畸形

一、心传导系的变异

正常传导系统是心电传导的正常通路，除此之外的任何传导途径均为旁路束。旁路束的本质是心脏先天性发育异常残留的微细肌桥，在心内膜与心外膜之间，邻近房室环，跨越房室沟，贯通房室肌，呈线状、带状或树状等，与房室环可垂直交叉，也可斜行交叉。旁路束在人群的发生率为0.01%~0.03%，其临床意义主要在于构成房室折返性心动过速的折返环路和使心房的冲动过早地到达心室肌某部，使之提前激动而发生预激综合征，因而有重要临床意义。多数旁路束靠近心内膜，极少数旁道走行于心外膜下，这种解剖结构为心内膜下房室旁道射频消融提供了解剖区域上的可能。

（一）肯特束

肯特束又称房室副束，1914年由Kent首次描述，为直接连于心房肌与心室肌之间的一般心肌纤维。对房室副束的出现率尚缺乏足够的研究，有人在15例胎儿和婴幼儿心脏中找到11例房室副束，但另外的学者在22例胚胎和新生儿及5例成人心脏却未找到房室副束。

房室副束一般很细，直径为1~3 mm，起于房室环附近的心房肌，经过房室环的心外膜面，止于心室肌，长为3~10 mm。少数位置较表浅，位于心外膜下的脂肪组织内（图8-19）。

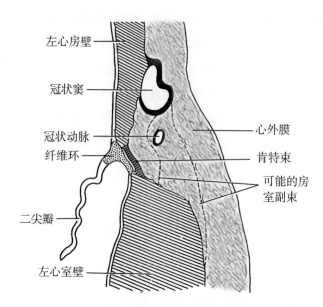

图 8-19　肯特束及左心室游离壁可能出现的位置

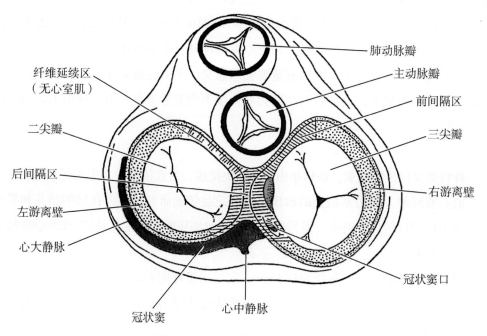

图 8-20　房室副束出现的部位

注：右游离壁最多，后间隔区次之，前间隔区最少

表8-1 168条房室副束手术切除情况（152例患者）

	旁道数目	分割数目	成功率 / %
左游离壁	82	77	93
右游离壁	32	30	97
后间隔区	37	26	70
前间隔区	17	14	82
总计	168	147	88

房室副束可出现在左、右房室环的任何部位，也可出现在间隔内，以左房室环的后外侧、右房室环的外侧和后间隔区较多见，出现的部位见表8-1和图8-19、图8-20，房室副束在一个心脏不止一条，也可位于不同的部位。由于左、右纤维三角之间是位于左心室流入道与流出道之间的主动脉二尖瓣复合体（主动脉心室膜），此处没有心室肌，故此处不可能存在房室副束。

左、右房室环处的房室副束浅面和左冠状动脉的旋支与右冠状动脉主干相邻，左后部的房室副束还与冠状窦相邻，手术切断时应加以注意（图8-24）。前间隔区、后间隔区基本与房室隔的前、后部一致，前间隔后端有右纤维三角和房室结。前、后间隔内的房室副束手术切断或消融难度较大，因前间隔内的房室副束与房室束关系密切，后间隔区的疏松组织间隙内有房室结动脉通过，应避免损伤。

房室副束的存在主要与预激综合征有关。由于除房室束外，又有一条房室间的传导通道，经一条通路下传的冲动有可能又经另一通道折返，并再次激动心房，形成折返性环路而造成心动过速。

（二）马海姆纤维（图8-21）

1947年由Mahaim首次描述，是与心传导系相连的一种副束，分两种纤维叙述。①结室纤维，由房室结直接发出特化纤维连于室间隔心肌；②束室纤维，由房室束或束支主干直接发出纤维连于室间隔心肌。这些纤维只存在于少数人，可使一部分心肌过早激动。胎儿、新生儿和儿童这种纤维比成人较多见。有间隔缺损者也常出现马海姆纤维。近年来，电生理检查及射频消融术的经验证实，参与形成房室折返性心动过速的纤维多为房室纤维或房束纤维（图8-22），而非以往所认为的结室或束室旁路，其中又以房束纤维所占比例最高，应在电生理检查的基础上对这些旁路纤维给予消融。

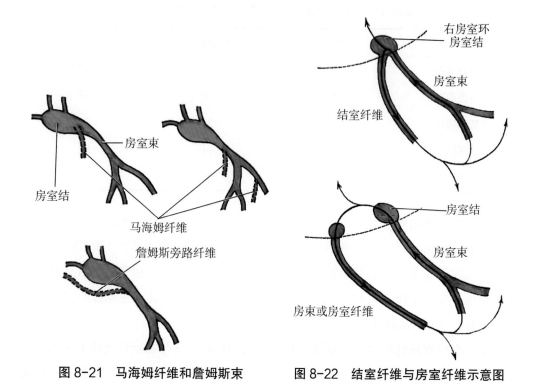

图 8-21　马海姆纤维和詹姆斯束　　图 8-22　结室纤维与房室纤维示意图

（三）詹姆斯旁路纤维（图8-21）

詹姆斯旁路纤维是后结间束的大部分纤维和前、中结间束的小部分纤维绕过房室结右侧面止于房室结的下部或止于房室束的近侧部的纤维束。1963年James首次描述詹姆斯旁路纤维。有学者认为房室结右侧的心房肌覆盖层的一些纤维也可与房室结表面相连，止于房室结的前部，也构成一种旁路纤维。这些詹姆斯旁路纤维由于不经过房室结的延搁，可使P-R间期缩短，但QRS波群正常。

二、心传导系的畸形

心传导系的畸形多伴随心脏畸形，如原发孔型房间隔缺损、共同房室口和较大的室间隔膜部缺损时，房室结后移，房室束位于缺损的后下方。少数人房室结和房室束可不相连接，此时将发生完全性房室传导阻滞。在法洛四联症时，房室结位置偏低，结前部紧靠三尖瓣隔侧瓣的附着缘，房室束起始部紧邻此瓣根部深面，房室束的其余部分可位于室上嵴左侧室间隔缺损后下缘的心内膜下。如室间隔肌部缺损在右心室流入道的后上部，房室束可位于缺损的前上方（图8-23）。我们曾经报道，兔和家猪房室结的附近存在副房室结（郭志坤，2001；1990）。

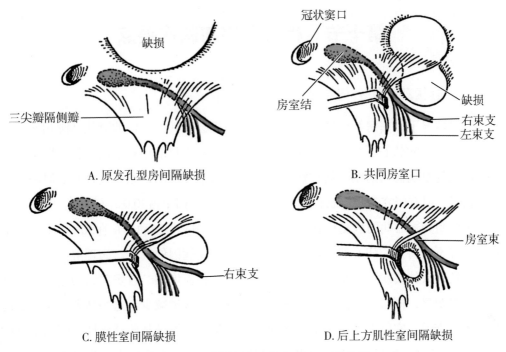

A. 原发孔型房间隔缺损

B. 共同房室口

C. 膜性室间隔缺损

D. 后上方肌性室间隔缺损

图 8-23　室间隔缺损时房室传导系的位置

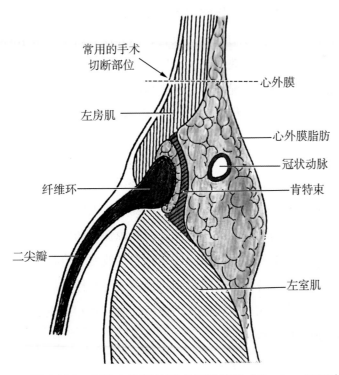

图 8-24　肯特束常用的手术切除部位（Sealy，1978）

第十节　相关解剖与临床要点

一、冠状动脉狭窄与窦房结的功能关系

一般情况下，窦房结动脉遭受病变累及的机会与其他部位的冠状动脉相比相对较少。在冠心病状态下窦房结的功能是否受到影响，目前还有争议。长期以来，冠心病被认为是病态窦房结（简称病窦）综合征的重要原因，尤其是合并心肌缺血的老年患者。但有研究表明，冠心病在病窦综合征的病因中占20.0%~63.6%。Shaw对25例临床诊断为冠心病的病窦患者尸检后发现，仅7例窦房结动脉存在50%以上的狭窄病变，并不支持冠心病心肌缺血为病窦综合征主要病因的观点。病理解剖发现，随年龄增长，人体窦房结、房室结内结缔组织成分相应增加，且窦房结的这种改变比房室结更明显；同时，窦房结内的细胞体积增大而数量减少。这些结果表明，窦房结功能的衰退，实际上是窦房结本身的衰老过程，并不是某些器质性心脏病发展的必然结果。冠状动脉病变不一定累及窦房结动脉。老年病窦综合征患者中可以合并一定比例的冠心病，但二者不是因果关系。李传昶的研究结论认为，合并冠状动脉显著狭窄的病窦综合征患者，并不影响窦房结血液供应。经腔内成形术和支架置入术治疗后，心肌氧供应增加，心功能得到改善，但并没有改变窦房结的功能，表明窦房结的病理性改变可能与心肌缺血无关。以上这些患者冠状动脉的狭窄部位均距窦房结动脉起源较远，在这种情况下不影响窦房结的功能是可以理解的，但如果窦房结动脉本身狭窄，对窦房结的功能会产生何种影响，目前研究较少。

二、窦房结功能障碍

窦房结功能障碍（sinus node dysfunction）是由窦房结及其周围组织的病变导致窦房结起搏功能和（或）冲动传导障碍，产生一系列心律失常的综合表现。其病因分为内源性（各种原因导致的窦房结自身病变）和外源性（药物和自主神经功能影响等）。窦房结功能障碍的常见病因有窦房结非特异性改变、退行性病变和纤维变性等；心肌病、冠心病、心肌炎；结缔组织病、代谢或浸润性疾病等，大多数窦房结功能障碍的发展缓慢，从出现症状到症状严重可长达5~10年或更长。少数者急性发作，见于急性心肌梗死和急性心肌炎。

（一）窦房结折返性心动过速

窦房结与邻近心房组织间发生激动折返，窦房结是折返环的一部分。发作特点为突发突止，持续时间短，具有自限性，频率在100~200次／min，平均130次/min。心电图P波形态与窦性P波形态相同或轻微差异。此类患者多合并器质性心脏病，病变心肌出现传导延缓，构成了折返的条件。电生理特点为：适当的心房刺激可诱发和终止，并可以反复诱发，迷走神经刺激可终止心动过速。需要与一般性窦性心动过速（窦速）、不适当窦速和自律性房性心动过速（房速）进行鉴别。药物治疗可选用β受体阻滞剂、钙拮抗剂、胺碘酮等。射频消融术可消融破坏局部的折返环路，起效后心动过速立即终止且并不能被诱发。

（二）特发性窦性心动过速

是指无明确的生理、病理因素，休息时出现心率增快，有时可高达200次／min以上，严重时可发生心律失常性心肌病，甚至诱发顽固性心力衰竭而死亡。临床特点：休息或轻微活动时心率>100次／min，卧位时心率较低（60~135次／min），直立时心率明显增快（90~160次／min），短时间（5 min）运动，心率不适当增加，平均心率可达140次／min以上，可表现为间歇性、持续性或无休止性。特发性窦性心动过速可能与窦房结自律性增强、自主神经介导作用、窦房结对自主神经超敏反应等多因素作用有关。

因窦房结为弥散性结构，解剖定位特异性不强。窦房结头部心率快，交感活动占优势，尾部副交感活动占优势，心率慢。射频消融改良术对头部快节律点进行组织破坏，使窦房结节律中心下移，频率减慢，术中窦性心律稳定下降20%~40%。认为改良成功，其治疗效果较好，缺点是约有30%患者术后复发。

（三）窦性心律震荡

指一次室性早搏可以引起其后的窦性心律频率短暂加速，见于正常人和心肌梗死后猝死的低危患者，其发生机制为室性早搏的直接作用和反射性作用。直接作用为因室性早搏影响心室充盈导致血压下降，使窦房结中央动脉压力下降，对自律性产生直接的正性频率作用，提高自律性。反射性作用为室性早搏后引起动脉压下降，可引起颈动脉窦、主动脉弓压力感受器兴奋，使心迷走神经兴奋性下降，窦性心律暂时增加。窦性心律震荡减弱或消失可见于心脏的病变严重或心肌梗死后坏死或存在低灌注区时。多项研究证实其可作为一种预测心肌梗死后高危患者的新方法。

（四）慢快综合征与快慢综合征

1. 慢快综合征（brady-tachy arrhythmia syndrome）　慢快综合征即心动过缓-心动过速综合征，是病态窦房结综合征的一个亚型，慢是原发性的，而快是继发性的。慢快综合征的发生与窦房结基础病变有关，属于慢性窦房结功能不全。慢快综合征以窦性心动过缓、窦性停搏、窦房传导阻滞等缓慢心律失常为基础，是病态窦房结综合征的表现之一，常伴有阵发性心房颤动（房颤）。治疗上需要植入永久性心脏起搏器。

2. 快慢综合征（tachycardia-bradycardia syndrome）　是阵发性快速心房激动对窦房结功能影响引起的继发性窦房结功能不良。在心动过速终止时记录到与症状（头晕、黑蒙、晕厥等）相关的窦性停搏、窦房传导阻滞、窦性心动过缓等；电生理检查窦房结功能正常。大部分快慢综合征患者不需要植入起搏器，当通过射频消融术等方法治疗快速房性心律失常后，缓慢心律失常和症状不再出现。

（五）窦房结功能障碍的检查方法

诊断窦房结功能障碍主要是根据临床和心电图表现，没有必要对窦房结进行侵入性检查。检查整个窦房结功能的主要方法是测定对阿托品和运动的反应以及窦房结恢复时间。

1. 窦房结恢复时间　我们熟知的窦房结恢复时间（SNRT）是最大窦房结功能恢复时间（$SNRT_{max}$），$SNRT_{max} \leq 1\ 500\ ms$为正常，校正的窦房结恢复时间（CSNRT）为$350 \sim 550\ ms$。在对窦房结功能进行电生理检查时还有一些间接证据可以证明窦房结功能障碍。①两次停搏：正常情况下，超速起搏停止后，窦性周长逐渐缩短，直到达到基本的窦性周长，在SNRT后开始缩短的窦性周长之后出现意外的周长延长现象被称为两次停搏。其原因可能为不同程度的窦房传导阻滞或窦房结功能自主抑制。因此两次停搏表示存在房结功能障碍，其在快速起搏时更常发生。因此起搏心率应该达到200次/min。②最长SNRT出现在$> 600\ ms$时，即使SNRT在正常范围也可以反映存在传入阻滞，这是窦房结功能障碍的标志。

2. 阿托品对窦房结功能的评估　正常窦房结对阿托品的反应是心率加快，对于内源性窦房结功能障碍患者，阿托品诱导的心率加速通常比较迟钝，应用0.04 mg/kg的阿托品后频率未提升到预期固有频率，提示窦房结自律性受损。

3. 变时功能不良　部分窦房结功能障碍患者的静息心率是正常的，运动初始心率正常增快，然后心律出现平台期或不合理的降低；还可出现运动时达到合适的峰值心率，但在开始运动时窦性心律加速缓慢，或者在恢复阶段心率减慢过于迅速。

4. 三磷酸腺苷（ATP）　在体内分解为腺苷后可发挥心电生理作用，可以降低窦房结自律性、减慢窦房传导。有研究用于病态窦房结综合征的诊断。

三、心房间传导阻滞的解剖基础

右心房至左心房间传导通常有4条通路，即Bachmann束（bachmann bundle，BB）、冠状静脉窦附近心房下部肌束、卵圆窝处的穿间隔纤维、毗邻右侧肺静脉后侧的穿间隔纤维。Tapanainen等（2009）研究显示，在窦性心律时，心房传导通路的72%为单一传导，其中69%通过BB，19%通过卵圆窝的穿间隔纤维，11%通过冠状静脉窦附近的肌束。

Lemery（2002）采用非接触标测技术研究发现，窦性心律或高右心房起搏时均通过BB激动左心房，BB是右心房传向左心房的主要通道。心房间传导阻滞为右心房至左心房间的传导障碍。早年Bactlmann曾经描述了心房间传导阻滞（interatrial block，IAB），并指出其易导致心房颤动，但在临床实践中未受到足够重视。其实IAB主要发生于Bachmann束。

IAB可分为Ⅰ、Ⅱ、Ⅲ度，或分为部分性和进展性。部分性IAB包括Ⅰ度IAB，进展性IAB包括Ⅱ、Ⅲ度IAB。IAB分类不仅依据P波的宽度，更重要的是依据P波的形态。部分性IAB为IAB伴有Ⅰ、Ⅱ、Ⅲ及AVF导联P波切迹；进展性IAB伴有下壁导联双向P波。进展性IAB通常合并左心房增大。

有时心房间传导时间延长不一定是心房间传导阻滞。在心房扩大的患者中，心房传导纤维牵张导致传导距离增加，若电传导的速度不变，则传导时间增加，导致P波增宽，这种情况下，实际上心房间传导并未发生阻滞。当然，左心房增大患者P波增宽的最常见原因是IAB，而不是传导路径的延长。由于心房间传导的快速通道主要是BB，因此BB传导异常是导致IAB的最常见原因。

随着年龄的增长，IAB的发生率逐渐升高，<35岁人群的发生率为9%，而>50岁人群的发生率为40%~60%。IAB的年龄变化的确切原因尚不明确，可能与年龄增长导致的心房缺血、炎症或浸润、纤维组织增加等有关。

四、房室交界区性心律失常

（一）房室交界性期前收缩

房室交界性期前收缩（junctional premature contraction）简称交界性期前收缩，冲动起源于房室交界区，可前向和逆向传导，分别产生提前发生的QRS波与逆行P波。

逆行P波可位于QRS波之前（P–R间期<0.12 s）、之中或之后（R–P间期<0.20 s）。QRS波形态正常，当发生室内差异性传导，QRS波形态可有变化。

（二）房室交界区性逸搏与房室交界区性心律

在正常情况下房室交界区组织的自律性功能被来自窦房结的冲动所掩盖，其自律性只能成为潜在的起搏点。下列情况时，潜在起搏点可成为主导起搏点：①窦房结发放冲动频率减慢，低于上述潜在起搏点的固有频率；②传导障碍，窦房结发放的冲动不能抵达潜在的起搏点部位，潜在起搏点除极产生逸搏。

房室交界区性逸搏（AV junctional escape beats）的频率通常为40~60次/min。心电图表现为在长于正常P-P间期的间歇后出现一个正常的QRS波，P波缺失，或逆行P波位于QRS波之前或之后，此外，亦可见到未下传至心室的窦性P波。房室交界区性心律（AV junctional rhythm）指房室交界区性逸搏连续发生形成的节律。心电图显示正常下传的QRS波，频率为40~60次/min。可有逆行P波或存在独立的缓慢的心房活动，从而形成房室分离。此时，心室率超过心房率。房室交界区性逸搏或心律的出现，与迷走神经张力增高、显著的窦性心动过缓或房室传导阻滞有关。一般无须治疗。必要时可起搏治疗。

（三）非阵发性房室交界区性心动过速

当房室交界区组织自律性增高或触发活动存在时可导致非阵发性房室交界区性心动过速（nonparoxysmal atrioventricular junctional tachycardia）。最常见的病因为洋地黄中毒，还可见于下壁心肌梗死、心肌炎、急性风湿热或心瓣膜手术后，亦偶见于正常人。心动过速发作起始与终止时心率逐渐变化，有别于阵发性心动过速，故称为"非阵发性"。非阵发性房室交界区性心动过速心率为70~150次/min或更快，通常心律规则，QRS波正常。自主神经系统张力变化可影响心率快慢。如心房活动由窦房结或异位心房起搏点控制，可发生房室分离。洋地黄过量引起者，常合并房室交界区文氏型房室传导阻滞，使心室律变得不规则。主要针对病因治疗。

（四）房室交界区相关的折返性心动过速

阵发性室上性心动过速（paroxysmal supraventricular tachycardia，PSVT）简称室上速，其大部分由折返机制引起。折返可发生在窦房结、房室结与心房，分别称为窦房折返性心动过速、房室结内折返性心动过速与心房折返性心动过速。房室结内折返性心动过速（A–V nodal reentry tachycardia，AVNRT）是最常见的阵发性室上性心动过速类型。患者通常无器质性心脏病表现，不同性别与年龄均可发生。心动过速发作突然起始与终止，持续时间长短不一。症状轻重取决于发作时心室率快速的程度及持续时间，亦与原发病的严重程度有关。若发作时心室率过快，使心输出量与脑血流量锐减或心动过速猝然终止，窦房结未能及时恢复自律性导致心搏停顿，均可发生晕厥。体检心尖区第一心音强度恒定，心律绝对规则。

心电图表现为：①心率150~250次／min，节律规则；②QRS波形态与时限均正常，但发生室内差异性传导或原有束支传导阻滞时，QRS波形态异常；③P波为逆行性（Ⅰ、Ⅱ、Ⅲ、aVF导联倒置），常埋藏于QRS波内或位于其终末部分，P波与QRS波保持固定关系；④起始突然，通常由一个房性期前收缩触发，其下传的P-R间期显著延长，随之引起心动过速发作。

通常情况下房室结存在快、慢两条传导径路。快径路又称β径路，传导速度快而不应期长；慢径路又称α径路，传导速度缓慢而不应期短。正常情况下窦性冲动沿快径路下传，P-R间期正常。最常见的房室结内折返性心动过速类型是通过慢径路下传，快径路逆传。其发生机制如下：当房性期前收缩发生于适当时间，下传时受阻于快径路（因不应期较长），遂经慢径路前向传导至心室，由于传导缓慢，使原先处于不应期的快径路获得足够时间恢复其兴奋性，冲动经快径路返回心房，产生单次心房回波，若反复折返，便可形成心动过速。由于整个折返回路局限在房室结内，故称为房室结内折返性心动过速。

五、预激综合征

预激综合征（preexcitation syndrome）又称 Wolff-Parkinson-White syndrome（WPW 综合征），是指心电图呈预激表现，临床上有心动过速发作，是心房冲动提前激动心室的一部分或全体心室肌所产生的心电图改变。发生预激的解剖学基础是，在房室特殊传导组织以外，还存在一些连接心房与心室之间的房室旁路（accessory atrioventricular pathways）、肯特束、房室束、结室纤维、分支室纤维。这些解剖学基础构成各自不同的心电图表现。

预激综合征的发生率平均为1.5‰。可发生于任何年龄。经体检时心电图发现或发作PSVT被发现，以男性居多。先天性心血管病如三尖瓣下移畸形、三尖瓣脱垂和心肌病等可并发预激综合征。预激综合征患者大多无其他心脏异常征象，本身不引起症状。具有预激心电图表现者，心动过速的发生率为1.8%，并随年龄增长而增加。其中大约80%的心动过速发作为房室折返性心动过速，15%~30%为心房颤动，5%为心房扑动。频率过快的心动过速（特别是心房颤动持续发作），可恶化为心室颤动或导致充血性心力衰竭、低血压。

房室旁路典型的预激表现为：①窦性心搏的P-R间期<0.12 s；②某些导联的QRS波>0.12 s，QRS波起始部分粗钝（称δ波），终末部分正常；③ST-T波呈继发性改变，与QRS波主波方向相反。根据心前区导联QRS波的形态，预激综合征分为两型，A型胸前导联ORS主波均向上，预激发生在左室或右室后底部；B型在V1导联QRS波主波向下，V5、V6导联向上，预激发生在右室前侧壁。

预激综合征发作房室折返性心动过速，最常见的类型是通过房室结前向传导，经旁路作逆向传导，称正向房室折返性心动过速。此型心电图表现与"隐匿性"房室旁路逆行传导的房室折返性心动过速相同，QRS波形态与时限正常，但可伴有室内差异传导，而出现宽QRS波。约5%的患者折返路径恰巧相反：经旁路前向传导、房室结逆向传导，产生逆向房室折返性心动过速，发生心动过速时QRS波增宽、畸形，此型极易与室性心动过速混淆，应注意鉴别。

六、传导阻滞

传导阻滞可发生在传导系统的任何部位，如发生于窦房结与心房之间称窦房传导阻滞，在心房与心室之间者称房室传导阻滞，在心房内者称房内传导阻滞，位于心室内者称为室内传导阻滞。按照传导阻滞的严重程度，通常可将其分为三度。一度传导阻滞的传导时间延长，全部冲动仍能传导。二度传导阻滞分为两型：莫氏（Mobitz）Ⅰ型和Ⅱ型。Ⅰ型传导阻滞表现为传导时间进行性延长，直至一次冲动不能传导；Ⅱ型传导阻滞表现为间歇出现的传导阻滞。三度又称完全性传导阻滞，此时全部冲动不能被传导。

（一）房室传导阻滞

房室传导阻滞（atrioventricular block）简称房室阻滞，是指房室交界区脱离了生理不应期后，心房冲动传导延迟或不能传导至心室。房室阻滞可以发生在房室结、房室束以及束支等不同的部位。

正常人或运动员可发生文氏型房室传导阻滞（莫氏Ⅰ型房室传导阻滞），与迷走神经张力增高有关，常发生于夜间。其他导致房室阻滞的病变有：急性心肌梗死、冠状动脉痉挛、病毒性心肌炎、心内膜炎、心肌病、急性风湿热、钙化性主动脉瓣狭窄、心脏肿瘤、先天性心血管病、原发性高血压、心脏手术、电解质紊乱、药物中毒、莱姆病、美洲锥虫病、黏液性水肿等。莱姆病（心脏纤维支架的钙化与硬化）与勒内格尔病（传导系统本身的原发性硬化变性疾病）可能是成人孤立性慢性心脏传导阻滞最常见的病因。根据传导阻滞的程度将房室传导阻滞分为三度。

1. 一度房室传导阻滞　每个心房冲动都能传导至心室，但P-R间期超过0.20 s。房室传导束的任何部位发生传导缓慢，均可导致P-R间期延长。如QRS波形态与时限均正常，房室传导延缓部位几乎都在房室结，极少数在房室束本身；QRS波呈现束支传导阻滞图形者，传导延缓可能位于房室结和（或）房室束-浦肯野系统。如传导延缓发生在房室结，A-H（心房-房室束）间期延长；位于房室束-浦肯野系统，H-V（房室束-心室）间期延长。传导延缓亦可能同时在两处发生。偶尔房内传导延缓亦可发生P-R间期延长。

2. 二度房室传导阻滞　通常分为Ⅰ型和Ⅱ型。

（1）二度Ⅰ型房室传导阻滞：又称文氏阻滞（Wenckebach block），是最常见的二度房室传导阻滞类型，表现为：①P-R间期进行性延长，直至一个P波受阻不能下传心室；②相邻R-R间期进行性缩短，直至一个P波不能下传心室；③包含受阻P波在内的R-R间期小于正常窦性P-P间期的两倍。最常见的房室传导比例为3∶2和5∶4。在大多数情况下，阻滞位于房室结，QRS波正常，极少数可位于房室束下部，QRS波呈束支传导阻滞图形。二度Ⅰ型房室传导阻滞很少发展为三度房室传导阻滞。

（2）二度Ⅱ型房室传导阻滞：心房冲动传导突然阻滞，但P-R间期恒定不变。当QRS波增宽、形态异常时，阻滞位于房室束-浦肯野系统；若QRS波正常，阻滞可能位于房室结内。

2∶1房室传导阻滞可能属Ⅰ型或Ⅱ型房室传导阻滞。QRS波正常者，可能为Ⅰ型；若同时记录到3∶2阻滞，第二个心动周期的P-R间期延长者，便可确诊为Ⅰ型房室传导阻滞。当QRS波呈束支传导阻滞图形，需做心电生理检查，方能确定阻滞部位。

3. 三度（完全性）房室传导阻滞　此时全部心房冲动均不能传导至心室。其特征为：①心房与心室活动各自独立、互不相关；②心房率快于心室率，心房冲动来自窦房结或异位心房节律（房性心动过速、心房扑动或心房颤动）；③心室起搏点通常在阻滞部位稍下方。如位于房室束及其邻近，心室率为40~60次 / min，QRS波正常，心律亦较稳定；如位于室内传导系统的远端，心室率可低至40次 / min以下，QRS波增宽，心室律亦常不稳定。心电生理检查如能记录到房室束波，有助于确定阻滞部位。如阻滞发生在房室结，心房波后无房室束波，但每一个心室波前均有一个房室束波。如阻滞位于房室束远端，每一个心房波后均有房室束波，心室波前则无房室束波。

一度房室传导阻滞患者通常无症状。二度房室传导阻滞可引起心搏脱漏，患者可有心悸症状，也可无症状。三度房室传导阻滞患者的症状取决于心室率的快慢与伴随病变，症状包括疲倦、乏力、头晕、晕厥、心绞痛、心力衰竭。如合并室性心律失常，患者可感到心悸不适。当一、二度房室传导阻滞突然进展为完全性房室传导阻滞，因心室率过慢导致脑缺血，患者可出现暂时性意识丧失，甚至抽搐，称为阿-斯综合征，严重者可致猝死。

（二）室内传导阻滞

室内传导阻滞（intraventricular block）简称室内阻滞，是指房室束分叉以下部位的传导阻滞。室内传导系统包括三条主要束支：右束支、左束前支和左束后支，病变可波及单支、双支或三支。右束支传导阻滞较为常见，常发生于风湿性心脏病、高血压心脏病、冠心病、心肌病与先天性心血管病，亦可见于大面积肺梗死、急性心肌梗死后。此外，正常人亦可发生右束支传导阻滞。

左束支传导阻滞常发生于充血性心力衰竭、急性心肌梗死、急性感染、奎尼丁与普鲁卡因胺中毒、高血压心脏病、风湿性心脏病、冠心病与梅毒性心脏病。左前分支阻滞较为常见，左后分支阻滞则较为少见。

单支、双支阻滞通常无临床症状。可听到第一、二心音分裂。完全性三分支阻滞由分支以下的替代起搏点主导，起搏频率更慢且不稳定，预后差。

1. 右束支传导阻滞（right bundle-branch block，RBBB）　QRS波时限≥0.12 s，V1或V2导联QRS呈rsR型或M型，R'波粗钝；V5、V6导联呈qRS，S波宽阔。T波与QRS波主波方向相反。不完全性右束支传导阻滞的图形与上述相似，但QRS波时限<0.12 s。

2. 左束支传导阻滞（left bundle-branch block，LBBB）　QRS波时限≥0.12 s。V3、V6导联R波宽大，顶部有切迹或粗钝，其前方无q波。V1、V2导联呈宽阔的QS波或rS波形。V5~V6导联T波与QRS主波方向相反。不完全性左束支传导阻滞图形与上述相似，但QRS波时限<0.12 s。

3. 左前分支阻滞（left anterior hemiblock，LAH）　额面平均QRS波电轴左偏达-45°至-90°，Ⅰ、aVL导联QRS波呈qR波，Ⅱ、Ⅰ、aVF导联QRS波呈rS形，QRS波时限<0.12 s。

4. 左后分支阻滞（left posterior hemiblock，LPH）　额面平均QRS电轴右偏达+90°至+120°（或+80°至+140°）。Ⅰ导联QRS波呈rS波，Ⅱ、Ⅲ、aVF导联QRS波呈qR波，且Ⅲ导联的R幅＞Ⅱ导联，QRS波时限<0.12 s。

5. 双分支传导阻滞（bifascicular block）与三分支传导阻滞（trifascicular block）　前者是指室内传导系统三分支中的任何两分支同时发生传导阻滞。后者是指三分支同时发生传导阻滞。如三分支均发生传导阻滞，则表现为完全性房室传导阻滞。由于传导阻滞分支的数量、程度、是否间歇发生等不同情况组合，可出现不同的心电图表现。最常见为右束支传导阻滞合并左前分支阻滞。右束支传导阻滞合并左后分支阻滞较罕见。当右束支传导阻滞与左束支传导阻滞两者交替出现时，双侧束支传导阻滞的诊断便可成立。

七、房室束起搏

房室束起搏（His bundle pacing，HBP）主要是通过起搏电极刺激房室束–浦肯野纤维系统并进行传导，最终激动心室，达到心脏生理性的起搏。1979年，Narula等首次在人身上实现了临时HBP，由于受植入器械发展的影响，直到2000年Deshmukh等才首次报道了第1个关于永久性HBP的研究，之后许多临床研究均表明其能够明显改善心室功能。目前临床上将HBP分为选择性HBP（selective His bundle pacing，SHBP）和非选择性HBP（nonselective His bundle pacing，NHBP），SHBP是指在起搏刺激中，房室束是唯一受刺激的组织，心室活动的发生完全通过房室束产生。NHBP则是指起搏电极除了刺激房室束外，还会刺激房室束邻近的心肌组织。患者最终是接受SHBP还是NHPB主要取决于HBP电极植入的位置及起搏输出电压。虽然SHBP从理论上比NHBP更加优效，但由于房室束–浦肯野纤维的传导速度很快，这两者在临床上及血流动力学之间的差异并不明显（Zanon et al.，2012）。

房室束的起搏选择与其解剖基础有关。正常房室束位于科赫三角内顶部托达罗腱的后方，从房室结前端向下走行穿入右纤维三角，在延展到室间隔膜部下行，之后在室间隔肌部分为左、右束支，总长度大约20 mm。根据其走行，房室束主要分成Ⅰ、Ⅱ、Ⅲ型，其中Ⅱ型房室束基本在室间隔之中，此种类型的房室束由于周围有心肌围绕，当心肌肥厚时，很容易形成非选择性房室束起搏。Ⅲ型房室束走行于心内膜下，而不是在室间隔中走行，其表面常无心肌组织覆盖。虽然Ⅲ型房室束很容易建立选择性HBP，但也很容易使房室束受到急性损伤。

房室束主要由浦肯野细胞组成，其外部有一层纵向的胶原鞘包裹，该鞘深入房室束内部，将细胞分割成细长的细胞束，这种构筑是构成了房室纵向分离的解剖学基础。Kaufmann和Rothberger于1919年首先提出了房室束生理性纵向分离的概念。此概念是指电活动沿房室束传导时相互之间会发生电活动分离。当房室束由于疾病或者手术操作使部分纤维受到破坏时，房室束会出现非同步活动，在心电图上表现为束支传导阻滞、分支传导阻滞或房室结传导阻滞。因此，房室束内病变发生完全性束支传导阻滞时，可根据损伤位点分为中央型（在房室束内）和周围型（在束支或浦肯野系统）。中央型的传导阻滞，理论上可以通过在损伤位点的远端利用HBP使其恢复正常（Vijayaraman，2018）。

（新乡医学院　郭志坤）

参考文献

［1］郭芮丰，周生辉，缪黄泰，等.急性心肌梗死相关束支传导阻滞的研究进展［J］.中华医学杂志，2017，97（41）：3278-3280.

［2］王志庆.豚鼠窦房结形态及含NOS、NPY神经分布状况的研究［D］.石家庄：河北医科大学，2001.

［3］雒国胜，郭志坤，申彪，等.家猪心房室结区的血管构筑及其意义［J］.中国临床解剖学杂志，2009，27（4）：430-432.

［4］张亚南，任明芬，郭志坤.不同发育时段大鼠心肌组织中超极化激活环核苷酸门控阳离子通道4阳性细胞的分布特征［J］.解剖学报，2018，49（6）：752-758.

［5］张炎，凌凤东.卡托普利对培养窦房细胞功能缺血损伤的保护作用［J］.解剖学杂志，1999（5）：427-432.

［6］项晓人，朱永泽.房室结和房室束的临床应用解剖［J］.江苏临床医学杂志，1998（1）：1-4.

［7］郭志坤，郭萍，蔡新华.人胎儿房室结的细胞分类：图像分析定量研究［J］.解剖学报，2002（4）：438-441.

［8］梁鸾仙，孔祥云，林奇，等.胎儿心脏房室结亚显微结构［J］.解剖学报，1990（2）：134-137，226.

［9］雒国胜，郭志坤，申彪，等.家猪心房室结区的血管构筑及其意义［J］.中国临床解剖学杂志，2009，27（4）：430-432.

［10］郭志坤，徐振平，赵炳泉.家猪房室结组织学观察和定量分析［J］.解剖学杂志，2001（2）：153-157.

［11］郭志坤，孔祥云，凌凤东.兔房室结的形态学研究［J］.新乡医学院学报，1990，7（2）：85-88，180.

［12］ANDERSON R H，BECKER A E，TRANUM-JENSEN J，et al. Anatomicoelectrophysiological correlations in the conduction system—A review ［J］. Br Heart J, 1981, 45 (1)： 67–82.

［13］ ANDERSON R H, BOYETT M R, DOBRZYNSKI H, et al. The anatomy of the conduction system： implications for the clinical cardiologist ［J］. J Cardiovasc Transl Res, 2013, 6 (2)： 187–196.

［14］ ANDERSON R H, SPICER D E, MORI S. Of tracts, rings, nodes, cusps, sinuses, and arrhythmias– a comment on Szili– Torok et al. paper entitled "the 'dead– end tract' and its role in arrhythmogenesis", J Cardiovasc Dev Dis, 2016. 3. 11 ［J］. Journal of Cardiovascular Development and Disease, 2016, 3 (2)： 17.

［15］ DANDAMUDI G, VIJAYARAMAN P. History of His bundle pacing ［J］. J Electrocardial, 2017, 50 (1)： 156–160.

［16］ DEMOULIN J C, KULBERTUS H E. Histopathological examination of concept of left hemiblock ［J］. Br Heart J, 1972, 34 (8)： 807–814.

［17］ DE VRIES L, HENDRIKS A, SZILI–TOROK T. The "dead–end tract" and its role in arrhythmogenesis ［J］. J Cardiovasc Dev Dis, 2016, 3 (2)： 11.

［18］ ELIZARI M V. The normal variants in the left bundle branch system ［J］. J Electrocardiol, 2017, 50 (4)： 389–399.

［19］ KAWASHIMA T, SASAKI H. A macroscopic anatomica investigation of atrioventricular bundle locational variation relative to the membranous part of the ventricular septum in elderly human hearts ［J］. Surg Radiol Anat, 2005, 27 (3)： 206–213.

［20］ KUROSAWA H, BECKER A E. Dead–end tract of the conduction axis ［J］. Int J Cardiol, 1985, 7 (1)： 13–20.

［21］ LEMERY R. Bi–atrial mapping of atrial arrhythmias ［J］. Card Electrophysiol Rev, 2002, 6 (4)： 378–382.

［22］ LEV M. Anatomic basis for atrioventricular block ［J］. Am J Med, 1964, 37 (5)： 742–748.

［23］ ROSSI L. Histopathology of the conducting system ［J］. G Ital Cardiol, 1972, 2 (4)： 484–491.

［24］ SCHERLAG B J, LAZZARA R. Functional aspects of His bundle physiology and pathophysiology： clinical implications［J］. Electrocardial，2017，50（1）：151–155.

［25］TAPANAINEN J M，JURKKO R，HOLMQVIST F，et al. Interatrial right–to–left conduction in patients with paroxysmal atrial fibrillation［J］. J Interv Card Electrophysiol，2009，25（2）：117–22.

［26］VIJAYARAMAN P，CHUNG M K，Dandamudi G，et al. His Bundle Pacing［J］. J Am Coll Cardiol，2018，72（8）：927–947.

［27］ZANON F，BAROLD S S. Direct His bundle and paraHisian cardiac pacing［J］. Ann Noninvasive Electrocardiol，2012，17（2）：70–78.

［28］LEV M. Aging changes in the human sinoatrial node［J］. J Gerontol，1954，9（1）：1–9.

［29］WILLIAM J，HUCKER B S，VLADIMIR P，et al. Optical mapping of the atrioventricular junction［J］. J Electrocardiol，2005，38（4S）：121–125.

［30］WIDIMSKY P，ROHÁCF，STÁSEK J，et al. Primary angioplasty in acute myocardial infarction with right bundle branch block： should new onset right bundle branch block be added to future guidelines as an indication for reperfusion therapy？［J］. Eur Heart J，2012，33（1）：86–95.

［31］LIANG X，EVANS S M，SUN Y. Development of the cardiac pacemaker［J］. Cell Mol Life Sci，2017，74（7）：1247–1259.

［32］ESPINOZA LEWIS R A，YU L，HE F，et al. Shox2 is essential for the differentiation of cardiac pacemaker cells by repressing Nkx2–5［J］. Dev Biol，2009，327（2）：376–385.

［33］YE W，SONG Y，HUANG Z，et al. Genetic Regulation of Sinoatrial Node Development and Pacemaker Program in the Venous Pole［J］. J Cardiovasc Dev Dis，2015，2（4）：282–298.

［34］HU W，XIN Y，ZHAO Y，et al. Shox2： The Role in Differentiation and Development of Cardiac Conduction System［J］. Tohoku J Exp Med，2018，244（3）：177–186.

第九章

心的动脉——冠状动脉

心的动脉又称冠状动脉（coronary artery），因行于冠状沟内，形似帽环而得名。心的血液供应来自由升主动脉分出的左、右冠状动脉，在心肌内逐渐分支至毛细血管后，再汇合成心的各级静脉。回流心壁的静脉血，绝大部分经冠状窦汇入右心房，一部分直接流入右心房，极少部分流入左心房和左、右心室。心本身的血液循环称为冠状循环，又称为冠脉循环（图9-1）。在不少书籍里有关心的动脉和静脉内容均在一章中介绍，名为心的血管。由于涉及内容较多，本书把两个部分各成一章，以求详尽。

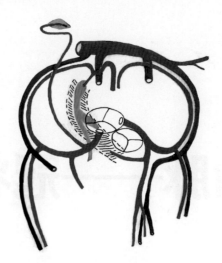

图 9-1　心的血管分布示意图

第一节　冠状动脉的起源及分支

一、冠状动脉的起源

分布于心壁各部的动脉来自左、右冠状动脉，它们起自升主动脉的主动脉窦。左、右冠状动脉口大多位于主动脉窦内，其至窦底的距离为8～26 mm。其中左冠状动脉口距窦底的距离为14～18 mm，占68.5%；右冠状动脉口距窦底距离多为12～16 mm，占65.2%。左冠状动脉口的位置一般均比右冠状动脉口高2～4 mm。冠状动脉口的内径平均为4.82mm，变动范围为2.5～8.5 mm。一般情况下，右冠状动脉较左冠状动脉分布范围大，但由于左半心承受的工作负荷大于右心室，故左冠状动脉主干的口径大于右侧。如果左、右冠状动脉近段血管内径过大，可出现冠状动脉慢血流（coronary slow flow，SCF）。SCF不但会导致心肌细胞灌注减少，引起相应区域的心肌缺血，而且还会影响心肌电活动，成为发生心律失常的基础。Kantarcia等（2011）认为左、右冠状动脉近段与升主动脉的夹角与SCF存在相关性。Nie等（2012）发现冠状动脉扭曲系数和远端小分支的数量是SCF的独立预测因素。张述良等（2015）的研究结果显示SCF组患者较对照组具有更大的血管内径，冠状动脉各支血管内径与该血管的TIMI血流帧数呈正相关，因此冠状动脉三大分支血管内径的增大可能分别在左、右冠状动脉SCF现象的发生、发展中起到促进作用。冠状动脉内径的增大会引起一系列的冠状动脉血流动力学的改变。已有研究发现冠状动脉扩张患者可引起其管腔内血流缓慢。当血液流经横截面积突然变小处时，血流获得较大的动能，出现更快的平坦分布的流速。这些冠状动脉解剖结构的改变，可能是多因素共同作用的结果，包括饮酒、性别、年龄、动脉硬化的早期代偿等。

二、左冠状动脉（图9-2，图9-3，图9-4）

左冠状动脉（left coronary artery）起于左主动脉窦，主动脉瓣环上1.5～2.0 cm处。主干很短，长5～10 mm，包埋在心外膜的脂肪组织中。左冠状动脉总干的外径平均为5.3 mm，比右冠状动脉粗。主干经左心耳与肺动脉干之间左行一短距离，然后至心左缘附近分为前室间支和旋支。两支所成的夹角通常为直角。左冠状动脉主干的分叉处常发出对角支（又称斜支或正中支），向左下斜行，分布于左心室前壁，粗大者也可至前乳头肌（图9-3）。对角支出现率约42.3%。

左冠状动脉主干的长短与该血管动脉粥样硬化病变的发展速度有关。其主干较短者比较长者更易出现下游分支的粥样硬化，且粥样硬化斑块出现较早，进展较快，更易出现破裂（Gazetopoulos，1976）。较短的主干会增加其分支血管的血流速度和血流量，因而减低左冠状动脉主干分支血流的切应力，低切应力会诱导冠状动脉斑块的形成。左冠状动脉主干直径均与其粥样硬化斑块的形成密切相关。

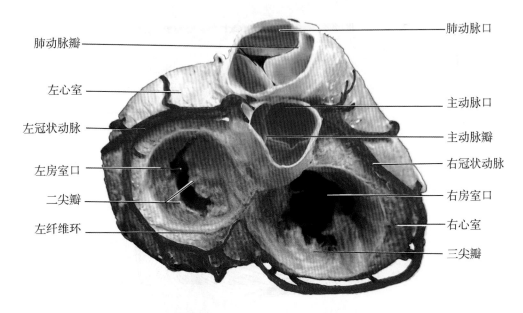

图 9-2　心的血管分布示意图

（一）前室间支（图9-3）

前室间支（anterior interventricular branch）也称前降支（anterior descending branch），可视为左冠状动脉主干的直接延续。前室间支从左主干发出后弯向肺动脉圆锥的左缘，随即进入前室间沟，沿前室间沟下行，多数绕过心尖切迹至膈面上行一小段距离，大部分终止于后室间沟的下1/3段（占60%），一部分终止于心尖部或心尖前（占30%），少部分终止于后室间沟中1/3（占10%），亦有一部分与右冠状动脉的后室间支吻合。前室间支的主要分支有左室前支、右室前支、室间隔前支。前室间支通常供应部分左心室、右心室前壁及室间隔前2/3心肌的血液。前室间支主要发出以下分支。

（1）左室前支（anterior branches of left ventricle）：又称外侧支（lateral branch），是前室间支向左侧发出分布至左心室前壁的较大分支，可再分为上左室前支和下左室前支两组，最多可发出9支，发出3~5支者约占80%。

（2）右室前支（anterior branches of right ventricle）：是前室间支向右侧、右室前壁（右心室胸肋面）发出的数个小的动脉分支。该支较细小，可分为上右室前支和下右室前支两组，最多分为6支，分布于右室前壁的前室间沟附近区域。第一右室前

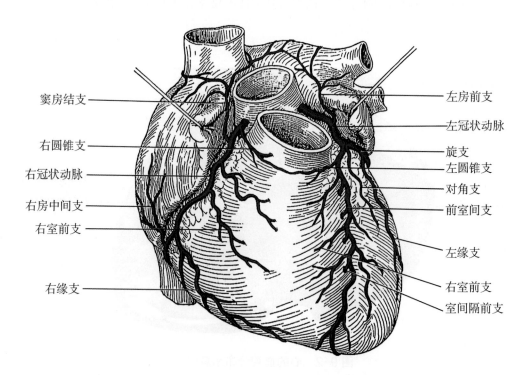

图 9-3 冠状动脉分支模式图（前面观）

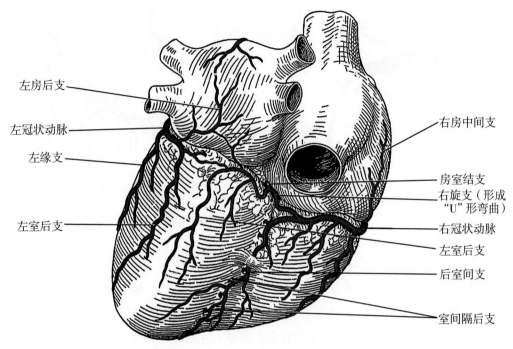

左房后支

左冠状动脉

左缘支

左室后支

右房中间支

房室结支

右旋支（形成 "U" 形弯曲）

右冠状动脉

左室后支

后室间支

室间隔后支

图 9-4 冠状动脉分支模式图（后面观）

支从前室间支分出后，向右行分布于动脉圆锥，称为左圆锥支（left branch of arterial conus）。此支与右冠状动脉右圆锥支互相吻合形成动脉环，称为Vieussens环。是左、右冠状动脉之间常见的侧支循环途径之一。

（3）室间隔前支（anterior branches of interventricular septum）：又称穿隔支（perforating septal branches），或称前室间隔动脉。室间隔前支多发自前室间支，偶起源于左主干。室间隔前支的数目、大小、长短因人而异。有8~23支不等，12~17支者最多。按其在前室间支发出的先后称为第一室间隔前支、第二室间隔前支、第三室间隔前支……该支分布于室间隔的前2/3区域。左、右束支的大部分血液供应来自室间隔前支（图9-9）。

总之，前室间支沿途发出分支分布于左室前壁、前乳头肌、心尖、右室前壁的一小部分、室间隔的前2/3，以及心传导系的右束支和左束支的前半。如前室间支的血流受阻，则引起前壁心肌和室间隔前部心肌梗死，也可发生自发性束支传导阻滞。

（二）旋支（circumflex branch）

也称左旋支，由左冠状动脉主干几乎呈直角发出后沿左侧冠状沟，绕心左缘至

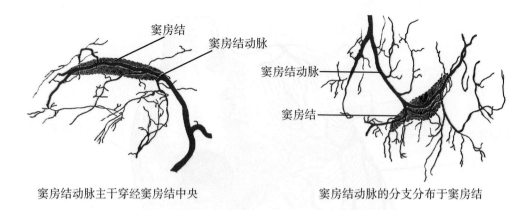

窦房结动脉主干穿经窦房结中央　　　　　窦房结动脉的分支分布于窦房结

图9-5　窦房结动脉在窦房结内的分布

左心室膈面，多终止于心左缘与后室间沟之间的中点附近。少数旋支到达房室交点处延续为后室间支或到右心室膈面形成右室后支。极少数心脏，旋支可缺如。旋支的主要分支有左室前支、左缘支、左室后支、左心房支、窦房结支、Kugel动脉（房间隔前支）（图9-3）。旋支主要负责左心房壁、左心室外侧壁、左心室前后壁的血液供应。

（1）窦房结支（branch of sinuatrial node）：又称窦房结动脉，40%起于旋支的始部，沿左心耳内侧壁上行，再沿左心房前壁右行，多逆时针绕上腔静脉口，从窦房结尾端穿入结的中央，故又名中央动脉（central artery）（图9-5）。该动脉一般没有较大的静脉伴行，只见到细小的静脉分布。窦房结动脉分布于窦房结、左心房和右心房壁及室间隔。

冠状动脉CT血管造影的检查结果显示30%~40%患者的窦房结动脉来源于左冠状动脉系统。30%患者的左窦房结动脉发自旋支，8%发自左侧心房动脉。后者源自旋支的近中段，在左心耳和左上肺静脉之间呈S形走行直达心包横窦，约14%的患者冠状动脉CT血管成像可检测到此动脉。左心耳放置封堵器的过程中S形窦房结动脉极易受损。

（2）左室前支（anterior branches of left ventricle）：自旋支的起始段发出，分布于左心室前壁的上部。

（3）左缘支（left marginal branch）：由旋支的近侧端发出，该支较发达，可有1~3支，其管径较粗，往往与主干相近，分布于心左缘或左心室的后外侧面。该支较为恒定，可作为冠状动脉造影时识别血管分支的标志之一。

（4）左室后支（posterior branch of left ventricle）：为旋支在膈面的终末部分之

一，可多达6支，亦可缺如，主要取决于冠状动脉的优势情况。房室结动脉起于此支。该支分布于左心室的后外侧部。

（5）左房支（branches of left atrium）：分为左心房前支、左心房中间支和左心房后支。其中左心房前支比较恒定。约40%的左心房前支供应窦房结，称之为窦房结支。左心房后支和左心房中间支的大小及分布范围变异较大。左房中间支在钝缘支开口附近发出的较为常见。左房后支（左房旋支）平行于旋支绕行左心房侧壁。这些心房动脉都可以经前或经后跨过心脏中线，到达上腔静脉与右心房的接合部。其中若有一支供应窦房结，则称窦房结动脉，且该支为最大的心房支。

旋支及其分支分布于左心房、左心室前壁一小部分、左心室侧壁、左心室后壁的一部分或大部分，甚至可达左心室后乳头肌，约40%的人分布于窦房结。

（三）对角支（diagonal branch）

对角支从前室间支和旋支的夹角处发出，亦可起自前室间支的始段（图9-3）。该支出现率约为42.3%，多数成人有3~5个对角支（占80%），最多可达9支，一般近侧较粗大，分支也长，可达心脏钝缘；远侧直径小，分支也短。对角支分布于左心室游离壁的前外侧。

三、右冠状动脉（图9-2，图9-3）

右冠状动脉（right coronary artery）起于主动脉根部的主动脉右窦，行于右心耳与肺动脉干之间，沿右冠状沟右行，绕心右缘至膈面，末端至后室间沟延续为后室间支。后室间支的长短不一，多数终止于后室间沟的中、下1/3段，少数终止于心尖部，甚至绕过心尖终止于前室间沟的下1/3。

右冠状动脉在房室交点处的分支变异很大，大多数（约88.12%）分支较长，越过房室交点分布于左心房、左心室后壁的一部分或全部，少数（约7.24%）右冠状动脉只达房室交点，如此，左心房和左心室后壁基本上由左冠状动脉旋支的分支供应。极少数情况下右冠状动脉只终止于右心室膈面或右缘而不到达房室交点（分别为2.58%或2.07%）。右冠状动脉主干一般比左冠状动脉主干略细，右冠状动脉主干外径平均为4.5 mm。右冠状动脉的分支有：动脉圆锥支、右室前支、右室后支、右房支、后室间支、房室结支、窦房结支、右缘支、右旋支。右冠状动脉供应右心房、右心室前壁与心膈面的大部分心肌的血液。

（一）动脉圆锥支（branch of arterial conus）

动脉圆锥支是右冠状动脉发出的第一条分支，发出后左行，与左冠状动脉的同名支吻合，分布于右心室肺动脉圆锥区域，与左圆锥支相吻合，该吻合为左、右冠状动脉间重要的侧支循环。此支有时直接起于主动脉右窦，称之为副冠状动脉，其出现率为47%~56%。

（二）窦房结支

60%的窦房结支起于右冠状动脉始端1~2 cm处。沿右心耳内侧壁行向后上方，大多逆时针绕上腔静脉口分布于窦房结、右心房壁及房间隔。

（三）右室前支（anterior branch of right ventricle）

右室前支为右冠状动脉主干，呈直角发出，1~5支不等，向前室间沟行进，分布于右心室前壁。这些分支可成为左、右冠状动脉分支间潜在的侧副循环通路。

（四）右缘支（right marginal branch）

右缘支是右冠状动脉走行至右心室右缘附近发出的沿着或平行于心下缘走行的分支，此支较其他右支粗大，沿心下缘达心尖，与前后室间支吻合。该支较恒定，可作为冠状动脉造影时识别血管分支的标志之一。右缘支偶尔可起自右冠状动脉始段，位于右冠状动脉的右侧与其并行，中途发出一房支，至心右缘附近，越过冠状动脉的浅面，沿心下缘至心尖。

（五）右房支（branch of right atrium）

右房支为数条细小分支，可分为右房前支（82.3%为1~2支）、右房中间支和右房后支（一般亦为1~2支），其中右房前支相对恒定，是右冠状动脉第二分支。右房支分布于右心房前壁、右侧壁和后壁。

（六）右室后支（posterior branch of right atrium）

右室后支细小，半数以上为1支，2~3支者少见，多者可达4支。分布于右心室后壁。右心室后壁的血液供应还由右缘支、后室间支和绕过心尖的前室间支供应。

（七）后室间支（posterior interventricular branch）

后室间支亦称后降支（posterior descending branch），约68.8%发自房室交界点处，29%发自心右缘与房室交点之间，1.1%自心右缘发出。一般为1支。后室间支沿后室间沟向下走行，是右冠状动脉的延续，一般终止于后室间沟的中下1/3处，绕过心尖分布于前室间沟下1/3或后室间支较短只终止在后室间沟的上1/3。后室间支主要发出右室后支（1~4支）、左室后支（多为1~4支）和室间隔支（多为7~12支）。室间隔支又称后室间隔动脉。从后室间支深侧发出，分布于室间隔的后1/4~1/2。室间隔前、后支在室间隔内有丰富的吻合。

（八）房间隔前支（anterior branch of interatrial septum）

房间隔前支又称Kugel动脉、前房间隔下动脉或心耳大吻合动脉。绝大多数为1支。出现率约为93%。63.64%房间隔前支起源于右冠状动脉，25.45%起自左冠状动脉旋支，从右冠状动脉和旋支同时发出者（2支）占3.94%。该动脉起始后，走行于主动脉根部后方，沿心房前壁到达房间沟下部，穿入房间隔内，为重要的侧支循环途径，经卵圆窝下方，平右房室环向后到达房室结区，最远可达房室交点处。该动脉分布于房间隔前部、心房前壁、主动脉根部、二尖瓣或三尖瓣等。该动脉与左、右冠状动脉的心房前支、心房后支、窦房结动脉和房室结动脉吻合，是左、右冠状动脉，即心胸肋面和膈面分支之间的重要吻合途径（图9-6）。

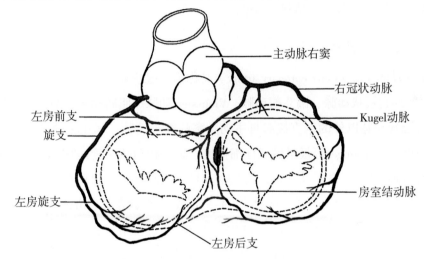

图 9-6　Kugel 动脉及左房前支等示意图（上面观）

（九）房室结支（branch of atrioventricular node）（图9-6）

房室结支又称房室结动脉或纤维中隔支。通常为1支，双支者少见，偶见缺如。与后室间沟的上端，在右冠状动脉"U"形弯曲的顶端发出，在室间隔上缘前行，进入科赫三角深面，分布于房室结和房室束近段。房室结支在"U"形弯曲处的起点存在变异（图9-7）。房室结支穿至房室结后、中1/3交界或中份处，穿出房室结，呈50°~90°角向后分布于邻近的心肌。90.61%的房室结支起源于右冠状动脉，8.41%起源于左冠状动脉，来源于左、右冠状动脉的仅占0.97%。急性心肌梗死伴有房室传导阻滞时，应首先考虑右冠状动脉闭塞（王海杰，2007）。

（十）左室后支

左室后支在右冠状动脉越过房室交点处发出至左心室膈面和左心房后壁。左房

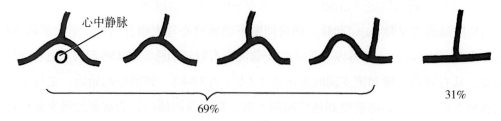

心中静脉

69%　　　　　　　　　　　　　　　　31%

图9-7　"U"形弯曲与房室结支关系示意图

后支比较细小，左室后支多为1~3支。综上所述，右冠状动脉一般分布于右心房、右心室前壁大部分、右心室侧壁和后壁的全部，左心室后壁的一部分和室间隔后1/3，包括左束支的后半以及房室结和窦房结。

四、副冠状动脉

副冠状动脉（accessory coronary artery）又称第三冠状动脉（third coronary artery，TCA），额外右冠状动脉、漏斗前动脉、Vieussens动脉、脂肪动脉、圆锥动脉等。是除左、右冠状动脉以外的、直接起自主动脉窦的细小动脉，属于主动脉窦的初级分支。1949年由Schlesinger等最早做了详细报道。副冠状动脉一般1~3支，可多达4支。副冠状动脉96.7%起自右主动脉窦，约3.3%起自左主动脉窦。起自右主动脉窦的副冠状动脉开口多位于右冠状动脉开口的前方1~5 mm处，少数在其后方的1~3 mm处。

该动脉出现率报道不同，分别为42%、28.8%，也有报道为30.0%~56.5%。其中单支出现率为26.3%，双支出现率为2.5%。有研究显示，2岁以上的人群副冠状动脉出现率较高。可能的因素是：首先，随着年龄的增长，主动脉的口径逐渐增长，这一最初来自右冠状动脉的近端部分的圆锥动脉，最终融入主动脉内；其次，可能在2岁以前，心脏较小，副冠状动脉不易辨认；也可能是来源于动脉的圆锥动脉在出生后才开始萌出（Miyazaki et al.，1988）。

副冠状动脉比右冠状动脉粗，且终止于心尖，通过右心室前壁供应动脉圆锥和室间隔的占0.8%；比右冠状动脉细，且终止于心尖，通过右心室前壁供应动脉圆锥和室间隔的占0.8%（刘彦明 等，2017）。Olabu等（2007）根据副冠状动脉开口的数量将其划分为3种情况：①与右冠状动脉有同一开口；②与右冠状动脉各自开1口；③有2个或更多开口。

副冠状动脉分布的范围不同，可分布于肺动脉圆锥，也可分布于右心室前壁、冠状沟的脂肪组织或分布于主动脉壁和肺动脉壁并组成动脉网。其分支进入右心室流入道，营养动脉圆锥的有15.2%；进入右心室前壁中央，通过右心室前壁营养动脉圆锥的有12.0%。

副冠状动脉是左、右冠状动脉之间重要的血管吻合，与前室间支（左前降支）、旋支及右冠状动脉的分支吻合成网。在供血不足的情况下它是一个重要分支。有报道，副冠状动脉也供应传导系统，因此该动脉很可能在有心室流出道的心律不齐的发病机制中发挥重要作用（Ovcina et al.，2002）。前室间支阻塞导致的急性前壁心肌梗死时，可能无法检测到任何缺血性改变，因为前壁和室间除了被前室间支的分支营养，还被副冠状动脉营养（Zafrir et al.，2004）。在室上嵴缺损的修复中，应注意这种变异，特别是隐藏在心肌内的分支（Trivellato et al.，1980）。因此，副冠状动脉是在临床诊断和治疗中不可忽视的因素之一。

五、特殊部位的动脉供应

（一）乳头肌的动脉

乳头肌的血液供应一般是多源性的（图9-18）。左心室前乳头肌的动脉来自左室前支、左缘支和对角支。左心室后乳头肌的动脉多来自右冠状动脉的左室后支，也可来自旋支的左室后支或上述二者同时供应，亦可来自前室间支的末梢支。供给每个乳头肌的动脉可有3~5支。动脉支的口径，前乳头肌平均为221 μm，后乳头肌平均为216 μm。进入乳头肌的动脉由心外膜下的动脉发出，穿心室肌全层到达乳头肌。在乳头肌内血管分布方式有三种类型：①沿乳头肌纵轴由根部至尖部，多见于游离型乳头肌；②与乳头肌纵轴垂直，有几条动脉分节段地进入乳头肌，多见于附壁型乳头肌；③混合型，上述两者皆有。在乳头肌内动脉反复分支，最后形成与肌纤维平行的毛细血管。肌内血管互相吻合，在心内膜下形成丛。乳头肌的血管与其周围的动脉吻合，也可与由腱索下行的微细血管吻合。由于乳头肌多由2条以上的动脉供应，所以一支阻塞一般不引起严重的功能障碍。但左心室后乳头肌的血供来源较少，且较细，较易受缺血的影响。

右心室前乳头肌血供来自前室间支的室间隔前支、右室前支或右缘支，在乳头肌内均为纵行分布。右心室后乳头肌和隔侧乳头肌均由附近的动脉支供应。

（二）房间隔的动脉供应（图9-8）

房间隔的动脉主要来源于窦房结支、房室结支、Kugel动脉和左房后支（杨月鲜 等，1986）。来自以上4个动脉者占52%，来自其中三个动脉者占28%。其他分布于房间隔的动脉有左房旋支、旋支的终末支、左房前支和右房前支等。其分布特点

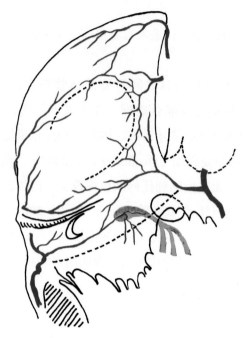

图 9-8　房间隔的动脉分布

注：虚线示卵圆窝边界、主动脉瓣和三尖瓣隔侧瓣附着点

主要是在房间隔的边缘形成一个吻合完整的或不太完整的环状结构。再由环发出细小的分支，向卵圆窝的中心汇聚。房间隔内动脉支的密度，由周边向卵圆窝中心越来越稀少。心房动脉各分支在房间隔存在较多吻合，左、右冠状动脉前方的分支在房间隔前峡有吻合，且向后与同侧或对侧的左、右冠状动脉后方的分支有吻合。因此，房间隔是冠状动脉间建立侧支循环的一个重要途径。

（三）室间隔的动脉供应

室间隔的动脉有五个来源（图9-9，图9-10）。

1. 室间隔前支　主要起于前室间支深面，也可起于对角支、左冠状动脉主干、旋支和左室前支。可有8~25支，口径平均2.2 mm。分布于室间隔前1/2~3/4。以第2、3支或第1、2、3支口径较大，分布范围也较广。

2. 室间隔后支　主要起于后室间支深面，也有起于前室间支后段或左室后支者，有5~24支，口径平均1.2 mm。分布于室间隔后1/4~1/2。在室间隔横切面上，儿童室间隔前、后支走在室间隔的中间层，成人则靠近右室侧走行。

3. 房室结支　主要起于右冠状动脉，也有起于旋支、后室间支或左室后支者。可有1~3支，口径平均为1.3 mm。分布于室间隔上缘后1/5~1/2的区域。

4. 后上中隔动脉　主要起于右冠状动脉，也可起于旋支、左室后支、右房后支

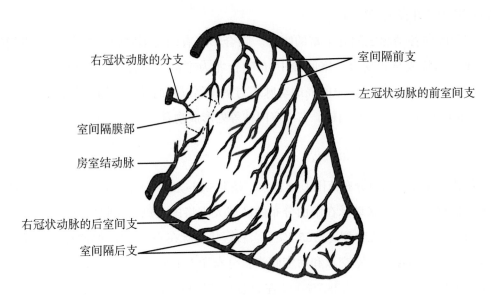

图 9-9　室间隔的动脉分布

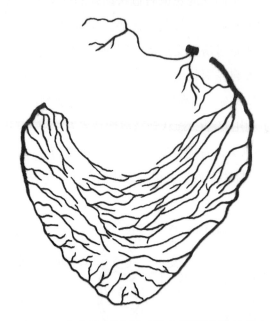

图 9-10　巨大室间隔缺损时的室间隔动脉的分布

或房室结支。有1~2支，口径平均1.4mm。分布于室间隔后上1/4~1/3区域。

5. 降中隔动脉　又名室上嵴支或上中隔动脉。主要起于右冠状动脉起始部，也可起于主动脉右窦、右副冠状动脉。出现率为62%，可有1~2支，口径平均0.6 mm。沿室间隔前、中1/2交界处下行。分布于室上嵴处者占36%，分布到室间隔上1/4者占25%、上1/3者占24%、上1/2者占15%。儿童组降中隔动脉比成人组相对要长，分布范围也较大（孔祥云 等，1988）。

室间隔内各动脉之间有丰富的吻合。吻合形式有两支形吻合、两支"Y"形吻合，还有网状或丛状吻合。室间隔中1/3吻合尤为丰富。吻合口径为50~410μm，10~200μm者多见。此外，室间隔的动脉还与室间隔以外的动脉，如右室前支、右室后支、Kugel动脉等在隔缘肉柱、右心室肉柱等处形成吻合。

六、冠状动脉的分布类型

冠状动脉在心膈面分布范围差异较大，按照Schlesinger分型原则，以后室间沟为标准，根据左、右冠状动脉在膈面分布的区域大小将国人冠状动脉分布类型分为三型（图9-11）：①右优势型（占65.7%）。右冠状动脉在心室膈面的分布范围，除右心室膈面外，还越过房室交点和后室间沟，分布于左心室膈面的一部分或全部，此类型最多见。②均衡型（占28.7%）。左、右心室的膈面各由本侧的冠状动脉供应，均不越过房室交点。后室间支为左或右冠状动脉的终末支，或同时来自左、右冠状动脉。③左优势型（占5.6%）。即旋支优势，左冠状动脉旋支较大，除发出分支分布于左心室膈面外，还越过房室交点和后室间沟分布于右心室膈面的一部分，后室间支和房室结动脉均发自左冠状动脉。三种类型的调查数据各家记载不一，另一组数据认为右优势型占71.35%，均衡型占22.92%，左优势型占5.73%。

张刚等（2010）利用双源CT冠状动脉成像技术对638例冠状动脉造影检查显示，左优势型占2.8%（18例），右优势型占89.0%（568例），均衡型占8.2%（52例）。看来影像学检查和解剖标本观察二者得到的数据存在一定差异。

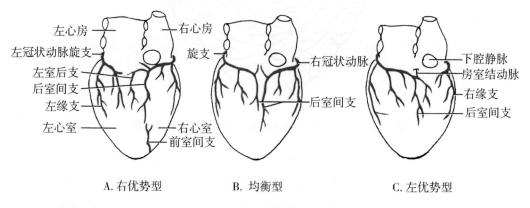

图 9-11　冠状动脉的分支类型

七、心的动脉吻合

心的动脉吻合较为丰富。从出生到成年，正常心的血管吻合管长度和直径随年龄的增长而增大，18~20岁时达到成人的大小。同一冠状动脉分支之间有吻合，如右缘支与右室前支之间的吻合等。左、右冠状动脉之间有吻合，这种吻合广泛存在于心的不同部位，如心尖切迹和后室间沟内前、后室间支间的吻合，左、右圆锥支间的吻合，冠状沟内左、右旋支间的吻合，以及心房壁内各心房支间的吻合等。此外，在房间隔、室间隔、房室结区和窦房结区都存在着丰富的动脉吻合。冠状动脉的分支和心外动脉之间的吻合也较丰富（图9-12）。在肺动脉壁处，左冠状动脉和右冠状动脉的第一分支、副冠状动脉与支气管支等吻合成动脉网。在升主动脉处，胸廓内动脉、支气管支、右冠状动脉的分支、甲状颈干和心包支、胸腺支等也吻合成网。网间也存在吻合。

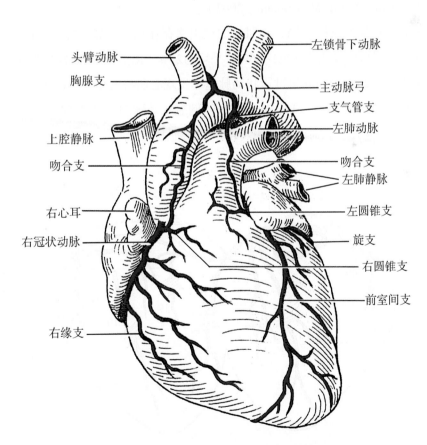

图 9-12　冠状动脉与心外动脉的吻合

第二节　心肌桥与壁冠状动脉

一、心肌桥的解剖学特征

壁冠状动脉（mural coronary artery），简称壁动脉，又称穿壁动脉（tunneled artery），指冠状动脉主干或分支在行程中有一段穿经心肌。覆盖在壁动脉表面的心肌称心肌桥（myocardial bridge）（图9-13，图9-14）。心肌桥多数覆盖在冠状动脉及其分支的表面，但也可能出现在心大静脉和心中静脉的表层（Ferreira，1991）。1737年Reyman对此结构做了最早描述，1922年Craini-Cianu提出心肌桥的概念。心肌桥是一种先天性解剖变异，大多为良性结构，但也可以引起心肌缺血、急性冠脉综合征（Mohlenkamp et al.，2002）、左心室功能异常、心肌顿抑和心律失常，甚至心脏猝死（Chechi，2002；Marchionmi，2002）。

由于心肌桥评价方法不同，心肌桥的检出率存在很大差异。Mohlenkamp等通过尸检发现，心肌桥的发生率为5%~86%，平均为25%。Risse对1056例患者的观察结果是心肌桥出现率26%。Soran通过冠状动脉造影发现心肌桥发生率为0.5%~12%，采用激发试验后可上升至40%。Shabestari对2697例冠状动脉CT检查发现，心肌桥的检出率为21.3%（图9-13）。血管内超声（IVUS）心肌桥检出率为23%（Qian，2009）。

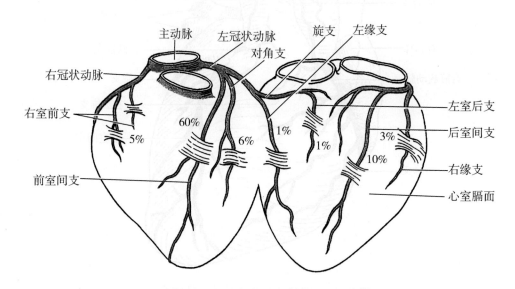

图 9-13　心肌桥分布示意图（心肌桥深面为壁冠状动脉）

在一些特定的人群中，心肌桥的发生率更高，如肥厚型心肌病患者中，心肌桥的发生率可高达80%（Singh，2015）。尸检和造影结果不一致的原因包括心肌桥的厚度和长度、心肌桥段出现疏松结缔组织或脂肪组织、主动脉流出道阻塞（因心肌桥克服冠状动脉内压力而产生收缩张力）、冠状动脉本身张力、冠状动脉近段出现阻塞（导致远段冠状动脉内压力降低）、血管造影时心肌收缩状态和心率，以及评价者的经验等。

　　心肌桥在各血管处的出现率分别为：左冠状动脉前室间支60%，左缘支9%，对角支6%，旋支终末支1%；右冠状动脉的后室间支10%，右室前支5%，右缘支3%；心大静脉3%，心中静脉1%（图9-13，图9-14）。心肌桥平均宽约1.2 cm（0.2~2.0 cm），厚0.08 cm。无性别差异。壁动脉的出现率约为67%。心肌桥长0.1~5.0 cm。在心肌桥下方的壁动脉口径比其近端和远端的动脉口径小、管壁薄。

　　心肌桥大多单个出现，也见于单支单个或多支多个心肌桥，最多可达7处。男性多于女性。心肌桥最常见于前室间支中段，后旋支、后室间支、右冠状动脉等较少累及。Ferreira等将心肌桥分为浅表型和纵深型两类。浅表型占75%，主要以垂直或锐角形式跨过壁冠状动脉，由薄层结缔组织、神经、脂肪组织等组成。纵深型占25%，主要起于右心室侧心尖，止于室间隔，其组织成分是心肌纤维。Schwarz将心肌桥分为A、B、C三型。A型无心肌缺血的客观依据，一般见于表浅型；B型患者行负荷试

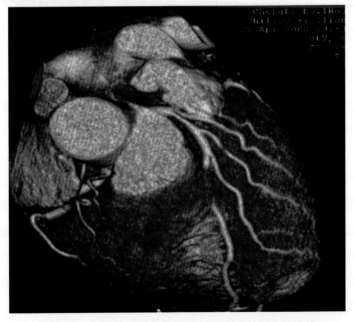

图 9-14　冠状动脉造影显示心肌桥和壁冠状动脉

验时有缺血表现，有心肌缺血的客观依据；C型患者经冠状动脉造影、冠状动脉血流储备分数、血管内超声等检查时有血流动力学改变。B型和C型多为纵深型。该分型可作为临床治疗的参考依据（图9-15）。

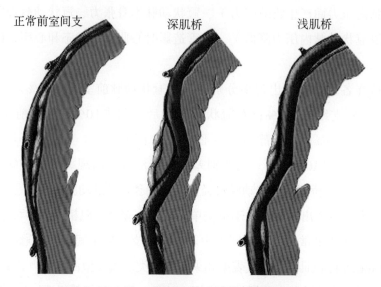

正常前室间支　　　深肌桥　　　浅肌桥

图 9-15　浅、深肌桥与壁冠状动脉的关系

二、壁冠状动脉

冠状动脉主干及主要分支的一段被心肌所覆盖，被覆盖的该段动脉为壁冠状动脉，其出现率在67%以上。壁冠状动脉一般长0.2~5 cm（图9-14，图9-15）。壁冠状动脉约60%发生于前室间支、10%发生于后室间支、9.1%发生于左缘支（图9-13）。Noble等根据收缩期壁冠状动脉狭窄程度将心肌桥分为3级：狭窄程度<50%为Ⅰ级；狭窄在51%~75%为Ⅱ级；>75%为Ⅲ级。一般认为，壁冠状动脉的管腔略小、管壁略薄，受心肌桥的保护，局部承受的应力较小，心舒张时亦可控制血管，使之不过度扩张，较少发生动脉硬化。在冠状动脉手术时，应注意壁冠状动脉的存在。

心肌桥的出现致使壁冠状动脉的形态和血流动力学发生改变。壁冠状动脉的口径较其近侧或远侧口径小，且管壁薄。在心收缩期壁动脉血流速度明显增加，狭窄程度超过80%，舒张期狭窄逐渐得到恢复，至舒张中期才达到最大血管面积（Schwarz et al., 1996），而心肌的血流灌注则主要发生在舒张期（图9-16）。在壁动脉近段的血管壁比远段的血管壁更易发生动脉硬化，但壁动脉较少出现动脉硬化。不同患者心肌桥的部位、深度、厚度及收缩期狭窄率等各不相同，而这些因素与冠心病的发病均有一定相关性。有人对1718例有心肌缺血症状的患者进行研究，其中被诊断为冠心病的患者为冠心病组，剩余的为对照组，冠心病组中发现有心肌桥的患者为心肌桥相关冠心病组，对照组中发现有心肌桥的患者为心肌桥组。结果发现心肌桥对冠心病的影响仅次于糖尿病对冠心病的影响，心肌桥的厚度、收缩压、舒张压和壁冠状动脉收缩期狭窄程度是影响心肌桥相关冠心病发生的4个独立危险因素，其中舒张压和心肌桥厚度对心肌桥相关的冠心病影响最大，且心肌桥的厚度与心肌缺血，以及冠状动脉狭窄有明显关系，上述4个独立危险因素联合对心肌桥相关冠心病有潜在的诊断价值（Zhao et al.，2019）。

心肌桥与冠心病的关系可能与血流切应力及血管超微结构改变有关（Duygu et al.，2007）。心肌桥近段生物力学的改变可引起血管壁剪应力降低或震荡，导致血管细胞黏附分子因子1（VCAM-1）、活性氧，以及致动脉硬化的内皮细胞表型增多。心肌桥近段内皮细胞出现结构异常的扁平或多边形改变。另外，在心肌桥段心外膜炎性细胞因子和脂肪组织相关的血管周围脂肪组织分离可能是防止心肌桥段动脉硬化的一种保护机制。

除冠心病外，心肌桥与心肌病和心律失常也存在密切关系。已证实发生于前室间支的心肌桥与应激性心肌病有关，而肥厚型心肌病患者中约15%的成年人和1/3的儿童合并有心肌桥（Benavides et al.，2017）。心肌桥本身由于受到压迫可引起缺血，当合并肥厚型心肌病时，心肌桥的一些病理机制如冠状动脉痉挛等也会加剧肥厚型心肌病产生心肌缺血，因此心肌桥所致的心肌缺血常是肥厚型心肌病患者猝死的重要原因（叶佳琦 等，2020；蒙延海，2019）。

有报道对心肌桥合并心律失常患者进行研究，结果显示心肌桥患者最常见的心律失常类型为偶发性房性期前收缩（骆雅丽，2017），其余也可有房室传导阻滞、室

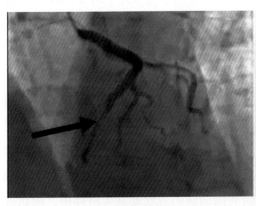

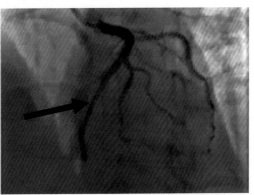

收缩期　　　　　　　　　　　　　　　　舒张期

图 9-16　冠状动脉造影显示壁冠状动脉

性期前收缩、心室颤动等。心肌桥患者在运动等情况下心率加快，从而使心室舒张期充盈时间缩短，增加了心室复极时各区域的不一致性，使心肌桥患者容易发生室性心律失常（Nishikii-Tachibana et al.，2018），其中心室颤动最为严重，可造成患者猝死。

三、心肌桥和壁动脉的胚胎发生

在胚胎发育期，冠状动脉并非是主动脉的直接延续。冠状动脉的平滑肌肌球蛋白重链亚型SM1、SM2和平滑肌肌球蛋白重链的结构及功能与主动脉不同。主动脉的平滑肌来源于神经嵴，而冠状动脉的外膜、中膜和心包均来源于中胚层。冠状动脉的外膜和中膜向内迁移包裹冠状动脉内皮细胞，如迁移不全，就会有心肌纤维覆盖于冠状动脉而形成心肌桥，此为"细胞迁移不全学说"（Botta et al.，2009；Aikawa et al.，1993）。也有人认为可能是由于原始冠状动脉小梁网内动脉未能外化造成。

四、临床表现和治疗原则

心肌桥大多数无症状，部分患者可有心肌缺血的表现：不同类型与不同程度的心绞痛、心肌梗死、致命性心律失常，甚至猝死。静息心电图检查多正常，运动试验可诱发非特异性的缺血征象、传导异常或心律失常。临床上采用的冠状动脉造影是目前诊断心肌桥的金标准。冠状动脉造影的特点为"吸吮现象"（"挤牛奶征"）：即肌桥段冠状动脉在收缩期狭窄，在舒张期冠状动脉显影正常（必须有两个以上投照角度）（Noble，1976）。另外还有冠状动脉CT造影、血管内超声等一些必要的检查。将心脏收缩期心肌桥狭窄程度分为三度：①心脏收缩期心肌桥狭窄直径小于50%，可无任何症状；②心脏收缩期心肌桥狭窄直径介于51%~70%，可能出现乳酸增加，可有局部心肌缺血的临床表现；③心脏收缩期心肌桥狭窄直径大于70%，乳酸明显增加，有心肌缺血心电图表现，一定有临床表现。

对有症状或者无症状患者使用药物治疗，β受体阻滞剂可降低心肌收缩力，减轻心肌桥对冠状动脉的压迫，降低心率，延长舒张期，从而改善心肌供血。钙离子拮抗剂可降低心肌收缩力，缓解冠状动脉痉挛，增加冠状动脉血流。抗凝、抗血小板聚集治疗用于心肌桥伴冠状动脉粥样硬化性心脏病患者。对于药物不能控制症状者，需要介入或外科干预。介入支架置入有再狭窄和闭塞风险，中远期效果不满意。外科手术肌桥切开、松解及应用左侧胸廓内动脉的冠状动脉旁路移植，随访效果满意。

第三节　心室壁内的血管构筑

一、分支类型

大的冠状动脉在心表面心外膜下反复分支，分布于房室各部。由于心室壁较厚，其中的血管分支走行很有代表性，故本节主要介绍的是心室壁的血管分支和分布，尤其是左心室壁。心表面的血管分支由心室表面向深面发出动脉支进入心肌，其分支多以直角分出，在心肌内分支形态有以下类型。①心外膜支：较细小，分布

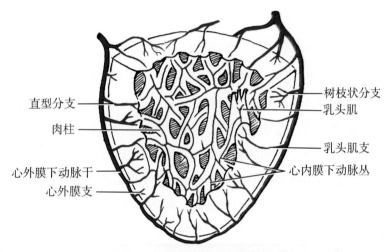

图 9-17　左心室心内膜下丛模式图

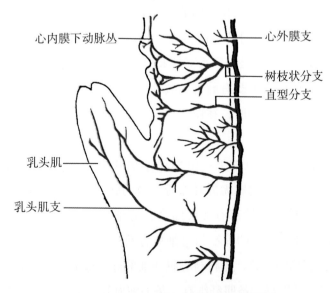

图 9-18　左心室壁内动脉分支类型

至心外膜、心外膜下脂肪组织和表层的心肌。这些动脉支间形成吻合。②树枝状分支：即Estes和Farrer-Brown所说的A型血管，是心壁内动脉的主要类型，树枝状分支一进入肌层马上逐级分支，长短不等，长者可达心肌全层，末梢支可参与心内膜下丛（图9-17，图9-18）。③直型分支：以直角起始于心外膜下的动脉支，在心肌内经行较直，中途很少分支，口径也几乎不变，属于Estes和Farrer-Brown所说的B型血管，直至心肌内层的肉柱和心内膜下的心肌。动脉末端与树枝状分支相互吻合参加心内膜下丛。由心内膜下丛发出的细支滋养心内膜下组织和最深层的心肌。④乳头肌支：为直行分支的特殊类型，在肌层内口径较大，直达乳头肌（图9-18）。

二、微血管的形态特点

冠状动脉经过逐级分支，最终形成心肌微血管。心肌的微血管（microvasculature of myocardium）指内径小于300 μm的血管（也有认为是内径小于100 μm的血管），包括微动脉、前微动脉、毛细血管、心肌窦状隙（图9-19）、毛细血管后微动脉、后微静脉、动静脉吻合。微动脉和小静脉之间的血液循环通常称为心肌微循环，是心肌细胞与血液进行物质交换的场所。直径小于100 μm的微血管主要由内皮细胞和单层血管平滑肌细胞构成，可与心肌细胞、间质细胞和固有免疫细胞等直接对话和传递信息，主要参与调节微血管阻力和心肌代谢。直径介于100~500 μm的动脉微血管是由内皮细胞和多层平滑肌细胞构成的活性组织器官，对血管内压力变化反应敏感，参与血流依赖性血管舒张和收缩调节，并通过细胞内、细胞间的信号传递，产生局部产物和递质来改变其自身的结构和功能（Herrmann et al., 2012；Jaffe et al., 2010）。心肌微血管在属性上是循环系统最末梢的部分，决定心肌灌注水平，并影响冠状动脉血流储备；在形态上既有脉管的共性，又有脏器的特征；在功能上既是循环的通路，又是物质交换的场所；在调节上，既受全身性神经、体液的调节，又受局部的调节。

心肌内微血管的形态特点如下：由小动脉发出的微动脉，走行扭曲。大的微动脉有微静脉伴行，小的微动脉无静脉伴行。微动脉分支间有吻合，由于微动脉前括约肌的存在，在微动脉起始部有环形缩窄，毛细血管前微动脉的特点是呈短锥状，口径7~10 μm，锥形尖端的缩窄为毛细血管前括约肌的部位。毛细血管口径为2.5~10 μm，管径比较均匀一致，走行与心肌纤维平行，每条心肌纤维周围有2~4根毛细血管，排列整齐。平均每一条肌纤维有一条毛细血管。毛细血管间有吻合，2~3条毛细血管汇合成一条毛细血管后微静脉，管径4~10 μm，腔扁不规则，毛细血管后微静脉再汇合成微静脉，微静脉管径在200 μm以下。由于微静脉腔较扁而不规则，以锐角收纳较短的毛细血管后微静脉，也常直接收纳毛细血管，故其外形呈"萝卜根样"。

三、左、右心室壁微血管的差异

心壁各层内微血管具有不同形态特点。左心室壁可分为三层：心肌中层、心外膜下层（包括薄层心肌，即心外膜下带）和心内膜下层（包括薄层心肌，即心内膜下带）。心肌中层毛细血管管腔均匀，走行直，与其余两层相比毛细血管口径小，间距也小，微动脉间吻合较少。心外膜下层的毛细血管口径、间距均较大，且排列不规则。微动脉间吻合丰富。微动脉由肌层向浅层结构发出毛细血管，在浅层汇成微静脉。心内膜下层毛细血管也较心肌中层毛细血管粗，且较稀疏，微动脉与微静脉不伴行。微动脉在深层，远离心内膜，微动脉呈树枝状向心内膜面发出毛细血管，于心内膜下注入微静脉。

右心室壁内的动脉构筑基本上与左心室相似。其主要特点是树枝状分支占大多

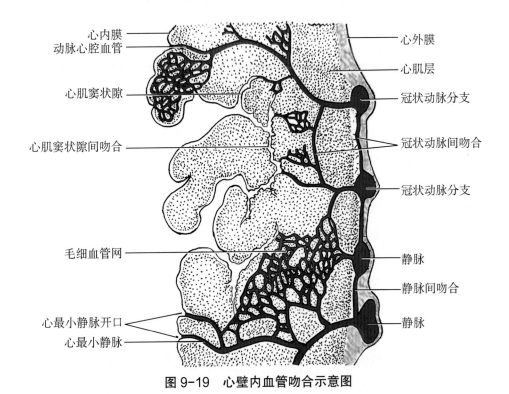

图 9-19　心壁内血管吻合示意图

数，直行血管少。它们不是以直角从心肌表面的动脉分出，而是以锐角发出，在心壁内斜行一段再分支到心肌的深层。在心内膜下也由末梢支形成心内膜下丛，但远不如左室的动脉构筑发达。

四、冠状动脉的侧支循环

冠状动脉的侧支循环是指在心肌组织内同一血管或不同血管之间存在的解剖学上的微循环血管，直径在20~350 μm之间，长度为5 cm，其功能主要是在冠状动脉血流供应不足或血流中断时为缺血区提供血流供应，防止或减小心肌梗死面积（Koerselman et al.，2003; Hakimzadeh et al.，2013）。正常情况下许多直径在20~350 μm之间的吻合支处于关闭状态，不行使功能，当冠状动脉狭窄或闭塞时吻合支开放，逐渐成为有功能的侧支循环。形成侧支循环的过程包括血管发生、血管生成、动脉血管形成等。根据冠状动脉造影对侧支循环的显示情况，Rentrop将侧支循环血管分为4级。①0级：造影不可见到的侧支循环血管；②Ⅰ级：造影隐约可见的侧支循环血管，病变血管仅有分支显影，主支未显影；③Ⅱ级：造影可见病变血管主支及分支均显影，但显影程度无供血血管清晰；④Ⅲ级：造影显示病变血管远端显影与供血血管远端相同（Berry et al.，2007）。这种分级不是一成不变的，在球囊充气或放气时，侧支循环级数在90 s内会迅速升高。

第四节　冠状动脉的发生

胚胎期冠状动脉血管最初形成血管丛覆盖在心外表面。心肌发生的早期，心肌组织分为致密心肌层和心肌小梁两部分。外侧的致密心肌层形成游离心室壁，而内侧的心肌小梁向心室腔内形成指状凸起。致密心肌层中发育形成心肌内冠状动脉，而心肌小梁因缺乏心肌内冠状动脉血管，直接与心室腔内的血液进行氧气和营养物质交换。然而，在出生后心壁内侧的心肌小梁经过致密化过程，与外侧致密心肌层融合；心壁内侧新形成的致密心肌层得到了冠状动脉血管丰富的血液供应；但对于出生后新形成的致密心肌层发生血管化的发育过程并不清楚。

2014年中国科学院周斌研究组利用转基因小鼠结合谱系示踪技术证明，心室壁外侧的冠状动脉血管来源于胚胎发育早期生成的血管。位于室间隔中的冠状动脉血管是在胚胎发育中期形成的。而心室壁内侧的冠状动脉血管是在出生后新生成的。这就是说冠状动脉在发生上分为两个血管群：即位于心室壁外侧的第一冠状动脉血管群和心内部（包括心室壁内侧和室间隔）的第二冠状动脉血管群。第二冠状动脉血管群为大部分心肌提供血液供应，对出生后满足心肌自身的血液供应具有重要意义（Tian et al., 2014）。

由胚胎时期发育异常而造成的冠状动脉先天畸形比较少见。主要包括起点异位伴随先天性心脏畸形的次发性冠状动脉畸形，单个冠状动脉及冠状动脉瘘等。冠状动脉瘘是指冠状动脉与心腔或肺静脉之间的异常交通。单个冠状动脉往往有冠状动脉间吻合不足而导致心室缺血。冠状动脉瘘患者长大后，可逐渐出现肺动脉压升高、心肌缺血和心力衰竭等症状。

在哺乳类动物心发生过程中，最初心壁呈海绵状，心肌纤维呈小梁状，小梁间流通血液以营养心。以后出现冠状静脉，它从静脉窦左角长出并沿各条沟向心尖部伸延。自此静脉发出许多分支，并深入心实质，且与小梁间血窦相通。小梁间血窦以后退化成毛细血管网。其后从未来的主动脉根部发出冠状动脉并分布于心的表面各处，在生长中的心肌层中与早已形成的毛细血管网相连。这样，毛细血管网两端就分别与动、静脉相连。从冠状血管的发生可以理解为什么心壁内冠状循环有多种形式。心壁内的冠状循环共有五种形式（图9-19）：①冠状动脉分支直接注入心腔；②冠状静脉血液直接注入心腔；③心壁内的动、静脉吻合；④心壁内毛细血管网，毛细血管网有多方面联系，可直接开口于心腔的动脉支或静脉支，也可直接回流到心腔；⑤心壁内的动脉间吻合及静脉间吻合。直接注入心腔的静脉叫Thebesian静脉。

第五节　冠状动脉的自然年龄变化

冠状动脉受心脏活动的影响非常明显，与别的器官比较冠状动脉更易受损耗和发生衰老变化。从新生儿至成年冠状动脉的增龄变化非常明显，在成年阶段，血管内膜出现了内皮下层，并不同程度地增厚，甚至在增厚的内膜中，出现许多小血管；内弹性膜变直、变薄，呈断续状，甚至消失；中膜内，弹性纤维减少，胶原纤维增多；外弹性膜消失。到老年阶段，内、外弹性膜均消失，中膜内弹性纤维进一步减少，胶原纤维增多更明显，并呈玻璃样变性。在多数标本中，内膜极度增厚，其中小血管增多，某些局部还出现钙化斑和（或）出血灶。随着年龄增长，动脉中膜无机物（附别是钙盐）及脂质沉积均显著增加，这种变化主要发生在内弹力膜周围，同时，平滑肌细胞的肥大和增生明显增强，中膜平滑肌细胞迁移至内皮下大量增殖，内膜增厚。不过冠状动脉管壁这些结构的生理性衰老变化是循序渐进的，常不易与动脉的病理变化区分。所以，对于动脉壁中出现的某些变化究竟是生理性的还是病理性的，常有意见分歧。一般认为，如果动脉壁构造变化的程度已超越年龄的变化标准时，则认为是趋于动脉硬化的病理现象。冠状动脉于20岁以后开始出现明显的改变。

冠状动脉的年龄性变化首先出现于动脉分支起始部的近端，然后延至远侧端和血管壁全层。Ozolanta等于1998年首先发现，邻近心肌的冠状动脉壁较其他部位厚。随着年龄增长，左、右冠状动脉管壁厚度均增加，但其增厚过程在不同节段和层次并非一致。左冠状动脉壁厚度可由1岁内的0.2 mm增至60岁以上的0.83 mm，右冠状动脉管壁厚度可由0.16 mm增至0.78 mm。血管管径也发生了相应变化，从0~1岁年龄段到60~80岁年龄段，左冠状动脉管径由（1.26±0.15）mm增至（3.48±0.90）mm，右冠状动脉则由（1.61±0.12）mm增至（4.16±0.45）mm。与其他动脉比较，冠状动脉具有较高的胶原蛋白（collagen）与弹性蛋白（elastin）比值。表明其胶原的含量相对较多。

不同年龄的人其冠状动脉的部位及分支改变存在差异。右冠状动脉及后室间支出现较晚，只见于50岁以后。此时内弹力板分裂呈多层状或断裂。高龄者可见钙盐及少量脂质沉着于弹力板内侧。谷伯起认为不论是主动脉还是冠状动脉，各年龄段的内膜都不断发生弥漫性增厚，甚至百岁老人亦有较多弹力纤维的连接层。内膜平滑肌呈多潜能分化。在细胞周围形成均匀一致的基质物质。还可看到不同成熟阶段的弹力纤维板、胶原纤维。一些平滑肌细胞的胞浆内含不等量的脂滴。即使在99岁、105岁的高龄老人，内膜平滑肌的增生和多潜能分化仍然存在。

王汉琴等（2001）对冠状动脉前室间支的研究显示，随着年龄增长，冠状动脉的内膜面积和中膜面积均逐渐增大。各年龄组心肌侧内膜厚度均大于胸壁侧。内膜平滑肌细胞核密度有增加的趋势，中膜平滑肌细胞核密度呈降低趋势。内膜面积与内弹力膜周长等价圆面积的百分比与腔面积/截面积值之间成线性负相关。各年龄组内膜平滑肌核体均大于中膜。这些结果证明，冠状动脉前室间支最重要的年龄变化是内膜增厚，这种增厚是不均匀的，其中心肌侧内膜厚度大于胸壁侧。冠状动脉内膜的增厚是一种血管增龄性变化，其中平滑肌细胞的增生起关键作用。评价冠状动脉狭窄的程度，内膜面积占内弹力膜周长等价圆面积的百分数是一个良好的指标。

第六节　冠状动脉的血流阻力

血液在血管的阻力与血管的口径及其位置有关。从生理学角度来看，冠状动脉循环主要由三个部分组成。第一部分是由大的心外膜冠状动脉形成，尺寸超过500 μm。这些是在正常条件下提供最小阻力的传导血管占冠状动脉循环总阻力的10%以下。第二部分由直径为100~500 μm的心外膜动脉形成。第三个部分由小动脉（＜100 μm）和毛细血管形成。通常称为"微循环"的第二和第三部分对冠状动脉的阻力超过90%，因此是调控流量的主要血管（Diex-Delhoyo et al., 2015）。

Fearon等（2003）提出一种快速简便的冠状动脉微循环的评价方法——微循环阻力指数（index of microcirculatory resistance，IMR）。它是在经皮冠状动脉介入治疗结束时开始测量微血管功能的一种侵入性参数。IMR代表充血条件下测量的微循环阻力，并在开胸的猪模型上得到了证实（吴彩凤，2018）。目前IMR已成为评价微循环阻力的重要参数之一。IMR的推导是基于欧姆定律，心肌血流量等于跨心肌压力阶差与跨心肌阻力的比值，应用于冠状动脉微循环。IMR定义为冠状动脉狭窄远端压力（Pd）减去静脉压除以血流量。由于静脉压力相对于远端冠状动脉压力通常可忽略不计，因此被忽略。因为血流量与平均传导时间（transit mean time，Tmn）成反比，因此IMR被定义为冠状动脉狭窄远端压力（Pd）除以平均传导时间的倒数或者Pd乘以充血平均通过时间（TmnHyp）。这样就可得到简化的计算公式：IMR=Pd × TmnHyp。因为IMR仅包含充血参数，它消除了静息血管紧张度和血流动力学的变异性，并估计了可实现的最小微血管阻力。因此IMR被定义为 Pd×TmnHyp，单位为mmHg·s或U（Kobayashi et al., 2014）。

第七节　冠状动脉的变异与畸形

冠状动脉变异包括冠状动脉开口异位、冠状动脉分支变异等。冠状动脉开口异位比较少见，可有冠状动脉高位开口、多发性开口（右圆锥支最常见）、冠状动脉起自不相应的主动脉窦、冠状动脉起自肺动脉或心室等，其出现率为1%左右。冠状动脉分支变异可有单个冠状动脉或一侧冠状动脉发出对侧分支，其出现率不足1%。由于冠状动脉变异比较复杂，一种变异类型可包含另一种变异类型，因此并不能把所有变异详细归类。

一、冠状动脉的起源变异

冠状动脉的起点和分支可以发生一些少见的变异，如冠状动脉起于相应的主动脉窦嵴以上；单一冠状动脉；旋支与前室间支单独起于主动脉窦；前室间支起于右冠状动脉；左、右冠状动脉起于同一主动脉窦等（图9-20）。张刚等（2010）利用双源CT冠状动脉成像技术对638例冠状动脉造影检查显示，冠状动脉变异占9.4%（60例），其中，心肌桥32例，右冠状动脉高位开口3例，左冠状动脉高位开口8例，副冠状动脉8例，左主干缺如3例，单一冠状动脉2例，旋支冠状动脉瘤1例，无冠窦左房瘘1例，旋支起源于右冠状动脉1例，右冠状动脉起源于左冠窦1例。虽然这些变异一般不影响生理功能，但会给冠状动脉造影和解释造影结果带来困难。并且，由于一些变异动脉的经行特殊，如右冠状动脉起于主动脉左窦，经过主动脉与肺动脉之间到达右侧的冠状沟，主动脉或肺动脉扩大均可压迫变异的冠状动脉，导致心肌缺血，甚至发生猝死。

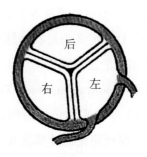
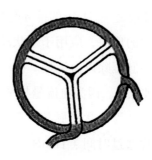

A. 左、右冠状动脉同时开口于左主动脉窦　　　B. 右冠状动脉开口于左、右瓣联合附近

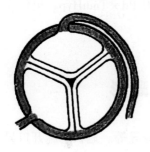
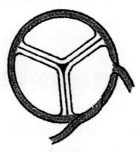
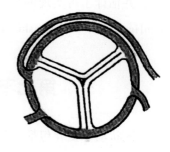

C. 左冠状动脉开口于主动脉后窦　　D. 左、右冠状动脉均开口于主动脉左窦，右冠状动脉开口在窦外，潜行于主动脉壁内一段后进入冠状沟　　E. 左冠状动脉前室间支和旋支分别起于左窦和右窦

图 9-20　冠状动脉开口异位示意图

二、冠状动静脉瘘

冠状动静脉瘘，是指冠状动脉及其分支与右心房、右心室或肺动脉相通，或冠状动、静脉之间相通，使冠状动脉血流不经过正常循环途径循环，约占先天性心脏病的0.26%。冠状动静脉瘘约有半数以上发生于右冠状动脉。其中90%注入右侧心腔，包括注入右心室40%，右心房25%，肺动脉5%，注入冠状窦者为7%，偶尔有注入上腔静脉或左侧心腔者。其血流动力学改变及临床症状取决于瘘口的起源、大小及接受室腔（Kidawa et al.，2009）。临床多数患者无症状，患者偶尔出现胸痛或呼吸困难，可能是由于冠状动脉"窃血"所致。如果冠状动脉瘘瘘口较小或起源位置异常，临床症状轻微或无症状，选择性冠状动脉造影有时很难发现。双源CT通过多平面重建及容积再现技术，能敏感直观地发现瘘道及瘘口，从而提高冠状动脉瘘的检出率。但有些患者由于"窃血"现象较重，影响心肌的血液供应而发生心绞痛或心功能不全。较重且有症状者可进行手术治疗。主要手术方法有：①将瘘管在冠状动脉深面进行结扎，可能会由于管道粗短而造成结扎困难，或可伤及穿入心肌内的穿支；②将冠状动脉切开，由血管腔内寻找瘘管的开口，予以缝合，再将冠状动脉壁缝好；③在体外循环下，进入心腔寻找瘘口，加以缝合；④将有瘘管处的冠状动脉段两端结扎，阻断血流，必要时施行主动脉冠状动脉旁路移植手术，以恢复动脉远侧分布区的血供。

三、冠状动脉高位开口

冠状动脉高位开口指冠状动脉起源于主动脉窦与主动脉分开处的窦嵴上方。冠状动脉高位开口通常不会产生明显的临床症状，但可造成手术和造影困难。心外科手术钳夹主动脉根部时，要注意勿损伤高位开口的冠状动脉。

四、单一冠状动脉

单一冠状动脉指冠状动脉单一开口于主动脉左或右窦并供应整个心脏的血液，其发生率为0.024%~0.066%（Desmet et al.，1992）。单一冠状动脉大部分无症状，若主要的冠状动脉分支走行于肺动脉圆锥和主动脉之间者，因受挤压而造成心绞痛和猝死的概率增加。此外，单一冠状动脉近端狭窄或闭塞，如果没有建立侧支循环，将会导致死亡。

五、左主干短小或缺如

左主干短小或缺如指左冠状动脉开口1~2 mm即分为前室间支和旋支。左主干缺如分为：①左冠状动脉开口后立即分为前室间支和旋支，即前室间支和旋支共开口于左冠窦；②左主干完全缺如，前室间支和旋支分别开口于左窦内，即前室间支和旋支双开口于左冠窦。左主干缺如在冠状动脉造影中经常可以发现，出现率为0.4%~0.6%，且在左优势型冠状动脉中发生率较高（Janik et al.，2009）。

六、左冠状动脉起源于肺动脉

左冠状动脉起源于肺动脉（anomalous origin of the left coronary artery from the pulmonary artery，ALCAPA）是指左冠状动脉的分布和走行正常，而异位起源于近端肺动脉干或近端右肺动脉，是严重的先天性冠状动脉变异之一。出现率约1/30万新生儿（Kreutzer et al.，2000），占先天性心脏病的0.25%~0.46%（Cherian，1994）。最早由Bland、White和Garland首次描述1例3个月患儿的临床表现及尸检结果，故左冠状动脉起源于肺动脉又称Bland–White–Garland综合征（Cowles et al.，2007）。左冠状动脉起源于肺动脉一般单独存在，少部分会合并室间隔缺损或主动脉狭窄（Bunton，1987）。在左冠状动脉起源于肺动脉的病例中左冠状动脉的开口位置变化多样，左冠状动脉大多起源于肺动脉左后窦、右后窦，还有起源于肺动脉主干、肺动脉分叉处或肺动脉分支。由于此类变异者的心壁由静脉血供应，此类疾病预后极差，如未及时诊治，90%的患者在1岁内死亡（Wesselhoeft et al.，1968；Wilianms et al.，2006；Szmigielska et al.，2013），无症状患儿可存活至成年，但仍有猝死的可能性。根据患者的临床表现，Coates等（1966）将本病分为两型。①成人型：有充分的侧支循环形成，无临床症状，一般表现出持续的心脏杂音，有轻到中度心脏增大表现，患者平均寿命35岁，常猝死；②婴儿型：无或较少形成侧支循环，无显著心脏杂音，有明显的心脏扩大和心肌梗死。本病临床表现缺乏特异性，外科手术是根治的唯一手段，故一经确诊即有手术指征。临床早期表现为严重心功能不全，如未及时进行外科手术治疗，约90%的患儿在1岁内死亡。左冠状动脉起源于肺动脉的标准手术方式是重建双冠状动脉系统（主要是将起源于肺动脉的左冠状动脉移植到主动脉根部）（苏文军，2018）。

七、冠状动脉异常起源于对侧冠状动脉窦

正常左、右冠状动脉分别起源于主动脉左、右冠状动脉窦的中部，冠状动脉异

常主动脉起源于对侧冠状动脉窦（anomalous aortic origin of the coronary artery arising from the opposite sinus，AAOCA），是一种极为罕见的先天性心血管畸形，其发病率为0.1%~0.3%，占冠状动脉造影人群的1%~5.6%。属于冠状动脉恶性畸形，可在无阻塞性冠状动脉病变的情况下导致心肌梗死、心律失常、心衰乃至死亡等严重后果。经尸检证实，它是引起年轻人猝死的主要原因之一，发病之前多无任何症状，而在老年患者中则症状较轻，部分仅为劳力性心绞痛表现，易与常见的冠心病混淆。Maron等报道左冠状动脉起源于右冠状动脉窦的患者中约59%的死者年龄小于20岁。Van Camp等报道美国11.8%的猝死是由AAOCA引发，大多发生于高校学生和运动员中，通常都是在剧烈活动后发生。

根据AAOCA畸形的冠状动脉与主动脉、肺动脉干的位置关系，常见走行路径可分为四种（Wesselhoeft，1968）：主动脉后型、主动脉-肺动脉间型、肺动脉前型、肺动脉下（间隔）型。主动脉后型、肺动脉前型及肺动脉下型因多不伴血管受压而不易引起临床症状。相反，主动脉-肺动脉间型者由于冠状动脉开口多呈缝隙状，冠脉起始段呈锐角走行于主动脉、肺动脉干之间。当剧烈运动时，心肌氧耗量显著增加，另一方面心输出量也增加，血压及肺动脉压力升高，两条大动脉扩张产生钳夹效应，使异常起源的冠状动脉扭曲度增加、血管腔受挤压而产生功能性狭窄甚至扭结、闭塞，导致供血区域心肌严重缺血，血氧供需严重失衡，临床上即表现出心绞痛、心律失常、晕厥乃至心源性猝死等。Eckart等对25年中军队猝死病例尸检的回顾性分析时发现，21例冠状动脉畸形导致猝死的病例均由于畸形冠状动脉走行于主动脉、肺动脉间，多数患者发病前完全没有症状，并且用普通检查手段体检也难以发现。Cheezum等报道，冠状动脉在主动脉与肺动脉间走行的AAOCA患者中左冠状动脉异常起源于右冠状动脉窦的心源性猝死发生率明显高于右冠状动脉异常起源于左冠状动脉窦者。苏文军等报告64例AAOCA的临床资料，其中青少年组8例患者均在运动后出现严重症状，如心绞痛、晕厥，甚至猝死。此8例患者均为左冠状动脉异常起源于右冠状动脉窦，冠状动脉左主干走行于主动脉与肺动脉之间，起始段明显受压变细，部分左主干血管在主动脉壁内走行。故此类左冠状动脉异常起源于右冠状动脉窦患者一经确诊，无论有无临床症状，均应尽早行手术治疗。

八、冠状动脉瘤

冠状动脉瘤（coronary artery aneurysm，CAA）也称为冠状动脉扩张（coronary artery ectasia，CAE），是由各种原因引起的冠状动脉局部或弥漫性扩张，其直径超过附近正常血管的1.5倍。在冠状动脉造影中的检出率为1%~5%（也有资料为0.3%~5.3%）。其中亚洲、南欧发病率比北欧高，男性的发病率比女性高（蒋秋琼，2017）。随着冠状动脉造影和介入治疗的广泛开展，近年来CAA诊断率逐渐提高。CAA可以发生于冠状动脉的任何部位，既可局限分布于单支血管，又可弥漫分布于多支血管，但以单支血管瘤样扩张为主。血管近中段部位的发生率高于远段。右冠状动脉近段、中段是最常见部位，其次为前室间支及旋支近段，左主干发生率最低，但出现于后者的瘤体最大，也最危险。CAA形态上主要表现为瘤样、橄榄形、纺锤形、串珠样，常伴血管狭窄、迂曲、钙化。冠状动脉粥样硬化是CAA的首要病因，其次是川崎病、多发性大动脉炎等。Markis等根据冠状动脉受累范围将冠状动脉瘤分为4型，Ⅰ型：2~3支冠状动脉弥漫性扩张；Ⅱ型：一支冠状动脉弥漫性扩张，其他血管局限性扩张；Ⅲ型：仅有一支冠状动脉弥漫性扩张；Ⅳ型：仅有冠状动脉局限/阶段性病变。右冠近段、中段是CAE最常受累的部位，其次是前降支近段、旋支。75%患者仅有一支血管受累。

患者临床表现为无症状、非特异性胸闷、心绞痛、急性心肌梗死、猝死等（Alfonso et al., 2009；Joo et al., 2018；Terasawa et al., 2013）。CAA破裂时可导致心脏压塞、急性心力衰竭，甚至死亡（Joo et al., 2018；Terasawa et al., 2013）。CAA的病理学基础是冠状动脉中层结构和功能减弱，其中冠状动脉粥样硬化是常见的原因（Inoue et al., 2009）。

九、冠状动脉扭曲

冠状动脉扭曲即为冠状动脉三支主干血管存在明显且数目较多的弯曲。大体解剖和冠状动脉造影为冠状动脉扭曲的主要检测手段，其检测结果依赖于冠状动脉主干弯曲的程度和数目，目前尚无统一的标准。心脏收缩期时冠状动脉血管扭曲较舒张期明显，甚至可表现为舒张期时血管无扭曲而收缩期时血管明显扭曲，故评价冠状动脉扭曲应以舒张期为标准。Turgut等将冠状动脉扭曲定义为至少一支冠状动脉主支血管有3处或超过3处弯曲（沿主血管方向扭曲≥45°）。Zegers等认为在心室舒张期两支或两支以上的冠状动脉存在3个或3个以上的弯曲率≤120°的弯曲即为冠状动脉扭曲。袁斌等认为冠状动脉扭曲为冠状动脉血管有2个或2个以上≥75°的弯曲，至少一个弯曲≥90°。

冠状动脉扭曲的发生率从17.7%~40.3%不等，其中重度扭曲的检出率达12.4%。性别、年龄、心大小等均与冠状动脉扭曲有关。女性发生率高于男性，随年龄的增长，冠状动脉扭曲发生率逐渐上升。心脏容积高的患者扭曲发生率高于低容积者。冠状动脉扭曲可能会影响冠状动脉血流灌注，导致心肌缺血，从而产生心绞痛的症状，影响冠状动脉粥样硬化的进展，增加冠状动脉介入治疗术的难度，对患者预后的影响尚不明确。

十、冠状动脉钙化

冠状动脉钙化（coronary artery calcification，CAC）是指冠状动脉血管壁上出现钙过量沉积的现象，是影响临床预后的主要原因之一。CAC是一个复杂的、有机的、可调控的和主动的发生过程，为动脉粥样硬化的特征性病理改变形式之一（叶斐，2017）。钙化冠状动脉与不良心血管事件之间有很强的相关性（Ertelt et al.，2013）。CAC与冠状动脉疾病（coronary artery disease，CAD）的程度紧密相关，CAC出现在动脉粥样硬化的晚期，不论有无其他危险因素或症状，CAC都标志着CAD的存在，也预示着未来心血管事件的发生。冠状动脉钙化降低血管的顺应性，钙化病灶较硬，对钙化病变行经皮冠脉介入术（percutaneous coronary intervention，PCI）时常导致输送球囊或支架困难（Ehara et al.，2009），植入支架时扩张不充分，导致支架分布不均匀、对称性较差，是支架内狭窄和支架内血栓的原因之一（Rein et al.，2011）。

冠状动脉钙化的确切机制至今仍不十分清楚。以往认为CAC是随着年龄增长出现的一种退行性病变，但最新研究表明，钙化与动脉粥样硬化密切相关，是一个高度动态和严格调控的过程，涉及细胞迁移、凋亡、骨形成和内膜钙化（Andrews et al.，2018）。有研究表明动脉粥样硬化斑块的发展是钙化的先决条件（Hsu et al.，2002）。冠状动脉钙化与骨组织矿化过程相似，是一个主动的病理过程，而骨形态发生蛋白-2（bone morphogenetic protein，BMP-2）、骨钙素（osteocalcin，OCN）等骨相关蛋白参与钙化的调控，骨相关蛋白在血管局部的表达及相互之间表达的失调，在血管钙化的发生、发展中起重要的调节作用（Liberman et al.，2013）。表达成骨细胞表型的内皮祖细胞（endothelial progenitor cells with osteoblastic phenotype，EPC-OCN）在动脉粥样硬化伴内皮功能障碍的患者和多支血管病变的冠心病患者中的数量和比例均显著高于内皮功能正常、非冠心病的人（Gossl et al.，2008），提示此类患者血管损伤后可能激活成骨基因导致血管钙化。

冠状动脉钙化过程也被认为是一种免疫反应过程。一方面可看作是对强烈的炎症和免疫活动的愈合反应，另一方面能刺激巨噬细胞浸润。氧化型低密度脂蛋白

（oxidized low density lipoprotein，ox-LDL）对斑块中巨噬细胞有毒性，ox-LDL通过凋亡机制使巨噬细胞形成坏死核心，释放凋亡小体（直径50~5000 nm）和基质小泡（matrix vesicle，MV，直径30~300 nm）用作钙复合物的成核位点，积累钙和磷酸盐离子形成晶体，再从MV进入间质空间形成结构基质骨骼启动主动钙化（Massimo et al.，2018）。之后，骨形态发生蛋白（bone morphogenetic protein，BMP）与γ-羧基谷氨酸蛋白（γ-carboxyglutamic acid protein，MGP）之间的失衡可以促进矿化过程，后期若炎症持续存在，会出现巨噬细胞浸润和钙化修复的循环往复。

动脉粥样硬化与钙化存在相关性。1961年Blankenhorn等发现，冠状动脉钙化仅仅发生于动脉粥样硬化处。后来的一些研究也支持了这一观点。对不同年龄的研究显示，动脉粥样硬化与钙化密切相关。动脉粥样硬化斑块在20~29岁人群中的发生率为50%，在30~39岁人群中的发生率则提高到80%。钙化在40~49岁人群中的发生率为50%，在60~69岁人群中的发生率为80%，而显著性狭窄在60~69岁人群中的发生率仅为30%。对于年龄在30~39岁有症状的冠心病患者，钙化的发生率为72%，狭窄的发生率为60%。

动脉粥样硬化的钙化可出现于二十多岁的年轻人，但钙沉积在较年长人群中更为多见且程度更重。动物和临床研究证明，动脉粥样硬化与钙化虽有关联，但两者的病变过程截然不同。Clair等观察到，在动脉粥样硬化病变退化过程中的动脉壁上显示有钙化成分的增加。Young等发现更多的钙化发生于前室间支的近段部分，远段部分相对较少见，这与动脉粥样硬化病变的分布情况显然不同。

血管钙化不仅仅只发生在冠状动脉，它分布广泛，影响了约60%的60岁以上人群和80%的80岁以上人群。就全身血管而言，血管钙化主要有以下4种来源：①巨噬细胞和血管平滑肌细胞死亡释放的凋亡小体及坏死碎片为钙盐沉积提供羟基磷灰石晶体核；②骨重塑释放循环成核复合物或血管平滑肌细胞／巨噬细胞释放富含钙结合蛋白和碱性磷酸酶的基质小泡，是无定型磷酸钙结晶成核的起始位点；③当活性碱性磷酸酶调控的磷酸盐浓度达到足够成核浓度时，基质小泡内矿物质形成并沉积于成骨胶原纤维之中；④降低循环及组织来源的钙化抑制子的结构性表达可增加羟基磷灰石沉积，诱导血管平滑肌细胞分化为成骨样细胞可诱导骨形成。

根据钙化灶直径的大小，血管钙化可分为极微钙化（0.5 μm≤直径＜15 μm）、斑点状钙化（直径≤2 mm）、碎片状钙化（2 mm＜直径＜5 mm）和弥漫性钙化（连续钙片段≥5 mm）。一般情况下，微钙化或点灶状钙化泛指极微钙化和斑点状钙化，大钙化则泛指碎片状钙化和弥漫性钙化。微钙化同不稳定斑块相关，而大钙化与稳定斑块相关。在冠心病猝死病例中，70%的斑块急性破裂仅有斑点状钙化，50%的易损斑块未测到钙化或仅有斑点状钙化。

第八节　相关解剖与临床要点

一、冠状动脉粥样硬化性心脏病

冠状动脉粥样硬化性心脏病（coronary atherosclerotic heart disease），常简称"冠心病"（coronary heart disease，CHD），有时也被称为缺血性心脏病（ischemic heart disease），是冠状动脉血管发生动脉粥样硬化病变而引起血管腔狭窄或阻塞，造成心肌缺血、缺氧或坏死而导致的心脏病。由于冠状动脉的完全阻塞常为血栓形成所致，近年又被称为冠状动脉粥样硬化血栓性心脏病（coronary atherothrombotic heart disease）。粥样硬化可累及冠状动脉中的一支、两支或三支，四支同时受累少见。其中以前室间支受累最为多见，然后依次为右冠状动脉、旋支和左冠状动脉主干。病变在血管近端较远端重，主支病变较边缘分支重。粥样斑块多分布在血管分支的开口处，且常偏于血管的一侧，在横切面上斑块呈新月形。

动脉粥样硬化的病理变化依次为出现脂质点和条纹、粥样斑块和纤维粥样斑块、复合病变3类变化。根据斑块引起管腔狭窄的程度可将动脉粥样硬化分为四级：Ⅰ级，管腔狭窄在25%以下；Ⅱ级，管腔狭窄在26%～50%；Ⅲ级，管腔狭窄在51%～75%；Ⅳ级，管腔狭窄在76%以上。当血管腔狭窄<50%，心肌的血供未受到影响，患者无症状，各种心脏负荷试验也无心肌缺血的表现。当冠状动脉管腔狭窄在50%~75%及以上，安静时尚能代偿，而运动、心动过速、情绪激动造成心肌需氧量增加时，可导致短暂的心肌供氧和需氧间的不平衡，称为"需氧性心肌缺血"（demand ischemia），这是引起大多数慢性稳定型心绞痛发作的机制。另一些情况下，由于粥样硬化斑块的破裂或出血、血小板聚集或血栓形成、粥样硬化的冠状动脉（亦可无粥样硬化病变）发生痉挛致冠状动脉内张力增高，均可使心肌氧供应减少，清除代谢产物也发生障碍，称为"供氧性心肌缺血"（supply ischemia），这是引起大多数心肌梗死和不稳定型心绞痛发生的原因。但在许多情况下，心肌缺血是需氧量增加和供氧量减少两者共同作用的结果。心肌缺血后，氧化代谢受抑，致使高能磷酸化合物储备降低，细胞功能随之发生改变。短暂的反复缺血发作可对随后的缺血发作产生抗缺血的保护作用以减少心肌坏死范围或延缓细胞死亡，称为"心

肌预适应"（myocardial preconditioning）。而短暂的重度缺血后，虽然心肌的血流灌注和氧耗量已恢复，但仍可发生持久的心肌功能异常伴收缩功能恢复延缓（数日至数周），称为"心肌顿抑"（myocardial stunning）。心肌长期慢性缺血，心肌功能下调以减少能量消耗，维持心肌供氧、需氧之间新的平衡，使心肌存活不发生心肌坏死；当心肌血流恢复后，心肌功能可延迟（数日或数月）完全恢复正常，此现象称为"心肌冬眠"（myocardial hibernation），也是心肌的自身保护机制。持续而严重的心肌缺血则可导致不可逆的细胞损伤和心肌坏死。

本病多发生于40岁以上成人，男性发病早于女性，经济发达国家发病率较高；近年来发病呈年轻化趋势。由于病理解剖和病理生理变化的不同，冠心病有不同的临床表型。1979年世界卫生组织曾将之分为五型：①隐匿型或无症状型冠心病；②心绞痛；③心肌梗死；④缺血性心肌病；⑤猝死。近年趋向于根据发病特点和治疗原则不同将冠心病分为两大类：①慢性冠脉疾病（chronic coronary artery disease，CAD），也称慢性心肌缺血综合征（chronic ischemic syndrome，CIS）；②急性冠脉综合征（acute coronary syndrome，ACS）。前者包括稳定型心绞痛、缺血性心肌病和隐匿型冠心病等；后者包括不稳定型心绞痛（unstable angina，UA）、非ST段抬高心肌梗死（non-ST segment elevation myocardial infarction，NSTEMI）和ST段抬高心肌梗死（ST segment elevation myocardial infarction，STEMI），也有将冠心病猝死包括在内。

部分患者可无临床症状，有症状者主要表现为胸闷、胸痛、心悸、呼吸困难等。可伴有出汗、恶心、呕吐等症状，病情严重者可出现心力衰竭、低血压或休克等表现。部分患者可出现心室壁瘤、心脏破裂、栓塞性疾病等并发症。治疗原则在于预防新的动脉粥样硬化的发生、发展和治疗已存在的动脉粥样硬化病变。治疗措施包括抗缺血治疗、抗血栓治疗和根据危险度分层进行有创治疗。冠心病因不稳定型心绞痛或急性心肌梗死住院治疗时，一般需要5~14 d，出院后应长期口服药物治疗。

二、冠状动脉旁路移植术的解剖学基础

又称冠状动脉搭桥术，是应用血管桥接移植手段来改善冠状动脉狭窄远端心肌的缺血。血管桥的选择是保证手术成功和远期效果的重要条件，应用最多的血管桥是大隐静脉和胸廓内动脉，假如这两种血管桥不够时，还可采用胃网膜右动脉、桡动脉和腹壁上动脉等。血管桥选择的条件是：①有足够到达靶血管的长度；②内径2~3 mm，和靶血管直径要相近，即1∶1到2∶1；③管壁有一定厚度。根据血管桥的来源，可分为主动脉冠状动脉旁路移植术、胸廓内动脉冠状动脉旁路移植术和胃网

膜右动脉冠状动脉旁路移植术。

（一）主动脉冠状动脉旁路移植术

　　游离出一段大隐静脉，其一端与狭窄的冠状动脉远端吻合，另一端与升主动脉吻合。使升主动脉血液通过血管桥到达缺血的心肌。移植大隐静脉的支数根据主要冠状动脉闭塞的支数而定。主动脉冠状动脉旁路移植术是目前应用最广泛的手术方式。当升主动脉壁严重钙化时可利用两侧的胸廓内动脉移植或用大隐静脉桥近端与胸廓内动脉桥做端侧吻合（图9-21）。采用大隐静脉桥的优点是口径大、长度足、管壁坚韧，易于缝合。缺点是远期闭塞率明显高于胸廓内动脉血管桥。采用大隐静脉桥术后5年发生内膜不同程度增生达10%～45%。

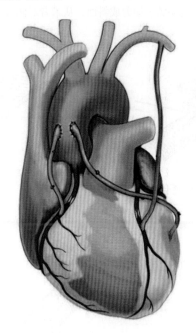

图 9-21　冠状动脉旁路移植术示意图

（二）胸廓内动脉冠状动脉旁路移植术

　　胸廓内动脉内径为2~3 mm，与冠状动脉内径近似，其远端与冠状动脉病变远端做端侧吻合，可形成良好的旁路通道。将胸廓内血管的全长连同部分胸壁内筋膜从肋软骨面上分离出来，形成一条血管蒂。带蒂的胸廓内动脉能根据生理需要调节血流量，发生粥样硬化的概率小，因而远期通畅率高。手术分为胸廓内动脉血管桥的准备（即左胸廓内动脉远侧端的游离）和胸廓内动脉和前室间支吻合。这一手术的适用范围窄，一般多用于左胸廓内动脉与前室间支的吻合（图9-22）。用作前室间支

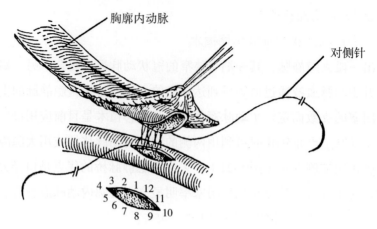

A. 把胸廓内动脉末端剪成斜面，从术者对侧缘中部缝起

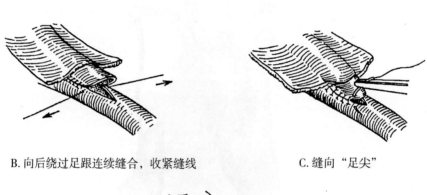

B. 向后绕过足跟连续缝合，收紧缝线　　　　　　C. 缝向"足尖"

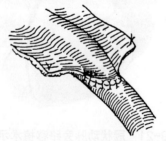

D. 绕过"足尖"也缝至对侧中部，于此收针、打结。
视冠状动脉支大小，可缝8~12针

图 9-22　胸廓内动脉前室间支吻合方法示意图（凌凤东，2005）

以外的冠状动脉血管桥时，因胸廓内动脉远端吻合口小，远期通畅率不如用前室间支吻合者高。尚无足够证据证明用双侧胸廓内动脉做双血管桥的患者长期存活率更高。

（三）胃网膜右动脉冠状动脉旁路移植术

胃网膜右动脉冠状动脉旁路移植术分为两步。①游离胃网膜右动脉：将胸部正中切口向腹白线延长5~6 cm，进入腹腔，显露胃大弯，在胃大弯中部找出胃网膜右动脉，贴近胃壁逐一分离结扎至胃的分支，远端游离至足够长度，一般经胃后方（亦可从十二指肠前方）从小网膜少血管区切口，经肝左叶前方在邻近右房室沟的膈肌顶部开口约2 cm进入心包腔。②胃网膜右动脉与冠状动脉吻合：将进入心包腔的胃网膜右动脉与冠状动脉后室间支或旋支做端侧吻合。

胃网膜动脉冠状动脉旁路移植术存在的问题是：①胃网膜右动脉转向后虽有足够的长度进入胸腔与心的冠状动脉吻合，但内径仅1.5~2.0 mm，且从腹腔到胸腔行程较长，血流量可能受到一定影响；②手术时间长，晚期通畅率尚有待进一步观察；③腹主动脉或腹腔动脉有无粥样硬化病变不易判定；④血管桥根部在腹腔，日后如进行腹腔手术可能损伤血管桥；⑤处理胃网膜右动脉血管蒂中的血肿困难，止血时可能伤及血管桥。

（新乡医学院　郭志坤）

参考文献

［1］蒋秋琼，宋卫华.冠状动脉扩张性病变的研究进展［J］.中国分子心脏病学杂志，2017，17（2）：2059-2063.

［2］凌凤东，林奇，赵根然.心脏解剖与临床［M］.北京：北京大学医学出版社，2005.

［3］刘彦铭，梁旭，姚锦秋，等.心第3冠状动脉的解剖学［J］.解剖学杂志，2017，40（3）：296-298.

［4］蒙延海，王水云，张燕搏，等.肥厚型梗阻性心肌病合并心肌桥的外科治疗策略和临床结果［J］.中国心血管病研究，2019，17（1）：35-39.

［5］苏文君，杨克明，吕小东，等.冠状动脉异常起源于对侧冠状动脉窦的临床治疗经验［J］.中国分子心脏病学杂志，2018，18（3）：2475-2478.

［6］王海杰，谭玉珍.实用心脏解剖学［M］.上海：复旦大学出版社，2007.

［7］吴彩凤，徐日新，王大新.微循环阻力指数在STEMI患者中的临床应用及进展［J］.心血管病学进展，2018，39（6）：344-347.

［8］叶佳琦，鲁翔.探讨心肌桥与冠心病的相关性［J］.临床心血管病杂志，2020，36（11）：1057-1060.

［9］叶斐，严金川，徐绥宁，等.血管钙化研究的新进展［J］.中华心血管病杂志，

2017，45（2）：170-173.

［10］张刚，成官迅，刘婷，等.冠状动脉正常解剖及变异的双源CT研究［J］.中国临床解剖学杂志，2010，28（3）：290-293.

［11］杨月鲜，赵根然，高利亚，等.人心房间隔的动脉及其吻合［J］.西安医科大学学报（医学版），1986（1）：15-18，104-105，113-114.

［12］孔祥云，赵根然，杨月鲜，等.人心室中隔动脉［J］.西安医科大学学报（医学版），1988（2）：105-108，194.

［13］张述良，张爱元，张孔源，等.冠状动脉慢血流与冠状动脉管腔特征的相关性研究［J］.中国循环杂志，2015，30（12）：1157-1160.

［14］王汉琴，孙万群，陈家强，等.人冠状动脉壁组织结构增龄性变化的研究［J］.解剖学杂志，2001（2）：148-152.

［15］AIKAWA M，SIVAM P N，KURO-O M，et al. Human smooth muscle myosin heavy chainisoforms as molccular markers for vascular development and artheroclerosis［J］. Circ Res，1993，73（6）：1000-1012.

［16］ALFONSO F，PEREZ- VIZCAYNO M J，RUIZ M，et al. Coronary aneurysms after drug-eluting stent implantation：clinical，angiographic，and intravascular ultrasound findings［J］. J Am Coll Cardiol，2009，53（22）：2053-2060.

［17］ANDREWS J，PSALTIS P J，BARTOLO B A D，et al. Coronary arterial calcification：A review of mechanisms，promoters and imaging［J］. Trends Cardiovasc Med，2018，28（8）：491-501.

［18］BENAVIDES M，VINARDELL J M，ARENAS I，et al. Stress cardiomyopathy in a patient with hypertrophic cardiomyopathy and myocardial bridging［J］. BMJ Case Rep，2017，2017：111-123.

［19］BERRY C，BALACHANDRAM K P，LALLIER P L，et al. Importance of collateral circulation in coronary heart disease［J］. Eur Heart J，2007，28（3）：278-291.

［20］BOTTA D M JR，ELEFTERIADES J A. Why are the intramyocardial portions of the coronary arteries spared from arteriosclerosis? Clinical implications［J］. Int J Angiol，2009，18（2）：59-61.

［21］BUNTON R，JONAS R A，LANG P，et al. Anomalous origin of left coronary artery from pulmonary artery. Ligation versus establishment of a two coronary artery system［J］. J Thorac Cardiovasc Surg，1987，93（1）：103-108.

［22］CHERIAN K M，BHARATI S，RAO S G. Surgical correction of anomalous origin of the left coronary artery from the pulmonary artery［J］. Card Surg，1994，9（4）：386-391.

［23］COATES J R，TIMMIS H H，SCOTT III L P. Anomalous left coronary artery，transitional stage［J］. Am J Cardiol，1966，17（2）：286-290.

［24］COWLES R A，BERDON W E. Bland-White-Garland syndrome of anomalous left coronary artery arising from the pulmonary artery（ALCA-PA）：a historical review ［J］. Pediatr Radiol，2007，37（9）：890-895.

［25］DESMET W，VANHAECKE J，VROLIX M，et al. Isolated single coronary artery：a review of 50，000 consecutive coronary angiographies［J］. Eur Heart J，1992，13（2）：1637-1640.

［26］DIEX-DELHOYO F，GUTIERREZ-LBANES E，LOUGHLIN G，et al. Coronary physiology assessment in the atheterization laboratory［J］. World J Carliol，2015，7（9）：525-538.

［27］DUYGU H，ZOGHI M，NALBANTGIL S，et al. Myocardial bridge： a bridge to atherosclerosis［J］. Anadolu Kardiyol Derg，2007，7（1）：12-16.

［28］ERTEH K，GENEREUX P，MINTZ G S，et al. Impact of the severity of coronary artery calcification on clinical events in patients under going coronary artery bypass grafting（from the Acute Catheterization and Urgent Intervention Triage Strategy Trial）［J］. Am J Cardiol，2013，112（11）：1730-1737.

［29］EHARA M，TERASHIMA M，KAWAI，et al. Impact of multislice computed tomography to estimate difficulty in wire crossing in percutaneous coronary intervention for chronic total occlusion［J］. J Invasive Cardiol，2009，21（11）：575-582.

［30］FEARON W F，BALSAM L B，FAROUQUE H M O，et al. Novel index for invasively assessing the coronary microcirculation［J］. Circulation，2003，107（25）：3129-3132.

［31］FERREIRA A G，TROTTER S E，KONING B，et al. Myocardial bridges morphological and functional aspects［J］. Br Heart J，1991，65（5）：364-367.

［32］GOSSL M，MODDER U I，ATKINSON E J，et al. Osteocalcin expression by circulating endothelial progenitor cells in patients with coronary atherosclerosis［J］. J Am Coil Cardiol，2008，52（16）：1314-1325.

［33］HAKIMZADEH N，PIEK J J. The coronary collateral circulation revisited［J］. Neth

Heart J，2013，21（3）：144–145.

［34］HERRMANN J，KASKI J C，LERMAN A. Coronary microvascular dysfunction in the clinical setting；from mystery to reality［J］. Eur Heart J，2012，33：2771–2781.

［35］HSU H H T，CAMACHO N C，TAWFIK O，et al. Induction of calcification in rabbit aortas by high cholesterol diets：roles of calcifiable vesicles in dystrophic calcification ［J］. Atherosclerosia，2002，161（1）：85–94.

［36］INOUE H，UENO M，YAMAMOTO H，et al. Surgical treatment of coronary artery aneurysm with coronary artery fistula［J］. Ann Thorac Cardiacvasc Surg，2009，15 （3）：198–202.

［37］JAFFE R，DICK A，STRAUSS B H. Prevention and treatment of microvascular obstruction–related myocardial injury and coronary no–reflow following percutaneous coronary intervention；a systematic approach［J］. JACC Cardiovase Interv，2010，3（7）：695–704.

［38］JANIK M，CHAPPELL C H，GREEN T F，et al. Two coincident coronary anomalies：Absent left main coronary artery and origin of the right coronary artery from the middle left anterior descending artery［J］. Images Cardicvasc Med，2009，36（2）：180–181.

［39］JOO H J，WOONG YU C，CHOI R，et al. Clinical outcomes of patients with coronary artery aneurysm after the first generation drug–eluting stent implantation［J］. Catheter Cardiovasc Interv，2018，92（3）：E235–E245.

［40］KIDAWA M，PERUGA J Z，FORY J，et al. Acute coronary syndrome or steal phenomenon–a case of right coronary to right ventricle fistula［J］. Kardiol Pol，2009，67（3）：287–290.

［41］KOBAYASHI Y，FEARON W F. Invasive coronary microcirculation assessment–curent status of index of microcirculatory resistance［J］. Cire J，2014，78（5）：1021–1028.

［42］KOERSELMAN J，VAN DER GREAF Y，DE JAEGERE P P，et al. Coronary collaterals：an important and underexposed aspect of coronary artery disease［J］. Circulation，2003，107（19）：2507–2511.

［43］KREUTZER C，SCHLICHTER A J，ROMAN M I，et al. Emergency ligation of anomalous left coronary artery arising from the pulmonary artery［J］. Ann Thorac Surg，2000，69（5）：1591–1592.

［44］LIBERMAN M, PESARO A E, CARMO, L S, et al. Vascular calcification: pathophysiology and clinical implications［J］. Einstein（Sao Paulo）, 2013, 11（3）: 376-382.

［45］MASSIMO B, SAIDA M, KAREN L, et al. Matrix vesicles from chondrocytes and osteoblasts: Their biogenesis, properties, functions and biomimetic models［J］. Biochim Biophys Acta Gen Subj, 2018, 1862（3）: 532-546.

［46］MIYAZAKI M, KATO M. third coronary artery: Its development and function［J］. Acta Cardiol, 1988, 43（4）: 449-457.

［47］MOHLENKAMP S, HORT W, GEL J, et al. Update on myocardial bridging［J］. Circulation, 2002, 106（20）: 2616-2622.

［48］NISHIKII-TACHIBANA M, PARGAONKAR V S, SCHNITTGER I, et al. Myocardial bridging is associated with exercise-induced ventricular arrhythmia and increases in QT dispersion［J］. Ann Noninvasive Electrocardiol, 2018, 23（2）: e12492.

［49］JACQUES NOBLE M D, MARTIAL G, BOURASSA M D, et al. Myocardial bridging and milking effect of the left anterior descending coronary artery: normal variant or obstruction［J］. Am J Cardiol, 1976, 37（7）: 993-999.

［50］OLABU B O, SAIDI H S, HASSANALI J, et al. Prevalance and distribution of the third coronary in Kenyans［J］. Int J Morphol, 2007, 25（4）: 851-854.

［51］OVCINA F, SUSKO I, HASANOVIC A. Intramural blood vessels in the AV segment of the human heart conduction system［J］. Med Arth, 2002, 56（5）: 251-253.

［52］REIN P, VONBANK A, SAELY C H, et al. Relation of albuminuria to angiographically determined coronary arterial narrowing in patients with and without type 2 diabetes mellitus and stable or suspected coronary artery disease［J］. Am J Cardiol, 2011, 107（8）: 1144-1148.

［53］SCHWARZ E R, KLUES H G, VOM DAHL J, et al. Functional, angiographic and intracoronary Doppler flow characteristics in symptomatic pateins with myocardial bridging: effect of short-term intravenous beta-blocker medication［J］. J Am Coll Cardiol, 1996, 27（7）: 1637-1645.

［54］SZMIGIELSKA A, ROSZKOWSKA-BLAIM M, GOTABEK-DYLEWSKA M, et al. Bland-White-Garland syndrome-a rare and serious cause of failure to thrive［J］. Am I Case Rep, 2013, 14（5）: 370-372.

［55］TERASAWA A, YOKOI T, KONDO K. Stent-assisted coil embolization of coronary artery aneurysm［J］. Invasive Cardiol, 2013, 25（8）: E175-177.

［56］TIAN X, HU T, ZHANG H, et al. De novo formation of a distinct coronary vascular population in neonatal heart［J］. Science, 2014, 345（6192）: 90-94.

［57］TRIVELLATO M, ANGELINI P, LEACHMAN R D. Variations in coronary artery anatomy: Normal versus abmormal［J］. Cardiaovasc Dis, 1980, 7（4）: 357-370.

［58］WILLIAMS I A, GERSONY W M, HELLENBRAND W E. Anomalous right coronary artery arising from the pulmonary artery: a report of 7 cases and a review of the literature［J］. Am Heart J, 2006, 152（5）: 1004e9- e17.

［59］ZAFRIR B, ZAFRI N, GAL T B, et al. Correlation between ST elevation and Q waves on the predischarge electrocardiogram the extent and location of MIBI perfusion defects in antrior myocardlal infarction［J］. Ann Noninvasive Electrocardiol, 2004, 3（2）: 101-112.

［60］ZHAO D H, FAN Q, NING J X, et al. Myocardial bridge-related coronary heart disease: Independent influencing factors and their predicting value［J］. World J Clin Cases, 2019, 7（15）: 1986-1995.

［61］MARCHIONNI N, CHECHI T, FALAI M, et al. Myocardial stunning associated with a myocardial bridge［J］. Int J Cardiol, 2002, 82（1）: 65-67.

［62］KANTARCI M, GUNDOGDU F, DOGANAY S, et al. Arterial bending angle and wall morphology correlate with slow coronary flow: Determination with multidetector CT coronary angiography［J］. Eur J Radiol, 2011, 77（1）: 111-117.

［63］NIE S P, WANG X, GENG L L, et al. Anatomic properties of coronary arteries are correlated to the corrected thrombolysis in myocardial infarction frame count in the coronary slow flow phenomenon［J］. Coron Artery Dis, 2012, 23（3）: 174-180.

［64］GAZETOPOULOS N, LOANNIDIS P J, KARYDIS C, et al. Short left coronary artery trunk as a risk factor in the development of coronary atherosclerosis. Pathological study［J］. Br Heart J, 1976, 38（11）: 1160-1165.

［65］QIAN J Y, ZHANG F, DONG M, et al. Prevalence and characteristics of myocardial bridging in coronary angiogram-data from consecutive 5525 patients［J］. Chin Med J, 2009, 122（6）: 632-635.

［66］SINGH S, KAPOOR A. Schwarz Type C Myocardial Bridge Unraveled Post-Thrombus Aspiration in a Patient with Hypertrophic Cardiomyopathy［J］. Heart Views, 2015, 16（4）: 144-150.

第十章

心的静脉

心静脉（vein of heart）系统可分为两组，较大的心静脉及其属支（大系统）和较小的心静脉及其属支（小系统）。大系统可分为两个亚组：冠状窦属支和非冠状窦属支。冠状窦是大系统心静脉的主要组成部分，收纳了自心肌回流的大部分静脉血，沿心后方的左房室沟走行，引流入右心房。其长度为15~50 mm，内径为（9.66±1.87）mm（刘增波 等，2006）。冠状窦口处通常存在冠状窦瓣（Thebesian瓣），约30.7%的人群的Thebesian瓣较大，可覆盖冠状窦口的大部分甚至全部。小系统主要由心最小静脉（特贝西乌斯静脉）引流心内膜下及心肌窦状隙血液直接回流入右心房或右心室。

心的静脉血大部分（约60%）由冠状窦汇入右心房，一小部分直接注入右心房，极小一部分直接流入左、右心房和左、右心室。心壁本身回流的静脉血约70%借冠状窦回流至右心房。从前向后，从左至右，冠状窦的主要属支有：心大静脉（great cardiac vein）、心中静脉（middle cardiac vein）、心小静脉（small cardiac vein）（图10-1，图10-2）。

心的静脉命名尚不一致。在不少教科书里，不把心脏静脉称为冠状静脉，因为静脉的主干较多，不完全走行于冠状沟内，故多不与冠状动脉同名。但也有冠状静脉之称。

第一节 冠状窦及其属支

一、冠状窦

冠状窦（coronary sinus）位于心膈面，左心房与左心室之间的冠状沟内，从左房斜静脉注入处至注入右心房的冠状窦口之间，长4~5 cm，平均长3.23 cm，为心最大的静脉干。从起点至冠状窦口，其口径逐渐变粗，起始处外径0.65 cm，中部外径平均0.84 cm，末端外径0.97 cm。冠状窦起始部较薄，容易损伤，其他部分的窦壁略厚。冠状窦表面由左、右心房来的薄层肌束覆盖，由于这些肌束主要来自右房肌，心房收缩时肌束的收缩能阻止血液流入右心房，心房舒张时可使血液流入右心房，故冠状窦表面的这些肌束有类似瓣膜的作用。

关于冠状窦的起点各家意见不一。陆英（1989）和William等从胚胎发生角度，认为左房斜静脉和心大静脉汇合处为冠状窦的起点；杨文亮（1987）和夏长丽等（1994）把钝缘静脉和心大静脉汇合处作为冠状窦的起始点；Tschabitscher将心大静脉瓣作为冠状窦的起点；曾召明等（2003）和张浩等（2007）把左室后静脉（如为多支，则为其最左侧支）与心大静脉汇合处作为冠状窦的起始部位。对起点的确定不同，直接影响对冠状窦的测量结果。冠状窦的有关测量数据见表10-1。

表 10-1 冠状窦长度、外径、中点外径及末端外径的测量结果

测量指标	测量值（$\bar{x} \pm s$/mm）	变化范围（最小值~最大值）/mm
冠状窦长度	36.21 ± 8.84	9.19~50.56
冠状窦起始外径	6.93 ± 1.99	3.34~11.19
冠状窦中点外径	8.53 ± 2.93	3.85~14.95
冠状窦末端外径	10.37 ± 3.20	5.28~16.50

冠状窦近侧段有右心房肌肉包绕，接近冠状窦口处主要是来自右心房的肌纤维。肌纤维大部分属于普通心房肌，主要与右心房相连，也有纤维向前连于房室

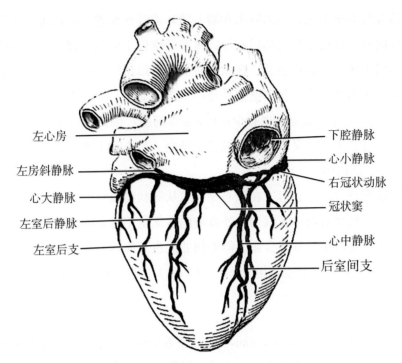

图 10-1　冠状窦及其属支（后面观）

左心房
左房斜静脉
心大静脉
左室后静脉
左室后支

下腔静脉
心小静脉
右冠状动脉
冠状窦
心中静脉
后室间支

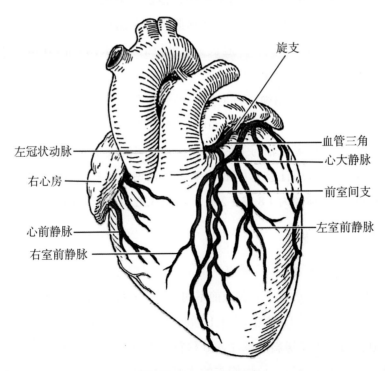

图 10-2　心血管三角

旋支
左冠状动脉
右心房
心前静脉
右室前静脉

血管三角
心大静脉
前室间支
左室前静脉

结；向右后方与界嵴下端分出的纤维和瓣上肌环的纤维相连；冠状窦口下缘的肌束由瓣上肌环向前直接连于房室结后延伸，这些纤维位于冠状窦口与三尖瓣环之间的间隔峡部，属于房室结的慢通道。在此射频消融可以阻断心房扑动和房室结折返性室上性心动过速的环路。冠状窦壁似乎是一些传导通路的连接点或汇聚点。冠状窦壁内的心肌有浦肯野样细胞，也有少量P细胞样细胞。因此冠状窦对心律失常机理的探讨和治疗具有重要意义。另外，冠状窦壁内、后方和上方存在较多的神经节细胞，可参与心功能的调节。

由于冠状窦开口于右心房，在做心导管术从冠状窦取血研究其代谢时要避免右心房血液混入冠状窦血液中，因为各处血液的含氧量不尽相同。避免的办法是将导管尽量深入冠状窦以免吸到混合血。但即便如此也只能得到相对纯的血液，因为静脉间的吻合丰富，吻合口径也较粗大（0.1~0.2 cm），难免相互干扰。

二、冠状窦口

冠状窦口（orifice of coronary sinus）位于下腔静脉口与右房室口之间。在心脏表面的投影相当于房室交界点的上方。它是心导管介入术和心内直视手术的一个重要标志性结构。冠状窦口常有一个半月形瓣膜，但也可呈镰刀形、网形、嵴形或条索形、筛形、袋形，也有无瓣膜者。条索形瓣膜可能会阻挡介入操作时导管的进入，增加插管难度（张浩 等，2007）。冠状窦口纵径平均为1.28 cm（0.74~2.71 cm），横径平均为0.74 cm（0.25~1.15 cm）。

冠状窦口的开口方向有3种：右上方、水平和右下方。冠状窦中轴与上腔静脉中轴夹角分别为40°~83°（14例）；80°~92°（7例）；96°~119°（3例）（作者共观察24例）。冠状窦中轴与上腔静脉中轴之间的夹角对临床心导管介入术有意义，可提高插管逆行灌注技术的成功率。冠状窦口纵径为（17.72±1.86）mm（15.42~22.53 mm），横径为（8.53±2.91）mm（3.92~17.45 mm）。

三、冠状窦的属支

（一）心大静脉（图10-2，图10-3）

多数（82%）心大静脉起于心尖或前室间沟的下1/3，伴前室间支上行，77%的心大静脉位于动脉的浅面，于前室间沟上1/3处斜向左上方，进入冠状沟，绕过心左缘至心后面的冠状沟，于左房斜静脉注入处移行为冠状窦。在冠状沟内，心大静脉沿左冠状动脉旋支的上方走行，位于旋支的浅面或深面，转向心膈面后，延续为冠状

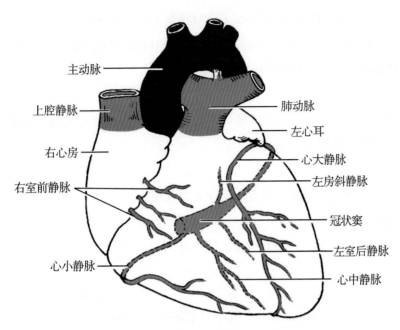

主动脉

上腔静脉

右心房

右室前静脉

心小静脉

肺动脉

左心耳

心大静脉

左房斜静脉

冠状窦

左室后静脉

心中静脉

图 10-3　心静脉模式图（前面观）

窦。在前室间沟内接收约5支左室前静脉，偶尔接收1~2支来自右室前壁的小静脉。在冠状沟内接收1~2条左房前静脉或钝缘静脉。在心大静脉内可有单一的或成对的静脉瓣，心大静脉借左室前静脉、右室前静脉、左房静脉和左缘静脉等属支收容左室前面、右室前面、心左缘、室间隔前部和左房前面的静脉血。有时起搏电极可经心大静脉激动左心室。

由于心大静脉多斜行进入冠状沟，因此在心大静脉、前室间支和旋支之间围成一个三角形的区域，称为心血管三角。其出现率为71%。心血管三角深部的脂肪组织中有对角支，三角上方邻接左心耳，了解这些结构可能有助于开展冠状血管的外科手术。

（二）心中静脉（图10-1，图10-3）

心中静脉起于心尖之前，下行一段再转入后室间沟，在心的膈面位于右冠状动脉的后室间支的浅面，伴后室间支上行，注入冠状窦的末端。心中静脉的外径约3.8 mm。心中静脉的上段刚好位于右冠状动脉的右旋支所形成的"U"形弯曲的表面。心中静脉收纳左心室后面、右心室后面、室间隔后部、心尖部的静脉血。

（三）心小静脉（图10-1，图10-3）

心小静脉起于右室壁，向上沿冠状沟右行，绕心锐缘向左，多位于右冠状动脉的浅面或上方，注入心中静脉（37.5%）或冠状窦末端（56.3%），个别（6.2%）心小静脉可注入右心房。心小静脉收纳右心室侧缘和后面的静脉血。心小静脉的变异较多，55%的标本有一支，45%的标本心小静脉缺如。

（四）左房斜静脉

左房斜静脉起于左上、下肺静脉口附近，斜向下行，以锐角注入冠状窦的起端，收集左房后部的静脉血（图10-1）。

（五）左房后静脉

左房后静脉起于左房后面，垂直向下注入冠状窦。

（六）左室后静脉

左室后静脉起于左室后面，上行注入冠状窦。

四、心前静脉

心前静脉（anterior cardiac vein）起于右室前壁，可有1~4支，口径多为0.1 cm左右，0.3~0.4 cm者少见，向上越过冠状沟直接注入右心房，有些心前静脉与心小静脉存在吻合。

五、心最小静脉

心最小静脉（smallest cardiac vein）又称特贝西乌斯静脉。是位于心壁内的小静脉，直接开口于心房或心室腔，开口直径约1 mm。冠状动脉闭塞时，心最小静脉可成为心肌从心腔获得血液供应的一个途径，对心肌内层具有一定的保护功能。

六、Marshall韧带

Marshall韧带（ligament of marshall，LOM）是胚胎发育期左心房静脉的退化产物，是位于左心房后壁的一束包含神经、血管、纤维束及心房肌束（Marshall束，MB）的心外膜退化皱襞（谢强，2006）。位于左心耳后方，走行于左心耳和肺静脉之间（Hwang et al.，2009）。Marshall韧带近端直接与冠状窦的肌袖相连，随Marshall静脉（vein of Marshall，VOM，又称左房斜静脉）汇入冠状窦；中段向上沿左下肺静脉和左上肺静脉左侧走行；远端终止于左上肺静脉左上方的左心房游离壁（图10-4）。

连续切片证实，人类Marshall束是连接左心房游离壁和冠状窦的心肌桥梁，有人称之为左、右心房的"房下链接"，其内的异位兴奋可以经冠状窦传至左心房和右心房（Corradi et al.，2013）。在左心房游离壁Marshall韧带有许多肌束插入心房壁形

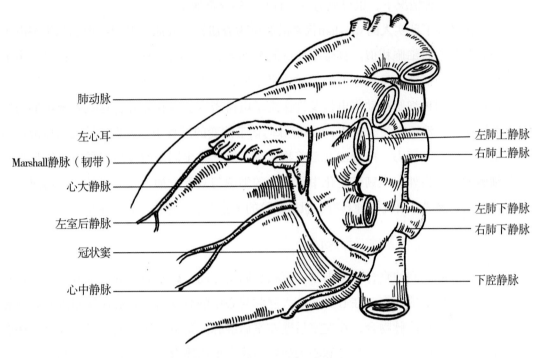

肺动脉

左心耳

Marshall静脉（韧带）

心大静脉

左室后静脉

冠状窦

心中静脉

左肺上静脉
右肺上静脉

左肺下静脉
右肺下静脉

下腔静脉

图 10-4　Marshall 韧带示意图

成连接冠状窦和左心房的肌性组织，冠状窦、Marshall韧带、左房之间的联系再加上有丰富的交感神经支配，这种解剖结构是产生折返和微折返电位，并诱发心房颤动形成的解剖基础（Kim et al.，2000）。Marshall韧带消融可以治疗某些心房颤动及房性心动过速（袁源，2016）。

Marshall静脉是胚胎发育过程中左前主静脉的残存，而在少数人胚胎发育中，左前主静脉未退化，则保留为永存左上腔静脉（persistent left superior vena cava，PLSVC）（Singh et al.，2014）。山羊和家猪心脏的Marshall静脉未闭锁，其远端起源于副半奇静脉，跨过左上肺静脉，走在左心耳后缘，汇入冠状窦左侧，是体静脉与心脏的交通管道。因此，家猪和山羊仍称为Marshall静脉而不是Marshall韧带（申彪 等，2004）。

山羊和家猪心脏的Marshall静脉表面有心肌纤维缠绕，其肌纤维排列成环形、纵形和斜形等不同的形状，尤其是后两种肌纤维一端连于冠状窦的肌袖，另一端止于左心房。山羊的Marshall静脉近冠状窦侧的中膜由心肌构成，是冠状窦中膜细胞的延续，其远端逐渐移行为平滑肌细胞。因此，Marshall静脉也是沟通左、右心房的另一通道，在某种情况下，也可成为左、右心房的异常通道。

显微镜下证实人的Marshall韧带的肌束为心肌样横纹肌，其组织形态和组织电生理表现与心肌细胞相似。韧带心肌细胞分两类，一类为长杆形，长而窄；另一类为短矩形，短而宽，呈典型的矩形或略呈锥形，短矩形细胞数量明显多于长杆形细胞数量。这两种细胞在动作电位及许多离子电流密度上存在差异。这些差异可能与胚胎演变的特殊性有关。在Marshall静脉向韧带演变的过程中，原血管腔内的血流逐步消失，但心脏压力、内分泌及营养物质等不随之发生同步改变可以导致不同形态的细胞发生。另外，在韧带退化中肌束内的细胞与其下方插入左心房处的心房肌细胞可以相互渗透，出现两种具有心肌样横纹的细胞形态（谢强 等，2005）。

七、心脏浅表静脉的吻合

心静脉之间的吻合非常丰富，冠状窦属支之间，以及属支和心前静脉之间均在心表面有广泛的吻合。在心尖部心大静脉与心中静脉吻合。在心左缘附近心大静脉的属支与左缘静脉吻合，在左室后壁左室后静脉与附近静脉之间也形成吻合，在右室前面心前静脉与心小静脉和心大静脉的属支形成吻合。另外，还与大动脉壁的外层静脉网相通。即使心脏较大的静脉完全闭塞，也不引起血液回流障碍。

八、心静脉组织学

成年人心静脉壁的组织学构造与冠状动脉比较，突出特点是壁薄，特别是中层的平滑肌较少，弹力纤维层较薄，外膜层相对较厚。切面呈现扁圆形。显微镜下，心肌细胞之间的微静脉和微动脉不易区别。

第二节　心静脉的变异

心静脉存在较多变异。127例患者行冠状静脉造影发现，心侧静脉或心后侧静脉异常（细小、狭窄、扭曲、缺如）者97例（76.38%），仅30例（23.62%）血管无异常。心侧静脉细小、扭曲和累计血管变异均明显多于心后侧静脉，而心后侧静脉缺如则明显多于心侧静脉（表10-2）。心侧静脉和心后侧静脉同时存在变异者32例（25.20%）。心侧静脉近段发出2级属支者2例，心后侧静脉近段接纳2级属支者6例，冠状窦肌桥者9例（7.09%）。

表 10-2　127 例患者心侧和心后侧静脉变异情况［例（%）］

变异类型	心侧静脉［例（%）］	心后侧静脉［例（%）］	P值
缺如	9（7.09）	19（14.96）	<0.05
细小	52（40.94）	18（14.17）	<0.05
狭窄	6（4.72）	0	>0.05
扭曲	18（14.17）	7（5.51）	<0.05
合计	85（66.93）	44（34.65）	<0.01

心静脉变异存在性别差异（表10-3）：男性靶静脉缺如者比例多于女性（26.00%与7.41%），以心后侧静脉缺如多见。女性靶静脉细小者比例为74.07%，明显高于男性，以心侧静脉细小更多见。女性心后侧静脉扭曲明显高于男性。Blendea等（2007）发现，女性的冠状静脉窦直径及心大静脉、心中静脉和心侧静脉较小，也是第一次提示心的静脉血管直径与性别有关系。王冬梅等发现，男性靶静脉缺如者比例明显高于女性，以心后侧静脉缺如多见。女性靶静脉细小和扭曲比例明显高于男性，以心后侧静脉为主。

表 10-3　心静脉解剖改变与性别的关系［例（%）］

静脉部位与变异类型	男性（n=100）［例（%）］	女性（n=27）［例（%）］	P值
心侧静脉缺如	8（8.00）	1（3.70）	>0.05
心后侧静脉缺如	18（18.00）	1（3.70）	>0.05
靶静脉缺如	26（26.00）	2（7.41）	<0.05
心侧静脉细小	36（36.00）	16（59.26）	<0.05
心后侧静脉细小	14（14.00）	4（14.81）	>0.05
靶静脉细小	50（50.00）	20（74.07）	<0.05
心侧静脉狭窄	6（6.00）	0	>0.05
心侧静脉扭曲	15（15.00）	3（11.11）	>0.05
心后侧静脉扭曲	2（3.00）	5（18.52）	<0.01
心侧和后侧静脉均有变异	24（24.00）	8（29.63）	>0.05
冠状窦肌桥	6（6.00）	3（11.11）	>0.05

冠状静脉解剖改变：以往研究报道，由于血管变异，有心后侧静脉者占78%，有心侧静脉者占96%；心后侧和心侧静脉起源于冠状窦成锐角的分别为29%和23%。此外，心后侧静脉起始角度越陡，意味着血管口径越小；心后侧静脉和心侧静脉弯曲者分别占15%和28%（Blendea，2007；Ortale，2001）。王冬梅等（2010）经冠状静脉造影证实，心侧静脉变异主要表现为细小和扭曲，明显多于心后侧静脉；而心后侧静脉变异主要以缺如为主，静脉狭窄的发生率较低（约5%），主要发生在心侧静脉。

心的静脉系统和特发性室性心律失常有密切关系，在特发性室性早搏中最早激动点起源于心静脉系统中者占9%。可通过对心大静脉远端进行标测和消融治疗，但此手术具有一定的风险性（Mountantonakis et al.，2015）。

第三节　心静脉系统的胚胎学发育

在胚胎的第3周，原始心管形成，并形成3个膨大，从头至尾分别为心球、原始心室和原始心房。在原始心房的尾端形成一个膨大，称原始静脉窦。在胚胎的第8周至第10周，静脉窦右角融入右心房，发育为右心房后壁（光滑部），包括Thebesian瓣；静脉窦左角萎缩变小形成冠状窦和Marshall静脉（左房斜静脉）（Anderson，2006）。原始心房发出的肺静脉发育为左心房的大部分，原始心房最终退化为左、右心耳。

胚胎时期，心静脉仅由内皮细胞构成。胎儿时期，心外膜下的静脉发育成管腔大、壁薄的管道，管壁含有内皮、一些胶原纤维、弹性纤维及平滑肌细胞。但穿心肌的小静脉管壁，仍只保留内皮层，即使成人心肌内的小静脉、微静脉也仅由内皮层构成。

第四节　先天性冠状窦畸形

冠状窦扩张可由先天性畸形分流导致的高血流量所致，也可继发于右心高负荷、心肌病、心力衰竭、心房颤动等（Martini et al.，1966）。冠状窦扩张分为非分流型和分流型两类。分流型冠状窦扩张的意义大于非分流型扩张，部分冠状窦畸形如无顶冠状窦综合征等可产生明显的左向右分流及发绀，需要行心脏外科手术加以矫治（Ootaki et al.，2003；薛清 et al.，2010），除了无顶冠状窦综合征等少数畸形之外，其余多数冠状窦畸形通常不会引起明显的临床症状和病理生理改变，但是在心脏介入治疗或经冠状窦逆行灌注心脏停搏时，了解冠状窦解剖及先天性冠状窦畸形具有重要意义（任书堂，2016）。

一、非分流型冠状窦扩张

非分流型冠状窦扩张是指由于冠状窦接收异常的体静脉回流，增多的血流量会导致其扩张，包括以下几种类型：①永存左上腔静脉汇入冠状窦。PLSVC系胚胎期左前主静脉的残留。PLSVC既可独立存在，也可与其他畸形并存。PLSVC可进一步再分为4类：A型为左上腔静脉引流入冠状窦伴其增粗，窦口扩大；B型为左上腔静脉经冠状窦与左心房交通；C型为左上腔静脉直接开口于左心房顶部；D型为冠状窦缺如，左上腔静脉汇入左肺静脉再入左心房（Ootaki et al.，2003）。PLSVC最常见为通过冠状窦回流入右心房，少数病例也可直接回流入右心房。②部分肝静脉异位引流入冠状窦，这是一种罕见的先天畸形，其解剖学特征为异常的肝静脉上行穿越膈和心包，由心后面汇入冠状静脉窦。由于冠状窦仍与右心房相通，不引起分流性血流动力学改变，但由于回流血液增多而导致其扩张（Border et al.，2011）。③下腔静脉经半奇静脉引流入左上腔静脉，表现为下腔静脉肝段缺如，其肾上段汇入半奇静脉，然后回流入PLSVC，最终汇入冠状窦而导致其扩张（Martini et al.，1966）。

二、分流型冠状窦扩张

分流型冠状窦扩张是指通过异常交通而导致的冠状窦扩张。这类异常交通分为低压性和高压性，前者包括冠状窦-左房交通和肺静脉异位引流入冠状窦，后者通常为冠状动静脉瘘。

冠状窦-左房交通包括直接交通和间接交通两种类型：①直接交通即无顶冠状窦综合征，该畸形系冠状窦顶壁部分或完全缺损，导致冠状窦与左房直接交通，此类畸形罕见（梁继河 等，1996）。②冠状窦-左房的间接交通畸形极少见，表现为一条走行于左房侧壁的异常静脉分别与冠状窦和左房连接（Newer et al.，2002； Martini et al.，1966）。该静脉的出现是由于在胚胎时期，冠状窦口部分梗阻时残留的左房（或肺静脉）与主静脉系统之间的桥接静脉，左房血液通过此静脉分流入冠状窦。

肺静脉异位连接于冠状窦（即心内型肺静脉异位引流）。该畸形亦存在部分型或完全型肺静脉异位引流两种情形（Ho，2014；唐秀杰，2011），但后者更常见，即全部肺静脉汇合为肺静脉共干与冠状窦连接（唐秀杰，2011），由于左向右分流导致冠状窦血流量增加而扩张。

冠状动静脉瘘罕见，左、右冠状动脉或其分支与冠状窦相交通，表现为高压性左向右分流，导致后者扩张。畸形的冠状动脉变长、扭曲，有时会形成动脉瘤。

三、冠状窦缺如

冠状窦缺如表现为冠状窦完全未发育（无冠状窦残迹、无冠状窦右心房开口及房间隔缺损），多支Thebesian静脉分别回流入相关心腔（Fotile，1979；Yolcu et al.，2013）。冠状窦缺如常伴发于其他畸形，如PLSVC连接左心房、房间隔缺损等。

四、冠状窦开口闭锁

该畸形的冠状窦位置正常，但右心房开口处呈盲端（梁继河 等，1996）。若合并PLSVC，则冠状窦的血流经PLSVC、左头臂静脉回流入右心房。该畸形既可单独存在，也可并发于其他先天性心脏病（Newer et al.，2002； Cha et al.，1972）。根据冠状窦的回流途径可分为以下3种：①合并功能性PLSVC。冠状窦血液逆向流经PLSVC，通过左头臂静脉进入右上腔静脉，最终汇入右心房。若术中不慎误伤PLSVC，可导致心的静脉回流阻断，引起心的静脉高压或心肌缺血（Muster，1998）。②冠状窦和左心房完全交通。狭细的PLSVC与冠状窦连接，后者与左心房相互交通，冠状窦血液经交通处分流入左心房。③冠状窦和相关的心房存在多发交通。该畸形不存在PLSVC，冠状窦血液直接回流入心房。

五、冠状窦发育不全

该畸形罕见。由于胚胎期发育障碍，部分心的静脉不能融入冠状窦，而分别通过扩张的Thebesian通道汇入心房腔内（Saremi et al.，2012；Martini et al.，1966）。冠状窦发育不全与冠状窦缺如不相同，后者病变累及冠状窦全部，而前者病变累及冠状窦部分节段或属支。

（新乡医学院　郭志坤）

参考文献

[1]梁继河，刘维永，刘建萍. 无顶冠状静脉窦综合征［J］. 中华外科杂志，

1996，34（9）：546.

［2］任书堂，黄云洲，刘志刚，等.先天性冠状静脉窦畸形研究进展［J］.国际心血管病杂志，2016，43（1）：28-31.

［3］申彪，夏武宪，郭志坤，等.山羊和家猪冠状窦和Marshall静脉肌桥的解剖学特征［J］.中国临床解剖学杂志，2004，22（6）：635-637.

［4］王冬梅，韩雅玲，臧红云，等.冠状静脉解剖变异对左心室电极置入成功率的影响［J］.中华心血管病杂志，2010，38（6）：522-526.

［5］谢强，黄从新，黄见亭，等.犬Marshall韧带心肌细胞电生理特性的研究［J］.中华心血管病杂志，2005，33（3）：251-254.

［6］谢强，黄从新，李卫华，等.Marshall韧带的形态学研究［J］.中国心脏起搏与心电生理杂志，2006，20（3）：217-221.

［7］薛清，韩林，张冠鑫，等.无顶冠状静脉窦综合征的诊断与外科治疗［J］.第二军医大学学报，2010，31（3）：306-309.

［8］袁源，梅举.Marshall韧带与房颤的关系研究进展［J］.中华胸心血管外科杂志，2016，32（1）：48-50.

［9］张浩，石月，魏兵兵，等.冠状静脉窦及其窦口的应用解剖学研究［J］.中国心血管病研究，2007，5（12）：911-913.

［10］刘增博.冠状静脉窦的超声研究［D］.上海：中国人民解放军海军军医大学，2007.

［11］陆英，夏家骝，李岩，等.人心冠状静脉的观察［J］.北京大学学报（医学版），1989（1）：71-73，70-101.

［12］杨文亮，郭进学，杨书善，等.30例冠状窦及其属支的解剖观察［J］.解剖学杂志，1987（1）：89-90.

［13］夏长丽，王晓慧，高振平，等.冠状窦的形态学观测及临床应用［J］.白求恩医科大学学报，1994（1）：22.

［14］曾昭明，杨朝鲜，胡兴宇.冠状窦及其属支的应用解剖学研究［J］.泸州医学院学报，2003（2）：95-98.

［15］BUEHLER M，ABDULLAH A，LEWIS E J. Left hepatic vein and persistent left superior vena cava drainage into the coronary sinus with subaortic valve stenosis［J］. Int J Angiol，2011，20（4）：243-246.

［16］CHA E M，KHOURY G H. Persistent left superior vena cava. Radiologia and clinical significance［J］. Radiology, 1972, 103（2）: 375–381.

［17］CORRADI D, CALLEGARI S, GELSOMINO S, et al. Morphology and patho-physiology of target anatomical sites for ablation procedures in patients with atrial fibrillation. part Ⅱ: pulmonary veins, caval veins, ganglionated plexi, and ligament of Marshall［J］. Int J Cardiol, 2013, 168（3）: 1769–1778.

［18］FOTILE R A, BARON D W, RICKARDS A F. Isolated congenital absence of coronary sinus［J］. Br Heart, 1979, 42（3）: 355–338.

［19］HO C L, TSAI I C, LIN M C, et al. Anomalous connection of the right pulmonary vein to the coronary sinus in a young infant［J］. Pediatr Neonatol, 2014, 35（5）: 407–409.

［20］HWANG C, CHEN P S. Ligament of Marshall: why it is important for atrial fibrillation ablation［J］. Heart Rhythm, 2009, 6（12 Suppl）: S35–40.

［21］KIM D T, LAI A C, HWANG C, et al. The ligament of Marshall: a structural analysis in human hearts with implications for atrial arhythmias［J］. J Am Coll Cardiol, 2000, 36（4）: 1324–1327.

［22］MARTINI E, GRONDIN C M, LILLEHEI C W, et al. Congenital anomalies involving the coronary sinus［J］. Circulation, 1966, 33（2）: 317–327.

［23］MOUNTANTONAKIS S E, FRANKEL D S, TSCHABRUNN C M, et al. Ventricular arrhythmia from the coronary venous system: prevalence, mapping, and ablation［J］. Heart Rhythm, 2015, 12（6）: 1145–1153.

［24］MUSTER A J, NAHEED Z J, BACKER C L, et al. Is surgical ligation of an accessory left superior vena cava always safe?［J］. Pediatr Cardiol, 1998, 19（4）: 352–354.

［25］NEWER H, KERBER S, SCHUMACHER B. Fistulous communication between coronary sinus and left atrium［J］. Circulation, 2002, 106（19）: e137–e138.

［26］OOTAKI Y, YAMAGUCHI M, YOSHIMURA N, et al. Unroofed coronary sinus syndrome: diagnosis. Classification, and surgical treatment［J］. J Thorac Cardiovasc Surg, 2003, 126（5）: 1655–1656.

［27］SAREMI F, MURESIAN H, SDNCHEZ–QUINTANA D. Coronary veins: comprehensive CT-anatomic classification and review of variant and clinical implications［J］. Radiographic, 2012, 32（1）: E1–E32.

［28］SINGH S S, PATEL P, SALVATORE M, et al. An uncommon perspective on a common congenital anomaly［J］. J Cardiothorac Vasc Anesth, 2014, 28（1）: 197-199.

［29］YOLCU M, TURKMEN S, SERTCELIK A, et al. Isolated absence of coronary sinus: two cases report［J］. Clin Diegn Res, 2013, 7（12）: 3006-3007.

［30］BLENDEA D, SHAH R V, AURICCHIO A, et al. Variability of coronary venous anatomy in patients undergoing cardiac resynchronization therapy: a high-speed rotational venography study［J］. Heart Rhythm, 2007, 4（9）: 1155-1162.

［31］ORTALE J R, GABRIEL E A, IOST C, et al. The anatomy of the coronary sinus and its tributaries［J］. Surg Radiol Anat, 2001, 23（1）: 15-21.

［32］ANDERSON R H, BROWN N A, MOORMAN A F. Development and structures of the venous pole of the heart［J］. Dev Dyn, 2006, 235（1）: 2-9.

［33］YOLCU M, TURKMEN S, SERTCELIK A, et al. Isolated absence of coronary sinus: two cases report［J］. J Clin Diagn Res, 2013, 7（12）: 3006-3007.

第十一章

心的淋巴管

　　淋巴系统是脉管系统的重要组成部分。淋巴管吸收、运输组织液中不能通过静脉回流的大分子物质，是对静脉回流的重要补充，对维持心肌正常代谢、维持心肌内压、防止组织水肿、维持心肌细胞内环境的稳定起着重要作用。心的淋巴循环障碍与冠状动脉粥样硬化、心肌间质纤维化等存在着一定联系，因此，正确认识心的淋巴结构不仅具有学术价值，也有重要临床意义。

　　淋巴管的研究进展很快，新的淋巴管标记物和观察淋巴管的形态技术已广泛应用于哺乳动物包括人的多种器官的淋巴管研究，如胃、肠、胰、肝、卵巢、子宫、甲状腺、肾上腺、眼、鼻、咽、喉、肺等，但有关心的淋巴管方面的研究资料目前还很缺乏，尤其是心肌层淋巴管的形态及其结构特点还缺少足够的形态学证据，心淋巴回流障碍对心功能的影响，以及心脏疾病与淋巴管的因果关系等尚需进一步研究。

第一节　淋巴管道的一般结构

心的淋巴管道包括毛细淋巴管、淋巴管和淋巴干。本章只介绍毛细淋巴管和淋巴管。

一、毛细淋巴管

毛细淋巴管（lymphatic capillary）是淋巴管道的起始段，位于心组织间隙内，以膨大的盲端起始，相互吻合成网。一般组织切片很难清楚地显示其完整结构，毛细淋巴管并不易与心肌细胞间隙区别。毛细淋巴管的管壁由内皮细胞构成，无基膜，管壁上无周细胞，但有锚丝。锚丝附着于内皮上，并伸向周围结缔组织（图11-1）。

内皮细胞为扁平梭形，厚0.1 μm，核区厚约2 μm，无窗孔。细胞核的形态与其功能有关，可呈不规则形或圆形。细胞器集中于核周区，除线粒体等外，还有少许滑面内质网、粗面内质网、微管和微丝。微丝广泛分布于细胞质，在胞质内不规则排列。内皮细胞质中有许多质膜小泡（约占无核区胞质体积的35%）、有被小泡和吞噬泡。质膜小泡的功能是从毛细淋巴管附近基质中包卷大分子物质和颗粒输送进入毛细淋巴管内。内皮细胞的连接有两种方式，瓣膜样连接和镶嵌连接。瓣膜样连接

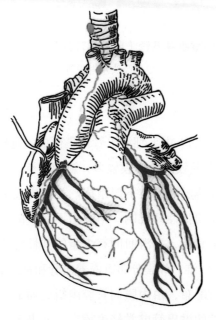

图 11-1　心外膜的淋巴管分布

是相邻内皮细胞边缘呈叠瓦状重叠，细胞间有0.5 μm左右的间隙。镶嵌连接是相邻两内皮细胞的连接面，相互凸凹镶嵌，犬牙交错。毛细淋巴管的管径粗细不等，比毛细血管粗，通透性比毛细血管大。毛细淋巴管的分支和吻合丰富，再生能力较强，其口径可随机能状态和年龄而变化，淋巴生成活跃时口径增加。一些大分子物质，如蛋白质、细菌和癌细胞等比较容易进入毛细淋巴管。

一般认为，心肌中的毛细淋巴管比较丰富，但与毛细血管的关系如何，尚未见报道。我们的研究结果发现，在心肌组织中，毛细淋巴管和毛细血管是1∶1的比例关系，即一个心肌细胞周围，分别存在两条毛细淋巴管和两条毛细血管（图11-2）（Guo，2013）。这一发现，改变了以往认为的心肌细胞周围主要是毛细血管的理论。

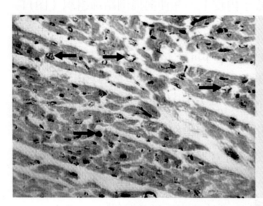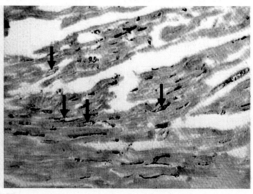

A. 横切面　　　　　　　　　　　　　　　　B. 纵切面

图 11-2　心室肌淋巴管（印度墨汁注射，标尺 =20 μm）

注：箭头示淋巴管

二、淋巴管

淋巴管（lymphatic vessel）由毛细淋巴管汇集而成，管壁的组织结构似静脉，也分为内、中、外3层，但管壁较薄，瓣膜较多，瓣膜附近的管腔略扩张呈窦状，使充盈的淋巴管内膜由内皮和薄层的内皮下层组成。相邻内皮细胞由桥粒相连，基膜完整，内皮下层为一层菲薄的弹性纤维网。中膜由不完整的一层或数层平滑肌组成。平滑肌排列不规则，呈螺旋状，平滑肌间有少量的弹性纤维。外膜较厚，含纵行的胶原纤维束，束间有弹性纤维。外膜分布有滋养血管和神经。

淋巴管的瓣膜多成对配布，由内膜向管腔内折叠而成，其表面为内皮，中间为薄层结缔组织。瓣膜基部的淋巴管壁常轻度缩窄，使淋巴管壁呈现周期性的梭形扩

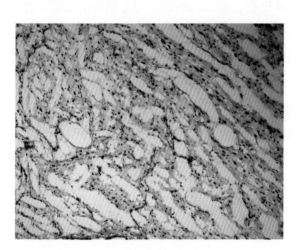
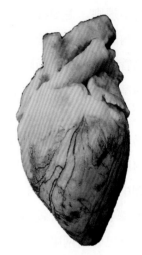

图 11-3　人心室肌淋巴管（棕色）　　　图 11-4　羊心外膜下淋巴管

（免疫组化显色）　　　　　　　　（普鲁士蓝注射）

张，外观呈现串珠样。瓣膜的功能是防止淋巴液逆流。

　　小淋巴管周围的结构比小静脉复杂，Poggi等（1995）证明，在心的小淋巴管周围存在较多的弹性纤维样物质，这些物质可能对调节小淋巴管的功能不起关键作用。毛细淋巴管和淋巴管用一般HE染色，光镜下不易辨认，不易与毛细血管鉴别。赵玲辉等（1994）采用5'-核苷酸酶—碱性磷酸酶组织化学双重染色法，使毛细淋巴管呈现褐色或棕褐色，毛细血管呈蓝色，二者之间明显有别（郭志坤 等，2010）（图11-3，图11-4）。

第二节　心的淋巴管分布

　　心的淋巴网络广泛分布于心内膜、心肌层和心外膜下及房室各瓣膜的尖端、窦房结及房室传导系统，而且心室的密度远大于心房，这些结构特点在维持心微环境的动态平衡方面起着重要作用（Chumakov，1996）。不同哺乳动物之间、其他哺乳动物与人之间的心脏淋巴解剖有许多相似之处，但也存在着细微的差别。 以下主要介绍心内膜、心肌层和心外膜的淋巴分布。

一、心内膜的淋巴管

　　心内膜毛细淋巴管网位于内皮下的结缔组织内，网眼较大，毛细淋巴管的管径及走行均不规则。毛细淋巴管汇合成淋巴管，穿入心肌层，与心肌的淋巴管汇合。此外，心内膜的细淋巴管也可直接入心肌层与心肌层的细淋巴管或淋巴管相通。心房壁淋巴管稀少，主要局限于心外膜深层，心室内膜深层淋巴管分布较多，特别在乳头肌和室间隔的心内膜深层更丰富。多数哺乳动物的房室瓣有淋巴管分布，但仅在二尖瓣和三尖瓣的心房面有淋巴管，心室面未曾发现。人心仅在二尖瓣有淋巴管，淋巴管一直从瓣膜游离缘伸展到纤维环。半月瓣无淋巴管。腱索和乳头肌连接处的心内膜深层有致密的淋巴管网，腱索内也有丰富的毛细淋巴管分布，但不延伸到房室瓣中，腱索基部的毛细淋巴管有从侧面突出的棘状分支。有人认为，室间隔处的心内膜毛细淋巴管较粗，越靠近心底，管径越粗；心房心内膜的毛细淋巴管较细，毛细淋巴管的网眼较大；在肉柱和乳头肌处的心内膜毛细淋巴管最细，毛细淋巴管网呈笼状包围乳头肌，单一的淋巴管可深入腱索。

二、心肌层的淋巴管

一般认为，心肌层毛细淋巴管仅存在于心肌纤维束的结缔组织内。古井认为，心肌纤维间的毛细淋巴管沿肌纤维的长径走行，并吻合成网。由该网发出的淋巴管沿肌束间的结缔组织内的血管走行，并与来自心内膜的淋巴管汇合，然后走向心外膜。也有人证明，心肌层的毛细淋巴管并不丰富，心肌层的淋巴管主要经过脉管外通路注入心外膜的淋巴管。

心传导组织内及附近有丰富的毛细淋巴管，两者走行关系密切。窦房结、界嵴富含淋巴管，窦房结、房室结内的细胞间可见小淋巴管，房室结和房室束的淋巴管床由许多小淋巴管构成，位于心传导系细胞间的结缔组织内；左、右束支及其分支周围都有淋巴管分布。由于右心室部分淋巴流向房室结区域，故右心室心肌细胞损伤引起心淋巴液中钾离子浓度升高可致房室传导减慢。

三、心外膜的淋巴管

心外膜的毛细淋巴管位于心外膜下的结缔组织内。在胎儿及1岁小儿的心外膜下只有一层毛细淋巴管网，在2岁以上小儿心室的心外膜下可分为浅、深两层毛细淋巴管网。深层的毛细淋巴管较浅层的粗大。浅层的毛细淋巴管与深层的相通；而深层的毛细淋巴管则注入心外膜下淋巴管。心外膜下的淋巴管吻合成丛。来自心内膜及心肌层的淋巴管也汇入该丛。

由丛发出集合淋巴管，沿冠状动脉的细小分支走行，汇合成更粗大的集合淋巴管走至前、后纵沟或冠状沟，继续沿冠状动脉走行。其中右冠状沟内的集合淋巴管沿右冠状动脉向左行，然后离开右冠状沟至主动脉前面或右侧移行为心的右淋巴干。左冠状沟的集合淋巴管沿左冠状动脉向右行，离开左冠状沟后，走至左心耳和左冠状动脉起始部之间，与前纵沟内的集合淋巴管合成心的左淋巴干。

四、心左、右淋巴干

纵行的淋巴引流管逐渐向上汇聚，在心前、后室间沟和心左缘的位置汇成前集合淋巴管、后集合淋巴管和边缘室间集合淋巴管。这些基本上成对上行的集合淋巴管沿着对应冠状动脉的分支走行，并汇入右侧和左侧冠状干。

左冠状沟内的集合淋巴管向右行，然后离开冠状沟向上行，于左心耳和左冠状动脉之间与由前室间沟向上行的集合淋巴管汇合，形成左淋巴干。左淋巴干多为一条，向上经肺动脉后方的淋巴结，再经左支气管根部的淋巴结，向上过主动脉弓后方，注入左气管、支气管上淋巴结和气管旁淋巴结。

右冠状沟内的集合淋巴管沿右冠状动脉向左上行，然后至升主动脉的前面形成右淋巴干。右淋巴干约有10%可汇入左淋巴干，但大部分向上注入主动脉弓淋巴结，后者再借淋巴管注入右气管旁淋巴结。

左淋巴干收纳左心大部分及前室间沟附近的右心室淋巴管。右淋巴干收纳右心大部分及后室间沟附近的左心室的淋巴管。心房和动脉圆锥处一部分淋巴管可不入左、右干，而直接注入局部淋巴结。

第三节　血管内皮生长因子与淋巴管生成

血管内皮生长因子（vascular endothelial growth factor，VEGF）是一组特异性作用于血管内皮细胞的多肽，其家族成员包括 VEGF-A、VEGF-B、VEGF-C、VEGF-D、VEGF-E及胎盘生长因子（PIGF），它们之间有高度的同源性，有促进血管内皮细胞增殖、迁移、促进血管生成及提高血管通透性等作用。VEGF-C、VEGF-D是VEGF家族中的重要成员，它们可分别与内皮细胞上的两种受体即VEGFR-2和VEGFR-3结合。当 VEGF-C、VEGF-D与VEGFR-2结合时参与调控血管的生成，与VEGFR-3结合则参与淋巴管生成的调控。VEGF-C是最重要的促淋巴管生长的因子，故促淋巴管生长因子表达与肿瘤淋巴管生成和转移的关系的研究多集中于该因子。Jeltsch 等通过对 VEGF-C转基因小鼠的研究发现，VEGF-C在小鼠皮肤的过表达可导致皮肤淋巴管的过度增生，而血管系统未受影响，证实了 VEGF–C/VEGFR–3作用的淋巴管特异性。Veikkola等也发现，VEGF–C有促使淋巴管生成的作用，肿瘤细胞通过合成 VEGF–C诱导内皮细胞生长并形成新的淋巴管。

第四节　心淋巴的生成及回流因素

淋巴的生成途径主要有：①通过内皮细胞的连接点，从管外把组织液引流到管内；②胞质的小泡内生成（王云祥 等，1993）。Ohhashi（1994）认为，淋巴液来自淋巴前通路，该通路具有连续的无内皮细胞的间隙或为潜在性间隙，穿过结缔组织将液体引入毛细管淋巴管，也可吸引组织中过多的液体和漏出的蛋白。郭志坤研究发现，心肌梗死后，在梗死的边缘区域先生成细小的、高密度的毛细淋巴管，随着梗死区域的结构恢复，高密度的毛细淋巴管数量逐渐减少，管径逐渐增粗。这一结果提示淋巴管道在修复和重建过程中不断地进行形态学调整。毛细淋巴管新生的早期，可能由于管腔过细，不能引流淋巴液。在重构过程中许多细小的毛细淋巴管会被吸收或合并，形成较粗的毛细淋巴管，以适应淋巴引流的需要（Sun et al.，2012）。

心脏淋巴液的流动，主要依赖的是被动性驱动力，其中主要是心肌挤压和代谢性变化。正常心的微血管、间质和淋巴三者之间的协调，共同平衡着心脏的液体量与流量之间的关系。实验犬心房压（1. 625 ± 2.793）kPa，冠状窦压（0.97 ± 0177）kPa，心肌间液压（1.986 ± 0.413）kPa，以及间质液蛋白浓度与血浆蛋白比为0.109 ± 0.016的条件下，左心室淋巴流量为（0.933 ± 0.36）mL/h，当间质液压上升至6.6 kPa，淋巴液量增加6倍，表明间质液压对淋巴液产量的重大影响，这对防止心肌水肿具有重要意义（Gable et al.，1986）。

淋巴循环和微循环关系密切，两者均受一氧化氮（NO）的影响，NO既可扩张小动脉又可引发淋巴管的主动收缩。乙酰胆碱引发淋巴管的舒张作用主要是经过内皮细胞释放NO所致。淋巴内皮细胞释放的NO可调节离体的淋巴管自发收缩的节律和幅度。NO是血管和淋巴管的内皮依赖性舒张因子，是淋巴管平滑肌张力的调节剂。

第五节　心淋巴与心肌的病理改变

一、心淋巴循环障碍与心肌间质纤维化

大量的实验证明阻断心淋巴管与心肌纤维化有关。阻断兔心的淋巴循环第7天心肌细胞间质的Ⅰ、Ⅲ型胶原蛋白增加，持续30~60 d后恢复正常。Ⅰ、Ⅲ型胶原蛋白增加是阻断心淋巴循环后心肌间质纤维化的原因之一（孔德贵 等，2005）。阻断犬的心淋巴后与心内膜纤维化有重要关系，可造成冠状动脉内皮肿胀、中膜细胞间质水肿、平滑肌萎缩、外膜肿胀，随即发生纤维化；冠状动脉的血流显著减少，心储备能力下降（Solti，1994）。阻断山羊的心淋巴10~14 d后，冠状动脉和小动脉内膜内皮肿胀，排列紊乱，中膜水肿，浅层和外膜纤维结缔组织增生，胶原增多，60~180 d后动脉内膜、中膜水肿明显减轻，但外膜和心肌间质仍有纤维结缔组织增生，结缔组织增生是因为组织中未能通过淋巴回流的高浓度的蛋白刺激成纤维细胞增生所致（田铧 等，1998）。组织中大量的蛋白主要通过淋巴管吸收回流，每天经淋巴管返回血液的蛋白质至少是机体总蛋白量的50%。心淋巴循环受阻后大量蛋白积聚在组织间隙，组织渗透压发生改变，从而引起血液微循环效率降低，同时对血管内皮细胞、淋巴管内皮细胞、心肌细胞、心肌成纤维细胞等会产生一定的影响，造成局部血管内皮激素的分泌紊乱，从而使心肌成纤维细胞增殖和合成Ⅰ、Ⅲ型胶原蛋白增加，导致心肌间质纤维化的发生（孔德贵 等，2004；王海杰 等，2020）。

淋巴引流障碍引起炎性细胞聚集，这进一步加重心肌炎性反应，激发心肌构型改变和功能障碍（Frangogiannis et al.，2012）。最近研究提示，VEGF-C通过运输免疫细胞刺激心淋巴管生成改善心肌梗死后急性炎症反应，这个过程依赖于淋巴管内皮透明质酸受体-1（LYVE-1）。LYVE-1调控炎性细胞穿内皮迁入毛细淋巴管，阻断LYVE-1的作用可导致慢性炎症的加重和心功能长期恶化（Vieira et al.，2018）。临床上常见的炎症、肿瘤、放疗、外伤、手术损伤、自身免疫性疾病等，均可累及心淋巴循环而致心肌间质改变，这一点目前尚未引起足够重视。

试验结扎哺乳动物心外膜处的集合淋巴管后很快出现心淋巴水肿，并发生心包积液（Miller，2011）。心脏移植失败的主要原因是移植后出现严重的心淋巴水肿（Kong et al.，2007）。这些研究结果提示，做可能破坏心淋巴管的手术需注意保护淋巴管，以免术后引起心淋巴水肿。心肌对组织内压特别敏感，因此心肌细胞间水肿达到一定压力后可压迫心肌细胞，影响心肌收缩功能。心肌水分轻度增多，心肌

即可变硬，从而引起心肌顺应性降低。心肌水分由生理状态的75%迅速上升至77.6%（病理状态）时，心搏出量则减少30%~40%。心力衰竭时常伴有外周组织和器官水肿，但心脏水肿常被忽视。因此，心脏淋巴水肿对于心血管疾病转归的影响应引起足够重视（王云祥，1984；1993）。

二、心淋巴循环障碍与心传导组织变化

阻断动物心淋巴管后，在几天内可导致心传导组织的病理改变，而出现心律变化。在淋巴阻断术后，早期因窦房结和房室结的间质水肿而呈结缔组织疏松、结细胞排列松散、紊乱。术后第7天可见到结细胞水肿、空泡样变；以后成纤维细胞增多，结缔组织大量增生，使窦房结和房室结呈纤维化趋势。在淋巴阻断术后早期，房室束、左束支、右束支中的浦肯野细胞可见到细胞肿胀，胞体变大变圆，糖原含量减少，胞质呈均质状，部分出现空泡样变性。浦肯野细胞束因水肿而呈圆柱状，束与束之间的结缔组织被挤压。在后期，可见大量浦肯野细胞严重空泡样变性，正常形态结构消失，纤维结缔组织增生。电镜下（术后2 d）出现线粒体肿胀变圆，减少或消失，脱嵴呈空泡状，部分线粒体溶解、破坏，此变化随着淋巴干阻断时间的延长而更加明显；T细胞的线粒体脱嵴、空泡较起搏细胞更明显。窦房结间质淋巴管扩张，胶原纤维增多。

淋巴循环障碍对心肌的影响是：①心肌细胞膜破裂；②肌原纤维间隙增宽，扭曲、溶解，肌丝断裂；③有时肌浆网扩张，糖原颗粒减少，溶酶体增多。线粒体脱嵴严重时可见于心肌细胞膜下成排的线粒体空泡，而细胞深层的线粒体却正常。严重者核膜肿胀、模糊，双层结构破坏，核染色质边集、浓缩或溶解、消失（丁兆习 等，1996；杨文亮 等，1997）。淋巴循环障碍之后由于淋巴水肿会出现严重压迫或损伤心的传导组织而导致心律失常（Lupinski，2009）。

这些病理改变的原因可能是：①因为阻断淋巴回流后，一些大分子物质沉积在组织间隙内，导致局部胶体渗透压增高，液体积聚，组织水肿，使传导组织细胞内、外水电解质平衡即动作电位产生和传播的离子基础遭到破坏，而窦房结起搏细胞的自律性下降，并出现异位起搏、房室传导速度减慢，甚至传导阻滞。②间质水肿可引起组织局部的血供障碍，使组织缺血缺氧，线粒体膜上的依赖腺苷三磷酸酶的钠泵受到损害，过多的钠和水进入线粒体内致其水样变性。③淋巴液化学成分的改变对心传导系会产生毒害作用。由于淋巴淤滞而沉积的一些代产物及心肌细胞受损（如心肌炎、心肌梗死）释放的内容物如过氧化脂质、溶酶体酶、高浓度钾等

都不能经淋巴运走。它们对淋巴管周围的心传导系能造成直接损害，从而产生各种心律失常。这也许可用于解释远离损伤区部位的心传导系为何也会出现电生理异常（Feola，1975；Szlavy，1980）。以上结果提示人们在手术过程中应避免伤及心淋巴干；心脏移植术时应吻合淋巴干；此外在心脏病的诊断和治疗时也应考虑到淋巴因素。

三、心肌缺血后心淋巴管的改变

在心肌缺血情况下，不仅会损伤心肌细胞本身，也会影响心淋巴管的形态及其功能。给犬的心做淋巴插管收集淋巴液得知，清醒犬的淋巴液量为0.45~5.6 mL/h，闭塞冠状动脉后初期减少46%，再灌注后增加并超过清醒时67%。出血性休克的犬，淋巴液减少的程度比静脉血减少要轻。事先注射淋巴管对比剂，急性闭塞冠状动脉后，淋巴管密度比正常减少3.6%，给予透明质酸酶后又比正常增加13.8%，其梗死心肌的淋巴管密度可增加20%。将休克犬的心淋巴液注射正常犬的冠状动脉后，发现其心电图有缺血改变、心律失常，同时淋巴管密度增加14.6%。把印度墨水注射到人心可以看到室间隔处的淋巴流向房室交界区，故猜测心肌梗死后的房室传导阻滞可能是淋巴机制造成的。结扎犬心的前降支并给予透明质酸酶后淋巴管增加3倍或更多。可见，心肌缺血时淋巴生成和功能受到明显影响。因此，在治疗缺血性心肌疾病，尤其是手术治疗时，应加强研究保护和改善心淋巴的措施（孙庆宁 等，2009；王耀峰 等，2012）。

第六节 淋巴管内皮细胞的标记物

了解和利用淋巴管内皮的标记物对研究淋巴管的形态分布十分重要。目前发现的淋巴管内皮标志物主要包括血管内皮生长因子受体-3（vascular endothelial growth factor receptor-3，VEGFR-3）、淋巴管内皮透明质酸受体-1（lymphatic vessel endothelial HA receptor，LYVE-1）、果蝇Prospero同源异型核蛋白、Podoplanin 和5'-核苷酸酶（5'-NT）等。

一、VEGFR-3

VEGFC-3又称Flt-4，是受体型酪氨酸蛋白激酶家族成员，也是第一个被鉴定的淋巴管内皮标记物。其基因位于染色体的5q33~5q35上，由31个外显子组成，其编码产物在人类有长、短两种异构体。在组织中检测到的主要类型是C末端有额外65个氨基酸残基的长异构体。VEGFR-3的表达在胚胎期心血管的发生、发展过程中起重要作用，而到成人其几乎只存在于成人的淋巴管。但在小鼠实验中发现，在淋巴管出现之前，VEGFR-3也广泛分布于血管内皮细胞（Oliver，2004）。在肿瘤组织中，肿瘤细胞分泌的VEGF-C/VEGF-D类似物可与 Flt-4 结合引起淋巴管内皮细胞的分裂与增殖，诱导肿瘤淋巴管的生成。因此，它不仅是一个淋巴管内皮特异性标志物，也是一个淋巴管发生的重要调节因子。

二、LYVE-1

LYVE-1是存在于淋巴管的透明质酸（HA）受体，与CD44有较高的同源性，在淋巴管内皮细胞特异性表达，均匀分布于淋巴管内皮细胞的基底面和管腔面。除肝血窦内皮细胞表达LYVE-1外，其他血管不表达，LYVE-1是新近鉴定出的唯一强有力的淋巴管自身标志物。LYVE-1是具有332个氨基酸残基的 I 型膜蛋白，其配体为透明质酸，它作为一种细胞内吞受体，能特异性结合细胞外基质的透明质酸并通过其内陷作用从间质摄取透明质酸进入淋巴管。

三、Prox-1

Prox-1是淋巴管系统早期萌芽的淋巴管内皮细胞亚群的标志物，是从黑腹果蝇prospero 基因克隆出来的同源基因，只定位于正常或肿瘤细胞淋巴管内皮上，在人胚胎组织中的淋巴管也有表达，参与淋巴管发育的调节。在淋巴管的内皮细胞上Prox-1与 VEGFR-3 可共同表达。Prox-1含有40 kb，至少5个外显子和4个内含子定位于人染色1q-32.2-32.3。体外剔除或破坏小鼠的Prox-1基因，对血管系统的发生和形成无影响，但淋巴管生成受阻，最终导致淋巴系统的发育完全停止。可见，Prox-1基因是调节淋巴管生成和发育不可或缺的因子。

四、Podoplanin

Podoplanin是一种新近被发现的淋巴管标志物。它最早发现于肾小球足突细胞膜上，是一种细胞糖蛋白，在淋巴管上存在的Podoplanin一般只存在于较小的毛细淋巴管上，尤其是在单层内皮细胞构成的毛细淋巴管上最明显，而不存在于较大的具有平滑肌的淋巴管（如胸导管），但也表达于良性血管瘤和血管肉瘤的内皮细胞、 I 型肺泡细胞和成骨细胞。

另外，5'-核苷酸酶也曾被成功用于鉴别血管和淋巴管。还有其他的一些标记物，如巨噬细胞甘露糖受体、桥粒斑蛋白（desmoplakin）等，但迄今为止尚未发现一种绝对特异性的淋巴管内皮标记物，目前多单独或联合应用淋巴管内皮标记物标记淋巴管以提高阳性率。

五、怀布尔-帕拉德（Weibel-Palade，W-P）小体

W-P小体是一种电子致密的柱样内含物，出现在血管内皮细胞浆中。过去曾认为淋巴管内皮细胞缺乏这种W-P小体，但最近在电子显微镜下发现淋巴管和血管内皮细胞都含有W-P小体，只是含量有所不同，因此，W-P小体不具有特异性，不能作为可靠标记物，但可以作为一个辅助参考。

六、桥粒相关转膜糖蛋白

桥粒斑蛋白是一种表达于细胞间连接处的桥粒蛋白，又称为桥粒相关转膜糖蛋白，该蛋白只表达于淋巴管内皮细胞而不表达于血管内皮细胞，是一种新的淋巴管内皮标记物。Fukuda等采用免疫组化技术结合免疫透射电镜技术在阴茎包皮切片标本中观察到桥粒斑蛋白在淋巴管内皮细胞上表达，发现桥粒斑蛋白抗原定位于内皮细胞膜上，且表达桥粒斑蛋白的内皮细胞具有淋巴管内皮细胞的超微结构特点，认为桥粒斑蛋白作为淋巴管内皮细胞标志物具有可靠性及特异性，可用于研究人正常组织中淋巴管分布特点。

第七节　淋巴管的形态学研究方法

淋巴管形态学研究技术方法可分为传统方法和现代方法。传统的形态学研究方法主要包括3个层次：①淋巴管内染料注射法，常用来进行淋巴管、淋巴结分布及淋巴流向的研究；②光学显微镜观察法，用于较低放大倍数的淋巴管的形态结构的观察；③电子显微镜观察法，用来进行淋巴管超微结构方面的研究。近年来酶组织化学、免疫组织化学和分子生物学技术的应用使淋巴研究更加深入细致，且取得了不少突破性进展。

一、淋巴管注射法

淋巴管注射法可以分为直接注射法和间接注射法。直接注射法就是将有色注射

剂直接注入淋巴管或淋巴结使其显色，以利于观察。其中，注射剂分为油性注射剂和水性注射剂，常用的油性注射剂由普鲁士蓝溶于氯仿或松节油再加一定的乙醚制成，为了使注射剂的色素颗粒彻底稀释均匀，注射剂配制好后宜放置一段时间，放置时间越长，注射效果越好。多色性淋巴管注射方法使用的是普鲁士蓝、烙黄、大红、碳黑等的氯仿溶液，从不同部位的淋巴管注入以便较清楚地观察各部位之间的联系。水溶性注射剂常用的有中国墨汁、2%的柏林蓝水溶液，以及书写用的蓝黑墨水等。间接注射法也叫组织间注射法，将有色的注射剂注入器官的组织间隙内，依靠注射的压力和注射液内氯仿或乙醚的扩散，使有色染剂进入毛细淋巴管显色。间接注射效果的好坏与标本的新鲜程度和注射部位有直接关系，如注射内脏淋巴管时，标本越新鲜越好，注射四肢和躯干淋巴管时，一般需要过僵尸期（24 h）为好。最近我们把印度墨汁注入大鼠心包腔内，其墨汁颗粒通过心外膜到达心肌，直接进入心肌内的毛细淋巴管，可以清楚地显示出心肌淋巴管的分布和走向。如果经主动脉根部同时注射另一种颜色的颜料，可以把毛细血管和毛细淋巴管一并显示出来。利用这种方法可研究毛细血管和毛细淋巴管之间的结构关系（郭志坤，2016；2010）。

二、淋巴管造影法

将X线不能穿透的物质直接或间接注入淋巴管，然后在X线照射下观察淋巴管，使淋巴管显影，称此方法为淋巴管造影法。此法可用于尸体和动物的剖检试验。淋巴管造影法可分为直接造影法和间接造影法。直接造影法须用有染色效果的 Patent 蓝、Evans 蓝再与等量的奴夫卡因或普鲁卡因液混合做引导注射剂，其中以Patent 蓝效果为最好。

三、酶组织化学法

组织酶化学法通常为5'-核苷酸酶显色法，原理是利用淋巴管上的5'-核苷酸的含量较血管高，用底物与5'-核苷酸反应形成新的产物，然后用显色物质与新产物结合，使淋巴管显色。该法适用于新鲜标本。该法显示面广，操作简便、经济，对于薄的组织（如膈、肠系膜等）不需要切片可直接染色，也可用于光镜和电镜观察。1997 年 Seiji 等用该法对日本猴肠系膜和肠壁毛细淋巴管的结构和分布进行了研究，证实了此染色方法特别适用于膜状器官的观察。Seiji 用该法成功地鉴别出鼠舌的毛细淋巴管和毛细血管，并清晰地显示大鼠胸腺小叶内的淋巴管内皮细胞的特有轮廓。1994年赵玲辉等利用5'-核苷酸酶-碱性磷酸酶双重染色法在电镜下观察了家兔、豚鼠和Wistar大鼠的多个器官的淋巴管和血管，其中淋巴管壁呈5'-核苷酸酶阳性反应，显褐色，而血管壁呈碱性磷酸酶阳性反应，显蓝色。王莹等利用5'-核苷酸酶-碱性磷酸酶双重染色法半薄切片光镜观察，超薄切片电镜观察，进一步明确了家兔喉淋巴管的微细分布。在超薄切片上证明了毛细淋巴管与毛细血管的区别明显。

四、动脉内墨汁－硝酸银注入法

即从动脉内注入墨汁-硝酸银来研究淋巴管的方法，适用于活体动物或新鲜尸体。被检器官处理后，不染色直接封片，然后放在阳光下晒2~3 d进行观察，硝酸银由于紫外线作用被还原成黑色的银沉积在内皮细胞上，使淋巴管内皮细胞呈现凸凹不平的柏树叶状。1997年吕来清等利用墨汁硝酸银水溶液局部动脉灌注的方法对人胎儿、犬、大鼠、牛、家兔肾上腺器官内淋巴管分布进行了比较解剖学研究，较好地显示了淋巴管。

五、透射电镜观察法

透射电镜观察法是研究淋巴管微细分布和超微结构的常用方法。一般将组织先制成半薄切片（0.5~1.0 μm），在光镜下检出淋巴管、定位，再制成超薄切片（60~80 nm），在透射电镜下观察淋巴管和血管的微细分布和超微结构。

六、扫描电镜观察法

扫描电镜观察法可分为铸型腐蚀扫描电镜观察法和氢氧化钾腐蚀扫描电镜观察法。铸型扫描电镜观察法的优点是立体感强，能真实地反映观察的结果，操作简便，经济且效果好。氢氧化钾腐蚀扫描电镜观察法是用药品把结缔组织内的胶原纤维和弹性纤维溶解去除，将埋在组织内的细胞等成分暴露出来进行扫描电镜观察，该法处理后的淋巴管立体效果较好，但时间若把握不好易破坏细胞。

七、同位素扫描法

同位素扫描法主要使用放射性元素，其中最常用的是胶体金（^{198}Au）。该法虽然取得了一定的进展，但由于放射性较强，对人体有一定的危害，而且衰变较快，没有得到推广应用。

八、过氧化氢涂抹法

过氧化氢涂抹法适用于心淋巴管的研究，原理是过氧化氢与组织中的接触酶和过氧化物酶反应产生氧气和水，氧气能使淋巴管扩张，肉眼能够直接观察。扩张的淋巴管只能保持很短的时间，若需要使淋巴管继续保持扩张可重复涂抹过氧化氢。

九、免疫组织化学双重染色法

免疫组织化学双重染色法特异性高、灵敏度强，用Ⅳ型胶原及B27双重免疫组化染色能同时显示两种结构。B27使毛细淋巴管内皮细胞呈红色，由于毛细淋巴管缺少基膜而使其内皮细胞外无反应。用这种技术可把毛细血管染成深蓝色。该法也是目前器官内淋巴管研究中区分毛细淋巴管和毛细血管及小血管的一种可靠方法。

十、淋巴管内皮细胞培养法

1984年 Johnston 等首次将细胞培养技术应用于淋巴管内皮细胞的培养上。由于取材困难，目前淋巴管内皮细胞培养仍主要取材于动物的胸导管或肠系膜淋巴管，因这些部位的淋巴管较粗大，操作便利。

（复旦大学上海医学院　　张红旗）

参考文献

［1］丁兆习，焦镛，刘执玉，等.羊心淋巴引流阻断后对心脏传导系统的影响［J］.中国临床解剖学杂志，1996，14（4）：297-220.

［2］郭志坤.现代心脏组织学［M］.2版.北京：人民卫生出版社，2016.

［3］郭志坤，马丽萍，孙庆宁.兔心室肌层淋巴管道的分布及形态特征［J］.解剖学杂志，2010，33（5）：602-605.

［4］孔德贵，孔祥泉.心脏淋巴循环障碍与心肌间质纤维化［J］.医学综述，2004，10（11）：666-668.

［5］孔德贵，孔祥泉，高航，等.心脏淋巴循环阻断后心肌间质Ⅰ、Ⅲ型胶原蛋白mRNA的表达［J］.中国微循环，2005，9（3）：175-178.

［6］孙庆宁，郭志坤.心肌梗死后淋巴管的改变及其意义［J］.国际心血管病杂志，2009，36（4）：205-208.

［7］田铧，刘执玉，丁兆习，等.心脏淋巴引流阻断慢性期冠状动脉病变［J］.山东

医科大学学报，1998，36（4）：271-274.

［8］王海杰，谭玉珍. 心脏淋巴管的分布、功能和病理意义［J］. 解剖学报，2020，51（3）：469-472.

［9］王耀峰，郭志坤. 哺乳动物心脏淋巴与心血管疾病［J］. 临床心血管病杂志，2012，28（3）：166-168.

［10］王云祥. 实用淋巴系统解剖学［M］. 北京：人民卫生出版社，1984.

［11］王云祥，赵玲辉. 淋巴系统研究的进展［J］. 中国临床解剖学杂志，1993，11（2）：149-152.

［12］杨文亮，张红旗，郭志坤，等. 狗心淋巴回流障碍时窦房结亚微结构及心电图改变［J］. 解剖学杂志，1997，20（5）：482-485.

［13］赵玲辉，金莹，海力斯，等. 5'-核苷酸酶-碱性磷酸酶双染色法在淋巴管研究中的应用［J］. 解剖学杂志，1994，17（5）：405-408.

［14］CHUMAKOV V I. The architectonics of the lymphatic networks in the sheep heart ［J］. Morfologia，1996，110（5）：73-75.

［15］FRANGOGIANNIS N G. Regulation of the inflammatory response in cardiac repair ［J］. Circ Res，2012，110（1）：159-173.

［16］GUO Z K，MA L P，GUO K，et al. Structure relationship between microlymphatic and microvascular blood vessels in the rabbit ventricular myocardium ［J］. Lympholgy，2013，46（4）：193-201.

［17］KONG X Q，WANG L X，KONG D G. Cardiac lymphatic interruption is a major cause for allograft failure after cardiac transplantation ［J］. Lympha Res Biol，2007，5（1）：45-47.

［18］LUPINSKI R W. Aortic fat pad and atrial fibrillation： cardiac lymphatics revisited ［J］. ANZ J Surg，2009，79（1-2）：70-74.

［19］MILLER A J. The grossly invisible and generally ignored lymphatics of the mammalian heart ［J］. Med Hypotheses，2011，76（4）：604-606.

［20］POGGI P，CASASCO A，MARCHETTI C，et al. Ultrastructural localization of elastin-like immunoreactivity in the extracellular matrix around human small lymphatic vessels ［J］. Lymphology，1995，28（4）：189-195.

［21］VIEIRA J M，NORMAN S，VILLA DEL CAMPO C，et al. The cardiac lymphatic system stimulates resolution of inflammation following myocardial infarction ［J］. J

Clin Invest，2018，128（8）：3402-3412.

［22］SUN Q N，WANG Y F，GUO Z K. Reconstitution of myocardial lymphatic vessels after acute infarction of rat heart ［J］. Lymphology，2012，45（2）：80-86.

［23］OHHASHI T，YOKOYAMA S. Nitric oxide and the lymphatic system ［J］. Jap J，1994，44（4）：327-342.

［24］OLIVER G. Lymphatic vasculature development ［J］. Nat Rev Immuno，2004，4（1）：35-45.

［25］GABLE J C，FALLON K D，LAINE G A，et al. Lung lymph flow during volume infusions ［J］. J Appl Physiol，1986，60（2）：623-629.

［26］SOLTI F，LENGYEL E，JELLINEK H，et al. Coronary arteriopathy after lymphatic blockade：an experimental study in dogs ［J］. Lymphology，1994，27（4）：173-180.

［27］FEOLA M，GLICK G. Cardiac lymph flow and composition in acute myocardial ischemia in dogs ［J］. Am J Physiol，1975，229（1）：44-48.

［28］SZLAVY L，ADAMS D F，HOLLENBERG N K，et al. Cardiac lymph and lymphatics in normal and infarcted myocardium ［J］. Am Heart J，1980，100（3）：323-331.

第十二章

心的神经

心的神经按性质分主要有三种纤维成分：交感神经（sympathetic nerve）、副交感神经（parasympathetic nerve）和感觉神经（sensory nerve）。根据分布部位心的自主神经可分为外源性和内源性两部分，外源性自主神经包括介导心和神经系统之间的连接纤维，包括心血管中枢的神经核团，从颈部到心的交感和迷走神经纤维，以及围绕心的星状神经节、胸交感神经、副交感神经，这些神经连接位于心的节后神经元。内源性心自主神经（亦称心固有神经）则由位于心表面的神经节丛（ganglionated plexi，GP），以及连接它们的神经网络构成。心固有神经系统对不同的心功能有区域控制作用，如调控窦房结电激活和传导及房室结传导等（Csepe et al.，2016）。该系统可同时处理离心信号和向心信号，也能独立于其他更高的神经中枢直接调控心功能。正常生理情况下，交感神经和迷走神经的活动既相互拮抗又相互协调，处于复杂的动态平衡。在疾病状态下，交感神经与迷走神经的平衡被破坏，参与心力衰竭、心律失常的发生和发展。20世纪80年代以来，随着对心脏研究的不断深入，发现许多肽能神经也分布于心，并对心的功能起着较重要的调节作用

（图12-1）。

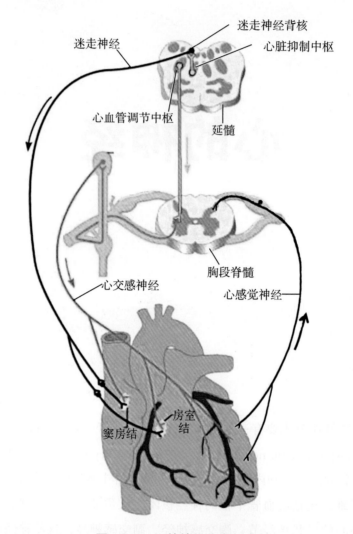

图 12-1　心的神经分布示意图

第一节　交感神经

心交感神经的低级中枢位于脊髓C6～T6侧角的中间带外侧核。神经元发出的节前纤维经脊神经前根、脊神经和相应的白交通支至颈交感干神经节和T6以上胸交感神经节，在这些神经节交换神经元。节后纤维分别经心上神经、心中神经、心下神经和胸心神经下行至心。心上神经发自颈上神经节，在颈中神经节区域发出心中神经，在颈下神经节或星状神经节发出心下神经。这些神经在心附近参加组成心浅丛和心深丛。心浅丛（superficial cardiac plexus）位于主动脉弓的下方和右肺动脉前方，心深丛（deep cardiac plexus）位于主动脉弓气管分叉之间的前面，两丛相互交织，内有心神经节（里斯伯格神经节）（图12-2，图12-3）。交感神经的纤维再由心丛分出左、右冠状动脉丛和心房丛分布于左心房、右心房、心室、窦房结和房室结，调节心肌、心血管和心传导系的活动。交感神经的节后神经纤维主要是肾上腺素能性的，其功能是加强窦房结和房室结的兴奋性，使心搏加快，传导加强，增强心肌的收缩力，扩大冠状动脉的口径，增加其血流量。交感神经主要与人体应激的机能活动有关。

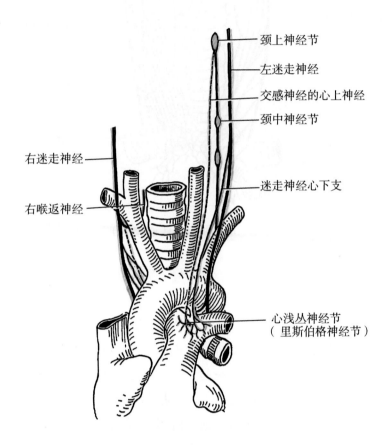

图 12-2　心的神经丛（心浅丛）

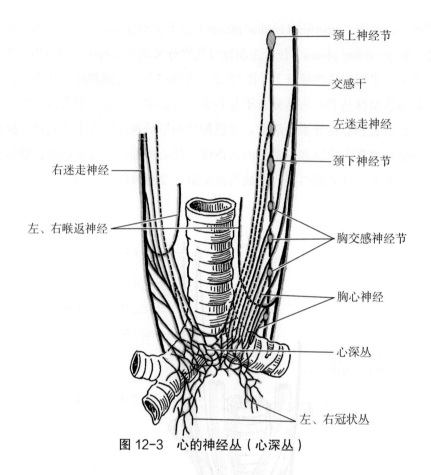

右迷走神经

左、右喉返神经

颈上神经节

交感干

左迷走神经

颈下神经节

胸交感神经节

胸心神经

心深丛

左、右冠状丛

图 12-3　心的神经丛（心深丛）

第二节　副交感神经

心副交感神经的低级中枢位于迷走神经背核、疑核，可能还包括孤束核的内侧亚核。它们发出的节前纤维构成迷走神经的重要成分，再经过迷走神经的心上、心中、心下神经及在胸部发出的胸心支一起，与来自交感神经的纤维成分交织共同构成心浅丛和心深丛。迷走神经的心上神经通常从甲状软骨附近发出，但也可从第6颈椎下缘以上的任何部位发出。心下神经通常由颈根部发出，而右侧者可以从喉返神经或接近喉返神经处的主干发出。两侧迷走神经都发出胸心支，右侧者多与交感支吻合。左侧者常不与交感支吻合。左、右胸心支起点不同：右侧者多自迷走神经主干发出，即迷走神经发出喉返神经之后处；左侧多数胸心支发自喉返神经的第一部分，即喉返神经在主动脉弓之后返转向上处。最近有研究发现，耳迷走神经作为迷走神经在体表的唯一分支，其传入神经纤维的中枢投射和颈部迷走神经的中枢投射一致，刺激迷走神经耳支同样能引起迷走神经系统的激活（王振亚 等，2019）。

迷走神经的节后神经元一部分位于心浅丛的里斯伯格神经节内，大部分是位于心内神经节中的神经元。交换神经元后节后纤维沿心表面穿心室肌至心内膜支配心肌。在心外膜下分别形成左、右心房丛，有一部分伴随左、右冠状动脉走行，组成左、右冠状动脉丛，各丛的分支分布于心房肌、心室肌、心血管和心传导系。在心的四个腔中，迷走神经的分布有着显著的差异：右房室迷走神经的分布多于左房室，心房迷走神经的分布多于心室。副交感神经的节后神经纤维主要是胆碱能性的，其作用是使心搏减慢、减少冠状动脉血流量等。这种功能活动主要与机体的能量储备有关。交感与副交感神经二者既相互拮抗又相互配合，同时辅以其他因素如内分泌、肽能神经的调节，使心脏随时适应机体内外环境的变化，使之处于良好的机能状态。

一般认为右侧迷走神经和交感神经主要分布于窦房结，而左侧分布于房室结；在对心肌的作用上，交感神经兴奋可增加心房及心室肌的兴奋性和收缩性，而副交感神经则抑制心室肌的收缩性；此外交感神经和副交感神经对冠状血管的作用和对机体其他部位血管的作用相反，即交感神经使冠状血管舒张，而副交感神经使其收缩。

迷走神经除了对正常心功能的调控作用之外，越来越多的研究证明，迷走神经参与心力衰竭、心律失常（心房颤动、室性心律失常）的发生和发展，另外迷走神经还与难治性高血压、血管迷走性晕厥、血管炎症反应有关。通过刺激迷走神经对以上症状可起到治疗作用，因此，刺激迷走神经可作为心力衰竭、心律失常、心血管炎症反应和其他心脏疾病潜在的治疗手段（朱静文 等，2020）。

第三节　感觉神经

心的感觉神经在形态上不自成系统，感觉传入的途径也分散，是穿行于交感和副交感神经内。心内存在与感觉传导相关的感受器，这些感受器能感受来自心内部的刺激，并将之转变为神经冲动，经心感觉神经传到中枢。

传导心感觉的初级神经元胞体分别位于胸1~5或6神经后根的脊神经节和迷走神经的下神经节（结状神经节）内。穿行于交感神经中的感觉纤维主要与心脏痛觉的传导有关；其他性质的感觉可能主要由迷走神经传导。感觉神经元的周围突分布于心脏，中枢突则分别传向脊髓和脑干。

感觉神经的周围末梢分布于心壁各层，包括心外膜、心肌层、心内膜、心血管、腱索和心瓣膜等处。心肌中可能还有一种感受器对心肌缺氧敏感，这种感觉传入中枢以后可以产生心绞痛。迷走神经中的感觉纤维末梢主要分布于大静脉和心附近的化学感受器，如颈动脉体等，与反射性活动有关。

心脏感觉的中枢传导路径尚不明确。经交感神经传入的感觉冲动，其感觉神经元胞体位于脊神经节，中枢突入T1~T5或T6节段脊髓后角和中间带外侧核。由脊髓后角交换神经元后发出二级传入纤维，越过中线至对侧，可能经脊髓丘脑束上传至丘脑，交换神经元后再发出纤维至下丘脑和大脑皮质而产生痛觉。有些痛觉纤维也可能经左膈神经上传至中枢。经迷走神经的感觉纤维，其周围突至颈动脉窦、主动脉体及心脏，中枢突由下神经节至孤束核、迷走神经背核及网状结构中的心脏抑制中枢，再由这些结构发出传出性的冲动而完成反射性活动。

White等观察到伴交感神经的传入纤维传递心肌痛觉，传入信号可能主要通过以下通路到达中枢：①经过心中神经到颈中神经节，传入至颈下和胸上段脊髓；②经过心下神经穿颈下神经节，传入至胸上段脊髓；③经过传入神经纤维穿胸上、中段椎旁神经节，直接传入至胸上、中段脊髓；④经颈上神经节至下神经节的含SP神经活性物质的迷走神经传入脑干。以上伴交感神经传入纤维的假单极感觉神经元均位于相应脊髓节段的脊神经节。

总之，传导心脏的痛觉纤维，沿交感神经走行（除颈支心上神经外），至脊髓T1~T4、T5节段；管理心脏反射的感觉纤维，沿迷走神经走行，进入脑干（图12-4）。这两大类情况均未上升至意识水平。在中枢内，内脏感觉纤维一方面通过中间神经元与内脏运动神经元联系，组成内脏反射或与躯体运动神经元联系形成内脏-躯体反射；另一方面则经过一定的传导途径，将冲动投射至大脑皮质而产生内脏感觉。心脏的感受器传导神经纤维分为三种类型：①经有髓鞘的迷走神经传入纤维与心血管中枢相连的感受器。这些感受器散在分布于心内膜，局限于上、下腔静脉与右心房，以及肺静脉与左心房的交接处。它们通过快速传导（8~32 m/s）的有髓鞘的迷走神经传入纤维与血管运动中枢相连接。其中一部分在心房收缩期被激动（A型），另一部分在心房充盈期被激动（B型）。这样它们向心血管中枢提供心率、心房收缩力和心房充盈度的信息。静脉回流增加时，感受器受到刺激，反射性地引起心率增快，有助于维持心脏容量的相对恒定。这些感受器也能感受血流的充盈度，由此感知血容量的变化。血容量增加时，心房的额外扩张刺激了这些感受器，引起心脏内分泌颗粒分泌激素增加（心房利钠尿多肽），促使肾排钠、利尿增加。②经无髓鞘的迷走神经传入纤维与心血管中枢相连的感受器。这些感受器广泛分布于整个心脏，受刺激后能起到与动脉压力感受器相同的作用，即能持续抑制血管运

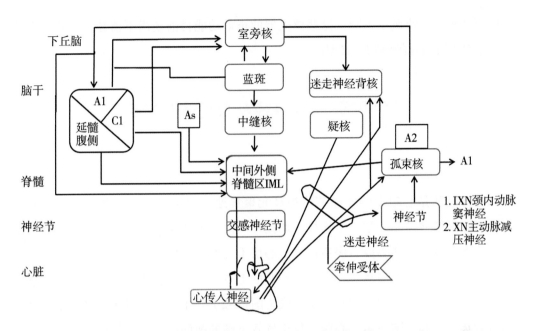

图 12-4 心脏神经中枢调节示意图（宋健有 等，1999）

动中枢，减少交感神经对心和血管发放冲动，以及增加迷走神经对心发放冲动，从而导致动脉血压下降。迷走神经传入纤维中约75％为无髓鞘纤维，虽然其传导速度较慢，但有显著的心血管效应。这类纤维大多数位于左心房，在心室收缩期被激动。它们对心室舒张压（前负荷）、收缩压（后负荷）及心室收缩力的改变产生反应。对肾的循环而言，心脏感受器的作用比动脉压力感受器大，两种感受器对肾脏分泌肾素均有调节作用，但心脏感受器对循环血容量微小的减少更为敏感。当血容量的少量减少并不能使动脉压力感受器的传入神经冲动减少时，它就可通过降低心和肺的迷走神经的传入冲动而增加肾素的释放。③经交感传入纤维与脊髓相连的感受器。这些感受器广泛地分布于每个心腔。它们的传入纤维与交感神经一起进入脊髓，故称之为交感传入纤维。其中约2/3为有髓鞘纤维，其余为无髓鞘纤维。大多数有髓鞘纤维具有自发兴奋的特性，通常表现为心的自律性。来自心房感受器的交感传入冲动与心房压力曲线的a波、c波和v波一致。心室内有髓鞘的交感传入纤维的感受器，在心肌收缩时和（或）舒张时被激动。无髓鞘的交感传入纤维的心脏感受器与有髓鞘的纤维相反，冲动发放不规则，与心搏之间无明显关系。但它们与无髓鞘的迷走神经传入纤维一样，在心腔膨胀而使其受到刺激时，这些感受器也能随心搏发生同步冲动。大部分研究证实，当交感传入纤维受到电刺激时，它们与无髓鞘的迷走神经传入纤维被激动时的作用相反，使心率、心肌收缩力和动脉压均增加，但用低频率刺激能使血压下降。这些感受器的正常功能目前还尚不清楚，一般认为其中某些对心脏痛觉的感知是必要的。

第四节　心神经丛和心神经节

一、心神经丛

心神经丛是心副交感神经节后神经元聚集地，内富含胆碱能神经元，也有少许肾上腺素能神经元，是一个连接、调控外源性和内源性自主神经系统的"整合中心"，参与调控窦性心律、房室传导、心房不应期和心房颤动的诱发和维持。心神经丛包括心浅丛和心深丛。心浅丛位于心的上方，主动脉弓的凹侧面，由左交感干的心上神经和左迷走神经的心下支组成（图12-2）。由心浅丛发分支加入心深丛、右冠状动脉丛和左肺前丛。心深丛位于气管下端的前面、主动脉弓的后下方，由交感神经和副交感神经的其余心神经和心支组成（图12-3）。自心深丛发出的分支组成左肺丛、右肺丛、心房丛和左、右冠状动脉丛。左心房丛、右心房丛由左肺丛、右肺丛扩展而来，也可直接接受胸心神经。心房丛也发出分支延至心室后壁。在心丛中有小的神经节或神经节细胞。在主动脉弓上或其附近有较大的心神经节。左冠状动脉丛伴左冠状动脉走行，随动脉分支分布于左心房和左心室。右冠状动脉丛较小，随右冠状动脉分支分布于右心房和右心室。

Pauza等（2000）用乙酰胆碱酯酶组织化学染色的方法研究狗的心脏神经系统显示：狗的固有心神经通过七个神经下丛伸入心外膜。一般狗的右心房，包括窦房结由两个心下丛支配，左心房壁由三个心下丛支配，右心室和左心室由两个心下丛支配。比较分析狗与人心神经丛形态学类型基本类似，但丛的结构和数量有显著性差异。

二、心内神经节

心内神经节主要分布在心房的后壁和上面、房间沟、房间隔、上腔静脉口、左房斜静脉附近、冠状窦和房室交点附近（图12-5），肺静脉口、下腔静脉口及左心房前面较少。有些神经细胞位于主动脉和肺动脉根部周围。少量神经细胞也可分布于心室壁及室间隔内。心耳一般无神经节。心内神经节不仅是副交感神经换神经元之处，而且含有交感神经、感觉神经和多种肽类递质。整个心外膜下近心肌层处均有心内神经节分布，心房多于心室。

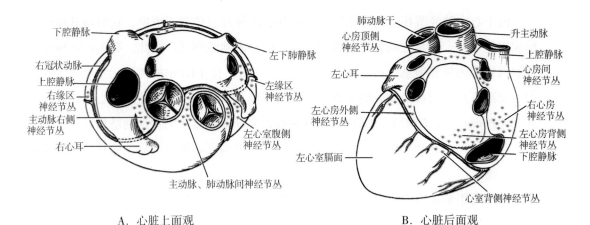

下腔静脉
左下肺静脉
右冠状动脉
上腔静脉
右缘区
神经节丛
主动脉右侧
神经节丛
右心耳
左缘区
神经节丛
左心室腹侧
神经节丛
主动脉、肺动脉间神经节丛

肺动脉干
心房顶侧
神经节丛
升主动脉
左心耳
上腔静脉
心房间
神经节丛
右心房
神经节丛
左心房外侧
神经节丛
左心房背侧
神经节丛
左心室膈面
下腔静脉
心室背侧神经节丛

A. 心脏上面观　　　　　　　　　　　　B. 心脏后面观

图 12-5　人心脏表面神经节丛分布示图（袁秉祥 等，1994）

　　Steele等研究表明豚鼠的心内神经节主要分布在以下两个区域：①右心房上、下腔静脉之间的心外膜下；②房间隔背侧部分到左肺静脉根部之间的心外膜下。袁秉祥（1994）、Singh（1996）等学者观察了成人心神经节的分布情况，发现人的心神经节在心房和心室均有分布。在心房，较大的心内神经节分布在窦房结和房室结周围，较小的心内神经节分布区域较广，主要存在于左心房上表面、房间隔和心耳心房交界处、大血管根部和冠状沟附近。在心室，集中分布在主动脉右侧、主动脉和肺动脉之间、左心室的胸肋面。Hirakawa（1995）、Pauza（2002）等对狗心的研究显示，狗的心内神经节分布在心外膜脂肪垫和心组织中，其与心神经丛有直接广泛的联系，主要分布于：①自右心房腹侧延至背侧表面；②左心房的腹侧；③房间隔背侧延至腹侧；④自下腔静脉根部到两心房背侧的下部；⑤自主动脉根部延至左、右冠状动脉主干及前室间支和旋支分叉处；⑥位于左、右心缘冠状动脉周围。每条狗的神经节数目与年龄有相应关系，其神经节数目范围在400～1500个，估计平均每条狗约有80 000个神经元。

　　心内神经节大小差异很大，小的只有几个细胞构成，大的可达上千个细胞，密集排列在心外膜下，没有完整的包膜，多位于心内神经丛或神经纤维束经过之处或其附近。大的神经节可用肉眼看到，小的只能借助光学显微镜观察，表浅的神经节多位于脂肪组织内，节细胞染色深浅不同，大小不一。心内神经节细胞形态多呈圆形、椭圆形、多角形或梨形，核多位于细胞一端，极个别细胞有双核细胞，细胞直径为15~56 μm，其中20～40 μm占多数（72%），大于40 μm占少数（22%）；多数神经元为多极，少数神经元为双极。双极神经元可能是感觉性神经元，可在心内与传出神经元相联系形成局部反射弧。

由于心内神经节在心内分布广泛，有些心内神经节位置不恒定，它们与其神经构成神经丛，各丛之间相互联络构成复杂的心内神经网络。因此，有人将这种复杂的网络称为神经节丛（ganglionated plexi，GP）。位于GP中的神经元主要分为四种：交感节后传出神经元、副交感节后传出神经元、局部回路神经元和心脏传入神经元（Pauza 等，2000）。GP内的多种神经元之间通过复杂的神经网络相互连接，与来自脑的副交感和脊髓的交感神经相整合，最终构成心脏肌电活动的神经内分泌调节系统。

虽然近年来关于GP的研究对其分布仍未有定论，目前被广泛承认的心房相关GP主要有五处（Scherlag et al., 2005；Yuan et al., 1994；Armour et al., 1997），包括位于左上肺静脉与左心房连接处的左上GP（SLGP）、左下肺静脉与左心房连接处的左下GP（ILGP）、右上肺静脉与右心房交界处的右前GP（ARGP）、右下肺静脉与右心房交界处的右下GP（IRGP），以及位于上腔静脉与主动脉根部之间的GP（SVC-AoGP）。

SVC-AoGP一般被视为迷走神经进入心脏的起始处。Chiou等（1997）详细阐述了几个主要GP的功能及连接关系：支配心房的大多数迷走神经纤维首先经过 SVC-AoGP，并随后延伸分布于其他4个心房GP及心房表面，从而支配窦房结（SAN）及房室结（AVN）。随后Hou等（2007）通过动物实验进一步证实，其余GP之间亦存在进一步的支配顺序。右侧迷走交感干（RVG）主要通过两条通路调节SAN（图12-6A）：RVG→ARGP→SAN，以及RVG→SLGP→ ARGP→SAN；左侧迷走交感干（LVG）调节SAN的主要通路则为LVG→SLGP→ARGP→SAN。同时AVN也通过多条主要通路受到LVG和RVG的调节支配（图12-6B）：LVG→SLGP→ARGP→IRGP→AVN；LVG→SLGP→IRGP→AVN；RVG→SLGP→ARGP→IRGP→AVN。除了几条主要通路外，GP与SAN、AVN之间还存在着许多错综复杂的次要通路，这些通路的存在更进一步证实GP是在心脏内外对房室传导系统方面的心脏电生理功能进行调节的关键节点。

心内神经节细胞分类方法常用的有三种。早在20世纪六七十年代，有学者用免疫组化方法将心内神经节细胞分成两种：①主细胞，即所谓的副交感神经节后神经元，乙酰胆碱酯酶组织化学染色呈阳性反应。②小强荧光细胞（嗜铬细胞），分布在神经节细胞之间或心内神经节旁，儿茶酚胺免疫组化呈阳性反应。纪中生（1986）发现大鼠心脏有小强荧光细胞位于心肌细胞之间，或夹在神经纤维束内，有的在心壁神经节中，有的在有孔毛细血管的周围，此处可见到小强荧光细胞分泌颗粒的外排现象。胆碱能神经末梢可与小强荧光细胞形成传入性的突触。小强荧光细胞释放

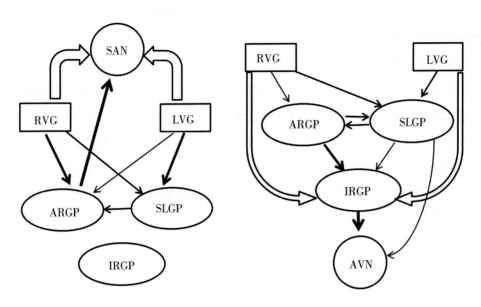

A. 迷走交感干、GP 与 SAN 的关系　　　　　B. 迷走交感干、GP 与 AVN 的关系

图 12-6　迷走交感干与 ARGP、IRGP 及 SLGP 对 SAN 和 AVN 功能的影响和相互关系

注：线的粗细分别代表影响的强弱

的儿茶酚胺或其他物质到组织间隙或血管内，以内分泌或旁分泌的方式起局部调节作用。也有作者提出小强荧光细胞可能有感觉功能。随着科研技术的提高，有人发现心内神经节中含有多种肽类递质，据此人们提出在神经元上存在"化学密码"概念，并据神经元分泌的化学递质不同将心内神经节细胞分成各种肽能神经元。应用性比较强的一种分类方法是 Edwards（1995）等利用电生理和形态学相结合将心内神经节细胞分为三种：①S细胞（S cell），该细胞很少接受迷走神经的突触传递，即使接受迷走神经突触传递的细胞也只产生阈下兴奋，不产生动作电位，其动作电位的产生是由局部刺激诱发，并且在超极化后瞬间发生。从形态上看，S细胞体积较小，而且为单极细胞。因为不受副交感神经的影响，而受来自心脏自身传导纤维的影响，所以该细胞可能与心脏功能调节的外周反射活动有关。②SAH细胞（Synaptic after-hyper polarization cell），该细胞接受副交感神经的突触传递，从而产生超极化后延迟的动作电位，因而认为该类细胞可能是中枢神经系统支配心脏的神经的中继神经元。另外，这类细胞也接受心内投射纤维的兴奋性突触而产生阈下兴奋，当阈下兴奋叠加达到阈电位时，也可产生动作电位，因而该细胞也可能参与心脏功能调节的外周反射。从形态上看，这类细胞体积较大，一半以上的细胞属多极神经元，其余的是假单极神经元或双极神经元。③P细胞（Pacemaker cell），其许多

电生理特性与SAH细胞相同，但内向整流存在于静息膜电位水平（–50 mV ±，SAH细胞内向整流存在于更低的膜电位水平–80 mV ±），而且生物行为类似于起搏细胞，可检测到节律性动作电位发放，该类细胞不接受任何纤维传导。从形态上看，P细胞体积近似于SAH细胞，比S细胞大，多为双极神经元或假单极神经元。该细胞可能属于感觉性神经元，并且发出突起传导到S细胞和SAH细胞，调节其活动性。

心内神经节在心功能调节中的作用：随着对心内神经节形态、分布、结构及分类的认识，它们的功能也相应地表现出来，其功能不仅与心脏活动有关，而且与肺活动有关。①大量资料表明，部分心内神经节细胞接受副交感神经的节前纤维，在中枢神经系统调节心脏功能的过程中起着中继作用。②心内神经节细胞接受交感神经节后纤维，在协调交感神经和副交感神经对心脏功能的调节中起着重要作用。有资料表明刺激交感神经时，可以减弱甚至抵消迷走神经减慢心率的作用，但同时刺激交感神经和迷走神经时，交感神经的抑制作用解除。③心内神经节中的感觉性神经元对心脏功能有感受、综合和反馈调节的作用。④心内神经节中的双极神经元或假单极神经元，可以构成不依赖中枢（脑内神经核团和脊髓）的外周短程反射环路，或发出突起投射到邻近的神经元或神经节，构成心内局部反射环路，从多层次实现心脏功能的调节，而心脏功能的变化均由各种神经结构中共存递质的变化和相互作用诱发。

2010年Armour把心的自主神经分为心外在及内在两部分。其中心外在的自主神经由交感神经和副交感神经两套系统共同调节：进入心的交感神经纤维主要起源于沿颈胸脊髓分布的交感神经节，而副交感神经节前纤维则主要起源于延髓的迷走神经背核和疑核，并沿迷走神经干下行；心内在的自主神经则主要由大量的心内神经节构成，绝大部分的心内神经节聚集于心外膜脂肪垫，形成心房、心室表面的数个神经节丛，并通过交互连接的神经纤维束构成交错复杂的神经网络（Pauza，2002）。

按照Armour的分类法，星状神经节属于心外在的交感调节系统。星状神经节又名颈胸交感神经节，多呈星形或卵圆形，由颈下神经节和第1胸神经节融合而成。星状神经节是交感神经支配心的重要通路，交感神经节前纤维在星状神经节换神经元后发出心下神经支，沿锁骨下动脉后方、气管前方下降，加入心丛，参与支配心脏的活动，影响窦房结、房室结、心房和心室的功能。而左、右侧星状神经节对心的影响存在不对称性，刺激左侧星状神经节，血压显著上升，而刺激右侧星状神经节，心率明显增加（Zhou et al.，2013）。早期研究发现，阻滞左侧星状神经节可提高发生心室颤动（简称室颤）的阈值，有抗室性心律失常的作用，然而阻滞右侧星状神经节则作用相反（Schwartz et al.，1976）。也有学者研究发现，除了左侧星状神经节外，切除右侧星状神经节也有类似抗心律失常的作用（Puddu et al.，1988）。Wu等（2016）通过逐步切除犬星状神经节，发现当左侧星状神经节完全被切除时，右侧星状神经节仍能产生明显的交感作用。由于这些研究通常是用犬和猪模型进行的，可能无法完全复制人类的神经生理结构。目前，对双侧星状神经节的研究还比较少，双侧星状神经节干预会不会更优于左侧星状神经节干预还不能下定论。

第五节　心各部神经分布特点

一、心房肌

心房比心室有较多的肾上腺素能神经分布，同时也有胆碱能神经分布。副交感神经节多位于心房壁。人右心耳有较多的胆碱能神经纤维，其次为肾上腺素能神经纤维；在电子显微镜下观察，有些神经纤维末端呈球状膨大，含线粒体较多，为感觉神经纤维。神经纤维围绕心肌纤维，终于心肌细胞表面。心房分泌心房利钠尿多肽的心肌细胞旁有神经纤维及神经终末存在。神经-肌细胞间距为100～500 nm。可能以递质或分泌物自由弥散的方式起作用。

二、心室肌

心室肌内交感神经、副交感神经及感觉神经均有分布。心室肌的传出神经纤维分布比心房少，心室的基底部神经纤维分布多于心尖部（图12-7）。肾上腺素能神经纤维比胆碱能神经纤维分布更为丰富。电子显微镜证实在房室束-浦肯野系统中有丰富的迷走神经和交感神经末梢分布。心室肌的神经纤维与肌肉接触不密切，二者间有较大的间隔。Thaement认为神经末梢与肌细胞之间距离的远近可能与心肌的剧烈活动有关，即心肌活动的瞬间可能接触较近。我们发现心力衰竭可导致心肌组织中神经纤维CGRP、NPY和NOS2及其受体的含量及分布发生重构，这可能是导致心神经支配失调的原因之一（花蕾 等，2022）。

三、心的瓣膜

心的瓣膜有数种肽能神经纤维分布，如神经肽Y（neuropeptide Y，NPY）、

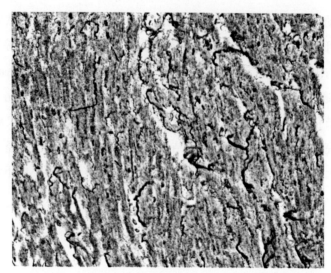

图 12-7　　大鼠左心室壁神经纤维分布（嗜银染色）

血管活性肠肽（vasoactive intestinal polypeptide，VIP）、P物质（ substance P，SP）、胆碱能、肾上腺素能、神经紧张素（neurotensin，NT）、降钙素基因相关肽（ calcitonin gene-related peptide，CGRP）等阳性反应神经纤维分布。有一部分神经纤维可能是感觉性的，如SP阳性纤维在房室瓣内分布为纵行，但在动脉瓣则是沿半月瓣游离缘横行，恰与各该瓣膜所受的最大张力方向一致。故有专家认为这些SP免疫反应阳性神经纤维可能与传导心腔内血流动力学变化的信息有关。CGRP阳性神经也可能是感觉性的。毛秦雯（1994）的研究提示，心瓣膜含NPY、VIP、SP、CGRP神经纤维的密度随动物的年龄增长有增加趋势。

四、冠状动脉

心丛的分支沿左、右冠状动脉及其分支分布于动脉壁和心肌。来自迷走神经的传出纤维较粗，止于血管的外膜。分布于血管中膜的纤维主要为无髓的较细的交感神经纤维。小的动脉支可能主要由副交感神经支配。冠状动脉的传入神经纤维主要由脊神经传入中枢。

五、窦房结

窦房结有丰富的交感和副交感神经分布。从含的神经递质来看，窦房结的肾上腺素能神经纤维和胆碱能神经纤维分布最多。大部分特化心肌细胞皆有交感神经支配。副交感神经在窦房结周围有许多神经节细胞，在窦房结的前、后缘和上端更为丰富，窦房结内偶见神经节细胞。神经节细胞发出的节后纤维穿入窦房结内，可沿窦房结神经的长轴走行，发细支与神经节细胞交织。神经纤维与窦房细胞不密切，相隔0.1μm以上。一般认为支配窦房结的迷走神经和交感神经以右侧者占优势。窦房结区也有NPY、CGRP、SP、VIP、NT等肽能神经分布。

六、房室结和房室束

房室结也有较丰富的神经支配，但较窦房结少，神经节细胞主要位于结的后端和浅层，沿房室结动脉也有神经节细胞存在，以胆碱能神经纤维占优势。房室结内神经节细胞很少。房室结内有丰富的交感和副交感神经纤维，并由房室结伸入房室束中。雷怀成（1993）认为，房室结周围区存在硫胺素单磷酸酶（TMPase）阳性神经元和抗氟酸性磷酸酶（FRAP）阳性神经元，并认为它们可能是分布于心传导系的感觉性神经元，可能参与房室结局部神经调节机制。Moravec（1982）发现鼠房室交接区存在着力学感受器，在结周围的结缔组织中有包着被囊的神经膨大（直径5～20μm），结周区和结内也有无被囊的感觉终末。结合此区的特殊位置，结处于房室隔前部内，左侧为左心室流出道，心室收缩时压力高；右侧为压力较低的右心房，在心动周期中此区可能感受到较大的心内压力变化。以上神经分布特点可能与某些神经调节机制有关。房室结的神经分布，迷走神经似占优势，且以左侧来的神经纤维较多。

近年来研究证明，房室结区有较多的肽能神经纤维分布，且发现肽能神经元，如乙酰胆碱酯酶（AChE）、NPY、VIP、CGRP反应阳性神经元。它们可能具有不同的功能，如传出机能、感觉机能等，都与心的神经调节机制有关。

朱佩珍（1998）观察8只家兔心房室结区神经终末的亚微结构。该区有丰富的神经末梢，包括游离神经末梢、末梢神经束和突触小球（轴-轴突触多联体）。神经末梢膨突与结细胞相贴近形成神经结细胞接点。神经末梢的轴膜为接点前成分，结细胞基膜为接点后成分，二者间为接点间隙。接点间隙为100～133 nm。在结细胞接点处有时可以看到运动性与感觉性两种神经末梢形成轴-轴突触。这种单一细胞接受双重神经支配，Moravec也有类似的报道。

七、左、右束支和浦肯野纤维

左、右束支主干及主要分支和浦肯野纤维也有少数神经束和分散的神经纤维分布，主要为胆碱能神经纤维。

第六节　心的神经肽分布

根据文献报道，在心血管系统已经发现有30余种肽类物质存在，分布在心的神经纤维或神经元中的肽类物质约有10种。它们主要存在于心的交感神经、副交感神经或感觉神经纤维中，也可能存在于心内神经元中。如存在于交感神经中的有神经肽Y（neuropeptide Y，NPY）和NT，NPY可与去甲肾上腺素（noradrenalin，NA）共存，在迷走神经内的有VIP和生长抑素（somatostatin，SOM），可与乙酰胆碱（acetylcholine，ACh）共存。在感觉神经中的有CGRP和SP。这些肽类物质与心传统递质NA或ACh共同配合，调节心的功能（凌凤东 等，2005）。这些物质也分布于人体的神经系统或其他系统的某些器官内，本节着重讨论分布于心的部分。

一、P物质

P物质（SP）是具有11个氨基酸的多肽物质，其阳性神经纤维在心内分布广泛，包括心房、心室、窦房结附近、房室结、冠状动脉和心瓣膜等处。殷树仪等（1989，1998）认为，部分SP神经纤维来自脊神经节和迷走神经结状神经节，其功能可能与心脏的痛觉传导有关。SP神经纤维也具有扩张冠状动脉的作用。有作者认为SP神经纤维可到达心内神经节，与ACh和VIP、神经元发生突触，完成神经反射通路，起反馈调节作用。

二、血管活性肠肽

血管活性肠肽（VIP）是有28个氨基酸的肽类物质。其免疫反应阳性神经纤维分布于心房、心室、心内膜、冠状血管壁、房室瓣组织、窦房结和房室结区等处，窦房结内尤多。多种哺乳动物心脏心内神经节细胞有VIP阳性神经元。其作用有可提高心率，增强心肌收缩力，扩张冠状动脉等，也可使血管通透性增加。

三、神经紧张素

神经紧张素（NT）由13个氨基酸构成。其阳性神经纤维分布于心房、心室、窦房结、房室结、房室瓣组织和心血管壁。心内神经节中也有NT神经纤维，但未见到NT阳性神经细胞。NT与NA可能共存于一个神经细胞内，分布的范围也相似。NT阳性神经纤维可能是心传出神经的一部分。其作用可使冠状动脉收缩，心肌收缩力增强，尤其对心房的正向变力作用是NA的10倍。NT的作用不受NA、ACh、5-羟色胺

（5-HT）和组胺等受体阻断剂的影响。NT还可增加血管的通透性。

四、神经肽Y

神经肽Y（NPY）是由36个氨基酸组成的多肽。在心血管系统中，以心脏中含量最多，每克心肌含150 pmol NPY。NPY阳性神经纤维分布于心房和心室，心房多于心室。NPY阳性纤维也分布于心传导系，包括窦房结和房室结。还分布于房室瓣和动脉瓣。苏慧慈等（1990）也发现NPY神经纤维分布于左、右房室瓣和腱索处，在瓣膜的神经纤维沿瓣膜边缘向瓣膜根部方向延伸。在冠状动脉壁也有NPY阳性神经纤维分布，且部分神经的游离末梢接近血管腔。房后壁有NPY阳性神经元。一般认为NPY与NA共存于交感神经中，为交感神经的辅递质或调质。研究证实，NPY可作用于NPY受体，通过G蛋白使细胞外Ca^{2+}内流，引起血管平滑肌收缩。其主要作用为使冠状动脉收缩，加强去甲肾上腺素的反应性，对舒血管物质起抑制作用。

五、降钙素基因相关肽

降钙素基因相关肽（CGRP）是由37个氨基酸构成的多肽物质。存在于脊神经后根的脊神经节、三叉神经节、迷走神经结状神经节的神经元胞体内，可含于大、中、小神经细胞内。一级神经元中的CGRP与痛温觉和心脏感觉的传导有关。CGRP阳性神经纤维分布于心脏的心房、心室和室间隔，右半心多于左半心，也分布于窦房结、房室结和冠状动脉壁。大鼠心窦房结区有丰富的CGRP神经纤维分布，提示CGRP可能在心率调节方面有重要意义。其次在心的乳头肌、心外膜和心内膜也有分布。在后房室沟的房室交点处发现有CGRP阳性神经元。其作用可扩张冠状动脉，参与冠状动脉基础血流量的调节，提高心率，使心肌力增强。研究资料表明，CGRP能够增加心肌细胞内的环磷酸腺苷（cAMP）浓度，引起细胞内Ca^{2+}浓度增加，因而能够增加心率、增强心肌收缩力，防止心肌再灌时的损伤，有明显的保护心肌作用。CGRP还是一种除SP外的第二种感觉神经的标志物，推测大鼠心内的CGRP免疫阳性神经元可能是感觉神经元。有人认为，一部分CGRP阳性纤维是感觉性的，另一部分可能是传出性的。CGRP还有促进神经细胞再生的作用。

六、生长抑素

生长抑素（somatostatin，SOM）为14或28个氨基酸残基构成的多肽。主要分布于心房和房室结，心室含量甚微，它以神经递质或调质的形式与乙酰胆碱共存于这些区域的神经纤维中。SOM对心具有拟胆碱作用，能使心率变慢，心输出量减少，并使室上性心动过速患者恢复窦性心律。有人发现，SOM可以降低效应细胞Ca^{2+}内流或增加效应细胞K内流而发挥作用。近年的电生理实验表明：高频刺激迷走神经可以引起SOM的释放，并且SOM对迷走神经有突触前促进作用。这些结果表明，SOM可以通过调节迷走神经活性产生强大的放大效应。

七、一氧化氮

一氧化氮（nitric oxide，NO）是一种自由基性质的气体分子。其作为神经递质最早是 Garthwaite等于1988年提出NO在脑内发挥细胞间信使作用。1994年以来国内外（李光千，1994；Armour，1995）研究发现了NO阳性神经节细胞和神经纤维在心的分布及作用。在大鼠、豚鼠、甲壳类动物的心均发现有NO存在。NO阳性神经纤维在心广泛分布，阳性神经节细胞主要分布于心底大血管根部、心房后壁。研究表明NO与VIP、CGRP、AChE常共存。NO发挥作用不是通过与特异性受体相结合，而是通过与一些酶或蛋白质结合而产生不同的生化反应以发挥作用。NO是以迷走神经胆碱机制形式发挥作用，对大鼠心的发育有调节作用。

八、内源性阿片样肽

内源性阿片样肽（endogenous opioid peptide，EOP）家族包括5个氨基酸构成的小肽——脑啡肽，31个氨基酸构成的β内啡肽和17个氨基酸构成的强啡肽。人们最早是在中枢神经系统发现EOP的存在，随着有关心脏研究的不断深入，发现除中枢外，心肌细胞膜和血管壁存在大量以κ-阿片肽受体为主的阿片受体系统（包括κ受体和δ受体），心亦可合成EOP，可通过自分泌的调节方式作用于心肌膜上的阿片受体，对心肌产生负性变力和负性变时效应。其在心肌细胞内的信号传递涉及G蛋白-PLC、PKC-Ca^{2+}及AC-cAMP途径，在心肌缺血处理、心肌缺血再灌注、心衰及高血压等疾病的发生、发展中具有重要的病理生理学意义。

第七节 心的神经与心房颤动

绝大部分心肌细胞内存在负责心脏自律性的超极化激活内向钠电流（If）。在非起搏细胞中，If被内向整流钾电流（IK1）抵消。心自主神经可调控If和IK1，刺激心房α受体时IK1活性降低，而刺激β受体能加强窦房结细胞和浦肯野细胞自动除极期中If的活性。激活大鼠肺静脉 α_1 和 β_1 受体可促进异位电活动产生（Maupoil et al., 2007）。而降低结细胞If活性可能会导致正常心肌细胞起搏等级改变，异位起搏产生。临床研究提示心动过缓有关的动作电位延长有利于早期去极化的产生。

外向钾电流活性降低或内向阳离子电流活性增加可导致动作电位延长，此时 Ca^{2+} 电流从失活中恢复并产生内向阳离子运动，从而产生早后除极。钙超载、Ca^{2+} 与隐钙素结合降低（Voigt et al., 2014），以及兰尼碱受体磷酸化增多均可导致肌浆网 Ca^{2+} 自发释放，钠钙交换器内向电流明显增强，产生净内向阳离子运动触发延迟后除极致心律失常，多数心房颤动患者可发现心房肌中钠钙交换器表达增加（Christ et al., 2016）。交感神经系统在所有 Ca^{2+} 内流过程中起关键作用，Ca^{2+} 储存和释放不当是心律失常的潜在原因。由交感神经介导的蛋白激酶A和钙调蛋白依赖性蛋白激酶诱导的细胞膜L型钙离子通道（ICa-L）磷酸化可增强动作电位平台期的跨膜钙离子流入。α-肾上腺素诱导IK1抑制也延长动作电位时程，有利于动作电位3期后除极（Burashnikov et al., 2006）。通过促进肌浆网 Ca^{2+} 依赖性ATP酶磷酸化 β-肾上腺素能刺激消除对其的磷酸化抑制，也有利于肌浆网 Ca^{2+} 超载和延迟后除极的发生。迷走神经介导非胆碱能神经递质（如血管活性肠肽）释放，减少钠电流的同时增加缓慢激活延迟整流钾电流（IKs）的活性，使心房不应期、动作电位时程缩短，动作电位时程离散度增加，进一步诱发房内传导减慢和折返。交感神经诱导的细胞内钙增加和副交感神经诱导的动作电位不均一缩短的协同效应均成为心房颤动最常见的触发机制。

在持续性心房颤动患者中M型胆碱受体表达上调，激活人心房肌细胞中的M胆碱能受体能使乙酰胆碱敏感性钾电流（IK-ACh）迅速增加后衰减至稳态（Heijman et al., 2018）。刺激副交感神经，IK-ACh增多，心房肌细胞动作电位缩短，心房颤动发生率上升。相对于右心房，左心房受影响更大，因其有更丰富的IK-ACh和IK1。虽然交感神经也可以通过激活IK-ACh缩短不应期致心律失常，但其不如副交感神经作用强，从而强调了迷走神经在致顽固性心律失常中的主要作用（Scridon et al., 2018）。因此，用肉毒杆菌毒素干扰胆碱能神经传递可能作为房性心律失常神经调节的一种新策略（Pokushalov et al., 2015）。除了心房内部交感神经及迷走神经的过度支配，疾病也可能由外源性神经重构引起。卒中后引起的心脏损伤可能和异常神经调节致心房颤动有关（Sposato et al., 2018），缺血性脑卒中后阵发性心房颤动发生的可能机制为卒中后大脑皮质层急性缺血致自主神经调节紊乱（Sposato et al., 2018）。事实上，心房颤动也会诱发心房神经系统（ANS）结构和功能改变。心房颤动导致心房增大，供血不足，心肌及其分布的神经受损，心房神经重构及分布不均一，使之恶化成持续性心律失常。

虽然临床和实验研究清楚地表明自主神经张力的变化往往先于心房颤动发生，但这种神经紊乱所致的心律失常高度可变。大多数临床研究发现房心颤动发生和持续非一个自主神经分支调节作用（Shen et al.，2011），如心律失常发作前交感神经活动增加，随后迷走神经支配；交感神经对迷走神经引起的心房颤动有调节作用。交感神经刺激存在时迷走神经效应增强，而迷走神经刺激存在时交感神经效应减弱（增强拮抗作用）。因此交感、迷走神经间的作用使心脏神经生理学更为复杂。犬模型中肾上腺素阻滞剂升高了乙酰胆碱诱导心房颤动发生的阈值，儿茶酚胺能降低乙酰胆碱诱导心房颤动发生的阈值，这显示迷走神经诱发的心房颤动易感性主要是由于副交感-交感相互作用造成的（Sharifov，2004）。

第八节　心的节律性变化

一、生物钟的概念和分子基础

生物钟也叫生物节律、生物韵律、昼夜节律，是生物体随时间的周期性振荡，在生理、行为及形态结构等方面呈现周期变化。生物钟在生物体内的出现是生物进化和适应环境的结果。地球上的所有动物都存在"生物钟"现象。生物钟种类繁多，人体的生物钟已发现一百多种。人体时间节律包括时、日、周、月、年等不同的周期性节律。如人一天中最佳记忆时间存在差异，有些人5：00至9：00记忆力好，而有些人则是晚上记忆力好，这种变化称为时节律；人体的体温在24 h内不完全一样，4：00时最低，18：00最高，相差1℃多；日出而作，日落而息则为日节律；女性的月经规律则为月节律；等等。体内的信号，如脑电波、心电波、经络电位、体电磁场的变化等，都会随着昼夜变化做周期性变化。生物钟对人的健康和生活的影响巨大。人体正常的生理节律较长时间发生改变，容易产生疾病，促进衰老或死亡。认识、掌握和顺应生物钟有助于维护和增进人们的身心健康，矫正生理节律可以防治某些疾病。

在哺乳动物体内，生物钟系统包括中枢性生物钟和外周性生物钟两部分。中枢性生物钟位于下丘脑的视交叉上核（suprachiasmatic nucleus，SCN），光照作为生物钟的主要因子，通过视网膜神经节细胞将信息经由视网膜下丘脑束传递至SCN腹外侧部，从而设定生物钟节律。外周生物钟广泛存在于SCN以外的脏器、组织，如心、肝、肾、外周血淋巴细胞等。生物钟中枢通过自主神经系统和内分泌激素调控外周脏器的生物钟系统，使二者之间保持同步，维持着生物体的良好状态。

生物钟受生物钟基因调控。该类基因是使生物体产生昼夜节律，并控制其运转的生物钟的分子基础（Takahashi et al.，2017），可分为核心钟基因和钟控基因（clock controlled genes，CCG）。核心钟基因主要有*Clock*、*Bmal1*、*Per1*、*Per2*、*Per3*和*Cry1*、*Cry2*；钟控基因主要有*Clock*的同源类似物*Npas2*、*Rev-erbα*、*Hlf*、*Dbp*、*Tef*、*E4bp4*、*Stra13/Dec1*、*Rorα*和*Ck1ε*等。在转录水平上，生物钟蛋白可作为转录因子，通过E-box、D-box和RORE等顺式作用元件直接控制钟控基因的表达；可分为正性调控因子（如Bmal1、Clock）和负性调控因子（如Per、Cry）。生物钟基因及其编码的蛋白质通过一个自动的转录-翻译反馈环路实现24 h昼夜节律的调控作用（Takahashi，2017），蛋白Clock和Bmal1在细胞核内形成异二聚体Clock/Bmal1。激活目标基因*Per*、*Cry*和*Rev-Erb*的转录。Per和Cry蛋白聚集在细胞质中形成异二聚体，并转移到细胞核中。当Per/Cry与Clock/Bmal1结合时，复合物与DNA分离，从而终止下游基因的转录。同时，*Rev-Erb*的积累也抑制了*Clock*和*Bmal1*的转录。随着*Per*、*Cry*和*Rev-Erb*蛋白水平的降低，将开始新一轮的转录激活。其中，核心钟基因、钟控基因及其编码的蛋白质通过转录-翻译事件相互衔接，组成生物钟周期振荡的自身调控反馈环路，从而调节生物体的生理、生化和行为的昼夜节律。昼夜节律紊乱行为如轮班工作、穿越时区等将增加患病风险，包括高血压、冠心病等心血管疾病（Chellappa et al.，2019）。

二、心血管系统的生物节律

心血管系统的生理指标和电生理特性均表现出明显的昼夜节律。如心率、心肌收缩力、血压在清晨上升、午后达到峰值、夜间最低；夜间房室结传导、希氏-浦肯野纤维传导和心室复极减慢，P-R间期、R-R间期、QRS波和Q-T间期延长（Black et al.，2019）。一些心血管疾病的发生也具有昼夜节律。如急性心肌梗死与肺栓塞、致命性的心室颤动（室颤）大多发生在清晨。以往被认为是神经体液因素所致，而现在研究认为是生物钟起了主要作用。其中中枢生物钟可直接影响心血管的功能。其通过自主神经功能、血儿茶酚胺浓度的昼夜变化等神经体液因素直接调控心脏钟控基因，对心率、心肌收缩力等进行调控。另一方面，中枢生物钟也可通过统筹血管生物钟和心脏生物钟间接调控钟控基因来控制细胞功能并实现心血管生理及病理生理过程的昼夜变化。

血管的内皮细胞、平滑肌细胞和成纤维细胞都存在核心钟基因的周期性表达。内皮细胞产生的氧化还原活性物质是参与血管平滑肌细胞松弛和收缩的关键信号分子。生物钟通过对内皮型一氧化氮合酶（endothelial nitric oxide synthase，eNOS）、烟酰胺腺嘌呤二核苷酸磷酸氧化酶（nico-tinamide adenine dinucleotide phosphate oxidase）表达的调节来控制NO和过氧化氢（hydrogen peroxide，H_2O_2）生成的昼夜变化，并最终调控血管24 h的舒缩节律（Crnko et al.，2019）。同时，生物钟基因参与内皮细胞环氧合酶-1（cyclooxygenase-1，COX-1）的表达，调控其衍生的内皮衍生收缩因子的生成，包括前列腺素（prostaglandin，PG）和血栓素 A2（thromboxane A2，TXA2）。平滑肌细胞中，参与α_1-肾上腺素受体激活血管收缩的蛋白（Rho依赖性激酶-1、Rho依赖性激酶-2和蛋白激酶C加强的磷酸酶抑制剂-17）也表现出昼夜节律，这可能是交感神经诱导的血管收缩呈现昼夜变化的原因（Rodrigo et al.，2018）。生物钟参与了血管层细胞的血管张力调节，故血压的周期性波动与血管的节律性密切相关（Su，2012）。

在心肌细胞、心肌基质成纤维细胞和心脏祖细胞样细胞等存在核心钟基因的周期性表达（Crnko et al.，2019）。另有发现心脏中13%的编码蛋白基因的转录组表现出昼夜节律，可能为心脏钟控基因。心脏钟控基因参与心肌代谢、心肌收缩、电生理和信号传导等的调控。代谢水平的通量分析表明，心脏生物钟在睡眠-活动的过渡阶段，预测到唤醒后能量需求增加，而促进氧化代谢，快速增加能量储存；在活动期，心脏葡萄糖的利用达到峰值，以满足增加的能量需求；在活动期将结束时，心脏糖原和甘油三酯的合成达到峰值。为后续的睡眠期、禁食期储备能量；在睡眠阶段开始时增加蛋白质的周转供应，促进心肌的修复与更新（Young et al.，2016）。功能研究发现，破坏心脏生物钟基因后小鼠心率、心脏收缩力节律性波动减弱，而且小鼠发生了年龄相关的扩张型心肌病，寿命缩短（Alibhai et al.，2017）。在电生理方面，心脏生物钟通过调控窦房结细胞*HCN4*基因的表达控制If电流参与心脏起搏；通过控制K^+电压门控通道H家族2型的昼夜表达参与心室复极；通过控制电压门控钠通道α亚基基因的表达参与心肌动作电位0期除极和传导，从而维持心肌细胞兴奋性和传导性（Black et al.，2019）。信号传导方面则体现在心肌细胞对肾上腺素、胰岛素和脂肪酸等刺激的反应性具有昼夜节律依赖。可见生物钟对于心脏的生理调节是多方面的。

（一）生物钟与高血压

血压本身具有明显的生理性昼夜节律，也称之为血压模式。一般血压24 h波动呈现"双峰一谷"，第1峰为晨峰（8：00~9：00），第2峰在下午（18：00~20：00），谷在夜间（2：00~3：00）。夜间血压下降10%~20%。这种血压的节律变化对心血管及其他脏器具有保护作用，改变这一昼夜节律具有发生心血管并发症的风险。临床研究表明夜班人群具有更高的收缩压和舒张压（Ritonja et al.，2019），提示外部环境因素导致的昼夜节律紊乱可直接影响血压。

（二）生物钟与心肌梗死

清晨是心肌梗死好发时间段，这与清晨血小板最活跃、纤溶酶原激活物抑制剂和聚集到受伤组织中的中性粒细胞最多有关（Alibhai et al.，2014）。生物钟基因的SNP与心肌梗死的罹患风险相关。Škrlec等（2018）研究结果认为心肌梗死与4个昼夜节律基因（*Arntl*、*Clock*、*Cry2*和*Per2*）SNP之间的关系密切，其中*Per2*的*rs35333999T*等位基因、*Cry2*的*rs2292912G*等位基因可显著增加心肌梗死易感性。有动物实验证实Per2-/-小鼠的心肌梗死范围更大是由于其失去了*Per2*蛋白的保护作用（Bonney et al.，2013），其可能机制为缺血期间Per2蛋白激活后更多地募集炎性细胞因子，来调节缺血期间的脂肪酸β氧化和再灌注期间的炎症反应。在心肌细胞生物钟突变型小鼠心脏中，脂肪分解明显减弱，这也是动脉粥样硬化患者进一步出现心肌梗死的原因（Tsai et al.，2010）。

环境因素导致的生物钟紊乱也降低了心脏对缺血的耐受性，从而促使心肌梗死的发生。流行病学调查发现，轮班工作和失眠显著增加了罹患心肌梗死的风险（Chellappa et al.，2019）。持续人工照明或喂食增加了重症监护患者心肌梗死的发病率和病死率（Van Rompaey et al.，2009）。另外，心肌梗死的发病时间也影响疾病转归。心肌梗死发生在清晨所造成的损害和心功能障碍比下午更为严重（Ammirati et al.，2013），其具体的调控机制尚不清楚。

（三）生物钟与心率变化

窦房结功能在24 h有10%波动范围的系数变化。窦房结恢复时间作为主要的窦房结功能指数，也有昼夜节律，0：00~7：00最低，心室不应期（即心室肌细胞除极后恢复兴奋性所需的周期）直接反映心肌复极的时间，白天的心室不应期短于夜晚睡眠状态时。早晨觉醒期间心室不应期最短，即心脏性猝死风险最高。心房、心室的不应期值也呈现昼高夜低的昼夜节律。再如预激综合征患者，心房、房室结、心室和希氏束等在夜间不应期延长（Portaluppi et al.，2012）。

不少心律失常的发生也存在昼夜变化规律，常见的心律失常在24 h的发作时间规律见表12-1（林瑞 等，2015）。

表12-1　心律失常的发作时间分布

分类	主要的高峰时间段	第二高峰时间段
窦性心动过速	6：00～12：00	—
房性期前收缩	6：00～12：00	—
心房扑动	6：00～12：00	—
心房颤动	6：00～12：00	—
心房颤动（迷走性）	23：00～6：00	14：00～16：00
室上性心动过速	6：00～12：00	18：00～24：00
房室传导阻滞	14：00～16：00	12：00～14：00
室性期前收缩	6：00～12：00	—
室性心动过速	10：00～18：00	—
心室颤动	7：00～12：00	16：00～20：00

（四）生物钟与其他心血管疾病

在长期的进化过程中，心血管系统的多项生理信号指标均呈现出昼夜节律分布，每天的心律失常事件发生也有集中趋势。如白天心率略大于夜间。再如健康人P波间期和P波面积、P-R间期、QRS时间、Q-T间期显示显著昼夜变化，白天上述参数消减，白天的谷值在10：00～14：00，夜间上述参数值升高，R波和T波同样证实有昼夜节律（Dilaveris et al.，2001；杨瑾 等，2020）。Q-T间期离散度白天的数值比夜间更高。

第九节　心和脑的关系

一、中国古代对心的认识

古代中国关于心的解剖记载最早见于《史记·殷本纪》。其中有这样的记载，"比干叹曰：'主过不谏非忠也，畏死不言非勇也，过则谏不用则死，忠之至也。'""比干强谏，纣怒曰：'吾闻圣人心有七窍，信有诸乎？'"纣王遂杀比干剖视其心，比干终年64岁。何谓窍？空洞也。故这里说的七窍可能是指心上面的七个开口。是否是指上腔静脉口、下腔静脉口、主动脉口、肺动脉口、左房室口、右房室口和冠状窦口呢？不得而知，但可肯定先人们对心脏的结构已做过观察。

中医现存较早的经典著作《难经》（原名《黄帝内经八十一难》），又称

《八十一难》，据说该书为秦越人所作，一般认为其成书时间不晚于东汉。该书对心的结构有较为详细的描述。《难经》中记载："心重十二两，中有七孔三毛，盛精汁三合，主藏神。"《类经·经络类》中记载："心当五椎之下，其系有五，上系连肺，肺下系心，心下三系连脾肝肾，故心通五脏之气而为之主也。"《医学入门·脏腑》中记载："有血肉之心，形如未开莲花，居肺下肝上是也。有神明之心，神者，气血所化，生之本也，万物由之盛长。"《素问·灵兰秘典论篇》中记载："心者，君主之官也，神明出焉。"尽管这些描述与今天解剖学的记载存在出入，但已明确地介绍了心的位置、结构和功能。

祖国医学中心的生理功能可概括为两方面：①主血脉，"心主身之血脉"，"诸血者，皆属于心"；②心藏神，"心者，五脏六腑之大主也，精神之所舍也，其脏坚固，邪弗能容也；容之则心伤，心伤则神去，神去则死矣。故诸邪之在于心者，皆在于心之包络"。明朝以后，中医学家对藏神提出不同的看法，如明代李时珍的《本草纲目》指出："脑为元神之府。"从此心藏神的错误概念逐渐得以纠正。总的来说，中医认为心为一身的君主，脏腑百骸均遵从其号令，人的聪明智慧是从心而出。实际上把心当成了脑，以致很多与精神、心情、情感、记忆等有关的词汇都与心联系在一起，如心旷神怡、心满意足、忧心忡忡、漫不经心、心不在焉、刻骨铭心等等。由于汉字的形态变迁，与思维活动、感情意志有关的字可以直接从于"心"，也可以体现出与"心"有关，如思、想、性、情、意、志、忠、恕、恭、悔、恨等，表明古人是把心当作思维器官的。

二、"心"字的变迁

中国的汉字为象形文字，从字形结构上可以推断出先人对物体形态的认识。心字最早见于西周散氏盘的铭文中。散氏盘是乾隆年间出土的青铜器，盘上的铭文共357字，记载的是西周晚期的土地契约。即当时位于今日陕西宝鸡凤翔一带的散国和矢国，两国议和、戡定国界、割地赔偿的过程与合约。其中有"散氏心藏"的描述（图12-8），这是目前发现的对心字最早的记载。从"心"的象形结构上看，和现在心冠状切面上所显示的心脏结构几乎一致，笔画所组合的结构形象地勾画出四腔心的主要结构（图12-8，左图）。说明我们的先人在几千年前发明汉字的时候已经对心的解剖知识有了比较深刻的认识。

中国汉字走过了6000多年的历史，经过甲骨文、金文、小篆、隶书、楷书、行书和草书，随着印刷术的出现，到了宋代又出现了宋体。在这一漫长的过程中，

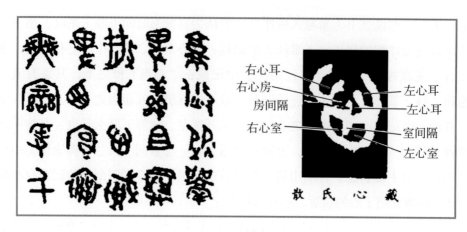

图 12-8　散氏盘拓片

汉字的结构和外形发生了很大变化，然而只有"心"字，"痴心不改，依旧如初"（图12-9）。"心"既突出了笔画简单明了，又可窥视出心脏解剖的形态结构特征。

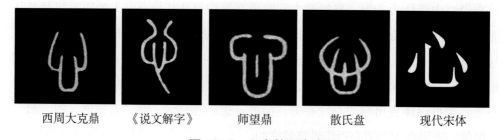

西周大克鼎　　　《说文解字》　　　师望鼎　　　散氏盘　　　现代宋体

图 12-9　心字的形态变迁

三、现代医学对心脑关系的认识

大脑和心之间存在相互的联系和调控关系。神经系统病变常常并发心脏损害，而心血管疾病亦反过来影响大脑功能。岛叶皮质受损可以引发心律失常，心肌酶升高。刺激岛叶右侧和左侧分别导致交感神经和副交感神经兴奋（偏侧化假说），这个现象可归于压力感受器和情绪处理的偏侧分布。目前大脑偏侧化假说仍存在争议，不同的临床研究有截然相反的结果。杏仁核，尤其是其中央部分，接收来自前额和眶额区域的抑制信号，与下丘脑和脑干核团相连，共同参与支配心脏功能，并且可能参与调解情绪刺激，尤其是负面情绪对心的影响。一些下丘脑的核团（如背内侧核、室旁核）是自主神经系统重要的中继站，高级皮质中枢的信息通过它们的联系纤维，以及孤束核、导水管周围灰质、臂旁区、延髓头侧腹外侧部和迷走神经背核传递至脑干。孤束核接收传入神经元传入的血流动力学信息，传出抑制性或兴奋性冲动至延髓头端腹外侧部和迷走神经背核，它们再分别反馈性地增加交感神经和副交感神经冲动的发放，从而影响心的节律、心肌功能和血管紧张性，维持心血管系统的正常功能。由于脑和心之间这种解剖和功能之间的密切关系，近年来，对脑心间相互作用有了进一步的认识，在此基础上，出现了一门新兴的交叉学科——神经心脏病学。

（一）脑损伤导致心功能障碍

1. 脑损伤致心肌损伤　脑损伤及心理应激可影响心脏结构，特点是在数分钟内快速发展为心内膜下的微小梗死，早期钙化，形成肌纤维变性或肌溶解，这些改变可能是由于儿茶酚胺水平升高所致，输注外源性儿茶酚胺，以及刺激延髓背侧和下丘脑可出现同样的改变。肌溶解集中在单核细胞浸润为主的神经末端，其病理改变与冠心病致心肌缺血中所见的凝固性坏死不同，后者表现为血管分布区域的延迟性心肌坏死，以中性粒细胞浸润为主。

2. 自主神经病变与心动过速　自主神经系统结构和功能异常均可增加心源性猝死的风险。一些自主神经功能衰竭患者可以出现体位性心动过速而不伴有血压的明显下降（体位性心动过速综合征）。与自主神经功能衰竭有关的中枢神经系统疾病包括岛叶卒中、脊髓病变、神经变性病（尤其是核蛋白病，如帕金森病和多系统萎缩）。

脑部疾病患者可出现交感神经兴奋，引起钙内流，儿茶酚胺水平升高，继而损伤心内膜下传导系统，影响心脏自律性、不应期和复极化（Sposatot et al.，2018）。神经系统疾病并发的心电活动改变通常是短暂的。大多数心电图改变是良性的，且不需要治疗。

3. 脑疾病与应激性心肌病　蛛网膜下腔出血、创伤性脑损伤、脑卒中、癫痫、抑郁和心理创伤可并发应激性心肌病。应激性心肌病的病理生理学机制可能与严重神经系统疾病引起儿茶酚胺水平激增，导致冠状动脉痉挛，心脏微血管功能障碍有关。应激性心肌病患者可能并发心源性休克、恶性心律失常，甚至死亡。此外，因为心源性休克或心律失常可致脑灌注下降，或因附壁血栓脱落致心源性栓塞，可能出现二次脑损伤。

4. 脑疾病与心源性猝死　既往无心脏病史的脑部疾病患者也会发生心源性猝死。脑出血、蛛网膜下腔出血、岛叶梗死和癫痫等均可引起致死性心律失常或大面积心肌坏死和心肌梗死，导致心源性猝死。另外，强烈的情感刺激和应激反应亦可以导致心源性猝死。

（二）心功能障碍可导致脑功能障得

心律失常、冠心病、心瓣膜病、卵圆孔未闭等均可导致脑卒中。除此之外，心功能障碍会出现以认知功能减退为表现的脑功能障碍。Qiu（2006）的一项研究结果发现，40%的心力衰竭患者患有痴呆，而在无心力衰竭患者中痴呆的比例为30%。心力衰竭与痴呆，特别是阿尔茨海默病之间的生物学途径尚不清楚，可能是由于慢性心力衰竭引起的脑循环明显受损，进一步加重脑缺血灌注不足，从而参与了神经退行性变过程。心功能障碍致脑血流量下降，出现酸中毒、炎性反应及氧化应激增加，是导致认知功能障碍的重要机制。另一重要的机制是，心力衰竭将破坏血脑屏障，使 β 淀粉样蛋白清除障碍。

2013年英国神经病医师协会报告心脏在收缩状态时比舒张状态时更具有恐惧反应，似乎在心动周期活动中，心和大脑存在对话。心脏手术患者海马体积与术后认知功能障碍有相关性。58例冠状动脉旁路移植术患者有32例发生了认知功能障碍，发生认知障碍患者的海马体积明显小于未发生认知障碍患者，海马体积与神经心理学评分值呈负相关，表明海马体积可作为认知功能障碍的危险因素（高子军 等，2014）。

（新乡医学院　郭志坤）

参考文献

［1］高子军，尉胜男，杨小斌，等. 心脏手术患者海马体积与术后认知功能障碍的相关性研究［J］. 神经解剖学杂志，2014，30（3）：345–350.

［2］林瑞，童茂清，郭勇娟，等. 心律失常的昼夜规律与生物钟研究进展［J］. 心电与循环，2015，34（6）：475–477，487.

［3］凌凤东，林奇，赵根然. 心脏解剖与临床［M］. 北京：北京大学医学出版社，2005.

［4］司马迁. 史记［M］. 天津：天津古籍出版社，1996.

［5］王振亚，江洪. 自主神经再平衡与缺血性室性心律失常［J］. 心血管病学进展，2019，40（2）：268–272.

［6］杨瑾，徐志峰，苏嘉，等. 生物钟基因与心血管疾病的研究进展［J］. 中华心血管病杂志，2020，48（7）：610–615.

［7］朱静文，蒋桔泉.迷走神经干预在心血管疾病中的治疗作用［J］.心血管病学进展，2020，41（3）：301-305.

［8］袁秉祥，黄庆恒，齐民权，等.人心脏神经节丛的定位和定量及神经连接［J］.西安医科大学报（中文版），1994（1）：52-55.

［9］纪中生，李肇特.大白鼠心脏小强荧光细胞超微结构研究［J］.解剖学报，1986（4）：413-415，458.

［10］毛秦雯，苏慧慈，张远强，等.大鼠习瓣膜含神经肽Y血管性肠肽P物质和降钙素基因相关肽神经的分布及年龄变化［J］.解剖学报，1994（1）：65-69.

［11］花蕾，宁姝威，王前，等.心力衰竭大鼠心肌组织中神经肽Y、降钙素基因相关肽和诱导型一氧化氮合酶的表达变化［J］.解剖学报，2022，53（3）：340-346.

［12］雷怀成，范玉华，赵小明，等.房室结区神经结构的组织化学研究［J］.解剖学杂志，1993（1）：1-4.

［13］朱佩珍，朱永泽，项晓人.家兔心脏房室结区神经终末亚微结构［J］.解剖学杂志，1998（3）：202-205.

［14］殷树仪，李光千，祝善乐，等.心壁内P物质免疫反应阳性神经纤维的来源［J］.解剖学报，1989（3）：260-263，341.

［15］李光千，王健本.大鼠心内一氧化氮能神经结构的研究［J］.同济医科大学学报，1994，23（1）：4-8，78.

［16］宋健有，郜建卫.临床神经心脏病［M］.郑州：河南医科大学出版社，1999.

［17］SINGH S，JOHNSON P I，LEE R E，et al. Topography of cardiac ganglia in the adult human heart［J］. J Thorac Cardiiovasc Surg，1996，112（4）：943-953.

［18］PAUZA D H，SKRIPKA V，PAUZIENE N. Morphology of the intrinsic cardiac nervous system in the dog a whole-mount study employing histochemical staining with acetylcholinesterase［J］. Cell Tissues Organs，2002，172（4）：297-320.

［19］HIRAKAWA N，MORIMOTO M，HIRAKAWA H，et al. Three-dimensional analysis of the intrinsic cardiac ganglia in a young dog［J］. Fukuoka Igaku Zasshi，1995，86（2）：24-30.

［20］EDWARDS F R，HIRST G D，KLEMM M F，et al. Different types of ganglion cell in the cardiac plexus of guinea-pigs［J］. J Physiol，1995，486（Pt 2）：453-471.

［21］MORAVEC M，MORAVEC J. Presence of mechanoreceptors in the atrioventricular junction of the rat heart: microanatomical and ultrastructural evidences [J]. J Ultrastruct Res, 1982, 81 (1): 47-65.

[22] ARMOUR J A, SMITH F M, LOSIER A M, et al. Modulation of intrinsic cardiac neuronal activity by nitric oxide donors induces cardiodynamic changes [J]. Am J Physiol, 1995, 268 (2 Pt 2): R403-413.

[23] ALIBHAI F J, LAMARRE J, REITZ C J, et al. Disrupting the key circadian regulator CLOCK leads to age-dependent cardlovascular disease [J]. J Mol Cell Cardiol, 2017, 105: 24-37.

[24] ALIBHAI F J, TSIMAKOURIDZE E V, CHINNAPPAREDDY N, et al. Short-term disruption of diurnal rhythms after murine myocardial infarction adversely affects long-term myocardial structure and function [J]. Circ Res, 2014, 114 (11): 1713-1722.

[25] AMMIRATI E, MASERI A, CANNISTRACI C V. Still need for compelling evidence to support the circadian dependence of infarct size after ST-elevation myocardial infarction [J]. Circ Res, 2013, 113 (4): e43-44.

[26] ARMOUR J A. Functional anatomy of intrathoracic neurons innervating the atria and ventricles [J]. Hear Rhythm, 2010, 7 (7): 994-996.

[27] ARMOUR J A, MURPHY D A, YUAN B X, et al. Gross and microscopic anatomy of the human intrinsic cardiac nervous system [J]. Anat Rec, 1997, 247 (2): 289-298.

[28] BLACK N, D'SOUZA A, WANG Y, et al. Circadian rhythm of cardiac electrophysiology, arrhythmogenesis, and the underlying mechanisms [J]. Heart Rhythm, 2019, 16 (2): 298-307.

[29] BONNEY S, KOMINSKY D, BRODSKY K, et al. Cardiac Per2 functions as novel link between fatty acid metabolism and myocardial inflammation during ischemia and reperfusion injury of the heart [J]. PLoS One, 2013, 8 (8): e71493.

[30] BURASHNIKOV A, ANTZELEVITCH C. Late-phase 3 EAD. A unique mechanism contributing to initiation of atrial fi-brillation [J]. Pacing Clin Electrophysiol, 2006, 29 (3): 290-295.

[31] CHELLAPPA S L, VUJOVIC N, WILLIAMS J S, et al. Impact of circadian disruption on cardiovascular function and disease [J]. Trends Endocrinol Metab,

2019, 30（10）: 767-779.

［32］CHIOU C W, EBLE J N, ZIPES D P. Efferent vagal innervation of the canine atria and sinus and atrioventricular nodes. The third fat pad［J］. Circulation, 1997, 95（11）: 2573-2584.

［33］CHRIST T, KOVACS P P, ASAI K, et al. Block of Na^+/Ca^{2+} exchanger by SEA0400 in human right atrial preparations from patients in sinus rhythm and in atrial fibrillation［J］. Eur J Pharmacol, 2016, 788: 286-293.

［34］CRNKO S, DU PRÉB C, SLUIJTER J, et al. Circadian rhythms and the molecular clock in cardiovascular biology and disease［J］. Nat Rev Cardiol, 2019, 16（7）: 437-447.

［35］CSEPE TA, ZHAO J, HANSEN B J, et al. Human sinoatrial node structure: 3D microanatomy of sinoatrial conduction pathways［J］. Prog Biophys Mol Biol, 2016, 120（1-3）: 164-178.

［36］DILAVERIS P E, FARBOM P, BATCHVAROV V, et al. Circadian behavior of P-wave duration, P-wave area, and PR interval in health subjects［J］. Ann Noninvsive Electrocardiol, 2001, 6（2）: 92-97.

［37］HEIJMAN J, KIRCHNER D, KUNZE F, et al. Muscarinic type-1 receptors contribute to I-K, I-ACh in human atrialcardiomyocytes and are upregulated in patients with chronic atrial fibrillation［J］. Int J Cardiol, 2018, 255（2018）: 61-68.

［38］HOU Y, SCHERLAG B I, LIN J, et al. Ganglionated plexi modulate extrinsic cardiac autonomic nerve input: Effects on sinus rate, atrioventricular conduction, refractoriness, and inducibility of atrial fibrillation［J］. J Am Coll Cardiol, 2007, 50（1）: 61-68.

［39］MAUPOIL V, BRONQUARD C, FRESLON J L, et al. Ectopic activity in the rat pulmonary vein can arise from simul-taneous activation of alphal- and betal-adrenoceptor［J］. Br J Pharmacol, 2007, 150（7）: 899-905.

［40］PAUZA D H, SKRIPKA V, PAUZIENE N, et al. Morphology, distribution, and variability of the epicardiac neural ganglionated subplexuses in the human heart［J］. Anat Rec, 2000, 259（4）: 353.

［41］POKUSHALOV E, KOZLOV B, ROMANOV A, et al. Long-term suppression of atrial fibrillation by botulinum toxin injection into epicardial fat pads in patients undergoingcardiac surgery: one-year follow-up of a randomizedpilot study [J]. Circ Arrhythm Electrophysiol, 2015, 8 (6): 1334-1341.

[42] PORTALUPPI F, TISEO R, SMOLENSKY M H, et al. Circadian rhythms and cardiovascular health [J]. Sleep Med Rev, 2012, 16 (2): 151-166.

[43] PUDDU P E, JOUVE R, LANGLET F, et al. Prevention of postischemic ventricular fibrillation late after right or left stellate ganglionectomy in dogs [J]. Circulation, 1988, 77 (4): 935-946.

[44] QIU C, WINBLAD B, MARENGONI A, et al. Heart failure and risk of dementia and Alzheimer disease: a population-based cohort study [J]. Archives of internal medicine, 2006, 166 (9): 1003-1008.

[45] RITONJA J, TRANMER J, ARONSON K J. The relationship between night work, chronotype, and cardiometabolic risk factors in female hospital employees [J]. Chronobiol Int, 2019, 36 (5-6): 616-628.

[46] RODRIGO G C, HERBERT K E. Regulation of vascular function and blood pressure by circadian variation in redox signalling [J]. Free Radic Blol Med, 2018, 119: 115-120.

[47] SCHERLAG B J, NAKAGAWA H, JACKMAN W M, et al. Electrical stimulation to identify neural elements on the heart: their role in atrial fibrillation [J]. J Interv Card Electrophysiol, 2005, 13: 37-42.

[48] SCHWARTZ P J, SNEBOLD N G, BROWN A M. Effects of unilateral cardiac sympathetic denervation on the ventricular fibrillation threshold [J]. Am J Cardiol, 1976, 37 (7): 1034-1040.

[49] SCRIDON A, SERBAN R C, CHEVALIER P. Atrial fibrillation: Neurogenic or myogenic? [J]. Arch Cardiovasc Dis, 2018, 111 (1): 59-69.

[50] SHARIFOV O F, FEDOROV V V, BELOSHAPKO G G, et al. Rolesof adrenergic and cholinergic stimulation in spontaneous atrial fibrillation in dogs [J]. J Am Coll Cardiol, 2004, 43 (3): 483-490.

[51] SHEN M J, CHOI E K, TAN A Y, et al. Neural mechanismsof atrial arrhythmias [J]. Nat Rev Cardiol, 2012, 9 (1): 30.

[52] SPOSATO L A, FRIDMAN S, WHITEHEAD S N, et al. Linking stroke-induced heart injury and neurogenic atrial fibrillation: a hypothesis to be proven [J]. J

Electrocardiol，2018，51（3）：430-432.

［53］SPOSATO L A，LOPES R D. Disentangling the risk of atrialfibrillation detected after ischemie stroke（AFDAS）：Areal challenge in clinical practice［J］. Int J Cardiol，2018，261：99-100.

［54］SU W，XIE Z W，GUO Z H，et al. Altered clock gene expression and vascular smooth muscle diurnal contractile variatlons in type 2 diabetic db/db mice［J］. Am J Physiol Heart Circ Physiol，2012，302（2）：H621-H633.

［55］TAKAHASHI J S. Transcriptional architecture of the mammalian circadian clock［J］. Nat Rev Genet，2017，18（3）：164-179.

［56］TSAI J Y，KIENESBERGER P C，PULINILKUNNIL T，et al. Direct regulation of myocardial triglyceride metabolism by the cardiomyocyte circadian clock［J］. J Biol Chem，2010，285（5）：2918-2929.

［57］VAN ROMPAEY B，ELSEVIERS M M，SCHUURMANS M J，et al. Risk factors for delirium in intensive care patients：a prospective cohort study［J］. Crit Care，2009，13（3）：R77.

［58］VOIGT N，HEIJMAN J，WANG Q，et al. Cellular and molecular mechanisms of atrial arrhythmogenesis in patients with paroxysmal atrial fibrillation［J］. Circulation，2014，129（2）：145-156.

［59］WU G，DESIMONE C V，SUDDENDORF S H，et al. Effects of stepwise denervation of the stellate ganglion：Novel insights from an acute canine study［J］. Heart Rhythm，2016，13（7）：1395-1401.

［60］YOUNG M E. Temporal partitioning of cardiac metabolism by the cardiomyocyte circadian clock［J］. Exp Physiol，2016，101（8）：1035-1039.

［61］YUAN B-X，ARDELL J L，HOPKINS D A，et al. Gross and microscopic anatomy of the canine intrinsic cardiac nervous system［J］. Anat Rec，1994，239（1）：75-87.

［62］ZHOU Q，HU J，GUO Y，et al. Effect of the stellate ganglion on atrial fibrillation and atrial electrophysiological properties and its left-right asymmetry in a canine model［J］. Exp Clin Cardiol，2013，18（1）：38-42.

［63］SKRLEC I，MILIC J，HEFFER M，et al. Genetic variations in circadian rhythm genes and susceptibility for myocardial infarction［J］. Genet Mol Biol，2018，41（2）：403-409.

第十三章

心肌再生

心血管疾病（cardiovascular diseases，CVD）是心脏疾病和血管疾病的统称，是人类生命和健康的头号杀手，已成为重大公共安全卫生问题。心肌梗死（myocardial infarction，MI）是最为常见的心血管疾病，是由冠状动脉闭塞引起的心肌细胞缺血性坏死。心肌梗死是一种急症，在其发生的短短数小时内会有多达1亿心肌细胞死亡。而成人心肌的再生能力非常有限，功能性心肌细胞的缺失会造成心肌纤维化和心室重构，最终引发心力衰竭。目前临床上的治疗方案包括行外科手术以去除诱因，恢复血供，同时辅以药物治疗来减轻负荷，缓解症状，但它们都不能修复坏死的心肌细胞。心脏移植是晚期心衰患者最后的选择，但供体不足、移植排斥反应和高昂的费用极大地增加了临床实施心脏移植术的困难。

心肌再生是生命科学的新兴领域，也是生物医药行业最具活力和争议的课题，人们对心肌再生的认知正在自我纠错中曲折前进。本章将从心肌细胞的内源增殖和干细胞/干细胞源性心肌细胞的外源移植两方面就心肌再生的策略加以介绍，重点关注干细胞疗法在心肌修复方面的前沿进展。

第一节　心肌细胞的分裂与再生

一般认为心肌属于完全分化的终末细胞，不能再分裂，当心肌细胞被破坏时，大多都由增生的结缔组织所代替，形成瘢痕组织。后来研究发现，成年人心肌细胞存在DNA复制，但不出现核分裂和细胞质分裂，而呈现单核多倍体特征。但是新技术的出现使心肌细胞的分裂研究有了很大进展。通过Ki-67、5-溴脱氧尿苷（BrdU）标记物、收缩蛋白抗体识别、高分辨率共聚焦显微镜等一系列技术的联合应用，证明在生理和病理状态下，心肌细胞均会发生复制。但心肌细胞进行DNA分裂的过程复杂，传统光学显微镜难以分辨细胞生物学的实验结果，阻碍了对心肌细胞再生的研究。

某些低等生物的心肌具有较强的再生能力。Poss等（2002）切除斑马鱼20%的心肌并不引起其死亡，2个月后缺失的心肌能完全再生复原，而无瘢痕形成。Poss等同时证明了斑马鱼新生的心肌细胞来源于存留的心肌细胞，而不是来自心肌祖细胞（图13-1）。与斑马鱼相比哺乳动物心的这种再生能力明显减低。某些啮齿动物的心在出生后心肌细胞存在有丝分裂，但分裂程度较低。Porrello等切除出生后1 d乳鼠的心室尖，发现乳鼠心肌再生的活跃程度与斑马鱼相似，并且其心肌的收缩功能在术后8周恢复正常。但出生后7 d的小鼠进行相同手术后却无法再生心肌组织，也不能恢复正常的心肌收缩功能，而表现为以瘢痕组织修复为主。这些结果提示，哺乳动

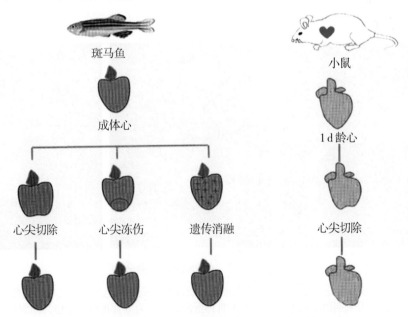

图 13-1　斑马鱼和小鼠心肌损伤后修复情况的比较

物的心肌在出生后非常短暂的时间内仍具有较强的再生能力（Porrello，2011）。随着时间的推移，这种再生能力无论是在正常还是在损伤情况下均十分有限。Soopaa等估计成年哺乳动物心肌细胞的分裂指数为0.000 6%，而在损伤的心脏中约为0.008 3%，虽然损伤对心肌的再生比例有所影响，但分裂指数仍然很低。体外培养大鼠心肌细胞逐渐出现横纹但特有的电生理特性消失，细胞表面标记也发生变化，开始表达*c-kit*、*Gata4*和*Nkx2.5*，提示心肌细胞在体外培养的条件下也能发生去分化，成为未成熟的心肌细胞（Zhang，2010）。

邸菁等（2007）通过免疫荧光技术标记染色体的磷酸化组蛋白H3（phospho-histone，H3P）对大鼠心肌有丝分裂指数进行研究（每张切片随机统计10个400倍视野中有丝分裂的心肌细胞占细胞总数的百分比即有丝分裂指数），结果发现刚出生大鼠的心肌细胞有丝分裂指数为0.905%±0.087%，出生后2周为0.372%±0.094%，出生4周后几乎见不到有丝分裂细胞。这一结果显示在出生后2周心肌细胞逐渐丧失其增殖能力，由增生性生长向肥大性生长转化。后来他们的团队又先后证明了磷酸化组蛋白H3是观察和鉴别心肌细胞有丝分裂的可靠指标，蛋白激酶B（Akt）能促进可增殖心肌细胞的有丝分裂（邸菁 等，2008；2011）。通过体外心肌细胞培养，观察到大鼠心肌细胞存在不同分裂时相，再次从体外和单细胞水平提供了出生后心肌细胞有丝分裂的证据（图13-2）（李辞霞 等，2015）。

Soonpaa（1996）认为小鼠心肌细胞DNA合成主要发生在子宫内，这是第一次DNA合成高峰，第二次合成高峰在出生后早期，与心肌细胞双核一致。在妊娠中期

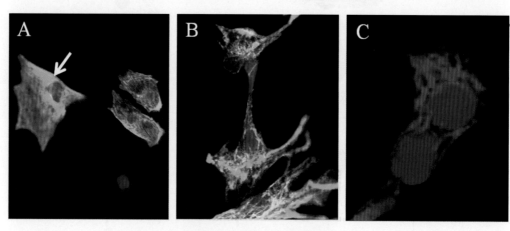

图 13-2 体外心肌细胞分裂

注：A.箭头所指的为处于分裂后期的心肌细胞，纺锤丝形成（红色），染色体（蓝色）排列成赤道板。B.处于分裂末期的心肌细胞。绿色为肌钙蛋白，红色为微管蛋白，蓝色为细胞核。C.处于分裂末期的心肌细胞，红色为肌钙蛋白，蓝色为细胞核，未显示微管蛋白

（胚胎第12天）DNA标记指数为33%，之后逐渐下降，出生时降到2%。在胚胎发育期核分裂和细胞质分裂成两个细胞，致使单个核的心肌细胞数量增加。出生后4~6 d，标记指数瞬间增加到10%，随后很快降到基线水平，这时只有核分裂而没有细胞质分裂，结果导致心室肌细胞成为双核细胞而没有细胞数量的增加。正常成年小鼠的心室，估计DNA标记指数在0.04%以下，甚至低于0.005%（Anversa，2006；Soonpaa，1996）。

单纯有丝分裂可以使单个细胞核数目增加而细胞数目不变，相反，单纯胞浆分裂使细胞数目增加而细胞核保持恒定。人的心肌细胞由80%的单核细胞和20%的双核细胞组成，不随性别、年龄、心脏肥厚或缺血等发生变化。在体外培养条件下存在大量的双核细胞或多核细胞，一般认为它们来自不成功的有丝分裂，肌细胞核分裂而细胞质不分裂或细胞间的相互融合。也有人认为双核细胞是一种不正常的细胞，不可能产生正常子细胞。

高等动物的细胞分裂包括2个子细胞之间细胞质和细胞核的划分，胞质的分裂包括细胞器的随机分配，因此可以是不均等的。细胞器可以自身复制，而细胞核的分裂必须伴随染色质倍增，经染色体的出现、移动和分离，形成2个子核，或者不经过染色体出现和核膜消失等阶段，直接划分为2个子核即无丝分裂，再经过细胞质分裂成为2个独立的子细胞。高等动物是否存在无丝分裂，一直存在争议。然而在体组织和体外培养条件下，确实存在一定数量的双核细胞或多核细胞，再生或病理性增生情况下更为常见。有人认为双核来自不完全的有丝分裂，即停滞在核分裂而细胞质不分裂。也有人认为双核细胞是无丝分裂过程中的一种形态。陈奕权认为双核细胞是无丝分裂的核分裂阶段，可继续进行细胞质分裂，也可进入下一次的有丝分裂。双核细胞保持有丝分裂的能力，可形成正常子细胞，也可形成双核细胞，双核细胞是一种代谢旺盛的有正常功能的细胞。

第二节　心肌细胞增殖与调控

传统观点认为，哺乳动物心脏在出生后不久便失去了再生能力，心肌细胞转变成为终末分化的有丝分裂后细胞。近年多项研究表明，成年哺乳动物的部分心肌细胞并未完全退出有丝分裂活动。成年人的心脏可能在受损后通过自身心肌细胞的分裂和再生进行修复（Nemir et al.，2014）（图13-3）。因此，在基因水平对心肌细胞

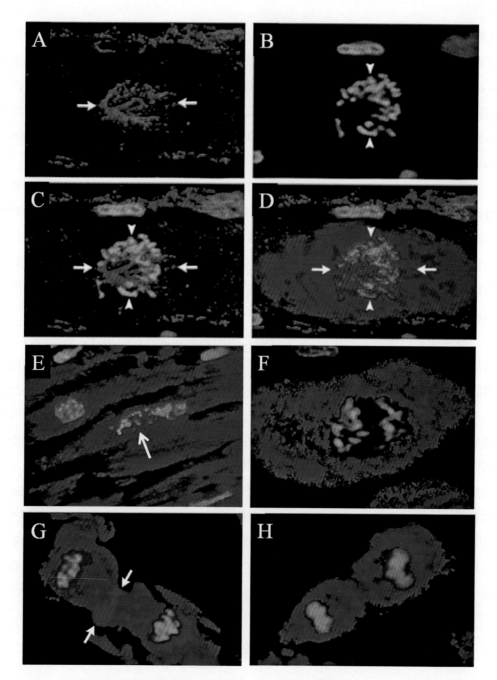

图 13-3　心肌梗死状态下心肌细胞分裂图像　×2000［根据 Beltrami et al. New Eng J
Med，2001，344（23）：1750-1757 组合］

注：图 A. 蓝色荧光指示有丝分裂纺锤体中的微管蛋白（箭头）；B. 分裂中期的细胞核，由碘化丙啶
的绿色荧光（箭头）表示；C. 绿色和蓝色荧光显示微管蛋白和中期染色体的组合（箭头）；D. 显示
肌节肌动蛋白抗体（红色荧光）、微管蛋白标记（蓝色荧光）和中期染色体（绿色荧光）（箭头和箭）；
E. 处于分裂前期的心肌细胞（箭头示染色体组）；F. 处于分裂中期的心肌细胞（箭头示细胞缩细，
即将形成两个新的细胞）；G. 处于分裂后期的心肌细胞；H. 处于分裂末期的心肌细胞

进行调节，重新激活并提高心肌细胞的分裂和增殖能力，以替代坏死的心肌细胞，一直是缺血性心脏病和心力衰竭等疾病治疗的研究方向。

一、细胞周期调控因子

哺乳动物细胞周期受一组蛋白高精度控制，主要包括细胞周期蛋白（cyclin）、细胞周期蛋白依赖性激酶（cyclin-dependent kinase，CDK）、CDK抑制剂（CDK inhibitor，CKI）、CDK活化激酶（CDK activating kinase，CAK）和视网膜母细胞瘤基因蛋白（retinoblastoma，Rb）等（表13-1）。研究发现，上述细胞周期因子是调控心肌细胞增殖的重要因素（Aksoz，2018）。Cyclin A2、Cyclin D2和Cyclin B等均是细胞周期的正向调节元件，可刺激小鼠和猪等哺乳动物心肌细胞的增殖（Yester，2017）。CKI则负向调控细胞周期，敲除p21、p27和p57等CKIs家族成员可诱导成年心肌的活跃增殖（Hashmi，2019）。2018年，有学者对胎儿心肌细胞中表达的细胞周期调控因子进行了筛选，发现CDK1、CDK4、Cyclin B1和Cyclin D1的过表达能有效地诱导小鼠和大鼠心肌细胞增殖（Mohamed，2018）。不仅细胞周期相关因子可调控成年心肌增殖，多种转录因子往往也通过调控这一分子开关发挥作用，调控心肌再生，如转录因子MEIS1、E2F-2、TBX20和GATA-4等（Xiang，2016），这为心肌梗死后心肌再生治疗提供了潜在靶点。

表13-1　与心肌内源性再生相关的细胞周期调控因子

细胞周期调控因子	动物模型	作用效果	参考文献
plk1/ mps1	斑马鱼	是损伤部位心肌再生过程必需的调控因子	Poss et al.，2000
Cyclin A2	小鼠/猪	驱动G1/S和G2/M转化，诱导缺血后细胞分裂	Yester et al.，2017
Cyclin D2	小鼠	驱动G1/S转化，诱导DNA合成和CM增殖	Yester et al.，2017
Cyclin B	大鼠	驱动G2/M转化，刺激已退出细胞周期的CM分裂	Hashmi et al.，2019
CKIs	小鼠	通过调控Cyclin-CDKs复合物来控制细胞周期	Hashmi et al.，2019
Cyclin B1/D1	小鼠/大鼠/人类	过表达能有效地诱导哺乳动物CM分裂增殖	Mohamed et al.，2018

二、非编码RNA

非编码RNA（ncRNA）包括微小RNA（microRNA，miRNA）、长链非编码RNA（long non-coding RNA，lncRNA）和环状RNA（circular RNA，circRNA）等，在心肌细胞周期调控和再生中亦发挥着重要作用（表13-2）。最初科研人员分析了小鼠出生后10 d内miRNA-15、miRNA-30和let-7等几个大的miRNA家族的表达情况，发现miRNA-15家族成员miRNA-195的表达显著上调，其过表达可抑制新生鼠心肌梗死后的心肌再生（Castellan et al.，2018）。此外，miRNA-34a和miRNA-128也是哺乳动物心肌细胞增殖的负性调节因子（Mukaro et al.，2018）。而miRNA-590、miRNA-199、miRNA-17-92、miRNA-204和miRNA-302-367等则可诱导小鼠心肌细胞增殖，进而改善心功能。另有研究发现，miRNA-19a/19b和miRNA-294在小鼠心脏中过表达可刺激心肌细胞重新进入细胞周期，减少心肌梗死后的瘢痕面积（Gao et al.，2019）。lncRNA是一类长度超过200个核苷酸的非编码RNA，参与调控心肌梗死后的心肌细胞增殖。心脏特异性敲除lncRNA CPR显著提高新生小鼠和成体小鼠心肌细胞的增殖能力，改善其心肌梗死后的心脏功能。在心肌细胞中，lncRNA CPR可招募DNA甲基转移酶3A，通过增强启动子区甲基化来抑制DNA的复制和细胞周期激活因子MCM3的表达，阻滞心肌细胞的增殖（Ponnusamy et al.，2019）。另有研究发现，lncRNA uc.457可与心肌细胞生长发育相关转录因子结合，进而抑制心肌细胞的分化与增殖（Zhang et al.，2019）。circRNA是一类新发现的环状非编码RNA，其通过3′端和5′端连接成环，在心肌再生过程中亦发挥重要作用。如circRNA Nfix通过促进Ybx1的泛素化降解，抑制miRNA-214的表达，实现其对新生小鼠心肌细胞增殖的抑制（Huang et al.，2019）。非编码RNA种类众多，有望成为促进心肌梗死后心肌细胞再生的潜在靶点。

表13-2　与心肌细胞内源性增殖相关的ncRNA

非编码RNA类型	动物模型	作用效果	参考文献
miRNA-195	小鼠	miRNA-15家族成员，抑制新生鼠心肌梗死后心肌再生	Castellan et al.，2018
miRNA-34a	小鼠	抑制小鼠心肌梗死后的心肌再生	Castellan et al.，2018
miRNA-128	小鼠	其缺失促进成年心肌细胞重新进入细胞周期	Huang et al.，2018
miRNA-590/199	小鼠	局部应用可诱导心肌再生，改善心功能	Castellan et al.，2018
miRNA-17-92	小鼠	在成年小鼠中可促进心肌梗死后心肌细胞增殖	Castellan et al.，2018
miRNA-204	小鼠/大鼠	促进成年及新生心肌细胞的体外和体内增殖	Yester et al.，2017
miRNA-302-367	小鼠	抑制Hippo信号通路，促进心肌细胞增殖	Yester et al.，2017
miRNA-19a/19b	小鼠	促进心肌梗死后心肌细胞增殖和心肌再生	Gao et al.，2019
miRNA-294	小鼠	促进心肌梗死后心肌细胞重新进入细胞周期	Borden et al.，2019
lncRNA CPR	小鼠	通过抑制MCM3转录而抑制心肌细胞的增殖	Ponnusamy et al.，2019
lncRNA uc.457	小鼠	通过与转录因子结合而抑制心肌细胞的分化和增殖	Zhang et al.，2019
circRNA Nfix	小鼠/大鼠	抑制心肌细胞增殖和心肌梗死后心肌再生修复	Huang et al.，2019

三、Hippo通路及其他相关信号通路

Hippo通路在进化上高度保守，由一组激酶组成，是一条抑制细胞生长的信号通

路，与哺乳动物心脏发育和再生密切相关。Hippo通路的下游效应因子是转录激活因子YAP，Hippo通路激活后使YAP磷酸化，使其滞留于细胞质，经泛素化修饰后发生降解，抑制增殖相关基因的转录，最终阻断心肌细胞的增殖和再生（Zheng et al.，2020）。如前所述，miRNA-302-367正是通过抑制Hippo通路来诱导小鼠心肌细胞的增殖。此外，Hippo通路可能通过负调控Wnt通路，实现其对心肌细胞增殖的抑制作用，调节心脏大小。另有研究证实，Notch通路、PI3K-AKT通路、Wnt/β-catenin通路、p38通路和JAK/STAT3通路也可能与心肌细胞再生相关，其往往是通过调控细胞周期相关因子的表达而影响心肌细胞的增殖（Miyawaki et al.，2017）。此外，有研究认为炎症、低氧和蛋白激酶等也能调控心肌细胞周期，但机制尚不明确。

尽管心肌细胞内源性再生研究目前仅停留在动物模型阶段，相信随着研究的深入和技术的成熟，诱导心肌细胞重新进入细胞周期，实现心肌再生用以改善治疗心肌梗死将成为可能。

四、表观遗传因素

心肌细胞增殖的表观遗传学调控是指翻译后修饰组蛋白如DNA甲基化、去乙酰化和磷酸化等可影响成年心脏细胞周期因子的表达。例如，心脏特异性转录因子GATA4、TBX5和细胞周期调节因子Rb/p130可与表观遗传修饰蛋白形成复合物，进而导致细胞周期基因启动子区域组蛋白的修饰（Hashmi et al.，2019）。另外，重组生长因子神经调节蛋白-1（Polizzotti et al.，2015）和补体受体C5aR1（Natarajan et al.，2018）等也参与小鼠和人类心肌的再生过程。2019年，Hirose等发现，循环甲状腺素水平的增加可驱动成年心肌细胞再生能力的丧失，这一过程与新陈代谢和恒温动物出生后的体温调节有关。

五、诱导心肌细胞增殖的分子因素

成年哺乳动物内源性心肌细胞的增殖对心脏再生至关重要。通过基因、miRNA、化学小分子等可诱导哺乳动物的心肌细胞增殖，但这些技术存在效率低、容易引起心律失常、需要依赖病毒作为递送工具等不足，不能满足临床转化需求。Du等首先利用双荧光细胞周期报告系统FUCCI（标记有丝分裂S-G2-M期）和MADM（显示胞质分裂），以及一套高通量筛选系统，从化学小分子文库中筛选出13个能有效诱导心肌细胞进入细胞周期的小分子。结果发现，除MCT1抑制剂外，单个小分子基本不能诱导心肌细胞胞质分裂。因此研究者将单个小分子两两组合后验证其药效，并结合数学模型预测促增殖效果最佳的小分子组合，进一步通过体内、体外试验验证发现由盐酸去氧肾上腺素（α-肾上腺素能受体激动剂）、巴瑞克替尼（JAK抑制剂）、去氢骆驼蓬碱（DRYK抑制剂）、VO-Ohpic trihydrate（PTEN抑制剂）和AZD3965（MCT1抑制剂）组成的小分子组合5SM，可成功诱导成年大鼠、小鼠和人的心肌细胞重新进入细胞周期并且发生胞质分裂。随后研究者建立大鼠心肌梗死模型，发现5SM可显著改善成年大鼠心肌梗死后的心脏功能，减少心脏纤维化面积。最后研究人员结合单细胞转录组测序（scRNA-seq）、ATAC-seq等组学和生物化学等技术，发现5SM诱导静止期的心肌细胞进入去分化状态，随后进入增殖状态；同时，5SM通过激活乳酸信号和mTOR通路，促进心肌细胞代谢由氧化磷酸化向糖酵解转换，最终诱导心肌细胞增殖和分裂（图13-4）。这是我国科学家首次发现促进心脏

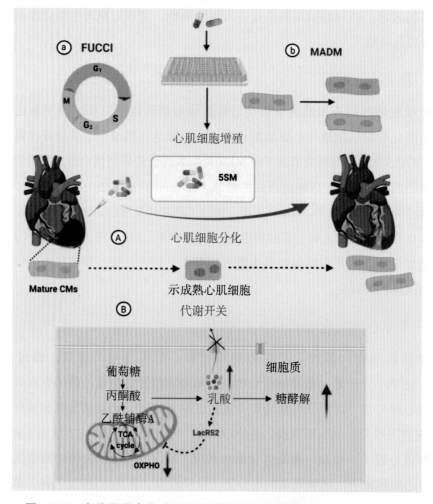

图 13-4　小分子混合物（5SM）促进心肌细胞增殖与心肌再生示意图

（引自：Du et al.，2022）

原位再生的全化学小分子组合，揭示了心脏再生领域新的细胞和分子机制，为临床转化提供了新的候选小分子药物及新技术（Du et al.，2022）。

第三节　心血管疾病的干细胞治疗

据推算每年有0.5%～1%的心肌细胞可以自我更新（Li et al.，2016），但这远不能弥补心肌梗死引起的心肌细胞大量丢失。近年来，随着干细胞研究的不断深入和心肌分化技术的不断成熟，干细胞治疗便成为心血管疾病治疗的新希望，已有20多年的尝试，但目前尚处于临床前或临床研究阶段。用于心肌再生的"种子"细胞应具有易获取，免疫原性低，无成瘤性，能有效提升心脏功能等特点。近年来研究较为深入的细胞包括骨骼肌成肌细胞（skeletal myoblasts）、骨髓来源的造血干细胞（hematapoietic stem cells，HSC）和内皮祖细胞（endothelial progenitor cell，EPC）、间充质干细胞（mesenchymal stem cell，MSC）、胚胎干细胞（embryonic stem cell，ESC）和诱导多能干细胞（induced pluripotent stem cell，iPSC）等。上述细胞各有其优缺点，表13-3作简要说明。

本节将重点介绍以ESC、iPSC和MSC为代表的干细胞在心血管疾病治疗方面的探索，对干细胞发挥作用的潜在机制进行总结，同时概述解决干细胞移植后驻留率不高等潜在问题的策略。

一、多能干细胞

1998年，Thomson团队首次从人胚囊的内细胞团中分离获得人胚胎干细胞（Thomson et al.，1998）。2006年，日本科学家山中伸弥（Shinya Yamanaka）团队通过将Oct4、Sox2、Klf4和c-Myc四种转录因子导入成体细胞，获得了诱导多能干细胞（Takahashi，2006）。相较于ESC，iPSC的最大优势在于能够进行自体移植，较好地规避了ESC存在的伦理和免疫排斥问题。ESC和iPSC同属多能干细胞（pluripotent stem cell，PSC），能够不断自我更新，具有多向分化潜能，可分化为任一类型细胞，是再生医学的重要细胞来源。

表13-3　不同类型干细胞优缺点

细胞类型	优点	缺点
骨骼肌成肌细胞	易从自体肌肉组织获得 可在体外快速扩增 能在缺血环境生存 低成瘤性 低伦理争议	不能（转）分化为功能性心肌 缺乏电耦合 室性心律失常
造血干细胞/内皮祖细胞	易从自体骨髓或血液中获得 制备过程标准化 低伦理争议 低成瘤性 促进血管生成 临床试验证实其安全性	数量少 分化潜能有限 细胞类型不均一 实验结果不稳定 易激发炎症反应
间充质干细胞	取材方便 可在体外快速扩增 低伦理争议 低免疫原性 具有免疫调节作用 低成瘤性 临床试验证实其安全性	细胞数量少 分化潜能有限 细胞类型不均一 实验结果不稳定
胚胎干细胞	可无限自我更新 易于大量扩增和维持 具有多向分化潜能 细胞系易制备 已有商业化细胞制品 分化的心肌可与宿主电耦合	存在伦理争议 心肌细胞未成熟 未分化的细胞有成瘤性 免疫排斥
诱导多能干细胞	可无限自我更新 易于大量扩增和维持 具有多向分化潜能 无伦理争议 取材方便 可用于自体移植，低免疫原性 分化的心肌可与宿主电耦合	心肌细胞未成熟 未分化的细胞有成瘤性 基因组不稳定 诱导效率低 制备过程未标准化

基于胚胎心发育的知识，研究人员已开发出以拟胚体悬浮培养和单层细胞附着培养为代表的PSC衍生心肌细胞（hPSC-CM）分化方法。在过去的十多年里，心肌细胞的分化效率显著提升，基本思路都是调节经典的Wnt信号通路（Burridge et al.，2014；Lian et al.，2012）。人PSC（hPSC）分化的心肌细胞可进一步采用不含葡萄糖，但添加乳酸的培养基进行筛选，以提升hPSC-CMs的纯度（Tohyama，2013；Tohyama，2016）。上述方法获得的hPSC-CMs具备人体心肌细胞的基本特征，包括节律性收缩、钙瞬变、兴奋传导和离子交换等。

研究人员已在小鼠、大鼠、豚鼠、猪和非人灵长类动物等多种动物模型中开展hPSC-CMs移植研究，发现hPSC-CMs移植可有效改善心脏功能。hPSC-CMs通过与宿主心脏的间隙连接实现其与宿主心脏的电耦合。目前hPSC-CMs的移植方式可分为两类：心肌内注射分散细胞悬液和心肌梗死区贴附工程化心肌组织。这两种方法各具优缺点，细胞悬液制备简单，易于保藏，但移植后的驻留率低，且会引起室性心律失常；工程化心肌组织制备复杂，时间成本高，但其更容易在宿主心脏中驻留（Weinberger et al.，2017）。绝大多数临床前研究表明，hPSC-CMs的直接移植对于急性和亚急性缺血损伤是有效的，而对慢性缺血并无改善。缺血1个月后，瘢痕组织会在移植心肌和宿主之间形成物理隔离，阻断两者的交流，而hPSC-CMs的心外膜贴片在术后8周仍可发挥功能（Kawamura et al.，2012）。综上，hPSC-CMs的移植时间和方式关乎疗效。

2013年，首例ESCs治疗心力衰竭的 I 期临床试验在法国启动（NCT02057900）（Menasché et al.，2018），研究人员将hESCs衍生的CD15⁺/ISL-1⁺心血管祖细胞嵌入纤维蛋白凝胶补片，贴附于行冠状动脉旁路移植术的心肌梗死患者的心外膜处。共有6名受试患者，除一位患者在术后不久便不幸罹患非相关并发症外，其余5人症状均有改善，心脏收缩能力增强，且在随访阶段并未发现肿瘤和心律失常等现象。该试验初步证实临床级hESCs衍生心血管祖细胞在技术上是可行且在短中期内是安全的，为日后的临床科研工作奠定了基础。此外，日本宣布将于2020年开展针对严重缺血性心肌病的hPSC-CMs细胞补片试验。现阶段我国尚未开展相关临床试验。

目前PSC-CMs成熟度不高且存在细胞异质性，PSC-CMs移植后整合度不高，存在免疫排斥和心律失常的风险，这都极大地阻碍了PSC-CMs向临床的转化，也是亟待解决的现实问题。

二、间充质干细胞

间充质干细胞（MSC）属成体干细胞，广泛存在且来源于间充质的人体组织，便于取材、扩增和保存，不涉及伦理问题，具有干细胞的一般生物学特点，其独特的免疫抑制功能和较低的免疫原性使其可用于异体移植。MSC是最早进入临床研究的干细胞类型，已被证实可有效改善心血管疾病引发的心功能衰退。

2004年，Chen等首次报道了自体MSC治疗急、慢性心肌梗死的临床试验研究，发现MSC可明显改善患者的左心室射血分数（Chen et al., 2004）。通过随机双盲试验，Gao等发现脐带来源的MSC经冠脉血管注入后，可减小急性心梗患者左心室收缩末期容积，增加舒张末期容积，明显改善左心室射血分数（Gao et al., 2015）。但业界对MSC治疗心脏疾病的疗效和作用机制仍存在争议，这与其治疗途径的多样性和作用机制的复杂性有关。早期研究认为骨髓来源的MSC可分化为心肌细胞，并在受损部位形成功能性组织（Karantalis et al., 2015）。近来研究表明，MSC在体内很难（转）分化为功能性心肌细胞。此外，大多数MSC在移植后数天内便死亡或流失，但它们对心脏的修复功能却可持续。这些现象提示MSC可能主要是通过旁分泌而非心肌分化功能来发挥心脏修复功能的。

尽管大动物模型和临床研究均证明MSC具有改善心功能的作用，但随机临床试验的效果并不理想。MSC移植面临的主要问题是细胞的存活率和驻留率低，90%的MSC在移植后24 h内便死亡或流失。针对这一问题，研究人员开展了一系列卓有成效的工作，研究表明低氧预处理可显著提升MSC的存活率，同时增强其向受损区域的迁移，提高心脏的功能修复，上述实验现象在啮齿类动物和非人灵长类动物中都得到了证实（Hu et al., 2016），该研究为提升MSC的存活和疗效提供了新的思路。此外，对MSC进行基因修饰、药物预处理或提高培养温度等也被证实对于MSC的存活和归巢有一定的积极作用。

三、干细胞的作用机制

近年来的研究表明，干细胞的作用机制可分为直接和间接两个方面（图13-5），一方面干细胞具有（转）分化为心血管细胞的能力，包括心肌细胞、内皮细胞和平滑肌细胞，直接实现心肌的修复。另一方面，越来越多的体内外试验表明，非直接的旁分泌作用可能是干细胞发挥作用的主要机制，重塑细胞外基质，刺激血管新生并发挥免疫调节作用，亦能激活内源性祖细胞。在上述两方面作用下，实现减弱心脏纤维化，减少瘢痕面积，增强血液灌注，最终改善心功能。

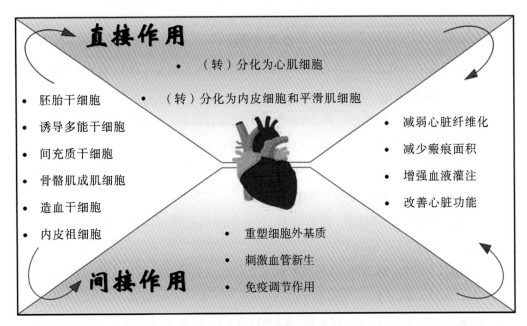

图 13-5　干细胞的作用机制

四、提高干细胞疗效的策略

众多临床前研究显示干细胞治疗能够有效提升左心室射血分数（Van Der Spoel et al.，2011；Lang et al.，2017），也有多项临床Ⅰ期和临床Ⅱ期试验证实了干细胞疗法的可行性与安全性（Nguyen et al.，2016），然而也有研究证明干细胞对人类疾病的治疗效果不明显，甚至有明显的副作用。针对这一现状，研究人员对如何提升干细胞的疗效开展了一系列工作，主要可以分为进行干细胞的非基因和基因修饰两大类，由此改善干细胞驻留、整合、分化及存活问题，同时提升旁分泌作用，促进血管新生。基因修饰主要是借助基因编辑技术对干细胞进行细胞表型的改造。非基因修饰是指用低氧、高温、药物和细胞因子等预处理干细胞，改善干细胞特性。细胞补片和可降解支架等生物材料与干细胞结合亦可明显提升移植干细胞的疗效。此外，可以基于个体的病理生理指标进行个性化干细胞治疗。

随着基础和临床研究的不断深入，以及干细胞产业化和标准化进程的推进，干细胞移植将有望成为心血管疾病的常规治疗手段，造福广大心血管病患者。

（苏州大学心血管病研究所　胡士军）

参考文献

［1］邸菁. Akt/FoxO1通路参与心肌细胞有丝分裂的相关研究［D］. 沈阳：中国医科大学，2007.

［2］邸菁，陈双叶，赵晨超，等. 大鼠生后不同发育阶段心肌细胞有丝分裂指数检测［J］. 解剖科学进展，2007，13（3）：203-206.

［3］邸菁，张凌志，柏树令，等. 磷酸化组蛋白H3：检测心肌细胞有丝分裂指数的可靠指标［J］. 解剖学报，2008，39（2）：272-274.

［4］邸菁，柏树令，张凌志. 激活的Akt对心肌细胞的增殖调控［J］. 解剖学报，2011，42（1）：61-64.

［5］李辞霞，卢杏，郭志坤. 体外培养状态下心肌细胞有丝分裂的证据［J］. 解剖学报，2015，46（1）：63-68.

［6］BELTRAMI A P, URBANEK K, KAJSTURA J, et al. Evidence that human cardiac myocytes divide after myocardial infarction［J］. N Engl J Med, 2001, 344（23）：1750-1757.

［7］BORDEN A, KURIAN J, NICKULOLF E, et al. Transient introduction of miR-294 in the heart promotes cardiomyocyte cell cycle reentry after injury［J］. Circ Res, 2019, 125（1）：14-25.

［8］BURRIDGE P W, MATSA E, SHUKLA P, et al. Chemically defined generation of human cardiomyocytes［J］. Nature Methods, 2014, 11（8）：855-860.

［9］CASTELLAN R F P, MELONI M. Mechanisms and therapeutic targets of cardiac regeneration：closing the age gap［J］. Front Cardiovasc Med, 2018, 5（1）：31-38.

［10］CHEN S L, FANG W W, YE F, et al. Effect on left ventricular function of intracoronary transplantation of autologous bone marrow mesenchymal stem cell in patients with acute myocardial infarction［J］. Am J Cardiol, 2004, 94（1）：92-95.

［11］GAO F, KATAOKA M, LIU N, et al. Therapeutic role of miR-19a/19b in cardiac regeneration and protection from myocardial infarction［J］. Nature Communications, 2019, 10（1）：180-192.

［12］GAO L R, CHEN Y, ZHANG N K, et al. Intracoronary infusion of Wharton's jelly-derived mesenchymal stem cells in acute myocardial infarction：double-blind, randomized controlled trial［J］. BMC Med, 2015, 13（1）: 162.

［13］GUO Z K, LIN J T, CHANG L S, et al. Features of cardiomyocyte division during rat heart development［J］. Pak J Zool, 2011, 43（2）: 321–330.

［14］HASHMI S, AHMAD H R. Molecular switch model for cardiomyocyte proliferation ［J］. Cell Regen, 2019, 8（1）: 12–20.

［15］HIROSE K, CUTIE S, HOANG A, et al. Evidence for hormonal control of heart regenerative capacity during endolhermy acquisition［J］. Science, 2019, 364 （6436）: 184–188.

［16］HU X, XU Y, ZHONG Z, et al. A Large-Scale Investigation of Hypoxia-Preconditioned Allogeneic Mesenchymal Stem Cells for Myocardial Repair in Nonhuman Primates: Paracrine Activity Without Remuscularization［J］. Circ Res, 2016, 118（6）: 970–983.

［17］HUANG S, LI X, ZHENG H, et al. Loss of super-enhancer-regulated circRNA Nfix induces cardiac regeneration after myocardial infarction in adult mice［J］. Circulation, 2019, 139（25）: 2857–2876.

［18］KAWAMURA M, MIYAGAWA S, Miki K, et al. Feasibility, safety, and therapeutic efficacy of human induced pluripotent stem cell-derived cardiomyocyte sheets in a porcine ischemic cardiomyopathy model［J］. Circulation, 2012, 126 （11 Suppl 1）: S29–37.

［19］KARANTALIS V, HARE J M. Use of mesenchymal stem cells for therapy of cardiac disease［J］. Circ Res, 2015, 116（8）: 1413–1430.

［20］LANG C I, WOLFIEN M, LANGENBACH A, et al. Cardiac Cell Therapies for the Treatment of Acute Myocardial Infarction: A Meta-Analysis from Mouse Studies ［J］. Cell Physiol Biochem, 2017, 42（1）: 254–268.

［21］LIAN X, HSIAO C, WILSON G, et al. Robust cardiomyocyte differentiation from human pluripotent stem cells via temporal modulation of canonical Wnt signaling［J］. Proc Natl Acad Sci USA, 2012, 109（27）: E1848–1857.

［22］LI M, IZPISUA BELMONTE J C. Mending a Faltering Heart［J］. Circ Res, 2016, 118（2）: 344–351.

［23］MENASCHÉP, VANNEAUX V, HAGÈGE A, et al. Transplantation of human embryonic stem cell-derived cardiovascular progenitors for severe ischemic left ventricular dysfunction［J］. J Am Coll Cardiol, 2018, 71（4）: 429-438.

［24］MIYAWAKI A, OBANA M, MITSUHARA Y, et al. Adult murine cardiomyocytes exhibit regenerative activity with cell cycle reentry through STAT3 in the healing process of myocarditis［J］. Scientific Reports, 2017, 7（1）: 1407.

［25］MOHAMED A, ANG Y S, RADZINSKY E, et al. Regulation of cell cycle to stimulate adult cardiomyocyte proliferation andcardiac regeneration［J］. Cell, 2018, 173（1）: 104-116.

［26］MUKARO V R, QUACH A, GAHAN M E, et al. Small tumor necrosis factor receptor biologics inhibit the tumor necrosis factor-p38 signalling axis and inflammation［J］. Nature Communications, 2018, 9（1）: 1365.

［27］ISSA, FADI, et al. Complement receptor C5aR1 plays an evolutionarily conserved role in successful cardiac regeneration［J］. Transplantation: Official Journal of the Transplantation Society, 2018, 102（7）: 1026-1027.

［28］NEMIR M, METRICH M, PLAISANCE I, et al. The Notch pathway controls fibrotic and regenerative repair in the adult heart［J］. Eur Heart J, 2014, 35（32）: 2174-2185.

［29］NGUYEN P K, RHEE J W, WU J C. Adult stem cell therapy and heart failure, 2000 to 2016: A systematic review［J］. JAMA Cardiol, 2016, 1（7）: 831-841.

［30］POLIZZOTTI B D, GANAPALHY B, WALSH S, et al. Neuregulin stimulation of cardiomyocyte regeneration in mice and human myocardium reveals a therapeutic window［J］. Sci Transl Med, 2015, 7（281）: 281-326.

［31］PONNUSAMY M, LIU F, ZHANG Y H, et al. Long noncoding RNA CPR（cardiomyocyte proliferation regulator）regulates cardiomyocyte proliferation and cardiac repair［J］. Circulation, 2019, 139（23）: 2668-2684.

［32］POSS K D, WILSON I G, KEATING M T. Heart regeneration in zebrafish［J］. Science, 2002, 298（5601）: 2188-2290.

［33］TAKAHASHI K, YAMANAKA S. Induction of pluripotent stem cells from mouse embryonic and adult fibroblast cultures by defined factors［J］. Cell, 2006, 126（4）: 663-676.

［34］THOMSON J A, ITSKOVITZ-ELDOR J, SHAPIRO S S, et al. Embryonic stem cell lines derived from human blastocysts［J］. Science, 1998, 282（5391）: 1145-1147.

［35］VAN DER SPOEL T I, JANSEN OF LORKEERS S J, AGOSTONI P, et al. Human relevance of pre-clinical studies in stem cell therapy： systematic review and meta-analysis of large animal models of ischaemic heart disease［J］. Cardiovasc Res, 2011, 91（4）： 649-658.

［36］WEINBERGER F, MANNHARDT I, ESCHENHAGEN T. Engineering cardiac muscle tissue A maturating field of research［J］. Circ Res, 2017, 120（9）： 1487-1500.

［37］TOHYAMA S, FUJITA J, HISHIKI T, et al. Glutamine oxidation is indispensable for survival of human pluripotent stem cells［J］. Cell Metab, 2016, 23（4）： 663-674.

［38］TOHYAMA S, HATTORI F, SANO M, et al. Distinct metabolic flow enables large-scale purification of mouse and human pluripotent stem cell-derived cardiomyocytes ［J］. Cell Stem Cell, 2013, 12（1）： 127-137.

［39］YESTER J W, KÜH N B. Mechanisms of Cardiomyocyte Proliferation and Differentiation in Development and Regeneration［J］. Curr Cardiol Rep, 2017, 19 （2）： 13-26.

［40］ZHANG Q J, CHENG Z J, YU Z B, et al. Role of lncRNA uc. 457 in the differentiation and maturation of cardiomyocytes［J］. Mol Med Rep, 2019, 19 （6）： 4927-4934.

［41］ZHENG M J, JACOB J, CHAO-HSI H, et al. The hippo pathway in cardiac regeneration and homeostasis： New perspectives for cell-free therapy in the injured heart［J］. Biomolecules, 2020, 10（7）： 1024.

［42］PORRELLO E R, MAHMOUD A I, SIMPSON E, et al. Transient regenerative potential of the neonatal mouse heart［J］. Science, 2011, 331（6020）： 1078-1080.

［43］ZHANG Y, LI T S, LEE S T, et al. Dedifferentiation and Proliferation of Mammalian Cardiomyocytes［J］. PLoS One, 2010, 5（9）： e12559.

［44］SOONPAA M H, KIM K K , PAJAK L, et al. Cardiomyocyte DNA snthesis and binucleation during murine development［J］. Am J Physiol, 1996, 271（5 Pt2）： H2183-2189.

［45］ANVERSA P, LERI A, KAJSTURA J. Cardiac regeneration［J］. J Am Coll

Cardiol, 2006, 47（9）：1769-1776.

［46］BELTRAMI A P, URBANEK K, KAJSTURA J, et al. Evidence that human cardiac myocytes divide after myocardial infarction［J］. N Engl J Med, 2001, 344（23）：1750-1757.

［47］POSS K D, SHEN J, KEATING M T. Induction of lefl during zebrafish fin regeneration［J］. Dev Dyn, 2000, 219（2）：282-286.

［48］TOHYAMA S, HATTORI F, SANO M, et al. Distinct metabolic flow enables large-scale purification of mouse and human pluripotent stem cell-derived cardiomyocytes［J］. Cell Stem Cell, 2013, 12（1）：127-137.

［49］TOHYAMA S, TANOSAKI S, SOMEYA S, et al. Manipulation of Pluripotent Stem Cell Metabolism for Clinical Application［J］. Curr Stem Cell Rep, 2017, 3（1）：28-34.

第十四章

心的发育畸形

心的发育畸形是指在发育过程中心的结构和正常心结构相比出现的差异，随畸形程度不同，可伴或不伴心功能及血流动力学改变。临床上常见的心发育畸形有房间隔缺损、室间隔缺损、瓣膜功能异常以及大血管发育异常等。引起心脏畸形的病因较多，其确切原因尚不十分清楚，曾有大样本流行病学调查研究发现，孕妇被动吸烟、经常吃腌制食品、有糖尿病、早期感冒、接触毒物、接触放射性物质等可能会对胎儿的心造成影响，导致其心发育异常。遗传因素及基因突变也是不可忽视的致畸因素。心脏畸形对身体的危害情况与心脏畸形的病因和畸形程度相关，如果畸形比较轻微，可以没有明显病理性体征，并存在随生长发育自行痊愈的可能，如果心脏畸形比较严重，存在危及生命的风险，一般需要进行手术治疗。

第一节 无顶冠状窦

无顶冠状窦是指冠状窦与左心房之间的间隔不完整，使冠状窦与左心房之间有交通，左、右心房之间也有交通，这种间隔不完整可以是部分不完整也可以是完全缺失，还可以合并永存左上腔静脉，占80%~90%，部分患者无顶冠状窦是单心房畸形的一部分。

1. 分类　根据冠状窦与左房之间的间隔缺损范围分为冠状窦完全无顶、冠状窦中间部分无顶和冠状窦末端部分无顶三个类型。

2. 解剖特点

（1）冠状窦完全无顶。冠状窦和左心房之间的间隔完全缺如，根据有无永存左上腔静脉可以分为如下两种情况：①合并永存左上腔静脉。这是一种复合畸形，又叫Raghib综合征，本来与冠状窦连接的左上腔静脉直接开口于左心房的左上角，通常开口位于左上肺静脉和左心耳开口之间，如果房间隔发育正常，左、右心房之间的交通就是冠状窦口，形成冠状窦型房间隔缺损，与原发孔房间隔缺损不同，有心房组织与三尖瓣环隔开，缺损前下界及上界为房间隔组织，后界为右心房游离壁，可以同时合并卵圆窝型房间隔缺损，两个缺损之间有房间隔组织隔开，也可以合并原发孔型房间隔缺损，也可以合并单心房，当合并单心房畸形时，冠状窦口与整个心房内巨大交通融合在一起，形成单心房的病理特征。由于冠状窦缺如，冠状静脉单独开口于左心房下部或者右心房（Walters et al.，2003；Raghib et al.，1965；Kirklin et al.，1979；Quaegebeur et al.，1993；Adatia et al.，1995；Shumacker et al.，1967）。②不合并左上腔静脉。冠状窦和左心房之间的间隔完全缺如，形成冠状窦型房间隔缺损，冠状静脉直接开口于左房下部或者右房，畸形一般相对较简单。

（2）冠状窦中间部分无顶。在冠状窦和左心房间隔的中间部分缺损，也称为冠状窦双开口，导致左、右心房之间出现交通和血液分流，部分患者合并永存左上腔静脉，左上腔静脉与冠状窦连接，左上腔静脉的血液可以引流到左心房，导致右向左分流。不合并永存左上腔静脉的患者会出现左心房血液经冠状窦口分流入右心房。

（3）冠状窦末端部分无顶。冠状窦和左心房之间的间隔缺损出现在冠状窦远端部位，合并或者不合并永存左上腔静脉，多发生在房间隔缺损患者中，终末端冠状窦顶缺如会导致左、右心房之间通过冠状窦口相交通，出现血液分流。

无顶冠状窦除可以合并永存左上腔静脉以外，还可以合并其他复杂畸形如除左上腔静脉以外的其他腔静脉异位引流、房间隔缺损、右位心、异构心耳、下腔静脉缺如、内脏异位综合征等。

3. 临床表现　无顶冠状窦根据有无合并畸形，以及是合并简单的心脏畸形还是合并复杂的心脏畸形的临床表现是不同的。单纯的无顶冠状窦如果缺损较小，分流量小，可以没有临床症状和体格检查上的表现，只是在影像学检查时发现畸形；缺损较大会出现大量左向右分流，进而出现右心超负荷和全身灌注减少引起的临床表现，如多汗、乏力、易出现肺部感染、发育落后、纳差、下肢水肿等症状，听诊心前区胸骨左缘第2肋间可以出现肺动脉瓣第二心音（P2）亢进、分裂及柔和的收缩期喷射性杂音等情况。合并永存左上腔静脉的患者可以出现发绀表现，合并房间隔缺损的患者会出现房间隔缺损的表现，合并复杂心内外畸形的患者会有发绀、发育障碍、呼吸急促、猝死等表现。

4. 治疗原则　单纯的小缺损可以医学观察，不需处理，对于单纯的有临床意义的缺损可以经冠状窦或者房间隔路径修补，对于合并其他心内外畸形者可以在矫正其他畸形的同时矫正或不矫正冠状窦畸形。

第二节　肺静脉发育畸形

肺静脉在胚胎发育过程中没能与内脏静脉分离开来，与左心房发出的独立肺静脉没有正常连接或者没有正常融合，再加上房间隔的左移位，会导致与这个发育过程相关的一些畸形出现，如部分性肺静脉异位连接、完全性肺静脉异位连接、左侧三房心、肺静脉闭锁、肺静脉狭窄及多支肺静脉等。下面分别叙述不同的病理解剖情况。

一、肺静脉异位连接

肺静脉异位连接是指全部或部分肺静脉与左心房没有直接连接，而是与体静脉或者右心房直接连接，分部分性异位连接和完全性异位连接两大类。

（一）部分性肺静脉异位连接

部分性异位连接指4根肺静脉中1~3根肺静脉没能与左心房直接连接，而是与体静脉或者右心房直接连接，畸形连接的情况多变，异常连接静脉路径多变，主要有以下这些情况。

1. 分型

（1）左肺静脉连接左头臂静脉：左肺两支静脉形成共干，在左心耳的后方向上走行，形成垂直静脉，在左肺动脉干前方上行与左头臂静脉连接，左肺静脉血流经垂直静脉、左头臂静脉、上腔静脉入右心房，患者往往合并卵圆孔未闭或者房间隔缺损，有时会在整个行程中出现梗阻。

（2）右肺静脉连接右上腔静脉：主要发生在靠近上腔静脉开口的静脉窦型房间隔缺损患者，右上肺静脉的全部或者一些分支连接上腔静脉，连接位置接近奇静脉入口。

（3）右肺静脉连接右心房：右肺静脉的全部或者一支前移在右心房右侧壁与右心房连接，患者往往合并静脉窦型房间隔缺损，如果房间隔缺损靠近上腔静脉开口，一般是右上肺静脉异位开口于房间隔缺损右上侧缘前方靠近上腔静脉开口处；如果房间隔缺损靠近下腔静脉开口，一般是右下肺静脉异位开口于房间隔缺损右下侧缘前方靠近下腔静脉开口位置；如果房间隔缺损占据整个窦部房间隔，一般全部右肺静脉异位连接于缺损右侧缘，比正常开口位置稍偏前。

（4）弯刀综合征：是一组罕见畸形，指右肺全部或部分肺静脉向下形成一根异常的静脉连接于下腔静脉，在X线胸部平片上这根静脉呈向右稍微弯曲的弧形，像土耳其弯刀，常并发心脏向右移位、右肺动脉及右肺发育不良、起源于腹主动脉的异常动脉穿过膈肌进入右肺，约70%的此类畸形合并心内畸形，多为房间隔缺损。

2. 临床表现　根据不同的病理解剖畸形引起不同的病理生理表现，患者可以出现不同的临床表现，主要有多汗、乏力、发育落后、发绀，以及右心衰竭引起的水肿、纳差及恶病质等表现，也有心律失常引起的心悸、胸闷等表现。体格检查可以出现P2亢进，胸骨左缘第2肋间喷射性杂音等，右心衰竭时可以有颈静脉怒张、肝大、双下肢水肿等，存在右向左分流时可以出现口唇、甲床青紫，杵状指等。心电图一般有右心室肥大、高电压表现，可以有不完全或完全性右束支传导阻滞，胸片根据不同的病程和畸形可以有充血、肺动脉高压及异常血管影表现，大部分畸形可以通过超声心动图确诊，部分病情复杂的患者，如右上肺静脉分支引流至上腔静脉、右下肺静脉分支引流至下腔静脉等需要心脏大血管CTA或者MRA及心血管造影检查确诊。

3. 治疗原则　一般需要手术前支持治疗、抗心衰治疗等，除非有手术禁忌证，一般需要手术治疗，手术治疗主要原则是矫正心内畸形、矫正异位引流，通过板障、补片技术、离断重新吻合等把异位引流的肺静脉重新连接左心房，个别患者需要肺叶或者一侧全肺切除治疗。

（二）完全性肺静脉异位连接

完全性肺静脉异位连接是指所有肺静脉汇成一个共干或者分别与右心房或者其汇入血管连接，通常合并心房内交通，这是患者存活的必要条件。完全性肺静脉异位连接分型很多，其中Darling等根据尸检研究提出的分型方法得到广泛认可，即根据肺静脉异位连接的水平不同分为：心上型、心内型、心下型和混合型（Graig 等，1957）（图14-1）。

1. 分型

（1）心上型：约占45%，指左、右肺静脉汇合形成肺静脉干，在靠近左肺静脉侧上缘与一向上走行的异常静脉——垂直静脉连接，垂直静脉在心包内紧贴肺动脉主干左侧上行，经左肺动脉近端前面穿过心包反折继续上行与左头臂静脉下缘相连，有个别患者这根异常静脉血管斜向右上走行跨过右肺动脉干前方与上腔静脉左侧壁或者后壁连接。在肺静脉血液经垂直静脉、左头臂静脉、上腔静脉、右心房及房间隔交通到左心房整个血流路径中，有在不同位置引起梗阻的可能，根据梗阻情况可以分为内在固有梗阻、外来压迫梗阻和房间隔梗阻。

（2）心内型：约占25%，是指全部肺静脉开口于心内，可以形成共干，在共干中部与冠状窦连接，一般合并冠状窦口扩张，也可以是部分肺静脉直接开口于右心房，部分肺静脉形成共干连接冠状窦，一般是右肺静脉直接开口于右心房，左肺静脉开口于冠状窦，也有少数患者是4支肺静脉均直接开口于右心房。心内型完全性肺静脉异位连接也有梗阻可能，但发生率比较低。

（3）心下型：约占25%，指全部肺静脉形成共干，与向下走行的垂直静脉连接，垂直静脉在壁层心包的后面下行，向下穿过膈肌连接于下腔静脉或者肝门静脉系统，几乎所有患者都会有不同程度的梗阻存在，根据梗阻情况可以分为内在固有梗阻、外来压迫梗阻和房间隔梗阻。

（4）混合型：约占5%，指以上三种情况组合出现，肺静脉分别在不同平面连接体静脉系统和右心房。

（5）合并畸形：上面说过房间隔交通是患者存活的条件，罕见的情况下有可能由室间隔缺损或动脉导管未闭提供交通来存活，少数患者并发法洛四联症、右心室双出口及主动脉弓离断等，对于内脏异位综合征和无脾综合征，有90%的患者合并完全性肺静脉异位连接（Delisle et al., 1976；Barratt-Boyes et al., 1971；Deleon et al., 1987）。

2. 临床表现　根据肺静脉引流和心房内分流梗阻程度，临床表现不同，各个水平没有梗阻的患者，属轻症患者，新生儿期呈现左向右分流的症状和体征同时伴有不同程度的呼吸急促和发绀，稍晚出现充血性心衰、肺动脉高压、肺水肿，以及体循环缺氧症状及体征；如果存在严重的肺静脉引流梗阻的重症患者，在新生儿期出现急性肺水肿、肺动脉高压，右心后负荷严重增高，右心前向血流减少，导致严重

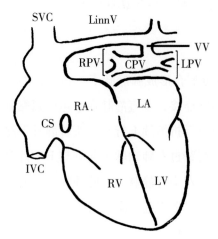 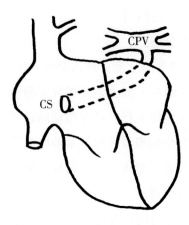

A. 心上型（左、右肺静脉向上引流入左头臂静脉） B. 心内型（左、右肺静脉引入冠状窦）

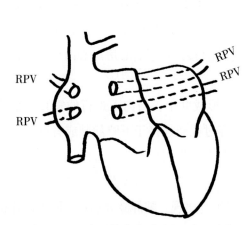 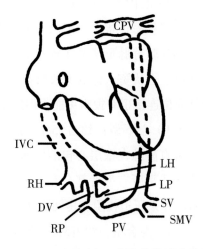

C. 心内型（左、右肺静脉分别引流入右心房）　　　　D. 心下型（左、右肺静脉形成共干向下引流入肝门静脉）

图 14-1　完全性肺静脉异位连接的分型

注：SVC. 上腔静脉；IVC. 下腔静脉；LinnV. 左头臂静脉；VV. 垂直静脉；CS. 冠状窦；LPV. 左肺静脉；RPV. 右肺静脉；SV. 脾静脉；SMV. 肠系膜上静脉；PV. 肝门静脉；LP. 肝门静脉左支；RP. 肝门静脉右支；DV. 静脉导管；LH. 肝左静脉；CPV. 共同肺静脉干；RH. 肝右静脉；RA. 右心房；RV. 右心室；LA. 左心房；LV. 左心室

的发绀和循环崩溃，如果房间隔交通为限制性，会导致左心血流量减少，出现心源性休克，这两种情况都会导致新生儿很快死亡（James，1994）。

　　3. 治疗原则　此病一经诊断，即为手术绝对适应证。对于没有梗阻的轻症患者，可以先用药物改善心脏功能和降低肺动脉压力；在婴幼儿3个月左右手术；对于有严重梗阻的新生儿，要急诊手术。手术方法根据类型不同而不同，手术原则是把异位连接的肺静脉重新与左心房建立通畅连接，同时结扎异常垂直静脉，修复合并畸形。

二、肺静脉狭窄和肺总静脉闭锁

肺静脉狭窄和肺总静脉闭锁这两类畸形都是非常罕见的，有相似的形态学发生，与胚胎发育过程中肺总静脉并入左心房时出现异常有关，在肺总静脉发育晚期，肺静脉丛和内脏静脉丛、卵黄囊静脉和主静脉直接的连接已经退化，而肺总静脉又没有正常地和左心房连接、融合，出现肺静脉狭窄或者肺总静脉闭锁。

（一）肺静脉狭窄

肺静脉狭窄在肺静脉与左心房连接处，狭窄累及1根或多根肺静脉，约50%患者累及一侧肺静脉，35%~40%患者4根肺静脉均受累及，10%~15%患者累及1根肺静脉，可以是局限的狭窄环或者狭窄嵴，也可以是连接左房段发育不良的管状狭窄，更严重的可以出现肺静脉弥漫性发育不全（Fong et al.，1988；Word et al.，1988）（图14-2）。肺静脉狭窄的临床表现取决于肺静脉受累数量和梗阻程度，主要为呼吸急促和频繁发生的肺部感染，出现肺动脉高压，可以有咯血症状，查体有右心抬举性搏动、P2亢进。无创或者有创影像学检查可以确诊。这种疾病预后根据狭窄程度和累及的血管数量不同而不同，总体比较差，治疗以外科矫治狭窄为主，术后极易出现再狭窄，也可以行介入球囊扩张和（或）支架置入，远期效果也非常差，对

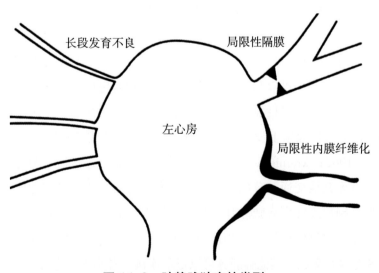

图 14-2 肺静脉狭窄的类型

孤立的狭窄也可以行肺移植。

（二）肺总静脉闭锁

肺总静脉一般横在左心房后部，与左心房之间没有交通，而且与体静脉之间没有连接，肺总静脉唯一的流出途径是一些细小的侧支血管，一般是支气管肺静脉。临床表现为出生后即严重发绀、呼吸急促、低血压、休克，超声心动图可以确诊。治疗需要急诊外科手术，在肺总静脉和左心房之间建立通畅的吻合（Rodefeld et al., 1990；Khonsari et al., 1982；Vaideeswar et al., 2008；Lam et al., 1962）。

第三节　心房发育畸形

心房的胚胎发育涉及原始心房、窦部心房、房间隔及房室孔的发育，这些过程出现异常可以导致胎儿出现三房心、异构心耳、并列心耳、房间隔缺损、单心房等畸形，下面分别加以介绍。

一、三房心

三房心可以出现在左心房，也可以出现在右心房，右心房三房心极其罕见。

（一）左侧三房心

左心房是由原始左心房和肺总静脉共同构成的，胚胎期肺总静脉没有完全并入左心房，肺总静脉与左心房连接处出现狭窄可以导致左侧三房心的出现。这个病变在所有先天心脏畸形中占0.1%左右，无性别差异。

1. 解剖特点　患者有三个心房，右心房接近正常，左心房分成两个心房，一个心房连接肺静脉，称为附加心房，也叫副房；另一个心房与左心室相通，包含左心耳开口，叫真房。副房可以和真房相通，也可以和右房相通，最常见的是在真房和副房之间存在一个纤维肌性隔膜，在隔膜上常有开孔，孔的大小决定肺静脉回流是否有梗阻，部分病例隔膜上没有开孔，副房内血液直接或者间接流入右心房。Lucas分型（Lam, 1962；Arciniegas, 1981）：①Ⅰ型，副房连接所有肺静脉，与真房有交通，根据有无其他交通又分成没有其他交通、与右房或者侧支静脉有交通两种情况；②Ⅱ型，副房连接所有肺静脉，与真房没有交通，分成与右心房直接交通、完全性肺静脉异位引流两种情况；③Ⅲ型，不完全性三房心，副房连接部分肺静脉，与右房或者左房有交通，其他肺静脉可以正常连接或者不正常连接（图14-3）。

2. 临床表现　症状出现早晚和严重程度由副房与真房及右房之间的交通通畅程

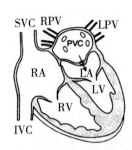

A. 经典三房心［肺静脉副房（PVC）接受左肺静脉（LPV）、右肺静脉（RPV），肺静脉回流的唯一出口是三房心隔膜上的开孔（箭头处）］

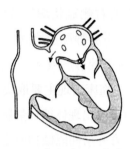

B. 三房心［PVC 和右心房（RA）之间存在交通。这个交通使 PVC 减压］

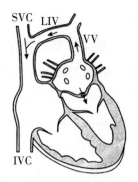

C. 三房心［PVC 和左头臂静脉（LIV）之间存在异位连接。异位连接对 PVC 进行减压。PVC 不直接与左心房（LA）交通］

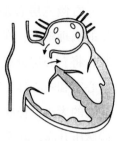

D. 肺静脉回流经 PVC 和右心房之间的交通，回到右心房。然后血流经卵圆孔到达左心房

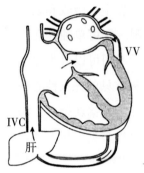

E. PVC 经垂直静脉减压，引流入肝门静脉

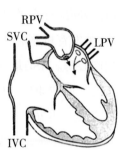

F. 右肺静脉汇合后经一个狭窄的开口进入左心房，左肺静脉与左心房正常连接

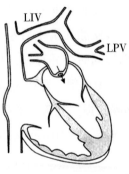

G. 右肺静脉形成不完全型三房心，左肺静脉与左头臂静脉连接，形成部分型肺静脉异位连接

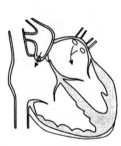

H. 右肺静脉经一个狭窄的开口进入右心房，形成不完全三房心。左肺静脉连接正常

图 14-3　三房心的变异示意图

注：SVC. 上腔静脉；IVC. 下腔静脉；VV. 垂直静脉；RPV. 右肺静脉

度决定，一般有呼吸急促、发育停滞、呼吸衰竭、右心衰竭及心源性休克等表现，体格检查有肺动脉高压的体征，心电图有右心劳损表现，胸片显示心影增大，肺叶毛玻璃样改变，经胸和经食管心脏超声可以明确诊断，也可以行磁共振成像检查，一般不需要行心导管检查。

3. 治疗原则　包括介入球囊扩张真房和副房之间肌性隔膜孔和外科手术治疗，球囊扩张临床应用较少，外科手术是在体外循环下完全切除隔膜，暴露所有肺静脉，同时修复包括房间隔缺损在内的其他畸形。

（二）右侧三房心

右侧三房心是在胚胎发育期持续存在的右侧冠状瓣导致的右心房分隔异常产生的病理畸形，在病理解剖上表现为连接于下腔静脉边缘和房间隔中下部的纤维隔膜，将右心房分成真房和副房，副房内连接下腔静脉或上、下腔静脉，真房内联通右心室和右心耳（Yarrabolu et al.，2007）。临床表现主要取决于隔膜的完整性和分流孔的大小，轻症者可以无任何症状；严重者会出现体循环静脉压力增高表现，中心静脉压升高，肝脾大、腹水、全身水肿等；合并房间隔缺损时也可以有发绀表现。治疗上取决于有无症状，有症状者可以经过介入撕裂隔膜或者通过外科手术切除隔膜治愈。

二、房间隔缺损

房间隔缺损（atrial septal defect，ASD）是指原始心房间隔在发生、吸收和融合的过程中出现异常，致使胎儿出生后左、右心房间隔存在的孔洞。它可单独存在，也可与其他心血管畸形同时合并存在。根据胚胎发育机制和位置不同可以分为原发孔型、冠状静脉窦型、中央型、冠状窦型和共同心房。ASD是一种常见的先天性心脏病，Abbott报道房间隔缺损居先天性心脏病首位，占37.4%。1982年黄铭新统计上海地区4043例先天性心脏病，其中房间隔缺损居首位，占26.1%，女性多见，男女之比为1∶3。

（一）解剖特点

1. 冠状静脉窦型房间隔缺损　在胚胎的房间隔发育时也伴随静脉窦的发育和移位，形成右心房的一部分，如果静脉窦移位不充分将影响房间隔的发育，形成冠状静脉窦型房间隔缺损。冠状静脉窦型房间隔缺损又分为：①上腔型，又称上腔型静脉窦缺损，为高位缺损。约占所有房间隔缺损总数的4%。缺损位于房间隔后上方，上腔静脉入口下方，下缘为房间隔，接近上腔静脉开口处。缺损的大小与上腔静脉口相差不多，卵圆窝一般还处于正常位置，结构完整。上腔型房间隔缺损往往合并右上肺静脉畸形引流，异常引流的肺静脉可以是一支或者数支，连接于缺损的右缘紧靠上腔静脉口处，也可以直接引流至上腔静脉紧靠奇静脉入口处（Bcker et al.，2003）。此型最少见。②下腔型，相对罕见，约占所有房间隔缺损总数的10%。形态为狭长型。缺损位于下腔静脉与右心房连接处后方，其左侧缘为冠状窦下缘，右侧缘为界嵴下段，上缘为卵圆窝下缘，下缘与下腔静脉的开口相连续。同时伴有右下肺静脉开口于缺损右下缘，个别患者缺损向上延伸至上腔静脉口附近，同时伴有整个右肺静脉的开口前移，位于缺损右侧缘。

2. 中央型房间隔缺损　也称为继发孔型房间隔缺损、卵圆孔型房间隔缺损（图14-4），是房间隔缺损中最多见的一种，约占全部房间隔缺损病例的80%以上。位于卵圆窝内，是由于胚胎期第一房间隔吸收过多，第二房间隔不能完全遮盖原发隔导致的缺损而出现的房间隔发育异常（Bcker et al.，2003），缺损大小不等，直径多为0.5~4 cm。一般为单发，也可多发呈筛孔状，小的缺损可以只有针孔大小，大的缺损整个卵圆窝缺失间隔，下面没有完整的边缘。此类缺损可以是孤立性畸形，也可以是其他心脏发育异常的合并畸形，几乎所有的心脏畸形都有可能合并继发孔型房间隔缺损。

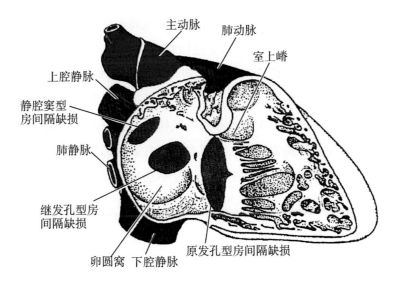

图 14-4　房间隔缺损分型

3. 冠状窦型房间隔缺损　此类缺损其实是无顶冠状静脉窦，在前面已经讲过，左心房的血液经冠状窦间隔的缺损进入冠状窦，经冠状窦口分流入右心房，引起和房间隔缺损一样的病理生理学改变，此种缺损常合并永存左上腔静脉，可以导致右向左分流。

4. 共同心房　也称单心房，房间隔几乎完全缺如，实为巨大的混合型房间隔缺损。此类畸形比较少见，是由于胚胎期第一房间隔、第二房间隔均未发育，同时合并心内膜垫发育异常，整个心房腔内没有房间隔残迹存在，二尖瓣、三尖瓣环处于同一水平，二尖瓣前叶不同程度裂缺，常合并永存左上腔静脉引流入冠状窦，或者合并永存左上腔静脉引流入共同心房的左上角、冠状窦完全无顶。

（二）胚胎学基础

在胚胎发育第四周末，原始心腔开始分隔为四个心腔，心房间隔自后上壁中线向心内膜方向生长，与心内膜垫融合，成为原始房间隔，如果发育过程中原始房间隔停止生长，不与心内膜垫融合而遗留间隙，即成为原发孔型房间隔缺损，或称第一孔房间隔缺损。在原始房间隔与心内膜融合之前，原发房间隔上部即开始吸收，形成新的心房间交通，称为继发孔，与此同时，继发孔的右侧由前向右生长出继发房间隔，又称为第二房间隔，下缘为新月形，第一、第二房间隔之间保持一定的间隙，称为卵圆孔。如第二房间隔发育障碍，或第一房间隔吸收过多造成的房间隔缺口即为继发孔型房间隔缺损。

（三）临床表现

根据房间隔缺损的大小、类型和有无合并其他畸形临床表现有差异，主要是由于左向右分流引起的肺部充血，容易导致肺部感染、多汗、发育迟缓，听诊P2亢进、固定分裂，胸骨左缘第2肋间可闻及柔和收缩期喷射性杂音，晚期出现肺动脉高压、右心衰竭表现，以及纳差、腹胀、双下肢水肿等，合并二尖瓣前叶裂时可以有左心衰竭表现，听诊心前区可闻及收缩期吹风样杂音，当肺循环阻力超过体循环阻力时出现艾森曼格综合征的表现。心电图表现为右束支传导阻滞、右心劳损，胸片表现为心影增大、肺动脉段突出、主动脉结变小及肺充血，晚期可以出现肺动脉段突出，肺纹理稀疏、纤细变直，肺动脉影"残根样"改变。超声心动图具有确诊价值。晚期需要行右心导管检查明确肺循环阻力，评估预后和指导治疗方案。

（四）治疗原则

一般在学龄期进行ASD关闭，对于存在大于 5 mm 以上完整边缘的ASD患者，可以经皮或者经胸行介入导管ASD封堵或经胸小切口非体外循环下ASD封堵术。这两种方法均能取得满意的疗效。也可以经胸部前正中或者侧胸切口外科手术，在体外循环下修补缺损，对于合并心房颤动的患者也可以同期行射频改良迷宫手术。当出现艾森曼格综合征时则失去了关闭缺损的机会。

第四节　房室管发育畸形

房室管畸形是由于胚胎期心内膜垫发育不全，造成房、室间隔分隔不全，包含一系列病理解剖改变，主要指房室管缺损，也称为房室间隔缺损或者心内膜垫缺损，从简单的原发孔型房间隔缺损到复杂的完全性房室管缺损，它们共同的特征是有一个共同的房室连接（Anderson et al.，1998），大体可以分为部分型、过渡型、完全型房室管缺损三种类型（Jacobs et al.，2000），这组畸形占所有先天性心脏病的4%左右，占21-三体综合征患儿心脏缺损的一半以上（Mitchell et al.，1984；Spicer，1984）。

一、分型

（一）部分型房室管缺损

病理解剖特点是有一个紧靠房室瓣的房间隔缺损，左侧房室瓣的三瓣化（Backer et al.，2003）、右侧房室瓣隔瓣中间位置存在部分缺如，以及左侧房室瓣下降至右侧房室瓣同一水平，左、右房室瓣直接附着于室间隔上（图14-5），由于二尖瓣附着缘下降，导致左心室流出道延长，出现放射影像学上的"鹅颈样改变"。左侧房室瓣三瓣化是由于二尖瓣前叶裂缺造成的，根据裂缺程度分为：①Ⅰ度裂，裂缺不超过游离缘距瓣根部垂直距离的一半；②Ⅱ度裂，裂缺超过游离缘距瓣根部垂直距离的一半，没有达到瓣根部；③Ⅲ度裂，裂缺达到瓣根部，这些裂缺导致二尖瓣不同

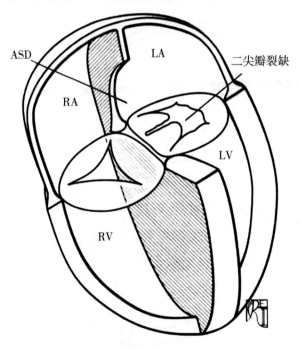

图 14-5　部分型房室管缺损

注：一个房间隔缺损（ASD）紧邻右侧房室瓣，左侧房室瓣三叶化
（LA.左心房；RA.右心房；LV.左心室；RV.右心室）

程度的反流。房间隔缺损为第一房间孔缺损，是位于房间隔下部，紧靠房室瓣上方的一个新月形心房通道。

（二）过渡型房室管缺损

过渡型房室管缺损除了包括上面部分型房室管缺损的病理特征外，还存在一个限制性室间隔缺损，缺损一般位于二尖瓣和三尖瓣相互连接的三尖瓣隔侧瓣的裂缺处。

（三）完全型房室管缺损

完全型房室管缺损除了有一个第一房间孔缺损以外，有一组共同房室瓣骑跨于室间隔的左、右两侧，形成上（前）桥瓣和下（后）桥瓣，两个桥瓣下方是室间隔嵴，室间隔嵴与两个桥瓣下面对应位置形成左、右心室间的一个新月形交通（Bharati et al.，1980），室间隔嵴上中间位置一般都有一个裸区，其他部位有桥瓣腱索附着（图14-6）。Rastelli根据上桥瓣的形态学及其桥跨程度和腱索附着不同把完全型房室管缺损分为A、B、C三型（Rastelli et al.，1966）（图14-6，图14-7）。①A型：是最常见的类型，约占此畸形的75%，室间隔嵴上的上共瓣完全分隔，左前瓣完全在左心室上方，右前瓣完全在右心室上方，在室间隔嵴上与上共瓣对应的分离边缘有腱

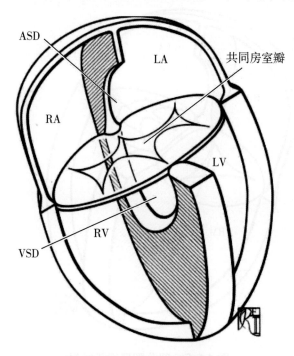

图 14-6　完全型房室管缺损

注：有一组共同房室瓣，其上方有一个房间隔缺损（ASD），下方有一个室间隔缺损（VSD），存在一个共同房室瓣连接（LA 为左心房；RA 为右心房；LV 为左心室；RV 为右心室）

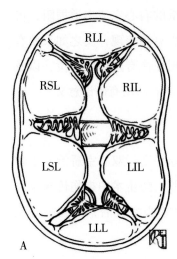 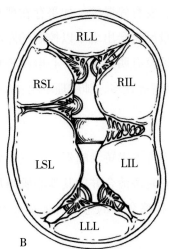 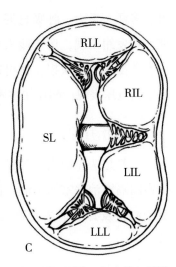

A. Rastelli A 型，共同上（前）桥瓣在室间隔上被有效分成两部分，左上（前）瓣叶（LSL）完全位于左心室上方，右上（前）瓣叶（RSL）完全位于右心室上方

B.Rastelli B 型，从室间隔右侧面到共同上（前）桥瓣左侧部分的异常乳头肌附着

C. Rastelli C 型，上（前）桥瓣（SL）显著骑跨于室间隔之上，上（前）桥瓣通常没有分割，没有腱索附着在室间隔嵴上而成漂浮状态。后共瓣可能有分割或者没有分割，但是有良好的附着

图 14-7　完全性房室管缺损 Rastelli 分型

注：LIL. 左下（后）桥瓣；RIL. 右下（后）桥瓣；LLL. 左侧瓣；RLL. 右侧瓣

索连接，室间隔嵴上的下共瓣不存在分隔，有密集的腱索与对应的室间隔嵴连接，其下方的室间隔缺损往往很小，而前共瓣由于腱索稀疏，下面室间隔缺损较大；②B型：非常罕见，上桥瓣的腱索出现骑跨，左前瓣的腱索连接右室侧的乳头肌或者右前瓣的腱索连接左室侧的乳头肌，往往伴有心室发育不平衡；③C型：约占此畸形的25%，上桥瓣没有分割，且没有腱索附着，漂浮在室间隔上，往往合并法洛四联症（Backer et al.，1955）。

（四）合并畸形

这类畸形有可能合并继发孔型房间隔缺损、双孔二尖瓣、动脉导管未闭等简单畸形，也可以合并法洛四联症、右心室双出口、大动脉转位、多发室间隔缺损、左心室流出道梗阻，以及单组乳头肌左心室发育不全、内脏异位综合征等复杂畸形，这些畸形合并出现导致病变更为复杂，矫正更为麻烦。

二、临床表现

临床表现取决于左向右分流量的大小和肺血管阻力的高低，新生儿期一般症状不明显，若肺动脉阻力下降，出现大量左向右分流则症状逐渐明显，一般有喂养困难、多汗、乏力、呼吸急促、发育停滞等。如果存在严重的右心室流出道梗阻，可能会有发绀出现，房室瓣大量反流会出现难以控制的左心衰竭表现，反之如果仅有原发孔型房间隔缺损，也可以没有明显症状。心电图表现往往有逆钟向转位，以及心室高电压表现；胸片往往表现肺血多，肺纹理增粗；超声心动图有确诊意义。

三、治疗原则

主要是选择恰当的时机进行手术矫治畸形，心室发育平衡行双心室矫治，重建房室间隔矫治房室瓣反流，同时矫治合并的其他心脏畸形，防止术中损伤传导束；对于心室发育不平衡或者无脾综合征的患者可能需要行单心室矫治，如腔肺分流等。

第五节　房室瓣发育畸形

房室瓣的发育可能是在胚胎房室沟组织内向性生长，和心内膜垫发育有关，当胚胎期瓣膜发育阶段房室移位、圆锥动脉干移位、心内膜垫发育及瓣膜发育过程出现异常，将导致房室瓣发育的异常，出现左侧、右侧或者双侧房室瓣出现异常。

一、三尖瓣下移畸形

三尖瓣发育畸形包括三尖瓣狭窄、关闭不全及闭锁，偶尔有三尖瓣骑跨和跨越情况出现，三尖瓣狭窄、骑跨和跨越一般出现在合并心室发育不平衡的心脏畸形中，将在其他小节讨论，三尖瓣关闭不全最常见于三尖瓣下移畸形，其他三尖瓣关闭不全情况往往是继发病变，本节主要阐述三尖瓣下移畸形。

三尖瓣下移畸形也称为Ebstein畸形。1886年波兰医生Wilhelm Ebstein报道的1例死于发绀型先天性心脏病的19岁患者的心脏研究结果（Kiziltan et al., 1998），涉及特征性的心脏解剖结构、病理生理特征及临床表现等。这是一种三尖瓣和右心室的畸形，具有一系列特征。

（一）解剖特点

Carpenteir等总结阐述了三尖瓣下移畸形的五个解剖特征：①三尖瓣隔侧瓣和后瓣向右心室心尖部移位；②前瓣瓣叶一般附着在正常的瓣环位置，瓣叶比正常大，可以有多根腱索附着到心室壁上；③三尖瓣环和后瓣、隔侧瓣附着缘之间的右心室发育不全、变薄，即心房化，右心房和三尖瓣环极度扩张；④房化心室以外的右心室腔一般变小，通常缺失流入道，小梁部变小；⑤前瓣的冗余组织和前叶腱索附着在漏斗部会导致流出道不同程度的梗阻。根据严重程度又把三尖瓣下移畸形分成四个类型（Carpenter et al., 1998）（图14-8）：A型，功能右心室容量足够，房化右心室腔小，可以收缩，前瓣叶可活动；B型，房化心室大，不能收缩，前瓣叶可以活动；C型，前瓣叶活动受限，并可以导致流出道梗阻；D型，右室几乎完全房化，只有漏斗部一小部分，两部分之间仅有的交通是三尖瓣前瓣和隔侧瓣之间的部位。三尖瓣下移往往还会有一些合并畸形，心脏方面最常见的是房间隔缺损，约占50%左右，在严重畸形中往往存在动脉导管开放，这可能是患儿赖以生存的基础，还有10%的畸形会合并W-P-W综合征，其他罕见畸形有室间隔缺损、大动脉转位、法洛四联症及二尖瓣畸形等，矫正性大动脉转位可以出现左侧三尖瓣下移合并肺动脉狭窄。心脏外合并畸形有低位耳、小下颌、巨结肠、唇裂、左肾缺如及睾丸未下降至阴囊等。

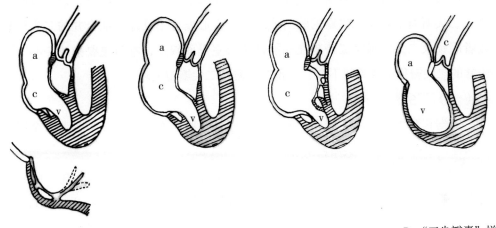

A. 右房化的心腔小，可收缩，前瓣叶可活动

B. 右房化的心腔大，不可收缩，前瓣叶可活动

C.右房化的心腔大，不可收缩，前瓣叶活动受限

D."三尖瓣囊"样的瓣叶组织形成一个连续的囊袋黏附到扩张的右心室上

图 14-8　Ebstein 畸形的四个解剖学类型

注：a.右心房；c.房化右心室；v.功能右心室

（二）临床表现

根据病变严重程度及有无合并畸形导致的病理生理学不同，临床表现也不同，在新生儿期发病者说明病变严重，可以出现严重的右心衰竭和发绀，甚至出现心源性休克，度过新生儿期随着肺动脉压力下降症状会有所缓解，胸部X线片一般有严重的心脏扩大，超声心动图可以确诊及判断解剖分型，指导治疗；发病较晚的患者表现为进行性的发绀、乏力、右心功能不全，特别轻微者可以无明显症状，胸片显示

有心影增大，超声心动图可以确诊和指导治疗。

（三）治疗原则

对于新生儿发病者给予药物降低肺动脉压力、纠正酸中毒、强心药物应用，手术采取单心室方向矫治或者心脏移植，单心室方向矫治先行右室旷置、体-肺动脉分流术，然后选择合适的时机行全腔肺双向分流术或改良Fontan手术；对于婴幼儿、儿童及成人患者主要采取手术治疗，手术原则是消除房化心室、三尖瓣附着缘移位、缩小三尖瓣环、消除三尖瓣反流及矫治合并畸形。

二、二尖瓣发育畸形

孤立性先天性二尖瓣畸形很少见，往往是其他疾病的合并畸形，如Shone综合征、左心发育不良综合征等。二尖瓣畸形可以涉及瓣上、瓣环、瓣叶、腱索及乳头肌多个层面，出生时二尖瓣畸形主要有二尖瓣狭窄、闭锁或关闭不全，以及双孔二尖瓣、二尖瓣瓣上环及二尖瓣的骑跨或跨越。左心发育不良综合征合并的二尖瓣狭窄或者闭锁及二尖瓣骑跨或跨越在功能性单心室里面叙述，本节主要描述左心室大小正常的二尖瓣狭窄或关闭不全、双孔二尖瓣及二尖瓣瓣上环。

（一）二尖瓣狭窄

二尖瓣狭窄可以发生在瓣环、瓣膜和腱索乳头肌层面，可以一个或者多个层面出现问题，也可以合并二尖瓣瓣上环。

1. 解剖特点　通常有二尖瓣瓣叶增厚，瓣交界融合，腱索可能粗而短，腱索之间没有足够的空间，如果腱索变短，可以出现漏斗样外观（Lamberti et al., 2003）；拱廊样二尖瓣时，前组和后组乳头肌相互接近甚至融合，瓣边缘没有发育良好的腱索，在一些病例只有一组乳头肌参与形成拱廊样结构，这种结构可以导致二尖瓣狭窄或者关闭不全，或者兼而有之，也可以形成降落伞型二尖瓣；吊床样二尖瓣时，二尖瓣一侧交界融合，许多混杂的腱索连接于异常肥大的乳头肌，导致瓣孔中间堵塞狭窄（Carpentier et al., 1983）；降落伞型二尖瓣是二尖瓣狭窄的一种极端类型，所有腱索都附着在单独的一个粗大乳头肌上，一般是连接于后乳头肌，前乳头肌缺如，腱索短粗，且肌化、融合，腱索之间有大小不一的间隙，血流从间隙穿过，导致严重狭窄（Moore et al., 1994）（图14-9）。

2. 临床表现　狭窄程度决定临床表现的不同，新生儿期由于严重的二尖瓣狭窄导致体循环缺血，需要依赖动脉导管供血，往往在左心发育不良综合征及Shone综合征中出现，很少出现于孤立性二尖瓣狭窄患者，孤立性二尖瓣狭窄患者往往在出生

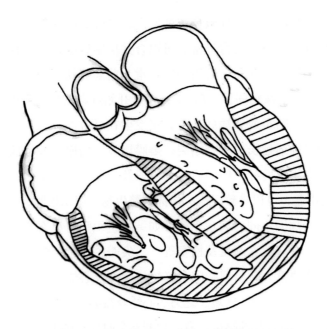

图 14-9　狭窄的降落伞样二尖瓣，增厚缩短的腱索和单个乳头肌相连

1年内出现症状，表现为充血性心力衰竭、多汗、喂养困难、发育停滞、呼吸急促及容易出现肺部感染等，在较大儿童和青少年出现的症状有胸闷、活动受限、端坐呼吸、夜间阵发性呼吸困难及右心衰竭。体格检查可以发现心尖部有舒张中晚期隆隆样杂音，有时有二尖瓣开瓣音，合并肺高压时可以听到P2亢进。心电图有左心房肥厚和右心室肥厚表现；胸片有左心房及右心室扩大，肺纹理增多；超声心动图可以确诊并提供确切的解剖情况。

3. 治疗原则　首选药物治疗，给予控制循环血容量，降低心脏负荷，尽量后延手术时间，介入球囊扩张对先天性二尖瓣狭窄没有使用价值，手术治疗首选二尖瓣修复成形，当无法成形或成形后出现瓣膜严重反流并发症时可以选择瓣膜置换手术。

（二）二尖瓣关闭不全

二尖瓣关闭不全比狭窄更常见，前面讲述的导致二尖瓣狭窄的解剖改变都可以导致二尖瓣关闭不全，下面具体描述一下引起二尖瓣关闭不全的其他解剖病变。

1. 解剖特点　二尖瓣环扩张一般是继发性的，可以引起二尖瓣关闭不全，瓣叶及瓣下结构往往正常，随着时间推移，反流部位瓣叶会有增厚、卷曲，反流会进一步加重；左冠状动脉异常起源时会出现二尖瓣关闭不全，左心室扩大，瓣环扩张、腱索牵拉，乳头肌功能异常是导致反流的原因，瓣叶结构一般正常；二尖瓣前叶裂缺，一般是胚胎期心内膜垫发育异常，可以合并房室管缺损，出现不同程度的二尖瓣关闭不全，二尖瓣呈三叶化，后瓣一般正常，前瓣裂缺程度不一，出生后早期裂缺边缘菲薄，与正常瓣缘相同，一般3个月以后开始逐渐增厚、卷曲；二尖瓣脱垂一般是由于腱索延长、断裂或者缺如导致，多发生在马方综合征、成骨不全等结缔组织病变患者，腱索纤细延长或者有断裂，瓣膜增大、增厚、波浪状鼓起、透亮度增高，颜色苍白，多累及后叶，但前后叶均可累及，瓣环也会扩张；其他如瓣膜穿孔多由于心内膜炎引起，可以导致反流，局部有赘生物，组织松脆，炎性改变。

2. 临床表现　病因不同，表现不一，如结缔组织病可以有心脏外表现，心内膜炎可以有发热、贫血、营养不良及栓塞等，二尖瓣关闭不全的表现轻者可以长时间没有症状，或者活动量大时出现胸闷、气短、乏力及心悸等，一般典型的症状是充血性心力衰竭症状，如胸闷、气短、乏力、心悸及夜间阵发性呼吸困难，肺部淤血时出现咳嗽、咳痰，容易有肺部感染，右心功能不全时出现纳差、水肿、腹胀及恶病质表现。心电图会出现左心房肥大、左心室肥大、劳损及右心室肥大表现；胸片表现为左心室增大、肺部淤血等；超声心动图可以确诊，指导查找病因、指导治疗。

3. 治疗原则　药物改善心脏功能，缓解临床症状，介入治疗目前没有适用于儿童二尖瓣关闭不全的方法，主要是手术治疗，中量以上的反流都应该手术治疗，首选二尖瓣修复成形，偶尔也有二尖瓣置换。

（三）双孔二尖瓣

双孔二尖瓣是一种罕见的先天性二尖瓣畸形，是由于胚胎发育时二尖瓣叶融合，多余组织吸收、分离不全导致的，由后瓣叶中部向前延伸到前瓣叶的组织桥是其解剖特点（图14-10），解剖上分两种情况、三种类型。两种情况：①二尖瓣口被中部横跨的瓣叶或膜性组织分成两个大小相近的瓣孔；②在瓣膜联合部附近有瓣膜融合形成一个附加孔。三种类型：①完全桥，两个瓣孔从瓣环到瓣膜游离缘均完整，形成独立的两个漏斗，有各自的腱索乳头肌，瓣孔可以相等或者不等；②不完全桥，二尖瓣前后瓣叶仅在瓣膜边缘处形成连接，隔成两个孔，有各自的乳头肌和腱索；③孔洞型，在正常瓣孔外侧有一个附加孔，与正常瓣孔形成一定的夹角，一般附加孔瓣膜边缘也有腱索连接。双孔二尖瓣最常发生在房室管缺损的情况下，但是也可以房室间隔完整，这种畸形可以导致二尖瓣关闭不全，也可以没有二尖瓣关闭不全，如果不合并风湿损害，很少有狭窄。临床上如果有严重的关闭不全可能出现充血性心力衰竭症状，表现为胸闷、乏力、咳嗽、咳痰及呼吸困难等，超声心动

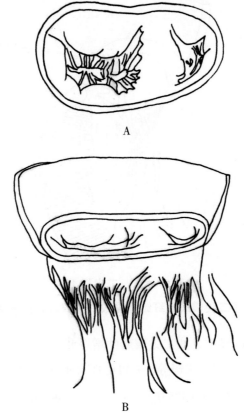

图 14-10　双孔二尖瓣左心房（A）和房室连接剖视图（B）

图可以明确双孔二尖瓣解剖特点，发现反流或者狭窄。治疗上如果没有反流或者狭窄不需要处理；如果有临床意义的反流或者狭窄需要手术处理，可以行瓣膜成形或者置换。

（四）二尖瓣瓣上环

二尖瓣瓣上环是少见畸形，为二尖瓣瓣环处出现环状纤维组织，纤维环可不影响二尖瓣瓣口血流，也可遮盖一部分二尖瓣瓣口，形成血流梗阻。4%~7%的先天性二尖瓣狭窄患者有瓣上纤维环，瓣上环通常为坚韧的纤维组织环。

1. 解剖特点　在紧靠二尖瓣瓣环上方处，有一个心内膜增厚形成的嵴（Toscano et al.，2009），在这厚厚的纤维组织中央可以形成一层膜，附着于瓣环水平或者紧靠瓣环上方，将左心房分为两部分，膜中央有开孔（图14-11），该中央开孔也可以处于偏心位置，隔膜开口大小决定了左心房与左心室之间血流梗阻的程度。与三房心不同，肺静脉口及左心耳均位于隔膜上方。二尖瓣自身结构正常，部分患者合并有二

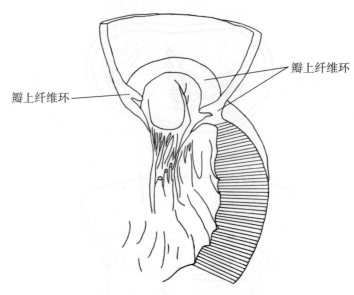

图 14-11 二尖瓣上环

（侧剖视图显示了二尖瓣瓣上纤维环导致的狭窄，二尖瓣及瓣下装置正常）

尖瓣本身及瓣下结构的异常，如二尖瓣瓣叶增厚和狭窄，二尖瓣交界粘连、腱索缩短、乳头肌异位及降落伞形二尖瓣等，并可能伴发Shone综合征（Serraf et al., 2000）。常合并其他的心脏血管畸形如动脉导管未闭、室间隔缺损、法洛四联症和大动脉转位等。

2. 临床表现　取决于狭窄环开孔的大小和有无合并其他畸形。纤维环向左心房腔内突出少可不影响二尖瓣瓣口血流，没有任何症状，严重者可有类似二尖瓣狭窄的临床表现。表现为胸闷、心悸、乏力、咳嗽、咳痰及呼吸困难等。狭窄继发肺动脉高压右心衰竭时可以出现纳差、乏力、水肿等表现。心电图及胸片表现和二尖瓣狭窄相同，超声心动图具有确诊意义，表现左心房内二尖瓣瓣上可见一光带，与二尖瓣之间仅有很小的距离，舒张期可见二尖瓣前叶震颤，可以明确开孔大小和梗阻程度。

3. 治疗原则　没有梗阻表现者可以临床观察，有梗阻表现者应行体外循环下手术彻底切除纤维环。

第六节　室间隔发育畸形

室间隔在胚胎发育中由新月形原始肌部室间隔、下心内膜垫、上心内膜垫、圆锥心内膜嵴相互发育融合，以及来源于心内膜垫发育的室间隔肌化形成，这个过程融合异常就会出现不同类型的室间隔缺损及房室间隔缺损等，房室间隔缺损在房室管缺损中已经详述，本节主要讲述室间隔缺损。室间隔缺损是存在于左、右两个心室之间的孔洞，可以发生在心室间隔的任何部位，有大有小，有单个也有多个，也可以合并其他心脏畸形。除了主动脉双叶瓣以外（Fyler，1992），孤立性的室间隔缺损是最常见的心脏畸形（Mitchell et al.，1971），发生率占新出生婴儿的2‰，占到所有出生心脏缺陷的20%（Wells et al.，1985）。

一、分类

根据缺损位置分为膜周部室间隔缺损、肌部室间隔缺损和漏斗部室间隔缺损三种类型。

二、解剖特点

（一）膜周部室间隔缺损

膜周部室间隔缺损是最多见的一种类型（Cooley et al.，1962），分为三种情况，一种是单纯膜部发育不完整，由于在胚胎期第三室间孔没有被膜样组织封闭，形成三尖瓣隔侧瓣与前瓣交界处单纯膜部室间隔小缺损，周围围绕纤维组织，有时纤维组织和膜部间隔一起形成囊袋状结构，凸向右心室，称为"膜部瘤"；另一种是由于胚胎期肌部室间隔和圆锥间隔融合发生障碍形成的围绕膜部向嵴下延伸的较大室间隔缺损，往往为非限制性，可能存在圆锥间隔和肌部间隔的对位不良，缺损位于隔侧乳头肌之前，膜部可能完整，也可能不完整，这类缺损上缘为主动脉右瓣，前下缘为室间隔肌部，后上缘为室间隔膜部和三尖瓣隔侧瓣根部（图14-12）；第三种

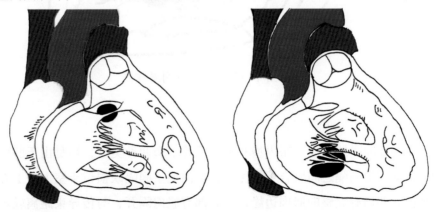

图 14-12　膜周部室间隔缺损

情况是房室通道型缺损，也叫隔侧瓣下缺损，是由于胚胎期心内膜垫发育障碍形成的，缺损巨大，形似上弦月，狭长，累及膜部和部分窦部，位于隔侧乳头肌后方，缺损上缘为隔侧瓣附着缘，前方与主动脉瓣尚有一段距离，后缘及下缘为窦部间隔肌肉。这三种类型的膜周部室间隔缺损均与传导束关系密切，希氏束穿过右纤维三角后走行于室间隔缺损后下缘的室间隔肌部嵴上，在室间隔缺损下缘分为左、右束支。

（二）室间隔肌部缺损

室间隔肌部缺损分为窦部缺损和小梁部缺损两种情况，均是由于胚胎期肌部室间隔致密化不完全引起的（Agmon et al., 1999；Seddio et al., 1999），可以发生在室间隔肌部任何位置，这类缺损从右心室面观四周有完整的肌性边缘，有大有小，有单发和多发。位于窦部的缺损边缘清晰，右心室面可能有三尖瓣腱索横跨，手术时容易暴露；位于小梁部的缺损一般较小，隐藏在右心室肌小梁中间，手术时不易暴露，容易遗漏（图14-13）。

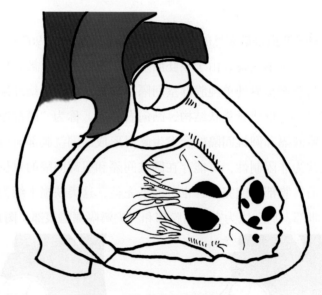

图 14-13　肌部室间隔缺损

（三）漏斗部室间隔缺损

漏斗部室间隔缺损分为嵴内型和肺动脉瓣下型两种类型，均是由于胚胎期左腹侧和右背侧圆锥间隔之间融合不良所致，嵴内型室间隔缺损位于室上嵴上方，一般是小缺损，四周有完整的肌肉边缘，与膜部有肌肉隔开，与传导束距离较远，左侧与主动脉右窦紧贴；肺动脉瓣下型室间隔缺损大小不等，位于肺动脉瓣下，缺损的上缘为肺动脉瓣环和主动脉右瓣环之间的纤维连续，其他边缘为隔束的尾部和心室内弧面的肌肉融合形成的边缘，此部位肌肉把室间隔缺损和传导束远远隔开，主动脉右瓣可能遮挡部分或者全部缺损，甚至合并主动脉瓣脱垂（图14-14）。

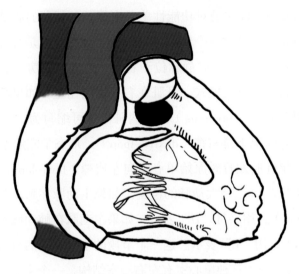

图 14-14　漏斗部室间隔缺损

三、临床表现

根据室间隔缺损大小和部位表现不同，从无任何症状到乏力、多汗、易患肺部感染、发育不良，以及心衰等表现，听诊心前区有强弱不等的全收缩期杂音，伴或者不伴震颤，心脏彩超可以确诊。

四、治疗原则

根据室间隔缺损的位置、大小可以采取临床观察、介入封堵、手术修补治疗。

第七节　单心室

单心室往往是由于在胚胎发育期共同房室瓣和心室之间连接不良，或者心室腔分隔不完全所致。约占先天性心脏病的1.5%。

一、分类和命名

对于单心室这种复杂多变畸形的分类和命名还是存在困难的，病理学家和解剖学家争论的焦点是什么样的情况才算是单心室或者单心室心脏，目前还存在争议，没有一个被该领域所有人员接受的共同命名系统。大多数单心室畸形都使用Van Praagh等（1979）的节段解剖方法或者Anderson等（1975）的心腔顺序位置系统来描述。Van Praagh节段法是对功能性单心室等各种复杂的心脏畸形进行分型的一种简单方法。就是对心脏的三个节段分别描述、分类。一是心脏的定位。正常人是"心脏正位"（solitus），下腔静脉位于右侧，进入右心房，右心房在右侧，右肺三叶，右主支气管右侧分支模式，肝脏在右，胃泡在左。如果心脏位置与正常人相反，成为"心脏反位"（inversus）。故内脏位置可缩写为"S"或"T"。二是心室襻的方向。正常情况下是右襻（dextro-loop），形态学左心室在左侧，形态学右心室在右侧，如果胚胎发育时原始单心室向左成襻（levo-loop），则与正常相反。缩写为"D"和"L"。三是大动脉的位置。如果主动脉在肺动脉右侧，就主动脉右位（dextroposition），用字母"D"表示；如果主动脉在肺动脉左侧，则为主动脉左位（levoposition），用"L"表示。这三个节段的字母不同的组合代表不同的心脏结构，如单心室SLL型表示这种单心室有左右心室结构，一个主腔，一个副腔，心房位置正常，心室左襻，形态学左室在右侧，形态学右心室在左侧，主动脉位于肺动脉左侧。根据Van Praagh及其同事的观点（Van Praagh，1964），单心室是指一个心室腔与二尖瓣和三尖瓣相连或者与一个共同房室瓣相连，这样就把三尖瓣闭锁和二尖瓣闭锁排除在外。Anderson也强调这种房室之间的连接，但认为单心室是指整个房室之间的连接仅与心室体的一个心腔连接，如果存在第二个心室腔，则这个心室腔发育不良且没有房室连接，因此Anderson用单心室房室连接来描述功能性单心室。在临床绝大多数病例中，单心室患者存在一个发育良好的主心室腔和一个发育不良的副心室腔，说明Anderson的描述更精确，因此2006年Jacobs和Anderson使用功能单心室这个词语，无论何时何种理由，只要存在一个心室或者另一个心室无法承担独立的体循环或者肺循环，就可以称为功能单心室（Jacobs，2006）。2000年美国胸外科医师学会国际先天性心脏病外科命名学和数据库项目就功能性单心室的命名学达成共识（Becker等，1979），即如果双入口房室连接、一侧房室连接缺如、心脏有一组房室瓣且只有一个发育良好的心室、心脏仅存在一个发育良好的心室腔且存在内脏异位综合征，以及不符合以上几个大类的其他罕见单心室畸形统称为功能性单心室。

二、解剖特点

（一）心室双入口

心室双入口是指患者有两组房室瓣或者流入道瓣膜，可以是左襻或者右襻，但是优势心室多为左心室，少数情况下为右心室，比较罕见的为未明确结构，同时合并一个发育不良的心室腔，其结构一般与优势心室结构相反。发育不良的心室腔可以缺少一个或一个以上心室结构，普遍缺少流入部，偶尔也缺少流出部，仅有小梁部。发育不良的残余心室腔通过一个心室间交通（室间隔缺损或者球室孔）与主心室腔交通，心室间交通大小可以有变化，有的很小，为限制性交通，有的很大，对血流没有限制。少见的情况下，两个心室都不完整，一个心室腔为双入口，另一个心室腔为双出口。心室双入口其中一个房室瓣可能有狭窄，往往发育不良，可能会有腱索跨越到对侧心室或二尖瓣或三尖瓣骑跨到对侧心室，但骑跨小于50%。左心室双入口时，心房一般为正位，也可以出现心房排列变异。右心室双入口或心室结构不明确时，心房半数为正位，半数为异构，且往往为右心房异构。心室双入口的房室瓣和传导系统的解剖一般存在变异，房室结可以位于右侧房室瓣的任何位置。两根冠状动脉一般起源于面对肺动脉的两个主动脉窦上，往往有显著凸起的心外膜分支，走行于室间隔和心室游离壁附着处心外膜下，是残余心腔和优势心室腔的分界。

1. 左心室双入口　　是最常见的亚型，优势心室是左心室结构，与左侧和右侧房室瓣相连，残余心室是右心室结构，有粗糙的肌小梁，有一根粗大的隔缘肉柱走行在心室间交通前缘，如果残余心腔有一个或两个大血管连接时，则存在光滑的流出部，残余心腔一般位于主心室腔前上方左侧或者右侧，位于左侧者多见。左室双入口最常见的亚型是｛S.L.L｝型（图14-15），心房正位，心室左襻，残余心腔位于优势心室左前上方，心室大动脉连接不一致，主动脉起源于残余心腔，肺动脉起源于左心室心底部，位于主动脉右后方，肺动脉瓣狭窄或瓣下狭窄者比较少见，有时会出现肺动脉闭锁，球室孔位于流出道间隔下方，大小不一，如果为大的非限制性交通，则主动脉发育良好，如果为小的限制性交通，将造成主动脉瓣下狭窄，往往会合并主动脉弓发育不良、主动脉缩窄或主动脉弓离断。另一种左室双入口是｛S.D.D｝亚型，心房正位，心室右襻，残余右心室腔位于优势左心室腔右侧，且存在大动脉错位，主动脉起自残余右心室腔，这种情况也可能出现主动脉瓣下梗阻，可以是球室孔限制，也可以是流出部间隔向前对位不良导致。最少见的左心室双入

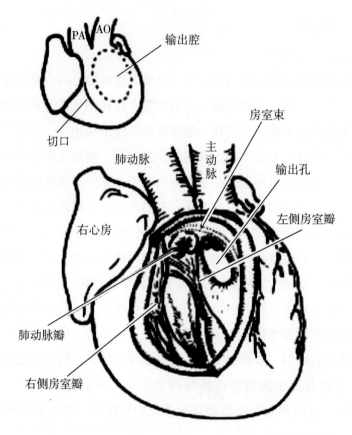

图14-15　左心室双入口合并左侧残余右心室以及位置异常的传导组织

注：AO. 主动脉；PA. 肺动脉

口是｛S.D.N｝亚型，也称为Holmes心脏；心房正位，心室右襻，优势左心室位于左后方，接受两个房室瓣的流入血液，右侧房室瓣常有骑跨或跨越，残余右心室位于右前方，心室大动脉连接一致；主动脉起自左心室，很少有体循环梗阻出现；肺动脉起自残余右心室，有梗阻可能，常见有肺动脉狭窄。

2. 右心室双入口　此亚型比较少见，两个心房都连接到右心室，可能有左侧房室瓣跨越，右心室为优势心室，具有右心室形态学特征，残余心腔为左心室，具有左心室形态学特征，位于右心室的后下方，一般通过一个小的室间隔缺损与右心室相通，残余心腔没有流出道与任何大血管连接，心室动脉连接为右心室双出口或者右心室主动脉连接合并肺动脉闭锁。

3. 不定性心室双入口　此亚型罕见，有单一心室腔，不能区分左、右心室结构，没有残余心腔，呈原始心室状态（Beeker，1981）。

（二）三尖瓣闭锁

三尖瓣闭锁是指右侧没有房室连接的单心室心脏，一般是｛S.D.N｝型，解剖特点是右心房和右心室之间没有交通，三尖瓣完全缺如，由肌性组织替代，也可以由膜性组织替代，三尖瓣闭锁相对少见，膜性闭锁，右心室面可能有腱索组织。三尖瓣下移畸形也可以出现三尖瓣瓣膜融合闭锁，但非常少见。三尖瓣闭锁时，右心房一般扩大，房壁肥厚，房间隔上有交通，一般为继发孔型房间隔缺损，缺损比较大，是右心房唯一出口，限制性房间隔缺损比较罕见，在三尖瓣闭锁合并大动脉转位时可能会出现小的限制性房间隔缺损。下腔静脉欧氏瓣一般较大，有时会出现右侧三房心表现。左心扩大，左心房形态通常正常，二尖瓣是唯一房室连接，瓣孔常扩大，左心室扩大，发育良好。右心室发育不良，没有流入部，通过室间隔缺损与左心室相通，室间隔缺损边缘为完整的肌肉，室间隔缺损大小不等，由非常小的限制性缺损到巨大的非限制性缺损，缺损越大，右心室小梁部和流出部发育越完善，肺动脉瓣及肺动脉发育也越完善。冠状动脉分布一般正常，体静脉连接一般正常，10%~15%的患者合并永存左上腔静脉。窦房结位置正常，房室结一般位于右纤维三角右侧，房室传导束的走行取决于室间隔缺损位置，一般走行于室间隔缺损后下缘。

三尖瓣闭锁根据大血管的位置可以分为三个亚型（Tandon et al.，1974）：Ⅰ型，心室大动脉连接及大动脉关系正常，约占70%；Ⅱ型，合并D型大动脉转位（D-TGA），即｛S.D.D｝型，约占30%；Ⅲ型，合并L型大动脉转位（L-TGA），比较罕见。每个亚型再根据肺血流受影响的程度细分为三个类型：A型，肺动脉闭锁；B型，肺动脉狭窄或发育不良，肺血流量中等；C型，肺动脉和肺动脉瓣血流无梗阻，肺血流量增多（Pearl et al.，1996）（图14-16）。

（三）二尖瓣闭锁和左心发育不良综合征

和三尖瓣闭锁一样，二尖瓣闭锁可以发生在任何形态学上可能存在的单心室心脏中。一般是右室型单心室，左侧房室瓣缺如，由纤维脂肪组织或膜性组织取代（Thien et al.，1981），可能心室面有残余腱索组织，当合并主动脉瓣闭锁时归为左心发育不良综合征范畴，下面单独描述。

二尖瓣闭锁合并主动脉流出道时通常情况一般心房正位，心室右襻，优势心室为优势形态，通过右侧一组房室瓣（一般为三尖瓣）与右心房连接，发育不良的左心室位于左后方。圆锥动脉干排列可以出现多种形式，常见的情况有：①右心室双出口，发育不良的左心室没有输出腔，通过一个室间隔缺损与右心室相通；②心室

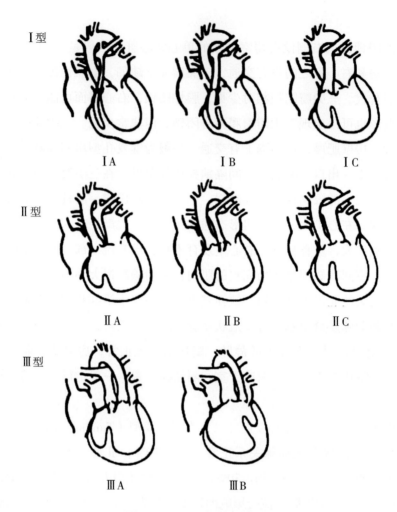

Ⅰ型   ⅠA   ⅠB   ⅠC

Ⅱ型   ⅡA   ⅡB   ⅡC

Ⅲ型   ⅢA   ⅢB

图 14-16   三尖瓣闭锁分型

大动脉连接一致，发育不良的左心室连接主动脉，一般室间隔缺损为限制性，导致主动脉瓣下梗阻，主动脉发育不良，可以合并主动脉缩窄、主动脉弓离断等，心房间交通多为限制性；③心室大动脉连接不一致，比较罕见，一般不会出现主动脉瓣下梗阻，主动脉发育良好，可以合并肺动脉发育正常、不良或者闭锁。

　　另一种不常见的情况是心房正位、心室左襻，左侧房室瓣闭锁，右侧优势左心室通过一组房室瓣与右心房相连，残余心室为右心室，位于左心室左侧，顶部与左心房没有交通，心室大动脉关系异常，一般为左心室双出口或者心室大动脉连接不一致，主动脉连接于残余右心室，室间隔缺损可为限制性，导致主动脉瓣下梗阻，主动脉可能出现发育不良。

左心发育不良综合征是左心结构的发育不足以支撑体循环的｛S.D.S｝心脏畸形，是功能单心室的一种特殊类型，约占先天性心脏病的7%左右，不做干预在新生儿期1周内死亡率为25%左右，白色人种比黄色人种发病率高。扩张肥厚的右心室是优势心室并形成心脏的心尖，三尖瓣环扩张，8%~10%的患者有明显的三尖瓣关闭不全，95%患者的室间隔完整，左心室腔呈一个窄小缝隙，有厚厚的内膜弹力纤维增生（Sinha，1968）。此类畸形可以涉及不同程度的左心发育不良，根据二尖瓣和主动脉瓣的发育程度分成四个亚型：①二尖瓣和主动脉瓣均狭窄；②二尖瓣和主动脉瓣均闭锁；③主动脉瓣闭锁并二尖瓣狭窄；④主动脉瓣狭窄并二尖瓣闭锁。与主动脉瓣狭窄相比，主动脉瓣闭锁更容易出现升主动脉的严重发育不良，典型的主动脉瓣闭锁患儿升主动脉直径一般为2.5 mm左右，而主动脉瓣狭窄患儿升主动脉直径一般在4.5 mm左右，通常在主动脉弓与头臂干连接部位及窦管交界部位最狭窄，升主动脉壁一般质脆且较薄。主动脉弓长度变化较大，发育不良程度不同，严重者可以中断，近弓和远弓直径一般比较接近，约4 mm左右。动脉导管一般粗大，直径在10 mm左右，是肺总动脉的延续，肺总动脉一般增粗，右肺动脉起源于肺总动脉右后方，靠近肺动脉瓣环，左肺动脉起源于肺总动脉左后方，与右肺动脉起源有一定距离。左心房一般较正常小，第一房间隔左移且常常重度肌化，卵圆孔偶尔为限制性，左心房内可以出现纤维化内膜，偶尔向肺静脉延伸，导致肺静脉内膜纤维化狭窄，甚至闭塞。在二尖瓣和主动脉瓣狭窄患者，可能出现冠状动脉狭窄情况。左心发育不良综合征患儿约28%合并染色体异常和重大心外畸形（Natowiczs et al.，1988）。

（四）共同房室瓣的单心室

有共同房室瓣的功能单心室存在很多解剖变异，可以分为不平衡房室管缺损和内脏异位综合征时的单心室心脏。

不平衡房室管缺损是功能单心室中的一个罕见亚型，其解剖特点为一个心室腔占优势，发育良好，另一个心室腔发育不良，这是由于心房内血液优先流入优势心室引起的，这种情况是由共同房室瓣和心室体对位不良导致的，完全性和过渡性房室管缺损都可以造成这种对位不良，共同房室瓣相对应的室间隔的位置决定不平衡的程度，并因此决定某个心室发育不良的程度。在右侧优势时，右心室大，左心室小于正常，共同房室瓣的位置相对应的室间隔是向右移的。相反在左侧优势时，左心室大于正常，右心室小于正常，共同房室瓣相对应的室间隔是向左移的。在左侧优势时右心室发育不良是很明显的，而右侧优势时左心室发育小，需要与平衡房室管缺损时由于分流导致的右心室增大相鉴别，可以使用房室瓣指数等诊断方法和测量工具来鉴别（Cohen et al.，1996），右侧优势时常常伴发左心室流出道发育畸形、主动脉弓发育不良或主动脉缩窄等异常。

内脏异位是指在胚胎发育时内脏发育成正常的左右侧结构失败导致的内脏和心房位置不确定的解剖构型，同时存在体静脉和肺静脉的特征性连接异常、内脏畸形及心脏畸形。Becker和Anderson（1981）提供了一个有用的描述："胸腹腔内脏的一种特殊排列，其特征为成对器官异构，例如肺和心房，非成对器官趋于位于中线位置的趋势。"因此他们将这个疾病归为心房异构疾病谱，而其他人则强调存在脾脏缺如（无脾，双侧右侧化）和多脾（多脾，双侧左侧化）两个亚型（Moller et al.，1967；Van Mierop et al.，1962），因此更常用的术语是无脾综合征和多脾综合征。大多数功能单心室患者有一个功能单心室心脏，心脏的解剖特征是心内膜垫缺损和肺动脉狭窄或闭锁，同时体静脉和肺静脉连接异常。无脾患者中半数以上为功能单心室，且通常为单一右心室合并右心室双出口，肺动脉狭窄或闭锁，双上腔静脉和共同房室瓣，完全性肺静脉异位连接至心外静脉的不同位置（Rubino et al.，1995）（图14-17），存在双侧窦房结、冠状窦缺如，双侧肝静脉呈异构状态连接至心房，肺为双侧三叶肺和肺动脉上支气管。多脾患者不到半数为功能单心室，这些单心室患者2/3为单一右心室，心室形态不确定也很常见，并且没有残余心室腔，常常合并下腔静脉中断及奇静脉连续，通常存在双侧肝静脉，异构或同侧肺静脉连接比较常见，往往完全性肺静脉连接于右心房，心室动脉连接一致或为右心室双出口，肺动脉闭锁比无脾综合征显著少见，窦房结可能发育不良或者异位，也可能缺如，常见双上腔静脉，永存左上腔静脉引流至冠状窦，肺为双侧二叶且为肺动脉下支气管。

（五）房室瓣骑跨（overriding）和腱索跨越（straddling）

前面多次提到，这种情况可以双侧心室发育平衡，也可以出现发育不平衡，严重的双侧心室发育不平衡不能进行外科双心室矫治，只能走单心室矫治程序，则归为功能性单心室范畴，所以在此单独列为一个部分进行讲述。房室瓣骑跨描述的房室瓣和心室的连接关系，指房室瓣环骑跨在室间隔上同时与两个心室连接，其腱索没有与另一侧心室相连，多由房间隔和室间隔对位不良引起。腱索跨越描述的是一侧房室瓣的腱索与两个心室相连。房室瓣骑跨和腱索跨越可以孤立存在，多为同时发生。根据房室瓣骑跨程度可以将心房与心室的连接分为单心室连接和双心室连接两类，一般以50%为界限，骑跨率≤50%为双心室连接，骑跨率>50%则为单心室连接，不论其心室的形态如何，即使心室具有典型的小梁特征和足够大的体积。腱索跨越根据腱索连接于对侧心室的位置可以分为三种类型：A型，房室瓣腱索附着在室

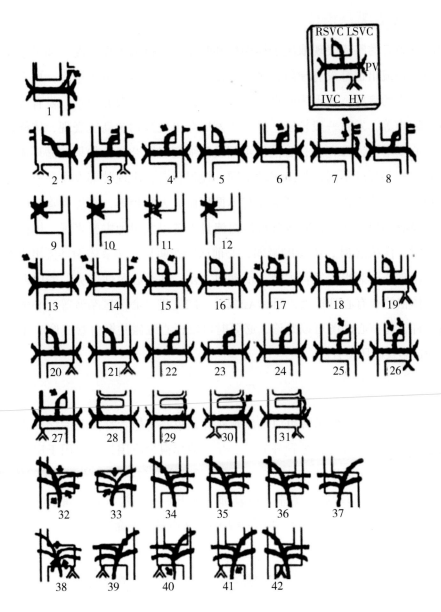

图 14-17 42 例无脾综合征合并肺静脉心外连接病例的体静脉和肺静脉连接

注：HV. 肝静脉；IVC. 下腔静脉；LSVC. 左上腔静脉；PV. 肺静脉；RSVC. 右上腔静脉

间隔嵴上对侧边缘；B型，房室瓣腱索附着在对侧室间隔上；C型，房室瓣腱索附着在对侧心室壁上。

三、临床表现

单心室患者的临床表现取决于体循环和肺循环的血流平衡情况，如果肺循环流出道和体循环流出道都没有梗阻，则在肺循环阻力下降时血流量增多，患者出现肺部充血和心衰的症状，表现为咳嗽、咳痰、苍白、乏力、喂养困难、发育停滞、气促、呼吸困难等，发绀一般较轻，进一步发展会出现肺动脉高压表现，体格检查心界扩大，心率增快，P2亢进，心前区可闻及收缩期轻微杂音。如果肺循环流出道有梗阻，根据梗阻程度不同，临床表现不同，梗阻轻者会出现肺部充血和充血性心力衰竭表现；梗阻恰恰达到肺循环血流与体循环血流大致相等，则患者除轻度发绀外可以长期没有其他症状；梗阻重肺循环血流量少者以发绀为主要表现，体格检查有中心性发绀，杵状指/趾，听诊P2减弱，心前区杂音明显；如果体循环流出道梗阻，患者可以出现心力衰竭、发育迟缓、活动耐力差，甚至心源性休克、酸中毒、死亡等表现，体格检查有心脏扩大，听诊A2减弱、P2亢进、心前区杂音等。心电图及胸片表现多样，超声心动图可以确诊，必要时可以行心脏磁共振血管成像（MRA）或者心导管造影及测压检查。

四、治疗原则

除了体肺循环平衡的患者可以临床观察外，单心室患者都需要治疗。药物主要用来强心、利尿、维持动脉导管开放等。介入治疗很少应用，一般用于房间隔交通的扩张和维持动脉导管开放的支架置入。手术治疗主要包括肺动脉环束术、体–肺动脉分流术、腔静脉–肺动脉分流术，以及肺动脉下心室旷置术等，偶尔进行心脏移植，最终目的是达到单心室矫治，提高患者的生活质量和寿命。

第八节　圆锥动脉干发育畸形

圆锥动脉干发育过程复杂，牵涉范围很广，包括心管的襻化，圆锥动脉干的旋转、移位、吸收、融合，以及主肺动脉的分隔、半月瓣的发育、圆锥的分隔，冠状动脉的发育及大血管的发育都与圆锥动脉干的发育有关。圆锥动脉干发育异常，会出现新生儿一大类从简单到复杂的出生心脏缺陷，圆锥动脉干发育异常往往同时合并胚胎心脏其他节段和连接发育异常，导致复杂的心脏大血管发育畸形。下面逐一讨论相关的心脏大血管畸形。

一、法洛四联症

法洛四联症是最常见的发绀型先天性心脏病，占先天性心脏病的10%左右。1888年，法国Etienne-Louis Arthur Fallot在他的专著《青紫型疾病的解剖病因学原因》中使用了"四联症"这个词，该病有四种解剖特征：肺动脉狭窄、室间隔缺损、主动脉起源右移和右心室肥厚。1924年Abbott等在他们的一篇关于先天性心脏病分类的文章中使用了"法洛四联症"这个名称。以后这个名称得以广泛使用。此类畸形一般认为是由于胚胎期圆锥动脉干分隔不均匀导致的。

（一）解剖特点

室间隔缺损为巨大的非限制性缺损，位于圆锥间隔和室间隔之间，属于圆锥心室型缺损，后缘有膜部残迹，也有人称之为膜周型缺损，圆锥间隔前移，与室间隔对位不良，缺损属于对位不良类型。少数患者室间隔缺损位于肺动脉瓣下，呈半圆形，缺损为非限制性，上缘是肺动脉瓣及主动脉瓣之间的间隔，下缘是圆锥间隔肌肉，有人认为是胚胎期圆锥嵴融合不全引起的。右心室流出道梗阻是法洛四联症的另一个解剖特点，是由于圆锥间隔前移凸入右心室流出道，导致一定程度的梗阻，随着时间推移，隔束、壁束和肌小梁增粗肥厚，进一步加重梗阻，肺动脉瓣二叶多见（Altrichter et al.，1989），交界粘连和（或）瓣叶固定在肺动脉壁上，瓣叶增厚，瓣环发育不良，肺动脉主干和分支均可能发育不良或弥漫性狭窄。约2.5%的法洛四联症患者合并肺动脉瓣几乎缺如，瓣叶发育非常差，没有瓣叶结构，无法对合，一般肺动脉瓣环发育差，漏斗部延长和管状化，一些患者肺动脉主干和左、右肺动脉干极度扩张呈瘤样变，可达肺门，有可能对支气管产生压迫。由于右心室流出道的梗阻和非限制性室间隔缺损，右心室的压力和左心室是相等的，导致右心室壁没有随着肺循环阻力降低而退化变薄。由于漏斗部发育不良，肺动脉瓣相对应位置通常向后下移位，主动脉靠前，骑跨于室间隔缺损之上，一般骑跨率小于50%（图14-18）。由于主动脉血流量增多，主动脉增粗。往往还有一些法洛四联症患者合并心脏其他畸形，约5%的法洛四联症患者合并冠状动脉前室间支起源于右冠状动脉主干或与右冠状动脉共同开口，向左横跨至右心室漏斗部前面到前室间沟下行（Dabizzi et al.，1980；van Son，1995），极少数情况下右冠状动脉起源于左冠状动脉，向右横跨右室漏斗部。约5%的法洛四联症患者合并一个或多个其他部位室间隔缺损，缺损一般位于室间隔前方肌部。其他合并缺陷包括完全性房室管缺损、卵圆孔未闭或继发孔型房间隔缺损、动脉导管未闭、永存左上腔静脉、一侧肺动脉起源于动脉

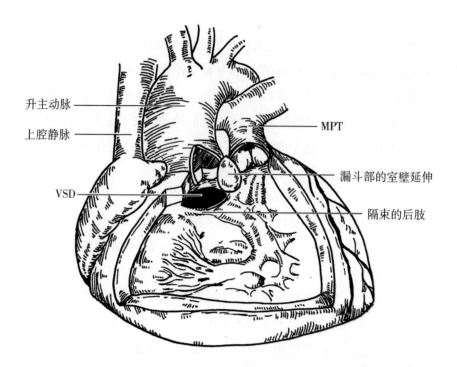

升主动脉

上腔静脉

VSD

MPT

漏斗部的室壁延伸

隔束的后肢

图 14-18　法洛四联症解剖畸形（显示对位不良的非限制性室间隔缺损和主动脉骑跨发育不良的肺动脉瓣、股动脉总干以及肥厚的隔壁束造成右心室流出道梗阻）

注：MPT. 肺动脉总干；VSD. 室间隔缺损

导管及右位主动脉弓等。

（二）临床表现

根据右心室流出道梗阻的程度会有不同程度的中心性发绀，随着年龄增长，发绀逐渐加重，蹲踞可以缓解缺氧，患儿一般喜蹲踞，如果右心室流出道有肌肉动力性梗阻，在患儿哭闹、情绪激动时可以出现缺氧发作现象，随着血红蛋白水平增高及心内血流右向左分流可以出现血液黏滞度增加等表现。体格检查见口唇、甲床甚至颜面青紫，杵状指/趾，心脏听诊P2减弱或消失，胸骨左缘第2肋间可闻及收缩期喷射性杂音。心电图有右心室肥厚劳损表现。胸片示肺野透亮度增加，出现典型的靴型心影表现。超声心动图可以确诊。

（三）治疗原则

所有法洛四联症患者均需治疗。药物和介入干预目前对法洛四联症患者效果欠佳，最佳治疗措施是手术治疗。手术治疗包括姑息性体-肺动脉分流术和一期根治，对于单纯法洛四联症，目前倾向于一期全部修复手术。

二、右心室双出口

右心室双出口是两根大动脉全部或大部分起源于右心室的一种心室动脉连接情况（Lev et al.，1972；Tynan et al.，1979）。右心室双出口一般房室连接一致，罕见情况下会出现房室连接不一致、单心室房室连接等（Tabry et al.，1978；Kirklin et al.，1993），本节主要描述双心室均有功能的右心室双出口。右心室双出口是胚胎期圆锥动脉干发育畸形所致，有些学者试图用圆锥隔分隔不良或者圆锥发育不良来解释右心室双出口的胚胎发育异常。

（一）解剖特点

右心室双出口在解剖学定义上一直是一个争议非常多的疾病，争议主要集中在主动脉与二尖瓣是否有纤维连续、是否有双圆锥结构，以及一根大动脉起自右心室，另一根大动脉是大于50%起自右心室还是90%起自右心室，即50%定律还是90%定律。这些争议可能还会一直存在下去，我们本节在描述右心室双出口时不强调主动脉与二尖瓣是否有纤维连续，不强调是否有双圆锥结构，遵循50%定律，只要一个大血管起源于右心室，另一个大血管超过50%起源于右心室，就定义为右心室双出口。

1. 心房、心室和大动脉的关系　约86%右心室双出口患者的房室连接一致（Sondheimer et al.，1977），11%患者房室连接不一致（Tabry et al.，1978；Sondheimer et al.，1977；Danielson et al.，1978；Ruttenberg et al.，1964），有心房正位、反位和异构（Danielson et al.，1978；Alfieri et al.，1978）。可以在每个半月瓣下有肌性圆锥（双圆锥）；也可以一个半月瓣下有肌性圆锥，另一个半月瓣下没有肌性圆锥；罕见情况为双半月瓣下均没有肌性圆锥。大动脉的关系一般存在三种情况（Wilcox et al.，1981），较多见的是大动脉关系基本正常，主动脉干位于肺动脉干的右后方，呈螺旋缠绕排列；另一种是主动脉干在肺动脉干的右侧，侧侧位平行排列；比较罕见的是两大动脉平行排列，主动脉位于肺动脉左前方（L-异位）。大动脉的关系并不能准确预测室间隔缺损的位置。

2. 室间隔缺损　室间隔缺损是左心室唯一流出口，一般为非限制性，约有10%为限制性（Edwards et al.，1952；Lauer et al.，1960；Cheng，1962；Serratto et al.，1967；Masonl et al.，1969；Lavoie et al.，1971；Marin-Garcia et al.，1978；Matsuoka et al.，1987；Daicoff et al.，1967），没有心室间交通则比较罕见

（Edwards et al., 1952；McMahon et al., 1964；Ainger et al., 1965；Zamora et al., 1975；Sridaromont et al., 1978；Pandit et al., 1987；Ikemoto et al., 1997；Walters, 2003），这种情况会合并左心室和二尖瓣的发育不良。13%的患者室间隔缺损为多发（Kirklin et al., 1993）。室间隔缺损位置大多为圆锥心室型，位于隔缘肉柱前后肢内（Edwards, 1981；Anderson et al., 1983），少见的情况下也可以位于流入道、小梁部或者膜周部（向下延伸）（Anderson et al., 1983）。室间隔缺损根据其与大动脉的关系可以描述为主动脉下、肺动脉下、双动脉相关型和远离型（Anderson, 1983；Sridaromont et al., 1978；Anderson et al., 1983；Neufeld et al., 1961）（图14-19），这个关系在外科学上非常重要，这种描述并不是室间隔缺损的位置移动，而是位置关系多变的大动脉和圆锥隔大小导致的。①主动脉下室间隔缺损是最常见的类型，约占50%，室间隔缺损位于主动脉瓣下（Kirklin et al., 1986；Musumeci et al., 1988），当主动脉下没有圆锥时，主动脉与二尖瓣有纤维连续，室间隔缺损后上缘就是主动脉瓣左瓣或二尖瓣前瓣根部（Kirklin et al., 1993）。在右位主动脉的右心室双出口患者中典型的室间隔缺损位于室间隔上部，漏斗隔后方（Anderson et al., 1983；Neufeld et al., 1961），通常为膜周型，缺损后下缘为二尖瓣、三尖瓣的连续，缺损继续向后下延伸到三尖瓣隔侧瓣下方，偶尔有肌纤维将室间隔缺损和三尖瓣根部隔开；在L-异位右心室双出口时，室间隔缺损一般位于主动脉瓣下，还是处在隔缘肉柱前后肢之内，比主动脉位于右侧时位置更靠前（Sridaromont, 1978），仍为膜周型。②双动脉相关的室间隔缺损约占10%（Walters, 2003），缺损位于隔缘肉柱上下肢内，上缘紧靠主动脉和肺动脉下方，漏斗隔一般短小或缺如，大动脉可能出现骑跨，主动脉瓣和肺动脉瓣连续，隔缘肉柱前后肢形成缺损前下后缘。③约30%的患者存在肺动脉下室间隔缺损（陶-宾综合征）（Kirklin et al., 1986；Musumeci et al., 1988），一般为非限制性，位于室间隔的前上部肺动脉瓣下，为隔缘肉柱前后肢包绕（Stellin et al., 1987），与L-异位相似，肺动脉下有圆锥时，圆锥形成缺损上缘，肺动脉与二尖瓣纤维连续时，缺损上缘为肺动脉瓣，肺动脉有骑跨，漏斗隔呈矢状位，从室间隔延伸到右心室前壁，把室间隔缺损从肺动脉下区域和主动脉下区域分隔开来（Yacoub et al., 1984），漏斗隔和肥厚的壁束会造成主动脉下梗阻（Yacoub et al., 1984；Thanopoulos et al., 1979），导致主动脉缩窄发生率增高（约80%）（Yacoub et al., 1984；Rudolph et al., 1972），主动脉位于肺动脉右侧形成侧侧位排列。④与两大动脉无关的室间隔缺损一般位于流入道和（或）小梁部室间隔，缺损离每个半月瓣至少有一个主动脉瓣环直径的距离，两个大血管完全起于

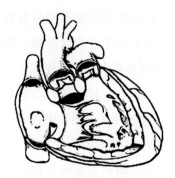

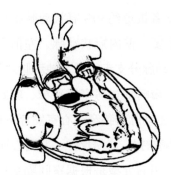

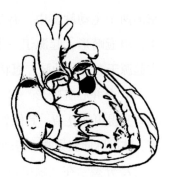

A. 主动脉下室间隔缺损，
无肺动脉狭窄

B. 主动脉下室间隔缺损，
合并肺动脉狭窄

C. 肺动脉下室间隔缺损
（陶－宾综合征）

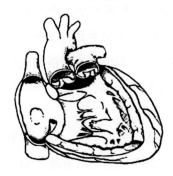

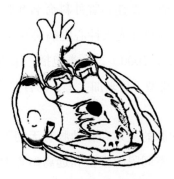

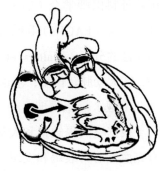

D. 双主动脉相关室间隔缺损

E. 双动脉无关室间隔缺损
（远离型）

F. 无室间隔缺损

图 14-19　室间隔缺损和大动脉的位置关系

右心室，动脉下双圆锥（Lacour-Gayet，1998；Belli，1998；Lucour-Gayet，2002），限制性室间隔缺损和主动脉下圆锥常引起主动脉下狭窄。

在右心室双出口中，主动脉下和双动脉下室间隔缺损多见，在陶-宾综合征和非相关型中比较罕见，梗阻可以发生在漏斗部和瓣膜水平，部分伴有肺动脉瓣环和肺动脉发育不良，极少数情况下会合并肺动脉闭锁。其他由瓣膜骑跨、副瓣组织、膜部瘤样结构引起的梗阻比较少见。

3. 右心室流出道梗阻　所有发生在法洛四联症中的右心室流出道梗阻变异类型都可以出现。

4. 主动脉瓣下狭窄　这种情况不太常见，最多见于肺动脉下室间隔缺损，主动脉弓部梗阻在陶-宾综合征中非常常见，通常是由于主动脉流出道发育不良引起狭窄导致的。也可以由房室瓣、副瓣组织和肥厚肌束引起。也会存在主动脉瓣狭窄或者闭锁（Toews et al.，1975）。

5. 冠状动脉解剖　在大动脉任何关系中，冠状动脉一般起源于相对应于肺动脉窦的两个主动脉窦中，有学者报道约30%冠状动脉解剖存在冠状动脉起源和分布异常，单冠畸形、起源于一个窦、壁内冠状动脉、左前室间支起源于右冠状动脉、旋支起源于右冠状动脉、冠状动脉分支走行于主肺动脉之间等变异都有可能出现。

6. 合并心脏畸形　房室瓣畸形如房室瓣狭窄、骑跨，共同房室瓣等使右心室双出口变得更加复杂，其他如主动脉瓣狭窄、心室发育不良、动脉导管未闭、无顶冠状窦、体静脉回流异常、房间隔缺损、心房反位、并列心耳及右位心等都有可能并存。

7. 分型　在文献中最常用的分型是根据室间隔缺损和半月瓣的关系将右心室双出口分为主动脉下型、双动脉相关型、肺动脉下型和双动脉无关型（远离型）。美国胸外科医师学会（STS）的先天性心脏外科命名和数据库工程委员会、欧洲心胸外科协会（EACTS）和欧洲儿科和先天性心脏病协会（AEPC）使用更具有实践性和功能性的分型（Walters et al., 2000），分类包括：①室间隔缺损型；②法洛四联症型；③大动脉转位型；④远离型（后来加上）；⑤合并房室隔缺损型。

（二）临床表现

根据室间隔缺损和大动脉的关系和肺动脉有无梗阻，临床表现也不一样，主要有充血性心力衰竭和发绀。室间隔缺损型和远离型患者主要表现为心力衰竭，如多汗、气促、呼吸困难、喂养困难、发育停滞等，体格检查有发育落后、心界扩大、听诊P2亢进、心前区杂音等。法洛四联症型患者主要表现为发绀，体格检查有发绀、杵状指/趾、听诊P2减弱或消失、胸骨左缘第2肋间喷射性杂音等。大动脉转位型则有充血性心力衰竭和发绀的混合表现。心电图表现为电轴右偏、右心室或双心室肥厚。胸片在没有肺动脉狭窄的患者表现为肺充血，有肺动脉狭窄的患者表现为肺血减少。超声心动图是右心室双出口诊断的基础。心导管和心血管造影不作为常规检查，只有在心脏彩超不能清晰诊断或者判断有无不可逆肺血管梗阻时应用。有些情况下磁共振成像和CT成像对诊断和指导治疗是非常有用的。

（三）治疗原则

除了严重肺血管阻力增高，失去手术机会的患者外均需要治疗。右心室双出口治疗的目标是外科解剖根治，有些解剖条件限制使一些患者无法进行解剖根治，只有走单心室矫治路径。根治手术使用的外科技术包括：内隧道技术、外管道技术、大动脉调转术、Damus-Kaye-Stansel术、REV手术、Nikaidoh手术等。

三、大动脉转位

大动脉转位是一种先天心脏畸形，其大动脉的解剖关系是颠倒的，心室大动脉连接关系异常，主动脉起源于右心室，肺动脉起源于左心室。和法洛四联症及右心室双出口一样，大动脉转位也是圆锥动脉干畸形，可能是胚胎期圆锥动脉干间隔没有正常旋转或者肺动脉下圆锥发育不良导致的。最常见的是房室连接正常即右襻（D襻）大动脉转位｛S.D.D｝，也就是完全型大动脉转位。与之相反是房室连接异常及左襻（L襻）大动脉转位｛S.L.L｝｛I.D.D｝，也就是矫正型大动脉转位。下面分别描述。

（一）完全型大动脉转位

1. 解剖特点　心房内脏正位、心室右襻，主动脉起源于右心室，位于前方，稍偏左或者偏右，肺动脉起源于左心室，位于后方，大动脉平行排列，主动脉瓣高于其他三组瓣膜，肺动脉瓣与二尖瓣有纤维连续，95%的完全型大动脉转位为左位心，偶有右位心和中位心（Rowe et al., 1981）。大多数合并卵圆孔未闭或者继发孔型房间隔缺损，动脉导管未闭较常见，右位主动脉弓并不罕见（Mathew et al., 1974），偶有并列心耳存在（Wood et al., 1983）。约50%的完全型大动脉转位患者存在室间隔缺损，最常见于漏斗部和膜周位置（Moene et al., 1985；Penkoske et al., 1983），合并室间隔缺损的患者更容易合并其他心脏畸形，左心室流出道梗阻和肺动脉狭窄比较常见，其他如肺动脉闭锁、房室瓣骑跨和（或）跨越、主动脉缩窄或主动脉弓离断均不罕见，右心室流出道梗阻极少见。

冠状动脉解剖变异包括开口、走行和分布异常。冠状动脉开口异常包括开口狭窄或闭塞，壁内冠状动脉是指冠状动脉不是垂直主动脉窦开口，而是在主动脉壁内潜行一段距离斜行进入主动脉窦开口，单一冠状动脉开口是壁内冠状动脉开口直接与另一个冠状动脉开口融合。冠状动脉分支模式的描述方法有很多学者进行总结，Leiden规则是冠状动脉分支模式最常用的分型，规则定义了三根冠状动脉的冠状窦起源，规则规定给冠状窦编号，从主动脉望向肺动脉，与肺动脉相邻的两个窦右手侧为1号窦，左手侧为2号窦，冠状动脉最常见的分布为1号窦发出前室间支和旋支，2号窦发出右冠状动脉，缩写为（1AD，Cx；2R），这种分类方法后来又加上冠状动脉相对于肺动脉的走行位置，对各种冠状动脉畸形进行了描述（图14-20）。另一种流行的分类方式是Yacoub和Radley-Smith分型，把冠状动脉分成A、B、C、D、E、F六型，A型是最常见的情况，相当于Leiden分型的（1AD，Cx；2R）（图14-21）。

2. 临床表现　发绀是出生后就有的表现，部分室间隔完整的患儿随着动脉导管闭合会出现发绀加重、缺氧、酸中毒表现，最终导致患儿夭折。合并室间隔缺损和动脉导管未闭的患儿还会出现充血性心力衰竭表现，如多汗、软弱、喂养困难、呼

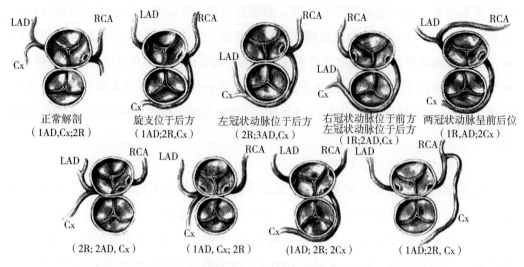

图 14-20　D 型大动脉转位冠状动脉解剖的 Leiden 分类

注：LAD. 左前室间支；RCA. 右冠状动脉；Cx. 旋支

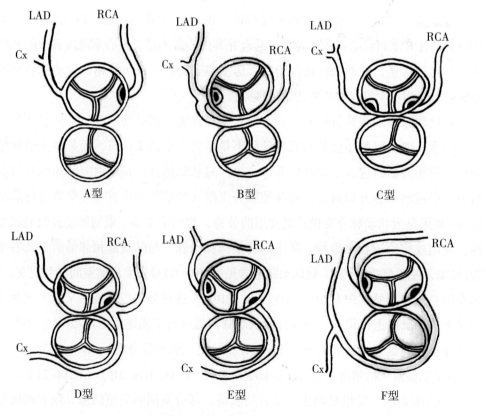

图 14-21　D 型大动脉转位冠状动脉解剖的 Yacoub 和 Radley-Smith 分型

注：LAD. 前室间支；RCA. 右冠状动脉；Cx. 旋支

吸急促。如果合并左心室流出道梗阻，发绀会更加严重。合并主动脉弓离断的患儿会出现反向差异性发绀。体格检查心脏搏动增强，有时可以听到收缩期杂音，第二心音单一、响亮。心电图早期一般正常。胸片显示特征性的"蛋形心影"。超声心动图具有确诊意义。心血管造影不必需，只有在需要介入治疗时才应用。

3. 治疗原则　不同的大动脉转位患者有不同的治疗时机。药物主要用来维持动脉导管开放、纠正酸中毒等，介入房间隔切开术对一些出生后病情非常危重的患者可以采用。主要的治疗手段是外科手术，房间隔切除已经被介入治疗取代，心房板障分隔如Mustard和Senning手术已经很少应用，肺动脉环束术在特定患者还是重要的措施，动脉调转术是首选方法。其他如Damus–Kaye–Stansel手术、拉斯泰利手术、REV手术和Nikaidoh手术也各有自己的适应证。

（二）先天性矫正型大动脉转位

此种畸形发生率更低，约占出生心脏缺陷的0.7%，房室连接和心室动脉连接都不一致（Karl et al., 2003），最终体循环的静脉血进入肺循环，肺静脉的动脉血进入体循环，达到一种生理学上的"正常"循环，如果不合并其他畸形可以很长时间没有任何症状，但右心室需要承担体循环压力，最终会导致心力衰竭。先天性矫正型大动脉转位一般都合并其他畸形，会出现不同的症状。

1. 解剖特点　90%的先天性矫正型大动脉转位病例为心房正位，即｛S.L.L｝型；其余为心房反位（Allwork et al., 1976），即｛I.D.D｝型。心房正位是形态学左心室位于形态学右心室的右侧，一般是左位心，偶尔心尖指向右侧，形成右位心。心房反位时，与心房正位时呈镜像表现，一般是右位心。98%的先天性矫正型大动脉转位病例存在合并畸形（Allwork et al., 1976），室间隔缺损是最常见的合并畸形，约占75%，室间隔缺损通常不是膜周型，是一个大的非限制性的圆锥心室型缺损，圆锥可以向左心室侧偏移造成肺动脉下狭窄。缺损有时会向三尖瓣隔侧瓣下延伸，极少数情况下存在多发性缺损。50%先天性矫正型大动脉转位病例存在左心室流出道梗阻，梗阻可以发生在肺动脉瓣和瓣下水平。超过50%先天性矫正型大动脉转位病例存在三尖瓣下移畸形，部分病例会出现三尖瓣或二尖瓣跨越，可能会导致左心室或右心室发育不良。如果存在肺动脉闭锁合并室间隔完整或者限制性室间隔缺损，则左心室发育不良。心房正位时，主动脉通常位于肺动脉左前方，冠状动脉分布通常为正常情况的镜像表现，形态学左冠状动脉起源于右面向窦，分为前室间支和旋支，形态学右冠状动脉起源于左面向窦。内脏反位时，此模式翻转过来。由于房室连接不一致，传导系统一般异常（Karl et al., 2003；Anderson, 2004；Anderson et al., 1973；Anderson et al., 1974；Anderson et al., 1978；Lev et al., 1963），在内脏正位时，功能房室结位于房室结通常位置的上方，位于二尖瓣瓣环和卵圆窝的前上缘，传导束穿越三角区后出现在二尖瓣和肺动脉瓣纤维连续区域，狭长而无分支的房室束部分横越过左心室流出道前壁，就在肺动脉瓣环的上方，并保持在室间隔的左心室面，在此分成三个分支，左前束支、左后束支和右束支。当存在圆锥心室型室间隔缺损时，近端的传导系统位于缺损的前上缘和前下缘。通常后位的房室结处在科赫三角的位置，但是和其余的传导组织是不连续的。内脏反位时，房室束则起源于后位房室结，如果有室间隔缺损，则传导束走行于缺损后下缘。

2. 临床表现　如果不合并其他畸形，先天性矫正型大动脉转位患者早期可无任何临床症状，听诊也无杂音，随着三尖瓣的反流，会有胸闷、心慌、气喘、乏力、呼吸困难等左心衰竭表现，合并室间隔缺损和左心室流出道梗阻的患者会出现进行性加重的发绀，合并孤立性室间隔缺损的患者充血性心力衰竭不常见。听诊心前区会有收缩期杂音。每年有2%的患者会出现自发性房室传导阻滞，引起相关症状。确诊需要超声心动图检查，磁共振成像也经常用于诊断和指导治疗，一般不需要行心导管、心血管造影检查。

3. 治疗原则　治疗时机和方法多种多样。药物抗心衰治疗，介入放左心室流出道支架是缓解发绀的一个方法，目前还是倾向于外科手术治疗，外科手术有缓解症状的体–肺动脉分流术、单纯室间隔缺损修补术、左心室到肺动脉的外管道术、解剖根治的双调转手术、拉斯泰利手术、双根部调转手术、Fontan手术和三尖瓣成形或置换术。

四、左心室双出口

左心室双出口是一种罕见的心脏畸形，主动脉和肺功能两大动脉全部或大部分起源于左心室（Pacifico et al., 1973；Bharati et al., 1978；Tchervenkov et al., 2000）。有学者证实在胚胎期存在一种将主动脉拉到左心室腔上方的差异化圆锥吸收过程，如果这个过程持续下去，两个圆锥都被吸收到原始心室上方，两大动脉都被拉到左心室上方造成左心室双出口（Goor et al., 1972）。

（一）解剖特点

一般是内脏正位，房室连接一致，也可能内脏反位，房室连接不一致，主动脉可以位于肺动脉后方（正常位）、右方（侧侧位）、右前方（D–异位）和左侧

（L-异位）（Pacifico et al., 1973；Bharati et al., 1978；van Praagh et al., 1972；Brandt et al., 1976）。大部分左心室双出口病例合并圆锥心室型室间隔缺损，可按其与大动脉的关系进行分型，有学者研究71%的左室双出口为主动脉下型，18%为肺动脉下型，9%为双动脉相关型，2%为双动脉无关型（Bharati et al., 1978）。室间隔缺损位于主动脉下时，主动脉可以有不同程度的骑跨，需要与完全型大动脉转位相鉴别，室间隔缺损位于双动脉下时，可以有双动脉骑跨，可能很难区分是左心室双出口还是右心室双出口，有人称其为双心室双出口。左心室双出口一般没有主动脉下圆锥，通常存在主动脉瓣与二尖瓣纤维连续，一般肺动脉下存在圆锥，也可能肺动脉下没有圆锥，肺动脉瓣与二尖瓣有纤维连续，罕见情况下存在双圆锥结构。约85%的左心室双出口患者合并肺动脉狭窄，可发生在瓣膜和（或）瓣下水平，部分患者合并三尖瓣和右心室发育不良，也会合并三尖瓣闭锁、Ebstein畸形和二尖瓣闭锁。左心室双出口传导系统一般正常。

（二）临床表现

临床表现取决于有无肺动脉狭窄。存在肺动脉狭窄的患者表现为不同程度的发绀。不存在肺动脉狭窄时表现为充血性心力衰竭，出现易感冒、多汗、乏力、喂养困难、发育停滞、气促等症状，出现肺循环阻力升高后这些症状会有缓解，但发绀逐渐出现。超声心动图一般能够确诊，心血管造影能够获得更多的诊断信息。

（三）治疗原则

治疗时机和方法多种多样。药物主要用于控制心力衰竭，只要治疗方式是外科手术治疗，手术方法有体-肺动脉分流术、肺动脉环束术、心室内修补术、肺动脉移位术、REV术、拉斯泰利手术及Fontan术。

五、肺动脉闭锁

肺动脉闭锁是指肺动脉和心室之间的连接中断，肺循环没有来源于心脏的血流，闭锁可以发生在不同水平，肺动脉瓣下、肺动脉瓣、肺动脉主干及分支，往往是胚胎期圆锥隔的移位或者经肺动脉瓣的血流减少所引起的。根据有没有同时合并室间隔缺损分为肺动脉闭锁合并室间隔完整和肺动脉闭锁合并室间隔缺损两种十分不同的病种。

（一）肺动脉闭锁合并室间隔完整

肺动脉闭锁合并室间隔完整是一种比较少见的出生心脏缺陷，占先天性心脏病的不到1%（Ferencz et al., 1985；Zuberbuhler et al., 1979）。导致这种畸形的胚胎学机制未明，推测是在心室分隔后出现的肺动脉瓣的损害，这种损害发生的早晚不同，右心室发育也不同。

1. 解剖特点　均为心房正位，房室连接和心室动脉连接均一致（Fricker et al.，1987），右心房一般有明显扩大，卵圆孔未闭或者存在继发孔型房间隔缺损。三尖瓣在形态学上一般是正常的，三尖瓣反流多见，腱索乳头肌一般发育也正常，但是瓣叶总是有不同程度的发育不良。右心室也有不同程度的发育不良，轻中度发育不良时小梁部发育不良或者缺如，严重发育不良时漏斗部也可能缺如，右心室和三尖瓣非常小。右心室壁一般肥厚显著，存在不同程度的纤维化。肺动脉分支有共汇，且在肺内的分支分布也正常，肺总动脉一般发育正常或者轻度发育不良，和左右分支有共汇，肺动脉瓣有不同的变化情况，从纤维性的浅凹到肺动脉瓣交界融合，一般情况下肺动脉瓣叶增厚，交界融合，瓣窦发育满意（Mitchell et al.，2003）。一般存在动脉导管未闭。约有10%的患者有冠状动脉狭窄或闭锁，狭窄远端通过右心室面瘘管窦状隙与右心室交通，接受右心室供血。

2. 临床表现　大多数病例足月出生，进行性发绀，动脉导管闭合时，出现对氧疗无反应的严重发绀，即使用前列腺素E$_1$（PGE$_1$）维持动脉导管开放，患儿也往往有呼吸急促、心动过速，听诊第一、第二心音单一，动脉导管存在时可以听到杂音，三尖瓣反流时可以听到明显杂音。心电图显示左心室占优势，和正常新生儿右心室占优势不同。胸片可以显示肺血正常或者减少。超声心动图可以明确心内结构及畸形、肺动脉发育情况，以及动脉导管和冠状动脉问题。部分病例需要行冠状动脉造影检查。

3. 治疗原则　尽早恢复肺动脉前向血流，促进右心室发育。药物治疗维持动脉导管开放、纠正内环境紊乱。手术治疗包括经皮或经胸切口介入肺动脉瓣球囊扩张术、体-肺动脉分流术、肺动脉瓣直视切开术、跨肺动脉瓣补片修复术、双向格林手术及Fontan手术等。

（二）肺动脉闭锁合并室间隔缺损

肺动脉闭锁合并室间隔缺损（PA-VSD）是一种命名上争议很大、病理解剖变化非常大的疾病，疾病分类也多种多样。这类疾病有人认为应该以法洛四联症合并肺动脉闭锁（TOF-PA）命名，认为其心内病理解剖和法洛四联症一致，胚胎发育背景也一样（Richard，2014），另有很多学者认为这类患者有一个共同的病理解剖是肺动脉闭锁和室间隔缺损，心内病理解剖有一部分患者和法洛四联症不太一致，可能会有心室双出口、大动脉转位、功能性单心室及心内膜垫缺损等（Tchervenkovg et

al.，1997），国际先天性心脏外科命名和数据库系统将其纳入PA-VSD诊断范畴
（Tchervenkov et al.，2000）。PA-VSD的特征是从双心室心脏的任一心室到肺动脉之间，缺乏管腔连续和连续血流，且心室间隔上有孔。

1. 解剖特点　肺动脉闭锁合并室间隔缺损的大部分心内畸形类似于法洛四联症，不过右心室漏斗部极度发育不良，漏斗隔明显向前并向左移位，并常与右心室前壁融合，导致进入肺动脉的血流完全被阻断，右心室出口是主动脉下室间隔缺损，在主动脉存在骑跨。

心内病理解剖的变化只是这类病变的一部分，更主要的、富有多变性的是肺部血供来源（Liao et al.，1985；Haworth et al.，1980；Rabinovitch et al.，1981）及固有肺动脉发育情况，这些肺部血供来源均来自心外，部位多变，总体上可以分为动脉导管（PDA）供血和大的主肺动脉侧支血管（MAPCAs）供血两种情况。由于肺循环供血情况多变，具体每种情况的比例很难确定。35%~70%的患者由动脉导管供血，这类患者都有完整的固有肺动脉（NPA），整个肺循环由固有肺动脉经动脉导管供血。剩下的30%~65%为另一种情况，肺循环由大的主肺动脉侧支血管和固有肺动脉双重供血或者单独由大的主肺动脉侧支血管供血（Hofbeck et al.，1991；Shimazaki et al.，1988；郭颖 等，2008），这些大侧支血管来源于胚胎期的内脏血管丛，多起源于胸主动脉，也可以起于冠状动脉、锁骨下动脉、颈动脉或者支气管动脉等，这些血管往往在肺内或者纵隔内有狭窄，这些患者往往存在发育不良的固有肺动脉，极少数患者纵隔内固有肺动脉缺如，这些固有肺动脉往往有共汇，极少数没有共汇（Liao et al.，1985；Rabinovitch et al.，1981；郭颖 等，2008；Deruiter et al.，1993；Jefferson et al.，1972）。Barbero-Marcia等、Tchervenkov等按肺循环供血情况将肺动脉闭锁合并室间隔缺损分成三型：A型，只有固有肺动脉，肺循环由动脉导管通过固有肺动脉供血；B型，固有肺动脉和大的主肺动脉侧支血管同时存在，肺循环由固有肺动脉和大的主肺动脉侧支血管双重供血；C型，只有大的主肺动脉侧支血管，没有固有肺动脉，肺循环由大的主肺动脉侧支血管供血，以下再根据有无合并畸形细分。此分型被正式纳入国际先天性心脏外科命名和数据库系统。Castaneda（1994）等主要根据肺动脉发育情况将先天性心脏外科命名和数据库系统A型中主肺动脉缺如者单独列为第二型，后两型与上述分型系统相似。英国伦敦大奥蒙德街儿童医院（Great Ormond Street Hospital for Chidren，GOSH）（Brawn et al.，2006）亦根据肺动脉发育情况将肺功能闭锁合并室间隔缺损分为：①具有基本正常、共汇的固有肺动脉，正常分布于肺内各段；②有心包内固有肺动脉中度发育不全，但肺内

动脉分布正常，这种情况相对较少见；③心包内固有肺动脉发育极差或缺如，肺血管树也明显异常，肺血依赖于MAPCAs供血，此型最少。前两种类型均由未闭的动脉导管向肺动脉供血。目前分型主要采用Castaneda分型和国际先天性心脏外科命名和数据库系统分型。其他合并畸形主要有心脾综合征，如无脾综合征（双侧右心房结构）、多脾综合征（双侧左心房结构）、房间隔缺损、永存左上腔静脉、内脏异位、部分性肺静脉异位引流、完全性肺静脉异位引流、冠状动脉起源异常等。对于肺动脉闭锁合并室间隔缺损的患者出现以下一些情况的概率也明显增加，如22q11.2微缺失综合征、迪格奥尔格综合征、VATER（vertebrae、anus、trachea、esophagus、renal）综合征、阿拉日耶综合征、气管支气管（特别是右上叶支气管起源于气管）、主动脉右弓右降、头臂静脉走行于主动脉弓后等。

2. 临床表现　这类疾病由于畸形复杂、疾病谱很宽，特别是肺血来源变化多端，临床表现也不同，可以有发绀不明显，而充血性心力衰竭很严重，也可以有不同程度的发绀表现，以及缺氧引起的其他表现，如杵状指、红细胞增多等，还可以出现咯血、脑栓塞、脑脓肿等。心电图表现右心肥大；胸片变化较多，可以有肺血多、肺血少和两侧肺血不平衡情况；超声心动图对心内畸形和动脉导管依赖的肺血管诊断有价值；对于大的主肺动脉侧支血管为肺血来源的病例需要CT血管成像、磁共振血管成像和心血管造影来明确。

3. 治疗原则　根据不同的类型采取不同的治疗措施，目标是尽可能恢复右心对尽可能多的肺段供血。药物治疗主要用于控制心衰，经皮介入主肺动脉侧支血管栓堵、狭窄扩张对于这类疾病具有特别重要的意义，对肺动脉闭锁合并室间隔缺损的治疗主要以多种多样的外科手术为主，对于年长儿及成人也有一些病例只进行医学观察。一般可能采用的手术方式有体-肺动脉分流术、肺动脉与右心室连接的技术、一期全部修复及主肺动脉侧支血管单源化手术等。

六、永存动脉干

永存动脉干是一种圆锥动脉干畸形，主动脉瓣和肺动脉瓣融合，形成一种单独动脉干瓣膜，动脉干起源于心室，骑跨于室间隔上，同时向体循环、肺循环和冠脉循环供血。胚胎学上永存动脉干是圆锥动脉干分隔不良造成的。

（一）解剖特点

单一动脉干起源于心室，或多或少骑跨于室间隔上。Collett和Edwards（1949）以肺动脉在动脉干上的起源将永存动脉干分为四个类型。Ⅰ型：一根短小的肺总动脉起源于动脉干左侧壁；Ⅱ型：左、右肺动脉各自起源于动脉干后壁，相互靠近；Ⅲ型：左、右肺动脉各自起源于动脉干侧壁，相距较远；Ⅳ型：肺动脉起源于降主动脉（Mavroudis et al., 2003）。其中Ⅳ型永存动脉干或者假性动脉干命名应该弃掉，因为它属于肺动脉闭锁合并室间隔缺损的Ⅳ型。van Praagh提供了改良分型（van Praagh et al., 1965），将永存动脉干分为A1、A2、A3、A4四型，A1型和Ⅰ型相似；A2型相当于Ⅱ型和Ⅲ型；A3型是指一支肺动脉起源于动脉干，另一支由动脉导管或体肺侧支血管供血；A4型是指共同动脉干合并主动脉弓中断（图14-22）。动脉干半月瓣一般有三叶、四叶和二叶，往往有增厚、关闭不全（Butto et al., 1986），狭窄极少。少部分患者有右位主动脉弓。室间隔缺损一般位于室间隔前上方，上缘为动脉干半月瓣，其他边缘为隔缘肉柱的两个上肢（Crupi et al., 1977），缺损也有向膜部延伸者，

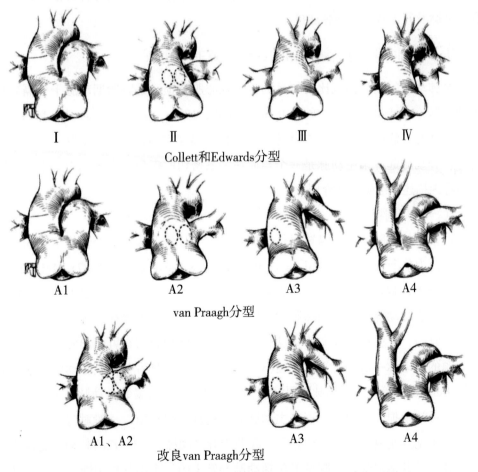

图 14-22　Collett 和 Edwards 分型与 van Praagh 分型比较

靠近传导束。冠状动脉也会出现变异，如左冠状动脉开口及其靠近肺动脉开口、左冠状动脉起源于右冠状动脉、向左走行跨过漏斗部等（Daskalopoulos et al., 1983）。

（二）临床表现

一般会有发绀情况，更常见的表现为进行性充血性心力衰竭，包括多汗、喂养困难、发育停滞、呼吸急促等，查体会有肝大、洪脉，听诊心音单一，心前区有收缩期杂音，主动脉瓣反流时有舒张期杂音。心电图显示双心室肥厚。胸部平片提示心影扩大、肺血增多、肺血不平衡和肺动脉段缺如，肺循环梗阻时肺血减少。超声心动图和磁共振及CT血管成像可以提供精确的诊断。

（三）治疗原则

在肺血管发生不可逆改变之前纠正各种解剖畸形。药物主要用于抗心衰治疗，早期进行外科手术治疗可以取得满意的效果，手术主要是采取各种方法重建主动脉和肺动脉及其正常心室动脉连接。

七、主肺动脉间隔缺损和肺动脉起源于主动脉

主肺动脉间隔缺损是比较罕见的先天性心脏缺损，是胚胎期动脉干分隔异常导致的畸形（Neufeld et al., 1962；Putnam et al., 1966；Richardson et al., 1979），约占先天性心脏病的0.2%，还有其他一些名称来描述本病，如主肺动脉窗、主肺动脉瘘等。肺动脉起源于主动脉是一个与此病关系密切的疾病，也被称为"半共干"，此名称因描述不准确已被弃用。

（一）解剖特点

最常见的主肺动脉间隔缺损是缺损下缘在半月瓣上数毫米处，位于主动脉壁左侧，往往为单个缺损（Richardson et al., 1979；Kutsche et al., 1987；McElhinney et al., 1998），缺损大小不同，从数毫米到数厘米不等，大部分是窗形结构，偶尔也呈管形。主肺动脉间隔缺损和肺动脉起源于主动脉不同于永存动脉干，它们一般有两组半月瓣，在肺动脉起源于主动脉中，左、右肺动脉均有可能起源于主动脉，异常起源的肺动脉一般在窦管连接处不远起源于升主动脉后壁，主肺动脉间隔一般正常。Richardson等把主肺动脉间隔缺损分成三型：Ⅰ型是紧邻主动脉窦上方主动脉内侧壁的近端缺损；Ⅱ型是位于升主动脉后壁更远端的缺损，一般对应于右肺动脉起始处；Ⅲ型其实就是一侧肺动脉异常起源于升主动脉。1/3~1/2的肺动脉起源于主动脉患者合并其他畸形，心脏畸形包括动脉导管未闭、主动脉弓中断、室间隔缺损和法洛四联症等（Berry et al., 1982；Braunlin et al., 1982；Chiemmongkoltip et al.,

1971；Konstantinov et al.，2006；Faulkner et al.，1974；Castaneda et al.，1977）；心外畸形包括VATER综合征（脊柱缺损、肛门闭锁、气管食管瘘、食管闭锁、桡骨和肾脏发育不良）。

（二）临床表现

对于主肺动脉间隔缺损患者的症状取决于缺损大小。小的缺损症状不明显，只是在体检时发现；大的缺损有充血性心力衰竭表现，如多汗、乏力、呼吸道反复感染、喂养困难、发育迟缓、呼吸急促等，体格检查在胸骨左缘第3、4肋间可闻及收缩期杂音，P2亢进，随着肺动脉阻力增高，可以出现发绀和杂音不明显。肺动脉起源于主动脉也会造成大量的左向右分流，引起充血性心力衰竭的表现，并且会早期引起双侧肺动脉高压。心电图显示左心室或双心室肥厚。胸片显示心脏扩大、肺血增多；超声心动图可以确诊；心导管主要在评估肺动脉阻力和明确合并畸形情况时才用到。

（三）治疗原则

尽可能在肺血管发生不可逆改变之前纠正、治疗各种畸形。药物治疗主要用于控制心衰和降低肺血管阻力，介入治疗在此类疾病没有适应证，主要的治疗方法是外科手术，对于主肺动脉间隔缺损者可以结扎和在体外循环下修补，对于肺动脉起源于主动脉者可以把异常起源的肺动脉直接切除下来在主动脉后方与主肺动脉端侧吻合，同时修补主动脉缺损。

八、孤立性右心室流出道梗阻

孤立性右心室流出道梗阻涉及一组疾病，从简单的肺动脉瓣狭窄到肺动脉闭锁合并室间隔完整，这些疾病内脏位置均正常，房室连接和心室动脉连接一致。肺动脉闭锁合并室间隔完整在前面已经讨论，在此主要讨论肺动脉瓣狭窄、肺动脉瓣下狭窄和肺动脉瓣上狭窄。其他心脏畸形合并的右心室流出道狭窄不在此讨论范围。

（一）肺动脉瓣狭窄

孤立性肺动脉瓣狭窄是最常见的先天性心脏畸形之一，占所有先天性心脏畸形的8%~10%（Latson et al.，2001），有家族聚集性病例（Klinge et al.，1975），一般不合并右心其他部位的重大结构畸形，其严重程度变化很大，可以在不同年龄段出现症状，严重的肺动脉瓣狭窄可以在婴儿期出现严重症状，表现类似于肺动脉瓣闭锁。

1. 解剖特点 肺动脉瓣的形态分为六种不同的亚型（Gikonyo et al.，1987），分别为穹顶状、三叶、二叶、单一交界、发育不全及瓣环发育不良。这几种亚型均有瓣叶增厚，大部分病例有瓣交界不同程度的融合。发育不全型占肺动脉瓣狭窄的10%~20%，容易合并努南综合征、18-三体综合征、心脏皮肤综合征及Watson综合征等，瓣叶为三个增厚的残迹，瓣上及瓣下都有狭窄。大多数肺动脉瓣狭窄有肺总动脉的狭窄后扩张，右心室肥厚，漏斗部继发肥厚会引起梗阻，三尖瓣会出现腱索延长、瓣环扩大、三尖瓣反流；在严重狭窄的危重型新生儿会有右心室、三尖瓣的发育不良，三尖瓣大量反流。右心房一般扩张、肥厚，大部分病例存在卵圆孔未闭或者继发孔型房间隔缺损。年长儿右心室壁可能存在不同程度的纤维化。右心室依赖的冠脉循环不常见。

2. 临床表现　临床表现根据肺动脉瓣狭窄程度不同而不同。轻症患者可以无明显临床症状，体检发现心脏有杂音才确诊；一般患者随着年龄增长会出现乏力、心悸、气急表现，重体力活动时可能会出现晕厥；严重狭窄可以在新生儿期出现症状，表现为发绀、呼吸急促，动脉导管闭合后可以出现发绀加重、酸中毒、死亡。体格检查心前区有抬举性搏动，听诊心脏有杂音，P2减弱或消失。心电图显示电轴右偏和右心劳损；胸片显示心影增大，肺血减少；超声心动图可以确诊；心血管造影一般不必要，除非在介入治疗时应用。

3. 治疗原则　轻度的肺动脉瓣狭窄可以医学观察，跨肺动脉瓣的压差大于50 mmHg需要介入或外科干预。介入治疗对这类疾病有不可替代的作用，主要有肺动脉瓣球囊扩张术和房间隔切开术，外科手术主要是在体外循环支持下行肺动脉瓣切开、右心室流出道疏通、房间隔缺损修补等。

（二）肺动脉瓣下狭窄

主要是原发的圆锥部（漏斗部）狭窄，在所有孤立性右心室流出道狭窄中，漏斗部狭窄约占5%（Latson et al.，2001），有两种类型，一种是漏斗部心室肌发生纤维肌性肥厚，肥厚位于紧靠肺动脉瓣下部位并向漏斗部近心端延伸。这种类型需要外科手术切开右心室流出道，疏通流出道，保护瓣膜，流出道需要补片加宽。另一种类型是在右心室的主腔和漏斗部的连接部位有肥厚的纤维肌肉束形成狭窄，狭窄远端漏斗部腔和壁基本正常，肺动脉瓣和瓣环、肺动脉基本正常，这种情况被称为右心室双腔心。治疗这种狭窄也需要外科手术，从心房、三尖瓣路径切除狭窄肌束，疏通右心室流出道。

（三）肺动脉瓣上狭窄

肺动脉瓣上肺总动脉的狭窄是比较罕见的情况，多见于努南综合征，偶尔见于威廉姆斯综合征。这种狭窄的治疗也需要外科手术，需要在体外循环支持下补片扩大狭窄的肺动脉。外周肺动脉狭窄则常见一些，可累及肺动脉分支或肺实质内的肺动脉，可以采取球囊扩张和支架置入治疗。

九、孤立性左心室流出道梗阻

左心室流出道梗阻是指从左心室到升主动脉之间不同部位对血流的阻碍，占先天性心脏病的3%~10%（Darcin et al., 2003），梗阻多发生在主动脉瓣，也可能发生在瓣上或瓣下，或者主动脉瓣、瓣上及瓣下混合狭窄梗阻。左心室流出道梗阻可以是复杂畸形的一部分，如Shone综合征、左心发育不良综合征等，本节主要讨论不合并主动脉弓部畸形、单心室、大动脉转位的先天性左心室流出道梗阻，也不包括Shone综合征、左心发育不良综合征等。左心室流出道梗阻的分类以原发形态学为基础，最常见的是主动脉瓣狭窄（Kitchiner et al., 1994；Samanek et al., 1989），占60%~75%；瓣下狭窄占15%~20%；瓣上狭窄占5%~10%。

（一）主动脉瓣狭窄

主动脉瓣双叶是最常见的出生心脏畸形，占人群的1%~2%，男性占多数，一般在儿童期没有狭窄也没有症状，随着年龄增长，瓣膜出现纤维化增厚，会出现狭窄和关闭不全，需要外科干预。严重狭窄患者，出生后依赖动脉导管生存，被称为"危重"类型（Kitchiner et al., 1993），需要尽早干预。

1. 解剖特点 危重型新生儿主动脉瓣狭窄病例很难分清主动脉瓣是单叶还是双叶，瓣膜组织原始，呈黏液或胶质性质，外观发育不成熟，瓣孔如针孔大，瓣膜小于正常，可能有严重发育不良，升主动脉通常发育不良，这种危重型往往合并其他左心结构发育不良，涉及二尖瓣、左心室、左心室流出道、主动脉弓等，可能出现心内膜纤维弹性组织增生，右心室会合并对位不良的室间隔缺损。在新生儿期后出现症状的主动脉瓣狭窄一般主动脉瓣环发育尚好，没有合并心内畸形，70%为双叶瓣，在左、右冠瓣交界处有纤维嵴，瓣膜前后交界处有粘连；30%为三叶瓣，交界处有不同程度粘连。这些患者随着年龄增长左心室壁会出现向心性肥厚。

2. 临床表现 危重型主动脉瓣狭窄新生儿出生后随着动脉导管关闭，出现发绀、嗜睡，易激惹，体重增长不良，喂养困难，偶尔会出现循环崩溃，酸中毒，甚至死亡，这些患者因心脏听诊有杂音行超声心动图检查确诊。对于主动脉瓣狭窄不严重的病例，可能长期无明显临床症状。在婴儿期后出现症状的患者，表现为乏力、心绞痛、晕厥等。体格检查可以听到主动脉瓣区收缩期喷射性杂音。心电图提示左心室肥厚或双心室肥厚，有劳损表现。胸片往往是正常的，在危重型新生儿病例可以有心脏扩大，肺充血表现。超声心动图可以确诊。心导管检查主要在介入治疗前使用。

3. 治疗原则　对于危重型病例左心发育差者向单心室方向手术，如诺伍德手术、Fontan手术。对于能够进行双心室矫治的病例可以行主动脉瓣球囊扩张术、闭式主动脉瓣扩张术、直视下主动脉瓣交界切开成形术。条件合适的患者也可以行自体肺动脉瓣替换主动脉术（Ross或Ross/Konno术）或同时行左心室流出道加宽术或者行主动脉瓣置换术。

（二）主动脉瓣下狭窄

主动脉瓣下狭窄有不同类型，有单纯的纤维隔膜、管状狭窄、圆锥隔凸入流入道、二尖瓣附属组织凸入流入道或者梗阻性肥厚型心肌病患者二尖瓣前叶SAM征等。

1. 解剖特点　根据不同病因描述如下，主动脉瓣下狭窄可能是胚胎期圆锥隔和肌部室间隔对位不良而导致最初的共同心室分隔不良，圆锥隔向后凸入左心室流出道导致左心室流出道梗阻，一般会产生向后对位不良的室间隔缺损。梗阻性肥厚型心肌病（HCM）在没有后负荷增加时出现左心室壁肥厚，左心室腔缩小，25%的患者出现左心室流出道梗阻，室间隔出现不对称性肥厚，这是一种基因突变导致的心肌肌小节病，家族性HCM是常染色体显性遗传病。主动脉瓣下隔膜不是一种真正意义上的先天性心脏畸形，是在左心室流出道形成血液涡流所致，这类患者左心室和主动脉长轴夹角比正常人的这个夹角要小，涡流血液引起心内膜损伤、增生、纤维化，造成更多的湍流，进一步持续损伤局部组织和损伤组织纤维化，纤维增生形成隔膜，隔膜往往处于二尖瓣前叶根部和主动脉瓣环之间，呈月牙形或者圆形，从主动脉–二尖瓣连续处向室间隔延伸（Choi et al., 1991），血液湍流也会影响主动脉瓣瓣膜，导致瓣膜增厚、扭曲，引起主动脉瓣关闭不全，有时纤维隔膜会延伸到主动脉瓣，对主动脉瓣影响更大，加重主动脉瓣反流。隧道性主动脉瓣下狭窄往往见于切除瓣下隔膜后的继发性病变，切除后的瘢痕和异常形状会导致进行性的纤维肌性增生，形成隧道样狭窄，从室间隔延伸到二尖瓣前叶心室面的纤维条索牵拉二尖瓣参与形成隧道样狭窄。罕见情况下二尖瓣腱索附着在室间隔上、心内膜附属组织附着在二尖瓣前叶心室面上，在收缩期凸入左心室流出道，导致左心室流出道梗阻。

2. 临床表现　根据左心室流出道梗阻程度，梗阻不严重时可以没有临床症状，典型梗阻症状有劳力性心慌、胸闷、心绞痛，有时会出现晕厥和猝死。听诊心前区有收缩期杂音，向右颈部传导。心电图表现为左心室肥厚和劳损。在梗阻严重左心室失代偿时胸片可以有心影增大。超声心动图可以确诊。

3. 治疗原则　对于轻度狭窄患者进行医学观察，对于跨狭窄段压差大于30 mmHg或有症状者需要手术治疗，手术方式有隔膜切除、室间隔心肌切除、改良Konno手术、Ross/Konno手术。

（三）主动脉瓣上狭窄

这是一种罕见畸形，是窦管连接处的严重狭窄，通常是威廉姆斯综合征的一部分，可以合并升主动脉及其以远的主动脉弓狭窄，以及肺动脉树的狭窄（Williams et al., 1961）。

1. 解剖特点　主动脉瓣上狭窄的主要特征是窦管嵴的严重增厚，主动脉瓣被拉扯，主动脉瓣叶游离缘与窦管交界界线不清，偶尔可见主动脉瓣叶游离缘与窦管交界融合在一起，主动脉窦壁增厚，冠状动脉开口可能会有狭窄。严重主动脉瓣上狭窄的病例，整个升主动脉壁严重增厚，管腔狭窄，主动脉弓部分支开口也可能狭窄，肺动脉可以有瓣上狭窄，肺总动脉延伸到左、右肺动脉干的狭窄，以及肺内肺动脉分支的狭窄。

2. 临床表现　威廉姆斯综合征表现为"小精灵"样面容，智力发育迟缓，劳力性心慌、胸闷、气促、心绞痛、晕厥及猝死。听诊心前区有收缩期杂音。心电图表现为左心室肥厚，可能会有劳损。胸片没有明确的特点。超声心动图、CT血管成像以及磁共振血管成像有确诊意义。

3. 治疗原则　对于压差大于30 mmHg的患者均需干预。球囊扩张术和支架置入术应用于肺动脉分支狭窄，外科手术有主动脉瓣上狭窄及肺动脉狭窄补片加宽、升主动脉和主动脉弓联合补片成形术。

十、主动脉窦瘤

先天性的主动脉窦瘤是主动脉窦壁的一种薄壁性扩大或外向性囊袋，多见于主动脉右窦和无冠状动脉窦前部，凸向邻近组织和心腔，偶有凸向心外或破入心包。当主动脉窦瘤破入邻近心腔，就形成一个主动脉心腔瘘。其他如心内膜炎、梅毒、马方综合征、主动脉壁中层囊性坏死等引起的主动脉根部病变，可以累及多个窦，形成根部瘤，则不在本节讨论范围。对于这种先天性主动脉窦瘤，Abbott（1919）从胚胎学上推测是心球隔的发育缺陷（Abbott, 1919），Jones和Langley（1956）强调主肺动脉间隔和球室隔融合形成右窦和后窦的基底部的重要性，Edwards和Burehell（1956，1957）证实纤维性的瓣环和窦壁中层之间没有连续或缺乏融合可能是形成本病的关键。

（一）解剖特点

主动脉窦瘤最多见于右窦，占80%~90%；后窦比较少见，占10%~20%；左窦罕见，不到1%。在主动脉内压力作用下，窦瘤逐渐扩大突入相邻心腔，窦瘤破裂形成主动脉–心腔瘘，破入心包少见，形成严重的局部压迫和梗阻也比较少见。主动脉右窦瘤破入右心室最多见，为70%~90%（Abe et al.，1988；Au et al.，1998；Chu et al.，1990；Taguchi et al.，1969；Tanabe et al.，1979；Yan et al.，2008；Breviere et al.，1990），破入右心房者占5%~20%，破入室间隔、左心室、肺动脉或心包腔者非常少见，无破入左心房者。主动脉后窦瘤破入右心房者多见，占70%~85%，破入右心室者占10%~25%，罕有破入左心房、左心室或心包腔者（<4%），不会破入肺动脉。主动脉左窦瘤可能会破入右心房、左心房、右心室、左心室、肺动脉或心包腔。主动脉窦瘤约半数存在合并畸形，最常见的合并畸形是室间隔缺损，占40%~60%，25%~40%的患者存在主动脉瓣关闭不全，其他合并畸形还有肺动脉狭窄、动脉导管未闭、主动脉缩窄、双叶主动脉瓣等，极少数合并法洛四联症。

（二）临床表现

未破裂的主动脉窦瘤一般没有症状，主动脉窦瘤扩大引起压迫和扭曲时可引起主动脉瓣关闭不全、右心室流出道梗阻、心肌缺血、传导阻滞等。窦瘤破裂于不同部位引起的表现不同，破入心包可以短时间致命，破入室间隔引起传导紊乱和主动脉瓣关闭不全，破入心腔引起左向右分流，双心室容量超负荷，25%~30%的患者出现急性呼吸困难和胸痛，45%的患者出现渐进性的充血性心力衰竭症状如乏力、心慌、呼吸困难和水肿，少数患者没有症状。听诊发现心前区响亮的连续性杂音。心电图常常有异常，但缺乏特异性。胸片显示心影增大，肺血增多。超声心动图是首选的诊断方法，CT血管成像和磁共振血管成像及心血管造影是必要的补充。

（三）治疗原则

对于没有破裂、没有症状者可以医学观察，其他均需治疗。药物主要用来抗心衰治疗，有医生尝试介入封堵瘘口，但目前介入治疗仍不是合适的治疗手段，手术治疗是最重要的治疗手段，包括经主动脉切口和（或）破入心腔途径修补主动脉窦瘤，加固窦壁，同时治疗合并畸形，如室间隔缺损修补术、主动脉瓣成形或置换术等。

十一、主动脉–左心室通道

主动脉–左心室通道是一种罕见的先天性升主动脉和左心室之间的异常交通，推测是在胚胎期最初形成左心室底部和圆锥动脉干的原始心肌异常分化形成，可能会合并主动脉窦、近端冠状动脉和瓣叶的畸形。

（一）解剖特点

大部分主动脉-左心室通道在接近窦管连接处起源于右冠状窦，从心外膜组织向下走行，在紧靠右瓣下方经左右交界的纤维三角进入左心室，形成一个突出的管状或囊状隆起纤维肌性通道，在主动脉根部前方可以看到，也有起源于左窦的左心室隧道的报道（Michielon et al., 1998；Hovaguimian et al., 1988；Grant et al., 1985），个别情况隧道开口于右心室。Hovaguimain及其同事将主动脉-左心室通道分为四型（Hovaguimian et al., 1988）：Ⅰ型，主动脉开口呈裂隙样，无瓣膜扭曲；Ⅱ型，主动脉开口呈卵圆形，心外段呈动脉瘤样，合并或不合并瓣膜扭曲；Ⅲ型，主动脉开口呈卵圆形，心内段呈动脉瘤样，合并或不合并右心室流出道梗阻；Ⅳ型，同时合并Ⅱ型和Ⅲ型的特征。

（二）临床表现

一般在出生后1年内出现充血性心力衰竭表现。体格检查听诊能够听到一个收缩期和舒张期杂音，脉压增大，洪脉。心电图表现为左心室肥厚，胸片显示心影扩大、左心室增大，超声心动图可以确诊。

（三）治疗原则

一经诊断，就具有手术指征。药物治疗主要用于纠正心力衰竭，有医生应用介入手段封闭通道，手术纠正是主要治疗方法，闭合通道开口、成形主动脉、补片闭合通道入口，加固主动脉瓣环。半数患者最终会出现主动脉瓣关闭不全，导致需要行主动脉瓣置换术。

第九节　先天性冠状动脉畸形

对于先天性冠状动脉畸形，往往是重要的合并因素，如肺动脉闭锁合并室间隔完整时合并冠状动脉瘘和冠状动脉狭窄，大动脉转位时合并冠状动脉开口、走行异常，法洛四联症合并前室间支起源于右冠状动脉（RCA）等。本节主要讲述冠状动脉问题作为主要畸形病例。这些畸形可以概括为冠状动脉起源部位缺失、起源异常、走行异常、连接异常、不通畅和引流异常等方面。在人群中的发病率为0.2%~1.2%。

一、左冠状动脉异常起源于肺动脉

左冠状动脉异常起源于肺动脉是一个罕见疾病，发病率在0.25%~0.50%之间，是冠状动脉起源异常最常见的类型，是造成儿童心肌缺血和心肌梗死最常见的原因（Dodge-Khatami et al., 2002），会造成患儿死亡，患儿在1岁之内死亡率达90%。导致这种畸形的胚胎学原因是在冠状血管发育时左侧心外膜的血管丛没有与主动脉左冠窦发育来的血管芽相连接，肺动脉的血管芽没有正常退化，而是与左侧心外膜的血管丛相连接。

（一）解剖特点

左冠状动脉的开口可位于肺总动脉的任何部位，也可以位于肺动脉近端分支上，最常见的部位是肺动脉根部左后侧瓣窦（图14-23），其次是右后侧瓣窦、肺动脉干后壁、右肺动脉起始部后壁，罕见起源于肺总动脉前壁。一般有侧支血管生长，侧支血管位于右冠状动脉和前室间支之间，通过Vieussens环交通，年长患者的这些血管会扩张、增粗。左心室可能有纤维化和瘢痕形成，一些患者有明显的心内膜弹力纤维增生，左心室扩张明显，二尖瓣往往有关闭不全。此畸形可以合并动脉导管未闭、室间隔缺损、法洛四联症和肺动脉瓣狭窄等。

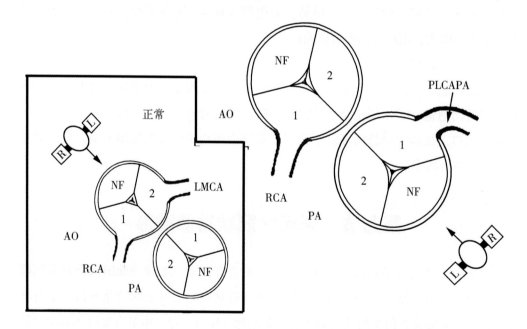

图14-23 正常和异常情况下左冠状动脉主干在主动脉和肺动脉上的起源［从头端观察，观察者站在非面向窦（NF）内，右手边是1号窦，左手边是2号窦］

注：AO. 主动脉；RCA. 右冠状动脉；PA. 肺动脉；LMCA. 左冠状动脉主干；PLCAPA. 左冠状动脉异常起源于肺动脉

（二）临床表现

临床症状和心肌缺血程度取决于出生后动脉导管闭合的速度、肺动脉压力下降的程度和侧支循环形成的快慢。根据患者冠脉循环模式将ALCAPA分为婴儿型和成人型。婴儿型左、右冠状动脉间侧支循环较少，或者没有侧支循环。成人型左、右冠状脉之间有丰富的侧支血管，冠状动脉循环往往为右优势型，异位的左冠状动脉肺脉开口为限制性。婴儿型表现为在出生后数天至数周后出现多汗、呼吸困难、发育停滞、心力衰竭等症状，成人型表现为在重体力活动时胸闷，患者平均在35岁时猝死。体格检查可以在心前区听到二尖瓣反流的收缩期杂音。心电图表现为心肌缺血和心肌梗死，胸片可以出现左心室扩大和肺部淤血表现，超声心动图可以明确诊断，CT血管成像和磁共振血管成像可以提供更多的信息，冠状动脉造影检查非必需。

（三）治疗原则

一经确诊须尽早手术，手术方法多样，肺动脉环束术、冠状动脉旁路移植术、主肺动脉间隔开窗肺动脉内隧道等方法已经很少应用，目前远期效果最佳的是异位起源于肺动脉的左冠状动脉再植入主动脉。对于大部分心肌坏死无法从传统手术中获益者需要心脏移植。

二、冠状动脉左主干或右冠状动脉在主动脉上起源异常

冠状动脉左主干起源于右冠状窦是最严重的情况，出现症状和猝死的发生率可达57%，往往在运动时发生，如果冠状动脉左主干在大血管之间走行，猝死率可达82%。根据异位起源的冠状动脉走行与大血管的关系将左冠状动脉主干起源于右冠状窦分为：①在肺动脉前方走行；②在主动脉后方走行；③在大血管之间走行；④在圆锥隔的室间隔内走行。走在大血管之间者冠状动脉左主干发出1~2个分支进入室间隔上部，如果走在主动脉后方则没有室间隔分支。这种异常起源最重要的解剖特征是冠状动脉左主干近段走行在主动脉壁内，开口和壁内走行段总是有狭窄，左冠状动脉系统先天性细小，右冠状动脉优势循环。38%的患者会出现心绞痛、心力衰竭、心肌梗死、运动性晕厥等表现，甚至猝死。

右冠状动脉起源于主动脉左窦发生率为0.26%~0.60%（Bett et al.，1985），在冠状动脉畸形中占6%~27%（Benge et al.，1980），猝死风险为25%，猝死约半数与运动有关，异常起源的右冠状动脉近段也有主动脉壁内走行，也存在开口及壁内段的狭窄，可以出现心绞痛、心肌梗死、晕厥及高度房室传导阻滞等症状。

当患者出现症状或者冠状动脉左主干起源于右窦的年轻患者需要外科手术治疗，手术的目的在于恢复冠状动脉正常的解剖位置或者旁路绕过壁内段，包括主动脉冠状动脉大隐静脉旁路移植术或胸廓内动脉冠状动脉旁路移植术、异常起源的左主干壁内冠状动脉去顶术，以及迷走起源的左冠状动脉重新再植于主动脉左窦等。

三、单支冠状动脉

单支冠状动脉是一种罕见畸形，往往合并其他复杂的心内畸形（Sharbaugh et al.，1974），发生率在0.002 4%~0.066 0%之间（Sharbaugh et al.，1974；Akcay et al.，2008；Desmet et al.，1992；Lipton et al.，1979）。1950年有学者把这种畸形分为三种类型（Yamanaka et al.，1990），1型：一根冠状动脉供应整个心脏，均匀分布，另一根冠状动脉缺如；2型：一根冠状动脉分成两根，相当于"正常的"冠状动脉分布；3型：其他情况。后来有人对2型情况根据血管走行分成三个亚型（Sharbaugh et al.，1974；Mavroudis et al.，2003），2a亚型：迷走起源的冠状动脉走行在大血管前方；2b亚型：迷走起源的冠状动脉走行在大血管之间；2c亚型：迷走起源的冠状动脉走行在大血管后方。2型是最常见的类型，2a型常合并大动脉转位或者法洛四联症。单根冠状动脉畸形总体生存率和普通人相似，2b型有猝死风险。对于这类患者，冠状动脉造影是诊断的金标准，虽然这类患者大都应用过药物或进行过介入及外科手术，但是没有发现明显改变远期预后的治疗手段。

四、先天性左冠状动脉主干闭锁或狭窄

这是一种极端罕见畸形，整个心脏的血供由右冠状动脉提供，前室间支及旋支内的血流是向心性的（Lurie，1977），左心供血依赖于从冠状动脉来的侧支血管，经Vieussens环建立侧支交通，Vieussens环包括冠状动脉圆锥支、室间隔支，以及心尖部的心室前后冠状动脉血管吻合，在右冠状动脉和前室间支之间及右冠状动脉与前室间支绕过心尖走行于后室间沟的血管末端也存在侧支循环（Ghosh et al.，1993）。左冠状动脉主干近端为盲端，没有主动脉开口，前室间支和旋支走行正常。心电图可以出现心尖部缺血或者梗死，胸片示心脏扩大，肺部淤血，超声心动图和冠状动脉造影可以确定诊断，指导治疗。临床表现和左冠状动脉起源于肺动脉相似，可以在婴儿早期出现晕厥、心律失常、呼吸困难、发育停滞、猝死等，罕有活到成年者。本病和威廉姆斯综合征有关联。这种疾病一经诊断应尽快手术治疗，手术方式采取旁路移植，也有人采取冠状动脉左主干成形方式。

五、冠状动脉瘘

冠状动脉瘘是一种冠状动脉血流异常分流到不同部位的心腔内，发生率为0.20%~0.85%（Gowda et al.，2006）。约占冠状动脉畸形的半数（Mavroudis et al.，1997），约2/3冠状动脉瘘是先天性的，是胚胎期心肌内小梁窦状隙持续存在，以及小梁内间隙异常发育所致。后天创伤、大动脉炎、心脏操作也可以引起冠状动脉瘘（Gowda et al.，2006；Kamiya et al.，2002）。

（一）解剖特点

冠状动脉瘘可以起源于左冠状动脉或者右冠状动脉，其频率相当，但是终点多在右心和肺动脉（Kamiya et al.，2002），终点在左心较少，瘘管近端冠状动脉往往扩张。Lowe等报道冠状动脉瘘31%引流到右心室，33%引流到右心房，20%引流到肺动脉，2%引流到左心室。1983年得克萨斯心脏中心报道84%的冠状动脉瘘患者为单发瘘管，其余为多发，约占2/3的患者冠状动脉瘘为仅有畸形，另约1/3患者合并冠状动脉病变、二尖瓣反流、主动脉狭窄、右心室双出口、动脉导管未闭等。冠状动脉瘘还是肺动脉闭锁合并室间隔完整的一个重要病理组成部分，可并发冠状动脉近端狭窄。对于法洛四联症合并肺动脉闭锁的患者来自左冠状动脉主干的瘘管可能是肺血的重要来源。

（二）临床表现

患者通常在20岁之前症状不明显，20岁之后55%~73%的患者出现症状，如果瘘管较大，在幼年也有可能出现症状，主要症状包括心绞痛、心慌、呼吸困难、充血性心力衰竭、心律失常等。体格检查典型的是在胸骨左缘第2、3肋间闻及连续性杂音。2/3的患者的心电图有缺血、梗死、超负荷或心律失常表现。2/3患者胸片表现为心影增大，少数患者有肺血增多表现。超声心动图具有确诊意义，CT血管成像和磁共振血管成像能反映更精确的信息，指导治疗，心导管检查和心血管造影也具有特殊的诊断和治疗作用。

（三）治疗原则

对于出现症状或者有可以测量的左向右分流的患者均应行介入或手术干预。冠状动脉瘘的治疗包括介入下瘘管的封堵和外科手术治疗，介入封堵具有创伤小、恢复快的优点，但是不适用于所有手术，外科治疗包括瘘管结扎、缝扎，体外循环支持下开口和引流口的闭合。

（郑州市第七人民医院　杨斌）

参考文献

［1］WALTERS H L. Anomalous systemic venous connections［M］. In: MAVROUDIS C, BACKER C L, eds. Pediatric Cardiac Surgery, 3rd ed. Philadelphia, PA: Mosby, Inc, 2003.

［2］RAGHIB G, RUTTENBERG H D, ANDERSON R C, et al. Termination of left superior vena cava in left atrium, atrial septal defect, and absence of coronary sinus ［J］. Circulation, 1965, 31: 906–918.

［3］KIRKLIN J W, BARRATT–BOYES B G. Unroofed coronary sinus syndrome［M］. In: KIRKLIN J W, BARRATT–BOYES B G, eds. Cardiac Surgery, 2nd ed. New York: Churchill–Livingstone, 1979.

［4］QUAEGEBEUR J, KIRKLIN J W, PACIFICO A D, et al. Surgical experience with unroofed coronary sinus ［J］. Ann Thorac Surg, 1993, 27（5）, 418–425.

［5］ADATIA I, GITTENBERGER–DE GROOT A C. Unroofed coronary sinus and coronary sinus orifice atresia: Implications for management of complex congenital heart disease ［J］. J Am Coll Cardiol, 1995, 25（4）: 948–953.

［6］SHUMACKER H B, KING H, WALDHAUSEN J A. The persistent left superior vena cava. Surgical implications, with special reference to caval drainage into the left atrium ［J］. Ann Surg, 1967, 165（5）: 797–805.

［7］CRAIG J M, DARLING R C, ROTHNEY W B. Total pulmonary venous drainage into the right side of the heart; report of 17 autopsied cases not associated with other major cardiovascular anomalies ［J］. Lab Invest, 1957, 6（1）: 44–64.

［8］DELISLE G, ANDO M, CALDER A L, et al. Total anomalous pulmonary venous connection: Report of 93 autopsied cases with emphasis on diagnostic and surgical Considerations ［J］. Am Heart J, 1976, 91（1）: 99–122.

［9］BARRATT–BOYES B G, SIMPSON M M, NEUTZE J M. Intracardiac surgery in neonates and infants using deep hypothermia with surface cooling and limited cardiopulmonary bypass ［J］. Circulation, 1971, 43（5 Suppl）, I25–I30.

［10］DELEON S Y, GIDDING S S, ILBAWI M N, et al. Surgical management of infants with complex cardiac anomalies associated with reduced pulmonary blood flow and total anomalous pulmonary venous drainage ［J］. Ann Thorac Surg, 1987, 43

（2）: 207-211.

[11] JAMES C L, KEELING J W, SMITH N M, et al. Total anomalous pulmonary venous drainage associated with fatal outcome in infancy and early childhood: an autopsy study of 52 cases [J]. Pediatr Pathol, 1994, 14: 665-678.

[12] FONG L V, ANDERSON R H, PARK S C, et al. Morphologic features of stenosis of the pulmonary veins [J]. Am J Cardiol, 1988, 62 (16): 1136-1138.

[13] WARD K E, MULLINS C E. Anomalous pulmonary venous connections, vein stenosis, and atresia of the common vein [M]. In: GARSON A J, BRICKER J T, FISHER D S, eds. The Science and Practice of Pediatric Cardiology, 2nd ed, 2019.

[14] RODEFELD M D, BROWN J W, HEIMANSOHN D A, et al. Cor triatriatum: clinical presentation and surgical results in 12 patients [J]. Ann Thorac Surg, 1990, 50 (5): 562-568.

[15] KHONSARI S, SAUNDERS P W, LEES M H, et al. Common pulmonary vein atresia: Importance of immediate recognition and surgical intervention [J]. J Thorac Cardiovasc Surg, 1982, 83 (3): 443-448.

[16] VAIDEESWAR P, TULLU M S, SATHE P A, et al. Atresia of the common pulmonary vein—A rare congenital anomaly [J]. Congenit Heart Dis, 2008, 3 (6):431-434.

[17] LAM C R, GREEN E, DRAKE E. Diagnosis and surgical correction of 2 types of triatrial heart [J]. Surgery, 1962, 51: 127-137.

[18] ARCINIEGAS E, FAROOKI Z Q, HAKIMI M, et al. Surgical treatment of cor triatriatum [J]. Ann Thorac Surg, 1981, 32 (6): 571-577.

[19] YARRABOLU T R, SIMPSON L, VIRANI S S, et al. Cor triatriatum dexter [J]. Tex Heart Inst J, 2007, 34: 383-385.

[20] BACKER C L, MAVROUDIS C. Atrial septal defect, partial anomalous pulmonary venous connection, and scimitar syndrome [M]. In: MAVROUDIS C, BACKER C L, eds. Pediatric Cardiac Surgery, 3rd ed. Philadelphia, PA: Mosby, 2003.

[21] ANDERSON R H, HO S Y, FALCAO S, et al. The diagnostic features of atrioventricular septal defect with common atrioventricular junction [J]. Cardiol Young, 1998, 8 (1): 33-49.

[22] JACOBS J P, BURKE R P, QUINTESSENZA J A, et al. Congenital Heart Surgery

Nomenclature and Database Project: atrioventricular canal defect ［J］. Ann Thorac Surg, 2000, 69（suppl）: S36–S43.

［23］ MITCHELL S C, KORONES S B, BERENDES H W. Congenital heart disease in 56, 109births. Incidence and natural history ［J］. Circulation, 1971, 43（3）: 323–332.

［24］ SPICER R L. Cardiovascular disease in Down syndrome ［J］. Pediatr Clin North Am, 1984, 31（6）: 1331–1343.

［25］ BACKER C L, MAVROUDIS C. Atrioventricular canal defect ［M］. In: MAVROUDIS C, BACKER C L, eds. Pediatric Cardiac Surgery, 3rd ed. Philadelphia, PA: Mosby, 2003.

［26］ BHARATI S, LEV M, MCALLISTER H A, et al. Surgical anatomy of the atrioventricular valve in the intermediate type of common atrioventricular orifice ［J］. J Thorac Cardiovasc Surg, 1980, 79（6）:884–889.

［27］ RASTELLI G C, KIRKLIN J W, TITUS J L. Anatomic observations on complete form of persistent common atrioventricular canal with special reference to atrioventricular valves ［J］. Mayo Clin Proc, 1966, 41（5）: 296–308.

［28］ BACKER C L, MAVROUDIS C, ALBOLIRAS E T, et al. Repair of complete atrioventricular canal defects: results with the twopatch technique ［J］. Ann Thorac Surg, 1995, 60（3）: 530–537.

［29］ KIZILTAN H T, THEODORO D A, WARNES C A, et al. Late results of bioprosthetic tricuspid valve replacement in Ebstein's anomaly ［J］. Ann Thorac Surg, 1998, 66（5）: 1539–1545.

［30］ CARPENTER A, CHAUVAUD S, MACE L, et al. A new reconstructive operation for Ebstein's anomaly of the tricuspid valve ［J］. J Thorac Cardiovasc Surg, 1988, 96（1）:92–101.

［31］ LAMBERTI J J, MITRUKA S N. Congenital anomalies of the mitral valve ［M］. In: MAVROUDIS C, BACKER C L, eds. Pediatric Cardiac Surgery, 3rd ed. Philadelphia, PA: Mosby Inc, 2003.

［32］ CARPENTIER A. Congenital Malformations of the Mitral Valve ［M］. New York: Grune & Stratton, 1983.

［33］ MOORE P, ADATIA I, SPEVAK P J, et al. Valvular Heart DiseaseSevere congenital mitral stenosis in infants［J］. Circulation, 1994, 89（5）: 2099–2106.

［34］TOSCANO A, PASQUINI L, IACOBELLI R, et al. Congenital supravalvar mitral ring: an underestimated anomaly［J］. J Thorac Cardiovasc Surg, 2009, 137（5）:538–542.

［35］SERRAF A, ZOGHBI J, BELLI E, et al. Congenital mitral stenosis with or without associated defects: An evolving surgical strategy［J］. Circulation, 2000, 102（19 Suppl 3）: III166–171.

［36］FYLER D C. Ventricular septal defect［M］. In: FYLER D C, ed. Nadas' Pediatric Cardiology. Philadelphia, PA: Hanley & Belfus, 1992.

［37］WELLS W, LINDESMITH G G. Ventricular septal defect［M］. In: ARCINIEGAS E, ed. Pediatric Cardiac Surgery. Chicago, Ill:Year Book Medical Publishers, 1985.

［38］COOLEY D A, GARRETT H E, HOWARD H S. The surgical treatment of ventricular septal defect: an analysis of 300 consecutive surgical cases［J］. Prog Cardiovasc Dis, 1962, 4: 312–323.

［39］AGMON Y, CONNOLLY H M, OLSON L J, et al. Tricuspid atresia. A reevaluation and classification［J］. J Am Soc Echocardiogr, 1999, 12: 859–863.

［40］SEDDIO F, REDDY V M, MCELHINNEY D B, et al. Multiple ventricular septal defects: how and when should they be repaired? ［J］. J Thorac Cardiovasc Surg, 1999, 117（1）: 134–139, discussion 139–140.

［41］VAN PRAAGH R, PLETT J A, VAN PRAAGH S. Single ventricle. Pathology, embryology, terminology and classification［J］. Herz, 1979, 4（2）: 113–150.

［42］ANDERSON R H, BECKER A E, WILKINSON J L. Proceedings:Morphogenesis and nomenclature of univentricular hearts［J］. Br Heart J, 1975, 37（7）: 781–782.

［43］VAN PRAAGH R, ONGLEY P A, SWAN H J. Anatomic types of single or common ventricle in man. Morphologic and geometric aspects of 60 necropsied cases［J］. Am J Cardiol, 1964, 13: 367–386.

［44］JACOBS M L, ANDERSON R H. Nomenclature of the functionally univentricular heart［J］. Cardiol Young, 2006, 16（Suppl 1）: 3–8.

［45］JACOBS M L, MAYER J E. Congenital Heart Surgery Nomenclature and Database Project: single ventricle［J］. Ann Thorac Surg, 2000, 69（4 Suppl）: S197–S204.

［46］BECKER A E, WILKINSON J L, ANDERSON R H. Atrioventricular conduction tissues in univentricular hearts of left ventricular type［J］. Herz, 1979, 4（2）:

166–175.

［47］BECKER A E, ANDERSON R H. Double inlet ventricles［M］. In:Pathology of Congenital Heart Disease. London: Butterworths, 1981.

［48］TANDON R, EDWARDS J E. Tricuspid atresia. A reevaluation and classification ［J］. J Thorac Cardiovasc Surg, 1974, 67: 530–542.

［49］PEARL M J, PERMUT L C, LAKS H. Tricuspid atresia［M］. In:BAUE A E, GEHA A S, Hammond G L, et al, eds. Glenn's Thoracic and Cardiovascular Surgery, 6th ed. Stamford, CO: Appleton & Lange, 1996.

［50］THIEN G, DALIENTO L, FRESURA C, et al. Atresia of left atrioventricular orifice. Anatomical investigation in 62 cases［J］. Br Heart J, 1981, 45（4）: 393–401.

［51］SINHA S N, RUSNAK S L, SOMMERS H M, et al. Hypoplastic left ventricle syndrome. Analysis of thirty autopsy cases in infants with surgical considerations［J］. Am J Cardiol, 1968, 21（2）: 166–173.

［52］NATOWICZ M, CHATTEN J, CLANCY R, et al. Genetic disorders and major extracardiac anomalies associated with the hypoplastic left heart syndrome［J］. Pediatrics, 1988, 82（5）: 698–706.

［53］COHEN M S, JACOBS M L, WEINBERG P M, et al. Morphometric analysis of unbalanced common atrioventricular canal using two–dimensional echocardiography ［J］. J Am Coll Cardiol, 1996, 28（4）: 1017–1023.

［54］BECKER A E, ANDERSON R H. Atrial isomerism（"Situs Ambiguous"）. Pathology of Congenital Heart Disease［M］. London: Butterworths, 1981.

［55］MOLLER J H, NAKIB A, ANDERSON R C, et al. Congenital cardiac disease associated with polysplenia. A developmental complex of bilateral "left–sidedness" ［J］. Circulation, 1967, 36（5）: 789–799.

［56］VAN MIEROP LH, WIGLESWORTH F W. Isomerism of the cardiac atria in the asplenia syndrome［J］. Lab Invest, 1962, 11: 1303–1315.

［57］RUBINO M, VAN PRAAGH S, KADOBA K, et al. Systemic and pulmonary venous connections in visceral heterotaxy with asplenia. Diagnostic and surgical considerations based on seventy–two autopsied cases［J］. J Thorac Cardiovasc Surg, 1995, 110 （3）: 641–650.

［58］FALLOT E. Contribution a.l'anatomie pathologique de la maladie bleue［J］.

Marseille Med，1888，29:71–93，138–158，207–223，270–286，341–354.

［59］ABBOTT M E，DAWSON W T. The clinical classification of congenital cardiac disease［J］. Int Clin，1924，4:156–188.

［60］ALTRICHTER P M，OLSON L J，EDWARDS W D，et al. Surgical pathology of the pulmonary valve: a study of 116 cases spanning 15 years［J］. Mayo Clin Proc，1989，64（11）：1352–1360.

［61］DABIZZI R P，CAPRIOLI G，AIAZZI L，et al. Distribution and anomalies of coronary arteries in tetralogy of fallot［J］. Circulation，1980，61（1）：95–102.

［62］VAN SON J A. Repair of tetralogy of Fallot with anomalous origin of left anterior descending coronary artery［J］. J Thorac Cardiovasc Surg，1995，110（2）：561– 562.

［63］LEV M，BHARATI S，MENG C C，et al. A concept of double–outlet right ventricle［J］. J Thorac Cardiovasc Surg，1972，64（2）:271–281.

［64］TYNAN M J，BECKER A E，MACARTNEY F J，et al. Nomenclature and classification of congenital heart disease［J］. Br Heart J，1979，41（5）:544–553.

［65］TABRY I F，MCGOON D C，DANIELSON G K，et al. Surgical management of double–outlet right ventricle associated with atrioventricular discordance［J］. J Thorac Cardiovasc Surg，1978，76（3）：336–344.

［66］KIRKLIN J W，BARRATT–BOYES B G. Cardiac Surgery［M］. 2nd ed. Edinburgh: Churchill Livingstone，1993.

［67］SONDHEIMER H M，FREEDOM R M，OLLEY P M. Double outlet right ventricle: clinical spectrum and prognosis［J］. Am J Cardiol，1977，39（5）:709–714.

［68］DANIELSON G K，TABRY I F，RITTER D G，et al. Successful repair of double–outlet right ventricle，complete atrioventricular canal，and atrioventricular discordance associated with dextrocardia and pulmonary stenosis［J］. J Thorac Cardiovasc Surg，1978，76（5）:710–717.

［69］RUTTENBERG H D，ANDERSON R C，ELLIOTT L P，et al. Origin of both great vessels from the arterial ventricle: A complex with ventricular inversion［J］. Br Heart J，1964，26（5）：631–641.

［70］ALFIERI O，CRUPI G，VANINI V，et al. Successful surgical repair of double outlet right ventricle with situs inversus，l–loop，l–malposition and subaortic VSD in a 16-month-old patient［J］. Eur J Cardiol, 1978, 7（1）:41-47.

［71］WILCOX B R, HO S Y, MACARTNEY F J, et al. Surgical anatomy of double-outlet right ventricle with situs solitus and atrioventricular concordance［J］. J Thorac Cardiovasc Surg, 1981, 82（3）:405-417.

［72］EDWARDS J E, JAMES J W, DU SHANE J W. Congenital malformation of the heart; origin of transposed great vessels from the right ventricle associated with atresia of the left ventricular outlet, double orifice of the mitral valve, and single coronary artery［J］. Lab Invest, 1952, 1（2）:197-207.

［73］LAUER R M, DUSHANE J W, EDWARDS J E. Obstruction of left ventricular outlet in association with ventricular septal defect［J］. Circulation, 1960, 22: 110-125.

［74］CHENG T O. Double outlet right ventricle: Diagnosis during life［J］. Am J Med, 1962, 32（4）:637-644.

［75］SERRATTO M, AREVALO F, GOLDMAN E J, et al. Obstructive ventricular septal defect in double outlet right ventricle［J］. Am J Cardiol, 1967, 19（3）:457-463.

［76］MASON D T, MORROW A G, ELKINS R C, et al. Origin of both great vessels from the right ventricle associated with severe obstruction to left ventricular outflow［J］. Am J Cardiol, 1969, 24（1）:118-124.

［77］LAVOIE R, SESTIER F, GILBERT G, et al. Double outlet right ventricle with left ventricular outflow tract obstruction due to small ventricular septal defect［J］. Am Heart J, 1971, 82（3）:290-299.

［78］MARIN-GARCIA J, NECHES W H, PARK S C, et al. Doubleoutlet right ventricle with restrictive ventricular septal defect［J］. J Thorac Cardiovasc Surg, 1978, 76（6）:853-858.

［79］MATSUOKA Y, AKIMOTO K, SENNARI E, et al. Double outlet right ventricle with severe left ventricular outflow tract obstruction due to small ventricular septal defect and anomalous adherence of the mitral valve to the ventricular septum［J］. Jpn Circ J, 1987, 51（11）:1335-1340.

［80］DAICOFF G R, KIRKLIN J W. Surgical correction of Taussig-Bing malformation. Report of three cases［J］. Am J Cardiol, 1967, 19: 125.

［81］MACMAHON H E, LIPA M. Double-outlet right ventricle with intact Interventricular septum［J］. Circulation, 1964, 30:745-748.

［82］AINGER L E. Double-outlet right ventricle: intact ventricular septum，mitral stenosis，and blind left ventricle［J］. Am Heart J，1965，70（4）:521-525.

［83］ZAMORA R，MOLLER J H，EDWARDS J E. Double-outlet right ventricle. Anatomic types and associated anomalies［J］. Chest，1975，68:672-677.

［84］SRIDAROMONT S，RITTER D G，FELDT R H，et al. Doubleoutlet right ventricle. Anatomic and angiocardiographic correlations［J］. Mayo Clin Proc，1978，53：555-577.

［85］PANDIT S P，SHAH V K，DARUWALA D F. Double outlet right ventricle with intact nterventricular septum-a case report［J］. Indian Heart J，1987，39:56-57.

［86］IKEMOTO Y，NOGI S，TERAGUCHI M，et al. Double-outlet right ventricle with intact ventricular septum［J］. Acta Paediatr Jpn，1997，39（2）:233-236.

［87］WALTERS H L，PACIFICO A D. Double outlet ventricles［M］. In: MAVROUDIS C，BACKER C L，3rd. Pediatric Cardiac Surgery，3rd ed. Philadelphia，PA: Mosby Inc，2003.

［88］EDWARDS W D. Double-outlet right ventricle and tetralogy of Fallot. Two distinct but not mutually exclusive entities［J］. J Thorac Cardiovasc Surg，1981，82：418-422.

［89］ANDERSON R H，BECKER A E，WILCOX B R，et al. Surgical anatomy of double-outlet right ventricle-a reappraisal［J］. Am J Cardiol，1983，52（5）：555-559.

［90］NEUFELD H N，DUSHANE J W，EDWARDS J E. Origin of both great vessels from the right ventricle. Ⅱ. With pulmonary stenosis［J］. Circulation，1961，23：603-612.

［91］KIRKLIN J W，PACIFICO A D，BLACKSTONE E H，et al. Current risks and protocols for operations for double-outlet right ventricle. Derivation from an 18 year experience［J］. J Thorac Cardiovasc Surg，1986，92（5）：913-930.

［92］MUSUMECI F，SHUMWAY S，LINCOLN C，et al. Surgical treatment for double-outlet right ventricle at the Brompton Hospital，1973 to 1986［J］. J Thorac Cardiovasc Surg，1988，96（2）：278-287.

［93］STELLIN G，ZUBERBUHLER J R，ANDERSON R H，et al. The surgical anatomy of the Taussig-Bing malformation［J］. J Thorac Cardiovasc Surg，1987，93（4）：560-569.

［94］YACOUB M H，RADLEY-SMITH R. Anatomic correction of the Taussig-Bing anomaly［J］. J Thorac Cardiovasc Surg, 1984, 88（3）: 380–388.

［95］THANOPOULOS B D, DUBROW I W, FISHER E A, et al. Double outlet right ventricle with subvalvular aortic stenosis［J］. Br Heart J, 1979, 41（2）:241–244.

［96］RUDOLPH A M, HEYMANN M A, SPITZNAS U. Hemodynamic considerations in the development of narrowing of the aorta［J］. Am J Cardiol, 1972, 30（5）: 514–525.

［97］LACOUR-GAYET F, HAUN C, NTALAKOURA K, et al. Biventricular repair of double outlet right ventricle with non-committed ventricular septal defect（VSD）by VSD rerouting to the pulmonary artery and arterial switch［J］. Eur J Cardiothorac Surg, 2002, 21（6）: 1042–1048.

［98］BELLI E, SERRAF A, LACOUR-GAYET F, et al. Double-outlet right ventricle with non-committed ventricular septal defect［J］. Eur J Cardiothorac Surg, 1999, 15（6）:747–752.

［99］LACOUR-GAYET F. Intracardiac repair of double outlet right ventricle［J］. Semin Thorac Cardiovasc Surg Pediatr Card Surg Annu, 2008, 1: 39–43.

［100］TOEWS W H, LORTSCHER R H, KELMINSON L L. Double outlet right ventricle with absent aortic valve［J］. Chest, 1975, 68（3）:381–382.

［101］WALTERS H L, MAVROUDIS C, TCHERVENKOV C I, et al. Congenital Heart Surgery Nomenclature and Database Project: double outlet right ventricle［J］. Ann Thorac Surg, 2000, 69（4 Suppl）: S249–263.

［102］ROWE R D, FREEDOM R M, MEHRIZI A. The Neonate with Congenital Heart Disease［M］. Philadelphia, PA: WB Saunders, 1981.

［103］MATHEW R, ROSENTHAL A, FELLOWS K. The significance of right aortic arch in D-transposition of the great arteries［J］. Am Heart J, 1974, 87（3）: 314–317.

［104］WOOD A E, FREEDOM R M, WILLIAMS W G, et al. The Mustard procedure in transposition of the great arteries associated with juxtaposition of the atrial appendages with and without dextrocardia［J］. J Thorac Cardiovasc Surg, 1983, 85（3）: 451–456.

［105］MOENE R J, OPPENHEIMER-DEKKER A, WENINK A C, et al. Morphology of ventricular septal defect in complete transposition of the great arteries［J］. Am J

Cardiol, 1985, 55（13Pt1）: 1566-1570.

［106］PENKOSKE P A, WESTERMAN G R, MARX G R, et al. Transposition of the great arteries and ventricular septal defect: results with the Senning operation and closure of the ventricular septal defect in infants ［J］. Ann Thorac Surg, 1983, 36（3）:281-288.

［107］KARL T R, COCHRANE A D. Congenitally corrected transposition of the great arteries ［M］. In: MAVROUDIS C, BACKER C L, eds. Pediatric Cardiac Surgery, 3rd ed. Philadelphia, PA: Mosby, Inc, 2003.

［108］ALLWORK S P, BENTALL H H, BECKER A E, et al. Congenitally corrected transposition of the great arteries: morphologic study of 32 cases ［J］. Am J Cardiol, 1976, 38（7）: 910-923.

［109］ANDERSON R H. The conduction tissues in congenitally corrected transposition ［J］. Ann Thorac Surg, 2004, 77（6）: 1881-1882.

［110］ANDERSON R H, ARNOLD R, WILKINSON J L. The conducting system in congenitally corrected transposition ［J］. Lancet, 1973, 1（7815）: 1286-1288.

［111］ANDERSON R H, BECKER A E, ARNOLD R, et al. The conducting tissues in congenitally corrected transposition ［J］. Circulation, 1974, 50（5）: 911-923.

［112］ANDERSON R H, DANIELSON G K, MALONEY J D, et al. Atrioventricular bundle in corrected transposition ［J］. Ann Thorac Surg, 1978, 26（1）: 95-97.

［113］LEV M, LICATA R H, MAY R C. The conduction system in mixed levocardia with ventricular inversion（corrected transposition）［J］. Circulation, 1963, 28: 232-237.

［114］PACIFICO A D, KIRKLIN J W, BARGERON L M, et al. Surgical treatment of double-outlet left ventricle. Report of four cases ［J］. Circulation, 1973, 48（1 Suppl）: III19-23.

［115］BHARATI S, LEV M, STEWART R, et al. The morphologic spectrum of double outlet left ventricle and its surgical significance ［J］. Circulation, 1978, 58（3Pt1）: 558-565.

［116］TCHERVENKOV C I, WALTERS H L, CHU V F. Congenital Heart Surgery Nomenclature and Database Project: double outlet left ventricle ［J］. Ann Thorac Surg, 2000, 69（4 Suppl）: S264-269.

［117］GOOR D A，DISCHE R，LILLEHEI C W. The conotruncus I. Its normal inversion and conus absorption［J］. Circulation，1972，46（2）:375-384.

［118］VAN PRAAGH R，CALDER A L，DELISLE G. Transposition of the great arteries with overriding aorta and pulmonary stenosis. New entity and its surgical management（abstr）［J］. Circulation，1972，46（suppl II）:II96.

［119］BRANDT P W，CALDER A L，BARRATT-BOYES B G，et al. Double outlet left ventricle. Morphology，cineangiocardiographic diagnosis and surgical treatment［J］. Am J Cardiol，1976，38（7）:897-909.

［120］FERENCZ C，RUBIN J D，MCCARTER R J，et al. Congenital heart disease: prevalence at livebirth. The Baltimore-Washington Infant Study［J］. Am J Epidemiol，1985，121（1）:31-36.

［121］ZUBERBUHLER J R，ANDERSON R H. Morphological variations in pulmonary atresia with intact ventricular septum［J］. Br Heart J，1979，41（3）:281-288.

［122］FRICKER F L，ZUBERBUHLER J R. Pulmonary atresia with intact ventricular septum［M］. In: ANDERSON R H，MACARTNEY F J，SHINEBOURNE E A，eds. Pediatric Cardiology. White Plains，NY: Churchill Livingstone，1987.

［123］MITCHELL M B，CLARKE D R. Isolated right ventricular outflow tract obstruction［M］. In: MAVROUDIS C，BACKER C L，eds. Pediatric Cardiac Surgery，3rd ed. Philadelphia，PA: Mosby，Inc，2003.

［124］JONAS R A. Comprehensive surgical management of congenial heart disease. 2nd ed［M］. New York:CRC Press，2014.

［125］TCHERVENKOV C I，SALASIDIS G，CECERE R，et al. One-stage midline unifocalization and complete repair in infancy versus multiple-stage unifocalization followed by repair for complex heart disease with major aortopulmonary collaterals［J］. J Thorac Cardiovasc Surg，1997，114（5）:727-735;discussion 735-737.

［126］TCHERVENKOV C I，ROYS N. Congenital Heart Surgery Nomenclature and Database Project: pulmonary atresia--ventricular septal defect［J］. Ann Thorac Surg，2000，69（4 Suppl）:S97-S105.

［127］LIAO P K，EDWARDS W D，JULSRUD P R，et al. Pulmonary blood supply in patients with pulmonary atresia and ventricular septal defect［J］. J Am Coll Cardiol，1985，6（6）:1343-1350.

［128］HAWORTH S G，MACARTNEY F J. Growth and development of pulmonary cieculation in pulmonary atresia with ventricular septal defect and major aortopulmonary collateral arteries［J］. Br Heart J，1980，44（1）:14–24.

［129］RABINOVITCH M，HERRERA–DELEON V，CASTANEDA A R，et al. Growth and development of the pulmonary vascular bed in patients with tetralogy of Fallot with or without pulmonary atresia［J］. Circulation，1981，64（6）:1234–1249.

［130］HOFBECK M，SUNNEGARDH J T，BURROWS P E，et al. Analysis of survival in patients with pulmonic valve atresia and ventricular septal defect［J］. Am J Cardiol，1991，67（8）:737–743.

［131］SHIMAZAKI Y，MAEHARA T，BLACKSTONE E H，et al. The structure of the pulmonary circulation in tetralogy of Fallot with pulmonary atresia. A quantitative cineangiographic study［J］. J Thorac Cardiovasc Surg，1988，95（6）:1048–1058.

［132］郭颖，周爱卿，黄美蓉，等. 肺动脉闭锁合并室间隔缺损的临床病理分析［J］. 临床儿科杂志，2008，26（2）:124–127.

［133］DERUITER M C，GITTENBERGER–DE GROOT A C，POELMANN R E，et al. Development of the pharyngeal arch system related to the pulmonary and bronchial vessels in the avian embryo. With a concept on systemic–pulmonary collateral artery formation［J］. Circulation，1993，87（4）:1306– 1319.

［134］JEFFERSON K，REES S，SOMERVILLE J. Systemic arterial supply to the lungs in pulmonary atresia and its relation to pulmonary artery development［J］. Br Heart J，1972，34（4）:418–427.

［135］BARBERO–M，ARCIAL M，JATENE A D. Surgical man agement of the anomalies of the pulmonary arteries in the tetralogy of Fallot with pulmonary atresia［J］. Semin Thorac Cardiovasc Surg，1990（2）:93–107.

［136］CASTANEDA A R，JONAS R A，MAYER J E J，et al . Tetralogy of Fallot［M］. In : CASTANEDA A R，JONAS R A，HANLEY F，eds. Cardiac Surgery of the Neonate and Infant. Philadelphia:Sau nders，1994 .

［137］BRAWN WJ，STARK J . Pulmonary atresia and ventricular septal defect［M］. In：STARK J，DE LEVAL M，TSANG V T，eds . Surgery for Congenital Heart Defects. 3rd ed . London:Wiley，2006.

［138］COLLETT R W，EDWARDS J E. Persistent truncus arteriosus; a classification according to anatomic types［J］. Surg Clin North Am，1949，29（4）：1245-1270.

［139］MAVROUDIS C，BACKER C L. Truncus arteriosus［M］. In: MAVROUDIS C, BACKER C L，eds. Pediatric Cardiac Surgery，3rd ed. Philadelphia，PA: Mosby, Inc，2003.

［140］VAN PRAAGH R，VAN PRAAGH S. The anatomy of common aorticopulmonary trunk（truncus arteriosus communis）and its embryologic implications. A study of 57 necropsy cases［J］. Am J Cardiol，1965，16（3）：406-425.

［141］BUTTO F，LUCAS R V，EDWARDS J E. Persistent truncus arteriosus: pathologic anatomy in 54 cases［J］. Pediatr Cardiol，1986，7（2）：95-101.

［142］CRUPI G，MACARTNEY F J，ANDERSON R H. Persistent truncus arteriosus. A study of 66 autopsy cases with special reference to definition and morphogenesis［J］. Am J Cardiol，1977，40（4）：569-578.

［143］DASKALOPOULOS D A，EDWARDS W D，DRISCOLL D J，et al. Fatal pulmonary artery banding in truncus arteriosus with anomalous origin of circumflex coronary artery from right pulmonary artery［J］. Am J Cardiol，1983，52（10）：1363-1364.

［144］NEUFELD H N，LESTER R G，ADAMS P，et al. Aorticopulmonary septal defect［J］. Am J Cardiol，1962，9：12-25.

［145］PUTNAM T C，GROSS R E. Surgical management of aortopulmonary fenestration［J］. Surgery，1966，59（5）：727-735.

［146］RICHARDSON J V，DOTY D B，ROSSI N P，et al. The spectrum of anomalies of aortopulmonary septations［J］. J Thorac Cardiovasc Surg，1979，78（1）：21-27.

［147］KUTSCHE L M，VAN MIEROP L H. Anatomy and pathogenesis of aorticopulmonary septal defects［J］. Am J Cardiol，1987，59（5）：443-447.

［148］MCELHINNEY D B，REDDY V M，TWORETZKY W，et al. Early and late results after repair of aortopulmonary septal defect and associated anomalies in infants＜6 months of ages［J］. Am J Cardiol，1998，81（2）：195-201.

［149］BERRY T E，BHARATI S，MUSTER A J，et al. Distal aortopulmonary septal defect，aortic origin of the right pulmonary artery，intact ventricular septum, patent ductus arteriosus and hypoplasia of the aortic isthmus: a newly recognized syndrome ［J］. Am J Cardiol, 1982, 49（1）: 108–116.

［150］BRAUNLIN E, PEOPLES W M, FREEDOM R M, et al. Interruption of the aortic arch with aorticopulmonary septal defect. An anatomic review ［J］. Pediatr Cardiol, 1982, 3（4）: 329–335.

［151］CHIEMMONGKOLTIP P, MOULDER P V, CASSELS D E. Interruption of the aortic arch with aortico–pulmonary septal defect and intact ventricular septum in a teenage girl ［J］. Chest, 1971, 60（4）: 324–327.

［152］KONSTANTINOV I E, KARAMLOU T, WILLIAMS W G, et al. Surgical management of aortopulmonary window associated with interrupted aortic arch: a Congenital Heart Surgeons Society study ［J］. J Thorac Cardiovasc Surg, 2006, 131（5）: 1136– 1141 e2.

［153］FAULKNER S L, OLDHAM R R, ATWOOD G F, et al. Aortopulmonary window, ventricular septal defect, and membranous pulmonary atresia with a diagnosis of truncus arteriosus ［J］. Chest, 1974, 65（3）: 351–353.

［154］CASTANEDA A R, KIRKLIN J W. Tetralogy of Fallot with aorticopulmonary window. Report of two surgical cases ［J］. J Thorac Cardiovasc Surg, 1977, 74（3）: 467– 468.

［155］LATSON L A, PRIETO L R. Pulmonary stenosis ［M］. In: ALLEN H D, CLARK E B, GUTGESELL H P, et al. Eds. Moss and Adams' Heart Disease in Infants, Children, and Adolescents, 6th ed. Philadelphia, PA: Lippincott Williams & Wilkins, 2001.

［156］KLINGE T, LAURSEN H B. Familial pulmonary stenosis with underdeveloped or normal right ventricle ［J］. Br Heart J, 1975, 37（1）: 60–64.

［157］GIKONYO B M, LUCAS R V, EDWARDS J E. Anatomic features of congenital pulmonary valvar stenosis ［J］. Pediatr Cardiol, 1987, 8（2）: 109–116.

［158］DARCIN O T, YAGDI T, ATAY Y, et al. Discrete subaortic stenosis: surgical outcomes and follow–up results ［J］. Tex Heart Inst J, 2003, 30（4）: 286–292.

［159］KITCHINER D, JACKSON M, MALAIYA N, et al. Incidence and prognosis of obstruction of the left ventricular outflow tract in Liverpool （1960–91）: a study of 313 patients ［J］. Br Heart J, 1994, 71: 588–595.

［160］SAMANEK M, SLAVIK Z, ZBORILOVA B, et al. Prevalence, treatment, and outcome of heart disease in live-born children: a prospective analysis of 91, 823 live-born children ［J］. Pediatr Cardiol, 1989, 10: 205-211.

［161］KITCHINER D J, JACKSON M, WALSH K, et al. Incidence and prognosis of congenital aortic valve stenosis in Liverpool （1960-1990） ［J］. Br Heart J, 1993, 69 （1）: 71-79.

［162］CHOI J Y, SULLIVAN I D. Fixed subaortic stenosis: anatomical spectrum and nature of progression ［J］. Br Heart J, 1991, 65 （5）: 280-286.

［163］WILLIAMS J C P, BARRATT-BOYES B G, LOWE J B. Supravalvular aortic stenosis ［J］. Circulation, 1961, 24:1311-1318.

［164］ABBOTT M. Clinical and developmental study of a case of ruptured aneurysm of the right anterior aortic sinus of Valsalva ［M］. In: OSIER W, ed. Contributions to Medical and Biological Research. New York: Paul B Hoeber, 1919.

［165］JONES A. Aortic sinus aneurysms ［J］. Br Heart J, 1949, 11: 325.

［166］EDWARDS J E, BURCHELL H B. Specimen exhibiting the essential lesion in aneurysm of the aortic sinus ［J］. Proc Staff Meet Mayo Clin, 1956, 31 （14）: 407-412.

［167］EDWARDS J E, BURCHELL H B. The pathological anatomy of deficiencies between the aortic root and the heart, including aortic sinus aneurysms ［J］. Thorax, 1957, 12 （2）: 125-139.

［168］ABE T, KOMATSU S. Surgical repair and long-term results in ruptured sinus of Valsalva aneurysm ［J］. Ann Thorac Surg, 1988, 46 （5）: 520-525.

［169］AU W K, CHIU S W, MOK C K, et al. Repair of ruptured sinus of valsalva aneurysm: determinants of long-term survival ［J］. Ann Thorac Surg, 1998, 66 （5）: 1604- 1610.

［170］CHU S H, HUNG C R, HOW S S, et al. Ruptured aneurysms of the sinus of Valsalva in Oriental patients ［J］. J Thorac Cardiovasc Surg, 1990, 99 （2）: 288-298.

［171］TAGUCHI K, SASAKI N, MATSUURA Y, et al. Surgical correction of aneurysm of the sinus of Valsalva. A report of forty-five consecutive patients including eight with total replacement of the aortic valve ［J］. Am J Cardiol, 1969, 23 （2）: 180-191.

［172］TANABE T, YOKOTA A, SUGIE S. Surgical treatment of aneurysms of the sinus of Valsalva ［J］. Ann Thorac Surg, 1979, 27 （2）: 133-136.

[173] YAN F，HUO Q，QIAO J，et al. Surgery for sinus of Valsalva aneurysm: 27-year experience with 100 patients [J]. Asian Cardiovasc Thorac Ann，2008，16（5）：361-365.

[174] BREVIERE G M，VAKSMANN G，FRANCART C. Rupture of a sinus of Valsalva aneurysm in a neonate [J]. Eur J Pediatr，1990，149（9）：603-604.

[175] MICHIELON G，SORBARA C，CASAROTTO D C. Repair of aortico-left ventricular tunnel originating from the left aortic sinus [J]. Ann Thorac Surg，1998，65（6）：1780-1783.

[176] HOVAGUIMIAN H，COBANOGLU A，STARR A. Aortico-left ventricular tunnel: a clinical review and new surgical classification [J]. Ann Thorac Surg，1988，45（1）：106-112.

[177] GRANT P，ABRAMS L D，DE GIOVANNI J V，et al. Aortico-left ventricular tunnel arising from the left aortic sinus [J]. Am J Cardiol，1985，55（13Pt1）1657-1658.

[178] DODGE-KHATAMI A，MAVROUDIS C，BACKER C L. Anomalous origin of the left coronary artery from the pulmonary artery: collective review of surgical therapy [J]. Ann Thorac Surg，2002，74（3）:946-955.

[179] ROBERTS W C，SIEGEL R J，ZIPES D P. Origin of the right coronary artery from the left sinus of valsalva and its functional consequences: analysis of 10 necropsy patients [J]. Am J Cardiol，1982，49（4）:863-868.

[180] MOODIE D S，GILL C，LOOP F D，et al. Anomalous left main coronary artery originating from the right sinus of Valsalva: Pathophysiology，angiographic definition，and surgical approaches [J]. J Thorac Cardiovasc Surg，1980，80（2）：198-205.

[181] BETT J H，O'BRIEN M F，MURRAY P J. Surgery for anomalous origin of the right coronary artery [J]. Br Heart J，1985，53（4）：459-461.

[182] BENGE W，MARTINS J B，FUNK D C. Morbidity associated with anomalous origin of the right coronary artery from the left sinus of Valsalva [J]. Am Heart，1980，99（1）：96-100.

[183] SHARBAUGH A H，WHITE R S. Single coronary artery. Analysis of the anatomic variation，clinical importance，and report of five cases [J]. JAMA，1974，230

（2），243–246.

［184］AKCAY A，TUNCER C，BATYRALIEV T，et al. Isolated single coronary artery: a series of 10 cases ［J］. Circ J，2008，72（8）：1254–1258.

［185］DESMET W，VANHAECKE J，VROLIX M，et al. Isolated single coronary artery: a review of 50，000 consecutive coronary angiographies ［J］. Eur Heart J，1992，13（12）：1637–1640.

［186］LIPTON M J，BARRY W H，OBREZ I，et al. Isolated single coronary artery: diagnosis，angiographic classification，and clinical significance ［J］. Radiology，1979，130（1）：39–47.

［187］YAMANAKA O，HOBBS R E. Coronary artery anomalies in 126，595 patients undergoing coronary arteriography ［J］. Cathet Cardiovasc Diagn，1990，21（1）：28–40.

［188］MAVROUDIS C，DODGE–KHATAMI A，BACKER C L. Coronary artery anomalies ［M］. 3rd ed. Philadelphia，PA: Mosby，Inc，2003.

［189］LURIE P R. Abnormalities and diseases of the coronary vessels ［M］. In: MOSS A J，EMMANOULIDES G C，eds. Heart Disease in Infants，Children，and Adolescents，2nd ed. Baltimore，MD: Williams & Wilkins，1977.

［190］GHOSH P K，FRIEDMAN M，VIDNE B A. Isolated congenital atresia of the left main coronary artery and atherosclerosis ［J］. Ann Thorac Surg，1993，55（6）：1564–1565.

［191］GOWDA R M，VASAVADA B C，KHAN I A. Coronary artery fistulas: clinical and therapeutic considerations ［J］. Int J Cardiol，2006，107（1）：7–10.

［192］MAVROUDIS C，BACKER C L，ROCCHINI A P，et al. Coronary artery fistulas in infants and children: a surgical review and discussion of coil embolization ［J］. Ann Thorac Surg，1997，63（5）：1235–1242.

［193］KAMIYA H，YASUDA T，NAGAMINE H，et al. Surgical treatment of congenital coronary artery fistulas: 27 years' experience and a review of the literature ［J］. J Card Surg，2002，17（2）：173–177.

第十五章

心的断层解剖

　　由于心的长轴在胸腔内自左下方向右上方倾斜，因此要充分显示其解剖结构，应结合应用目的选择多轴位的断层观察。本章结合临床影像诊断的需要介绍两种心的断层：①结合二维超声心动图的人心断层解剖；②结合CT和MRI的人体胸部纵隔横断、冠状、矢状断层解剖。

第一节　人心的断层解剖

　　临床获取的超声图像是切面图，成像方位是根据心本身的长、短轴决定（图15-1）。心超声切面的长轴是以左心室为轴心，即自心底至心尖的直线或其延长线，与躯体长轴不一致，两者之间有30°~45°偏移；心的短轴是与心长轴相垂直的直线。另外，沿心长轴的冠状切面可获取4个心腔的切面图像，故又称为四腔心切面（张梅，2014）。

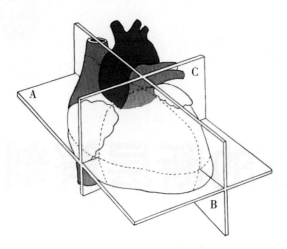

图 15-1　心切面的示意图

注：A. 心四腔心切面　B. 心长轴切面　C. 心短轴切面

一、经胸骨旁的左心室长轴切面

切面制作：通过心尖和升主动脉根部中点处，自前向后做一与左心室长轴一致的矢状切面。临床行超声检查时，患者取仰卧位，把超声探头放置于其胸骨左缘第3、4肋间，距离胸骨外侧缘1~3 cm处，声束朝向右肩部方向（凌凤东 等，1996）。

解剖观察（图15-2）：切面上自前向后依次为右心室流出道、室间隔、左心室流出道、左心室流入道及左心房。左心房呈卵圆形，为前后位的短轴切面，前后径25~38 mm，位于左心室的后上方，经左房室口连通左心室流入道。在左房室口附着有呈前后位纵切面的二尖瓣，前、后瓣通过腱索连于乳头肌。二尖瓣前瓣位于升主动脉后壁的延长线上，二尖瓣后瓣向心尖部延伸，两者与二尖瓣环的连线在瓣膜关闭时形成的三角形区域称为二尖瓣漏斗，若漏斗变浅或面积缩小则表明有二尖瓣关闭点的后移。左心室流出道的出口为主动脉口，位于左房室口的前上方，连接呈前后位长轴切面的升主动脉根部。在主动脉口周缘有半环形纤维束构成的主动脉右、后瓣，每一个瓣膜游离缘的中部各有一个纤维性结节称为"游离缘结节"或Morgagni结节。右心室流出道的壁薄，厚度为2~5 mm；右心室流出道位于升主动脉的前下方，向上方经肺动脉口通向肺动脉，肺动脉前、左瓣附着于肺动脉口周缘。室间隔分隔左、右心室，室间隔可分为较小的膜部和肌部。

实时显像：升主动脉的前壁与室间隔相延续，后壁与二尖瓣前瓣相延续，瓣环处内径为18~24 mm，窦部为22~32 mm。主动脉随着心动周期变化，收缩期向前运动，舒张期向后运动，主动脉腔内可见回声较细的主动脉瓣，收缩期右瓣贴近前壁，后瓣贴近后壁，舒张期2个瓣膜对合，在主动脉口上方和升主动脉根部中心可见闭合线。二尖瓣前瓣较后瓣长且活动度大，心室收缩时前、后瓣对合，舒张时前瓣向前运动，后瓣向后运动，二尖瓣口的直径在前、后瓣关闭时为0 mm，开放时为20 mm，二尖瓣环收缩期最大径为21~34 mm；二尖瓣两个瓣膜的形态柔软，在整个心动周期的活动中形如拍掌。室间隔膜部向下延续为室间隔肌部，与左心室后壁呈逆向运动，收缩期室间隔肌部和左心室后壁靠近，舒张时则远离。

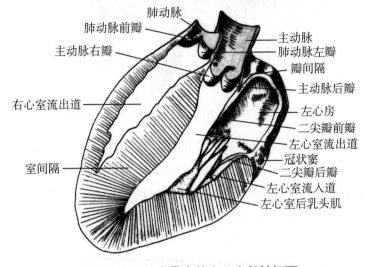

图 15-2　经胸骨旁的左心室长轴切面

二、经胸骨旁的右心室流入道长轴切面

切面制作：通过右心房和右心室流入道长轴的矢状切面，也称为右心房右心室联合切面。临床行超声检查时，患者取仰卧位，把超声探头放置于其胸骨左缘第3、4肋间，距离胸骨外侧缘1~3 cm处，稍向右下方倾斜。

解剖观察（图15-3）：切面上自后上向前下依次为右心房、右房室口和右心室流入道。在右心房的长轴纵切面上，以界嵴将右心房分为固有心房和腔静脉窦，固有心房的腔面分布有梳状肌，凹凸不平；腔静脉窦的后下部有下腔静脉口，下腔静脉瓣介于下腔静脉口与三尖瓣之间。右心室流入道与流出道的长轴夹角约60°，在右心室流入道长轴的矢状切面上不能同时显示右心室流出道。右心室前壁的内膜上有前乳头肌，是三尖瓣复合体中最大的一个乳头肌，其根部有一条肌束横过心室腔至室间隔下部形成节制索（隔缘肉柱）。前乳头肌发出的腱索主要连于三尖瓣前瓣，部分腱索连于三尖瓣后瓣。右心室后壁平坦，无明显弧形，内膜面的肉柱丰富

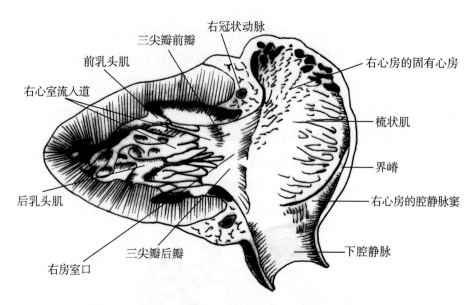

前乳头肌
三尖瓣前瓣
右冠状动脉
右心房的固有心房
右心室流入道
梳状肌
界嵴
右心房的腔静脉窦
后乳头肌
下腔静脉
三尖瓣后瓣
右房室口

图 15-3　经胸骨旁的右心室流入道长轴切面

且高低不平；其上的后乳头肌较小，多为单个，发出的腱索主要连于三尖瓣后瓣。

实时显像：三尖瓣的前、后瓣附着于右房室口的三尖瓣环。前瓣大而长，活动度大；后瓣短而小，活动度也小。舒张期时前瓣游离，后瓣靠近右心室后壁；收缩期时前、后瓣靠拢，瓣膜游离缘朝向右前方。

三、经胸骨旁的右心室流出道长轴切面

切面制作：通过肺动脉干长轴和心腔下缘的中部，经右心室流出道长轴的矢状切面。临床行超声检查时，患者取仰卧位或左侧卧位，把超声探头放置于其胸骨左缘第3、4肋间，距离胸骨外侧缘1~3 cm处，声束在左心室长轴切面基础上顺时针稍旋转探头，略朝向左肩部方向倾斜。

解剖观察（图15-4）：切面上自前向后依次为右心室壁、右心室流出道、室间隔、左心室流出道、左心室流入道和左心室壁。右心室流出道位于右前方，为肺动脉瓣与室上嵴之间的空腔结构，壁较薄，腔面光滑无肉柱，也称为动脉圆锥，其上端经肺动脉口通向肺动脉干。在肺源性心脏病或原发性肺动脉高压时，右心室流出道扩张，前后径增大；在法洛四联症和右心室发育不良时，则右心室流出道的前后径变小。切面上的肺动脉口呈前后位的矢状切面，肺动脉口周缘有彼此相连的半环形肺动脉环，环上附着有袋口朝上呈半月形的肺动脉前、右窦，在肺动脉瓣游离缘的中央各有一个半月瓣小结。肺动脉干呈前后位的长轴切面，呈螺旋状自升主动脉的右前方绕至其左后方。左房室口有二尖瓣环及其相连的二尖瓣，二尖瓣分为前、

后瓣，左心室以二尖瓣前瓣为界分为流入道和流出道，左心房经左房室口连通左心室流入道。室间隔肌部较厚，与左心室后壁的厚度相同，分隔左、右心室。

实时显像：在右心室流出道长轴切面上，右心室壁薄，心腔内膜光滑，在心室收缩时，右心室壁增厚，心腔缩小，血液经肺动脉口射入肺动脉，肺动脉的右瓣附着于肺动脉根部内侧，前瓣附着于肺动脉根部外侧的游离壁，收缩期时瓣膜开放贴近肺动脉壁，当肺动脉口狭窄或肺动脉高压时，心腔缩小缓慢，射血减少；在心室舒张时，肺动脉瓣在肺动脉腔的中心对合，肺动脉瓣关闭，血液射入右心室，当肺动脉口关闭不全时，肺动脉内的血液逆行回流到右心室，使右心室腔进一步增大，心壁变薄。左心室壁较厚，心室舒张时，血液由左房室口射入；心室收缩时，二尖瓣的前、后瓣关闭，心腔缩小，血液射出，当二尖瓣关闭不全时，血液可经左房室口反流回左心房。

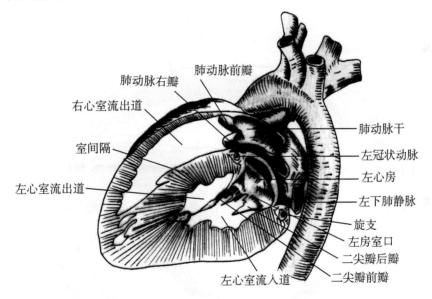

图 15-4　经胸骨旁的右心室流出道长轴切面

四、经胸骨旁的主动脉瓣（心底）短轴切面

切面制作：通过升主动脉根部和三尖瓣，与心长轴相垂直的短轴切面。临床行超声检查时，患者取仰卧位，把超声探头放置于其胸骨左缘第2、3肋间，紧贴胸骨外侧缘处，略向右上方倾斜，或患者身体向左倾斜30°。

解剖观察（图15-5）：切面的中央为呈圆形的主动脉口，其周缘附着有3个呈半月形的主动脉瓣，分别称为左半月瓣、右半月瓣、后半月瓣，3个半月瓣关闭时其闭合缘呈"Y"形。主动脉口前方是横行的右心室流出道,其间的组织结构过度肥大可造成右心室流出道狭窄。左心房位于主动脉口的后方,以房间隔与右心房相隔。右心房位于主动脉口的右侧,经前方的右房室口通向右心室,在右房室口周缘有三尖瓣的前瓣和隔侧瓣附着。

实时显像:升主动脉根部有3个窦,分别称为主动脉左、右和后窦。其中主动脉右窦内有右冠状动脉的开口和起始支,该窦的右后方为主动脉后窦,左后方为主动脉左窦,内有左冠状动脉的开口和起始支;3个主动脉瓣在收缩期打开贴近主动脉壁,开放幅度为6.5~15.5 mm,舒张期关闭呈"Y"形。右心室流出道位于主动脉的前方,与其相连的是肺动脉瓣口和环绕升主动脉根部左侧的肺动脉主干。右心室流入道处可见活动度较大的三尖瓣前瓣和附着于升主动脉根部"9"点位置的三尖瓣隔侧瓣。正常成人的升主动脉根部、右心室流出道和左心房前后径三者的比例约为1:1:1。

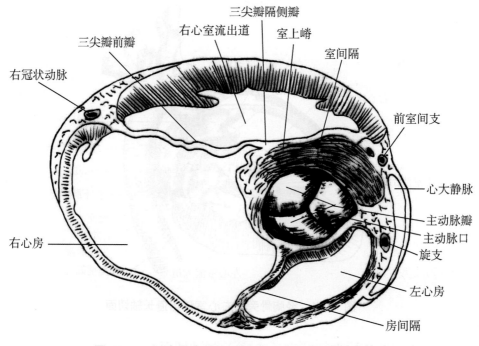

图 15-5　经胸骨旁的主动脉瓣(心底)短轴切面

五、经胸骨旁的二尖瓣短轴切面

切面制作:通过二尖瓣和三尖瓣,与心长轴相垂直的短轴切面。临床行超声检查时,患者取仰卧位,把超声探头放置于其胸骨左缘第3、4肋间,距离胸骨外侧缘稍远处,探头方向垂直向后,或患者身体向左侧倾斜15°~30°。

解剖观察(图15-6):切面上自前向后依次为右心室前壁、右心室腔、室间隔、左心室腔及其内的二尖瓣、左心室后壁。室间隔分隔左、右心室，呈弧形，其凸面朝向右侧，凹面朝向左侧，与左心室游离壁共同围成一个完整的圆形。二尖瓣前瓣的高度高于后瓣，前、后瓣交界处分别称为前外侧连合和后内侧连合，前、后瓣开放时呈鱼口状。二尖瓣的前、后瓣之间为左心室流入道，二尖瓣前瓣与室间隔之间为左心室流出道。右心室呈半环形环抱左心室，半月形的前角为右心室流出道的下部，后角为右心室流入道的左侧缘。三尖瓣呈短轴切面，隔侧瓣紧贴室间隔，前、后瓣分别位于右心室的前、后壁。室间隔的前端较肥厚，突入右心室腔的部分为室上嵴，以室上嵴为界分为右心室的流入道和流出道。

实时显像：二尖瓣的前、后瓣在舒张时开放，呈鱼口状，二尖瓣的开口面积为$3.0 \sim 4.0 \ cm^2$；二尖瓣在舒张期闭合，呈向后方弯曲的弧线。室间隔和左心室壁围成一个圆形的左心室腔，收缩期时向心运动，舒张期时离心运动；右心室腔位于左心室腔的右前方，呈月牙形，室间隔向右心室腔呈弧形突出。

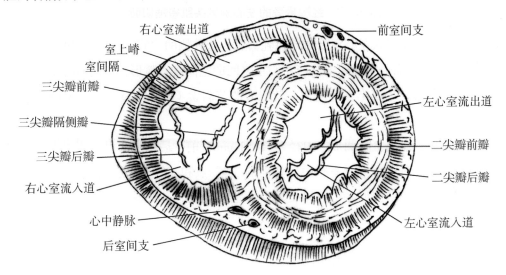

图 15-6 经胸骨旁的二尖瓣短轴切面

六、经胸骨旁的左心室乳头肌短轴切面

切面制作：通过左心室前、后乳头肌，与心长轴相垂直的短轴切面。临床行超声检查时，患者取仰卧位，把超声探头放置于胸骨左缘第3、4肋间，距离胸骨外侧缘稍远处，探头略向左下方倾斜，或患者身体向左侧倾斜15°~30°。

解剖观察（图15-7）：切面上自前向后依次为右心室前壁、右心室腔、室间隔、左心室腔及其内的乳头肌、左心室后壁。左心室为短轴切面，呈圆形，壁较

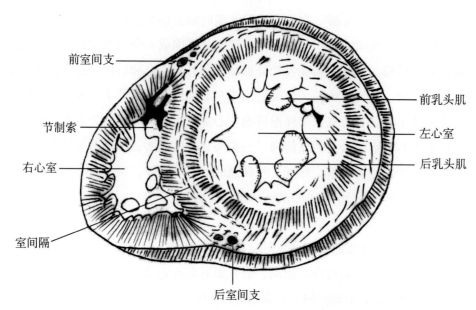

前室间支

节制索

右心室

室间隔

前乳头肌

左心室

后乳头肌

后室间支

图 15-7　经胸骨旁的左心室乳头肌短轴切面

厚，前、后乳头肌突入左心室腔内，前乳头肌位于外侧的"3"点处，后乳头肌位于内侧的7~8点处。右心室壁较薄，与左心室之间的室间隔呈弧形，突向右心室腔；右心室腔呈三角形，内有丰富的肉柱，较粗大的节制索（隔缘肉柱）位于室间隔的前部。

实时显像：左心室呈圆形，内径为21~51 mm；前、后乳头肌呈光团回声，突向左心室腔内，分别位于左心室壁短轴切面的"3"点和"8"点处。收缩时左心室壁增厚，室腔缩小；舒张时左心室壁变薄，心室腔扩大，室间隔向右心室弯曲（付升旗 等，2019）。

七、经胸骨旁的心尖短轴切面

切面制作：通过心尖，与心长轴相垂直的短轴切面。临床行超声检查时，患者取仰卧位，把超声探头放置于其左心室心尖搏动点处，或探头从扫描左心室长轴切面的位置向下移1个肋间，在第4、5肋间，探头朝向左下方。

解剖观察（图15-8）：切面上自前向后依次为右心室前壁、右心室腔、室间隔、左心室腔、左心室后壁。室间隔分隔左、右心室，呈弧形，突向右心室腔，使右心室腔呈三角形。右心室壁较薄，厚度为3.0~4.2 mm，内膜有丰富而粗大的肉柱。左心室腔呈圆形，内有丰富而纤细的肉柱；左心室壁较厚，厚度为9.6~15.8 mm，与室间隔肌部的厚度相同，约为右心室壁的3倍。

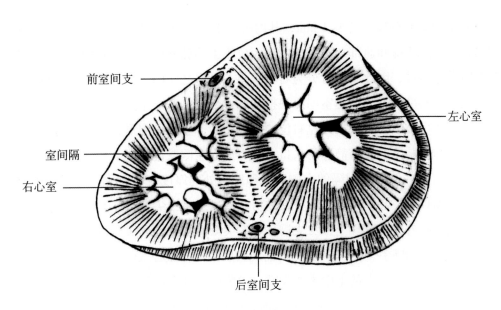

前室间支

左心室

室间隔

右心室

后室间支

图 15-8　经胸骨旁的心尖短轴切面

实时显像：左心室心尖的短轴切面呈圆形，壁厚，其右侧可显示小部分的右心室。在正常情况下，心尖部的心室腔很小，在收缩期心室壁增厚，心腔变得更小；在舒张期则心室腔增大，心室壁变薄。

八、经心尖的四腔心切面

切面制作：通过心尖至心底，经左、右房室口中部与心长轴一致的冠状切面。临床行超声检查时，患者取仰卧位，身体向左侧倾斜30°~45°，把超声探头放置于左心室心尖搏动点稍内侧，探头朝向右肩部方向，声束扫描平面与胸前壁相平行。

解剖观察（图15-9）：切面上结构分为4部分。右心房位于右后上方，呈卵圆形，上壁为腔静脉窦后壁的中部，内面光滑，其右缘可见界嵴的切面；右心房的右侧壁内面有梳状肌分布而显得高低不平；右心房的左壁为房间隔，其中部有凹陷的卵圆窝，窝的边缘隆起称为卵圆窝缘，由于房间隔下部的左侧面与右纤维三角、二尖瓣前瓣的基底部相连，右侧面与室间隔的房室部、三尖瓣隔侧瓣的基底部相连，因此切面上三尖瓣隔侧瓣基底部的附着点低于二尖瓣前瓣的基底部，是四心腔切面上鉴别二尖瓣、三尖瓣的标记；右心房的下壁位于房间隔的下缘和三尖瓣隔侧瓣基底部之间，呈三角形的斜坡，其前部的尖端为室间隔膜部，后部的基底部有冠状窦口。右心室位于右下方，上壁为右房室口，有致密结缔组织形成的三尖瓣环，三尖瓣的基底部附着于瓣膜环上，三尖瓣环、三尖瓣、腱索、乳头肌构成三尖瓣复合体；右心室的右侧壁厚度为3~4 mm，其内膜面上有丰富的肉柱；右心室的左壁为室间隔，可分为膜部和肌部，膜部的左侧面位于主动脉瓣的下方，右侧面有三尖瓣隔侧瓣附着缘横过，因此膜部可分为右心房与左心室之间的房室部和左、右心室之间的室间部，膜部的室间部是室间隔缺损的好发部位；右心室的下壁为心尖部，呈窦隙状。左心房位于左上方，为左右位的长轴切面，呈横卵圆形，左心房的上后壁两侧有左上肺静脉、右上肺静脉的入口；左心房的左侧壁位于左下肺静脉与冠状沟之间；左心房的右壁为房间隔的左侧面，卵圆窝处的厚度仅1 mm左右；左心房的下壁为左房室口。左心室位于左下方，左房室口周缘有二尖瓣环，其位置高于三尖瓣环，二尖瓣附着于瓣膜环上，二尖瓣环、二尖瓣、腱索、乳头肌构成二尖瓣复合体；左心室的左侧壁中、下1/3交界处有前乳头肌附着；左心室的右壁为室间隔的左侧面，内膜光滑；左心室的下壁为心尖部，内膜面有许多纤细的肉柱，分支交错，使心尖部的心腔呈窦隙状，当左心室肥大时，肉柱也变得肥大。

实时显像：左心房与左心室相通，其间可见二尖瓣的前、后瓣；左心房收缩末期上下径（二尖瓣环连线中点至左心房顶部）为31~35 mm，左右径（经上下径中点处的径线）为25~44 mm，面积为10.2~17.8 cm^2。左心房与右心房之间有略偏向

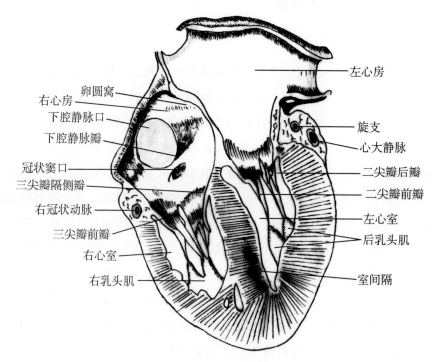

图 15-9　经心尖的四腔心切面

左心房侧的房间隔，房间隔的卵圆窝处回声较低；右心房收缩末期的上下径（三尖瓣根部连线的中点至右心房顶部）为58~78mm，左右径（经上下径中点的径线）为29~45 mm，面积为11.3~16.7 cm²。左心室与右心室之间有略偏向右心室侧呈弧形的室间隔。右心房与右心室相通，其间有三尖瓣的前瓣和隔侧瓣；右心室的上下径（心尖部至三尖瓣关闭点连线的中点）在舒张末期为58~78 mm，收缩末期为43~59 mm，左右径（三尖瓣关闭点连线上方1.0 cm处）在舒张末期为33~43 mm，收缩末期为22~36 mm。房间隔、室间隔与二、三尖瓣交界处形成十字交叉，二尖瓣前瓣和三尖瓣隔侧瓣分别附着于房间隔、室间隔交界的十字交叉部，三尖瓣隔侧瓣的附着点略低于二尖瓣前瓣。右心室腔径上下略小于左心室腔，左心室的上下径（心尖至二尖瓣关闭点连线的中点）在舒张末期为70~84 mm、收缩末期为46~64 mm，舒张末期面积为21.2~40.2 cm²，收缩末期面积为8.0~21.2 cm²（王振宇 等，2016）。

九、经心尖的五腔心切面

切面制作：通过心尖至心底，经主动脉瓣与心长轴一致的冠状切面。临床行超声检查时，患者取仰卧位，身体向左侧倾斜30°~45°，把超声探头放置于左心室心尖搏动点稍内侧，探头朝向右肩部方向，略向前倾斜。

解剖观察（图15-10）：切面上有心的4个心腔和主动脉根部，故称为"五腔

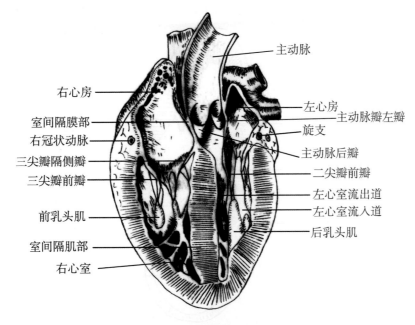

图 15-10　经心尖的五腔心切面

心"。4个心腔的形态、结构与四腔心切面基本相似。主动脉根部位于切面中央，靠近心的十字交汇点，内有主动脉左、后瓣，其下方是左心室的主动脉前庭（左心室流出道）；每个主动脉瓣相对的主动脉壁都向外膨出形成主动脉窦，左窦的右侧是升主动脉右侧壁，向下依次与室间隔的膜部、肌部相连。室间隔膜部位于主动脉右瓣和后瓣之间的下方，三尖瓣隔侧瓣基底部的前1/4自后上向前下横过室间隔膜部，位于三尖瓣隔侧瓣基底部后上方的部分为膜部的房室部，前下方的部分为膜部的室间部，室间隔膜部缺损好发于其室间部。

实时显像：与四腔心切面基本相同，仅在二尖瓣、三尖瓣和室间隔、房间隔的十字交叉处出现第5个腔，即主动脉口，以及右心室前壁的前乳头肌。主动脉口内有主动脉瓣，其上方连于升主动脉根部，下方是左心室流出道；主动脉瓣在心收缩时开放，舒张时关闭，保证血液的单向流动。

十、经心尖的二腔心切面

切面制作：通过心尖至心底，经左心室流入道长轴的近似矢状切面。临床超声检查时，患者取仰卧位，身体向左侧倾斜30°~45°，把超声探头放置于左心室心尖搏动点稍内侧，探头在心尖四腔心切面位置由朝向右肩部方向逆时针旋转90°，可获得左心室和左心房两腔切面。

解剖观察（图15-11）：切面上自前下向后上依次为左心室壁、左心室流入道、

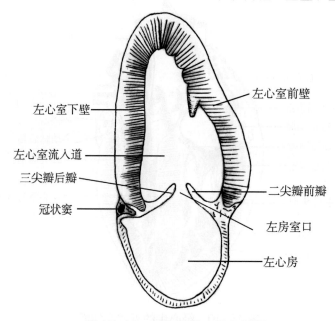

图 15-11　经心尖的二腔心切面

左房室口及二尖瓣、左心房。左心房位于后上方，壁薄，经左房室口连通左心室。左房室口至心尖部为左心室流入道，左心室腔内膜上的肉柱丰富而粗大，使心腔内面显得高低不平。左房室口周缘有二尖瓣环附着，其上连有二尖瓣的前、后瓣，二尖瓣借腱索连于左心室腔壁的前、后乳头肌上，二尖瓣环、二尖瓣、腱索、乳头肌形成二尖瓣复合体，保证血液的正常流动。

实时显像：在左心室流入道长轴切面上，左心室的前壁和下壁均较厚，其内膜上有大小不等的肉柱及明显隆起的乳头肌，使左心室内面显得凹凸不平。左心房收缩时，左心房腔缩小，二尖瓣的前、后瓣分离，二尖瓣口打开，血液经左房室口进入左心室流入道，当二尖瓣狭窄时，左心房压力降低缓慢，射血减少；左心室收缩时，二尖瓣的前、后瓣关闭，左心室腔缩小，心壁进一步增厚，血液经左心室流出道射出，当二尖瓣关闭不全时，血液可经左房室口反流回左心房（唐浩　等，2019）。

十一、经胸骨上的主动脉弓长轴切面

切面制作：通过升主动脉、主动脉弓和胸主动脉近侧端，经主动脉弓长轴的近似矢状的切面。临床行超声检查时，患者取仰卧位，头部后仰，把超声探头放置于胸骨上窝，声束向下，探测平面与主动脉弓长轴的走向平行，即声束平面介于矢状切面与冠状切面之间，稍向右倾。

解剖观察（图15-12）：升主动脉根部经主动脉口与左心室流出道相延续，在主动脉口处有主动脉左、右瓣及其与升主动脉根部血管壁之间形成的主动脉左、右窦，窦内分别有左、右冠状动脉的开口。主动脉弓上缘自右前向左后依次有头臂干、左颈总动脉、左锁骨下动脉，在主动脉弓后下方有右肺动脉的切面。

实时显像：在主动脉弓长轴切面上，可以同时显示主动脉弓及其三大分支：头臂干、左颈总动脉、左锁骨下动脉和主动脉弓下方的右肺动脉短轴切面，右肺动脉直径为14~20 mm；在主动脉弓与右肺动脉之间连有结缔组织索形成的动脉韧带，当动脉韧带内有血液自主动脉弓流向右肺动脉时，此为先天性心脏病的动脉导管未闭，可使右肺动脉管径增粗、压力增高。

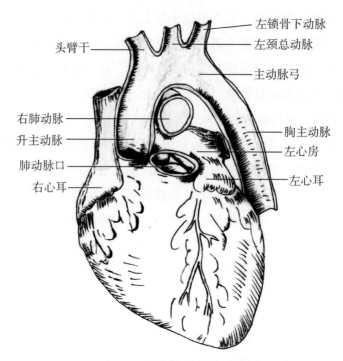

左锁骨下动脉
左颈总动脉
主动脉弓
头臂干
右肺动脉
升主动脉
肺动脉口
右心耳
胸主动脉
左心房
左心耳

图 15-12　经胸骨上的主动脉弓长轴切面

第二节　人体胸部纵隔的横断层解剖

　　胸部常以胸骨角和第4胸椎体下缘的连线为基线制作横断层，以此基准层面向上、下方连续断层，一般层厚10 mm。按照临床横断层的显示方位，常从其下面观察断层结构（刘树伟，2006）。

一、经肺动脉口的横断层

　　切面制作：通过第5胸椎体下部，经肺动脉口和右心耳、左心耳横断层面。

　　解剖观察（图15-13）：中纵隔内的结构为心底及出入心底的大血管、心包横窦和左心耳、右心耳。肺动脉口位于中纵隔的左前方，内有肺动脉瓣的左、右、前瓣。右心耳位于中纵隔的右前方，其后方可见上腔静脉的心包内段。右心耳、上腔静脉和肺动脉口三者之间为升主动脉根部及其相连的左冠状动脉。左心耳位于升主动脉根部的左后方，两者之间为心包横窦。后纵隔内的食管位于脊柱前方，其间为食管后间隙，内有迷走神经、淋巴结等；食管的左后方有胸主动脉和胸导管伴行。

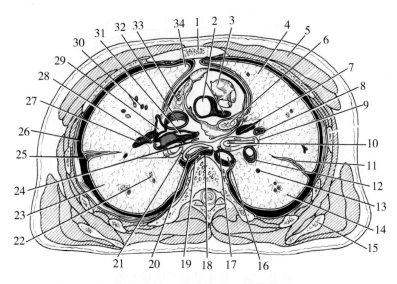

图 15-13　经肺动脉口的横断层

注：1. 胸骨体；2. 升主动脉、左冠状动脉；3. 肺动脉口；4. 左肺上叶；5. 胸大肌；6. 心包横窦体部和左心耳；7. 左上肺静脉和前段静脉；8. 舌动脉干；9. 左肺上叶支气管；10. 左主支气管；11. 左肺斜裂；12. 左肺动脉；13. 上段支气管；14. 左肺下叶；15. 肩胛骨；16. 胸主动脉；17. 左迷走神经；18. 奇静脉；19. 奇静脉食管隐窝；20. 食管；21. 右迷走神经；22. 上段支气管；23. 右肺下叶；24. 中间支气管和心包斜窦；25. 右肺斜裂；26. 胸膜腔；27. 后段静脉；28. 升动脉；29. 右肺上叶静脉；30. 前段支气管、动脉；31. 右肺动脉；32. 上腔静脉；33. 右心耳；34. 右肺上叶

在左肺门处自前向后有左上肺静脉、左主支气管及左肺上叶支气管、左肺下叶动脉。在胸主动脉与左肺下叶动脉之间有左肺下叶的一部分肺组织呈小舌状伸入，可到达左主支气管的后壁，当呈小舌状的肺组织被推出两大血管之外，则提示左肺门区或左肺下叶有病变存在。在右肺门处自前向后有右上肺静脉、叶间动脉和中间支气管。中间支气管的后外侧壁直接与肺组织相邻，在CT影像上其间如果出现较高密度影，提示可能存在病变。右肺叶间动脉经上腔静脉与中间支气管至肺门，其位置关系较为恒定，是CT测量右肺动脉心包段的理想部位。

二、经主动脉口的横断层

切面制作：通过第6胸椎体，经主动脉口和右心室流出道的横断层面。

解剖观察（图15-14）：在纵隔内，上腔静脉的前方出现右心耳，两者相连呈弧形，右心耳内有凹凸不平的梳状肌，当心功能障碍时心耳处的血流更为缓慢，血液易淤积形成血栓。右心室流出道又称为动脉圆锥，位于右心耳的左侧，与肺动脉干相延续，其内壁光滑无肉柱。主动脉口位于右心耳和右心室流出道两者之间的后

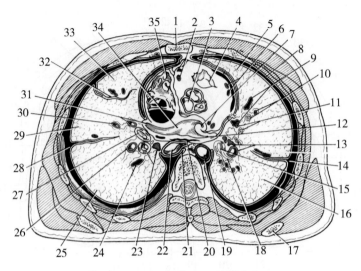

图 15-14 经主动脉口的横断层

注：1. 胸骨体；2. 右冠状动脉和心小静脉；3. 主动脉口；4. 右心室流出道；5. 左肺上叶；6. 左冠状动脉前室间支和心大静脉；7.左心耳和左冠状动脉旋支；8.胸膜腔；9.上舌段静脉；10.上舌段支气管、动脉；11. 下舌段支气管、动脉；12. 左上肺静脉；13. 左肺下叶动脉和肺门淋巴结；14. 左肺斜裂；15. 左肺下叶支气管；16. 左肺下叶；17. 肩胛骨；18. 左肺上段支气管；19. 胸主动脉；20. 心包斜窦；21. 奇静脉食管隐窝；22. 食管；23. 右肺门淋巴结和右肺下叶支气管；24. 上段静脉；25. 右肺下叶；26. 右肺下叶动脉；27. 右肺中叶支气管；28. 右肺斜裂；29. 右肺中叶；30. 右肺外侧段动脉；31. 右肺内侧段动脉和右肺上叶静脉；32. 水平裂；33. 右肺上叶；34. 左心房；35. 右心耳

方，呈圆形，内有主动脉瓣左、右、后半月瓣及其与血管壁之间形成的左、右、后窦，其中左、右窦内分别有左、右冠状动脉的开口处。左心房位于上腔静脉和主动脉口的后方，其间为心包横窦，是心直视手术时阻断主动脉和肺动脉血流的部位；左心房的两侧有左、右上肺静脉注入，分别是左、右肺门内的肺循环血液回流的重要血管。食管位于脊柱的前方，其右后方和左后方分别有奇静脉和胸主动脉走行。

三、经四腔心上部的横断层

切面制作：通过第6至第7胸椎体之间的椎间盘，经左心室、右心室和左心房、右心房的横断层面。

解剖观察（图15-15）：在纵隔内，右心房和右心室位于右前方，经右房室口相通；左心房和左心室位于左后方，经左房室口相通，其间的房间隔和室间隔连续略呈"S"形，自右后方斜向左前方。房间隔位于左、右心房之间，由两层心内膜中间夹有心房肌纤维和结缔组织构成，其右侧面有稍凹陷的卵圆窝，是房间隔的最薄弱处，也是房间隔缺损的好发部位。室间隔分为肌部和膜部，肌部厚度1~2 cm，主要

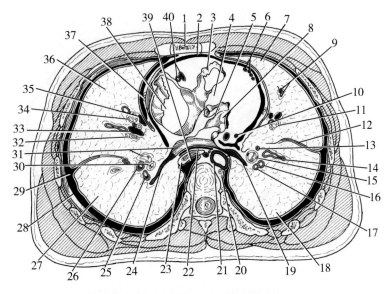

图 15-15　经四腔心上部的横断层

注：1. 胸骨体；2. 心包腔；3. 右心室；4. 室间隔肌部；5. 二尖瓣前瓣；6. 左冠状动脉前室间支；7. 左肺上叶；8. 左心室；9. 上舌段支气管和动脉；10. 左冠状动脉旋支；11. 下舌段支气管；12. 左肺斜裂；13. 左肺内侧底段动脉；14. 左肺前底段动脉；15. 左肺下叶支气管基底干；16. 左肺外侧底段动脉；17. 左肺后底段动脉；18. 左肺下叶；19. 左下肺静脉；20. 内脏大神经；21. 胸主动脉；22. 心包斜窦；23. 食管；24. 右下肺静脉；25. 右肺外后底段动脉；26. 右肺前底段动脉；27. 右肺下叶；28. 胸膜腔；29. 右肺斜裂；30. 右肺外后底段支气管；31. 右肺内前底段支气管和左心房；32. 外侧段支气管；33. 外侧段静脉；34. 内侧段支气管；35. 内侧段静脉；36. 右肺中叶；37. 心包膈、血管和膈神经；38. 右心房；39. 奇静脉食管隐窝；40. 右冠状动脉和心小静脉

由心肌组织和心内膜构成，其凸向右心室，凹向左心室；膜部位于心房与心室交界处，其中位于左、右心室之间称为室间部，位于右心房和左心室之间称为房室部，室间隔缺损常发生于膜部的室间部。左心房位于脊柱前方，两侧有左、右肺下静脉注入；左心房与胸后壁之间形成左心房后间隙，内有食管、奇静脉、胸主动脉、半奇静脉、迷走神经、淋巴结等，向上方与隆嵴下间隙相连通。

四、经四腔心下部的横断层

切面制作：通过第7胸椎体，经左心室、右心室和左心房、右心房的横断层面。

解剖观察（图15-16）：在纵隔内，右心房向左前方经右房室口连通右心室，在右房室口有三尖瓣环及其相连的三尖瓣后瓣、隔侧瓣，瓣膜之间有瓣膜组织形成的后内侧连合，其上有少量腱索附着，连合处是病理性瓣膜粘连部位，可造成房室口狭窄；瓣膜经腱索连于右心室腔内的乳头肌，三尖瓣环、三尖瓣、腱索、乳头肌构

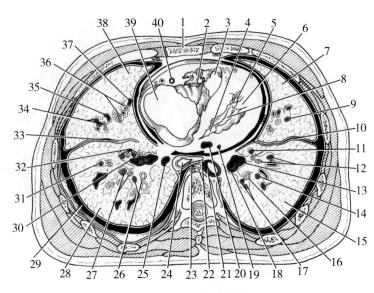

图 15-16　经四腔心下部的横断层

注：1. 胸骨体；2. 三尖瓣；3. 右心室；4. 左心房；5. 前乳头肌；6. 后乳头肌；7. 左肺上叶；8. 左心室；9. 下舌段、动脉；10. 左肺斜裂；11. 左肺内侧底段支气管、动脉；12. 左肺前底段支气管、动脉；13. 左底段上静脉；14. 左肺外侧底段动脉；15. 左肺下叶；16. 左肺外后底段支气管；17. 左肺后底段动脉；18. 左底段下静脉；19. 左冠状动脉旋支；20. 心大静脉；21. 胸主动脉；22. 奇静脉和胸导管；23. 奇静脉食管隐窝；24. 食管；25. 右底段下静脉；26. 右肺后底段支气管、动脉；27. 右肺外侧底段支气管、动脉；28. 右肺下叶；29. 胸膜腔；30. 右底段上静脉；31. 右肺前底段支气管和动脉；32. 右肺内侧底段支气管、动脉；33. 右肺斜裂；34. 外侧段支气管、动脉；35. 外侧段静脉；36. 内侧段支气管、动脉；37. 内侧段静脉；38. 右肺中叶；39. 右心房；40. 右冠状动脉

成三尖瓣复合体。左心房经左房室口连通左心室，有二尖瓣环及其相连的二尖瓣前瓣、后瓣附着。在横断层面上的心室出现较恒定，右心室常见于第2至第5肋间，左心室常见于第3至第5肋间，右房室口出现于第3至第5肋间，左房室口出现于第3至第4肋间，这些平面有助于选择最佳断层来显示所要重点观察的结构。室间隔肌部呈斜"一"形，与正中矢状面约呈45°角，其内膜深面分别有左、右束支通过，损伤后可造成传导阻滞。左心房在靠近左房室口处的位置最低，在经此处的横断层面上，由于左心房的右侧部消失，因此左心房显得明显缩小。

五、经三腔心上部的横断层

切面制作：通过第7至第8胸椎体之间的椎间盘，经左、右心室和右心房的横断层面。

解剖观察（图15-17）：在纵隔内，左心房消失，仅剩下左、右心室和右心房，故称为三腔心。右心房位于右后方，壁薄，与下腔静脉口相连通，其内有下腔静脉

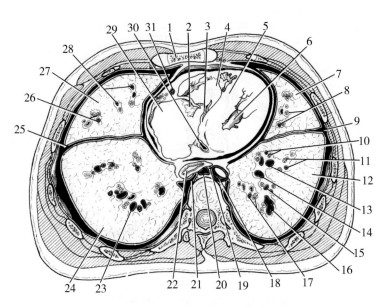

图 15-17 经三腔心上部的横断层

注：1. 胸骨体；2. 三尖瓣前瓣；3. 三尖瓣后瓣；4. 右心室；5. 室间隔；6. 左心室；7. 左肺下舌段；8. 下舌段支气管和动脉；9. 左肺斜裂；10. 内侧底段支气管和动脉；11. 前底段支气管和动脉；12. 左肺下叶；13. 内侧底段静脉；14. 前底段静脉；15. 外侧底段支气管和动脉；16. 外侧底段静脉；17. 后底段支气管和动脉；18. 胸主动脉；19. 胸导管；20. 奇静脉；21. 奇静脉食管隐窝；22. 食管；23. 后底段静脉；24. 右肺下叶；25. 右肺斜裂；26. 外侧段支气管和动脉；27. 右肺中叶；28. 内侧段支气管和动脉；29. 右心房；30. 冠状窦；31. 右冠状动脉

瓣附着。冠状窦口位于下腔静脉口与右房室口之间，在冠状窦口后缘有冠状窦瓣，出现率为70%。右心房经右房室口连通右心室，右心室腔小，呈三角形，其内膜上有丰富的肉柱及乳头肌而显得凹凸不平。左心室壁厚、腔窄小，腔内可见高低不平的肉柱及乳头肌。在脊柱前方的食管和奇静脉之间，右侧胸膜腔可伸入两者之间形成奇静脉食管隐窝，此隐窝突向左侧，向上到达奇静脉弓，向下到达膈肌；奇静脉食管隐窝的深度因胸廓的发育程度不同而不同，青年人的胸腔前后径小，隐窝较浅，而老年人且患肺气肿者的隐窝较深，影像检查和食管癌手术时应加以注意。

六、经三腔心下部的横断层

切面制作：通过第8胸椎体，经左、右心室和右心房的横断层面。

解剖观察（图15-18）：在纵隔内，心呈现3个腔，右心房位于右后方，心腔缩小，下腔静脉穿过心包开口于此处；右房室口连通右心房和右心室，房室口附着有三尖瓣，三尖瓣的后瓣、隔侧瓣的位置较低，与右心房的最底部处于同一平面。

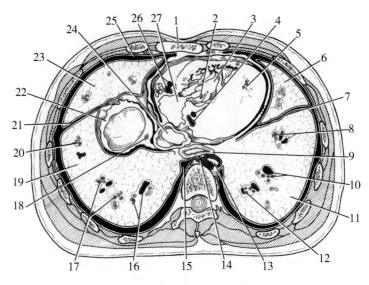

图 15-18　经三腔心下部的横断层

注：1. 胸骨体；2. 三尖瓣；3. 右心室；4. 右冠状动脉后室间支和心中静脉；5. 左心室；6. 左肺下舌段；7. 左肺斜裂；8. 前底段支气管和血管；9. 食管；10. 外侧底段支气管和血管的分支；11. 左肺下叶；12. 后底段支气管和血管的分支；13. 胸主动脉；14. 奇静脉；15. 奇静脉食管隐窝；16. 后底段支气管和血管；17. 外侧底段支气管和血管；18. 心包膈血管和膈神经；19. 右肺下叶；20. 前底段支气管和血管；21. 右肺斜裂；22. 膈右穹隆；23. 右肺中叶；24. 下腔静脉；25. 胸膜腔；26. 右冠状动脉和心小静脉；27. 右心房

　　左心室壁厚、腔浅小，内膜上有大小不等的肉柱。食管位于下腔静脉的左后方，与脊柱之间有奇静脉和胸主动脉；在胸主动脉的后方可见副半奇静脉与奇静脉的吻合弓，易与后纵隔淋巴结相混淆。

第三节　人体胸部纵隔的冠状断层解剖

　　胸部常以腋中线为基线制作冠状断层，以此基准层面向前、后方连续断层，一般层厚10 mm。按照临床冠状断层的显示方位，常从其前面观察断层结构。

一、经右心室流出道的冠状断层

　　切面制作：通过胸骨柄和胸锁关节，经右心室流出道的冠状断层。

　　解剖观察（图15-19）：在纵隔内，上纵隔位于胸骨柄的下方，由胸腺和脂肪组织、淋巴结充填。胸腺分为左、右叶，呈不对称性的扁条状，新生儿和幼儿的胸腺相对较大，重量达10~15 g，性成熟后胸腺发育至最高峰，重量达25~40 g，随后逐

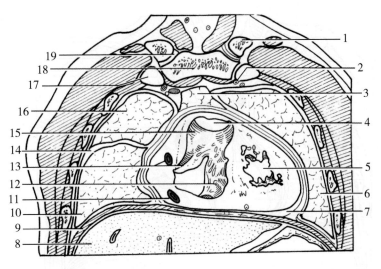

图 15-19　经右心室流出道的冠状断层

注：1. 锁骨；2. 胸廓内动脉；3. 胸腺；4. 肺动脉口；5. 左心室；6. 左肺上叶；7. 心包腔；8. 肝右叶；
9. 膈；10. 右肺中叶；11. 右冠状动脉；12. 三尖瓣隔侧瓣；13. 三尖瓣前尖及右冠状动脉；14. 水平裂；
15. 右心室流出道；16. 右肺上叶；17. 第 1 肋；18. 胸骨柄；19. 胸锁关节

渐萎缩，常被结缔组织替代；胸腺也可伸入颈部，尤其是小儿，胸腺肿大时可压迫头臂静脉、主动脉弓和气管，出现发绀和呼吸困难等症状。下纵隔内主要是心及其周围的心包，心的2/3位于人体正中线的左侧，1/3位于人体正中线的右侧。左心室位于心的左侧，有较厚的室壁，内膜上有丰富的肉柱而显得凹凸不平。右心室位于右侧，其下半部分的内膜上有明显隆起的乳头肌；在右房室口有三尖瓣的前瓣、后瓣、隔侧瓣附着，前瓣的位置较后瓣高，隔侧瓣靠近内侧，三尖瓣通过腱索连于右心室壁上的乳头肌。前瓣的左上方为右心室流出道，内膜光滑无隆起，向左上方延伸，与肺动脉口相连。

二、经右心房固有心房的冠状断层

切面制作：通过肺动脉根部，经右心房固有心房的冠状断层。

解剖观察（图15-20）：在纵隔内，上纵隔结构主要是胸腺、纵隔前淋巴结、脂肪组织和胸廓内血管等，纵隔前淋巴结位于出入心的大血管和心包的前方，引流胸腺、心包、心和纵隔胸膜的淋巴，淋巴结的大小不等，临床上纵隔前淋巴结肿大的短横径阈值为8 mm，纵隔淋巴结平均短横径阈值为10 mm，各部分淋巴结肿大的诊断阈值不同，可以提高纵隔淋巴结病变的诊断率。下纵隔的左心室壁厚，心腔壁面凹凸不平，连于二尖瓣前瓣的腱索行向右下方，与左心室的前乳头肌相连。右心房位

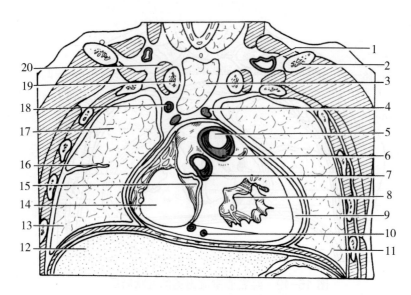

图 15-20　经右心房固有心房的冠状断层

注：1. 左锁骨下静脉；2. 锁骨；3. 胸腺；4. 前纵隔淋巴结；5. 肺动脉口；6. 肺动脉瓣；7. 主动脉口；8. 二尖瓣前瓣；9. 心包腔；10. 右冠状动脉和心中静脉；11. 左肺上叶；12. 肝右叶；13. 右肺中叶；14. 右心房；15. 三尖瓣隔侧瓣；16. 水平裂；17. 右肺上叶；18. 胸廓内动脉；19. 锁骨；20. 胸锁乳突肌

于心的右下方，壁薄，向上方延伸形成右心耳，心腔内壁上有粗糙不平的梳状肌。升主动脉根部和肺动脉干根部位于右心房和左心室两者之间的上方，其向下方分别延续为主动脉口和肺动脉口。

三、经升主动脉的冠状断层

切面制作：通过左、右头臂静脉，经升主动脉和主动脉口的冠状断层。

解剖观察（图15-21）：在纵隔内，上纵隔内的胸腺消失，气管位于人体正中线上，其外下方有斜行的左、右头臂静脉，两者向下方汇合成下腔静脉，垂直下行注入右心房。右心房腔较上一层面明显缩小，心腔内壁变光滑，可见冠状窦口开口于右心房的左下壁。左心室流出道斜向右上方，经主动脉口与升主动脉相延续，主动脉口附着有主动脉瓣的右、后半月瓣，分别与升主动脉根部之间形成主动脉右、后窦，其中主右窦内有右冠状动脉的起始处。升主动脉先行向右上方，在胸骨角平面转行向左上方；在升主动脉凸向右侧处，与上腔静脉之间有心包腔分隔，在影像诊断时要注意与主动脉夹层动脉瘤相鉴别。肺动脉干位于升主动脉的左侧和主动脉弓的下方，与主动脉弓之间为主动脉肺动脉窗，高度为1.0~1.5 cm，内有动脉韧带（或动脉导管）、左喉返神经、淋巴结等，是影像诊断动脉导管未闭的检查部位。

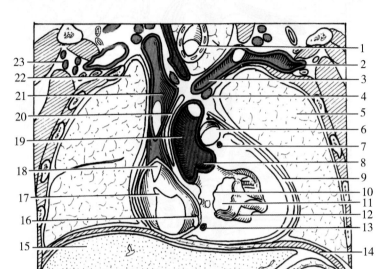

图 15-21　经升主动脉的冠状断层

注：1. 气管与甲状腺；2. 左锁骨下静脉；3. 左头臂静脉；4. 左上气管旁淋巴结；5. 左肺上叶；6. 肺动脉干；7. 左冠状动脉；8. 主动脉瓣；9. 心包腔；10 二尖瓣前瓣；11. 左心室；12. 二尖瓣后瓣；13. 右冠状动脉；14. 膈；15. 肝右叶；16. 冠状窦口；17. 右心房；18. 上腔静脉口；19. 升主动脉；20. 心包腔；21. 上腔静脉；22. 右肺上叶；23. 右头臂静脉

四、经左心房的冠状断层

切面制作：通过肺动脉杈，经左心房的冠状断层。

解剖观察（图15-22）：在纵隔内，上纵隔内的气管呈椭圆形，其周围分布有数个气管旁淋巴结；主动脉弓位于气管的左下方，自动脉弓的凸侧发出左颈总动脉。气管旁淋巴结以主动脉弓上缘为界分为气管旁上、下淋巴结，按照纵隔淋巴结的ATS淋巴结分区方法将其分为2区和4区，又以正中线为界将其分为2R、2L和4R、4L区；主动脉外侧和下方的淋巴结为5区淋巴结。食管位于气管的左上方，呈半月形，在活体影像上食管随充盈状况其形态变化较大。肺动脉干及其左、右肺动脉的分叉处呈长椭圆形，左肺动脉起始处较右肺动脉高。左肺动脉起始处与主动脉弓下方的裂隙为心包上隐窝的主动脉前隐窝，心包上隐窝为围绕于主动脉弓周围的心包腔部分，其向前、后方延伸分别形成前、后隐窝，在影像检查时易误诊为血管等结构，主动脉前隐窝易与肿大的胸腺和前纵隔淋巴瘤相混淆，后隐窝易与淋巴结相混淆。上腔静脉位于右肺动脉的右侧，垂直向下走行，其上部有奇静脉注入处。下腔静脉穿过

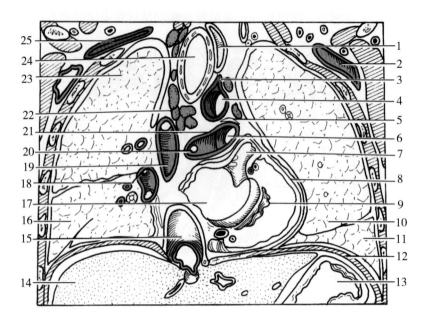

图 15-22　经左心房的冠状断层

注：1. 食管；2. 左锁骨下静脉；3. 左颈总动脉；4. 主动脉弓；5. 心包横窦；6. 左肺动脉；7. 左心耳；8. 心包腔；9. 左心室；10. 左肺上叶；11. 左肺下叶；12. 膈；13. 胃；14. 肝右叶；15. 下腔静脉；16. 右肺中叶；17. 左心房；18. 右肺中叶动脉；19. 上腔静脉；20. 右肺动脉；21. 肺动脉杈；22. 气管旁淋巴结；23. 右肺上叶；24. 气管；25. 右锁骨下动脉

膈肌的腔静脉孔向上走行，与上腔静脉共同注入右心房。左心房壁薄、腔大，位于下纵隔的中部，其向左上方延伸形成左心耳，内有粗糙不平的梳状肌。左心室明显缩小，位于下纵隔的左下方，心壁厚，心腔壁上有隆起的肉柱。

第四节　人体胸部纵隔的矢状断层解剖

胸部常以人体正中线为基线，通过前、后正中线制作矢状断层，以此基准层面向左、右侧连续断层，一般层厚10 mm。按照临床矢状断层的显示方位，常从其左侧面观察断层结构（刘树伟，2006）。

一、经左心室前乳头肌的矢状断层

切面制作：通过左胸锁关节，经左心室前乳头肌的矢状断层。

解剖观察（图15-23）：在纵隔内，心占据下纵隔的大部分，主要由左心室和小部分右心室构成。左心室壁厚、腔小，心腔内壁有凹凸不平的肉柱和乳头肌，其中

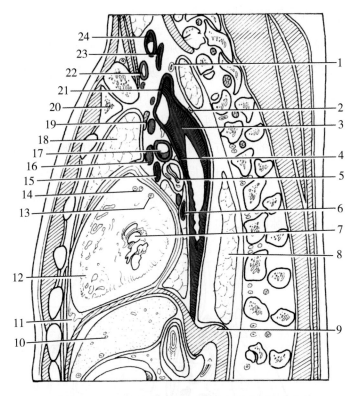

图 15-23　经左心室前乳头肌的矢状断层

注：1. 胸导管；2. 副半奇静脉；3. 主动脉弓；4. 左迷走神经；5. 左主支气管；6. 左下肺静脉；7. 前乳头肌；8. 左肺下叶；9. 膈；10. 肝左外叶；11. 心包腔；12. 右心室；13. 心大静脉；14. 左冠状动脉前室间支；15. 左上肺静脉；16. 气管支气管上淋巴结；17. 左肺动脉；18. 左肺上叶；19. 左膈神经；20. 胸骨柄；21. 左锁骨下动脉；22. 左头臂静脉；23. 椎动脉；24. 左颈总动脉

较大的隆起为前乳头肌；左心室借室间隔与其前下方的右心室相分隔。心包包裹于心的外周，在第4至第6肋软骨下缘之间与胸前壁直接相贴，此区域称为心包裸区，是临床上进行心包腔穿刺的部位，在此穿刺可避免损伤胸膜和肺。左肺根结构位于心、主动脉弓和胸主动脉之间，左主支气管的上方为左肺动脉，左肺上、下静脉分别位于其前方和下方；肺门淋巴结呈椭圆形，有数个分散于左主支气管和肺动、静脉周围，引流肺内的淋巴。左锁骨下动脉自主动脉弓发出，其起始处高于胸骨角平面13.8~30.2 mm，距离胸前壁表面56.8~71.2 mm；主动脉弓发出左锁骨下动脉后，向下至第4胸椎体延续为胸主动脉，其后方紧邻左侧胸膜腔。

二、经左心耳的矢状断层

切面制作：通过左颈总动脉起始处和膈食管裂孔，经左心耳的矢状断层。

解剖观察（图15-24）：在纵隔内，上纵隔内的主动脉弓位于胸骨柄与食管之间，后方平对第3至第4胸椎体之间的椎间盘，向上方发出左颈总动脉；左颈总动脉距离胸前壁表面46.4~57.6 mm。左头臂静脉走行于左颈总动脉的前方，平对胸骨柄上缘。胸腺位于主动脉弓的前下方，可见其向下延伸到前纵隔，并被左肺上叶的一部分所掩盖。心位于中纵隔内，自前向后为右心室前壁、右心室腔、室间隔、左心室腔、左心室后壁。右心室腔的下部为流入道，心腔壁上有明显隆起的肉柱及乳头肌；上部为流出道即动脉圆锥，向上方经肺动脉口与肺动脉干相连。左心室腔壁上

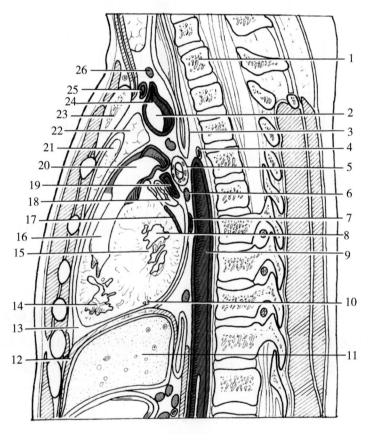

图 15-24　经左心耳的矢状断层

注：1. 第1胸椎椎体；2. 主动脉弓；3. 食管；4. 胸导管；5. 左主支气管；6. 隆嵴下淋巴结；7. 左下肺静脉；8. 左心室；9. 胸主动脉；10. 心中静脉；11. 肝左外叶；12. 膈；13. 心包腔；14. 右心室；15. 二尖瓣前瓣；16. 动脉圆锥；17. 右冠状动脉；18. 左心耳；19. 左上肺静脉；20. 肺动脉干；21. 胸腺；22. 左肺上叶；23. 胸骨柄；24. 左颈总动脉；25. 左头臂静脉；26. 锁骨上淋巴结

有隆起的肉柱及乳头肌，二尖瓣前瓣通过腱索连于乳头肌。左心耳位于肺动脉干的后方，其前下方与左心室之间可见左冠状动脉走行；后上方有左肺上静脉和左主支气管及其周围的淋巴结。胸主动脉自第5胸椎体前方下行，向下方穿主动脉裂孔延续为腹主动脉。

三、经升主动脉根部的矢状断层

切面制作：通过人体正中线，经升主动脉根部的矢状断层。

解剖观察（图15-25）：在纵隔内，上纵隔内的主动脉弓位于胸骨柄和胸腺的后方，其后方紧邻气管；气管位于正中矢状面上，向下分为左、右主支气管，气管分

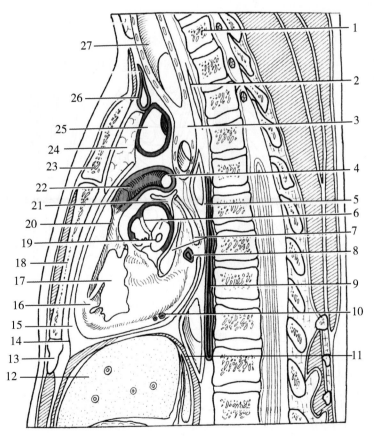

图 15-25　经升主动脉根部的矢状断层

注：1. 第1胸椎椎体；2. 右胸膜腔；3. 左主支气管；4. 右肺动脉；5. 食管；6. 主动脉瓣前半月瓣；7. 左心房；8. 心大静脉；9. 奇静脉；10. 心中静脉；11. 膈；12. 肝左外叶；13. 剑突；14. 纤维心包；15. 心包腔；16. 右心室前乳头肌；17. 右心室；18. 胸骨体；19. 主动脉瓣后半月瓣；20. 动脉圆锥；21. 心包横窦；22. 肺动脉干；23. 胸骨柄；24. 胸腺；25. 主动脉弓；26. 左头臂静脉；27. 气管

叉处的气管隆嵴平对第5胸椎体的中1/3处。右心室位于中纵隔的前部，呈倒置的漏斗形，其缩窄处为流出道即动脉圆锥，向上方经肺动脉口与肺动脉干相连。肺动脉干走行向后上方，在主动脉弓的下方分为左、右肺动脉。在右心室流出道即动脉圆锥的后方依次可见升主动脉根部和左心房，在升主动脉根部可见主动脉瓣及其与血管壁之间形成的主动脉窦；左心房的后方与食管相邻，其间有心包分隔。在升主动脉和肺动脉干后方与左心房前方之间的裂隙为心包横窦，呈"Y"形，是心直视手术阻断升主动脉和肺动脉干血流的部位；食管位于左心房的后方，两者之间的裂隙为心包斜窦，是平卧位时心包腔内液体易聚积的部位。在第5至第10胸椎体高度，奇静脉走行于食管与脊柱之间，向上方形成奇静脉弓注入上腔静脉。

四、经主动脉口的矢状断层

切面制作：通过右心室和左心房，经主动脉口的矢状断层。

解剖观察（图15-26）：在纵隔内，以胸骨角与第4胸椎体下缘连线的平面分为

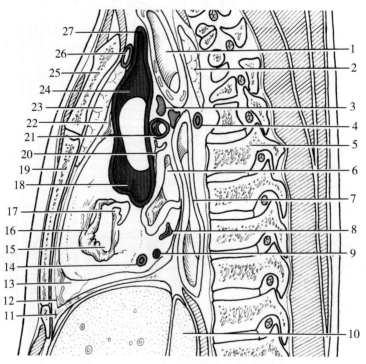

图 15-26　经主动脉口的矢状断层

注：1. 气管；2. 右肺上叶；3. 隆嵴下淋巴结；4. 奇静脉；5. 第6胸椎椎体；6. 左心房；7. 食管；8. 心大静脉；9. 右冠状动脉后室间支；10. 肝尾状叶；11. 膈；12. 纤维性心包；13. 心包腔；14. 心中静脉；15. 右心室；16. 三尖瓣前瓣；17. 三尖瓣后瓣；18. 主动脉瓣；19. 胸骨体；20. 心包横窦；21. 右肺动脉；22. 心包上隐窝；23. 胸腺；24. 主动脉弓；25. 胸骨柄；26. 左头臂静脉；27. 头臂干

上、下纵隔。上纵隔内的头臂干自主动脉弓发出，约57.1%的头臂干在主动脉口矢状层面上发出，约42.9%的头臂干在正中矢状面上发出；头臂干的前方有左头臂静脉，后方是气管及其分出的右主支气管。胸腺位于胸骨柄的后方，其下端伸至胸骨体上部与右心室上部之间。心占据下纵隔的绝大部分，右心室位于心的前部，心腔内可见三尖瓣的前、后瓣分别贴于右心室的前、后壁上。主动脉弓向下方与升主动脉、主动脉口相连，在主动脉口处附着有主动脉瓣的右、后半月瓣，与血管壁之间形成主动脉右、后窦，防止血液逆行流动。右肺动脉位于升主动脉的后方，与左心房之间的裂隙为心包横窦。在第5至第9胸椎体前方可见食管胸段偏向右侧的部分，其前方为左心房，两者之间有心包分隔，临床上可通过钡餐观察左心房与食管的位置关系来判断左心房是否扩大。

五、经左、右心房及房间隔的矢状断层

切面制作：通过右胸锁关节，经左、右心房及房间隔的矢状断层。

解剖观察（图15-27）：在纵隔内，下纵隔内心的右心室消失，大部分结构为

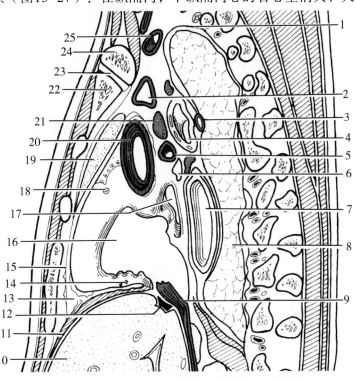

图 15-27　经左、右心房及房间隔的矢状断层

注：1.胸膜顶；2.左头臂静脉；3.奇静脉；4.右主支气管；5.右肺动脉；6.心包斜窦；7.食管；8.右肺下叶；9.下腔静脉；10.肝左外叶；11.膈；12.肝左静脉口；13.心包腔；14.右冠状动脉后室间支；15.纤维性心包；16.右心房；17.左心房；18.右冠状动脉；19.胸腺；20.升主动脉；21.隆嵴下淋巴结；22.胸骨柄；23.胸锁关节；24.锁骨；25.右锁骨下动脉

壁薄、腔大的右心房，其后下方有下腔静脉注入。左心房位于右心房的后上方，两者之间有房间隔分隔；房间隔上的凹陷部分为卵圆窝，是房间隔缺损的好发部位。食管位于左心房的后方，两者之间的心包腔部分为心包斜窦。升主动脉的部分右侧壁位于右心房的上方，升主动脉的前方为胸腺，上方为左头臂静脉，后方有右肺动脉、右主支气管及其周围的淋巴结。

六、经上腔静脉口的矢状断层

切面制作：通过右心房，经上腔静脉口的矢状断层。

解剖观察（图15-28）：在纵隔内，上纵隔内的右头臂静脉与左头臂静脉在第1胸肋关节后方汇合形成上腔静脉，在垂直下行过程中，其后壁有奇静脉注入。下纵隔内的上腔静脉在第3肋软骨水平，自右心耳后方经上腔静脉口注入右心房。右心房

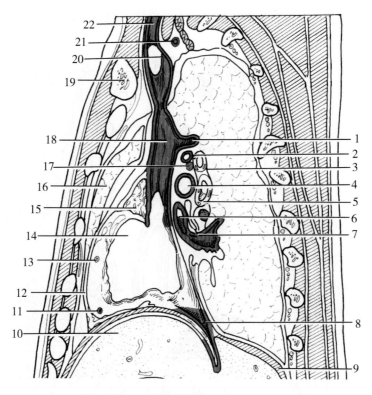

图 15-28　经上腔静脉口的矢状断层

注：1.奇静脉弓; 2.右肺上叶动脉; 3.右肺上叶支气管; 4.右肺动脉; 5.中间支气管; 6.右上肺静脉; 7.右下肺静脉; 8.下腔静脉; 9.膈; 10.肝右叶; 11.右冠状动脉右缘支; 12.纤维性心包; 13.右冠状动脉; 14.右心房; 15.右心耳; 16.右肺中叶; 17.右肺门淋巴结; 18.上腔静脉; 19.锁骨; 20.右锁骨下静脉; 21.右锁骨下动脉; 22.右颈内静脉

壁薄、腔大，分为前部的固有心房和后部的腔静脉窦，固有心房的腔面有梳状肌附着而显得粗糙不平，腔静脉窦的腔面光滑，分别有上、下腔静脉注入，在下腔静脉口处有下腔静脉瓣附着。右肺根位于上腔静脉的后方，其上方有奇静脉弓跨越注入上腔静脉；右肺根内主要结构自上而下依次为右肺上叶支气管、右肺动脉、右肺中间支气管和右肺上静脉、右肺下静脉。

第五节　相关解剖与临床要点

一、三个心长轴切面的临床用途

（1）左心室长轴切面可以观察主动脉根部的内径及运动变化，左心室前壁的厚度、活动及右心室的大小；可以观察二尖瓣、主动脉瓣的形态及开闭活动，室间隔与左心室后壁的活动及厚度、主动脉前壁与室间隔的连续性。

（2）右心室流入道、流出道长轴切面分别观察右心室流入、流出途径的情况，三尖瓣、肺动脉瓣的形态及开闭活动，右心室壁的活动状况。

二、四个心短轴切面的临床用途

（1）主动脉瓣（心底）短轴切面可以观察主动脉瓣的厚度、回声强度及开闭的活动状况，确定主、肺动脉起始部位的相互关系，观察室上嵴的厚度及连续性、左心房及左心耳的透声性。

（2）二尖瓣短轴切面可以观察二尖瓣的回声及开闭过程，测量二尖瓣口的面积，明确是否有二尖瓣前叶裂，室间隔的厚度和左心室壁的活动是否协调。

（3）左心室乳头肌短轴切面可以观察左心室壁的活动是否协调，明确乳头肌的位置及数目。

（4）心尖短轴切面可以观察室间隔和左心室壁心尖段的厚度及活动情况，观察心尖部左心室内有无附壁血栓。

三、三个心尖心腔切面的临床用途

（1）心尖四腔心切面可以观察心房、心室腔的大小，二、三尖瓣的回声及开闭状态；观察房间隔和室间隔的连续性，以及十字交叉结构的完整性；观察肺静脉入口的数目和血流波形，明确左、右心腔内有无异常回声，心室壁的运动状况和心包腔内有无积液。

（2）心尖五腔心切面可以观察左心室流出道内有无异常结构、主动脉前壁与室间隔的连续性，测量主动脉瓣口的血流量。

（3）心尖二腔心切面可以观察左心房、左心室前壁、左心室下壁、心尖部厚度及运动状况，二尖瓣及乳头肌的结构。

四、胸骨上主动脉弓长轴切面的临床用途

胸骨上主动脉弓长轴切面可以观察升主动脉、主动脉弓、胸主动脉和主动脉弓上发出的头臂干、左颈总动脉、左锁骨下动脉，明确有无主动脉瓣及瓣上狭窄。

五、胸部纵隔断层解剖的临床用途

（1）纵隔横断层的CT可以观察心包疾病，心包炎引起的心包腔积液，慢性心包炎引起的心包不规则增厚或钙化；心脏肿瘤，增强CT可显示心腔内和邻近心的肿块，表现为高密度的心腔内呈低密度的充盈缺损；缺血性心肌病、心肌梗死、心室壁瘤，CT可显示心壁的厚度及心腔的大小，增强后可见无强化或低密度区；主动脉的动脉瘤和主动脉夹层等血管性病变，CT可以直接显示血管腔的大小，主动脉夹层的钙化内膜片及真、假腔；原发性心肌病，观察心腔有无扩大或缩小，鉴别扩张型心肌病和肥厚型心肌病，增强CT可显示心肌的厚薄及乳头肌情况；先天性或获得性心脏病，难以显示房间隔、室间隔缺损和瓣膜病缺损的大小、部位和瓣膜损伤情况，可以显示继发性的心房、心室增大和瓣膜的钙化；冠状动脉粥样硬化性心脏病，超高速CT（即电子束CT）可以通过检测冠状动脉钙化来判断冠状动脉粥样硬化的情况，观察冠状动脉的解剖结构和测定心肌灌注情况（Melotti et al.，2018）。

（2）纵隔横断、冠状、矢状断层的MRI可以观察大血管病变，显示主动脉的异常缩窄或扩张和上、下腔静脉的狭窄或梗阻，对主动脉夹层可以显示真、假腔和内膜片；先天性心脏病，MRI可以直接显示房间隔、室间隔的缺损和主动脉骑跨、转位等复杂畸形，同时显示心腔大小和心壁厚度的变化，磁共振可显示血液的异常分流和反流信号；心肌病变，MRI可直接显示原发性心肌病的心肌纤维和心腔大小、心室壁厚度及心肌信号改变，对心肌病变的诊断有较高价值，对继发性心肌病变如心肌梗死、心室壁瘤、瘤内血栓形成等，根据原发病变的不同，心肌MRI信号改变各有特点；心脏肿瘤，原发性左心房黏液瘤自旋回波脉冲序列呈均匀或不均匀的中高信号并伴有心动周期改变，右心房壁恶性肿瘤自旋回波脉冲序列呈混杂信号，以中高信

号为主，继发性肿瘤多为转移性瘤，侵犯心包可有心包腔积液，侵犯心肌可有心律失常或心力衰竭，累及大血管可导致上腔静脉、下腔静脉或肺动脉狭窄阻塞等，MRI可显示病灶及继发性的异常改变；心包病变，MRI可显示心包的先天变异如心包缺损、心包囊肿等，心包炎性改变表现为心包腔积液、心包增厚和钙化，心包肿瘤可见心包腔异常的软组织信号；冠状动脉硬化性心脏病，磁共振血管成像可显示冠状动脉的主要分支，冠状动脉是否狭窄和血流异常；心功能的评价和定量分析，包括全心室功能评估、左右心室局部功能评估、室壁压力的测定、瓣膜狭窄或反流程度和分流量的评估等（曹勇，2019）。

（新乡医学院　付升旗）

参考文献

［1］凌凤东，林奇.心脏临床解剖学［M］.西安：陕西科学技术出版社，1996.

［2］张梅.超声标准切面图解［M］.北京：人民军医出版社，2013.

［3］王振宇，徐文坚.人体断层影像解剖学［M］.4版.北京：人民卫生出版社，2016.

［4］刘树伟.人体断层解剖学［M］.北京：人民军医出版社，2006.

［5］刘树伟.断层解剖学［M］.3版.北京：高等教育出版社，2017.

［6］付升旗，徐国成.断层解剖学［M］.3版.北京：高等教育出版社，2019.

［7］唐浩，黄昊.超声心动图联合CT血管造影成像诊断心脏二尖瓣脱垂的临床价值［J］.中国CT和MRI杂志，2019，17（6）：73-75.

［8］曹勇，吴帆，李琼，等.右心室功能的心脏MR成像评价［J］.现代医用影像学，2019，28（4）：718-721.

［9］MELOTTI E，TRABATTONI D，MUSHTAQ S，et al. Diagnostic performance of coronary CT angiography carried out with a novel whole-heart coverage high-definition CT scanner in patients with high heart rate［J］. Intermational Journal Cardiogy，2018，257：325-331.

第十六章

心的脂肪

心脂肪组织（cardiac adipose tissue）包括心脂肪垫、心外膜脂肪和心血管周围的脂肪。心脂肪垫属于大体解剖内容，肉眼可观察到。心外膜脂肪是位于心肌与脏层心包之间的特殊内脏脂肪组织，其研究文献最多，其次是心血管周围的脂肪，在很多情况下，心外膜脂肪组织和心血管周围脂肪组织不易明显分开。

第一节　心脂肪垫

心脂肪垫是指心脏外面底部聚集的脂肪组织。共有三个，第一个位于右肺静脉和左心房交界处，第二个位于下腔静脉和左心房交界处，第三个位于主动脉根部和上腔静脉根部。迷走神经的传出纤维先进入第三脂肪垫，再进入第一脂肪垫，最后进入第二脂肪垫，之后再分布到两侧心房。某些迷走神经纤维绕过第三脂肪垫直接进入第一、第二脂肪垫或直接到达心房肌。切除犬的第三脂肪垫，即可去除窦房结和房室结的主要迷走神经支配（夏阳 等，2009）。刺激第一脂肪垫主要引起窦房结兴奋，而刺激第二脂肪垫主要引起房室结兴奋（Sampaio et al.，2003）。

第二节　心外膜脂肪组织

一、心外膜脂肪组织的分布

心外膜脂肪组织（epicardial adipose tissue，EAT）是位于心肌和脏层心包之间的脂肪组织。EAT要与心包旁脂肪（位于纤维心包的外层）和心周脂肪（心包旁脂肪和浆膜心包壁层以内所有脂肪的总和）（Wong et al.，2017；Iacobellis，2015）相区别。心脏异位脂肪、心包内脂肪、心包外脂肪、纵隔脂肪和胸内脂肪等术语都曾被用来描述心周脂肪（Wong et al.，2017）。

EAT包绕在心肌和心的血管周围，与心肌之间无筋膜分隔，因此部分EAT可以向心肌内延伸（图16-1，图16-2）。EAT覆盖心脏超过3/4的面积，约占心表面的80%（也有报道占56%~100%），占心脏总质量的20%左右，约占全身质量的0.02%，其厚度0~13.6 mm不等，是心脏的内脏脂肪库。EAT呈不对称性分布，主要在右心室游离壁、前壁和左心室心尖部分布，较少位于心房游离壁和心耳周围。在房室沟、室间沟和冠状动脉血管外膜周围聚集显著（图16-3）。在成人心，积聚的脂肪也可以从心外膜表面一直延伸入心肌。

EAT由冠状动脉分支提供血液供应，虽然尚未证实EAT和心肌之间存在直接微循环连接，但EAT和冠状动脉壁之间存在滋养血管。EAT可释放多种炎性因子，与多种心血管和代谢性疾病有关。EAT属于内脏组织，起源于胚外中胚层，与肠系膜、大网

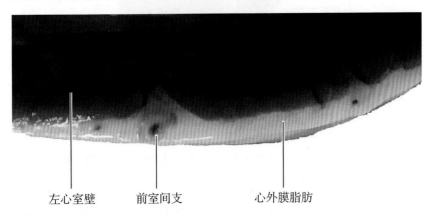

左心室壁　　　前室间支　　　心外膜脂肪

图 16-1　人心前壁横切面（示心外膜下脂肪组织）

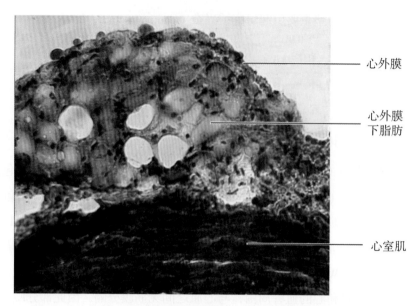

心外膜

心外膜
下脂肪

心室肌

图 16-2　大鼠心外膜脂肪组织切片（油红 O 脂肪染色，×40）

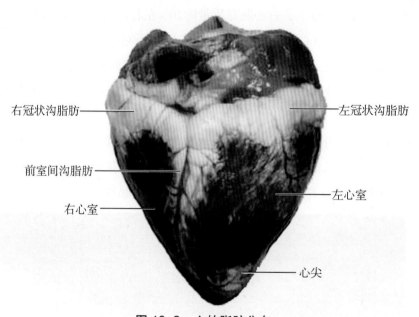

右冠状沟脂肪　　　　　　　　　　　　　　左冠状沟脂肪

前室间沟脂肪

右心室　　　　　　　　　　　　　　　　　左心室

心尖

图 16-3　心的脂肪分布

膜脂肪组织相同，都是由胚胎时期的棕色脂肪组织发育而来的。EAT由白色脂肪细胞、前脂肪细胞、间质–血管细胞，以及神经节细胞、神经细胞和免疫细胞组成，其中的脂肪细胞体积较小。EAT蛋白含量较高，内含丰富的解偶联蛋白1，而解偶联蛋白1可通过产热维持心脏温度及其能量稳态（Sacks et al., 2009）。

用大体解剖学方法直接测量心外膜脂肪组织的厚度存在一定的难度，目前测量心外膜脂肪厚度的方法大多是利用影像学技术测量，通过测量右心室游离壁处的心外膜脂肪来反映心脏外膜的脂肪情况。由于冠状动脉主干之一通过左冠状沟，所以有学者认为此处长轴水平的脂肪厚度更能准确评估其与冠状动脉疾病的关系。

心脂肪量的多少与体形胖瘦没有明显关联，有些瘦的患者心脂肪量非常丰富，而有些胖的患者心周围脂肪却非常少。而有研究证明，冠状动脉钙化程度是心脂肪堆积量的表征。心周围的脂肪层可以帮助预测慢性肾病患者的死亡风险，心周围堆积的脂肪量越大，患者死亡风险越高。新近研究显示，EAT与心房颤动的关系密切。

由于个体间体表面积差异较大，多数肥胖患者脂肪集中分布在腹部与臀部，分布在内脏的脂肪组织，尤其是心外膜脂肪并不一定成比例增加。为了校正二者之间的个体差异，采用单位体表面积心外膜脂肪体积［即心外膜脂肪体积（EFV）与体表面积的比值（EFVi）］能够减少个体差异对研究结果的影响。刘正兵等（2018）利用计算机体层血管成像（CTA）检测结果显示，冠心病组的EFV为（128.91±52.22）cm^3、EFVi为（74.12±28.77）cm^3/cm^2，均高于非冠心病组［EFC为（76.14±30.40）cm^3、EFVi为（45.41±16.97）cm^3/cm^2］。证明EFVi可以作为冠心病风险及冠状动脉血管正性重构的重要预测因子。钱钢等（2018）证明EVF随冠状动脉狭窄程度增加呈递增趋势，随冠状动脉钙化的积分升高而递增。这一结果显示EVF与冠状动脉狭窄和钙化相关。

2020年袁帅等对4049例患者的影像学检测结果进行Meta分析显示，超声心动图结果显示冠心病组最大EAT厚度为（12.21±2.62）mm，最小为（2.22±1.86）mm；非冠心病组最大EAT厚度为（9.92±1.37）mm，最小为（1.8±1.4）mm。结果提示，冠心病组患者EAT厚度明显高于非冠心病组患者（SMD=1.07，95%CI：0.75~1.38，$P<0.05$）；冠心病组患者通过CT测量的EAT厚度值也高于非冠心病组患者。以上结果说明EAT厚度应用于冠心病诊断及风险分层上有一定价值。

与皮下脂肪组织相比，EAT被认为在心房颤动的发生和发展中扮演着更重要的角色，但具体机制尚未完全阐明。

二、EAT的生理功能

EAT是一种特殊的内脏脂肪储备，是代谢活跃的内分泌及旁分泌器官，与心肌及冠状动脉具有解剖和功能上的联系，在维持心肌与冠状动脉生理性稳态中发挥重要作用。与其他脂肪库相类似，EAT还参与脂质的运输过程（Iacobellis et al.，2003）。

EAT可以分泌多种激素和细胞因子，从而影响能量糖脂代谢的动态平衡、心的结构及功能。心外膜的脂肪组织能释放大量炎性介质，如肿瘤坏死因子-α、单核细胞趋化蛋白1、白介素-1β、白介素-6、抵抗素、脂联素、网膜素、血管紧张素原、内脂素等细胞因子，可引起多种代谢异常，与冠状动脉硬化的发展密切相关；这些炎症反应被认为是冠状动脉疾病患者预防性干预，以及制定新治疗策略的潜在靶点。但在生理情况下，心外膜的脂肪组织分泌的抗炎和抗粥样硬化因子（脂联素、网膜素、肾上腺髓质素等）对心肌和冠状动脉有保护作用（Packer，2019）。EAT内含有大量炎性细胞，包括淋巴细胞（CD3+）、巨噬细胞（CD68+）及肥大细胞。Hirata等发现EAT中巨噬细胞的比例（M1/M2）与冠心病的严重程度密切相关，巨噬细胞的极化在EAT炎症现象中有重要作用。由于EAT与心肌细胞之间没有纤维筋膜分隔，所以脂肪细胞可以渗透到心肌细胞之间。脂肪细胞产生的大量炎症介质，可以直接导致冠状动脉周围炎症和冠状动脉壁平滑肌细胞增生，促使冠状动脉狭窄，改变其动态平衡，影响其舒缩功能。因此，心表面脂肪是一种具有代谢活性的组织，与冠心病的发病有一定关系。

EAT由白色脂肪和棕色脂肪构成，但EAT与棕色脂肪的功能更接近，因为高表达解偶联蛋白1基因（UCP1）、PR结构域蛋白16（PRDM16）（Gaborit，2015）与产热有关。在生理状态下，EAT可以缓冲心脏搏动对冠状动脉位置的扭曲，减少对心自主神经节和心周围神经的损害，还可以保护心免受高水平脂肪酸和相关脂毒性的影响。与其他内脏脂肪组织相比，相同质量的EAT包含的脂肪细胞更多，显示出EAT为心脏提供更强的能量供应。当心肌代谢增加时，EAT可快速释放游离脂肪酸供能以满足心肌代谢需要。另外，EAT可通过对非酯化脂肪酸水平的稳定，保护心肌免受高非酯化脂肪酸水平的损害（Sengul et al.，2013）。由于EAT含有大量的棕色脂肪，它通过氧化磷酸化参与调节心脏温度、保护心肌和对抗低温对冠状动脉造成的损害（Sacks et al.，2009；Chechi et al.，2017）。

EAT和其他内脏脂肪组织之间的主要区别是其具有更大的释放、摄取游离脂肪酸（FFA）的能力，以及较低的葡萄糖利用率。人类的EAT是个代谢活跃的器官，也是产生可能显著影响心肌和冠状动脉的生物活性分子的组织。心外膜旁分泌释放的细胞因子可以通过扩散穿越冠状动脉壁，然后分别与冠状动脉内皮细胞和血管平滑肌细胞相互作用。EAT在炎症过程中的粥样硬化斑块形成时发挥了显著作用。在严重冠状动脉疾病患者的心脏手术中发现，在EAT中存在大量的炎性渗出。免疫组织化学技术显示血管内浸润的炎性细胞有淋巴细胞（CD3+）、巨噬细胞（CD68+）和肥大细胞。然而，目前还不清楚EAT的炎症是因为动脉粥样硬化导致还是其本身的炎症状态。

综上所述，EAT的主要生理作用包括代谢、产热和机械作用。其作用有：①可快速摄取和释放游离脂肪酸（free fatty acid，FFA），对于维持冠状动脉血流中的脂肪酸稳态起重要的作用，因为它既能够吸收外周多余的FFA，使心肌及血管内皮细胞免受脂肪毒性作用，也能迅速分解脂肪为心肌细胞提供能量。脂肪酸结合蛋白4和血管活性细胞因子加速FFA进入冠状动脉内，以保证心肌的能量供应。②人类EAT高表达棕色脂肪组织特异性基因，特别是UCP1，其表达明显高于其他脂肪组织。这说明EAT和棕色脂肪一样能给心肌直接提供热量，以便在核心温度骤然下降或心肌缺血、缺氧等血流动力学紊乱时维持心功能。但EAT究竟是棕色脂肪组织还是仅发挥棕色脂肪组织产热作用尚不明确。③具有机械保护作用，可避免血管因为动脉搏动以及心脏扩张而出现的极度扭曲。

三、EAT的病理学变化

EAT的病理变化主要涉及冠状动脉病变，其物质基础包括冠状动脉与EAT密切的解剖关系和各类促炎脂肪因子失衡。机体长期能量正平衡使脂肪细胞肥大，脂肪组织表型转变和功能紊乱。即脂肪组织中巨噬细胞表型从替代活化型（M2型）向经典活化型（M1型）转变，并募集大量CD8+T细胞。M1型巨噬细胞围绕坏死的脂肪细胞和CD4+T细胞，呈现"皇冠样"组织结构（Nakamura et al.，2014）。脂肪组织内分泌、旁分泌和免疫应答等功能紊乱使脂肪因子产生和调节失衡，进而导致机体出现糖耐量减低、高血压或血脂紊乱，参与并维持机体的慢性低度炎症状态，最终促使冠心病发生、发展（Ouchin，2011）。

冠状动脉粥样硬化斑块多发于EAT丰富区域，相反，缺乏EAT覆盖的肌桥段冠状动脉则较少出现粥样硬化。炎性细胞的浸润与活化促进斑块表型由稳定向不稳定转化，甚至触发斑块破裂，导致急性心血管事件。EAT炎症标志物包括T细胞标志物（CD3）、巨噬细胞标志物（CD68）和B细胞相关因子，如转化生长因子（TGF-β_2）和多种趋化因子的配体和受体（Mazurek et al.，2003）。

EAT分泌的促炎脂肪因子可以通过激活巨噬细胞，增加氧化应激、固有炎症反应和斑块不稳定性等多种途径对心肌和冠状动脉产生不利影响，EAT招募炎性细胞聚集于冠状动脉外膜周围，刺激滋养血管增生并引起冠状动脉内膜的病变（Mcaninch et al.，2015）。

EAT与心房颤动密切相关。脂肪细胞可以向心肌内浸润，浸润的脂肪可以直接分隔心肌细胞，产生类似于微纤维化的电传导异常，导致心肌功能紊乱及局部的传导异常，为心房颤动的发生提供基础。在羊心房颤动模型中，MRI显示EAT在心房周围明显蓄积，致密的脂肪浸润主要发生在左心房心肌中。羊肥胖模型的研究证明，持续肥胖会导致左心房后壁心肌的脂肪浸润，左心房扩大，电传导异常，促纤维化因子高表达，心房间质纤维化，心房颤动的发生率增加（Mahajan et al.，2015）。Haemers等（2017）收集了82例行心脏手术患者的右心房标本（60例无房颤、8例阵发性房颤、14例永久性房颤），结果显示在永久性房颤患者的标本中，脂肪浸润程度最高；无房颤、阵发性房颤和永久性房颤患者的脂肪浸润程度分别为（37±24）%、（50±21）%和（64±23）%（$P<0.001$）。

四、病理生理学

生理条件下EAT分泌的促炎和抗炎脂肪因子通过旁分泌和血管分泌途径作用于心肌和冠状动脉，二者处于相对平衡状态，对心产生保护作用。然而，当机体长期处于慢性低度炎症状态时，EAT分泌的促炎和抗炎脂肪因子平衡被打破，抗炎脂肪因子表达下调，心外膜成为脂肪代谢紊乱的场所，分泌促炎症的脂肪细胞因子，引起心房和心室纤维化。脂联素减少释放，代之以脂肪库合成促炎症脂肪因子家族［瘦素、肿瘤坏死因子-α（TNF-α）、白细胞介素-1β（IL-1β）、白细胞介素-6（IL-6）和抵抗素］促进巨噬细胞的渗透，破坏微血管系统并激活纤维化途径（Packer，2018）。心血管的危险因素（高血压、高低密度脂蛋白胆固醇、糖尿病和肥胖）可以促进EAT的聚集，EAT的产生促炎症脂肪因子损害冠状动脉微循环血管，引起心房和心室的心肌纤维化、冠状动脉钙化，从而引发心血管疾病；抑制EAT形成的药物可以减少心房颤动和心力衰竭的发生、发展。

冠心病患者较健康个体EAT中脂联素（抗炎脂肪因子）表达下调。另外，EAT也能上调促炎脂肪因子的产生和分泌，如单核细胞趋化蛋白-1（MCP-1）、IL-1β、IL-6和肿瘤坏死因子（TNF），对邻近的心肌和冠状动脉产生有害作用（Mazurek et al.，2003）。通常认为，来自血管腔或内膜的信号在动脉粥样硬化病变进展中起关键作用。然而，冠状动脉周围EAT中脂肪因子也能通过"由外到内"的信号传递依次通过冠状动脉外膜、中膜和内膜，或者经血管分泌途径直接分泌到滋养血管，最终到达冠状动脉腔内和心肌，使血管炎症反应放大，斑块不稳定性增加和新生血管形成（Mcaninch et al.，2015）。

体外试验也证实，在血管外膜进行内毒素、MCP-1、IL-1β或者氧化修饰低密度脂蛋白（Ox-LDL）干预可导致血管壁炎性细胞浸润，诱发冠状动脉痉挛和内膜病变。手术移除早期冠心病猪模型的EAT，其动脉粥样硬化病变显著延缓，提示EAT的促动脉粥样硬化作用（Kralisch et al.，2009）。当然，血管外膜的炎症反应也并非全是有害的，事实上，炎症反应有利于冠状血管阻塞患者新生血管的形成和侧支循环的建立。

影像学证据显示，冠心病患者EAT体积明显增大，使局部心肌或冠状动脉血流相对较少和缺氧，新生血管渗透性较高，而且新生血管形成，破坏脂肪组织结构，促使循环炎性因子渗透到脂肪组织，导致其功能紊乱。EAT分泌的促炎脂肪因子与抗炎脂肪因子之间的失衡促进了动脉粥样硬化的发生、发展，动脉粥样硬化的进展同样影响着周围EAT促炎和抗炎脂肪因子的表达。

EAT引起动脉粥样硬化的机制十分复杂。氧化应激为其中之一。冠心病患者的EAT较皮下脂肪组织活性氧簇水平显著升高而抗氧化物（如过氧化氢酶）水平显著降低（Karastergiou et al.，2010）。EAT诱导内皮细胞表达黏附分子如MCP-1和T细胞活性低分泌因子（RANTES）等，并增强单核细胞和内皮细胞的黏附（Dutour et al.，2010）。EAT增加ⅡA类分泌型磷脂酶A_2（sPLA2-Ⅱ）分泌并促进动脉粥样斑块内脂质堆积。EAT的固有炎症反应也是动脉粥样硬化病变进展的原因之一。冠心病患者EAT中核因子κB（NF-κB）、c-Jun氨基末端激酶（JNK）活性和Toll样受体（TLR）的表达明显增加（Karastergiou et al.，2010）。TLR的激活可诱导NF-κB易位进入核内，导致促动脉粥样硬化的炎症因子如IL-1、IL-6、TNF和抵抗素释放增加。

五、EAT评价方法

CT、心磁共振（CMR）、超声均可评价EAT，三种方法各有优劣。CMR虽为金标准，但耗时长，且成本高。超声心动图简便且经济，通常测量收缩末期右室游离壁到心包脏层的垂直距离，即EAT的厚度，测3个心动周期后取平均值，但超声无法直接测量EAT的体积，仅能获得局部脂肪厚度，且重复性差。CT分辨率高，方便快捷，成本低，可重复性强，信息量大，可以同时评价心外膜脂肪的体积、厚度和面积。但CT辐射量较大，且在随访性研究中需要多次检查。目前，双源CT（dual source CT）和多排螺旋CT（multi-row CT）的出现进一步减少了辐射量，为深入研究EAT提供了技术便利。

第三节　心血管周围的脂肪组织

在心表面的血管周围包裹着厚薄不等的脂肪组织。组织学上，几乎所有的血管外周都包有脂肪组织，尤其是在易发粥样硬化的动脉，如主动脉和冠状动脉等。血管周围的脂肪组织与血管外膜的距离不到0.1 mm，无筋膜相隔，血管周围的脂肪组织中含有丰富的滋养血管，以利于输送各种物质到达血管壁。冠状动脉周围的脂肪，在形态上具有很大的异质性，如细胞体积较小，细胞分化程度较低。因此，冠状动脉周围的脂肪组织在发育和形成过程中表达不同的基因特征。冠状动脉周围的脂肪组织属于哪一类脂肪尚有不同意见。有人认为，冠状动脉周围的脂肪属于白色脂肪组织，然而，人右冠状动脉的心外膜脂肪组织高表达与棕色脂肪相关的基因（Sacks et al.，2009）。同时心脂肪组织中富含巨噬细胞和淋巴细胞，以及高表达的脂肪因子。这些成分正是棕色脂肪的组织特点。当心外膜的脂肪增加时，可逐渐填充心室之间的间隙，甚至包绕全部心表面。少量的脂肪组织还可以沿冠状动脉分支从心外膜表面深入至心肌组织内。在心肌内的脂肪组织与其附近的心肌属于同一冠状动脉供血，没有类似筋膜的结构分隔心肌和血管（Iacobellis，2005）。血管外膜的脂肪组织的主要作用包括：①对血管起支持作用；②储存甘油三酯和游离脂肪酸，参与能量代谢；③具有活跃的分泌功能，可以分泌多种脂肪细胞因子、趋化因子及生物活性肽/蛋白质等，参与调节血管反应性（Verlohren et al.，2004），介导平滑肌的增殖和迁移（Barandier et al.，2005），新生血管的形成，在动脉粥样硬化形成过程中具有重要的生理学和病理学意义（Henrichot，2005）。冠状动脉周围的心外膜脂肪组织可以产生高水平的致炎因子，这些细胞因子可以通过由外向内的方式改变冠状动脉壁的稳定状态，引起血管内皮功能障碍，促进炎症反应，引起内膜损害，导致斑块发展（Miyata et al.，2000；Wang et al.，1998）。

第四节　心肌脂肪浸润和脂肪变性

健康人心肌细胞之间存在少量脂肪，脂肪约占心总质量的1%，其主要位于心肌细胞之间的间质内，以脂滴的形式存在（Samata et al.，2016）。在某些心脏疾病状态下，心表面出现大量脂肪沉积，心肌细胞内聚集大量脂滴（图16-4，图16-5）。

如果大量甘油三酯（中性脂肪）蓄积在心肌细胞质内称为心脂肪变或心肌脂肪

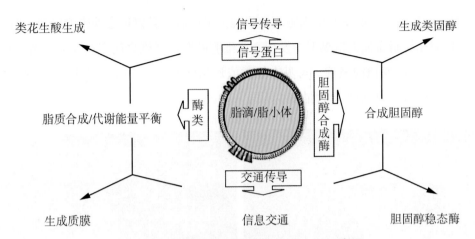

图 16-4 心肌细胞内脂滴的代谢去向示意图

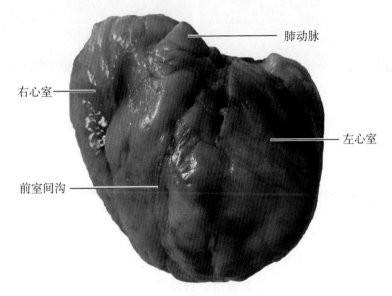

图 16-5 扩张型心肌病的心表面聚集大量脂肪

变性（myocardial steatosis）。心肌脂肪变性时，脂肪含量明显增多，在严重贫血、机体慢性酒精中毒、缺氧、感染（如恶性口蹄疫）及慢性心力衰竭时，心肌可发生脂肪变性。在心内膜下和心室乳头肌及肉柱的静脉血管周围，可见灰黄色的条纹或斑点分布在色彩正常的心肌之间，外观上呈黄红相间的虎皮状斑纹，有人称之为"虎斑心（tigroid heart）"。心肌发生脂肪变性后，肌纤维弹性降低，心室扩展、肥大，呈局灶性或弥漫性黄褐色，切面混浊，结构不清。局灶性心肌炎患者，也可出现虎斑心的病理变化。虎斑心需要与心肌脂肪浸润相区别。用CT检测既往心肌梗死的患者，左心室局部病灶心肌内脂肪检出率可达22%~62%（Kimura et al.，2010）。

扩张型心肌病患者左心室心肌细胞之内出现大量脂滴，且以近心外膜侧居多（图16-6）。我们在高脂血症大鼠模型中发现心肌细胞的肌原纤维之间存在大量脂滴，并认为这是心肌脂肪变性的表现。可见在正常或疾病状态下，心肌组织和心肌细胞内均可出现脂肪成分，差别在于含量多少不同。

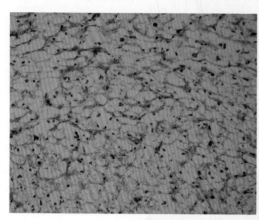 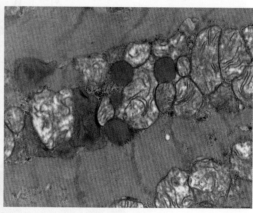

A. 油红 O 染色　　　　　　　　　　　　B. 透射电镜图

图 16-6　扩张型心肌病的心肌细胞内出现大量脂滴

正常情况下，细胞内的脂滴或称脂质小体，通过多种分解酶和合成酶，维持能量代谢平衡和胆固醇的合成。另外，经细胞膜上的信号蛋白参与生物信号转导和信息交通，从而保持细胞的生理功能（图16-4）。如果心外膜下有过多的脂肪沉积，并广泛向心肌内浸润，或者大量脂滴进入心肌细胞内，会导致心肌纤维萎缩，甚至部分消失，脂肪细胞逐渐取代心肌纤维，这种现象称为脂肪心，又称心肌脂肪浸润（myocardial fatty infiltration）。脂肪心常发生在右心，程度轻重不一（图16-7）。可从心外膜下浸润直至累及心肌全层。肉眼观心外膜下脂肪异常增多，质地较软，色黄，心肌切面可见黄色脂质条纹深入心肌纤维间，特别是近心尖部肌层几乎全被脂肪组织替代。显微镜下，心肌纤维萎缩，部分被脂肪组织分隔。萎缩的心肌平时尚能维持最低的心功能，但储备力显著降低，患者受到刺激时可能导致急性心功能不全而猝死。一般认为脂肪心的发生与以往罹患传染病、酒精中毒或其他中毒等有关。

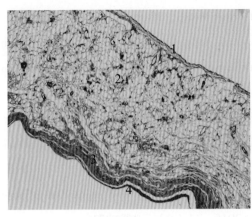 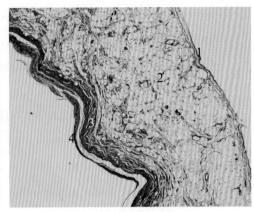

A. HE 染色　　　　　　　　　　　　B. Masson 染色

图 16-7　人右心室壁大量脂肪组织浸润

注：1. 心内膜；2. 脂肪组织；3. 心肌；4. 心内膜

（新乡医学院　郭志坤）

参考文献

[1] 刘正兵，王璟，李建华，等. 单位体表面积心外膜脂肪体积与冠心病危险性及血管重构的关系研究 [J]. 医学研究生学报，2018，31（3）：300-303.

[2] 钱钢，胡惠林，翟昌林，等. 心外膜脂肪组织体积和冠状动脉狭窄程度及钙化的相关性分析 [J]. 心电与循环，2018，37（2）：96-98，107.

[3] 夏阳，杨志健，张家友，等. 切除犬第3脂肪垫对Bezold-Jarish反射的影响 [J]. 医学研究生学报，2009，22（9）：908-911.

[4] 袁帅，王梦，杨鑫泉，等. 心外膜脂肪组织厚度与冠心病相关性的Meta分析 [J]. 临床心血管病杂志，2020，36（2）：134-137.

[5] BARANDIER C，MONTANI J P，YANG Z. Mature adipocytes and perivascular adipose tissue stimulate vascular smooth muscle cell proliferation：effects of aging and obesity [J]. Am J Physiol Heart Circ Physiol，2005，289（5）：H1807-1813.

[6] CHECHI K，VOISINE P，MATHIEU P，et al. Functional characterization of the Ucp1-associated oxidative phenotype of human epicardial adipose tissue [J]. Sci Rep，2017，7（1）：15566.

[7] DUTOUR A，CHARD V，SEILL H，et al. Secretory type Ⅱ phospholipase A2 is produced and secreted by epicardial adipose tissue and overexpresscd in patients with

coronary artery disease［J］. J Clin Endocrinol Metab，2010，95（2）：963-967.

［8］HAEMERS P，HAMDI H，GUEDJ K，et al. Atrial fibrillation is associated with the fibrotic remodelling of adipose tissue in the subepicardium of human and sheep atria ［J］. Eur Heart J，2017，38（1）：53-61.

［9］IACOBELLIS G，ASSAEL F，RIBAUDO M C，et al. Epicardial fat from echocardiography： a new method for visceral adipose tissue prediction［J］. Obes Res，2003，11（2）：304-310.

［10］IACOBELLIS G. Local and systemic effects of the multifaceted epicardial adipose tissue depot［J］. Nat Rev Endocrinol，2015，11（6）：363-371.

［11］KARASTERGIOU K，EVANS I，OGSTON N，et al. Epicardial adipokitines in obesity and coronary artery disease induce atherogenic changes in monocytes and endothelial cells［J］. Arterioscler Thromb Vase Biol，2010，30（7）：1340-1346.

［12］KIMURA F，MATSUO Y，NAKAJIMA T，et al. Myocardial fat at cardiac imaging： how can we differentiate pathologic from physiologic fatty infiltration?［J］. Radiographics，2010，30（6）：1578-1602.

［13］KRALISCH S，WEISE S，SOMMER G，et al. Interleukin-1 beta induces the novel adipokine chemerin in adipocytes in vitro［J］. Regular Peptid，2009，154（1-3）：102-106.

［14］MAHAJAN R，LAU D H，BROOKS A G，et al. Electrophysiological，electroanatomical，and structural remodeling of the atria as consequences of sustained obesity［J］. J Am Coll Cardiol，2015，66（1）：1-11.

［15］MAZUREK T，ZHANG L F，ZALEWSKI A，et al. Human epicardial adipose tissue is a source of inflammatory mediators［J］. Circulation，2003，108（20）：2460-2466.

［16］MCANINCH E A，FONSECA T L，POGGIOLI R，et al. Epicardial adipose tissue has a unique transcriptome modified in severe coronary artery disease［J］. Obesity，2015，23（6）：1267-1278.

［17］MIYATA K，SHIMOKAWA H，KANDABASHI T，et al. Rho-kinase is involved in macrophage-mediated forming of coronary vascular lasions in pigs in vivo［J］. Arterioscler Thromb Vas Biol，2000，20（11）：2351-2358.

［18］NAKAMURA K，FUSTER J J，WALSH K．Adipokines：a link between obesity and cardiovascular disease［J］．J Cardiol，2014，63（4）：250-259．

［19］PACKER M．Disease-treatment interactions in the management of patients with obesity and diabetes who have atrial fibrillation：the potential mediating influence of epicardial adipose tissue［J］．Cardiovasc Diabetol，2019，18（1）：121．

［20］PACKER M．Epicardial adipose tissue may mediate deleteri-ous effects of obesity and inflammation on the myocardium［J］．J Am Coll Cardiol，2018，71（20）：2360-2372．

［21］SAMANTA R，POULIOPOULOS J，THIAGALINGAM A，et al．Role of adipose tissue in the pathogenesis of cardiac arrhythmias［J］．Heart Rhythm，2016，13（1）：311-320．

［22］SAMPAIO K N，MAUAD H，SPYER K M，et al．Differential chronotropic and dromotropic response to focal stimulation of cardiac vagal ganglia in the rat［J］．Exp Physiol，2003，88（3）：315-327．

［23］SACKS H S，FAIN J N，HOLMAN B，et al．Uncoupling protein-1 and related messenger ribonucleic acids in human epicardial and other adipose tissues：epicardial fat functioning as brown fat［J］．J Clin Endocrinol Metab，2009，94（9）：3611-3615．

［24］SENGUL C，OZVEREN O．Epicardial adipose：a review of physiology，pathophysiology，and clinical applications［J］．Anadolu kardiyol Derg，2013，13（3）：261-265．

［25］VERLOHREN S，DUBROVSKA G，TSANG S Y，et al．Visceral periadventitial adipose tissue regulates arterial tone of mesenteric arteries［J］．Hypertension，2004，44（3）：271-276．

［26］WONG C X，GANESAN A N，SELVANAYAGAM J B．Epicardial fat and atrial fibrillation：current evidence，potential mechanisms，clinical implications，and future directions［J］．Eur Heart J，2017，38（17）：1294-1302．

第十七章

心导管介入治疗的解剖学基础

第一节　心导管介入治疗概述

　　心导管介入是诊断与治疗心血管疾病的一种新型技术，经过穿刺体表血管，在数字减影的连续投照下，送入心导管，通过特定的心导管操作技术对心脏病进行确诊和治疗的诊治方法，它是目前较为先进的心脏病诊治方法，进展也非常迅速，它介于内科治疗与外科手术治疗之间，是一种有创的诊治方法。导管介入术不断发展完善，其疾病适应证也在不断扩展。目前的心导管介入手术涵盖了冠心病、心律失常、先天性心脏病、瓣膜性心脏病等疾病的诊疗。

　　心导管介入的诊疗与心的解剖密不可分，所有心导管介入治疗，都是建立在对心脏解剖非常熟悉的基础之上。熟练掌握心血管的解剖是安全有效地进行介入治疗的前提。

一、冠心病与心导管介入

冠心病的特征是冠状血管壁内的动脉粥样硬化斑块的发展使血管狭窄（引起局部缺血）或破裂，血栓性血管阻塞是急性心肌梗死（AMI）的主要机制。选择性冠状动脉造影仍然是冠心病诊断的金标准（胡盛寿 等，2019）。

从1986年第一例冠状动脉（冠脉）内支架植入至今历经30多年的发展，经皮冠状动脉介入治疗（percutaneous coronary intervention，PCI）已成为全世界最流行的冠状动脉介入治疗方式（高润霖，2019）。

在冠心病介入治疗过程中，除涉及冠状动脉的正常解剖外，还涉及与股动脉、桡动脉、肱动脉等穿刺入路有关的血管局部解剖，只有掌握这些解剖学知识，手术操作才能有的放矢。

二、心律失常与心导管介入

心律失常是常见的心血管疾病，根据发作时心率的快慢，可分为快速性心律失常和缓慢性心律失常。射频消融术主要用于三维标测系统指导下的心房颤动（房颤）、房性心动过速（房速）、室性期前收缩（室早）、室性心动过速（室速）等复杂心律失常的消融。三维标测系统在阵发性室上性心动过速消融中的应用大大减少了医患接收的射线剂量。

心律失常的介入治疗涉及的解剖学知识主要为心传导系，心传导系由负责正常心电冲动形成与传导的特殊心肌组成，它包括窦房结，结间束，房室结，希氏束，左、右束支和浦肯野纤维等（Arora et al.，2006）。心律失常的导管介入治疗同经皮冠状动脉介入治疗一样需要导管、导丝，因此需要了解各种血管入路及相应血管的解剖位置及走行特点，了解穿刺技术。了解不同类型的心律失常如房室结内折返性心动过速、房室折返性心动过速、房性心动过速、心房扑动、心房颤动、室性期前收缩、室性心动过速等的射频消融术。缓慢性心律失常的介入治疗常常需要安置起搏器。

三、先天性心脏病与心导管介入

先天性心脏病（congenital heart disease，CHD）简称先心病，是胎儿期心及大血管发育异常所致的先天性畸形，是常见的心脏病，也是婴幼儿死亡的主要原因之一。CHD的治疗方法目前主要为外科手术治疗和介入治疗。Rashkind和Miller通过球囊导管实施房间隔造口术，标志着介入治疗开始进入先天性心脏病的治疗范畴。

目前先天性心脏病介入治疗技术可分为两大类：①扩张术类，包括球囊房间隔造口术、瓣膜成形术（经皮腔内球囊肺动脉瓣成形术、经皮球囊主动脉瓣成形术）及球囊血管成形术（主动脉缩窄血管成形术、肺动脉分支狭窄血管成形术）等。②封堵术类，包括动脉导管未闭（PDA）封堵术、房间隔缺损（ASD）封堵术、室间隔缺损（VSD）封堵术、冠状动脉瘘封堵术、复杂发绀型先天性心脏病侧支循环封堵术等。我国先天性心脏病介入治疗发展迅速，其中主要以ASD、VSD及PDA的经导管封堵术为主，因其创伤小、恢复快、治疗效果明确，且费用比外科手术相对较低，故被越来越多的医生及患者接受（郭继鸿，2010）。

先天性心脏病介入治疗涉及的解剖学知识主要为心的发生和大体解剖的形态结构，包括房间隔、室间隔、瓣膜、大动脉的形态结构等，另外，也涉及穿刺术及其手术路径的解剖结构。

四、瓣膜性心脏病与心导管介入

随着社会经济的发展和人口的老龄化，瓣膜性心脏病的发病率明显增加，研究表明＞75岁的老年人群瓣膜性心脏病发病率高达13.3%。外科手术治疗仍是重度瓣膜病变患者的首选治疗手段，但对于高龄、合并多器官疾病、有开胸手术史，以及心功能较差的患者，外科手术死亡率较高，甚至部分患者已经失去了手术机会。近年来，经导管瓣膜置换、修复术逐渐成熟并广泛应用，尤其是经导管主动脉瓣置入术（TAVI）和经导管二尖瓣钳夹术（MitraClip）的循证学依据较为充分，得到了欧洲《ESC/EACTS心脏瓣膜病管理指南》和《AHA/ACC心脏瓣膜疾病管理指南》的推荐，是心脏瓣膜疾病介入治疗领域里程碑式的进展（王建安，2017；林伟德 等，2016）。

瓣膜性心脏病常用的介入术包括经皮腔内球囊二尖瓣成形术、经导管二尖瓣修复或置换术、经皮腔内球囊肺动脉瓣成形术、经皮肺动脉瓣置入术、经皮球囊主动脉瓣成形术、经皮主动脉瓣置换术、经皮球囊三尖瓣成形术等。这些治疗方法的步骤，以及涉及的解剖结构与其他介入术类似。

第二节　冠心病介入治疗的解剖学基础

一、冠心病介入治疗简介

冠状动脉粥样硬化性心脏病（以下简称冠心病）是由冠状动脉粥样硬化引起的冠状动脉狭窄甚至闭塞，导致心肌缺血受损的心脏病。冠心病分为5大类：隐匿型或无症状性冠心病、心绞痛、心肌梗死、缺血性心肌病和猝死。数十年前，所有冠心病患者的治疗方式仅有两种，即药物治疗和冠状动脉旁路移植术（coronary artery bypass grafting，CABG），药物治疗对于冠状动脉严重狭窄的患者效果并不理想，只能通过外科手术来解决。1929年，德国医生 Wemer Forssmann在自己的身上进行了人类首例心导管检查术，随着1987年世界首例经皮腔内冠状动脉成形术（percutaneous transluminal coronary angioplasty，PTCA）和1987年第一例冠状动脉支架植入术的成功，介入心脏病学已发展成为一个专门通过各种途径从体外送入并操作某些特殊器械进行心脏病诊断和治疗的学科，由介入性诊断和介入性治疗两部分组成。经皮冠状动脉介入治疗是介入心脏病学中发展最快、最具挑战性的领域。一直以来冠状动脉造影作为常规影像学手段用来指导PCI，但也有诸多缺陷，如分辨率低、只能进行血管轮廓的二维成像，以及存在缩短现象，尤其对于高危患者和复杂病变的指导远远不能满足当前精准介入的临床需求。血管内影像学的出现为介入科医生提供了第三只眼睛，如血管内超声（intravascular ultrasound，IVUS）、光学相干断层扫描（optical coherence tomography，OCT），以及近期出现的近红外光谱（near-infrared spectroscopy，NIRS），逐渐成为介入科医生不可或缺的辅助手段（韩雅玲，2019；Maehara et al.，2017）。

我国从20世纪五六十年代已逐渐开展介入心脏病学，经过两三代心血管专家的努力，我国PCI的例数已跃居世界首位，其他各类心血管病介入诊疗技术也已全面开展且治疗例数在稳步增长；PCI治疗左主干、分叉、慢性闭塞等复杂冠脉病变的"中国技术"已达到世界先进水平；OCT对心肌梗死患者冠状动脉斑块的影像分类及治疗决策亦是我国心血管病专家对精准治疗的贡献。对于新型药物洗脱支架和生物可吸收药物洗脱支架的研发，都取得了相当可观的进展。

二、常见冠状动脉变异及病变冠状动脉

有关冠状动脉的变异和畸形见第九章。

1988年美国心脏病协会/美国心脏协会（AHA/ACC）根据PCI的成功率和风险将冠状动脉病变特征分为A、B、C三型，并总结了不同分型与PTCA成功和危险性的相互关系，作为PTCA适应证选择的指南。

（1）A型病变：冠状动脉病变范围为局限性（狭窄段长度<10 mm），呈同心性狭窄；病变血管段弯曲度<45°（非成角），管腔光滑，无血栓形成；冠状动脉不完全阻塞，导丝和气囊导管易于通过；病变部位轻度钙化或无钙化；病变远离血管开口分叉处，不累及主要分支血管。该型病变PTCA成功率>85%，危险性低。

（2）B型病变：冠状动脉病变范围为管状狭窄（狭窄段长度10~20 mm），呈偏心性狭窄；近端血管中等弯曲≥45°，<90°（中度成角），管腔不规则，有血栓形成；冠状动脉完全阻塞<3个月；病变部位中至重度钙化；病变位于血管开口部，需要导丝保护分支血管病变。该型病变PTCA成功率60%~85%，具有中等危险性。

（3）C型病变：冠状动脉病变范围为弥漫性（狭窄段长度>20 mm），呈偏心性狭窄；近端血管极度弯曲≥90°（重度成角），管腔不规则，有血栓形成；冠状动脉完全阻塞>3个月；病变部位重度钙化；病变位于血管开口部邻近大血管，分支血管保护有困难。该型病变PTCA成功率<60%，危险性高。

三、冠脉造影的体位

冠脉造影常用成像角度有6个：左前斜位（LAO，增强器在患者的偏左侧方）；右前斜位（RAO，增强器在患者的偏右侧方）；头位（CRA，增强器靠近患者的头部）；足位（CAU，增强器靠近患者的足部）；正位（AP，增强器直接正对患者的胸骨）；侧位（LAT，增强器在患者的侧面）。

（1）左冠状动脉系统：左冠状动脉常需要投射6个体位，依次为：①左前斜位（LAO60°+CRA20°），观察左主干、前室间支和左旋支中远段；②正头位（AP+CRA30°），观察前室间支近中段、前室间支和对角支的分支处；③右前斜位（RAO30°+CRA30°），观察前室间支中远段；④肝位（RAO30°+CAU30°），观察左主干、前室间支近段和旋支及其分支；⑤足位（AP+CAU30°），观察左主干、前室间支和旋支近段分叉；⑥蜘蛛位（LAO60°+CAU30°），观察左主干及三分叉部位（图17-1）。

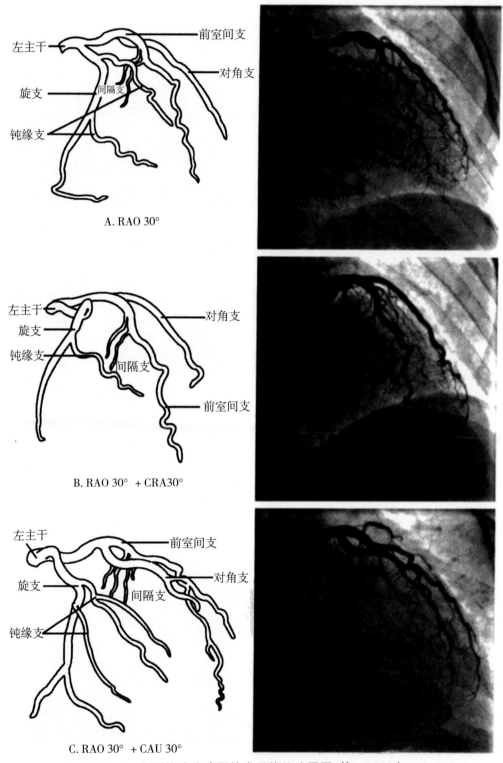

图 17-1　左冠状动脉造影的常用体位（霍勇 等，2018）

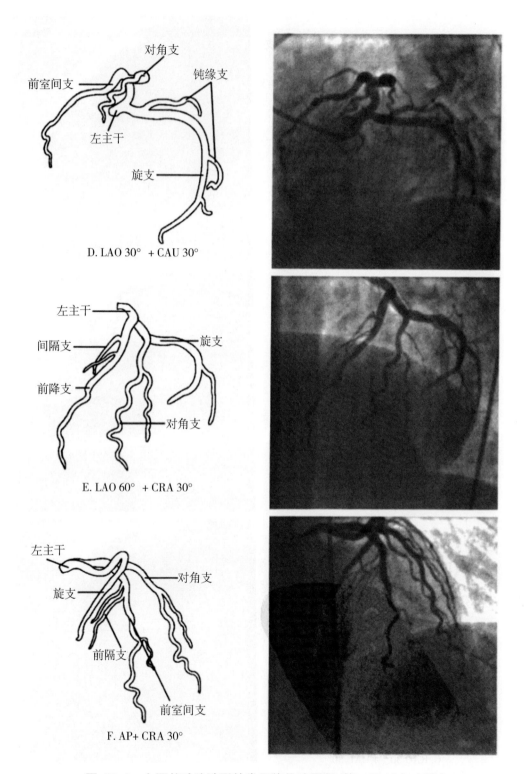

图 17-1　左冠状动脉造影的常用体位（霍勇　等，2018）（续）

（2）右冠状动脉系统：右冠脉投射常选择2个体位，依此为：①左前斜位（LAO45°），观察右冠状动脉近、中、远段至后室间支；②头位（AP+CRA30°），观察右冠脉中段、远段、后侧支和后室间支开口及中远段，后三叉口十分清晰（图17-2）。

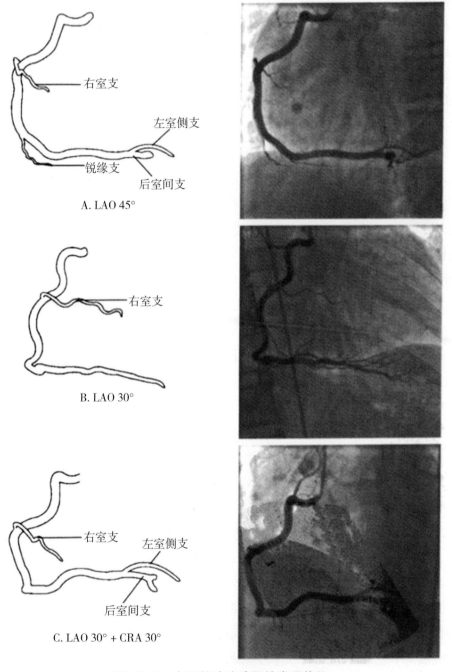

A. LAO 45°

B. LAO 30°

C. LAO 30° + CRA 30°

图 17-2　右冠状动脉造影的常用体位

四、手术操作入路涉及的血管

1. 桡动脉、肱动脉穿刺入路　桡动脉是目前经皮冠状动脉介入治疗的首选入路，当桡动脉条件较差，侧支循环不足或过于纤细迂曲，可行肱动脉穿刺入路（霍勇 等，2018）。

桡动脉（radial artery），为肱动脉的终支之一，经肱桡肌与旋前圆肌之间，在肱桡肌腱与桡侧腕屈肌腱之间下行，绕桡骨茎突至手背，在第1、第2掌骨之间进入手掌，和尺动脉通过掌深弓和掌浅弓相互吻合交通形成丰富的侧支循环。因此即使桡动脉闭塞也不易发生手部缺血，桡动脉下段仅被皮肤和筋膜遮盖，是临床触摸脉搏的部位。

选择桡动脉入路的所有患者于术前均应做艾伦试验以评价手掌的侧支循环，若艾伦试验阳性则可以经桡动脉进行介入治疗。患者的手臂自然外伸、外展置于臂托上，将腕部垫起以利于穿刺，选择桡动脉搏动最强、走行直的部位穿刺。一般在桡骨茎突近心端1 cm左右，局部麻醉后，进针的方向应与桡动脉走行方向一致，进针方向与桡动脉角度为30°~45°，可以穿过动脉壁前壁，或透壁再缓慢退针至针尾部有血液喷出，缓慢送入导引钢丝，若遇阻力，切忌粗暴、盲目送入钢丝，适当调整穿刺针方向多可成功。导丝到位后，即可退出穿刺针，最后置入动脉鞘。

肱动脉在肘窝处位置表浅，在此处能清楚地摸到肱动脉搏动，临床上此处常作为测血压时的听诊部位。经肱动脉介入治疗，患者取平卧位，右上肢平伸置于检查台上，掌心朝上，肱动脉在上臂下1/3、肱二头肌肌腱内侧处搏动最明显，所以在肘前窝内上方肘关节上3~4 cm穿刺易成功，位置不可过高，否则不容易压迫止血。局部麻醉后，进针与桡动脉的角度为30°~45°，至针尾部有血液喷出，缓慢送入导引钢丝，若遇阻力，切忌粗暴、盲目送入钢丝，适当调整穿刺针方向多可成功。导丝到位后，即可退出穿刺针，最后置入动脉鞘。术毕后4 h拔出动脉鞘管，然后采用绷带环绕压迫24 h。

2. 股动脉穿刺入路　股动脉入路是冠状动脉介入治疗的经典途径，股动脉直径较大，不易痉挛，血液循环不容易受损，介入操作具有明显的方便性和易操作性。尤其在艾伦试验阴性、桡动脉搏动异常等患者中，股动脉入路是重要的选择方案。

股动脉由髂外动脉延续而来，在腹股沟韧带中点的深面入股三角，股动脉于腹股沟韧带中点稍内侧经血管腔隙进入腹部，其内侧为股静脉，外侧为股神经，股动脉在腹股沟中点处位置表浅，可摸到其搏动，是临床上急救压迫止血和进行穿刺的部位。腹股沟韧带下方约2 cm处为股横纹，在股横纹中点内侧可触及股动脉搏动。经股动脉介入治疗，患者取平卧位，穿刺点位于腹股沟韧带下1~2 cm 处，选择股动脉搏动最强处，局部麻醉后，穿刺针与皮肤成 30°~45° 角，穿刺针斜面向上进针，当针尖有明显动脉搏动感时，即可刺破血管，见线状鲜红血流喷出，缓慢送入导引钢丝，若遇阻力，切忌粗暴、盲目送入钢丝，适当调整穿刺针方向多可成功。导丝到位后，即可退出穿刺针，置入动脉鞘。

五、可能的血管并发症及处理

1. 桡动脉入路中的血管并发症及处理　桡动脉入路常见的并发症有桡动脉痉挛或闭塞、前臂血肿、骨筋膜隔室综合征、假性动脉瘤、穿刺点出血等（单鸿 等，2001）。

（1）桡动脉痉挛是桡动脉入路常见的并发症，一般不引起严重后果，而且可以自行解除。处理方法：充分镇静以缓解患者的紧张和焦虑，对穿刺点进行充分麻醉，以减少疼痛刺激，常规使用维拉帕米或硝酸酯类药物，若导管被痉挛节段"咬住"且解痉药物无效时，可尝试臂丛神经麻醉或全麻，动作轻柔，勿用蛮力、粗暴操作。

（2）桡动脉闭塞是桡动脉入路的主要并发症之一，由于手掌的双重供血，桡动脉闭塞的患者一般没有任何不适症状，并且大多数患者术后桡动脉可以自行再通，一般不予特殊处理，以预防为主，可使用低分子肝素抗凝。若桡动脉血栓形成波及肱动脉，可行溶栓治疗。

（3）前臂血肿较少见，强化抗凝和充分抗血小板治疗增加了血肿的风险。处理方法：采用绷带加压包扎，根据情况综合考虑是否需要停用抗凝药物，给予冰袋冷敷，可以进行血管造影明确出血点进行精准压迫。

（4）骨筋膜隔室综合征是桡动脉入路的一种严重并发症，典型临床表现为5个"P"，疼痛（pain）、感觉异常（paresthesia）、苍白（pallor）、麻痹或瘫痪（paralysis）、无脉（pulselessness）。处理方法：压迫止血，患肢制动，应用50%硫酸镁持续冷敷，必要时行手术切开减压治疗。

（5）假性动脉瘤形成在临床较少见，表现为前臂出现搏动性肿块，在瘤体部位用听诊器可闻及收缩期杂音。处理方法：超声指导下压迫，局部压迫，凝血酶注射，必要时外科修补。

（6）穿刺点出血临床较为常见，一般不引起严重后果。处理方法：压迫止血，若无效可考虑穿刺处单针缝合或者于伤口处给予少量凝血酶。

2. 股动脉入路的血管并发症及处理　　股动脉入路常见的并发症有穿刺部位出血或血肿、假性动脉瘤、腹膜后出血及血肿、动静脉瘘、血管迷走神经反射等。

（1）股动脉穿刺部位出血进入周围组织间隙形成局部血肿是股动脉入路的常见并发症。处理方法：可触及的血肿或可见性出血，应立即给予压迫止血，大血肿和出血应根据情况给予补液、扩容、输血，停用糖蛋白Ⅱb/Ⅲa受体抑制剂或其他抗栓治疗，必要时外科手术处理。

（2）假性动脉瘤是指经皮穿刺后血液通过动脉壁裂口进入血管周围组织并形成一个或多个腔隙。处理方法：超声指导下用手或血管压迫器压迫股动脉破口，若超声提示无血液流动信号，加压包扎24~48 h；超声指导下注射凝血酶；必要时外科手术治疗。

（3）腹膜后出血及血肿是一种少见且严重的血管并发症，腹膜后血肿可压迫股神经，导致股四头肌无力，甚至下肢瘫痪。处理方法：立即给予输血、补液及升压药物，同时在动脉穿刺点近心端处压迫止血，必要时进行手术治疗。

（4）动静脉瘘由穿刺针同时穿透动静脉并在两者之间形成一个通道，使动脉血经通道进入静脉形成，多在术后数天内出现，较小的动静脉瘘可自愈。处理方法：徒手压迫，超声指导下压迫，必要时可行外科或介入治疗。

（5）血管迷走神经反射一般是良性过程，积极处理，多可迅速恢复，但若不及时处理，可能造成严重后果，甚至死亡。处理方法：患者保持平卧位，血压正常而以心率慢为主者可给予阿托品0.5~1 mg静脉推注；若有血压低甚至测不到者，给予多巴胺2~5 mg静脉推注，同时快速静脉补液，直至血压回升。

第三节　心律失常介入治疗的解剖学基础

心律失常是指除了正常窦性心律伴正常房室结传导以外的所有节律，包括心脏冲动起源、频率、节律和传导等方面的单发或多发异常情况。心律失常多发生于器质性心脏病患者，尤其是缺血性心肌病、结构性心脏病及心力衰竭状态。药物作用、电解质紊乱、缺氧、自主神经及内分泌功能失调、心导管介入和手术器械对心肌的直接刺激等均可触发心律失常。正常人在疲劳、情绪激动、吸烟、过量饮酒或饱餐等情况下，也可发生心律失常（Zipes，2003）。

一、心内电生理检查

体表心电图记录了整个心脏电活动的向量总和，而通过电极导管记录的心腔内电图仅代表紧邻导管电极区域局部心脏组织的电活动（动作电位0相），心内电图由心动周期中两个记录电极记录的电位差（电压）所产生。所有临床心电图源于一端连接到记录放大器的阳极（正极）输入端，另一端连接到阴极（负极）输入端所产生的不同记录（Stevenson et al., 2005）。描记的心内电图可以提供三方面重要信息：①心内膜局部的激动时间，即相对于参考记录电极来说，邻近心肌的激动时间；②记录电极区域内电激动的传播方向；③记录电极区域内心肌激动的复合形态。

心脏刺激指电极导管通过外部起搏器（刺激仪）输送电流脉冲到心脏表面，这种电流脉冲使起搏电极附近心肌组织去极化，然后沿心脏传播。使用程序刺激仪以预先设定的模式和精确的适时间期引入起搏脉冲（刺激）。

电生理技术用于心律失常的电生理诊断。在完成导管放置后（图17-3），连接导管尾端与电生理记录仪。先打开外部起搏器，再连接刺激输出。采用双极刺激形式，以阴极做刺激电极，刺激脉冲宽度1~2 ms，刺激强度为舒张阈值的2倍。以自身心动周期减200 ms为刺激周期，刺激强度从0.5 mA或0.5 V逐渐上调，以产生1∶1起搏夺获的最低刺激强度为舒张阈值。若心室起搏阈值≥2 mA或2 V，应调整电极导管位

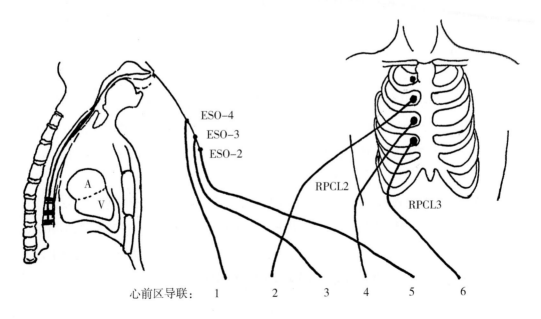

图 17-3　诊断性电极导管放置部位示意图

置，重新测定。一般先行心室刺激，然后行心房刺激，以免引起心房颤动，影响进一步检查与消融。

1. 非程控刺激（S_1S_1）法

（1）分级递增刺激法：为心脏电生理检查常规采用的刺激方式。以自身R–R间期减50~200 ms为初始起搏周期，按需掌握起搏时间，一般每次起搏5~10 s，每次递减10~50 ms。设定频率慢时，起搏时间可长，起搏周期递减幅度可大；设定频率快时，起搏时间宜短，起搏周期递减幅度宜小；两次起搏间隔为20 ~ 30 s，直到出现2∶1房室（AV）或室房（VA）传导阻滞，或诱发心动过速。常用于测定房室或室房的传导功能，诱发心动过速等（Camm，1992）。

（2）连续递增刺激法：在冠状窦口或高位右心房从S_1S_1低频，如从600 ms开始，缓慢连续递增起搏频率（递减S_1S_1间期），同时观察心内记录导联上刺激波、A波及V波的相互关系。若有房室结内折返性心动过速或房室折返性心动过速的病理基础，随着S_1S_1间期的递减，则可见刺激波后面的A波逐渐向前一个刺激周期产生的V波靠拢，且A/V持续保持1∶1传导，最终达到V、A波融合，此时若停止刺激，很可能表现为已诱发的室上性心动过速。消融术后，进行电生理评价时，若房室结内折返性心动过速或房室折返性心动过速的病理基础已经被成功消除，随着S_1S_1间期的递减，在较低频率刺激时，刺激波后面的A波逐渐向前一个刺激周期产生的V波靠拢，A/V保持1∶1传导，但是，在较高频率刺激时，会出现AV间期的二度Ⅰ型房室传导阻滞，不能实现V、A波融合，不能诱发心动过速。因此，该法可用于评价室上性心动过速的消融效果。

（3）超速抑制刺激法：常规用于终止各种折返性心动过速。初始S_1S_1周期为自身R–R间期减去30 ms，刺激时间为5~30 s，三次无效则递减10 ms重复刺激，以此类推，直到终止心动过速。通常心房刺激最短S_1S_1间期不宜＜200 ms，心室刺激最短S_1S_1间期不宜＜250ms。

（4）短阵猝发刺激法：在心房刺激时，用于终止室上性心动过速，诱发或终止心房扑动，诱发心房颤动等。设置S_1S_1周期300~150 ms，或取心动过速频率的140%，定数发放1组（8~10个脉冲）刺激。在心室刺激时，用于终止或诱发室性或室上性心动过速，但心室起搏周期不能小于200 ms，以免诱发心室颤动。

2. 程控刺激法

（1）S_1S_2刺激法：为心脏电生理检查最常采用的程控期前刺激方式，在连续8个S_1S_2基础刺激后，发放1个早搏刺激。程序设置：S_1S_1周期为自身R–R间期减100~200 ms，

初始 S_1S_2 联律间期为 S_1S_1 周期减10~50ms。当 S_1S_2 间期＞400 ms时，常每次递减20 ms，当 S_1S_2 间期≤400 ms时，常每次递减10ms，甚至5 ms。S_2 后至少停4 s再开始下次 S_1S_2 刺激。刺激终点为诱发临床心动过速或达到刺激部位的有效不应期。必要时基础刺激宜采用三个 S_1S_1 周期，如600 ms、500 ms和400 ms，以调整房室结不应期或增加诱发心动过速的机会。S_1S_2 法用于房室传导功能测定（递减传导或非递减传导）、心脏不应期测定、房室结双径路检出或诱发心动过速。

（2）$S_1S_2S_3$ 刺激法：若 S_1S_2 法未能诱发复制出心动过速，可采用此法。S_1S_1 间期设置同 S_1S_2 法，设置 S_1S_2＝S_2S_3＝刺激部位有效不应期+50 ms。保持 S_1S_1、S_1S_2 不变，递减 S_2S_3，每次递减10 ms，至诱发心动过速或 S_3 不应。在前次刺激程序设置的基础上，将 S_1S_2 和 S_2S_3 设定值递减10 ms，保持 S_1S_1、S_1S_2 不变，递减 S_2S_3，每次递减10 ms，至诱发心动过速或 S_3 不应。依次重复，周而复始，直至诱发临床心动过速或 S_3 到达刺激部位不应期。

（3）RS_2 刺激法：RS_2 法即R波同步 S_2 刺激，可在窦性心律基础上进行，也可在心动过速时进行。将同步感知导线负、正极分别与心室电极导管1、2极连接，调节 RS_2 同步感知达到1∶1的 RS_2 同步状态。设置 RS_2 初始联律间期为自身R–R间期减50~200 ms，RS_2 分频为2∶1或4∶1或8∶1，每次递减5~10 ms。扫描终点按需掌握，至诱发心动过速，或越过希氏束不应期，或抵达T波降支。心动过速发作时，若 RS_2 刺激可使A波提前，则可证实房室旁道存在。

二、放置导管/血管入路

经皮穿刺技术又称塞尔丁格（Seldinger）技术。该技术的操作程序如下：穿刺点选择是穿刺成功的关键，依被穿刺的具体血管而定。用1%的普鲁卡因或1%的利多卡因在穿刺点注一皮丘，再沿穿刺针拟进针方向行浸润麻醉。注意在抽吸无回血时方可注射麻醉药品，一般用药2~3 mL。在选定的穿刺点进针，通常针头斜面向上，通常进针方向与血管走向保持45°，进针深度依被穿刺的血管部位和患者胖瘦而定。可先用麻醉药品针试穿刺，确定血管深度和进针方向后再用穿刺针穿刺。若进针深度已超过被穿刺血管的估测深度仍不见回血，则缓慢退针观察。若仍无回血，则退针至皮下，调整方向后再进针2~3次。若仍不成功，则拔出穿刺针，用肝素盐水冲洗后再穿刺。若见鲜红色血液连续喷出，则标志穿刺针进入动脉；若见暗红色血液连续溢出，则标志穿刺针进入静脉。若欲穿刺静脉却误穿动脉，则立即退针，局部压迫3~5 min再行穿刺；若欲穿刺动脉却误穿静脉，退针后最好压迫1 min。若回血通畅，可用左手固定穿刺针，也可减少进针角度10°~15°并将穿刺针轻轻前送0.5 cm再固定穿刺针。

在导入导引钢丝时必须对穿刺的正确性有把握，才可导入导引钢丝。钢丝软头在前，经穿刺针尾孔送入，送入时应无阻力，送入长度通常约20 cm，拔出穿刺针，拭净钢丝上的血迹。若遇阻力，应立即退出钢丝观察回血，切勿用力再插。轻轻调整穿刺针深度或角度，若回血通畅则再次送入钢丝，若回血不畅则拔出穿刺针，局部压迫1~2 min。若送入钢丝有阻力，退出钢丝也有阻力，则将穿刺针和钢丝一并退出。导入扩张管和外鞘管：左手示指、中指或环指压迫穿刺点上方，右手拔出穿刺针。用手术刀片在穿刺点做一长3 mm的皮肤切口，用血管钳沿导引钢丝分离皮下组织。沿导引钢丝插入扩张管和外鞘管至血管腔内。注意钢丝必须露出外鞘管尾端才可向前推进鞘管。若推送进入血管时有较大阻力，但外撤导引钢丝无阻力，则仍可轻轻顺时针方向旋转连续送入，注意扩张管必须与外鞘管保持紧密嵌合，保证扩张管与外鞘管远端之间无缝隙。一并退出导引钢丝和扩张管，保留外鞘管在血管内，从尾部三通抽出2~3 mL血液，再注入肝素盐水约10 mL。

（1）颈内静脉穿刺：常选右颈内静脉，患者去枕仰卧，头尽量左转，经锁骨内侧段上缘之上3 cm作水平线，其与胸锁乳突肌锁骨头前缘交点即为穿刺点。也可在锁骨内侧段上缘、胸锁乳突肌锁骨头及胸骨头构成的三角形中点为穿刺点。若解剖标志不清，嘱患者在保持头左转时轻轻上抬，以便判定。穿刺程序按塞尔丁格法进行。穿刺针尾端接10 mL注射器，针头斜面朝上，与颈部皮肤成30°角向胸锁乳突肌锁骨头附着处中点或锁骨中线与第4肋间交点进针，男性可直接朝乳头方向进针。进针前用手触摸颈动脉，确保穿刺针在动脉外侧行进。进针深度一般<5 cm，体瘦者多在2 cm左右，边进针边回抽或边退针边回抽，若通畅地抽到暗红色静脉血，则移去注射器，依次导入导引钢丝、扩张管和外鞘管。

（2）锁骨下静脉穿刺：左、右锁骨下静脉均可选用，做电生理检查常选左侧。患者去枕仰卧，平静呼吸，适当抬高穿刺侧肩胛或压低肩关节有利于穿刺成功。取锁骨中点锁骨下缘下1 cm处为穿刺点，肥胖者穿刺点可下移1~2 cm。穿刺点偏外易误穿锁骨下动脉，偏内不易导入鞘管。按塞尔丁格法进行。穿刺针接10 mL注射器，针头斜面朝向足侧，穿刺针与皮肤成10°~30°角，针尖指向胸骨上窝与环状软骨之间。进针时针尖先抵至锁骨，然后回撤，再抬高针尾，紧贴锁骨下缘负压进针，深度一般为4~5 cm。若通畅抽出暗红色静脉血，则移去注射器，导入导引钢丝。若抽出鲜红色动脉血或移去注射器后有血液喷出（无静脉压升高证据），则立即拔出穿刺针，局部压迫5 min。若进针时回抽出气体，表明刺伤肺尖引起气胸，应立即撤针，胸部透视观察。导入钢丝后必须透视确认导引钢丝进入右心房或下腔静脉，方可导入扩张管和外鞘管。若确认钢丝进入主动脉或左心室，可轻轻拔出导引钢丝，局部压迫5 min。若扩张管误入锁骨下动脉，不可立即撤出，应将鞘管留置在动脉内，并缝在皮肤上，等待胸外科医生处理。

（3）股静脉穿刺：左、右侧股静脉均可选用，常选右侧。左手示指、中指及环指并拢，指尖成一直线，在腹股沟韧带中部下方2~3 cm处，触摸股动脉搏动，确定股动脉走行。以股动脉内侧0.5 cm处与腹股沟皮折线的交点为穿刺点。按塞尔丁格法进行。右手持穿刺针，针尖朝脐侧，针头斜面向上，针体与皮肤成30° ~45° 角，沿股动脉走行进针，一般进针深度2~5 cm。若进针易抵向骨骼，则应缩小进针角度并注意进针方向。肥胖者的穿刺点宜下移1~2 cm。若在同一股静脉拟导入两根鞘管，则第二穿刺点可选在第一穿刺点下方1 cm处；若拟导入三根鞘管，则第二、第三穿刺点可选在第一穿刺点下方1 cm左右各旁开0.5 cm处。待三根导引钢丝都分别进入股静脉后，再分别导入鞘管。

（4）股动脉穿刺：左、右侧股动脉都可选用，常选右侧。左手示指、中指及环指并拢，指尖成一直线，在腹股沟韧带中部下方2~3 cm处，触摸股动脉搏动，确定股动脉走行。以股动脉与腹股沟皮折交点为穿刺点，按塞尔丁格法进行（图17-4）。左手轻压固定股动脉，右手持穿刺针，针头斜面向上，与皮肤成45° 角进针，针尖

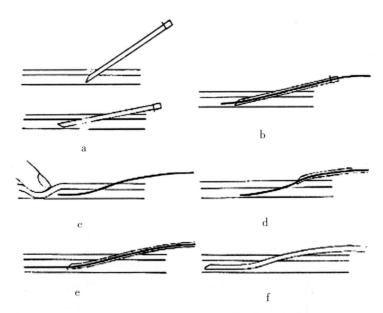

图 17-4　塞尔丁格法经皮置入股动脉血管鞘

抵到动脉壁时，针柄会出现搏动感，针尖穿入股动脉时有落空感，随后见鲜红色动脉血喷出。若进针力度较大，可迅速穿透股动脉后壁，缓慢退针时才见回血。

三、电极放置位置

1. 冠状窦电极

（1）放置方法：冠状窦开口于三尖瓣环间隔侧、科赫三角底部，远端属支向左后上走行于房室沟内。通常将冠状窦口侧称为近段，心大静脉侧称为远段，两者之间为中段。冠状窦及其属支管壁除沿长轴分布平滑肌细胞之外，在其近、中、远段都有肌束分别与右心房及左心房产生节段性电学联系，构成了右心房、左心房下部之间的传导通路。因此，从电生理角度来讲，冠状窦可视为横跨右心房、左心房的结构（Habib et al.，2009）。

记录冠状静脉窦腔内电图，选用6F 4极、6极或10极，极距为10 mm、5 mm或2 mm的电极导管，顶端约10 cm呈自然弧形，在顶端1 cm处沿弧形进一步弯曲塑形。正位或右前斜位透视，经右颈内静脉或左锁骨下静脉送至中位右心房，调整导管指向左侧，再逆时针方向旋转指向左后同时向冠状窦口（coronary sinuses ostium，CSO）方向前送。正位透视CSO在膈上2~3 cm处，脊柱中线与左缘之间。右前斜30°透视CSO在膈上2~3 cm处，脊柱左缘外侧2~3 cm处。若前送出现室性早搏或正位观指向左前下，或右前斜位观向上与脊柱成角＞60°，提示导管进入右心室，应回撤至MRA，适当增加逆时针方向旋转力，重复前送。若导管顶端呈较大幅度跳动且前送受阻，提示导管顶端抵在三尖瓣环，应轻轻回撤调整张力，增加逆时针方向旋转力同时前送。若前送无阻力，导管指向左上，但运动幅度很小，且正位时向上与脊柱成角＜30°，右前斜位时与脊柱近于平行，提示导管在右心房内打弯或进入右心室流出道，此时可因对右心室的机械性刺激出现室性早搏，应回撤重新调整插送。若导管多次插送入右心室或下腔静脉，提示导管塑形弧度不够或逆时针方向旋转不够，应校正后再插送。技术熟练者，操作15 min仍不能到位，可做冠脉造影，观察CSO有无畸形（Maines et al.，2020）。

（2）到位标志：导管在CSO打弯，向左后上走行，正位观导管向上与脊柱约成70°角，右前斜位观导管向上与脊柱成角约45°，左前斜30°见导管近水平走行进入脊柱影。导管随心动周期呈均一大幅度上下摆动，位移≥1.5 cm。

将电极导管尾端各极与多导记录仪连接，若为4极导管则以1~2极为冠状窦远端电极（CSd），2~3极为CS中部电极（CSm），3~4极为CS近端电极（CSp）。这三个电极均应示大A小V波，A波时相在P波终末，V波与QRS波同相。若导管进入冠状窦内1~3 cm继续向前推送受阻，提示进入分支，应适当回撤，尝试施加顺时针方向力前送或施加逆时针方向力前送。冠状窦近端电极常规放于CSO右前斜位观导管最低点。因标测左前侧旁道需再前送导管时，推送力度和幅度均应适当，不可粗暴，以免冠状窦穿孔引起心包填塞（Knops et al., 2020）。

2. 右心室电极

（1）放置方法：用于心室刺激和记录右心室腔内电图（Aras et al., 2022）。选用6F 4极，极距为10 mm的电极导管，顶端10 cm呈自然弧形。经右股静脉送入，操作同右心导管检查。

（2）到位标志：右心室起搏电极应置于右心室心尖部。正位观导管指向左下，于膈上2~3 cm处，近心尖显影左缘内侧，右前斜位观导管弧度跨度充分展开，而左前斜位观导管指向前下方，头端长度缩短。

（3）右心室腔内电图：导管尾端1、2电极与多导记录仪连接，显示大V波，图形稳定，与体表QRS波同相。

（4）体表心电图：右心室起搏时，呈左束支传导阻滞图形。张力：导管张力适当，弯曲自然，不促发室性早搏。

3. 希氏束电极

（1）放置方法：用于记录希氏束电图（HBE）。选用6F 4极，极距5 mm或10 mm电极导管，顶端10 cm呈自然弧形，弧度略小于右心室电极导管。经右股静脉送入，操作同右心导管检查，跨三尖瓣达右心室心尖部，导管尾端电极与多导记录仪连接，以1~2极为远端HBE（HBEd），2~3极为近端HBE（HBEp）。缓慢回撤导管至脊柱左缘，同时观察HBEp，若显示大V波，则回撤导管；若显示大A小V波，则推送导管；若显示大A大V波，则稳定导管，在A与V波之间寻找双相或三相高频H波。若无H波，可轻轻顺时针方向旋转导管，并保持顺时针方向力量，或再谨慎回撤0.5~1 cm，或再送入右心室心尖部并保持顺时针方向旋转力回撤，或撤回右心房重新进入右心室调整。经股静脉放置希氏束导管失败，可经左锁骨下静脉送入，在右心房内打弯呈"6"字形，使弯曲的头端靠近三尖瓣口侧，再后撤导管，待顶端贴在三尖瓣环上缘即可记录HBE。经股动脉逆行将电极导管送到主动脉根部无房室瓣处也可记录HBE。

（2）到位标志：希氏束电位是指希氏束近端电位，图形标志是大A大V，且A、V波振幅相近时的稳定H波。若随H波增大，A波却明显缩小，则不是理想的HBE。

4.高位右心房电极

（1）放置方法：用于心房刺激及记录高位右心房电图。选用6F 4极，极距1 cm电极导管，顶端10 cm的自然弧度应略小于希氏束电极导管。经股静脉送至右心房与上腔静脉交界处，贴近心房外侧壁。

（2）到位标志：正位观电极导管在脊柱右侧指向右上，紧贴右心房外侧壁。

右心房电图：导管尾端1~2极与多导记录仪连接，显示大A波，与体表心电图P波起点同相。

四、导管消融术及导管放置部位简介

导管消融术获得成功的必经步骤包括：①致心律失常组织的精确定位；②将消融用的电场、热、光或化学制剂传送到心内恰当的部位；③将消融能量从导管与组织之间的接触面转送到心律失常部位，可能在心肌深处；④在致心律失常的组织产生损伤，引起致心律失常组织的电生理学改变，使其不具有致心律失常性。

射频电流是一种高频交流电，300 kHz~30 MHz的射频频段在医学上被用于消融、电凝止血和电切割组织，用于心脏消融的频率范围多在300 kHz~1 MHz。射频电流以单极方式放电时，导管顶端的主动电极和无关电极板之间形成电场。由于导管顶端电极的电阻抗很小，本身产热极低，当电场的传播导体与电阻较大的组织接触时，射频能量就被释放或传递到组织中去。随着射频电流与主动电极距离的增大，其在组织内所产生的热量将迅速降低。高频率的射频电流不引起心脏细胞去极化，故放电时不产生心律失常（局部组织自律性除外，如房室交界区消融时产生的交界区心律，室性心律失常消融时产生的自律性增加），多不会引起令人不适的刺激或感觉。射频电流所致细胞损伤和死亡的主要机制为热效应，而高频率的射频电流所造成的单纯电损伤在消融治疗中的意义尚未经证实。

射频电流通过热效应使局部组织温度升高，从而引起组织损伤，达到治疗目的。在消融过程中，最适宜的组织内温度为70~90 ℃，在这一范围内，被损伤的组织坏死并逐渐凝固、干燥；低于50 ℃时，损伤范围很小，难以达到治疗目的；高于100 ℃时，将引起液体汽化，发生爆裂伤及组织炭化，焦痂形成。在放电过程中监测靶点组织内温度的变化，可较准确地估计损伤范围，这不仅有助于了解消融对组织损伤的有效性，还可减少或避免因局部组织温度过高所致的并发症。但在临床应用中不能直接监测局部组织内的温度，而是测量电极头的温度。尽管安装在电极头附近的温度传感器，可连续、实时地监测放电时电极头的温度变化，但此时电极头实际上反映的是消融电极和组织界面的温度，而不是组织内温度，尽管它在多数情况下可间接反映靶点组织内的温度，但由于影响因素较多，故与组织内温度的相关性较差。

1. 房室结内折返性心动过速　慢径消融适用于不同类型的房室结内折返性心动过速，是房室结内折返性心动过速的主要消融方法。在右心房间隔部，从冠状窦口到希氏束，即从科赫三角底部到顶部，将三尖瓣隔环等分为后间隔区（P区）、中间隔区（M区）和前间隔区（A区），每一间隔区再等分两段即P1、P2、M1、M2、A1和A2区。消融部位在科赫三角内，常选三尖瓣隔环心房侧P1、P2、M1或M2区，即RAO 30°投照希氏束与冠状窦口中点偏下，部分患者位于冠状窦下方（10%~15%）或在左后间隔部（1%）。合并永存左上腔畸形时靶点位于巨大冠状窦口的上后缘，目的在于消融慢径。但是，P区和M区存在快径的可能性分别为10%和30%。在慢慢（S/S）型房室结内折返性心动过速中，除消融慢径外，有时还需自三尖瓣环至冠状窦口之间划线消融。

取右前斜位30°，或投照角度以右心室心尖部导管电极达到最大伸展为宜。左前斜位透视对判断消融电极是否贴靠间隔帮助大，尤其是在放电过程中持续左前斜位下透视有助于保持消融电极恒定贴靠于有效靶点，消融导管呈一垂线，头端弯度几乎消失。若消融导管有明显弯度，背向脊柱，则提示消融导管偏向心室腔；若消融导管有明显弯度，指向脊柱侧，则提示消融导管已进入冠状窦。冠状窦电极最低点指示后间隔，希氏束电极记录部位指示前间隔，在二者之间按解剖定位法目测分区。正位透视分区方法基本同右前斜位。

2. 房室折返性心动过速　房室折返性心动过速的折返环由房室结、希氏束浦肯野纤维系统、心室肌、旁道和心房肌构成。房室结顺传，旁道逆传构成顺向型房室折返性心动过速，占90%。旁道顺传、房室结逆传或一旁道顺传另一旁道逆传构成逆向型房室折返性心动过速，占10%。此外，旁道患者合并心房颤动、心房扑动或房性心动过速的概率明显高于正常人。

右前间隔旁道（RAS）位于希氏束上、下5 mm内，因为在消融成功的靶点图上有可分辨的希氏束电位，故又称希氏束旁道。右中间隔旁道（RMS）位于希氏束下5 mm至冠状窦口上5 mm之间，右后间隔旁道（RPS）位于冠状窦口上缘以下至三尖瓣环6点钟之间，左后间隔旁道（LPS）位于冠状窦口远侧1.5 cm内且可在左侧消融成功，左后侧旁道（LPL）位于冠状窦口远侧1.5~3.0 cm，左正侧旁道（LL）位于冠状窦口远侧3.0~5.0 cm，左前侧旁道（LAL）位于冠状窦口远侧5 cm以上，其余大致同

Akhtar分区法。实际上，旁道的解剖学定位与电生理学定位不完全对应，解剖学上只有中间隔旁道，电生理学描述的右前间隔在右纤维三角前方，已达右前游离壁，后间隔旁道位于右纤维三角体后方，邻近冠状窦，已不属于房室间隔部。经右颈内静脉或左锁骨下静脉穿刺放置冠状窦电极，经右股静脉两次穿刺分别放置右心室心尖部电极和右心房电极，经左股静脉穿刺放置希氏束电极。记录双极心内电图。滤波40~400 Hz。

3. 房性心动过速　大多数局灶性房性心动过速（AT）（83%）起源于右心房，2/3AT沿界嵴长轴分布（称为界嵴心动过速），从窦房结到冠状窦和房室交界区（称为局灶线）自上而下具有明显的频率渐变特点，AT的这种特殊的解剖学分布与界嵴区域明显的各向异质性有关，即由于心肌细胞间横向耦联差，易产生局部的缓慢传导，从而导致微折返形成。非阵发性AT常见于有器质性心脏病的患者和（或）洋地黄中毒的患者，后者的AT是由触发活动所诱发。反复发作性自律性AT又称为反复发作性局灶性AT，常发生在伴有器质性心脏病的患者，由于自律性增高所致，常见于一些急性事件，如心肌梗死、肺功能失代偿、感染、饮酒过量、低钾血症、低氧血症，以及应用兴奋剂、可卡因和茶碱。

常规放置冠状窦（CS）、右心室心尖部（RVA）、希氏束和高位右心房（HRA）电极导管。若为窦性心律，则分别行心室和心房刺激，以便排除房室折返性心动过速和房室结内折返性心动过速。若SVT原已存在或刺激中被诱发，则进一步定性诊断为房性心动过速。诱发房性心动过速应有可重复性，且应与临床发作的房性心动过速相同，否则要考虑多源性房性心动过速。有Halo导管时，只放置Halo导管和冠状窦导管即可。在右房内首先沿界嵴放置Halo导管，非常有助于粗标定位，因起源于界嵴的房性心动过速较多。

4. 心房扑动　典型的心房扑动（atrial flutter，AF）是一种大折返房性心动过速，下腔静脉-三尖瓣峡部是折返环路的关键部位。折返环路边界包括三尖瓣环、界嵴、下腔静脉、欧氏嵴和冠状窦口，可能还包括卵圆窝。这些功能性或解剖性屏障（传导阻滞线）对于形成和维持折返环所需的一个足够长度的路径是必需的。三尖瓣环组成了峡部依赖性AF折返环的前边界，而后边界的位置与前边界的距离不等，欧氏嵴区域最窄，右心房的前部最宽。下腔静脉-三尖瓣峡部沿前侧至后中部方向，从低位右心房前壁到低位右房间隔走行。峡部宽度和心肌厚度变异较大，宽度从数毫米至3 cm以上，厚度超过1 cm。峡部后缘由下腔静脉口和延伸至冠状窦的欧氏嵴组成。下腔静脉-三尖瓣峡部的缓慢传导是构成AF折返环路所必需的。整个折返环路完全在右心房内，左心房激动仅仅作为旁观者，右心房激动分别经冠状窦-左心房连接部下部、Bachmann束和卵圆窝传至左房。

　　经右颈内静脉或左锁骨下静脉放置4极或10极冠状窦导管，以导管的近端一对电极横跨冠状窦口。经右股静脉放置希氏束电极，记录近端希氏束电位。经右股静脉导入8F中弯或大弯加硬或7F消融标测电极，置于高于右心房或右心房中侧的位置，记录双极电图，同步记录体表Ⅰ、Ⅱ、aVF和V1导联，振幅为0.1~0.2 mV/cm，滤波为400~500 Hz，记录纸速为100 mm/s。若有Halo导管，则经股静脉导入右心房后，指向右心房游离壁，并向下打弯，让远端进入冠状窦内或右心室流入道，沿三尖瓣环形成"9"形。心房扑动消融时应用Halo导管的意义在于判断心房激动顺序，尤其在判断峡部传导是否已达到完全传导阻滞时更为准确。如果没有Halo导管，则可以在右心房游离壁侧放置一根4极或多极导管，固定贴紧右房游离壁，以便记录到清楚的心房电位，用于消融前了解峡部传导顺序和消融后判断是否已达到完全传导阻滞。

　　右心房峡部线性消融是右心房典型心房扑动消融的主要策略。三尖瓣环与下腔静脉口之间的峡部最窄，是最重要的也是最容易完成的心房扑动消融径线，几乎所有峡部依赖性心房扑动均可在此消融成功。若不成功，则尝试间隔峡部消融，即从三尖瓣环隔侧到冠状窦口之间做补充线性消融。

　　5. 心房颤动　肺静脉是心房颤动（AF）发生和维持的重要解剖结构。肺静脉心肌袖细胞，部分具有自律性，而且不应期较短。肺静脉肌袖纤维排列紊乱，使得肺静脉局部的电活动易形成微折返。在肺静脉与心房交界部的肺静脉前庭，心肌纤维排列具有高度不均一性，是心房内各向异质性传导最显著的部位，不但容易形成致心律失常的局灶，而且容易形成肺静脉-左房折返，快速激动在此极易形成颤动样传导。肺静脉电活动是驱动AF维持的关键因素。可表现为1：1的有序驱动，也可表现为不成比例的紊乱驱动。

　　穿刺右颈内静脉或左锁骨下静脉，放置10极冠状窦导管。股静脉穿刺，将直径0.813 mm（0.032in）、长260 cm的指引导丝送入上腔静脉。沿指引导丝将房间隔穿刺鞘管送至上腔静脉，退出指引导丝。将对比剂注射器连接到房间隔穿刺针尾端，排尽针腔内空气，充满对比剂，在透视下经房间隔穿刺鞘管，送入穿刺针。穿刺针在鞘管头端内0.5 cm。在透视下顺时针转动穿刺针和鞘管，使针尖指向左后方约45°；向预定穿刺点处缓慢回撤，有时可见导管远端突然向左移动，提示导管顶端已进入卵圆窝。后前位透视下，在脊柱中线左心房影下缘上一个椎体高度为穿刺点高度，最大范围为0.5~1.5个椎体高度。常以冠状窦电极最低点代表左心房下缘。向右前斜

45°，适当旋转穿刺针鞘，使穿刺针及鞘管远段弧度消失呈直线状或接近直线状，此时穿刺针指向左后45°，垂直指向房间隔。镜面右位心者采用左前斜位45°轻轻前送穿刺鞘，鞘管远端抵住房间隔卵圆窝，有些患者可通过鞘管感到左心房搏动，将穿刺针轻轻前送，即可穿破房间隔卵圆窝，进入左心房。穿刺后，经穿刺针注入对比剂，如对比剂呈喷射束状且左心房显影，则表明穿刺成功。可经LAO 45°证实鞘管指向脊柱。确认穿刺针进入左心房后，将穿刺鞘管末端逆时针方向转动15°，固定穿刺针，推送鞘管和扩张管进入左心房约1 cm，同时注射对比剂观察，确保鞘管与左心房壁保持距离。同时退出扩张管和穿刺针。

穿刺房间隔后，将房间隔穿刺鞘指向左侧肺静脉开口。推注少许对比剂证实导管在肺静脉开口并使下肺静脉显影后，取LAO 50°，用10~20 mL对比剂，在2~3个心动周期内中速推入。在LAO 50°时，能最大限度地展示左肺静脉开口和左心房的连接。快速推入的对比剂可清晰地显示左上和左下肺静脉走行的开口。若造影鞘管在左上肺静脉，快速回流的对比剂可进入位于左上肺静脉下后方的左下肺静脉，多可清晰显示左下肺静脉近段。然后取LAO 50°，再次造影，在该体位上，左肺静脉的开口平面垂直于射线走行方向，能最大限度地展示左肺静脉开口平面，显示左上、下肺静脉的圆形或椭圆形开口。在LAO 50°体位，左肺静脉对比剂逆行进入左心耳，左心耳显影与左上肺静脉走行平行，左心耳位于左上肺静脉和左下肺静脉开口之间的左侧。

回放肺静脉造影，左前斜位判定左肺静脉的上下缘和右肺静脉的前后缘，右前斜位判定左肺静脉的前后缘和右肺静脉的上下缘。准确判定肺静脉开口，其外0.5~1 cm为肺静脉前庭与左心房的交界部位。将Lasso环形电极导管放入待隔离肺静脉口处，作为标测消融的靶点。将冷盐水灌注消融导管置入肺静脉内，略打弯或旋转导管使其贴靠肺静脉内壁，沿肺静脉壁缓缓回撤导管的过程中，导管头端出现突然滑落的位点，就是肺静脉前庭开口。在后前位透视下，左、右肺静脉前庭的后壁多数在脊柱的两侧。消融径线应沿肺静脉前庭开口走行，但注意避免在左心耳内标测放电。

6. 室性早搏　特发性室性早搏（ventricular premature contraction，VPC）最多见的起源部位为右心室流出道，少数也起源于左心室流出道、左室间隔部或游离壁部。右心室非流出道部位起源的室性早搏则需警惕有早期心肌病变存在的可能。室性早搏的心电图定位、心内膜标测和消融方法与特发性室性心动过速基本相同。消融成功的关键在于靶点的精确定位。激动标测和起搏标测是常用的两种心内膜标测方法。根据心电图定位预测室性早搏起源，分别经股静脉途径或股动脉途径将标测消融导管送达相应部位进行标测。

经股静脉途径送入5F或6F四极标测电极导管，放置于希氏束及右心室心尖部或右心室流出道。同步记录体表12导联心电图及心内电图。观察记录自发室性早搏，常规电生理检查证实是否有室性心动过速被诱发及其他心律失常并存。作为单形室性早搏消融病例，若自发性室性早搏频度较高，也可直接送入消融导管至右心室流出道或左心室进行靶点标测与消融。消融成功后观察期再行电生理检测。若术中自发室性早搏频度太低，则宜首先采用分级与程序扫描刺激方法或静脉点滴异丙肾上腺素诱发室性早搏，观察记录室性早搏的发生情况，为随后手术的标测和消融及消融终点判断先行摸索好必备的前提条件。若术前发现室性早搏极少或消失，在导管室穿刺前则应先行异丙肾上腺素激发试验，如诱导后室性早搏不能频繁出现，则不宜仓促消融治疗，否则不能达到满意的根治目的。诱发的室性早搏必须与临床自发性单形室性早搏形态完全相同。若有同源室性心动过速被诱发，则归为特发性室性心动过速的诊断。

7. 室性心动过速　室性心动过速（VT）常合并结构性心脏病，冠状动脉疾病和心肌病是最常见的病因。然而，大约10%的VT患者没有明显的结构性心脏病。束支折返性室性心动过速是唯一具有明确折返环的折返性室性心动过速，右束支和左束支是折返环路必不可少的组成部分，近端通过希氏束连接，远端通过室间隔连接。室内传导正常的患者，束支折返有自限性。心脏结构正常时，希氏束浦肯野纤维系统传导快和不应期长的特点阻止了束支折返的持续。束支折返的自行终止绝大多数发生于心室肌和希氏束之间的逆传支。有时也可发生前向传导阻滞，使右束支-浦肯野系统不应，限制了束支折返的发生。束支折返是否持续即是否成为心动过速关键取决于折返波前的传导速度及之前组织恢复的情况。希氏束浦肯野纤维系统存在传导异常可减慢折返通路的传导，为束支折返激动持续地产生提供了条件。

经左股静脉穿刺放入6F 4极标测电极分别至右心室心尖部和希氏束，记录双极电图，精确测量窦性心律的H-V间期。经右颈内静脉或左锁骨下静脉穿刺放置冠状窦电极。在消融导管送入左心室时，应首剂注入肝素3000 U，随后每小时追加1000 U，直至操作结束。必须先诱发出临床VT，而且必须确认诱发VT与临床VT相同或相似，方可标测消融，否则可能为非特异性VT，应终止后再行诱发。若诱发VT与临床VT的QRS时限、束支传导阻滞类型和电轴都相同，且R-R间期相差<50 ms，则认为二者相同。VT时，若冠状窦电图V波领先，则提示左室VT，反之为右室VT；若希氏束电

图V波领先，则提示右心室流出道VT；若冠状窦电图V波与右室电图V波同相或近似同相，则可能为间隔VT。VT时，若血流动力学不稳定，患者不能耐受，则在记录资料后立即终止VT。若为右心室VT，则经股静脉导入消融导管细标。若为左心室VT，则经股动脉导入消融导管细标。在VT起源目标区，按一定顺序移动导管，先大范围粗标，再小范围细标，每个标测点至少记录6个稳定V波。若血流动力学稳定或比较稳定，则首选激动标测；若血流动力学欠稳定，可交替诱发和终止VT，进行激动标测；若VT不持续，但存在与VT同形的室性早搏，则行早搏激动标测。若血流动力学不稳定，或VT不能持续，则行起搏标测；若起搏标测不易成功，且VT时血流动力学不稳定，可予小剂量抗心律失常药如普罗帕酮或普鲁卡因胺，待心室率减慢后，再行激动标测，抗心律失常药虽可改变QRS波形态，但不改变激动顺序。若激动标测结合起搏标测或隐匿拖带标测，则可明显提高定位精确度。

8. 心肌梗死后射频消融　冠心病室性心动过速最多见于心肌梗死后，因原发病广泛而严重，故常有严重的血流动力学障碍。发生机制被认为主要是梗死边缘区瘢痕组织中残存的心肌细胞带，具有缓慢传导和不均匀传导的电生理特性，易于形成"8"字形折返，折返环出口及入口是残存心肌与正常心肌相连接的部位。鉴于冠心病室性心动过速的标测技术不完善，室性心动过速灶定位困难，消融效果较差，易于复发或出现新的室性心动过速灶，故消融疗法的推广应用受到限制。仅就常规的设备和标测技术，临床上仅有10%~20%的患者可作为射频消融的对象。目前仅对药疗无效或不能耐受药疗或不愿长期药疗，易被刺激诱发且血流动力学较稳定的持续性单形室性心动过速及无休止性室性心动过速进行消融，成功率为60%~80%。

冠心病室性心动过速几乎均起源于左心室心内膜下，既可呈右束支传导阻滞型，也可呈左束支传导阻滞型。左束支传导阻滞型室性心动过速几乎都来自左侧室间隔或邻近室间隔处，右束支传导阻滞型室性心动过速可来自左心室任何部位。超声心动图提示的室壁运动障碍区或其邻近可作为标测目标区。下壁心肌梗死可先标测邻近二尖瓣环的左心室游离壁下基底段。目前尚无统一标准预测室性心动过速消融的成功靶点，故多采用综合标测技术，先找缓慢传导区，再标折返环，最后确定折返环关键区或峡部。符合消融靶点的条件越多，消融成功率越高。对于室性心动过速发作时血流动力学不稳定者应采用新型三维标测系统（如Carto系统、Ensite3000），前者于窦性心律下标测，能够显示梗死区瘢痕的几何形状，消融时往往需要封闭心肌瘢痕区之间所有的传导通道，后者显示心动过速时心脏激动顺序。当然这种标测方法也适用于室性心动过速发作时血流动力学稳定者。

若窦性心律时起搏找到与室性心动过速图形完全一致的11或12导联心电图，即可作为消融靶点，但常十分困难。在较大范围内起搏可能产生相似图形，在室性心动过速起源点邻近1~2 cm内起搏可能产生完全不同的图形，这种情况在起源于间隔的室性心动过速尤为常见。起搏标测常用于冠心病室性心动过速的初步定位。由于心肌梗死后室性心动过速的缓慢传导区一般较大、较宽，有时共同传导通路比较深，故为增加消融损伤的范围和深度，建议首选三维标测系统及盐水灌注消融导管进行消融，使用盐水灌注消融导管时温度控制在40 ~ 45 ℃，于缓慢传导区的出口和入口分别做线性消融，隔离缓慢传导区。基于三维标测的心室电激动图，将导管顶端置于左心室基底部，在左心室腔形成一个大弯，从此部位开始向下做线性消融至室壁中部，并继续向心尖方向消融，将大瘢痕区之间径线消融连接，达到瘢痕区内与瘢痕区外的存活心肌无电学传导的目的。

第四节　起搏器植入术的解剖学基础

一、心脏起搏的适用范围

临床上将心脏起搏分为临时性起搏和永久性起搏。

临时心脏起搏是临床上抢救严重缓慢性心律失常重要而有效的手段。对于一些急性疾病、危重疾病，如急性心肌梗死、重症心肌炎、急性药物中毒或电解质紊乱、心脏外伤或外科术后Ⅲ度房室传导阻滞、严重心动过缓、窦性停搏等患者的治疗有重要价值。临时心脏起搏主要用于心动过缓的过渡性治疗，以单心腔起搏为主，即单心室或单心房起搏。而单心房起搏仅适用于房室传导功能正常的患者，如病态窦房结综合征，对药物（阿托品）反应欠佳或不能耐受者（Tjong et al.，2019；Grego ratos et al.，2002）。

应用带球囊漂浮起搏导管进行紧急床旁心脏临时起搏成功的关键是将电极导管顶端插到右心室心内膜下。在无X线透视指引下，大多数医生通过心腔内心电图定位，少数医生采用边起搏边插管，然后根据体表起搏后心电图来判断导管顶端的位置，或根据送导管时出现的室性早搏来确定。

以选择股静脉入路为例，嘱患者仰卧位，下肢自然置于床上，使髋关节呈外展外旋位，穿刺点选择在腹股沟韧带下方2~3 cm处，股动脉的内侧，用左手示指触摸有搏动处为股动脉，按压固定，在示指内侧进针，进针时穿刺针与皮肤表面成30°

角进针，穿入静脉后再向前推进少许。注意不可垂直进针，因为股静脉的管径不足1.5 cm，若垂直进针则易穿透血管。穿刺成功后送入漂浮电极导管，待导管通过血管鞘后，使用漂浮电极导管自带的注射器将球囊充气，将球囊打起后轻轻推送电极导管前进，推送电极导管时如遇阻力，可稍回撤导管之后再前行，如仍有阻力，回撤距离可增大，轻轻左右旋转向前推送。电极前行至40 cm左右时，连接脉冲发生器，观察有无右心室起搏图形，右心室心尖部起搏心电图应表现为：左束支传导阻滞图形，Ⅱ、Ⅲ和aVF导联QRS波群主波向下；右心室流出道起搏心电图形为Ⅱ、Ⅲ和aVF导联QRS波群主波向上。连续观察心电图起搏图形和导管长度，判断起搏部位，测试起搏阈值，待明确电极稳定起搏后固定导管，局部包扎，并注意术后观察。

起搏导管留置时间主要取决于不同的原发病和病情的严重程度。如经积极抢救病情好转、血流动力学稳定且心律平稳，可先关闭起搏脉冲器观察24 h后再撤除起搏导管，起搏导管留置时间最短者只有1 d，平均5.5 d，大多数为3~7 d，少数因原发病严重而留置2~3周，其中部分患者最后过渡到安装永久性心脏起搏器。在体表心电图指引下应用漂浮电极导管进行床旁心脏临时起搏，是一项简单而适用的方法，具有省时、迅速、简单易行的特点，为具有心律失常潜在危险的患者围术期提供了安全、保护性的措施。

永久性起搏进行植入心脏起搏器治疗的适应证主要是"症状性心动过缓"。所谓"症状性心动过缓"是指由于心室率过于缓慢，导致心排血量下降，重要脏器及组织尤其是大脑供血不足而产生的一系列症状，如一过性晕厥、先兆晕厥、头晕、黑蒙等；长期的心动过缓也可引起全身性症状，如疲乏、运动耐量下降，以及充血性心力衰竭等。现在随着对心律失常机制认识的不断加深，以及起搏工程技术进步，心脏起搏治疗适应证也在不断发展。除了对明确的病态窦房结综合征和房室传导阻滞有肯定的治疗效果外，一些非心动过缓性疾病如充血性心力衰竭、肥厚型梗阻性心肌病也列入起搏治疗适应证范围（Kusumoto et al.，2019）。

1. 病态窦房结综合征（sick sinus syndrome，SSS）　窦房结功能障碍包括一系列心律失常，如窦性心动过缓、窦性停搏、窦房传导阻滞、在心动过缓或停搏时出现的阵发性室上性快速心律失常（慢快综合征）、窦房结病变时功能不全等。心动过缓的程度是确定是否需要起搏治疗的指征之一，尽管有争议，目前通常认为症状性（如头晕）心动过缓，如心率＜40 次/min为起搏治疗的指征。如果患者清醒时，窦性停搏的时间超过3 s，且出现与心动过缓相关的症状时通常也需要起搏。

2. 成人获得性完全性房室传导阻滞　房室传导阻滞分为一度、二度、三度（完全性）阻滞三类。从解剖学定位分类，则可分为希氏束上、希氏束内和希氏束下三类。一度房室传导阻滞的定义是P-R间期的异常延长，二度房室传导阻滞又可分为Ⅰ、Ⅱ两型。二度Ⅰ型房室传导阻滞的特征是心搏下传阻滞之前P-R间期逐次延长，一般伴以窄的QRS波。二度Ⅱ型房室传导阻滞的特征是心搏下传阻滞之前后P-R间期是固定不变的（即心搏下传阻滞之前没有P-R间期逐次延长的现象），一般伴以增宽的QRS波。如果房室传导呈2∶1阻滞，尽管有QRS波增宽，也不能确切地判断为Ⅰ型或Ⅱ型。有连续两个或更多不下传的P波，但仍有少许P波能下传者，提示房室传导并未达到"完全"的程度，称为高二度房室传导阻滞。三度（完全性）房室传导阻滞的定义是没有房室传导。

　　一度房室传导阻滞是良性的，许多患者无症状，无须特殊治疗。无症状的房室传导阻滞属于Ⅰ类适应证，无须植入起搏器。一度房室传导阻滞引起临床症状时，属于Ⅱa类适应证。任何类型的二度房室传导阻滞（Ⅰ型或Ⅱ型）如引起相关症状，是永久性起搏器植入的Ⅰ类适应证；无症状的二度Ⅰ型房室传导阻滞，如阻滞部位位于希氏束以上的房室结水平时，属于Ⅰ类适应证。希氏束水平以下的无症状性二度Ⅰ型房室传导阻滞属于起搏器植入的Ⅱa类适应证，永久起搏治疗对患者可能有益。任何伴有症状的二度房室传导阻滞均属于起搏器植入的Ⅰ类适应证。无症状的三度房室传导阻滞患者清醒状态下交界性或室性逸搏心率低于40 次/min时，即属于永久性起搏器植入的Ⅰ类适应证（Brignole et al.，2013）。

　　3. 慢性室内双分支和三分支阻滞　双分支阻滞全称为双分支传导阻滞，右束支、左前分支、左后分支这三支中有两支出现了传导阻滞就叫作双分支传导阻滞。三分支阻滞全称为三分支传导阻滞，严格定义是能证明三个分支在同一时间或不同时间都有阻滞。当三分支同时发生阻滞，则表现为完全性房室传导阻滞。如在相继的心搏中呈右束支阻滞和左束支阻滞；或者一次心电图呈右束支阻滞伴以左前分支阻滞，另一次心电图呈右束支阻滞伴以左后分支阻滞，称之为交替性束支阻滞（也称双侧束支阻滞）。交替性束支阻滞在心电图上三个分支均有阻滞的明确证据，此名词也曾用以描述一度房室传导阻滞伴有双分支阻滞。有充分证据表明症状性的一度房室传导阻滞伴有双分支阻滞的进展性房室传导阻滞患者具有较高的死亡率和猝死率。虽然三度房室传导阻滞之前经常先有双分支阻滞，但从双分支阻滞进展为三度房室传导阻滞的速度很慢。

　　4. 与急性心肌梗死相关的房室传导阻滞　心肌梗死后发生房室传导阻滞的永久性起搏适应证大多与心室内传导障碍有关。与其他一些情况下永久性起搏治疗适应证不同，对心肌梗死伴有房室传导阻滞的患者适应证标准，并不一定必须有症状。另外，急性心肌梗死时需要临时起搏，并不构成需要永久性起搏的理由。

当急性心肌梗死伴有房室传导阻滞或心室内传导阻滞时，如果拟行永久性起搏，必须考虑阻滞的类型、梗死位置、阻滞与梗死的关系。各种传导障碍的发生率和重要性在不同的研究中相差很大，即使资料很齐备，也不能很容易地做出植入起搏器的决定。尽管溶栓治疗和及时的血运重建已降低了急性心肌梗死时房室传导阻滞的发生率，但一旦房室传导阻滞发生，患者死亡率仍然很高（O'Gara et al., 2013）。

5. 颈动脉窦综合征及血管迷走性晕厥　颈动脉窦反射是压迫颈动脉窦时机体发生的生理反应，一些患者可出现生理反射过强而导致晕厥或先兆晕厥，称为颈动脉窦综合征。此反射有两种成分参与，即心脏抑制和血管抑制。心脏抑制主要由副交感神经增强引起，表现为窦性心动过缓、P-R间期延长、高度房室传导阻滞。血管抑制主要由交感神经活性下降引起。尽管心脏抑制性或血管抑制性晕厥可单独发生，但大多情况下两者并存。两者在治疗上不同，在决定进行心脏起搏治疗之前，必须明确颈动脉窦综合征和患者症状的因果关系，区分晕厥是心脏抑制还是血管抑制所致。直立倾斜试验可以模拟血管迷走性晕厥发生时的生理环境，用以鉴别心脏抑制型、血管抑制型晕厥并指导治疗。老年患者如果经常有不明原因的跌倒，则可能是颈动脉窦过敏综合征所致。一项研究纳入175例既往曾跌倒而无意识丧失的老年患者，这些患者颈动脉窦按摩时心脏停搏>3 s，把这些患者随机分为接受起搏治疗组和非起搏治疗组，结果显示起搏治疗组随访中跌倒发作显著减少。

6. 儿童和青少年心脏病患者的起搏治疗　儿童和青少年患者起搏治疗同成年患者永久性心脏起搏器植入指征相似。可能适应证可概括为：①症状性窦性心动过缓；②慢快综合征；③先天性或外科术后的高二度或三度房室传导阻滞。虽然儿童起搏器植入术的适应证一般和成人相似，但对于年轻患者而言仍有一些重要因素值得考虑。首先，接受姑息性而不是治愈性的复杂先天性心脏病外科手术的幸存者数量逐渐增加，姑息性外科手术只是改善而并非纠正循环生理功能。受损的心室功能和异常的生理状态可能由于心动过缓或房室失同步而引起症状，而在相同的心率时循环生理功能正常的患者却不会出现症状。因此，对于这些患者起搏器植入的适应证需要建立在与症状相关的相对心动过缓而不是绝对心率标准的基础上。其次，有临床意义的心动过缓呈年龄依赖性，青少年心率45 次/min或许是正常的，但是对新生儿或者婴幼儿来说却是显著的心动过缓。

二、电极导管入路方法

电极导管入路通常采用股静脉穿刺法、锁骨下静脉穿刺法、颈内静脉穿刺法。起搏器植入放置电极导线，几乎都是经静脉途径植入的。患者的解剖结构、电极导线的粗细和形状、起搏器类型（单电极或双电极导线），以及术者的习惯都可影响入路静脉的选择。虽然可以通过头静脉、颈内静脉、颈外静脉、股静脉或腋静脉等途径植入电极导线，但临时起搏器常选用股静脉、锁骨下静脉和颈内静脉，永久起搏器常选用头静脉、锁骨下静脉和颈内静脉，因此了解颈部、上肢的解剖结构对于心脏起搏器植入必不可少（图17-5，图17-6）。

对于单腔起搏器，仅采用静脉切开或静脉穿刺技术，送入起搏导线即可，但对于双腔或三腔起搏器，有时需要采用多种途径送入起搏导线，如先采用头静脉切开途径者，当管腔不能容纳两根起搏导线时须穿刺锁骨下静脉送入另一根起搏导线。目前大多数患者需要植入双腔起搏器，需要植入两根起搏导线。由于起搏导线多采用聚氨酯材料，比较细而柔软，大多数静脉都能容纳两根起搏导线。固定时一般先固定心室起搏导线，然后再固定心房起搏导线。如果先植入心房起搏导线，操作心

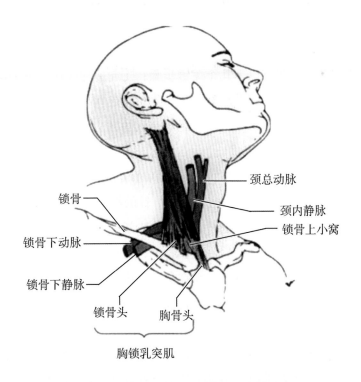

图 17-5　颈部和上纵隔血管结构的解剖关系

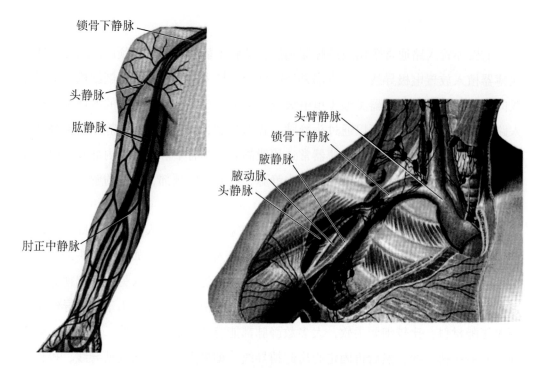

图 17-6　头静脉的走行及其与周边的解剖结构

室起搏导线时容易使前者移位。

　　植入右心室起搏导线有以下几个关键步骤：①起搏导线通过三尖瓣口；②确定起搏导线的植入部位并固定；③参数测定；④调整起搏导线的张力及预留长度。不同术者的具体操作会有一些区别，没有绝对一致的方法，而且由于解剖特点的个体差异，有时还需要一些特殊的操作。

　　锁骨下穿刺最常采用塞尔丁格技术。穿刺时取一根18号穿刺针连接一个 10 mL（含麻药）注射器，通过囊袋开口进行穿刺。针的斜面朝下，从锁骨的中内1/3交界处朝向胸骨切迹上方缓慢进针，进针过程中给少量麻药，到达锁骨时，进针角度加大直至将针尖滑行于锁骨下。一旦到达锁骨下，需要控制进针方向，否则改变方向可能撕裂相关的组织结构。穿刺过程需在负压下进针，穿破静脉时则有静脉血吸入注射器。若不慎穿到动脉，脉压会突然增高，血液颜色鲜红（需立即拔除针头并加压使伤口闭合）。

　　一旦锁骨下静脉穿刺成功（通过回抽血液证实），拔去注射器并沿穿刺针送入导引钢丝至右心。需要在透视下明确钢丝前行并证实钢丝的部位。钢丝到位后，拔出穿刺针，通过导引钢丝送入扩张鞘及撕开鞘。鞘管到位后，拔除导引钢丝和扩张鞘，送入心内电极导线。

第五节 先天性心脏病介入治疗的解剖学基础

先天性心脏病介入治疗是运用特制的导管从外周血管将导管和装置插入需要治疗的心血管管腔内，具体包括房间隔造口术、球囊扩张术、瓣膜成形术、瓣膜植入术、血管成形术、封堵术等。介入手术是在数字减影血管造影（DSA）下进行，是非直视术式，因此熟悉掌握血管和心脏的解剖结构显得尤为重要。

一、房间隔缺损结构特点及房间隔修补术

房间隔缺损是指在胚胎发育过程中，房间隔发生、吸收及融合出现异常，使左、右心房之间出现未闭合的缺损，房间隔缺损的种类及分类方法较多，根据其解剖及病理结构，将房间隔缺损分为原发孔型房间隔缺损和继发孔型房间隔缺损（朱鲜阳 等，2011）。

原发孔型房间隔缺损又名 I 孔型房间隔缺损，多为心内膜垫缺损，缺损常位于房间隔下部原发孔部位。

继发孔型房间隔缺损又名 II 孔型房间隔缺损，缺损大多数为单孔，有时可以同时存在两个或多个小孔，可以分为五个类型，分别如下：①中央型缺损（卵圆窝型缺损），这是临床上常见的类型，缺损绝大多数以单孔形式呈现，部分呈现多孔或筛形孔，多呈椭圆形，冠状窦开口位于缺损的前下方，缺损周围有良好的边缘，距传导系统较远，容易利用封堵装置（图17-7）进行封堵。②上腔型缺损（高位缺损）又名静脉窦型缺损，缺损位于房间隔后上方，缺损一般不大，其下方为较明显的新月型房间隔，缺损与上腔静脉入口没有明显的界线。③下腔型缺损（低位缺损），该缺损多为单孔，位置较低，缺损和下腔静脉入口相延续，没有完整的房间隔边缘，左心房后壁构成缺损的后缘，下腔静脉瓣的下端和缺损边缘相连。④混合型缺损，巨大型房间缺损，兼有上述两种类型。⑤冠状动脉窦型缺损，常是无顶冠状动脉窦畸形的一部分，此类型较为少见，当冠状动脉窦上壁完全缺如时，其窦口也成为房间隔缺损。

房间隔修补术一般采用穿刺点局部麻醉，婴幼儿可以采用全身麻醉，穿刺股静脉，依次送入动脉鞘管，给予肝素抗凝，用右心导管测量上、下腔静脉至肺动脉压力，将右心导管通过房间隔缺损处插入左心房和左上肺静脉，交换导丝，选取球囊

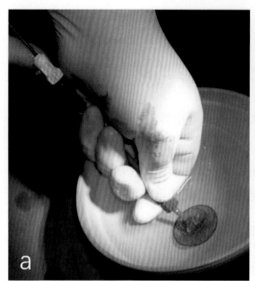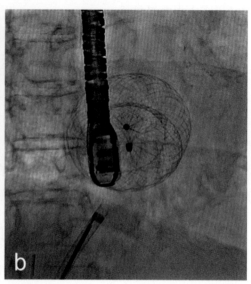

图 17-7 封堵器

导管测量房间隔缺损大小，选择合适的封堵器，在X线和超声心动仪监护下将封堵器送入左心房，打开左房伞，回撤鞘管打开右房伞（Baker et al.，2018）。

二、室间隔缺损结构特点及室间隔修补术

室间隔缺损的位置、大小、形态变异较大，根据其解剖结构，分为双动脉瓣下室间隔缺损、室间隔膜部缺损、漏斗部室间隔缺损、室间隔肌部缺损（王海杰 等，2007）（图17-8）。

室间隔膜部缺损可分为单纯室间隔膜部缺损、嵴下型室间隔缺损、隔侧瓣后型室间隔缺损。①单纯室间隔膜部缺损：主要指局限于室间隔膜部的小缺损，缺损周围为纤维组织。缺损边缘为主动脉瓣与三尖瓣的纤维连接。②嵴下型室间隔缺损：位于室上嵴以下、室间隔膜部以上，漏斗部间隔与室间隔膜部之间。③隔瓣后型室间隔缺损：缺损位于室间隔流入部，缺损后上缘多与三尖瓣隔侧瓣瓣环相邻，前缘为室间隔肌部，上缘为室间隔膜部，瓣叶常覆盖缺损。

漏斗部室间隔缺损又称为嵴上型室间隔缺损，通常分为肺动脉瓣下室间隔缺损和漏斗部肌部室间隔缺损，缺损位于流出道圆锥间隔内、肺动脉瓣以下，缺损上缘为主动脉瓣与肺动脉瓣的纤维连续，其余边缘为圆锥间隔的肌性组织。

室间隔肌部缺损四周边缘均为肌性组织，包括流入道室间隔肌部缺损和小梁部室间隔肌部缺损，可在室间隔流入部、心尖小梁区、中间部小梁区、隔束前方小梁

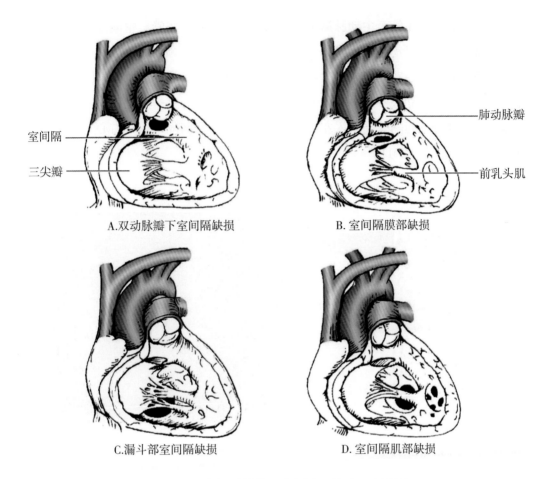

室间隔

三尖瓣

A.双动脉瓣下室间隔缺损

肺动脉瓣

前乳头肌

B.室间隔膜部缺损

C.漏斗部室间隔缺损

D.室间隔肌部缺损

图 17-8　室间隔缺损示意图（王海杰，2007）

区右心室各部交界区等室间隔肌部的任何位置。

　　室间隔介入修补术有三种方法，分别是：膜周部室间隔缺损封堵方法，肌部VSD封堵方法和弹簧圈封堵方法。膜周部封堵方法：建立动静脉轨道，通常将造影导管或剪切的猪尾巴导管作为过隔导管，经主动脉逆行至左心室，在导引导丝的引导下，导管的头端通过室间隔穿孔处进入右心室，再将泥鳅导丝经导管插入右心室，并推送至肺动脉或上腔静脉，再由股静脉端孔导管插入圈套导管，套住肺动脉或上腔静脉的导丝，建立股静脉—右心房—右心室—室间隔缺损—左心室—主动脉—股动脉轨道。由股静脉沿轨道插入合适的输送长鞘至右心房与过室间隔导管相接，钳夹导引导丝两端，牵拉右冠造影导管，推送长鞘及扩张管至主动脉弓部，缓缓输送长鞘及扩张管至主动脉瓣上方，再从动脉侧推送导丝过室间隔导管达左室心尖，缓慢撤回长鞘和内扩张管至主动脉瓣下，撤去引导导丝和扩张管。室间隔肌部缺损封堵法，首先建立右股动脉—主动脉—左心室—右心室—右颈内静脉轨道，输送长鞘经颈内静脉插入右心室，经缺损达到左心室，按常规方法放置封堵器（图17-9）。弹簧圈封堵法，建立股静脉—右心室—室间隔缺损—左心室—股动脉轨道，沿轨道将输送导管通过室间隔缺损送入左心室，按左心室—室间隔缺损—右心室的顺序释放弹簧圈（秦永文，2011）。

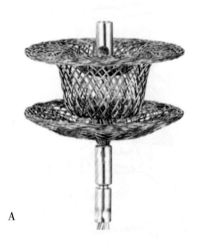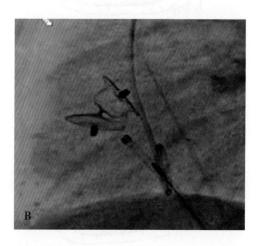

图 17-9 室间隔缺损封堵器在体外（A）及 X 线下的形态（B）（Kamali et al.，2022）

三、动脉导管未闭的结构特点及动脉导管未闭封堵术

动脉导管未闭（PDA）是常见的先天性心脏病之一，动脉导管位于主动脉峡部和肺动脉分叉偏左肺动脉侧。动脉导管未闭常分为五个类型：①管型，最常见的一种类型，导管呈管状或圆柱状，管径粗细均匀，导管长度超过其直径，主动脉弓降部无向前凸起的漏斗形结构。②漏斗型，主动脉弓降部前壁有向前凸出的漏斗形结构，导管的主动脉端呈漏斗形膨大，靠近肺动脉端逐渐变细。③窗型，巨大导管合并肺动脉高压，管壁较薄。④动脉瘤型，导管中部呈瘤样膨大，管壁较薄。⑤哑铃型，导管中段细，主肺动脉两侧扩张，此型较少见（Baumgartner et al.，2020）。

动脉导管未闭介入封堵方法包括：蘑菇伞封堵法、弹簧圈封堵法。蘑菇伞封堵法，是采用蘑菇伞型封堵器，通过穿刺股动、静脉，送入导管，对主动脉弓部进行造影，了解动脉导管的形状和大小，从传送鞘管送入封堵器至降主动脉，将封堵器缓缓撤回动脉导管未闭主动脉侧，嵌在导管动脉端，回撤传送鞘，使封堵器嵌在动脉导管内并出现明显腰征，再次行主动脉弓部造影，观察封堵器位置及有无反流（图17-10）。弹簧圈封堵法包括从动脉侧放置弹簧圈和从静脉侧放置弹簧圈，从动脉侧放置弹簧圈是从动脉进入，通过PDA进入肺动脉内，选择合适的弹簧圈，送入导管到达其顶端，回撤其他装置，用弹簧圈封堵导管主动脉侧。经静脉途径放置弹簧圈的方法同蘑菇伞封堵法，首先释放主动脉侧弹簧圈，再将端孔导管退至肺动脉侧，继续推送传送装置，使弹簧圈在肺动脉侧形成1.5~2圈，再次行主动脉造影，观察有无对比剂反流（Backes et al.，2019）。

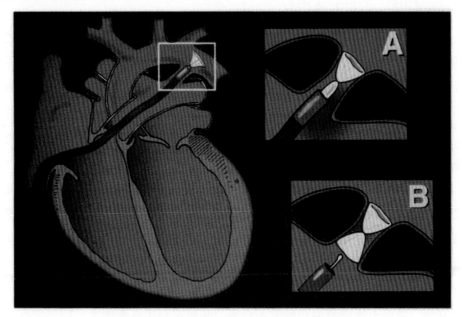

图 17-10　动脉导管未闭封堵操作示意图

第六节　瓣膜性心脏病介入治疗的解剖学基础

瓣膜性心脏病是指心脏瓣膜因风湿热、退行性改变、黏液变性、缺血性坏死、创伤或感染等出现了病变，造成主动脉瓣、二尖瓣、三尖瓣及肺动脉瓣出现结构性或功能性改变，能够导致心功能衰竭，其中二尖瓣和主动脉瓣最常受累。

早在20世纪80年代，Inoue等就开展经皮二尖瓣球囊成形术，用来治疗风湿性心脏病二尖瓣狭窄。由于其创伤小、愈合快等特点，以心导管为基础的介入治疗为瓣膜性心脏病的诊治带来了契机。此种疗法从股动脉穿刺，逆行插入导管到达心，通过导管及球囊扩张狭窄的二尖瓣或主动脉瓣，也可通过导管对心瓣膜进行修复或置换成人工心瓣膜，从而达到改善瓣膜狭窄及关闭不全的效果。此后，随着对瓣膜病的解剖和病理生理等方面的深入研究和理解，经导管主动脉瓣置换术和二尖瓣关闭不全介入治疗等技术的不断发展和进步，以及诸多大规模临床研究的进行，瓣膜性心脏病的介入技术得到不断完善并日趋成熟。但由于三尖瓣的解剖位置特殊、瓣膜定位和固定困难、可经导管置入的三尖瓣器械发展较慢，经导管介入治疗三尖瓣疾病尚处于探索阶段。因此，本节将就二尖瓣、三尖瓣和主动脉瓣相关疾病的主要心导管介入的解剖学基础做一简要梳理。

一、经皮二尖瓣介入治疗

二尖瓣位于左心房与左心室交界处，分为前瓣和后瓣。其中前瓣位于前内侧，左房室口与主动脉口之间，瓣叶近似长方形或梯形，其基底部约占左房室环周长的1/3，内侧附着于右纤维三角，外侧附着于左纤维三角。二尖瓣后瓣位于后外侧，呈半月形，较前瓣宽而低，附着缘占左房室环的2/3，附着处的纤维环不完整，甚至缺如，且较松弛。二尖瓣瓣膜病主要包括二尖瓣狭窄和关闭不全，本节就这两类疾病的主要心导管介入技术展开。

1. 二尖瓣狭窄　风湿性心脏病二尖瓣狭窄是二尖瓣狭窄最常见的原因，其早期病变是在瓣膜交界处和瓣膜底部出现水肿和渗出物，后期愈合过程中由于纤维蛋白的沉积和纤维变性，使其出现突出的病理特征：瓣膜边缘增厚及其交界相互粘连、融合、纤维化，致瓣口狭窄。进一步发展则腱索、乳头肌受侵犯，发生粘连短缩，瓣叶活动受限，瓣口呈漏斗状，也称鱼口样改变。此类患者左心室舒张时二尖瓣开放不完全，血液不能顺利由心房流入心室，导致左心房逐渐增大、肺部淤血和右心室肥大，最终导致心力衰竭（图17-11）。目前治疗风湿性心脏病引起的单纯的二尖瓣狭窄的心导管介入手术主要为经皮二尖瓣球囊成形术（percutaneous balloon mitral valvuloplasty，PBMV）。

PBMV治疗二尖瓣狭窄的机制与外科闭式分离术类似，以试图使粘连的瓣膜交界裂开，达到改善瓣膜狭窄的目的。通过向球囊内快速充液，借助球囊的膨胀力，瓣膜沿阻力最小的交界粘连处向瓣环方向裂开，从而使二尖瓣口面积增加，达到分离瓣叶粘连和粉碎钙化结节、增加瓣口直径和瓣叶活动性的目的。

PBMV操作所采用的方法主要有两种：经皮经房间隔途径和经皮经主动脉逆行途径。目前国内外多采用的是经皮经房间隔途径行二尖瓣成形术，本节主要介绍经皮经房间隔手术路径。

经皮经房间隔途径需要行房间隔穿刺。首先经股静脉送入房间隔穿刺针至右心

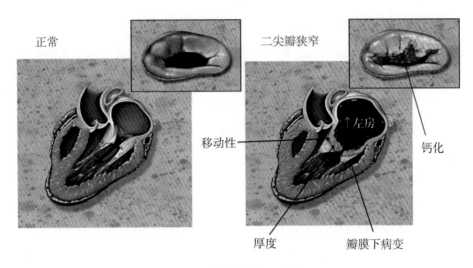

正常　　　　　二尖瓣狭窄

移动性　　　钙化

↑左房

厚度　　　瓣膜下病变

图 17-11　二尖瓣狭窄示意图

房。穿刺针通过房间隔最简便的方法是经股静脉送入Mullins鞘、扩张管和穿刺针至右心房后，在X线透视下按顺时针方向转动穿刺针柄部，使针尖指向左后方，以使穿刺针与房间隔垂直。通常将房间隔穿刺针指向左后方45°，再将穿刺针回撤至预定穿刺点处，推送Mullins鞘、扩张管和穿刺针，穿过房间隔至左心房。将不锈钢导丝通过Mullins鞘送入左心房，直至弯曲的顶部接触到左心房上壁。沿导丝将Inoue扩张球囊送入左心房并跨过二尖瓣，将远端球囊部分充盈并回撤，安置在二尖瓣处。然后，将球囊完全充盈，以扩张二尖瓣。球囊复原后，重新进行左心房测压。如果结果尚不满意，重新送入球囊并加大充盈。扩张结束后，移去球囊导管，为左心房测压（Figulla et al., 2016）。

2. 二尖瓣关闭不全　瓣叶、瓣环、腱索、乳头肌等二尖瓣复合体功能的完整性是心动周期中收缩期二尖瓣关闭的重要结构。二尖瓣复合体任一结构的异常均可导致二尖瓣关闭不全，进而导致二尖瓣反流（mitral regurgitation，MR）。二尖瓣关闭不全常常由退行性病变及风湿性疾病引起，其次为继发性瓣环扩大引起的相对性二尖瓣关闭不全。长期中重度二尖瓣关闭不全可造成左心室重构、扩张，以及心房颤动和肺动脉高压等疾病的发生，最终导致心力衰竭。

二尖瓣关闭不全的心导管介入手术主要分为以下几类：①经皮二尖瓣"缘对缘"修复术，目前较为成熟的是MitraClip术；②经皮二尖瓣环成形术，包括直接瓣环成形术和间接瓣环成形术；③经皮二尖瓣人工腱索的植入；④心室瓣环重构术；⑤经导管二尖瓣置换术（transcatheter mitral valve replacement，TMVR）。

目前临床应用最为广泛的是MitraClip术（Sorajja et al., 2019）。使用一个特制的二尖瓣夹合器，经股静脉进入，穿刺房间隔，进入左心房及左心室，在三维超声及PSA引导下，使用二尖瓣夹合器夹住二尖瓣前、后叶的中部，使二尖瓣在收缩期由大的单孔变成小的双孔，形成"二孔化"二尖瓣，从而减轻或者消除二尖瓣反流。相较于传统外科手术，MitraClip术通过股静脉将器械送入心脏，在操作过程中心正常搏动，不需要借助体外心肺循环支持，术后愈合较快。

　　TMVR目前正处于临床研究阶段。该技术主要机制是通过导管将人工瓣膜输送至二尖瓣区释放，接替原有瓣膜功能，以恢复正常心脏泵血（图17-12）。其手术路径主要有经心尖途径和经股动脉途径两种，目前临床广为应用的为经心尖途径。经心尖途径操作一般在杂交手术室中，对患者采取气管插管和全身麻醉后实施。患者亦无须体外循环辅助支持，通过胸壁上的一个小切口行心尖穿刺并置入鞘管，沿导丝送入瓣膜系统。不同类型瓣膜的锚定结构及锚定方式不同，在食管超声引导下进行置入瓣膜的定位及释放，确定位置后将瓣膜放置固定于二尖瓣平面（Russo et al., 2021）。

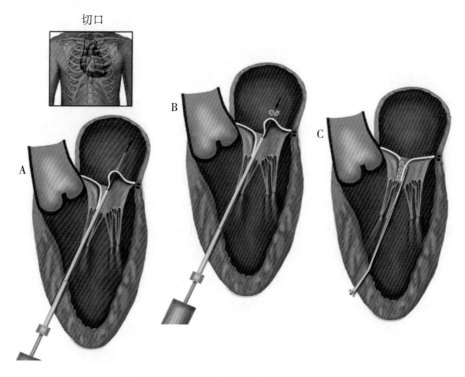

图 17-12　经导管二尖瓣置换术示意图

二、经皮肺动脉瓣介入治疗

1. 肺动脉瓣狭窄　肺动脉瓣口或右心室流出道狭小均可造成肺动脉瓣狭窄，导致右心室向肺动脉泵血发生梗阻。其病因主要为先天性发育畸形。先天性肺动脉瓣狭窄的病理改变主要为三个瓣缘的融合或两叶瓣；原发与继发性右心室流出道及右心室肥厚。与二尖瓣瓣膜狭窄的扩张机制类似，经皮球囊肺动脉瓣成形术也是将球囊置于狭窄的瓣口处，利用快速向球囊内充液产生的膨胀力使瓣口面积增大。由于先天性肺动脉瓣狭窄的解剖学特点，这种扩张并不一定是瓣叶交界处的裂开，而是沿着瓣叶最薄弱的部位裂开。由于肺动脉压力较低，只要扩开狭窄的肺动脉瓣，解除梗阻，血流动力学即可得以改善，这使得经皮球囊肺动脉瓣成形术在临床上成为安全有效的治疗方法。

其手术入路：首先穿刺双侧股静脉，分别置入穿刺鞘管。经一侧鞘管送入右心导管到右心房，经过三尖瓣口至右心室，再到肺动脉。测定右心室与肺动脉压力阶差及进行右心室造影。将右心导管送至肺动脉，然后导丝沿导管送入肺动脉干，或者将右心导管插至左肺下动脉后，再将导丝顶端送到左肺下动脉尽可能的远端，使得导丝软头部分完全在左肺下动脉。导丝到位后，撤出导管及静脉鞘管。用扩张鞘管沿导丝扩张皮下及血管穿刺口后撤出，再将准备好的球囊导管沿导丝插入。待球囊部分置入肺动脉后充盈球囊，回拉球囊导管使球囊腰部卡在肺动脉瓣口处，然后快速充盈球囊。每次狭窄瓣口的扩张时间8~10 s，间隔3~5 min重复一次。每次扩张后排空球囊中液体，沿导引钢丝将球囊再推送到肺动脉内，同步测定肺动脉与右心室压力，以判定扩张效果。

2. 肺动脉瓣关闭不全　肺动脉瓣关闭不全主要分为器质性和相对性关闭不全，其中最常见的是相对性肺动脉瓣关闭不全。心血管病变合并肺动脉高压引起的瓣环扩大或特发性肺动脉扩张是相对性关闭不全的常见原因，结缔组织疾病如马方综合征、二尖瓣病变、肺源性心脏病、原发性肺动脉高压等也可引起肺动脉瓣相对关闭不全。器质性肺动脉瓣关闭不全的主要病因为感染性心内膜炎或者先天性心脏病手术治疗时导致的医源性肺动脉瓣关闭不全。

经皮肺动脉瓣置入术（percutaneous pulmonary valve implantation，PPVI）是最早应用于临床的经皮瓣膜置换技术。累及右心室流出道的复杂先天性心脏病患者由于肺动脉瓣反流、自身生长、外管道狭窄、瓣膜狭窄等多种机制的作用，导致这些患者右心室流出道功能障碍不断进展，需要多次外科手术治疗。PPVI逐渐发展成为肺动脉狭窄和肺动脉反流的非手术替代治疗措施。在治疗右心室流出道功能障碍方面，PPVI 过程安全有效，能够改善患者症状、运动耐量以及双心室血流动力学。其主要适应证为严重的右心室流出道狭窄或重度肺动脉瓣反流伴活动耐量下降，逐渐进展的右心室扩大、右心室收缩功能障碍和三尖瓣反流，右心室收缩压>80 mmHg，或持续存在的室性或房性心律失常（Ansari et al.，2015）。

PPVI首先从右股静脉送入导管，行右心导管检查。从左股静脉送入猪尾巴导管于右心室或肺动脉处，行造影观察肺动脉瓣反流情况，以及右心室流出道、肺动脉及其分支的走行，并测量肺动脉瓣环内径及右心室流出道、肺动脉内径和长度。将超硬导丝导入肺动脉远段，沿该导丝送入测量球囊导管至右心室流出道–肺动脉处。经左股动脉将猪尾巴导管置入主动脉根部，将测量球囊打开使其固定在肺动脉内。沿导丝将装配好的瓣膜送至右心室流出道–肺动脉处，调整瓣膜至合适位置后开始释放瓣膜，此过程中可反复行右心室流出道造影确认瓣膜的位置并进行微调整，确保瓣膜处在合适位置。在确认瓣膜位置理想后，完全释放瓣膜，并退出输送系统。

三、经导管主动脉瓣介入治疗

主动脉瓣狭窄（aortic stenosis，AS）指主动脉瓣病变引起的主动脉瓣开放受限、狭窄，从而导致左心室到主动脉内的血流受阻，主动脉瓣病变通常狭窄和关闭不全同时存在，且二尖瓣也常同时受累。其可分为先天性主动脉瓣狭窄与后天性主动脉瓣狭窄；其中先天性狭窄常为先天性瓣膜发育异常的单叶瓣、二叶瓣、三叶瓣或四叶瓣畸形，后天性主动脉瓣狭窄以风湿性瓣膜病、老年性退行性瓣膜病等为主。正常主动脉瓣口面积约为3.0 cm^2，压力阶差小于5 mmHg，当瓣口面积不足1 cm^{2}时，左心室排血受阻，左心室与主动脉间收缩期压力阶差增大。按不同压力阶差可将AS分为三度：轻度狭窄，压力阶差小于25 mmHg；中度狭窄，压力阶差在25~50 mmHg之间；重度狭窄，压力阶差大于50 mmHg。

外科瓣膜置换术是AS的传统治疗方式。但近年来随着人口老龄化的发展，老年钙化性 AS 人数不断增多，患者因高龄或伴有心功能不全及其他高危合并症，难以耐受外科开胸及体外循环辅助的主动脉瓣置换术。因此，经心导管主动脉瓣置换术（transcatheter aortic valve replacement，TAVR）逐渐成为治疗有外科手术禁忌证或外科高危 AS 患者的替代疗法。TAVR自 2002 年用于临床以来，经历了诸多技术创新，将罹患主动脉瓣狭窄且外科主动脉瓣置换术禁忌或高危患者，开始逐步向中危乃至低危患者过渡（Siontis et al.，2019）。

经股动脉途径是TAVR手术植入瓣膜的最常见入路，此外还有经心尖、经腋窝、经主动脉、经颈动脉和经下腔静脉等替代途径。本节以经股动脉入路为例介绍TAVR的主要手术路径：在静脉麻醉下于瓣膜入路血管的对侧穿刺股动脉，置入鞘管，放置猪尾巴导管至主动脉根部，进行测压与造影。经静脉途径放置临时起搏器导管于右心室心尖部备用。从对侧股动脉放置的造影导管引导至瓣膜入路股动脉进行血管造影，在DSA引导下穿刺，穿刺针进入点应在股动脉前壁的中间。然后采用直头超滑导丝及Amplatzer-L导管进入左心室后，将Amplatzer-L导管交换为猪尾巴导管，退出导丝进行左心室内压力测定，再由猪尾巴导管导入塑形后的超硬导丝至左心室内。超硬导丝应塑形成圆圈状，以支撑扩张球囊及瓣膜输送系统。在右心室快速起搏下进行，快速充分地扩张球囊，快速抽瘪球囊，随后停止起搏。将输送系统送至主动脉瓣环水平后，行主动脉根部造影，调整瓣膜至最佳高度后，开始缓慢释放瓣膜。当瓣膜打开约一半面积时，复查主动脉根部造影。适当调整并确认瓣膜处于合适高度后，快速释放瓣膜。

（郑州大学第一附属医院　张金盈）

参考文献

［1］胡盛寿，杨跃进，郑哲，等.《中国心血管病报告2018》概要［J］.中国循环杂志，2019，34（3）：209-220.

［2］高润霖.我国冠心病介入治疗的进展与展望［J］.中华心血管病杂志，2019，47（9）：675-679.

［3］ARORA R，KADISH A. Fundamental of intracardiac mapping［M］//In HUANG S K S，WILBER D H，eds. Catheter Ablation of Cardiac Arrhythmias：Basic Concepts and Clinical Applications. Third Edition. Philadelphia，WB Saunders，2006.

［4］郭继鸿.动脉导管未闭封堵术［J］.中国心血管杂志，2010（5）：392-394.

［5］林伟德，艾斯卡尔·沙比提.成人心脏瓣膜病的治疗现状与发展［J］.岭南心血管病杂志，2016，22（4）：499-502.

［6］王建安.心脏瓣膜病介入治疗的发展、现状及展望［J］.中华心血管病杂志，2017，45（8）：675-679.

［7］韩雅玲.应用血管腔内影像学指导和优化经皮冠状动脉介入治疗［J］.中华心血管病杂志，2019，47（1）：3-4.

［8］MAEHARA A，MITSUAKI M，ALI Z A，et al. IVUS-Guided Versus OCT-Guided

Coronary Stent Implantation： A Critical Appraisal ［J］. JACC： Cardiovasc Imaging，2017，10（12）：1487-1503.

［9］霍勇，方唯一. 冠心病介入治疗培训教材（2018版）［M］. 北京：人民卫生出版社，2018.

［10］单鸿，姜在波，马壮. 临床血管解剖学：介入放射学动脉图谱［M］. 北京：世界图书出版公司，2001.

［11］ZIPES D P. Mechanisms of Clinical Arrhythmias ［J］. J Cardiovasc Electrophysiol，2003，14（8）：902-912.

［12］STEVENSON W G，SOEJIMA K. Recording Techniques for Clinical Electrophysiology ［J］. J Cardiovasc Electrophysiol，2005，16（9）：1017-1022.

［13］LI Y，RAO L，BAIDYA S G，et al. The combined use of esophageal electrocardiogram and multiple right parasternal chest leads in the diagnosis of PSVT and determination of accessory pathways involved： a new simple noninvasive approach ［J］. Int J Cardiol，2006，113（3）：311-319.

［14］CAMM A J. Programmed electrical stimulation，the signal-averaged electrocardiogram，and the implantable cardioverter-defibrillator in ventricular arrhythmias ［J］. Curr Opin Cardiol，1992，7（1）：55-64.

［15］HIGGS Z C J，MACAFEE D A L，BRAITHWAITE B D，et al. The Seldinger technique：50 years on ［J］.Lancet，2005，366（9494）：1407-1409.

［16］HABIB A，LACHMAN N，CHRISTENSEN K N，et al. The anatomy of the coronary sinus venous system for the cardiac electrophysiologist ［J］. Europace，2009，11（Supplement 5）：v15-v21.

［17］MAINES M，PERUZZA F，ZORZI A，et al. Coronary sinus and great cardiac vein electroanatomic mapping predicts the activation delay of the coronary sinus branches ［J］. J Cardiovasc Electrophysiol，2020，31（8）：2061-2067.

［18］KNOPS P，SCHRAM - SERBAN C，CROES M，et al. Impact of atrial programmed electrical stimulation techniques on unipolar electrogram morphology ［J］. J Cardiovasc Electrophysiol，2020，31（4）：943-951.

［19］ARAS K，GAMS A，FAYE N R，et al. Electrophysiology and Arrhythmogenesis in the Human Right Ventricular Outflow Tract ［J］. Circulation Arrhythmia and Electrophysiology，2022，15（3）：e010630.

［20］KUSUMOTO F M, SCHOENFELD M H, BARRETT C, et al. 2018 ACC/AHA/ HRS Guideline on the Evaluation and Management of Patients With Bradycardia and Cardiac Conduction Delay: Executive Summary: A Report of the American College of Cardiology/American Heart Association Task Force on Clinical Practice Guidelines, and the Heart Rhythm Society［J］. Cir, 2019, 140（8）: e333-e381.

［21］BRIGNOLE M, AURICCHIO A, BARON-ESQUIVIAS G, et al. 2013 ESC Guidelines on cardiac pacing and cardiac resynchronization therapy: The Task Force on cardiac pacing and resynchronization therapy of the European Society of Cardiology（ESC）. Developed in collaboration with the European Heart Rhythm Association（EHRA）［J］. Eur Heart J, 2013, 34（29）: 2281-2329.

［22］O'GARA P T, KUSHNER F G, ASCHEIM D D, et al. 2013 ACCF/AHA Guideline for the Management of ST-Elevation Myocardial Infarction: a report of the American College of Cardiology Foundation/American Heargt Association Task Force on Practice Guidelines［J］. J Am Coll Cardiol, 2013, 61（4）: e78-e140.

［23］柳景华, 程姝娟, 马长生. 心脏起搏器: 起博、除颤和再同步治疗［M］. 北京: 中国协和医科大学出版社, 2014.

［24］马长生, 霍勇, 方唯一, 等. 介入心脏病学［M］. 2版. 北京: 人民卫生出版社, 2012.

［25］朱鲜阳. 常见先天性心脏病介入治疗中国专家共识一、房间隔缺损介入治疗［J］. 介入放射学杂志, 2011, 20（1）: 3-9.

［26］GRECH V, FELICE H, FENECH A, et al. Amplatzer ASO device closure of secundum atrial septal defects and patent foramen ovale［J］. Images Paediatr Cardiol, 2003, 5（2）: 42-66.

［27］AKAGI T. Current concept of transcatheter closure of atrial septal defect in adults［J］. J Cardiol, 2015, 65（1）: 17-25.

［28］BAKAR S N, BURNS D J P, DIAMANTOUROS P, et al. Clinical outcomes of a combined transcatheter and minimally invasive atrial septal defect repair program using a "Heart Team" approach［J］. J Cardiothorac Surg, 2018, 13（1）: 11.

［29］王海杰, 谭玉珍. 实用心脏解剖学［M］. 上海: 复旦大学出版社, 2007.

［30］秦永文. 常见先天性心脏病介入治疗中国专家共识二、室间隔缺损介入治疗［J］. 介入放射学杂志, 2011, 20（2）: 87-92.

［31］KAMAL H, SIVASH GÜL Ö, SAR G, et al. Experiences of Two Centers in Percutaneous Ventricular Septal Defect Closure Using Konar Multifunctional Occluder ［J］. Anatol J Cardiol, 2022, 26（4）: 276-285.

［32］BAUMGARTNER H, DE BACKER J. The ESC Clinical Practice Guidelines for the Management of Adult Congenital Heart Disease 2020 ［J］. Euro Heart J, 2020, 41 （43）: 4153-4154.

［33］GRAY D T, FYLER D C, WALKER A M, et al. Clinical outcomes and costs of transcatheter as compared with surgical closure of patent ductus arteriosus. The Patient Ductus Arteriosus Closure Comparative Study Group ［J］. N Engl J Med, 1993, 329（21）: 1517-23.

［34］BACKES C H, GIESINGER R E, RIVERA B K, et al. Percutaneous Closure of the Patent Ductus Arteriosus in Very Low Weight Infants: Considerations Following US Food and Drug Administration Approval of a Novel Device ［J］. J Pediatrics, 2019, 213: 218-221.

［35］TURI Z G. The 40th Anniversary of Percutaneous Balloon Valvuloplasty for Mitral Stenosis: Current Status ［J］. Struct Heart, 2022, 6（5）: 100087.

［36］FIGULLA H R, WEBB J G, LAUTEN A, et al. The transcatheter valve technology pipeline for treatment of adult valvular heart disease ［J］. Eur Heart J, 2016, 37 （28）: 2226-2239.

［37］SORAJJA P, CAVALCANTE J L, GOSSL M, et al. Transcatheter repair of tricuspid regurgitation with MitraClip ［J］. Prog Cardiovasc Dis, 2019, 62（6）: 488-492.

［38］RUSSO G, GENNARI M, GAVAZZONI M, et al. Transcatheter Mitral Valve Implantation: Current Status and Future Perspectives ［J］. Circ Cardiovasc Interv, 2021, 14（9）: e010628.

［39］GAMMIE J S, BARTUS K, GACKOWSKI A, et al. Beating-Heart Mitral Valve Repair Using a Novel ePTFE Cordal Implantation Device ［J］. J Am Coll Cardiol, 2018, 71（1）: 25-36.

［40］ANSARI M M, CARDOSO R, GARCIA D, et al. Percutaneous Pulmonary Valve Implantation ［J］. J Am Coll Cardiol, 2015, 66（20）: 2246-2255.

［41］SIONTIS G C M, OVERTCHOUK P, CAHILL T J, et al. Transcatheter aortic valve implantation vs. surgical aortic valve replacement for treatment of symptomatic severe aortic stenosis: an updated meta-analysis ［J］. Euro Heart J, 2019, 40（38）: 3143-3153.

第十八章

心脏移植的解剖学基础

心脏移植用于治疗晚期心脏病患者。1905年法国医生Carrel和Guthrie首次报道了1例将小狗心脏移植到成年犬颈部的异位心脏移植术，从而确立了器官移植这个概念（Carrel et al., 1906）。1933 年Mann在Mayo Clinic进一步探索异位心脏移植的动物实验。1946年苏联Demikhov在到腹股沟的异位心脏移植不成功之后，首先成功开展了胸内异体心脏移植动物实验。20世纪60年代移植排异反应被认识，以及抗排异药物研发以后，器官移植才进入临床应用阶段。低温和体外循环的问世使心脏移植从异位转向原位移植新阶段。1960 年美国斯坦福大学的Lower和Shumway发表了首例心脏移植试验成功的报道，并证明低温（4 ℃）生理盐水浸泡可使供心缺血时间长达7 h（Shumway，1960）。1967年12月3日Barnard在南非开普敦开展了首例人体心脏移植，患者于术后第18天死于肺部感染，这开创了临床心脏移植的新纪元。但由于术后死亡率高，很多医学中心相继停止了这项工作（Barnarl，1967）。然而以美国斯坦福大学的Shumway等为首的研究人员坚持进行深入的系统研究，总结出一种简单易行的手术方式，研究了供心的心肌保护方法，探索术后监测排异反应的措施，以及免疫抑制药物的使用方案等。1981年环孢素问世以后，心脏移植患者的存活率明显提高，全世界范围内掀起第二次心脏移植高潮。美国卫生与公众服务部于1987年正式宣布心脏移植已不再是一种试验性医疗方法，而被公认为临床治疗终末期心脏病的有效手段。

上海第二医科大学附属瑞金医院张世泽教授于1978年4月21日完成了国内第一例原位心脏移植手术，手术后第109天患者因反复发生排异反应和感染而死亡（张世泽 等，1978）。1992年3月20日北京安贞医院陈宝田教授为一个15岁女孩完成了原位心脏移植，手术后患者存活了213 d（陈宝田 等，1994）。1992年4月26日哈尔滨医科大学第二附属医院夏求明教授开展了一例原位心脏移植手术，术后患者存活了18年半，患者于2010年11月20日因移植物衰竭死亡（李君权 等，2012）。近年来，我国每年可完成心脏移植手术约500例（刘志伟，2020）。

第一节　心脏移植受体的手术适应证及禁忌证

心脏移植的具体适应证主要是根据病情的发展和对预后的估计，无固定的判定和预测标准。基本原则是：①经其他方法治疗无效的不可逆性心脏病变和难治性终末期心脏功能衰竭患者；②预计患者通过心脏移植可以有效延长寿命，提高生活质量。

可给予心脏移植的常见病症包括：①各种病因引起的收缩性心脏功能衰竭（左心室射血分数小于35%）者；②难治性心律失常患者；③肥厚型心肌病，现有常规治疗无效或仍有严重症状；④未合并严重顽固性肺动脉高压的先天性心脏病患者；⑤心脏肿瘤；⑥心脏移植后移植物衰竭。心脏移植术不同于一般的内科治疗，一般无手术禁忌证。

第二节　心脏移植的供体选择

一、供体的选择

国际上的移植器官主要取自脑死亡供体。心脏供体应按下列标准选择。

心脏移植供体选择标准。 ①年龄＜55岁。②不存在下述情况：A.长时间的心脏停搏（心肺复苏大于30 min）；B.长期严重的低血压；C.患有心脏疾病（先天性心脏病、心脏瓣膜病、冠心病等）；D.心内药物注射；E.严重的胸部创伤所致的心脏损伤；F.败血症；G.脑外恶性肿瘤；H.血清检测HIV、HBV、HCV阳性；I.大剂量正性肌力药物支持下血流动力学不稳定。 心脏移植供体的评估：①既往医疗史与体格检查。②心电图。③胸部X线片。④动脉血气分析。⑤实验室检查（ABO血型、HIV、HBV、HCV）。⑥超声心动图、肺动脉导管检查、冠状动脉造影（如需要）。

目前的心肌保护技术允许4~6 h心肌缺血时间。但一般来说心肌缺血时间应小于4 h。对于年轻供体，心脏功能正常，未使用正性肌力药物等条件下，患者可使用其缺血时间大于4 h的供心。儿童及婴幼儿的供心缺血时间甚至可以延长至10 h。

二、供-受体免疫学匹配

（1）ABO血型匹配是心脏移植手术时组织相容性的首要指标，血型相同且相容的血型是首选，不得已时可以选择异型相容的血型，如O型-A型，据统计异型相容血型的供体植入不影响患者术后1年的生存率，但对远期生存可能有影响。

（2）群体反应性抗体（panel reactive antibody，PRA）是指群体反应性抗HLA-IgG抗体，为各种组织器官移植术前筛选致敏受体的重要指标，与移植排斥反应和存活率密切相关。出现阳性的常见原因为妊娠、输血、移植或应用心室辅助装置等，不利于器官移植配型。PRA一般超过10%为阳性，说明受体血中已存在抗HLA抗体，移植容易发生超急排异反应。

（3）淋巴细胞毒交叉配合试验是用受体血清和供体淋巴细胞做直接试验，淋巴细胞溶解数量超过10%者为阳性，说明则此供心不宜移植到此受体内。

第三节　心脏移植手术的解剖学基础与技术

心脏移植手术技术包括原位心脏移植和异位心脏移植，原位心脏移植术有3种吻合方法：经典原位心脏移植、双腔静脉原位心脏移植及全心原位心脏移植术。

一、原位心脏移植术

（一）经典原位心脏移植术（图18-1，图18-2）

手术步骤主要包括3部分：供体切除，受体切除及心脏植入。

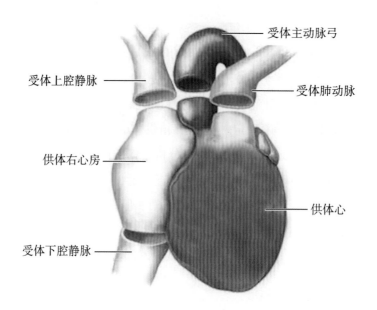

图 18-1　心脏移植缝合前示意图

受体主动脉弓

受体上腔静脉

受体肺动脉

供体右心房

供体心

受体下腔静脉

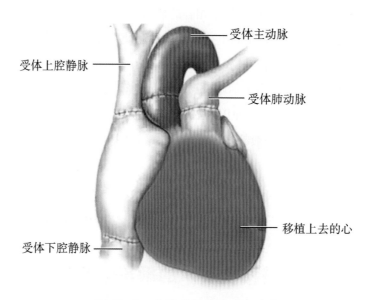

图 18-2　心脏移植缝合后示意图

受体主动脉

受体上腔静脉

受体肺动脉

受体下腔静脉

移植上去的心

1. 供体切除　正中胸骨入路。放置心包牵引线，在升主动脉根部放置停搏液灌注管。全身肝素化。 在上腔静脉心包反折处结扎上腔静脉，靠膈肌处剪断下腔静脉。几次心搏后，左心室排空，搏出停止。在主动脉心包反折处上阻断钳。切开右上肺静脉进一步使左心排空。自主动脉根部灌入冷心脏停搏液，心脏停搏。冰水灌入心包腔，使心脏快速降温。冠状窦流出的液体直接通过下腔静脉排入心包腔。在心包反折处切断右侧肺静脉。将心拉向右侧，显露左侧肺静脉，并在心包反折处切断。

将心向下牵引，显露主动脉和肺动脉。主动脉在头臂干起始处切断，左肺动脉在心包反折处切断，上腔静脉在心包反折处，高于放置的打结线处切断，右肺动脉在上腔静脉后方切断。剩下的有左心房后面的组织，以及左心房和气管杈之间的淋巴组织。

心自体内拿出，放入冰水并修剪心脏。分别剪开左侧、右侧肺静脉使两个开口贯穿，在肺静脉开口之间沿后壁剪开左心房。自下腔静脉向右心耳剪开右心房。这样，缝合线可以避开窦房结和心房内的传导系统。游离主动脉和肺动脉。将左、右肺动脉切开贯穿。心内灌入冰盐水，检查是否合并卵圆孔未闭及其他畸形，并冲出可能的碎屑。将供体心装入三层消毒的塑料袋，转移到受体手术室储备移植。

2.受体切除　在供体心到达之前开始受体手术，通常在供体心到达手术室后开始切除受体心脏。

建立体外循环。在右心房的后部建立上、下腔静脉插管，也可以是上腔静脉直接插直角管。平行于房室沟切开右心房，这个切口可以很方便地沿右心房向上或向下腔静脉延长。在房室沟靠下腔静脉处，紧靠房室沟，尽可能多地保留心房组织。向上牵拉心脏，显露左心房。切开左心房。此时，心完全排空，切除心会较容易。向右侧延长左心房切口，与右侧切口汇合，并切开部分房间隔。左房切口向上和左侧延伸，直达左心耳和左上肺静脉前方。在主动脉窦上方切断升主动脉。同样在肺动脉窦上方切断肺动脉。将肺动脉和主动脉连同心一起向下牵拉，显露左心房。右心房切口延长至房间隔及左心房。此时，房间隔显露良好，将之切除。再将连在一起的小部分左房切开，移走心。

3.心脏植入　将供体心移到手术野，再次检查心脏。

在供体左心房间隔交界的上、下两端放置牵引线。带双头针的3-0 Prolene长线用于吻合。调整好供体心的方向，清楚显露左心耳。自供心左心耳下方左心房的心内膜进针，在受体左上肺静脉上方自外向内进针，缝3~4针后，将供体心放入心包腔。继续向下和右侧缝合至左心房游离壁与房间隔交界处，然后缝另外一头。

缝合线缝完左心房至房间隔处结束。右上肺静脉处的左心房壁缝合至房间隔。自房间隔处开始缝合右心房。供心自右心房后边缘缝至房间隔。房间隔已经与左心房缝合，右心房在上述缝合处再缝一次。在房间隔的上部，右心房缝合线偏离了房间隔，到了受体右心房的上方。在下腔静脉下方，缝合线继续缝合右心房。这里的缝合可能会比较困难，但是，如果在切心房的时候靠近房室沟，此时的缝合可能会容易一些。缝合时，将下腔静脉连同插管一起牵拉显露。完成右心房的吻合。修剪供体肺动脉，4-0 Prolene线双头针自受体肺动脉左外侧从外向内缝，然后自内向外穿过供体心肺动脉的外侧。针再缝回受体血管的内侧，连续缝合的方式向术者侧缝合。缝到血管前面后暂停。另外一头连续缝合剩下的血管壁。

同肺动脉相同的方式吻合主动脉。在打结之前，心回血，排出空气。打结后，在主动脉根部放置排气针，然后开放升主动脉，心恢复灌注。

（二）双腔静脉原位心脏移植术

经典原位心脏移植术同时保留了供体和受体的左心房和右心房。结果增加了心房的容量，可能会导致房性心律失常和三尖瓣的关闭不全。使用双腔静脉法吻合，三尖瓣关闭不全更少，血流动力学更好。

供体心脏多保留上腔静脉，如果同时因为肝移植取肝的需要，在下腔静脉处往往是很大的开口。在左心房后壁中点切开。检查房间隔有无缺损。

受体心切除的方法同经典原位心脏移植术。在上腔静脉心包反折处插管，在下腔静脉尽可能低的位置插管。在主动脉和肺动脉窦的上方切开。保留连接左、右肺静脉的部分左心房，余者切除。在上腔静脉插管处下方切开，在下腔静脉插管处近端多保留一些右心房壁。用3-0 Prolene线连续吻合左心房。左房组织减少后，比经典方法要容易。左心房吻合至右肺静脉处结束。供体心的房间隔完整，所以不必像经典方法那样做双层的缝合。下腔静脉的吻合是最固定的部分，位置调整的可能性很低。用3-0 Prolene线1/2弧度的针使吻合更为方便。用5-0 Prolene线连续吻合上腔静脉。供心的上腔静脉要修剪成合适长度，没有必要为了减少张力保留过多的上腔静脉。实际上，过长的上腔静脉可能会造成打结，形成血栓。

（三）全心原位心脏移植术

该手术是在双腔静脉移植术的基础上，将受体左心房全部切除，仅保留两侧的肺静脉开口，故称之为全心原位心脏移植术，目前在临床上应用较少，可应用于心脏肿瘤切除心脏的患者。

供心摘取时肺静脉尽可能保留，修剪过程中两侧上、下肺静脉剪通，并形成两个椭圆形的吻合圈。受体的左心房进一步修剪，只保留两侧肺静脉汇合部的袖状椭圆形吻合面。

肺静脉吻合时将供体心以长轴方向向右旋转，显露出左侧肺静脉吻合面，5-0聚丙烯缝线自袖状切口的内上方开始连续外翻缝合，针距1.5~2 mm，0号缝线的两端在左前方中点相互结扎。缝合时必须注意针距和边距匀称，如出血很难补救。吻合完成后将供心沿长轴方向向左旋转，显露出右侧肺静脉吻合面，吻合方法与上述相同。主动脉吻合、肺动脉吻合及上腔静脉、下腔静脉吻合与双腔静脉法相同。

二、异位心脏移植术

异位心脏移植最早由南非Barnard等提出，为不切除病变心脏，供心多安置在右侧胸腔，常见的手术方式为背驮式心脏移植。这种术式可起到全心转流的作用，即全心并列式异位移植，也可简称左心并列式异位移植，起到左心转流作用。并列式异位心脏移植目前应用也较少，用于肺小动脉阻力较高，原位心脏移植可能发生右心衰竭，但又没有达到必须进行心肺联合移植程度的患者。

供心的切取与其他术式供心获取相同，但需要尽量保留主动脉血管和左肺动脉血管的长度，并且肺动脉在移植过程中往往还需要用人工血管延长长度，并且供心切取后需在左心房及上腔静脉造口。

左心房吻合打开右侧胸腔，仅保留右侧膈神经和神经前2~3 cm的心包条索，自受体房间沟做左心房切口，与供心的左心房吻合，采用连续缝合的方法。右心房吻合供心的下腔静脉残端直接缝合，受体右心房切开并向上延伸到上腔静脉，与供心的相应部位切口进行吻合。主动脉吻合受体升主动脉右前侧用侧壁钳夹，纵行剪开，供心主动脉与受体主动脉做端-侧吻合。注意供心靠在受体心脏的右侧，供心的升主动脉吻合在受体主动脉的右侧或右前侧，如在正前方可能影响关胸。肺动脉吻合利用保留的供心左肺动脉与受体肺动脉行端-侧吻合，避免扭曲和受压，如长度不够时应用人工血管延长。

第四节　心脏移植术后的排异反应和免疫抑制疗法

一、排异反应

（一）排异反应分类

1. 超急排异反应　是因受体血内含有已致敏的抗体，这些抗体一经进入移植心脏，立即发生的一种体液免疫反应。容易发生在妊娠妇女，或接受过输血的患者。主要由于血管及心内膜的损害，表现为广泛性心肌坏死、心脏青紫、收缩无力、循环无法维持，病情迅速恶化，一旦发生，难以控制，唯一可望挽救的措施是再次移植。

2. 急性排异反应　　是受体T淋巴细胞活化后所引起的细胞免疫反应，它的发生可以有早有晚，一般在术后3个月内的发生率最高，最早的可在术后几天内发生。3个月后急性排异反应的发生率逐渐降低，但也可以在移植后1年，甚至更晚的时候发生，它的诊断主要根据细胞病理改变的特征。值得注意的是近年急性抗体介导性排异反应（acute antibody mediated rejection，AAMR）逐步得到医学界的重视。

3. 慢性排异反应　　冠状血管病变是心脏移植术后远期死亡和影响生活质量的主要原因，一般认为冠状血管病变是慢性排异反应的结果。其主要表现为广泛性冠状动脉远端小动脉病变，血管内膜向心性增生和纤维化，形成管腔狭窄，导致远端心肌缺血，与冠状动脉粥样硬化的病理改变不同。最早的冠状血管病变有在术后20 d内发生的，所以被称为加速发生的冠状动脉粥样硬化，但至今病因尚无定论。

（二）排异反应的诊断

超急排异反应是在移植后立即发生，术中根据心的外观，病情的急剧发展，最后可以经病理证实。慢性排异反应是由于去神经后的心缺乏心绞痛症状，主要表现为渐进性心功能不全，发现越早，治疗效果越好。虽然临床曾经试图应用或目前仍在应用一些无创性手段对急性排异反应做出诊断，但至今仍无法替代病理诊断，而只能作为排异反应的提示性手段，为进一步心肌活检提供依据。心内膜心肌活检（endomyocardial biopsy，EMB）是确定急性排异反应的诊断的金标准，并且可以根据病理分型为临床提供下一步治疗方案，有重要的临床价值。心内膜心肌活检的常规途径是通过右侧颈内静脉进入右心室取一小块室间隔组织。

二、免疫抑制疗法

（一）心脏移植术免疫治疗方案

免疫抑制疗法的作用机制是通过药物降低机体的免疫力达到控制排异反应，使机体逐渐耐受移植器官。但免疫力的过度抑制，抗感染力低下时则可诱发感染。现代免疫抑制疗法要遵守两大基本原则：一是使机体的免疫力降低到一个水平，既能控制排异的发生，又有足够的抗感染能力，使机体的免疫力在抗排异和抗感染间保持一个新的平衡状态；二是药物方案选择的原则是用最低的用药量发挥最大的抗排异作用。

（二）现代各移植中心的免疫抑制方案

现代各移植中心的免疫抑制方案都是联合用药，在药物的选择和用药量等方面有所不同，但多数以钙调磷酸酶抑制药（CNL）如环孢素或他克莫司、抗增殖剂和类固醇为三联用药的基本方案。建议每天2次给药，需通过监测12 h血药谷浓度调整药物剂量。

三、心脏移植疗效评价

目前，心脏移植仍然是治疗终末期心力衰竭最成熟、最有效的手段。患者心脏移植后存活率及远期效果不断提高。据国际心肺移植学会统计，近年来心脏移植患者的术后1年生存率达85%左右，5年生存率达75%左右，也有报道心脏移植手术成功率达95%，患者的1年生存率达91%。术后患者的最长存活时间已超过30年。90%的患者在心脏移植后5年中无显著活动受限，50%的患者在心脏移植后3年内又重新开始工作。因此，心脏移植后患者的生活质量总体满意（Chambers，2021；Shumacker，1994）。

第五节 心脏移植新进展

目前心脏移植手术的技术已非常成熟，心脏移植的临床效果取得了明显的改善，但至今仍有很多未解决的难题，如供心的来源问题、免疫排异反应问题、移植后移植物衰竭问题，以及远期冠状血管病变均亟待研究解决。国际上一方面在不断地努力研究更好的免疫抑制药物和方法，以求达到既对移植器官的抗原无反应性，又能够尽量保留受体免疫反应。另一方面是通过遗传工程技术改变细胞膜黏附分子，从而使移植器官不易受免疫攻击。异种移植也可能成为供体器官的来源，但目前仍然存在转基因实验的伦理学问题和动物类病原体可能传播给免疫抑制的人类受体（Chambers，2021）。近年来循环辅助装置技术发展迅速，为患者搭建了从等待移植供体心脏至接受心脏移植手术之间的桥梁，甚至在一些患者中取代了心脏移植手术。我国心脏移植近些年发展较快，移植效果与国际相当。目前我国已制定和实施了心脏移植的准入制度，但尚期待脑死亡的立法，以促进心脏移植的发展，能够救治更多的晚期心脏衰竭患者。

2014年10月24日，澳大利亚医生使用已经停止跳动的心脏成功进行了心脏移植手术，这是世界上首次"死亡"心脏移植，开辟了未来的器官捐赠和移植方式。2018年12月13日，《自然》期刊发表了一项轰动整个器官移植界的研究。基因改造过的猪心脏，在被同位移植到狒狒体内后，保持完整功能跳动了195 d。接受猪心脏移植后，4只狒狒的生存时间均超过了90 d，其中最长的一只存活了195 d，远超非人类灵长动物异种心脏移植的纪录（Knosalla，2018）。

（首都医科大学附属北京安贞医院　李温斌　刘诚）

参考文献

［1］CARREL A，GUTHRIE C C. III. The Reversal of the Circulation in a Limb ［J］. Ann Surg，1906，43（2）：203-215.

［2］SHUMACKER H B. A surgeon to remember：notes about Vladimir Demikhov ［J］. Ann Thorac Surg，1994，58（4）：1196-1198.

［3］SHUMWAY N E，LOWER R R. Topical cardiac hypothermia for extended periods of anoxic arrest ［J］. Surg Forum，1960，10：563-566.

［4］BARNARD C N. The operation：A human cardiac transplant：an interim report of a successful operation performed at Groote Schuur Hospital，Cape Town ［J］. S Afr Med J，1967，41（48）：1271-1274.

［5］EMERY R W，CORK R，CHRISTENSEN R，et al. Cardiac transplant patient at one year. Cyclosporine vs conventional immunosuppression ［J］. Chest，1986，90（1）：29-33.

［6］张世泽，周思伯，方立德，等. 原位心脏移植一例报告 ［J］. 上海医学，1978（10）：1-3.

［7］陈宝田，韩玲，范涛，等. 原位心脏移植1例 ［J］. 中华胸心血管外科杂志，1994，10（1）：12-14.

［8］李君权，安守宽，章佰承，等. 心脏移植术后长期存活病例移植物血管病变的临床分析 ［J］. 哈尔滨医科大学学报，2012，46（4）：364-366，369.

［9］刘志佳，石炳毅. 中华医学会2019年器官移植学年会纪要 ［J］. 中华移植杂志（电子版），2020，14（1）：62-63.

［10］CHAMBERS D C，PERCH M，ZUCKERMANN A，et al. The International Thoracic Organ Transplant Registry of the International Society for Heart and Lung Transplantation：Thirty-eighth adult lung transplantation report - 2021; Focus on recipient characteristics ［J］. J Heart Lung Transplant，2021，40（10）：1060-1072.

［11］KNOSALLA C. Success for pig-to-baboon heart transplants ［J］. Nature，2018，564（7736）：352-353.

第十九章

心脏影像解剖学基础

心脏影像解剖学是利用各种影像成像技术研究正常心脏结构及其毗邻关系图像的科学，是人体解剖学的分支学科，也是临床医学影像诊断、治疗的基础学科。其主要涉及X线、计算机体层摄影（computerized tomography，CT）、磁共振成像（magnetic resonance imaging，MRI）、超声、数字减影血管造影（digital subtraction angiography，DSA）等影像解剖学内容。本章主要介绍各种影像中的心脏形态结构、密度和信号，以及基本的识别方法及心脏解剖结构的正常值等。

第一节　心脏 X射线解剖学

心脏X线检查技术包括胸部心脏透视和常规心脏摄片。

一、胸部心脏透视

胸部心脏透视，方法简便，可以多体位、动态观察心脏和大血管及心脏搏动情况，但其存在影像清晰度较差、无永久保存记录、接受X线剂量大等缺点，一般不作为常规应用，只在特殊需要时作为补充手段。

二、常规心脏摄片

常规心脏摄片，投照要求在立位下进行，要求靶片距离为2 m。常规心脏X射线摄影（radiography）投照体位采用后前位、右前斜位、左前斜位或（和）左侧位；常规心脏摄片可以通过心脏大小、轮廓及形态，筛查一些器质性的心脏病变。该方法经济、简单，可以作为一种粗略的筛查。

（一）后前位

后前位（posteroanterior projection）又称正位，包括常用的站立位后前位片和床旁摄片的前后位片。球管焦点至胶片的距离为2 m的后前位片称为远达片，为心脏X线检查最基本的方法。远达片一般在患者平静吸气下屏气投照为宜。远达片心影的放大率不超过5%，可用于心脏各径线的测量。床旁摄片的后前位片多用于心力衰竭患者或危重患者，摄床旁片的机器功率一般较小，多为近距离拍摄，故不能拍摄远达片。另外，患者多为半卧位或仰卧位，心影放大明显，不宜做心脏各径线的测量（图19-1）。

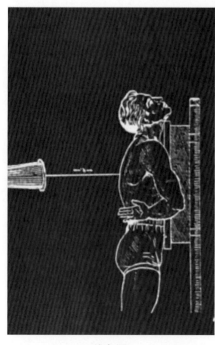

A. 线条图

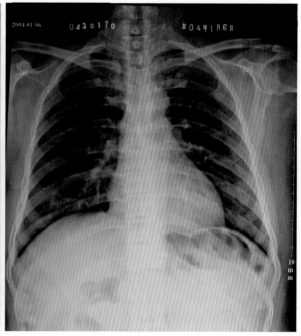

B. X线片

图 19-1　正常后前位 X 线摄影技术

（二）右前斜位

右前斜位（right anterior oblique position）又称第一斜位或击剑体位，患者身体向左侧旋转45°～55°，吞钡后射线从身体左后方射向右前方投影到胶片上。该体位可观察左心房增大对食管的推移，并有助于观察肺动脉段和右心室流出道扩张的变化（图19-2）。

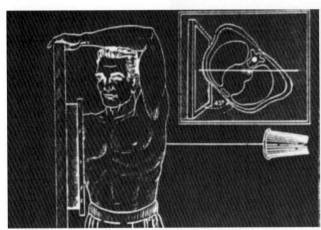
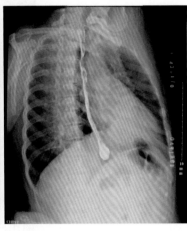

A.线条图　　　　　　　　　　　　　　　　B.X线片

图 19-2　正常右前斜位 X 射线摄影技术

（三）左前斜位

左前斜位（left anterior oblique position）又称第二斜位或拳击体位，患者身体向右侧旋转60°～70°，吞钡后射线从身体右后方射向左前方投影到胶片上。该体位是观察主动脉全貌和分析左、右心室和右心房增大的重要体位（图19-3）。

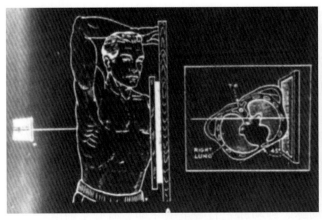

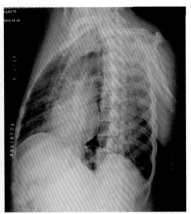

A.线条图　　　　　　　　　　　　　　　　B.X线片

图 19-3　正常左前斜位 X 射线摄影技术

（四）左侧位

侧位像（lateral position）一般取左侧位，可以观察胸廓畸形如漏斗胸、鸡胸、桶状胸和直背等，是对主动脉瘤和纵隔肿块定位的较适宜体位（图19-4）。

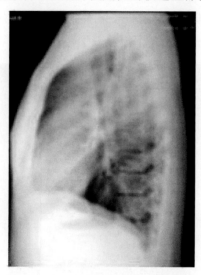

图 19-4　正常左侧位 X 射线片

三、心脏大血管的正常投影

心的四个心腔和大血管在X线上的投影，彼此重叠，平片上仅能显示各房室和大血管的轮廓，不能显示心内结构和分界。心表面有脏层和壁层心包膜覆盖，正常情况下心包缺乏对比，不会显影。

（一）后前位

心和大血管有左、右两个边缘。心右缘分为两段，上段由主动脉与上腔静脉构成，下段由右心房构成，膈肌位置较低时心右缘最下部可能由右心室构成，其密度也较高。心缘与膈肌顶交角称为心膈角。在心膈角内可见一向外下倾斜的三角影，为下腔静脉和肝静脉，深吸气时明显。心左缘分为三段，自上向下依次分为主动脉结、肺动脉段、左心室。左心室下方形成心尖。在左心室与肺动脉之间，有长约1.0 cm的一小段，由左心耳部构成，正常时，这一小段与左心室不能区分。肥胖人，左心膈角常有脂肪垫充填，为密度较低的软组织影（图19-5）。

（二）右前斜位

前缘由上而下分别为升主动脉、肺动脉、右心室漏斗部、右心室前壁、左心室、心前间隙。后缘自上而下分别为主动脉结、左心房、右心房。

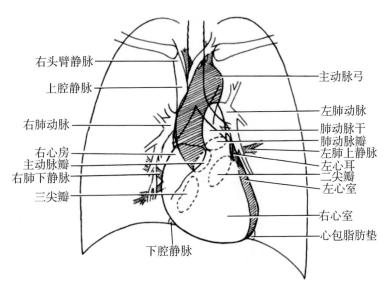

右头臂静脉
上腔静脉
右肺动脉
右心房
主动脉瓣
右肺下静脉
三尖瓣
下腔静脉

主动脉弓
左肺动脉
肺动脉干
肺动脉瓣
左肺上静脉
左心耳
二尖瓣
左心室
右心室
心包脂肪垫

A. 线条图

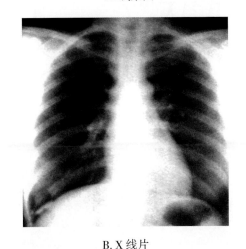

B. X 线片

图 19-5　正常后前位心影

在右前斜位，心影后缘与脊柱完全分开，形成一间隙，称心后间隙（retrocardiac space）。此间隙在深吸气时更明显。心后间隙的后界是胸椎，前界是心影后缘，下界是膈。心影后缘上段由升主动脉、气管、主动脉弓和上腔静脉构成，彼此重叠，常不明显。肺动脉干显示为一圆形或卵圆形阴影。下段上部的大部分由左心房构成，呈稍向后突出的弧形，下部由右心房构成。有时在后心膈角处可见下腔静脉影。心影前缘上段自上而下为升主动脉、肺动脉干和右心室的肺动脉圆锥。肺动脉干和肺动脉圆锥无明显分界，故不易区分。下段大部分由右心室构成，仅膈上的小部分由左心室心尖部构成。左、右心室构成心前缘的比例因人而异。在右前斜位，心前缘与胸前壁之间构成一三角形的心前间隙（precardiac space），依此可与左前斜位辨别（图19-6）。

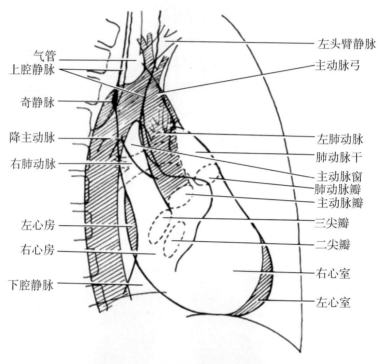

左侧标注	右侧标注
气管	左头臂静脉
上腔静脉	主动脉弓
奇静脉	
降主动脉	左肺动脉
右肺动脉	肺动脉干
	主动脉窗
	肺动脉瓣
	主动脉瓣
左心房	三尖瓣
右心房	二尖瓣
	右心室
下腔静脉	左心室

A. 线条图

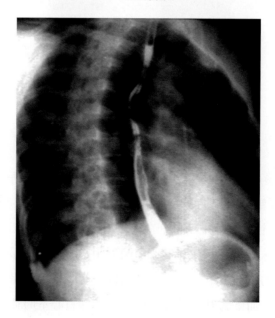

B. X 线片

图 19-6　正常右前斜位心影

（三）左前斜位

心前缘自上而下分别为右心房和右心室、心前间隙。后缘自上而下分别为左心房和左心室、胸主动脉和主动脉窗、心后三角。

在左前斜位，心影和血管影的前缘自下而上是右心室、右心耳、升主动脉、上腔静脉、头臂静脉。右心室和右心耳呈稍向前突出的弧形，升主动脉比较垂直，上腔静脉和头臂静脉呈稍向后凹的弧形。心前缘与胸前壁之间构成一长方形的心前间隙。心影后缘与脊柱分开，上方的小部分由左心房构成，下方的大部分由左心室构成，呈向后突出的弧影。血管影的下部为肺动脉，上部为主动脉弓。在主动脉弓下缘的下方，可见一透亮间隙，称主动脉窗（aortic window）。在主动脉窗内，可见左肺动脉和气管影。左肺动脉穿经主动脉窗，将主动脉窗分为上、下两部。主动脉窗上界是主动脉弓下缘，前界是肺动脉，后界是降主动脉前缘，下界是左心房。在主动脉窗上方，可见一透亮间隙，称主动脉三角（aortic triangle），由左锁骨下动脉、脊柱和主动脉弓围成。在心影的后下方，可见一间隙，称心后三角间隙（retrocardiac triangular space），由左心室、脊柱和膈围成（图19-7）。

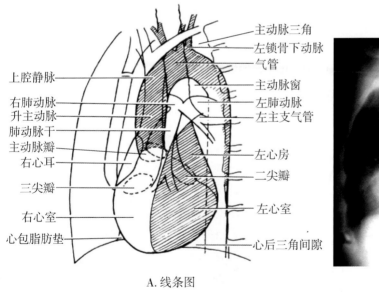

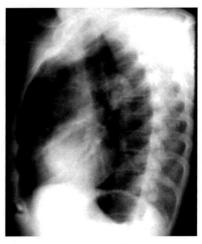

A. 线条图　　　　　　　　　　　　B. X线片

图 19-7　正常左前斜位心影

（四）侧位

侧位一般取左侧位，心与胸骨间有一倒三角形间隙，称胸骨后间隙（retrosternal space）。心前缘下段为右心室，右心室的动脉圆锥和肺动脉干的前缘略向后上方延伸，形成突向前上方的弧影。升主动脉位于肺动脉干上方，上腔静脉、头臂血管和气管重叠于升主动脉和降主动脉之间。心后缘与脊柱之间有一狭长的心后间隙。心后缘上段为左心房，与后方的食管紧密相邻。下段为左心室，其后下方有一三角形间隙，称心后食管前间隙（retrocardiac pre-esophageal space），由左心室、食管和膈围成。左心室增大时，该间隙缩小，甚至消失。由于心和大血管重叠，心后食管前间隙外形显示不清楚，尤其在肥胖和乳房特别发达时（图19-8）。

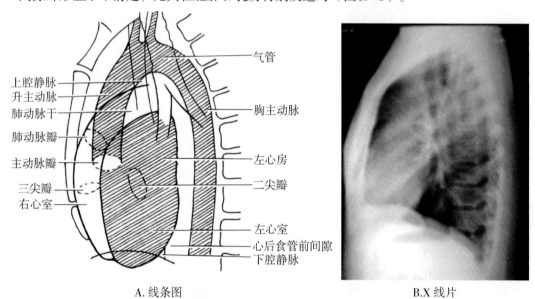

A. 线条图　　　　　　　　　　　　B.X 线片

图 19-8　正常左侧位心影

心胸比率：正常成人心横径不超过胸廓横径的一半，心胸比例等于或小于0.5（图19-9）。

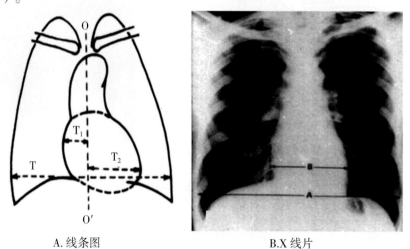

A. 线条图　　　　　　　　　　　　B.X 线片

图 19-9　心胸比率测量示意图

注：图 A 中 OO' . 胸廓中线；T_1. 右心缘最外点到中线的距离；T_2. 左心缘最外点到中线的距离；T_1+T_2= 心横径；T. 以右膈肌最高点画胸廓内径水平线为胸廓最大横径

四、心大血管的形态

心影分型：正常人心的形状因体型和胸廓形状而异，可分为3种类型，即垂直型、斜位型和横位型心（图19-10）。

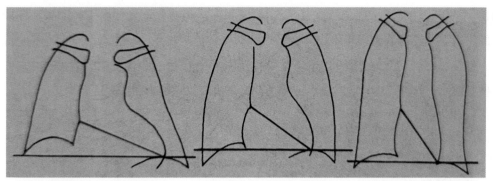

A.横位型心（线条图）　　B.斜位型心（线条图）　　C.垂直型心（线条图）

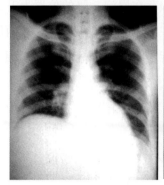 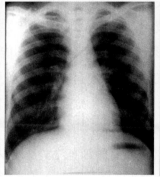 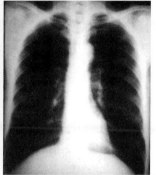

D.横位型心（X线图）　　E.斜位型心（X线图）　　F.垂直型心（X线图）

图 19-10　正常心影分型

（一）垂直型心

垂直型心又称滴状心，见于瘦长体型或狭长胸廓的个体。心的位置比较居中，大血管较长，主动脉弓较凸出，肺门血管影较细长，且下垂。膈的位置较低，心尖位于膈影的上方，右心房与膈之间有一较宽的空隙。心长径与水平面的夹角大于45°，心胸比例也常小于0.5，甚至可达0.3左右。

（二）横位型心

横位型心多见于矮胖型个体。胸廓短而宽，膈的位置较高，心和大血管阴影较短。因胸廓内有过多脂肪，心影轮廓较模糊不清，心尖也不能清晰显示。心长径与水平面的夹角小于45°，心胸比例大于0.5。

（三）斜位型心

斜位型心见于一般体型个体，介于垂直型心和横位型心之间。心影偏于左侧，1/3位于脊柱中线的右侧，2/3位于脊柱中线左侧。心长径与水平面的夹角约45°，心胸比例约0.5。大血管的长度大致与心影长度相等。膈的位置高低居中，心尖在左膈影的下方，常不易看到，胃泡内有大量气体时则能清晰显示。从主动脉结向左心室缘作一连线，在肺动脉分叉处和连线的内侧，正常情况下约有1 cm宽的肺组织透亮区。某些心脏病，如出现肺动脉段突出或肺门阴影增大时，此肺组织透亮区即消失。

五、生理因素对心大血管大小、形态的影响

影响心影形态的因素包括：年龄、呼吸、体位等。

（一）年龄

心的形态与年龄有密切关系。在婴儿，因肝较大和存在胃泡，膈的位置上升，心呈横位型或球形，心横径较大，心胸比例也较大。左、右心室大小相等，故两侧心影大致相同。左肺动脉阴影较突出，主动脉结常不能显示。在呼气相和吸气相，心的形态改变显著。在深呼气末，肺内气体大量排出，心影可向两侧显著扩大，且两肺透光度较差。在吸气末，心影完全恢复正常大小。这些情况很易被误诊为病变，故在婴儿胸片上观察心影大小时需特别注意此点。

5岁以后，心的形态随身体的发育逐渐定型。至20岁左右，表现为横位、斜位或垂直型心。老年时，心可稍微缩小，随体型的变化其形态也可发生改变。主动脉弓常伸长变宽，向上明显突出。心影多变为狭长形，在有显著肺气肿的老年患者整个心血管影可变为垂直型。

（二）呼吸

在深呼吸时，因膈位置的升降，心发生旋转，心的形态和位置均有不同程度的改变。在深吸气时，由于膈下降，心和大血管被牵直，心显得狭长。横位型心趋向于斜位心，斜位型心趋向于垂直型心。心的中线距心左缘距离显著缩短，中线距心右缘距离也轻度缩短。心尖可位于膈顶水平的上方。在深呼气时，膈上升，心被推向上，趋向于横位型，心尖影多在腹影内。在心影形态方面，心倾斜角度变小，心腰变深，中线距心左缘距离增大、心右缘变圆。大血管影变宽，主动脉结较突出。

（三）体位

当体位由立位变为卧位时，心的形态、大小和位置有不同程度的改变。

仰卧前后位：因膈上升和胸腔变得短宽，心影可稍增大，心的形态趋于斜位型或横位型，心尖较易显示。大血管影也变得短宽，主动脉结稍上移，靠近锁骨。肺动脉干上升，心腰不明显或消失。上腔静脉较清晰并较直。

侧卧前后位：在左或右侧卧位的前后位，纵隔和心影向卧侧移位。膈肌两侧的升降变化，卧侧的膈顶因腹腔内压增高而上升，对侧的膈顶因腹压减低而下降且变平。由于心的位置移动，其形态也随之改变。

（四）食管与心的邻接关系

为了诊断心和大血管病变，特别是在估计左心房有无增大时，常用吞钡法将食管显影，观察食管与心和大血管的邻接关系。因此，须对食管与心的正常邻接关系有充分的了解，以便对心脏病变做出准确诊断。

食管自上而下有3个压迹（图19-11）：

1. 主动脉弓压迹　呈半月弧形，由主动脉弓向左后方横跨食管形成，平对第4~5胸椎。在后前位此压迹凸向右侧，在右前斜位凸向后方。此压迹随年龄增加而加深。

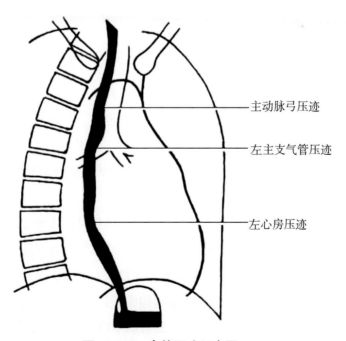

左主支气管压迹

左心房压迹

主动脉弓压迹

图 19-11　食管压迹示意图

2. 左主支气管压迹　短而浅，由左主支气管斜过食管左前壁形成，平对第4、5胸椎体之间。

3. 左心房压迹　较长而浅，位于左心房后方的食管胸部中、下段。在垂直型心，此压迹可能不明显。此压迹在呼气时较吸气时明显，因吸气时膈下降而食管被牵引伸直，同时心可能稍向前移位，此时压迹可能消失。左心房增大时，在右前斜位或左侧位食管压迹加深，食管可向后移位。另外，食管在膈上方斜过降主动脉左前方处可形成一较浅的压迹。

（五）膈的位置

由于心被心包固定于膈上，随着膈的上升和下降心发生升降和旋转变化，从而直接影响心影的大小、形态和位置。在深呼吸不同时期、不同年龄、体位的改变、不同体型和妊娠等生理情况，以及肺气肿、胸腔积液、腹内肿瘤和腹水等病理情况下，膈的位置发生显著变化，由此引起心影的大小、形态和位置的改变。

（六）妊娠

在妊娠后期常能观察到肺动脉段增大，这可能是因脊柱腰曲增加和心搏量增加所致。在妊娠后期，由于子宫增大，脊柱腰曲增加，可引起胸廓变形，膈明显升高，从而导致心趋向横型，心横径随之增大。由于心搏量的增加，心脏可因负担增加而稍增大。

（七）心搏动

心在舒张期和收缩期的形态和位置有较大变化，一般收缩期较小，舒张期稍增大。透视时可清楚地显示心和大血管的搏动，借此能够了解心的收缩和舒张功能，从而有助于对某些疾病的诊断，特别是缩窄性心包炎、心包积液、心室壁瘤、心肌梗死、主动脉瘤、瓣膜钙化、二尖瓣狭窄和关闭不全等疾病。

心和大血管搏动可包括心房搏动、心室搏动和大血管搏动3种。在各种位置透视检查时心和大血管搏动表现如下。

1. 后前位　心左缘的搏动较右缘强。主动脉的搏动强度介于心房和心室之间，与左心室的搏动相反。心室收缩时肺动脉段和主动脉结向外扩张。左心耳位于肺动脉干稍下方，观察不到搏动。左心缘下方一大段是左心室，其搏动幅度在心各部中是最大的，为0.4~0.7 cm。心右缘由右心房构成，其搏动由右心室搏动和自右心室传导来的搏动合成，幅度为0.2~0.3 cm。上腔静脉本身无搏动，但受下方升主动脉的搏动传导影响，故也可观察到搏动。

2. 右前斜位　在心后缘可见明显的左心室搏动，左心室上方是左心房，左心房搏动很弱。在心前缘可见右心室搏动，其上方是肺动脉干，搏动微弱。肺动脉干的上方是升主动脉，搏动明显。

3. 左前斜位　在20°～30°斜位时，右心室构成心前缘轮廓的一大段，可见中等幅度的搏动，能与上方较静止的右心房辨别。在45°～60°斜位时，前缘的上段是升主动脉，下段是右心室，均能观察到较显著的搏动。在心后缘轮廓上方一小段可见左心房的搏动，其下方可见左心室的搏动。心房和心室的收缩和舒张期恰恰相反，故此能帮助大致辨认心房与心室的分界。

六、心血管造影

心血管造影是将含有机化合物高密度的对比剂在X线照射下快速注入血管，使心和大血管腔在X线照射下显影，同时运用快速摄片、电视摄影或磁带录像等方法，将心和大血管腔的显影过程拍摄下来，从显影的结果可以看到含有对比剂的血液流动顺序，以及心和大血管充盈情况，从而了解心和大血管的生理和解剖的变化，是一种诊断心脏血管病很有价值的方法。心血管对比剂采用浓度高、毒性小、黏稠度低的对比剂，包括：①离子型对比剂如76%复方泛影葡胺，成人1 mL/kg，儿童1.5 mL/kg；②非离子型对比剂如碘普罗胺注射液、碘海醇注射液等。采用数字减影心血管造影（DSA）设备。压力注射器：15~25 mL/s（对比剂注入速度），（8~10）×10^5Pa（注射器的压力参数）。使用快速连续摄影装备。双向快速摄影法：摄影帧数为6张/s。电影摄影法：25~150张/s和磁带录像法。

（一）左心造影

1. 适应证　左心室造影适用于：①左心室梗阻、占位性病变。②左心室增大性质待定。③先天性心脏病，非发绀型及发绀型复杂畸形。④主动脉瓣及二尖瓣病变。⑤冠心病。

2. 禁忌证　①对比剂和麻醉剂过敏。②严重心、肝、肾功能不全及其他严重的全身性疾病。③急性大面积心肌梗死病情危重或存在心力衰竭，顽固性心律不齐者（尤以室性）。④发热，全身感染症状者。

3. 患者准备　①向患者及其家属交代造影目的及可能出现的并发症和意外，签订造影协议书。②询问病史及各项检查结果，如心电图、超声心动图、胸片、CT、MRI等，根据临床的诊断设计造影方法。③检查心、肝、肾功能，以及血常规和出凝血时间。④碘剂及麻醉剂按药典规定进行必要的处理。⑤术前4 h禁饮食。必要时给予镇静药，婴幼儿行全身麻醉。⑥穿刺部位常规备皮。⑦建立静脉通道，便于术中用药及抢救。

4. 器械准备　①心血管造影X射线机，配有电影摄影、DSA或电视录像设备。②造影手术器械消毒包。③穿刺插管器材，如穿刺针、导管鞘、导管和导丝等。④压力注射器及其针筒、连接管。⑤心电监护仪、电压力计、心脏除颤仪、中心供氧、麻醉机及负压吸引器。

5. 药品准备　①对比剂：有机碘水制剂（60%～76%离子型对比剂或300～370 mgI/mL非离子型对比剂）。②麻醉剂、抗凝剂及心导管检查所需药品。③并发症和心脏病抢救药品。

6. 左心造影的方法　①经皮穿刺或切开法从股动脉或肱动脉插入猪尾巴导管逆行入左心室；右心导管经过房间隔未闭卵圆孔或心内异常通道进入左心室。②测量左心室压力曲线，必要时观察左心室至升主动脉连续压力曲线和心电图；导管顶端置于左心室中部造影。③注射参数包括对比剂用量，成人35～50 mL/次，流率15～20 mL/s；儿童1.0～2.0 mL/kg，2 s注射完毕，流率不宜过高，避免早搏。④造影体位为正侧位、斜位或轴位（四腔位或长轴斜位）。⑤造影程序为DSA 25～50 帧/s；电影摄影：25～75 帧/s；注射延迟0.5 s。根据诊断需要决定摄影持续时间，一般3～5 s。⑥造影完毕拔出导管，局部压迫10～15 min后加压包扎。⑦由摄影技师认真填写检查申请单的相关项目和技术参数，并签名。

（二）右心造影

利用心导管在腔静脉及右侧心腔进行血流动力学、血氧和心排血量测定，经导管内注射对比剂进行腔静脉、右心房、右心室或肺动脉造影。

1. 适应证　①各种先天性心脏病，明确诊断和决定是否须进行手术治疗或介入治疗。②瓣膜性心脏病，了解肺循环的血流动力学变化，以决定手术治疗。③进行血流动力学检查如右心压力、肺动脉压力、肺毛细血管楔压及心排血量测定，有助于危重患者抢救、心功能不全的鉴别诊断并指导进一步治疗。④缩窄性心包炎、限制型心肌病的诊断和鉴别诊断。⑤肺血管病、肺栓塞的诊断和鉴别诊断。⑥腔静脉病变的诊断和鉴别诊断。⑦心脏移植患者心、肺循环状况的评估。⑧右心及腔静脉肿瘤。

2. 禁忌证　无绝对禁忌证，相对禁忌证包括：①急性感染期间。②急性或亚急性细菌性心内膜炎。③严重的出血性疾病及其他严重的血液系统疾病，正在使用大量抗凝药物如华法林，进行难以压迫部位血管穿刺。④未控制的严重心律失常、电解质紊乱。⑤严重肝、肾功能损害慎行右心造影。⑥未控制的严重心力衰竭和严重肺动脉高压时禁行肺动脉造影。⑦对比剂过敏者禁行血管造影。

3. 术前准备　①术前检查：三大常规、凝血功能、电解质、肝肾功能、胸片、心脏彩超、心电图、血型、传染病检查等。②常规准备：术前查房，向患者询问药物过敏史，尤其是对比剂过敏史，以发现高危过敏患者并采取相应预防措施；患者及其家属知情同意并签字；术前小结；10岁以下患儿准备全麻，并于术前一日晚上10点以后禁食，手术当日晨4点以后禁饮；送手术通知单到导管室，送全麻通知单到麻醉科；建立静脉通道。

4. 手术方法　①手术入路：多采用股静脉，也可采用锁骨下静脉、颈内静脉或肘静脉等。②压力测定：Seldinger法经皮穿刺静脉并放置鞘管，在X线透视下经上腔或下腔静脉将右心导管送至右心房、右心室和肺动脉，直至顶端嵌入肺小动脉，依次测定各部位的压力并记录压力曲线。右心室造影（right ventricular angiography）在数字减影设备引导下，经皮穿刺静脉，将猪尾巴导管通过右心房，经过三尖瓣送入右心室中部，注射对比剂，进行右心室造影，从而获得右心室造影影像的方法。造影体位为正位、侧位或斜位。③血氧检测：分别抽取上腔静脉、下腔静脉，右心房（上部、中部、下部），右心室流入道、中部、流出道，肺动脉（肺动脉干、左肺动脉、右肺动脉）和股动脉血标本，测定血氧含量和血氧饱和度。④可利用漂浮导管测定右心房、右心室、肺动脉、肺毛细血管压力和心排血量。⑤需右心造影者，送入猪尾巴导管至右心房、右心室，进行造影。⑥检查结束后，拔除鞘管，局部压迫止血，加压包扎。

（三）主动脉造影

向胸主动脉造影（thoracic aortography）患者及其家属交代造影目的及可能出现的并发症和意外，患者签订造影同意书。询问病史及查看各项检查结果，如心电图、超声心动图、胸片、CT、MRI等，根据临床要求设计造影方法。检查心、肝、肾功能，以及血常规和出凝血时间。碘剂及麻醉剂按药典规定进行必要的处理。术前4 h禁饮食。必要时给予镇静药，婴幼儿做全身麻醉。穿刺部位常规备皮。建立静脉通道，便于术中用药及抢救。

1. 适应证　①胸主动脉瘤。②主动脉夹层。③先天性胸主动脉及其分支畸形。④主动脉瓣病变。⑤大动脉炎，胸主动脉及其主要分支阻塞性病变。⑥先天性心脏病心底部分流。⑦主动脉窦瘤破裂。⑧冠状动脉瘘。⑨纵隔肿瘤鉴别诊断。

2. 禁忌证　①对比剂和麻醉剂过敏。②严重的心、肝、肾功能不全及其他严重的全身性疾病。③心力衰竭，顽固性心律不齐者（尤以室性）。④发热，全身感染症状者。

3. 患者准备　①向患者及其家属交代造影目的及可能出现的并发症和意外，签订造影同意书。②询问病史及查看各项检查结果，如心电图、超声心动图、胸片、CT、MRI等，根据临床要求设计造影方法。③检查心、肝、肾功能，以及血常规和出凝血时间。④碘剂及麻醉剂按药典规定进行必要的处理。⑤术前4 h禁饮食。必要时给予镇静药，婴幼儿做全身麻醉。⑥穿刺部位常规备皮。⑦建立静脉通道，便于术中用药及抢救。

4. 器械准备　①血管造影X射线机，配有电影摄影、DSA或电视录像设备。②造影手术器械消毒包。③穿刺插管器材，如穿刺针、导管鞘、导管和导丝等。④压力注射器及其针筒、连接管。⑤心电监护仪、电压力计、心脏除颤器、中心供氧、麻醉机及负压吸引器。

5. 药品准备　对比剂：有机碘水制剂（60%～76%离子型对比剂或300～370 mg/mL非离子型对比剂）。麻醉剂、抗凝剂及心导管检查所需药品。并发症和心脏病抢救药品。

6. 方法　①经皮穿刺或切开法从股动脉或肱动脉插入猪尾巴导管。②将导管置于主动脉内，可根据诊断要求将导管前端置于主动脉根部、升部、弓部或降部，但勿放置于主动脉瘤内。③注射参数包括对比剂用量，成人为35～50 mL/次，流率为15～25 mL/s；儿童为1.0～2.0 mL/kg，2 s注射完毕。④造影体位为双斜位或正侧位或长轴斜位（适用于动脉导管未闭或主动脉缩窄患者）。⑤造影程序为DSA 12.5～50 帧/s；电影摄影25～50 帧/s；注射延迟0.5 s。根据诊断需要决定摄影持续时间，一般3～5 s，如有主动脉狭窄病变，可适当延长。⑥造影完毕拔出导管，局部压迫10～15 min后加压包扎。⑦由摄影技师认真填写检查申请单的相关项目和技术参数，并签名。

7. 注意事项　掌握适应证和禁忌证。做好术前准备工作。导管操作注意肝素化，预防血栓形成。主动脉瘤患者不宜在动脉瘤内注射对比剂，以防瘤体破裂。密切观察患者反应，做好急救准备。术后卧床24 h，静脉给予抗生素，留观一定时间，注意观察患者可能出现的造影并发症。防治下述并发症：穿刺和插管并发症有局部血肿、血管撕裂、血栓和气栓、医源性动脉夹层形成及心脏大血管穿孔等。对比剂并发症有休克、惊厥、横断性脊髓损伤、癫痫和脑水肿、喉头水肿、喉头或（和）支气管痉挛、肺水肿、急性肾功能衰竭、心律失常、心衰等。

（四）冠状动脉造影

冠状动脉造影是诊断冠心病的一种有效方法。将导管经股动脉或其他周围动脉插入，送至升主动脉，然后经左或右冠状动脉口插入，注入对比剂，使冠状动脉显影。这样能较明确地揭示冠状动脉的解剖畸形及其阻塞性病变的位置、程度与范围（图19-12）。

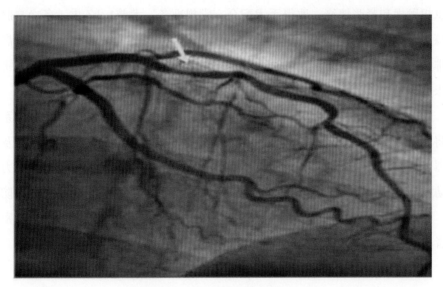

图 19-12　冠状动脉造影证实冠状动脉左前降支（LAD）狭窄 25%~49%

虽然心电图等其他检查亦可诊断冠心病，但有时并不准确，最准确地诊断冠心病的方法是冠状动脉造影。冠状动脉造影是目前唯一能直接观察冠状动脉形态的诊断方法，称其为"金标准"。

1. 冠状动脉造影的重要意义　①明确冠心病诊断：对于有不典型心绞痛症状，临床难以确诊，尤其是治疗效果不佳者，以及中、老年患者心脏扩大、严重心律失常、心力衰竭、心电图异常，怀疑有冠状动脉病变或畸形，但无创检查结果不能确诊者，冠状动脉造影可提供有力的诊断依据。②用于指导治疗：对临床上确认的冠心病患者，在内科保守治疗效果不佳而考虑采用经皮冠状动脉腔内成形术（PTCA），或主动脉冠状动脉旁路移植术时，必须先进行冠状动脉及左心室造影，明确冠状动脉狭窄的部位、程度及左心室的功能情况，以正确选择适应证，制订治疗方案。③该手术是一种有创伤性的心脏介入检查，术中、术后易发生合并症。

2. 术前准备　①用物准备：术前护士充分准备好常规用药及抢救用物，以免术中因用物准备不足而造成工作忙乱。术中用物：穿刺针及6F、7F动脉鞘管，长导丝、短导丝、三连三通、三环注射器、测压延长管、输液管、6F左冠脉导管、右冠脉导管。药品类：对比剂、肝素、生理盐水、口服硝苯地平、硝酸异山梨酯、常规抢救用药，以及硝酸甘油、利多卡因，常规配制好备用。另备好除颤仪、临时起搏器、氧气等，并检查其功能，使之处于应急状态。②患者准备：术前首先要向患者说明冠状动脉造影术的目的，并将造影术的大致过程向患者做简单介绍，以消除患者的思想顾虑和紧张情绪，取得手术配合。常规准备：术前1 d备皮（备净自脐以下至两膝关节以上范围内毛发），清洁皮肤；做好碘及青霉素皮试；手术当日晨起禁食并排空膀胱。进入介入室后，告诉患者术中应怎样与术者配合；协助患者平卧X线诊断床后，建立静脉通路。

3. 手术方法　①常规消毒，铺无菌巾完毕，术者与护士连接好压力监测系统，分别将三连三通的三个孔端通过输液器及压力延长管与对比剂、压力盐水瓶及压力传感器相连接，排去三通系统内空气，将压力调至零，以备术中随时监测压力。②经股动脉穿刺成功后，将导管内血抽出2 mL左右弃掉，再注入肝素2000 U，以防血栓形成。导管及导丝用肝素盐水充分冲洗后行左、右冠状动状造影。术中护士密切观察患者心电、血压及一般情况，记录压力及压力曲线。

4. 术中护理　①严密观察心电监护情况：当对比剂注入冠状动脉时，由于导管及对比剂刺激冠状动脉，患者往往出现心律失常，常见的频发室性早搏，室性心动过速、房室传导阻滞，有时甚至可引起心室颤动。因此造影时应严密观察心电图的动态改变，一般导管刺激所引起的心律失常，暂停操作或撤离导管即可自行消失。如果发现患者心率低于50 次/min，立即嘱患者用力咳嗽，促进对比剂的排泄，使心率加快，必要时给阿托品0.5～1 mg静脉推注或用临时起搏器，直到心率恢复。若出现心室颤动，立即除颤。当压力下降曲线不好，提示冠状动脉口堵塞，必要时停止操作。②心绞痛的观察：有时因导管刺激或堵塞冠状动脉口，产生心肌缺血症状，如遇到这种情况，立即用硝酸甘油200～300 μg注入冠状动脉内。

5. 术后护理　造影完毕，观察患者心电及血压无异常可护送患者回病房，回病房后仍需严密观察神志、心电及血压情况，嘱患者绝对卧床休息24 h，伤口局部沙袋加压6 h，并观察伤口敷料有无渗血、渗液及双足背动脉搏动情况，告知患者多饮水促进对比剂排泄。常规使用抗生素3 d，以防感染。

（五）肺动脉造影

肺动脉造影包括选择性及非选择性。非选择性肺动脉造影技术出现于20世纪30年代初期，当时是将对比剂注入外周静脉使肺血管显像。1963年开始采用选择性肺动脉造影，经过了近60年的发展，这一技术已逐渐成为一种安全、有效的诊断技术，为多种先天性或获得性肺血管疾病的诊断提供了帮助。肺动脉造影受到高度重视还因为它不仅是一个诊断过程，同时也是介入治疗的重要手段，如肺动脉血栓机械溶栓、肺动脉腔内成形术，以及肺动静脉瘘经皮导管栓塞治疗等。然而，由于肺动脉造影要求一定的技术和设备，是有创性检查，有一定的并发症及死亡率，应用受到一定限制。当前，选择性肺动脉造影的主要目的是用于急诊介入手术及疑难病例的鉴别诊断。

1. 检查前准备　向患者及其家属交代造影目的及可能出现的并发症和意外，签订造影同意书。询问病史，进行必要的影像学检查，如胸片、CT、纤维支气管镜检查等。检查心、肝、肾功能，以及血常规和出凝血时间。碘剂及麻醉剂按药典规定进行必要的处理。术前4 h禁饮食，术前0.5 h肌注地西泮（安定）10 mg。穿刺部位常规备皮。必要时测定动脉血氧分压或血氧饱和度。建立静脉通道，便于术中用药及抢救。

2. 手术方法　肺动脉造影，运用猪尾巴导管经下腔静脉，选择插管至左右肺动脉主干，向肺动脉内注射对比剂使肺动脉显影，从而了解肺血管病变部位，明确病变性质，并根据病情选择合适栓塞材料进行治疗的一项检查。主要用于诊断及治疗以下疾病：①肺动脉瘤及肺动静脉瘘，了解动脉瘤、瘘口大小及开口位置，应用弹簧圈及液体胶进行封堵动脉瘤或瘘口。②先天性肺动、静脉畸形，造影显示血管畸形大小及部位，运用弹簧圈及液体胶进行治疗。③急性肺栓塞：了解肺栓塞程度、栓塞部位，应用猪尾巴导管进行机械捣碎、注入溶栓药物及球囊扩张狭窄动脉，达到治疗目的。

（陕西省人民医院　刘慧通　张巍；西安交通大学　刘军）

第二节　心脏CT解剖学

一、冠状动脉的计算机体层血管成像（CTA）解剖

（一）CT冠状动脉成像（CTCA）检查技术：

扫描前 2 min 舌下含服 0.5 mg 硝酸甘油（0.5 mg/ 片）；训练呼吸使患者检查中配合；无须检测和控制心率。扫描范围：从气管隆嵴分叉下 1 cm 至膈下1.5 cm 心尖处稍下方。采用双筒高压注射器经肘静脉团注入非离子型对比剂（350 mgI/mL碘海醇注

射液）60～80 mL，注射速度为5 mL/s，随即以同样的流速注入30 mL生理盐水。采用对比剂自动跟踪技术检测感兴趣区，当升动脉内血流CT值达180 Hu时触发扫描。扫描参数：后门控120 kV，200 mA，层厚 0.9 mm；旋转时间 0.75 r/s；螺距 0.18；前门控120 kV，200 mA。原始数据以层厚0.5 mm，层距0.5 mm进行重建，发送至Vitrea工作站，图像后处理技术主要包括：容积再现（volume rendering，VR）、多平面重建（multi-plane reconstruction，MPR）、最大密度投影（maximum intensity projection，MIP）、曲面重建（curved planar reformation，CPR）、仿真内镜（virtual endoscopy，VE）、血管探针技术（vessel probe）分析图像（图19-13）。

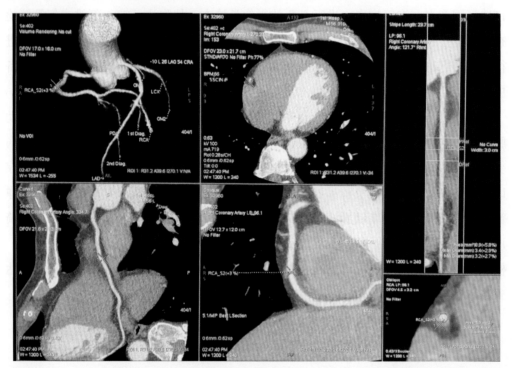

图 19-13　CTCA 冠状动脉测量［包括：容积再现（VR）、多平面重建（MPR）、曲面重建（CPR）］

（二）CTCA冠状动脉解剖命名及分段标准（美国心脏病学会）

冠状动脉分为左、右两支，其开口分别位于左、右冠状窦内，左冠状动脉又分为左主干（LM）、左前降支（LAD）、旋支（CX）；左主干长1～3 cm，左前降支走行于室间沟内，旋支走行于左房室沟内。右冠状动脉主干走行于右房室沟内（图19-14，图19-15，图19-16）。根据冠状动脉的分布分为右优势型、均衡型和左优势型三型。

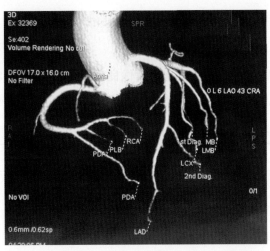

图 19-14　冠状动脉树的 CTCA 成像

注：后降支 PDA；左前降支 LAD；左旋支 LCX；右冠状动脉 RCA；后外侧支 PLB

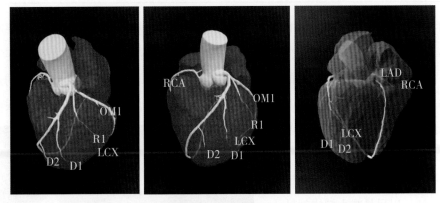

图 19-15　人工智能（AI）冠状动脉自动旋转标记

注：左前降支 LAD；对角支 D；第一对角支 D1；第二对角支 D2；左旋支 LCX；钝缘支 OM；第一
钝缘支 OM1；右冠状动脉降支 RAD；右冠状动脉 RCA；中间支 RI

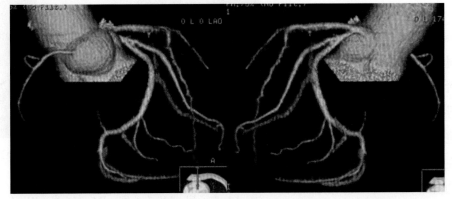

图 19-16　CT 冠状动脉成像冠状动脉树的成像（左优势型）

二、心脏表面积CTA断层影像解剖学测量

（一）心脏表面积CTA检查技术

选无心脏大血管病变且心脏各房室显示优良者150例，其中男85例、女65例，年龄18~68（43.30±13.96）岁，并按照不同年龄范围分为五组（表19-1）。

表19-1　150例受检者年龄、性别分布　　　　　　　　　　（$\overline{x} \pm s$）

分组	年龄/岁	男	女	合计	平均年龄/岁
A组	18~28	12	9	21	24.10±2.33
B组	29~38	15	14	29	33.58±2.51
C组	39~48	22	17	39	42.80±2.81
D组	49~58	20	15	35	53.60±2.72
E组	59~68	16	10	26	62.57±2.65

扫描设备采用飞利浦公司Brilliance 256 iCT，扫描前对患者进行严格的呼吸训练，心率过快的患者口服酒石酸美托洛尔控制心率。扫描时患者取仰卧位，连续心电图，单次呼气末屏气扫描，屏气时间4~7 s，采用单筒高压注射器以4.5 mL/s的速度注入45~65 mL非离子型对比剂碘海醇。应用对比剂浓度追踪技术，在主动脉根部层面选择感兴趣区测CT值。当感兴趣区内的CT值超过110 Hu时触发。扫描参数：根据患者的BM值调整扫描电压及电流，以尽量减小扫描剂量。管电流600~800 mAs，管电压80~120 kV，准直（128×0.625）mm，螺距0.16~0.20，旋转时间270~330 ms，矩阵512×512。图像分割与测量，行三维体数据场构建，将受检者的心脏薄层增强扫描动脉期图像导入3D Slicer软件，由CT诊断医师进行心脏分割标注，手动逐层勾画左心房、左心室、右心房、右心室边界（图19-17），心脏表面

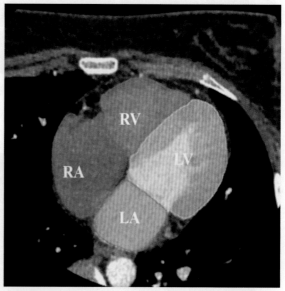

图19-17　手动勾画左、右心房和左、右心室（横切面）

注：LA.左心房；LV.左心室；RA.右心房；RV.右心室

积就相当于三角剖分后所有三角面片的面积总和，通过Marching Cubes算法已得到每个三角面片三个顶点的空间坐标，这样即可求出单个三角面片的面积，将所有三角面片的面积求和即为心脏表面积。构建全心及各心房、心室三维体数据场（图19-18，图19-19，图19-20）。

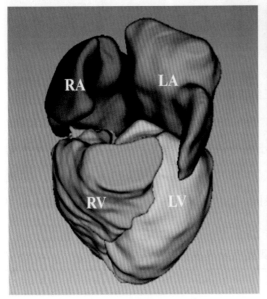
A. 前面观

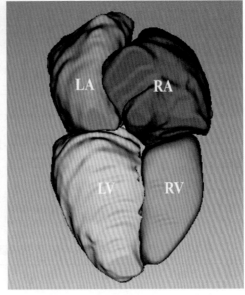
B. 后面观

图 19-18　心脏三维重建图

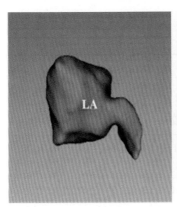
A. 左心房

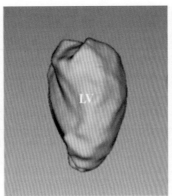
B. 左心室

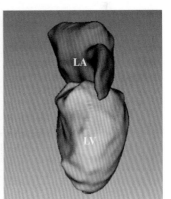
C. 左心

图 19-19　左心三维重建图（正面观）

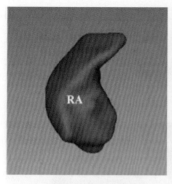 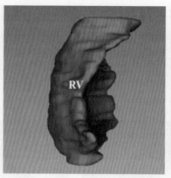 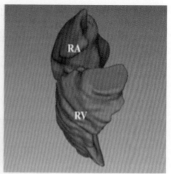

A. 右心房　　　　　　　　　B. 右心室　　　　　　　　　C. 右心

图 19-20　右心三维重建图（正面观）

（二）正常国人心脏表面积测量值

测得150例正常受检者心脏表面积平均值为（598.45±49.97）mm²，其中左心房表面积为（154.46±34.33）mm²，左心室表面积为（220.06±38.72）mm²，右心房表面积为（179.07±36.61）mm²，右心室表面积为（190.06±36.61）mm²。不同性别中心脏表面积及各心房、心室表面积对比见表19-2。

表19-2　150名正常国人心脏表面积测量值及其在男、女性中的比较　　　（$\bar{x}±s$）

表面积参数	总体/mm²	男/mm²	女/mm²	t值	P值
全心	598.45±49.97	610.50±42.75	580.86±47.13	−2.99	0.00
LA	154.46±34.33	159.00±32.86	148.95±34.52	−2.04	0.05
LV	220.06±38.72	223.59±38.35	215.78±38.94	−1.16	0.25
RA	179.07±36.61	181.41±36.05	176.24±37.45	−0.86	0.39
RV	190.06±36.61	194.59±35.87	184.58±35.99	−1.74	0.09

注：LA为左心房；LV为左心室；RA为右心房；RV为右心室

五组不同年龄阶段正常受检者心脏表面积见表19-3。

表19-3　不同年龄阶段心脏表面积比较　　　（$\bar{x}±s$）

表面积参数	A组（18~28岁）（$n=21$）	B组（29~38岁）（$n=29$）	C组（39~48岁）（$n=39$）	D组（49~58岁）（$n=35$）	E组（59~68岁）（$n=26$）
全心	558.00±29.14	577.40±29.73	596.62±25.37△	616.12±21.57◆	622.41±22.41◆
LA	133.72±16.47	146.41±18.73*	156.63±17.16△	162.37±17.30◆	165.98±18.67◆
LV	193.16±18.09	221.05±18.45*	217.85±18.60△	229.65±18.93◆	237.51±20.50◆
RA	156.72±17.48	170.68±10.62	174.81±18.16△	188.60±17.36◆	194.13±20.06◆
RV	176.86±16.01	177.60±20.45	184.20±20.77	196.13±21.15◆	204.20±26.23◆

注：LA为左心房；LV为左心室；RA为右心房；RV为右心室。B组与A组比较，LA、LV*$P<0.5$；C组与A组比较，心脏表面积、LA、LV、RA△$P<0.5$；D、E两组参数与A组比较均◆$P<0.5$

心脏表面积及各心房、心室表面积可反映心脏形态和心腔容量，是评价心脏功能变化的一项重要指标（张惠　等，2020）。动脉期增强CT扫描测量正常国人心脏表面积及各心房、心室表面积参考值，为心脏疾病的诊断和治疗提供重要依据。

三、心脏左心室功能CTA断层影像解剖学测量

（一）心脏左心室功能CTA检查技术

采用东芝2代640层容积CT扫描仪及SYNGO.via后处理工作站。采用前瞻性心电门控技术采集图像，双筒高压注射器Ulrich以4.5~5.5 mL/s流速经右肘静脉注入60 mL非离子型对比剂碘普罗胺（优维显370 mgI/mL）及30 mL生理盐水。扫描范围：从气管隆嵴分叉下 1 cm，至膈下 1.5 cm 心尖处的下方。扫描参数：管电压80~100 kV；管电流150~200 mA，扫描视野FOV-M，准直640层×0.5 mm，球管转速0.275 圈/s，在一个心动周期内完成整个心脏的扫描。

（二）心功能评价和参数

心功能评价和参数测量，选择最佳舒张末期与收缩末期四腔心、左心室短轴切面、左心室长轴切面，记录以下指标：每搏输出量 （stroke volume，SV）、射血分数（ejection fraction，EF）、心输出量（cardiac output，CO）、舒张末期左心室容积（end-diastolic volume，EDV）、收缩末期左心室容积（end-systolic volume，ESV）、左心室心肌质量指数 （left ventricular mass index，LVMI）、心脏指数（cardiac index，CI）；多次手动测量记录左心室心肌相关数值，取平均值以减小误差。

心肌段的划分及命名：按国际通用的定义，从心肌基底段至心尖将左心室分为3个段和1个心尖，分别称为"基底段""中间段""心尖段"和心尖（图19-21）。

（三）心肌17节段划分及命名

在左心室短轴位上，基底段由6个心肌节段组成，即1～6段；中间段也由6个心肌节段组成，即7～12段；心尖段由4个心肌节段组成，即13～16段；再加上心尖部的1个心肌节段，即17段。

（1）基底段的6个心肌节段，1～6段分别是前壁基底段、前间隔基底段、下间隔基底段、下壁基底段、下侧壁基底段、前侧壁基底段（图19-22A）。

（2）中间段的6个心肌节段，7～12段分别是前壁中间段、前间隔中间段、下间隔中间段、下壁中间段、下侧壁中间段、前侧壁中间段（图19-22B）。

（3）心尖段的4个心肌节段，13～16段分别是前壁心尖段、室间隔心尖段、下壁心尖段、侧壁心尖段（图19-22C）。

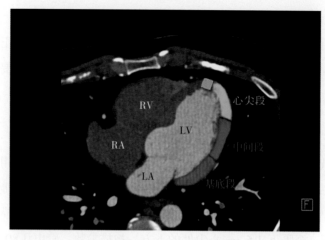

图 19-21　心肌节段

注：蓝色为基底段，红色为中间段，绿色为心尖段，粉色为心尖

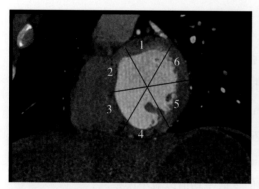

A. 基底段的 6 个心肌节段

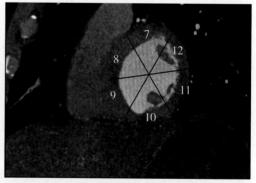

B. 中间段的 6 个心肌节段

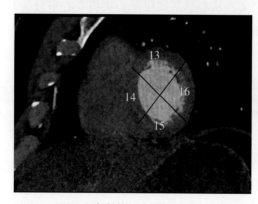

C. 心尖段的 4 个心肌节段

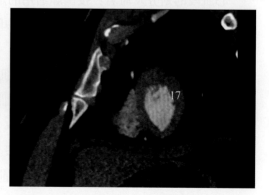

D. 心尖部的 1 个心肌节段

图 19-22　心肌 1~17 节段划分及其命名

注：1. 前壁基底段；2. 前间隔基底段；3. 下间隔基底段；4. 下壁基底段；5. 下侧壁基底段；6. 前侧壁基底段；7. 前壁中间段；8. 前间隔中间段；9. 下间隔中间段；10. 下壁中间段；11. 下侧壁中间段；12. 前侧壁中间段；13. 前壁心尖段；14. 室间隔心尖段；15. 下壁心尖段；16. 侧壁心尖段；17. 心尖

（4）心尖部的1个心肌节段，17段是心尖（图19-22D）。

（四）心肌17节段与冠状动脉的供血范围（图19-23）

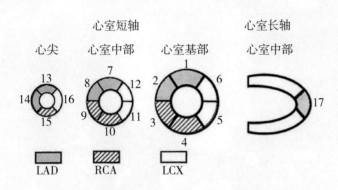

图 19-23 冠状动脉的分布区域

注：基底段的第 1 ~ 2 心肌节段，即 1. 前壁基底段，2. 前间隔基底段；中间段的第 7 ~ 8 心肌节段，即 7. 前壁中间段，8. 前间隔中间段；心尖段的第 13 ~ 14 心肌节段，即 13. 前壁心尖段，14. 室间隔心尖段；17. 心肌节段，即心尖，由 LAD 供血。基底段的第 3 ~ 4 心肌节段，即 3. 下间隔基底段，4. 下壁基底段；中间段的第 9 ~ 10 心肌节段，即 9. 下间隔中间段，10. 下壁中间段；心尖段的第 15 心肌节段，即 15. 下壁心尖段，由 RCA 供血。基底段的第 5 ~ 6 心肌节段，即 5. 下侧壁基底段，6. 前侧壁基底段；中间段的第 11 ~ 12 心肌节段，即 11. 下侧壁中间段，12. 前侧壁中间段；心尖段的第 16 心肌节段，即 16. 侧壁心尖段，由 LCX 供血

（五）左心室心肌功能的测量

（1）心脏640层容积CT能够采用回顾性心电门控方法采集到心室舒张末期（图19-24）和心室收缩末期的图像（图19-25），并可以间隔5%的R-R间期重建图像，从而利用后处理工作站软件，得到测量的左心室的容积（图19-26，图19-27）。

（2）通过计算出的心肌舒张期和收缩期厚度，计算出心肌增厚率。心肌增厚率＝（收缩期厚度–舒张期厚度）/舒张期厚度×100%，反映出心肌运动减弱的区域用不同颜色标出（图19-24，图19-25，图19-26，图19-27）。

（3）640层CT图像的空间分辨率高，为薄层容积扫描（0.5 mm亚毫米扫描），因此计算的心腔容积和对心腔结构的描述（图19-31）十分准确。CT心脏增强扫描，在左心功能评价方面的应用，具体步骤如下：①在心动周期中不同时相的图像中，寻找最佳舒张末期和最佳收缩末期；②通过图像分割，划分出舒张末期左心室腔和室壁；③通过图像分割，划分出收缩末期左心室腔和室壁；④计算两时相容积及室壁厚度、位置的变化，从而进一步得出射血分数、每搏输出量和室壁厚度及其变

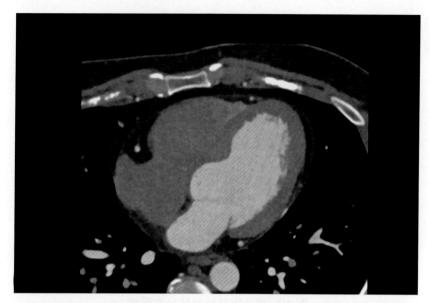

图 19-24　采用回顾性心电门控方法采集到的左心室舒张末期图像

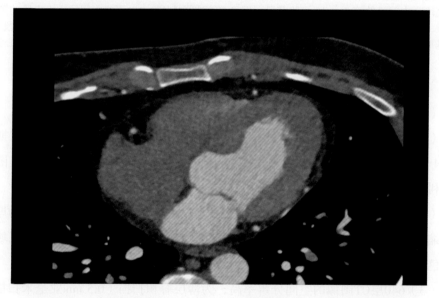

图 19-25　采用回顾性心电门控方法采集到的左心室收缩末期图像

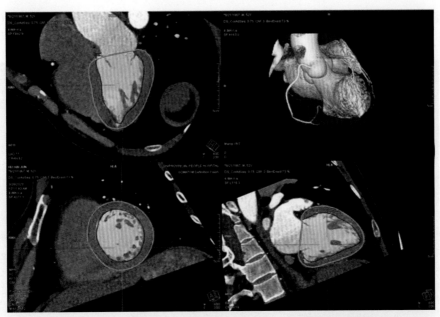

图 19-26　后处理工作站软件测量的心室腔舒张末期容积

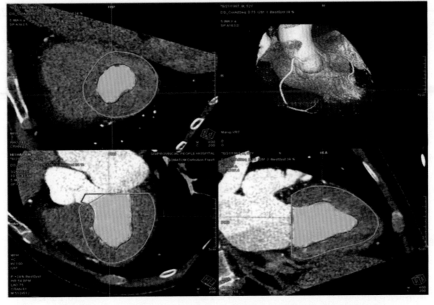

图 19-27　后处理工作站软件测量的心室腔收缩末期容积

化、室壁运动的牛眼图（图19-28，图19-29，图19-30，表19-4，表19-5）（许兵强 等，2020）。

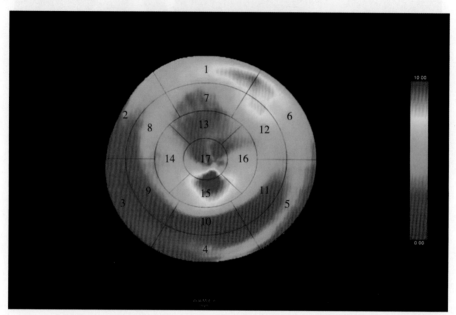

图 19-28 心肌运动彩色编码图（牛眼图：对应于每一心肌节段均可显示其运动情况，绿色为运动良好，红色为运动较差）

表19-4 CT测量左心室心肌运动功能值 （$\overline{x} \pm s$）

指标	男性	女性
舒张末容积/mL	132.1 ± 28.3	90.2 ± 21.2
舒张末容积/mL/m²	69.2 ± 11.4	61.5 ± 10.1
收缩末容积/mL	43.3 ± 13.5	31.3 ± 7.4
每搏输出量/mL	90.4 ± 19.2	63.5 ± 14.1
射血分数（EF）/%	165.5 ± 4.7	64.3 ± 6.4
肌块重量/g	98.6 ± 15.8	78.7 ± 11.6
舒张末心肌厚度/mm	7.4 ± 1.2	6.1 ± 1.1
收缩末心肌厚度/mm	14.0 ± 1.5	11.8 ± 1.3
心肌收缩增厚/mm	6.6 ± 0.7	5.7 ± 1.0
心肌收缩增厚率/%	74.1 ± 15.3	92.5 ± 21.2

表19-5 CT测量左心室心肌运动功能值 ($\overline{x} \pm s$)

组别	EDV/ mL	EDV/ mL/m2	ESV/ mL	SV/ mL	EF/ %	LVM/ g	EDLVWT/ mm	ESLVWT/ mm	MT/ mm	WTP/ %
男性	132.1 ± 28.3	69.2 ± 11.4	43.3 ± 13.5	90.4 ± 19.2	65.5 ± 4.7	98.6 ± 15.8	7.4 ± 1.2	14.0 ± 1.5	6.6 ± 0.7	74.1 ± 15.3
女性	90.2 ± 21.2	61.5 ± 10.1	31.3 ± 7.4*	63.5 ± 14.1	64.3 ± 6.4	78.7 ± 11.6	6.1 ± 1.1	11.8 ± 1.3	5.7 ± 1.0	92.5 ± 21.2

注：女性与男性相比，$P<0.05$。EDV为舒张末期左心室容积；ESV为收缩末期左心室容积；SV为每搏输出量；EF为射血分数；LVM为左心室心肌质量指数；EDLVWT为舒张末期左心室壁厚度；ESLVWT为收缩末期左心室壁厚度

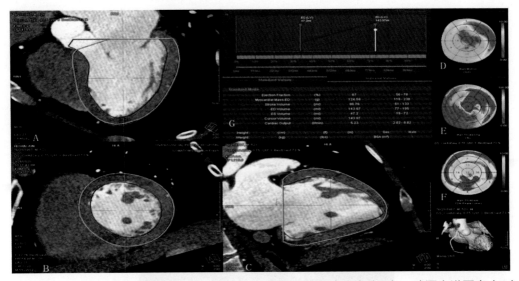

图 19-29 左心室室壁分割（A、B、C），左心室室壁运动速度（D）、壁厚度增厚率（E）和室壁厚度（F）（牛眼图：对应于每一心肌节段均可显示其运动情况），所获得的具体参数值（G）

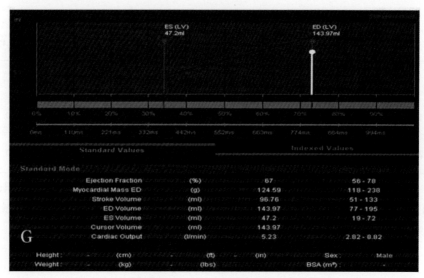

图 19-30　左心室功能正常值

注：射血分数 ejection fraction; 心肌质量 myocardial mass; 每搏输出量 stroke volume; 舒张末期左心室容积 end-diastolic volume; 收缩末期容积 end-systolic volume; 光标容积 cursor volume； 心输出量 cardiac output

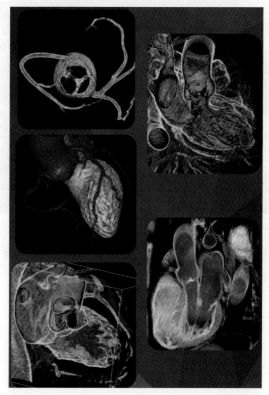

图 19-31　飞利浦 640 层 CTA 显示心腔和瓣膜

（陕西省人民医院　刘慧通　张巍；西安交通大学　刘军）

第三节　心脏磁共振解剖学

心脏磁共振成像（cardiac magnetic resonance，CMR）具有无创、无辐射、无须碘类对比剂、软组织对比度高、高分辨成像，以及多序列、多参数、任意平面成像等优势，是心的形态、结构、功能、血流灌注及组织特征综合评估的强力手段，兼具血管管腔成像和管壁成像功能。该成像技术凭借其较高的时间、空间分辨力及准确性，可以通过常规序列显示心的大体形态；可以通过电影成像序列评估心肌功能；可以通过首过灌注及延迟强化诊断心肌疾病；并且磁共振还可以通过定量技术反映组织特征。所以，目前在心脏疾病的诊断中，磁共振越来越成为一种不可或缺的影像手段（Leiner et al.，2020；刘茜 等，2021；王家鑫 等，2021）。

一、心脏磁共振检查技术

磁共振心脏扫描包含的序列很多，根据检查目的不同，心脏磁共振检查技术分为几个部分：①心解剖结构形态学成像，主要扫描的是黑血序列及静态的亮血序列；②分析心功能的电影成像，即心功能检查，主要是动态亮血的多相位电影Cine序列；③心肌灌注检查（perfusion），分为静息灌注及负荷灌注，主要是观察心肌的血流灌注情况，评估心肌有无缺血；④心肌延迟增强扫描技术（LGE），又叫心肌活性检查，主要是识别心肌坏死及心肌纤维化；⑤血流状态分析，主要是测量血管流速、流量的Q-flow；⑥冠状动脉的扫描技术；⑦心肌组织定量分析的组织mapping技术，主要包括T2 mapping、T2* mapping和T1 mapping；⑧高级流速分析，比如4D Q-flow；⑨心脏弥散及高级弥散检查技术，心肌弥散加权成像（DWI），心肌体素内不相干运动（IVIM），心肌弥散张量成像（DTI）；⑩心脏波谱检查。目前来说，①～④项技术是最基本的心脏检查技术，基本上大部分增强扫描都会做；流速测定根据需要可以选择性地做；冠状动脉检查根据需要可选择性地增加；心肌组织定量技术目前比较热，美国心血管磁共振成像协会（Society for Cardiovascular Magnetic Resonance，SCMR）基于大量的最新研究证据和专家共识于2020年11月9日在权威期刊 J Cardiovasc Magn Reson 杂志上发布了2020年版CMR临床指南建议推荐常规做心肌组织定量；4D Q-flow偏重于科研，目前有条件开展的医院并不是太多；心脏的弥散相关序列有一定的难度，对序列操作及技师要求非常高；心脏MRS基本上开展得非常好。另外还有一些其他的最新的技术，大部分尚偏重于科研阶段。

（一）心脏磁共振检查前准备

1. 禁忌证　与一般磁共振检查一样，必须确保被检查者没有磁共振相关的禁忌证。在进行磁共振检查前，一定要确保被检查者身体里没有安装不兼容磁共振检查的装置。绝对禁忌证包括：大多数的心脏起搏器（当然现在磁共振兼容的起搏器已经有厂家开始生产了）、胰岛素泵、大部分的心脏植入复律装置及金属义眼。

2. 心电门控和呼吸门控　由于检查需要使用心电门控VCG（也有医院使用指脉PPU），所以需要在被检查者体表贴上电极片，另外，心脏检查除了控制心脏运动，还需要进行呼吸运动的控制。所以，一般来说同时还需要放置呼吸门控（儿童检查可自由呼吸）。放置呼吸门控过程中，可以进行简单的屏气训练，嘱咐被检查者吸气–呼吸–屏气。如果需要做心脏增强磁共振扫描，还需要提前做好相应的准备工作。

（二）心脏磁共振扫描的方位

磁共振检查可以检查心的大体形态、解剖结构、心肌功能。其中，最重要、最能体现磁共振优势的是左心室的功能情况，扫描要显示左心室的全段。心脏磁共振扫描中，最重要的几个方位就是：短轴位（SA）四腔心切面（4CH）和两腔心切面（2CH），还有左心室流入流出道［三腔心切面（3CH）］，该位置可以同时观察左心室二尖瓣和主动脉瓣情况等。

1. 四腔心切面　把心脏的四个部分显示在一个平面上，这个平面能够同时观察到左心室、左心房、右心室、右心房。

2. 两腔心切面　包括左心室两腔心长轴位和右心室两腔心长轴位。

3. 三腔心切面　显示左心室流入道、流出道的方位。

4. 心脏短轴位　是心脏最重要的一个方位，因为做心功能分析、心肌首过灌注、心肌延迟强化都很依赖于这个位置进行观察和分析，所以短轴位扫描的准确度对心脏成像至关重要。

（三）心脏解剖结构的形态学检查技术

心脏解剖结构的形态学检查主要采用黑血序列和静态亮血序列，当然也可以选择其他对比度的序列。形态学扫描就是大体上显示心、心腔结构和形态。一般根据心脏序列对比度的特点，把心脏的序列分为黑血序列和静态亮血序列。

1. 黑血序列（形态学检查技术）　影像表现为血池低信号，心肌呈相对稍高信号。黑血技术代表让心腔里的血液抑制，也就是抑制了血流信号，用BB表示，黑血序列并不是代表它的权重。该黑血技术可以结合T1加权像（T1WI）、T2加权像

（T2WI）、PDW等。黑血序列抑制了血液，如果需要抑制脂肪，还可以再结合脂肪抑制（FS）技术进行。这样组合，黑血序列就有很多种组合方式：T1WI-BB、T2WI-BB、PDW-BB、T2WI-BB-FS、T1WI-BB-FS等（图19-32，图19-33）。

2. 静态亮血序列（形态学检查技术）　影像表现为血池呈高信号，心肌显示为相对低信号。强调静态是因为如果我们单纯做心脏的解剖结构成像，除了进行黑血成像，我们也可以进行静态亮血序列成像。亮血序列大部分情况下是用来做心脏电影序列的，即在一个心动周期中采集多个图像，形成动画电影效果。电影成像序列可以用来作为心功能分析。而如果我们不需要这种动态或者电影效果，也完全可以使用亮血序列，即采集静态的图像提供心脏形态学的解剖信息（图19-34）。

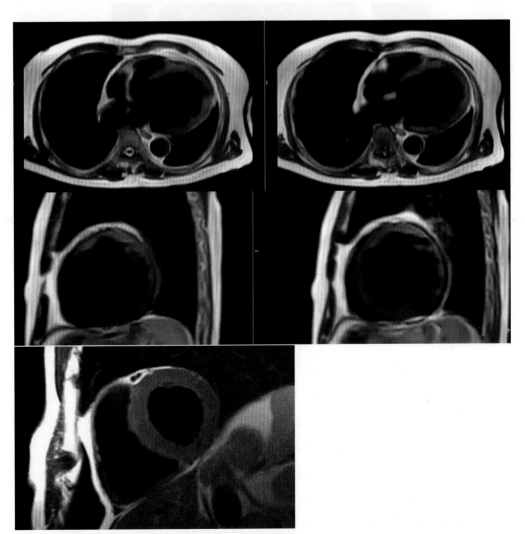

图 19-32　MRI 心脏黑血序列，横断位和短轴位显示心脏结构和形态

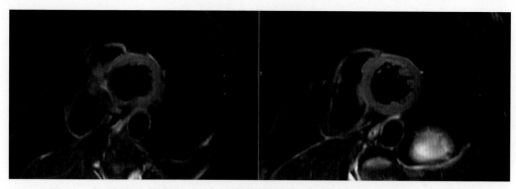

图 19-33　MRI 心脏黑血序列 + 脂肪抑制序列，短轴位显示心脏结构和形态

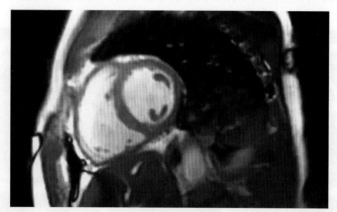

图 19-34　MRI 心脏静态亮血序列（短轴位显示心脏结构和形态）

（四）心脏功能学检查技术

心的功能学检查或心功能评估主要是在一个心动周期内连续采集不同期相的图像，然后通过心室容积变化，去计算出诸如左心室的射血分数（ejection fraction，EF）和每搏输出量（stroke volume，SV）。左心室的射血分数（EF）=（EDV–ESV）÷ EDV × 100%，每搏输出量=EDV–ESV。

在进行心功能评估的时候，我们主要采用的是心脏电影成像序列（又称心脏亮血序列）。该序列主要是由于心脏血池呈高信号，在图像中反映的是白色的，而心肌相对呈低信号，在图像中表现是相对黑色的，这样能够突出心肌-血池的对比。

在进行心功能扫描时，一般需要进行所谓的心脏电影成像序列，也就是Cinex序列。该序列可以结合心电门控技术，保证在一个心动周期内采集多个图像，这样就需要进行心脏运动补偿技术，一般可以采用前瞻性心电门控技术和回顾性心电门控技术。在进行心脏扫描时，对于呼吸运动的补偿，可以采用呼吸触发，或者直接让被检查者在图像采集期间进行屏气扫描，这样可以保证冻结运动伪影。

1.心脏亮血序列扫描技术　心脏亮血序列一般采用梯度回波序列，并且多用平衡式自由稳态进动梯度回波序列进行扫描。该序列需要做心脏电影成像，在一个心动周期中，尽量多采集不同时段的图像。

B-TFE序列采用的是超快速梯度回波技术，一个准备脉冲后采用超短的重复时间（TR）和回波时间（TE）进行信号采集。序列主要采用屏气扫描，如果是小儿或者老年人无法屏气，可以采用增加激励次数直接自由呼吸的方法扫描。

2.心功能分析的后处理　做完心脏功能亮血序列的扫描，除了观察心脏形态、运动，还需要进行心功能分析，这就涉及心脏的后处理。亮血序列主要可以观察心脏运动情况（心脏电影）、粗略观察血液流动情况，最重要的是观察心脏瓣膜运动情况。在SCMR的指南中，MRI是心功能评价的金标准。心功能评价主要包括：左心室功能、右心室功能、整体功能、节段功能和收缩/舒张评价。

心功能分析需要在专门的磁共振工作站中进行，如在飞利浦系统中，主要是在飞利浦的星云工作站中进行的，即ISP。飞利浦ISP心脏功能分析后处理非常简单。做完心脏检查后，传到工作站中，在Analysis下拉菜单中，找到Cardiac MR Analysis，点击进入，然后先对不同序列进行标记，后面系统会根据标记自动识别序列类型启动相应的软件。标记完后进入下一步查看，找到心功能分析的亮血序列，把三个位置（SA、4CH、LVOT）都选中。找到心功能分析序列后，系统自动识别为Function LA LV，点击开始Start Analysis。然后根据心脏电影成像序列，主要是在SA上面勾画心内膜、心外膜线。由于心脏短轴序列一般需要扫描8～10层，每层大概会做25～30个时段。所以心脏短轴位亮血序列是一个多层多相位的序列，大概一共有10×30幅图。勾画完以后，最后设置轮辐。这样做是为了对心肌进行分段，而且后面可以和美国心脏协会的17个心肌段（6+6+4+1）进行匹配。这些步骤完成后，最后点击Result，结果就会出来。再输入被检查者的身高（体重信息已经识别）则可以计算出其心脏功能值（图19-35，图19-36，图19-37）。

心脏磁共振，如果不做增强扫描，在完成常规的心脏形态学检查、心功能分析后就算完成了大部分检查项目了。不做增强扫描的心脏磁共振检查还包括心脏的定量技术：T2 mapping和T2* mapping。T1 mapping一般需要用对比剂后再扫描一个增强的T1测量，去计算细胞外间质容积分数（extracellular volume，ECV）。

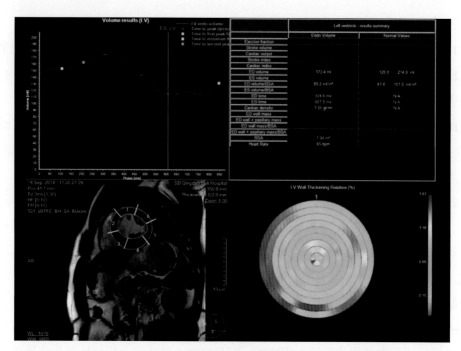

图 19-35 左心室基底段心功能分析结果和彩色编码图

（转载自：李懋《懋式百科全书：心脏磁共振技术大全（三）》）

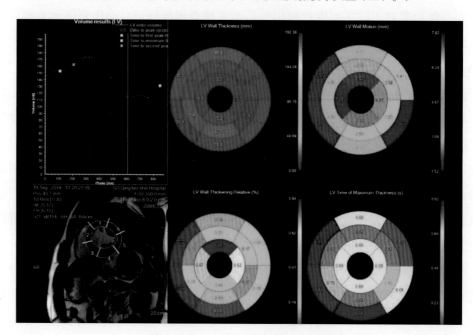

图 19-36 左心室心功能分析结果

（转载自：李懋《懋式百科全书：心脏磁共振技术大全（三）》）

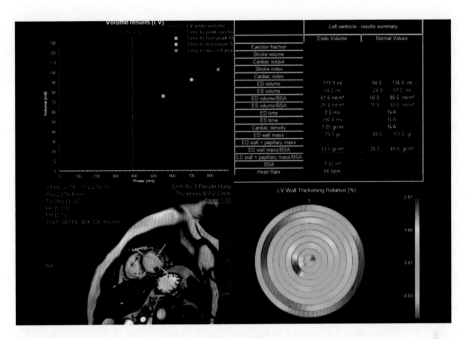

图 19-37　左心室心尖段心功能分析结果和彩色编码图

（转载自：李懋《懋式百科全书：心脏磁共振技术大全（三）》）

（五）磁共振定量技术

磁共振定量技术是通过某些特殊的序列，测量组织的某些特性值的技术。磁共振mapping技术是定量技术，是把需要测量的值通过特殊序列测量出来，然后把这些测量值赋予每个像素，生成mapping图像。也可以说mapping技术就是定量技术。狭义的磁共振定量技术主要是指T1 mapping、T2 mapping、T2* mapping。广义的磁共振定量技术，包括可以量化的，技术上可以测量的指标等。如磁共振脂肪定量、磁共振铁定量、磁共振蛋白定量（APT）、弥散定量（表观弥散系数、峰度值）、T1rho（T1ρ）定量、流速测定、硬度定量［磁共振弹性成像（MRE）］等等。

1. 心脏磁共振T1 mapping技术　心脏磁共振T1 mapping作为一种新技术发展迅速，且开始应用于临床，其在评价心肌水肿和心肌纤维化等方面表现出较大的优势，可通过测量T1值和细胞外间质容积分数（ECV）改变来反映心肌损伤的程度，为心肌梗死的诊疗提供参考。

（1）T1 mapping技术的原理：T1 mapping主要包括反转恢复（inversion recovery，IR）序列和饱和恢复（saturation recovery，SR）序列。目前使用最为广泛的是矫正回顾反转恢复（modified look-locker inversion recovery，MOLLI）序列，其使用心电门控在心舒张末期连续采集数据，与标准Look-Locker序列相比，其扫描时间更短，图像质量更好。2015年Piechnik等对MOLLI序列进行改进，提出了Shortened MOLLI（ShMOLLI），缩短了检查者的闭气时间，降低了该检查对心率的依赖性。然而，ShMOLLI图像的信噪比低于MOLLI序列，容易产生伪影。T1 mapping技术的原理是基于反转或饱和脉冲激发，在多个心动周期同一时相的不同反转时相采集图像，可以直接测量心肌每个体素的T1弛豫时间，在图像处理时加入伪彩，可以直观地显示出心肌T1值的差别（Radenkovic 等，2017）。T1 mapping 技术包括平扫T1 mapping及增强后T1 mapping。另外，通过计算平扫T1值、增强后T1值及从血液标本中获得的血细胞比容可得到ECV值。ECV值与心肌间质状态改变有关，其主要优点为减少了不同磁场、不同机型、对比剂剂量，以及时间等各种干扰因素（Robinson 等，2019）。

（2）T1 mapping技术在心肌梗死中的临床应用：在急性心肌梗死时，缺血心肌缺氧发生无氧酵解，毛细血管通透性增加，导致心肌细胞及周围间质水肿，引起平扫T1值、ECV值的增加及增加后T1值下降。Bulluck等（2017）研究发现，在评估急性心肌梗死的面积方面，增强后T1 mapping识别梗死心肌的能力与心肌延迟强化（late gadolinium enhancement，LGE）检查相当，而平扫T1 mapping识别危险心肌的能力与T2 mapping相当 [R^2=0.97；ICC：0.986（0.969～0.993）；bias：（−0.1±4.2）%]，因此单纯通过T1 mapping技术即可满足评价心肌梗死严重程度与范围的需求。心肌纤维化可引起心室重构，进而可能导致患者心律失常及心力衰竭，增加患者死亡风险。因此，对慢性心肌梗死患者心肌纤维化进行准确的量化评价尤为重要。平扫T1 mapping可准确地评估慢性心肌梗死的纤维瘢痕大小，其与LGE在显示慢性心肌梗死面积上具有良好的一致性 [R^2=0.90；bias：（−10.55±10.90）%]（Liu 等，2018）。此外，通过计算ECV值可以更加准确地评价慢性心肌梗死心肌纤维化的程度。近年来，T1 mapping技术越来越多地应用于心肌梗死远处心肌的相关研究中。Reinstadler等（2018）的研究结果显示，当急性期心肌梗死患者远离梗死区的心肌平扫T1值超过1129 ms，往往提示梗死心肌范围越大、可挽救心肌越少、左心室功能越差。Garg等（2017）在对50例心肌梗死患者的研究中发现，从急性期到慢性期，梗死心肌和梗死旁水肿心肌的ECV值逐渐降低，但远处心肌ECV值反而增高；进一步分析发现，发生左心室重构的患者与未发生左心室重构的患者相比，其远离梗死区的远处心肌的ECV值更高 [ΔECV：（1.82±6.05）% vs.（−0.10±6.88）%，$P<0.05$]。因此，远离梗死区的远处心肌T1值定量测定有助于提高心肌梗死患者风险评估的效能，也有望在今后应用于远处心肌治疗的临床评价。

虽然LGE仍是目前临床上用于检测心肌梗死最常用的方法，但平扫T1 mapping无须使用对比剂，对于合并严重肾功能不全的患者，可作为钆对比剂延迟强化的替代方法。但应充分认识到T1 mapping的扫描及后处理技术还有进一步的优化空间，从而使T1 mapping的准确性更高。

2. 心脏磁共振T2 mapping技术　急性心肌梗死患者可出现心肌水肿，引起T2弛豫时间延长。测量心肌T2弛豫时间的改变对于临床怀疑为急性心肌梗死的患者的早期诊断有非常大的帮助。传统评价心肌水肿最常用的序列为T2WI黑血序列（T2-weighted short tau inversion recovery，T2-STIR），心肌水肿在此序列上呈高信号。T2WI黑血序列对心肌水肿的诊断准确性较高，但需要与周围正常的肌肉组织进行对照，故其可能导致假阴性结果。而T2 mapping技术可直接定量测定心肌T2弛豫时间，敏感度及可重复性更高（Ferreira et al.，2018）。

（1）T2 mapping技术的原理：目前，心脏T2 mapping技术主要采用T2拟定稳态自由进动（T2-prepared steady-state free precession，T2p-SSFP）序列，通过获得不同回波时间的T2图像，并计算拟合出T2衰减曲线可得到T2值。与T2WI序列比较，T2 mapping技术能很好地抑制慢速血流引起的高信号伪影，且不容易受到心脏搏动和呼吸运动伪影的影响（Demirkiran et al.，2019）。

（2）T2 mapping技术在心肌梗死中的临床应用：心肌水肿对于急性心肌梗死存活心肌的评估非常重要，影响到治疗方法的选择及预后评估。研究发现，急性心肌梗死心肌水肿高信号区即危险区的大小是决定心肌梗死面积的一个重要因素（Tilak et al.，2008）。Carberry等（2017）研究发现在ST段抬高心肌梗死患者慢性期仍能观察到心肌持续T2高信号，这可能与心肌持续的炎症反应相关，且持续的T2高信号与心肌梗死的严重程度及心脏不良事件相关。此外，T2 mapping技术也被应用于心肌梗死患者缺血再灌注损伤的相关研究中。有研究结果显示，ST段抬高心肌梗死患者缺血心肌T2值从再灌注早期到24 h明显下降，然后上升到第4天，从第7天进入平台期后开始下降（Fernández-Jiménez et al.，2017）。这种动态变化强调了CMR时间标准化的必要性，以回顾性评估梗死心肌和量化可挽救心肌。Masci等（2018）研究也认为，在ST段抬高心肌梗死患者血管重建术后梗死心肌和远端心肌的T2值有动态变化，但是这些变化并不影响T2 mapping测量危险心肌面积的准确性。由此可见，T2 mapping技术是一种有效评价心肌梗死患者早期缺血再灌注损伤的无创成像方式。

但目前有关心脏磁共振T2 mapping检测心肌水肿的研究尚没有组织病理学的直接相关证据证实，仅是与其他较成熟的CMR成像技术进行比较而得出的推论。且T2 mapping技术的空间分辨力有限，部分容积效应明显，此外，水肿心肌与正常心肌的

T2值变化相对较小，均使其临床应用受限（Kim et al., 2017）。因此T2 mapping技术评估急性心肌梗死的准确性有待进一步研究。

3. 心脏磁共振延迟强化技术 近年来，心脏磁共振心肌延迟强化已被广泛应用于临床检测及评价心肌梗死，可以准确评估局部梗死心肌的位置和范围，对诊断、治疗及判断预后具有重要意义。LGE作为无创、无辐射，以及图像分辨率高的检查方法，不仅可以准确地诊断典型的心肌梗死灶，还可以发现临床症状、心电图及心肌酶学检查不典型的心肌梗死灶。

（1）心脏磁共振LGE技术的原理：目前，临床使用最为广泛的LGE序列是相位敏感反转恢复（phase sensitive inversion recovery，PSIR）序列，其具有低信噪比、伪影少的优点，通常在静脉注入钆对比剂后10～15 min采集图像。近年来，自由呼吸高分辨率LGE技术的应用进一步提高了图像的空间分辨率。钆对比剂能够缩短组织的T1弛豫时间，从而提高人体正常心肌组织与病变心肌组织间的信号强度差异。发生急性心肌梗死时，由于心肌组织缺血缺氧，细胞膜完整性遭到破坏；心肌细胞通透性增加，从而引起心肌间质水肿，心肌间质容积扩大，导致钆对比剂在这些区域的分布增加，表现为梗死心肌区域出现异常强化。随着病程进展，急性心肌梗死发展为慢性心肌梗死，受损心肌细胞被细胞外胶原纤维替代，心肌纤维化导致间质容积的扩大和钆对比剂流入/清除时间延长，因此对比剂在纤维瘢痕区出现浓集（Dastidar et al., 2019）。

（2）心脏磁共振LGE在心肌梗死中的临床应用：Reindl等（2020）的研究结果显示，前壁心肌梗死患者更易发生中期心脏不良事件（危险比：2.01；95% CI：1.05～3.83；P=0.03），这是由于发生于前壁的心肌梗死灶损伤程度（LGE面积）更大，而与梗死发生的部位无关。Izquierdo等（2013）通过研究也证实了心律失常性心脏不良事件与LGE所测量的梗死范围相关，梗死面积较大者更易发生心脏不良事件。因此，心脏磁共振LGE可以用来评价预后，指导临床。冠状动脉非阻塞性心肌梗死（myocardial infarction with nonobstructed coronary arteries，MINOCA）指发生急性心肌梗死但冠状动脉造影未见血管阻塞，其诊断较为困难。最近的一项研究显示，高分辨率LGE显像对MINOCA有较高的诊断价值，在经胸超声心动图、心室造影和常规CMR结果为阴性时的改良诊断率为48%（Lintingre et al., 2020）。尽管LGE是目前临床上用于评价心肌梗死的可靠方法，但部分容积效应可能会导致LGE测量的梗死面积偏大。此外，钆对比剂主要经过肾脏排泄，因此禁用于伴有严重肾功能不全的心肌梗死患者。

4. 磁共振心肌灌注技术　心肌灌注指流经心肌组织内的冠状动脉、小动脉，以及毛细血管网的血流，当冠状动脉狭窄到一定程度可出现心肌缺血。磁共振心肌灌注成像（magnetic resonance myocardial perfusion imaging，MRMPI）技术作为一种非侵入性检查方法，可以分析心肌血流灌注情况，进行准确的定性及定量分析，主要用于心肌活性的检测。在注入对比剂后正常心肌组织首过灌注正常，而冠状动脉狭窄或阻塞可导致局部微循环障碍，无对比剂或很少对比剂进入心肌梗死区，表现为首过灌注时病变心肌信号减低。MRMPI结合LGE技术是评估心肌存活的可靠方法，对于心肌梗死患者的预后有重要的临床价值。目前，很多种影像检查手段可以用来评估心肌缺血，如放射性核素心肌血流灌注显像；PET心肌灌注显像；CT心肌灌注扫描；MR心肌灌注成像。MR心肌灌注成像是临床使用比较多的，因为磁共振的许多优势在心血管中仍然适用。磁共振中的心肌灌注主要是指心肌首过灌注（first-pass perfusion）。

（1）MRMPI技术的原理：MRMPI是通过快速扫描序列成像获得一系列动态图像，以分析对比剂通过心肌时心肌信号强度随时间的变化规律的成像方法。常用的扫描序列为快速小角度激发梯度回波（turbo-fast low angle shot，Turbo FLASH）序列以及平面回波成像（echo planar imaging，EPI）序列。Turbo FLASH序列图像质量受运动和血流影响较小，但信噪比较低；而EPI序列的优点是时间及空间分辨率高，缺点是对硬件的要求较高。MRMPI分为静息状态和负荷状态下灌注，磁共振心肌负荷灌注加权成像的常用负荷药物为多巴酚丁胺或腺苷。上述两种灌注方法均可对心肌微血管功能进行肉眼、定量及半定量评价。可通过分析软件对灌注图像进行分析，得到时间-信号强度曲线，其主要评价参数包括斜率、达峰时间及峰值信号等。此外，负荷状态下MRMPI成像通过计算在静息状态和注射负荷药物后心肌血流量的比率，测量绝对和相对心肌灌注储备。

（2）MRMPI在心肌梗死中的临床应用：一般冠状动脉持续阻塞20～40 min时，心肌细胞就会发生损伤。因此，及时恢复血供，抢救濒死心肌，对降低死亡率、恢复心功能及减少并发症尤其重要。梗死心肌表现为首过灌注心肌信号减低而延迟扫描时心肌信号明显强化；可逆性心肌损害则表现为首过灌注心肌信号减低，但无异常延迟强化。由于可逆性心肌损害通过及时治疗可部分或完全恢复，因此心肌活性的检测对于临床治疗决策非常重要。除了以上两种情况，有少部分心肌梗死患者在经皮冠脉介入术（percutaneous coronary intervention，PCI）或冠状动脉旁路移植术恢复灌注后，心内膜下心肌在首过灌注及延迟强化扫描时均表现为低信号，而心外膜下心肌延迟强化明显，即"无复流现象"（Kloner et al.，2018）。目前，有创的冠状动脉造影（invasive coronary angiography，ICA）仍然是疑似非ST段抬高心肌梗死（non-ST segment elevation myocardial infarction，NSTEMI）患者的常用检查方法，尽管经检查大部分患者并没有冠状动脉阻塞。最近的研究显示，负荷态灌注结合静息态灌注及LGE能准确诊断疑似NSTEMI患者的冠状动脉阻塞（灵敏度为97%，特异性为65%，准确度为86%）（van Cauteren et al.，2021）。此外，MRMPI技术也被应用于心肌梗死患者介入治疗后的疗效评价和预后判断。Bethke等（2019）对近200例PCI术后的ST段抬高心肌梗死（ST segment elevation myocardial infarction，STEMI）患者进行研究发现，患者PCI术后早期行CMR心肌首过灌注与术后4个月的左心室整体功能预后相关。

MRMPI可为心肌梗死患者的临床诊治及判断预后提供依据。其在成像技术方面要求较高，相信随着心脏磁共振技术的进步，MRMPI对于心肌梗死的准确性和可行性都将会有进一步的提高。

5. 特征追踪心脏磁共振技术　心肌应变指心肌组织在心脏运动过程中单位时间内相对于其初始形状的形变程度（Voigt et al.，2019）。特征追踪心脏磁共振（feature tracking cardiac magnetic resonance imaging，FT-CMR）技术是一种基于CMR电影成像组织体素运动追踪的新技术，可用于心肌应变测量。与超声心动图斑点追踪及CMR心肌标记（tagging）技术相比，其主要优点是不需要专门的成像序列，可以回顾性分析已有的CMR数据，且后处理分析相对简单。

（1）FT-CMR技术的原理：FT-CMR技术使用的序列为CMR常规检查中的电影成像序列-稳态自由进动（steady-state free procession，SSFP）序列。SSFP序列扫描速度快，操作简单且信噪比高，是临床上最常用的CMR检查序列。FT-CMR技术通过后处理软件标记并追踪心肌体素点的相对运动，可以得到局部和整体心肌的应变情况。其主要参数包括位移、峰值应变、应变达峰时间、收缩期峰值应变率和舒张期峰值应变率，其中每个参数都有径向（由长轴位或短轴位获得）、周向（由短轴位获得），以及纵向（由长轴位获得）3个方向。

（2）FT-CMR技术在心肌梗死的临床应用：研究显示FT-CMR技术在测量左室心肌应变方面具有良好的可重复性（Domenech-Ximenos et al.，2021）。鉴于心肌缺血最常见于心内膜下，冠心病患者心肌应变早期异常表现为整体及节段纵向应变降低，心肌纵向应变降低可用于诊断冠心病和心肌梗死的位置（Montgomery et al.，2012）。Gavara等（2018）通过FT-CMR对300多例STEMI患者进行随访的研究发现，

STEMI急性期整体纵向心肌应变≥11%的这部分患者发生心脏不良事件的风险更高，在对基线和CMR变量进行校正后，纵向心肌应变可预测心脏不良事件的发生（风险比为1.18；95%置信区间为1.04~1.33；P=0.008）。心肌梗死节段在冠状动脉闭塞后的最初几个小时内为可逆性损伤，其可能会随着再灌注而恢复心肌活性。在心肌梗死慢性期，完全被动的应变曲线很可能是瘢痕形成的征兆（Claus et al.，2015），这些观点已在动物模型上得到证实。当其他非侵入性检查方法不确定的时候，通过FT-CMR技术提供的附加诊断信息是有帮助的。此外，FT-CMR在评价合并有慢性完全闭塞（chronic total occlusion，CTO）的心肌梗死患者预后方面也显示出较大的应用价值。Elias等（2020）研究显示，在合并CTO的STEMI患者中，左心室整体心肌应变与患者预后相关，而节段心肌应变是功能失常CTO区域功能恢复的独立预测因子。CMR多参数、多序列成像，不仅能提供缺血性心脏病的形态学和功能信息，还可以定量地评价心肌水肿及纤维化的发生和范围，提高了评估心肌损伤的安全性和准确性，为临床诊断和治疗提供了非常有价值的信息。同时，随着CMR新技术的不断出现与广泛应用，其有望在心肌梗死患者的危险分层及预后评估方面发挥更为重要的作用。

二、心脏磁共振测量（吕滨 等，2013）

（一）左、右心室及心功能测量

MRI的左、右心室及心功能测量的参考值见表19-6、表19-7、表19-8。

表19-6　MRI测量左心室容积和功能的参考值　　　　（$\bar{x} \pm s$）

指标	男性	女性
左心室舒张末期容积/mL	136 ± 30（77~195）	96 ± 23（52~141）
左心室舒张末期容积/（mL/m²）	69 ± 11（47~92）	61 ± 10（41~81）
左心室收缩末期容积/mL	45 ± 14（19~72）	32 ± 9（13~51）
左心室每搏输出量/mL	92 ± 21（51~83）	65 ± 16（33~97）
左心室射血分数/%	67 ± 5（56~78）	67 ± 5（56~78）

表19-7　MRI测量右心室容积和功能的参考值　　　　（$\bar{x} \pm s$）

指标	男性	女性
右心室舒张末期容积/mL	111~243	83~178
右心室舒张末期容积/（mL/m²）	64~141	48~103
右心室收缩末期容积/mL	47~111	32~72
右心室收缩末期容积/（mL/m²）	25~53	18~42
右心室射血分数/%	48~63	50~70

表19-8　MRI测量左心室心肌运动功能的参考值　　$(\bar{x} \pm s)$

指标	男性	女性
肌块重量/g	85～181	66～114
舒张末期心肌厚度/mm	7.6 ± 1.4	6.3 ± 1.0
收缩末期心肌厚度/mm	13.2 ± 1.8	12.2 ± 1.6
心肌收缩增厚/mm	5.5 ± 0.8	5.5 ± 1.2
心肌收缩增厚率/%	75 ± 16	96 ± 24

（二）左心房前后径测量

在横轴位图像上，选择左心房体部显示最大的平面，左心房前壁与后壁的最大直线距离即为左房前后径。在三腔心平面上，选择左心室收缩末期在左心房体部中心平面的图像，左心房前壁与后壁的最大直线距离即为左心房前后径。左心房前后径的正常参考值，成人为（29.8 ± 7.7）mm；男性为（29.8 ± 8.7）mm，女性为（27.3 ± 4.5）mm（图19-38）（陆敏杰 等，2011）。

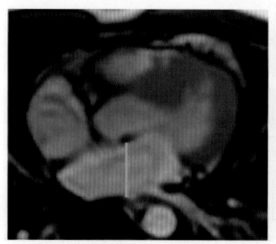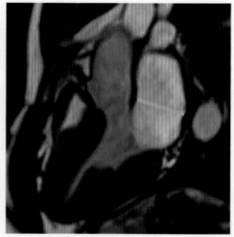

图 19-38　在磁共振横轴位（左）和三腔心平面（右）上测量左心房前后径

（三）左心房左右径测量

左心房一般是测量前后径，但在左心房增大时，前后径扩张的空间有限，而左心房常常向左右扩大，因此可附加测量左心房的左右径。经左心房前后径中点作垂直线，即可获得左心房的左右径。左心房左右径的正常参考值，成人为（53.6 ± 8.6）mm；男性为（54.4 ± 9.1）mm，女性为（52.5 ± 7.5）mm（图19-39）（陆敏杰 等，2011）。

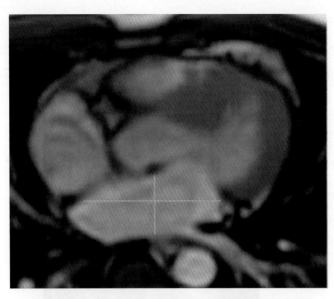

图 19-39　在磁共振横轴位上测量左心房左右径

（四）左心室横径测量

在四腔心图像上，选择舒张末期，测量左心室最宽处为左心室横径；在三腔心图像上，选择舒张末期乳头肌上缘层面，测量左心室横径（超声常用层面）。四腔心图像上，左心室横径的正常参考值，成人为（46.2±4.8）mm；男性为（47.0±4.8）mm，女性为（45.0±4.5）mm（图19-40）（陆敏杰 等，2011）。

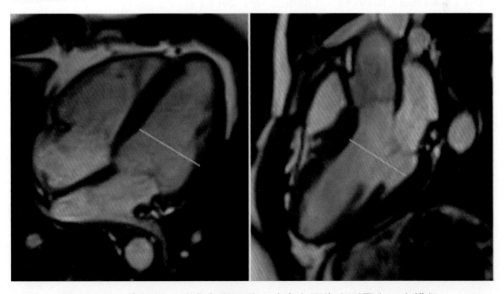

图 19-40　在四腔心（左）和三腔心（右）图像上测量左心室横径

（五）左心室长径测量

在左心室四腔心图像上，选择舒张末期，以二尖瓣平面中点与心尖相连的线，为左心室长径。左心室长径的正常参考值，成人为（87.0±7.4）mm；男性为（90.0±6.6）mm，女性为（82.4±6.2）mm（图19-41）（陆敏杰 等，2011）。

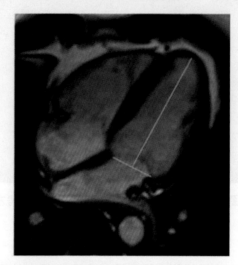

图 19-41　在四腔心图像上测量左心室长径

（六）四腔心图右心室横径测量

在四腔心图像上，选择舒张末期，测量右心室最宽处，为右心室横径。右心室横径的正常参考值，成人为（36.4±6.2）mm，男性为（37.3±6.4）mm，女性为（35.1±5.8）mm（图19-42）（陆敏杰 等，2011）。

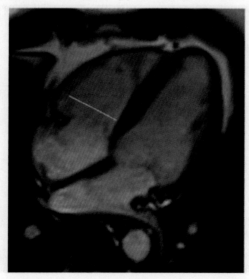

图 19-42　在四腔心图像上测量右心室横径

（七）左心室短轴位右心室横径测量

在左心室短轴位图像上，以左心室舒张末期横径延长线为基础，延长线经过右心室的直线距离即为右心室舒张末期横径。右心室横径的正常参考值，成人为（26.5±4.8）mm；男性为（27.2±4.7）mm，女性为（25.5±4.7）mm（图19-43）（陆敏杰　等，2011）。

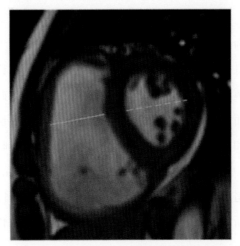

图 19-43　在左心室短轴位图像上测量右心室横径

（八）右心室长径测量

在右心室四腔心图像上，选择舒张末期，以三尖瓣平面中点与心尖相连的线，为右心室长径。右心室长径的正常参考值，成人为（79.4.0±9.1）mm；男性为（82.1±8.8）mm，女性为（75.3±7.9）mm（图19-44）（陆敏杰　等，2011）。

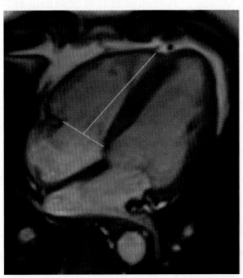

图 19-44　在右心室四腔心图像上测量右心室长径

（陕西省人民医院　刘慧通　张巍；西安交通大学　刘军）

第四节 心脏超声影像解剖学

超声心动图技术被应用于心血管疾病的临床诊断和治疗已有近70年的历史。近70年来超声心动图技术已经发展成为临床心脏病学的支柱技术之一，是目前唯一可应用于临床的实时动态连续床旁心血管系统解剖功能可视化观测和量化评价的技术方法。

超声心动图技术为心血管疾病的临床诊断和治疗提供了大量丰富的心脏和大血管解剖功能可视化信息。在我国，临床应用超声心动图技术诊断心血管疾病已有60余年的历史，应用超声心动图技术不仅能够在心血管疾病基础研究中提取心脏细微解剖结构和功能的全面观测信息，同时在临床工作中提供大量"一站式"系统性可视化心脏解剖、功能和血流动力学的量化评价信息，有利于临床做出快速而准确的诊断，以及治疗中精准引导监控和评价（Yao et al., 2015；Lang，2005）。

与此同时，随着超声心动图技术的不断发展，大量创新性的超声心动图技术已经开始应用于临床诊断和治疗，其所能够提供的全新的可视化量化评价方法层出不穷。

一、超声心动图基本检查技术要求和测量单位

（一）超声心动图基本检查技术特征描述

（1）M型超声心动图是超声心动图最基本的检测技术，能够提供在一维空间的心脏解剖结构和组织运动信息，其时间参数具有较高的准确性。主要用于观测心脏快速运动解剖结构的时空变化信息。

（2）二维超声心动图（灰阶图）是临床最为常用的心脏解剖结构和功能观测技术方法，能够提供二维空间的心脏解剖结构和组织运动信息。采用国际公认的标准化超声心动图心脏切面，进行标准化的心脏解剖结构观察、结构径线参数和血流动力学功能参数测量。主要观测心脏各房室腔内径、容积和室壁厚度及其相关解剖结构运动状态等解剖功能信息。

（3）三维超声心动图技术是近20年来发展最为迅速的心脏解剖结构和功能三维可视化观测技术方法，能够实时动态检测心脏三维解剖结构、组织运动和心肌力学功能，以及血流类型和状态等可视化信息。采用全新的可视化技术，能够为临床提供真实可靠的三维立体手术心脏影像，应用该项技术能够更为精准地测量心腔容量和心肌力学功能，以及进行血流动力学评估。

（4）频谱多普勒超声心动图（其中包括脉冲波多普勒频谱和连续波多普勒频谱）是观察和测量心腔内血流动力学参数的主要技术方法。主要应用于在彩色多普勒血流图引导下的主动脉口、肺动脉口、二尖瓣口、三尖瓣口和右上肺静脉及其他腔和血管腔内的血流速度频谱采集。

（5）彩色多普勒血流成像是定性或半定量观测心腔和血管腔内血流起始和终点、血流速度、血液流经路径和分布，以及血流状态的血流观测技术。

（6）组织多普勒超声心动图包含彩色多普勒组织成像和频谱组织多普勒成像两大类，是观测心室心肌力学状态的较为成熟的超声成像技术。频谱组织多普勒成像主要用于采集二尖瓣环、三尖瓣环和心脏特定部位心肌在舒张期和收缩期的组织运动速度频谱。

（7）斑点追踪成像技术通过跟踪心肌组织的斑点回声运动轨迹，获得二维或三维的心肌组织运动速度和向量变化，能够计算衍生出心室或心房的整体、节段和跨壁分层的应力、应变和应变率，以及扭转角度和扭矩等心肌力学信息。

（二）超声心动图设备的参数设置和图像采集前技术要求

（1）建议首先采用原始基波图像进行心脏结构观察和测量，避免组织谐波成像的结构畸变影响。优化二维超声图像分辨率：尽量采用最小检测深度和尽可能高的超声波发射频率；采用标准二维心脏切面和恰当的检测透声窗确保观测切面内的左、右心室各节段，心瓣膜和心房、心室、心内膜，以及主动脉和肺动脉内膜清晰完整地显示。

（2）二维超声心动图的观测和记录图像帧频应≥50帧/s；对于彩色组织多普勒速度图像，观测和保存图像的帧频应≥80帧/s，以便于后续功能参数分析。

（3）为了避免心尖切面观测时左心房及右心房或左心室、右心室的人为心尖缩短效应，应仔细调整探头以获得最大长轴内径的左心房和右心房，以及左心室和右心室的腔室显示。建议采用左侧卧位，避免用过软床垫，避免过分相信触诊扪及的心尖搏动位置，通过调整探头位置和角度，选择左心室最大长轴内径切面进行结构、组织运动和血流参数测量。

（4）当左、右心室两个相邻节段心内膜显示不清时可通过选用适当的超声波发射频率、增益、动态范围和侧边声影控制，以及灰阶彩色编码，强化心内膜边界的显示和识别。

（5）为了确定准确的心室舒张末期和收缩末期，应同时参考二尖瓣运动和腔室内径变化以确定心动周期特定时相（如舒张末期和收缩末期等），避免过度依赖心电图确定时相。所有的超声心动图测量值均应在心室舒张末期或收缩末期获取。心室舒张末期为房室瓣关闭的前一帧或心室内径最大时相，心室收缩末期为房室瓣开放的前一帧或心室内径最小时相。特别需要注意的是按照美国超声心动图学会指南，其建议主动脉及肺动脉内径的测量在舒张末期，即同步记录心电图上R波峰尖时相，在该时相所测内径不是主动脉和肺动脉最大内径。

（6）二维和M型超声心动图内径和心室壁厚度测量取样线应与双侧解剖结构回声反射界面垂直。与声束方向平行或近于平行的距离的测量采用从回声前缘测到回声前缘（leading edge to leading edge）的方法，与声束方向垂直或近于垂直的距离的测量采用从黑白界面测到黑白界面（black-white interface to black-white interface）的方法，即心腔或血管腔内膜与血液交界界面。主动脉内径的测量采用从回声前缘测到回声前缘的方法，而其他心腔的内径、心室壁厚度和面积采用黑白界面的方法进行测量（Muraru et al.，2014）。

（7）所有径线测量的取样线应当尽可能与相关界面垂直，避免倾斜夸大测值。

（8）应用长轴切面进行观测时，由于很难确定并获得最大直径切面图像，通常左心室内径测值偏小，室壁厚度偏大。建议在标准短轴切面获取不同水平的舒张末期左心室最大直径和最小室壁厚度（含室间隔厚度）。在疑诊室壁肥厚时，建议必须采用标准短轴切面观测予以校正。在室间隔厚度测量时，应当避免右心室调节束和左心室条索结构，以免夸大厚度测值。

（三）超声心动图测量参数单位

（1）测量参数单位：距离为毫米（mm）；面积为平方厘米（cm²）；速度为米/秒（m/s，血流速度单位）和厘米/秒（cm/s，组织运动速度单位）；时间为毫秒（ms）；容积为毫升（mL）；压力为毫米汞柱（mmHg）。建议每一个参数测量应取3~5个心动周期测值，取均值。

（2）M型和频谱多普勒超声心动图测量时，为保证时间测量结果的可靠性，依据心率情况建议图像记录速度为50~100毫米/秒（mm/s）。

二、检查方法和步骤

（一）体位

1. 检查前准备　检查前静息5 min。连接同步心电图监护电极，以确定心动周期时相。建议以心电图T波的终点定义心室收缩末期，QRS波的R波峰尖定义心室舒张末期。如前所述，实际观测时应结合房室瓣和心室壁运动状态进一步准确定心室和瓣膜运动时相。

2. 体位　采用平卧位或左侧卧位作为超声心动图胸骨旁和心尖切面检测体位。采用平卧位作为超声心动图胸骨上凹、剑突下或肋下切面检测体位。

3. 呼吸　为排除呼吸对测值的影响，获取图像前应尽可能将呼吸控制在呼气末并暂时屏气（下腔静脉内径观测时除外）。

（二）检查部位

选用以下透声窗进行检测：胸骨左缘检测区、左侧心尖检测区、胸骨上窝检测区和剑突下或肋下检测区。确定检测区域后，在检测区域皮肤与超声探头间充填足够的超声耦合剂以排出空气，减少气体干扰。如病情需要，可选择其他能够显示病变结构的检查区域。

（三）图像观测要求

考虑到心脏搏动的变异性，所有测量方法均应当测量1个以上心动周期。建议正常窦性心律患者观察3个心动周期，心房颤动患者观察5个心动周期。

三、各房室及大血管解剖结构测量技术要求

（一）定量观测左心房及左心室

在心室收缩末期测量左心房内径，此时左心房内径在心动周期各时相中最大。左心房前后径在胸骨旁左心室长轴切面获得，从主动脉远端后壁取垂直线到左心房后壁进行测量。左心房长径的测量在心尖四腔心切面从二尖瓣环平面中点到左心房顶的距离，与房间隔平行，其不一定垂直于二尖瓣环平面。左心房横径的测量从房间隔中点到左心房侧壁，并且垂直于左心房长径。左心房面积在心尖四腔心切面描记时，应避开左心耳及肺静脉汇入处。左心房容积在心尖四腔心及两腔心切面用双平面Simpson法测量。

在胸骨旁左心室长轴切面二尖瓣腱索水平测量舒张末期室间隔厚度（IVSd）及收缩末期室间隔厚度（IVSs），舒张末期左心室后壁厚度（LVPWd）及收缩末期左心室后壁厚度（LVPWs），舒张末期左心室内径（LVEDD）及收缩末期左心室内径（LVESD）。当心内膜或心外膜难以确定时，可采用M型超声心动图测量IVSd、IVSs、LVPWd及LVPWs。在左心室长轴切面心室收缩末期距主动脉瓣环1 cm处测量左心室流出道内径。在心尖四腔心及两腔心切面采用双平面Simpson法测量舒张末期左心室容积（LVEDV）、收缩末期左心室容积（LVESV）及左心室射血分数（LVEF）。

采用以下公式计算左心室质量（LVM）：

$$LVM（g）= 0.8 \times \{1.04 \times [（IVSd+LVEDD+LVPWd）\times 3 - LVEDD \times 3]\} + 0.6$$

由于该公式是基于一定的几何假设建立的，应当在临床应用中注意该公式的适用范围。在左心室过大或过小、室壁节段性运动异常，以及心腔几何形态发生异常变化时，不应用该公式计算左心室质量。

（二）定量观测右心房及右心室

在收缩末期心尖四腔心切面测量右心房长径及右心房横径。在舒张末期测量右心室长径、乳头肌水平及基底水平横径。右心房长径为三尖瓣环平面中点到右心房顶的距离；右心房横径为房间隔中点到侧壁的距离，且垂直于右心房长径。

在舒张末期胸骨旁左心室长轴切面测量右心室前壁厚度及前后径，在剑下切面三尖瓣腱索水平测量右心室游离壁的厚度。在舒张末期胸骨旁大动脉短轴切面距肺动脉瓣环约2 cm处测量收缩期右心室流出道内径。

（三）定量观测大动脉

在胸骨旁左心室长轴切面观察主动脉根部及近端升主动脉。在舒张末期分别测量主动脉瓣环径、主动脉窦部内径及窦管交界处上方2 cm处的近端升主动脉内径。同样，在舒张末期胸骨旁主动脉短轴切面测量肺动脉瓣环内径，肺动脉瓣环远端1 cm处测量主肺动脉内径，在肺动脉分叉远端1 cm处测量左、右肺动脉内径。主动脉弓及降主动脉内径在胸骨上窝主动脉弓长轴切面舒张末期测量。

四、各房室瓣口和动脉瓣口血流测量技术要求

（1）采用脉冲波多普勒检测技术定位检测左心室流出道、主动脉瓣口、右心室流出道、肺动脉瓣口、二尖瓣口、三尖瓣口或右上肺静脉等特定位点的腔内血流速度。

（2）采用连续波多普勒检测各瓣膜瓣口和心腔内正向和（或）反向的最大峰值血流速度及其相关参数并计算瞬间峰值压力阶差。连续波多普勒取样线上的聚焦点应放置于待检测血流束缩窄颈部。

（3）瓣口血流速度频谱观测时脉冲波多普勒取样框大小应设置为1 mm或最小尺寸取样框。取样时应取消彩色多普勒血流显像以确定心脏解剖结构的空间位置。组织多普勒脉冲波频谱取样框可设置较大尺寸，避免心脏结构运动移出取样框导致频谱伪像，建议初始采用5 mm取样框。

（4）要求所有频谱多普勒取样线方向均应当与血流或组织运动方向尽量平行，

两者间夹角应当<20°，以避免夹角过大导致测速明显低于真实值。

（5）应当适当调节滤波，避免滤波过低或过高导致频谱失真（滤波过高导致低速频移信号滤除、滤波过低导致噪声信号过强）。

（6）可使用超声诊断设备的自动多普勒频谱优化功能获取适当的血流和组织运动速度频谱，提高检测质量和检测效率。

五、超声心动图标准观察切面、测量参数及观测时相和测量方法

（一）主要二维超声心动图标准切面空间方位（Yao et al.，2015；Lang et al.，2005）

1. 左侧胸骨旁检测区

（1）胸骨旁左心室长轴切面（图19-45，图19-46，图19-47）：探头置于胸骨左缘第3、4肋间，扫查声束平面与右胸锁关节和左乳头的连线平行。

（2）胸骨旁四腔心切面：探头置于胸骨左缘第3、4肋间，声束指向右胸锁关节。室间隔由心尖向心底延伸，与三尖瓣隔侧瓣、二尖瓣前瓣及房间隔交汇，形成十字交叉。

（3）胸骨旁主动脉短轴切面（图19-48，图19-49，图19-50）：探头置于胸骨左缘第2、3肋间，在左心室长轴切面的基础上，将探头顺钟向旋转90°，使声束与左肩和右肋弓的连线平行。

（4）胸骨旁二尖瓣水平左心室短轴切面：探头置于胸骨左缘第3、4肋间。此切

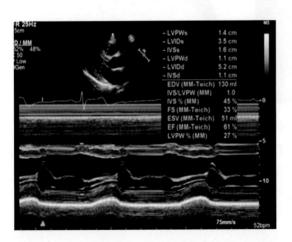
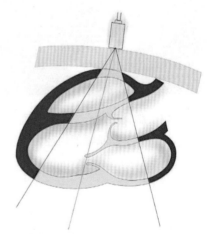

图 19-45　胸骨旁左心室长轴切面引导的 2a 区 M 型超声心动图（显示收缩末期和舒张末期室间隔厚度、左心室内径和左心室后壁厚度的测量方法）

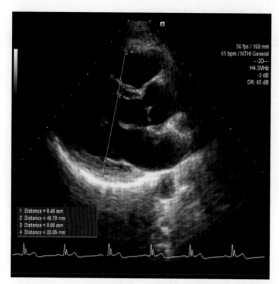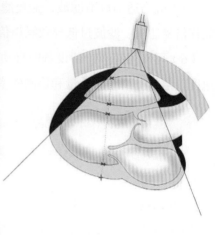

图 19-46　胸骨旁左心室长轴切面（显示二维超声心动图舒张末期左右心室壁厚度、室间隔厚度和左右心室内径的测量方法）

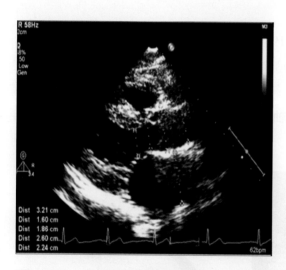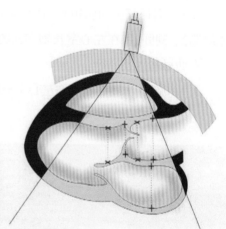

图 19-47　胸骨旁左心室长轴切面（显示舒张末期主动脉瓣环内径、主动脉窦部内径和主动脉根部内径，以及收缩末期左心房前后径的测量方法）

注：建议在窦管线上 2 cm 处测量主动脉根部内径，窦部内径测量应当避开右冠状动脉开口的漏斗部。左心室流出道前后径应在主动脉瓣下 1 cm 处测量。左心房测量应避开膨大的无冠窦窦壁和肺静脉开口

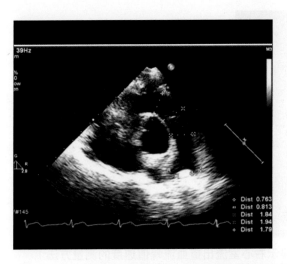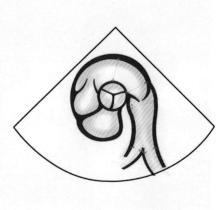

图 19-48　胸骨旁主动脉瓣短轴切面和肺动脉长轴切面（显示舒张末期右心室流出道前后径、肺动脉瓣环内径、肺动脉主干内径和左右肺动脉主干内径的测量方法）

注：在肺动脉瓣瓣下 2 cm 处测量右心室流出道内径，在肺动脉瓣瓣上 1 cm 处测量肺动脉主干内径，在左右肺动脉主干起始处远心端 1 cm 处测量左右肺动脉主干内径

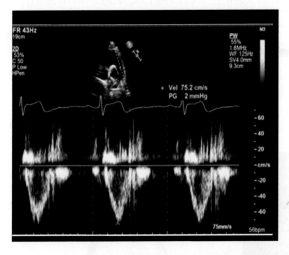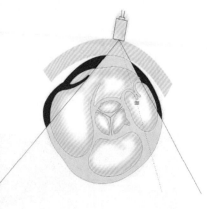

图 19-49　胸骨旁主动脉瓣短轴切面（显示收缩期肺动脉峰值速度的测量方法）

注：在肺动脉瓣瓣上远心端 1 cm 处管腔中央获取

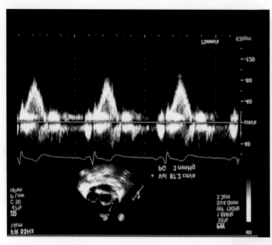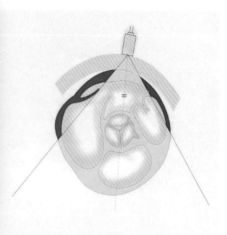

图 19-50　胸骨旁右心室流出道切面（显示右心室流出道血流峰值速度的测量方法）

注：在肺动脉瓣瓣下 2 cm 处测量右心室流出道的血流速度频谱

面右心室呈月牙形位于近场，室间隔呈弓状凸向右心室侧，二尖瓣口呈鱼口状回声位于左心室短轴圆环状结构内。

（5）胸骨旁乳头肌水平左心室短轴切面：探头置于胸骨左缘第3、4肋间。此切面右心室腔更小，呈月牙形位于近场，室间隔呈弓状凸向右心室侧，两组强回声乳头肌位于左心室短轴圆环状结构之内。

（6）胸骨旁心尖水平左心室短轴切面：探头置于胸骨左缘第4、5肋间。此切面右心室腔消失，左心室为圆环状结构。

2．心尖检测区

（1）心尖四腔切面（图19-51，图19-52，图19-53，图19-54，图19-55，图19-

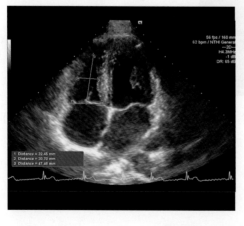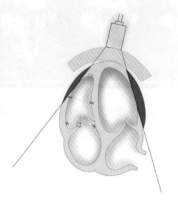

图 19-51　心尖四腔切面

注：在舒张末期测量右心室长径、右心室中份和基底部横径

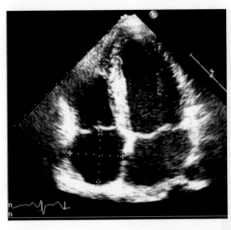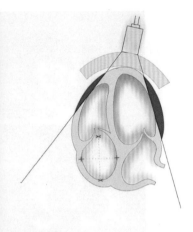

图 19-52　心尖四腔切面

注：在收缩末期测量右心房长径、中份横径。在右心房中份水平测量横径，在三尖瓣瓣环连线中点向心房底部连线，与横径连线垂直，避开上腔静脉口

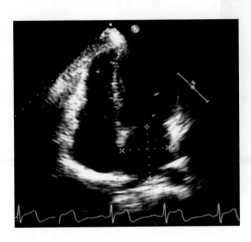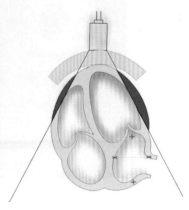

图 19-53　心尖四腔切面

注：在收缩末期测量左心房长径和左心房中份横径。在左心房中份水平测量横径，在二尖瓣瓣环连线中点向心房底部连线，与横径连线垂直，避开右上肺静脉口

56，图19-57，图19-58，图19-59，图19-60，图19-61，图19-62，图19-63）：探头置于心尖搏动处，声束指向右胸锁关节，室间隔由心尖向心底延伸，与三尖瓣隔侧瓣及二尖瓣前叶及房间隔交汇，房间隔向心底延伸于心房顶部。

（2）心尖五腔切面（图19-64，图19-65）：在心尖四腔切面的基础上，轻度将探头顺时针旋转15°~20°后向胸壁方向前翘，左心室侧出现左心室流出道及主动脉根部结构。

（3）心尖左心室长轴切面：在心尖四腔切面的基础上，将探头逆时针旋转

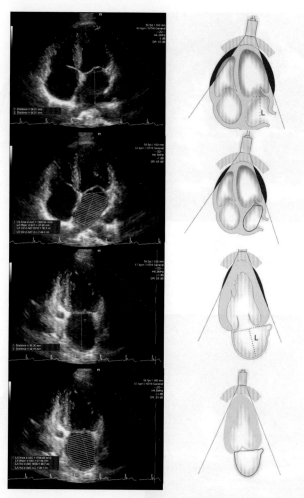

图 19-54　心尖四腔和心尖两腔切面

注：分别测取收缩末期两切面左心房最小长径（L）和左心房面积（A1、A2），代入下列公式计算得到左心房容积：左心房容积 =8/3 π［（A1A2）/L］。也可采用改良 Simpson 法直接测量上述两个切面左心房面积后得到左心房容积

120°，此切面与胸骨旁左心室长轴切面相似，可清晰显示心尖部结构。

3. 剑下检测区　剑突下四腔切面（图19-66，图19-67）。探头置于剑突下，声束指向左肩，超声平面与标准左心室长轴切面垂直，可以显示心脏的四个房室腔、两组房室瓣及房间隔和室间隔等结构。

4. 胸骨上窝检测区　胸骨上窝主动脉弓长轴切面（图19-68，图19-69）。探头置于胸骨上窝，指向心脏方向，探头上的方向标志对向患者的左耳垂。可见一弓状大血管结构，起始段为升主动脉，弓部的上端从右至左依次可见头臂干、左颈总动

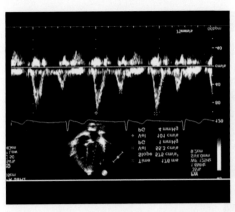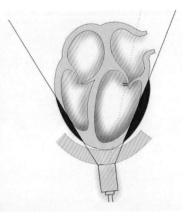

图 19-55 标准心尖四腔切面（引导脉冲波多普勒取样二尖瓣口舒张期跨瓣血流速度峰值 E 峰和 A 峰、A 峰持续时间，以及 E 峰减速时间的测量方法）

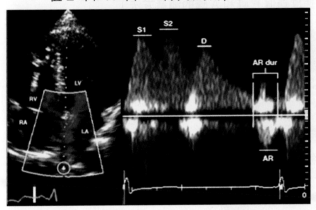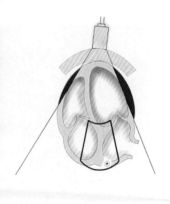

图 19-56 标准心尖四腔切面［引导脉冲波多普勒取样右肺上静脉口血流速度频谱收缩期肺静脉血流反流时间（AR dur）测量方法］

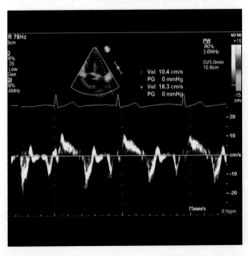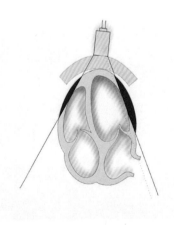

图 19-57 标准心尖四腔切面（引导脉冲波组织多普勒取样二尖瓣侧壁瓣环舒张期组织运动速度峰值 E 峰和 A 峰的测量方法）

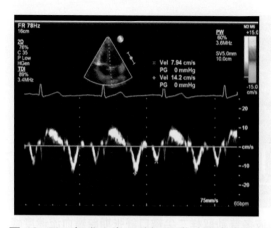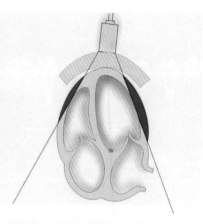

图 19-58 标准心尖四腔切面（引导脉冲波组织多普勒取样二尖瓣室间隔瓣环舒张期组织运动速度峰值 E 峰和 A 峰的测量方法）

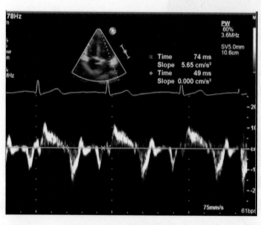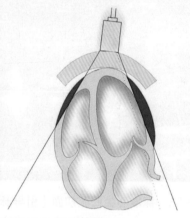

图 19-59 标准心尖四腔切面（引导脉冲波组织多普勒取样二尖瓣侧壁瓣环组织运动速度频谱左心室等容舒张时间和左心室等容收缩时间的测量方法）

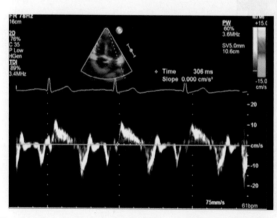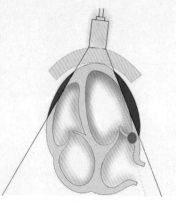

图 19-60 标准心尖四腔切面（引导脉冲波组织多普勒取样二尖瓣侧壁瓣环组织运动速度频谱射血时间的测量方法）

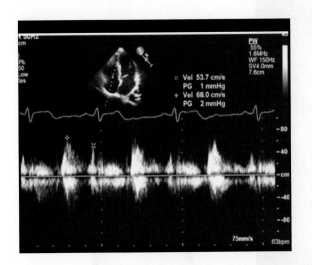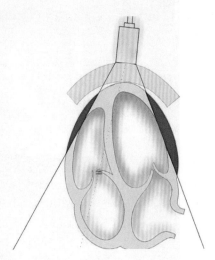

图 19-61　标准心尖四腔切面（引导脉冲波多普勒取样三尖瓣口舒张期跨瓣血流速度峰
值 E 峰和 A 峰测量方法）

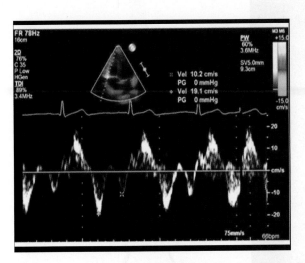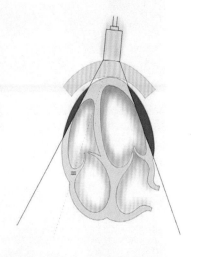

图 19-62　标准心尖四腔切面（引导脉冲波组织多普勒取样三尖瓣侧壁瓣环舒张期组织
运动速度峰值 E 峰和 A 峰测量方法）

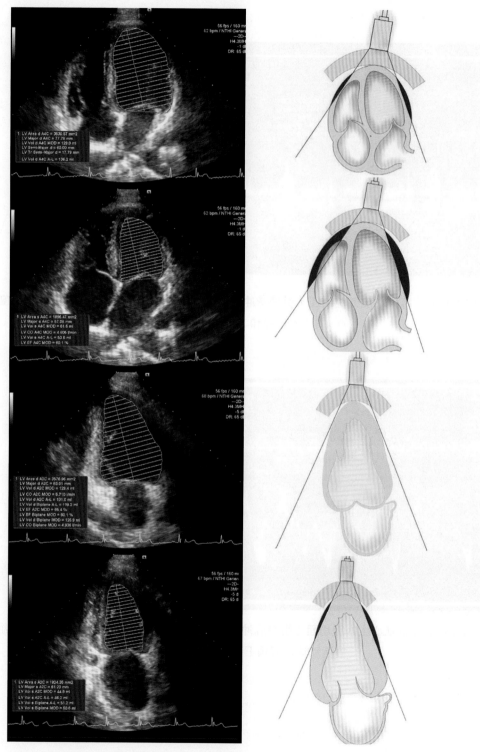

图 19-63　标准心尖四腔切面和两腔切面（引导采用 Simpson 双平面法进行左心室舒张末期和收缩末期容量测量方法。采用同步心电图确定准确舒张末期和收缩末期时相）

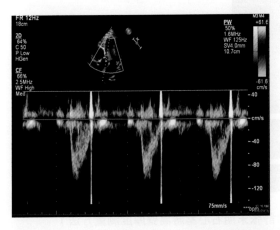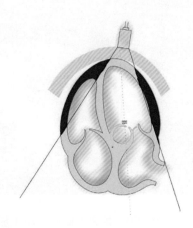

图 19-64　心尖五腔切面（引导脉冲波多普勒取样主动脉瓣瓣环收缩期血流速度峰值与时间速度积分测量）

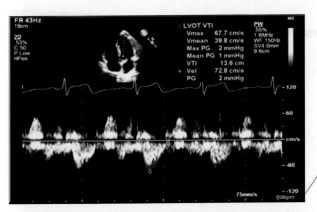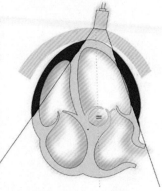

图 19-65　心尖五腔切面（引导脉冲波多普勒取样左心室流出道收缩期血流速度峰值与时间速度积分测量方法）

注：左心室流出道收缩期速度和时间速度积分应在主动脉瓣下 1 cm 处测量，取样线应当尽量与左心室流出道长轴平行

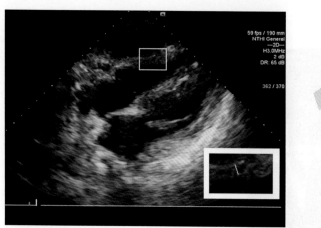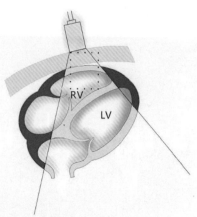

图 19-66　剑突下四腔切面（显示舒张末期右心室游离壁厚度测量方法）

注：可采用局部放大确定心内膜和心外膜后进行测量

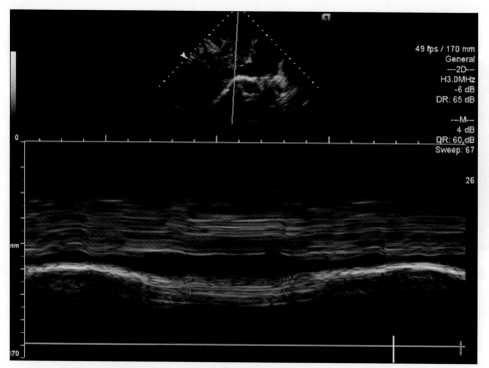

图 19-67　剑突下下腔静脉切面（显示下腔静脉汇入部吸气末期和呼气末期内径测量方法）

注：二维下腔静脉长轴切面引导 M 型取样线应放置于下腔静脉汇入口远心端 2 cm 处并尽量与下腔
静脉前后管壁垂直

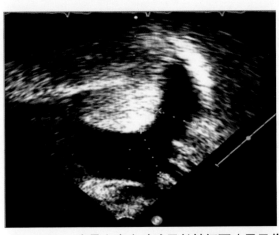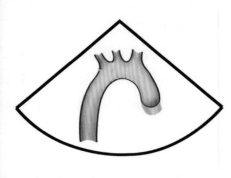

图 19-68 胸骨上窝主动脉弓长轴切面（显示收缩末期主动脉弓和降主动脉内径测量方法）

注：主动脉弓内径测量位置为头臂干与左颈总动脉开口位置之间，降主动脉内径测量位置为左锁骨下动脉远心端 1 cm 处

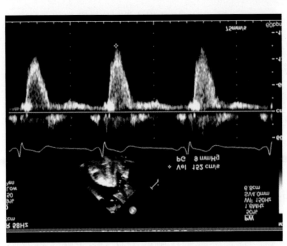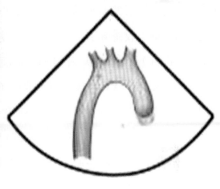

图 19-69 胸骨上窝主动脉弓长轴切面（显示收缩期主动脉弓峡部峰值血流速度测量方法）

注：取样位置确定为左锁骨下动脉远心端 1 cm 处

脉及左锁骨下动脉，主动脉弓向左下后走行为降主动脉。

（二）超声心动图测量参数及观测时相和测量方法

1. 胸骨旁左心室长轴切面（二维+ M 型）可测量：①右心室前壁厚度（舒张末期）；②右心室前后径（舒张末期）；③室间隔厚度（舒张末期）；④左心室内径（舒张末期和收缩末期）；⑤左心室后壁厚度（舒张末期）；⑥左心室流出道内径

（收缩末期，二维）；⑦主动脉瓣环内径（舒张末期，二维）；⑧主动脉窦部内径（舒张末期，二维）；⑨主动脉根部内径（舒张末期，二维）；⑩左心房前后径（收缩末期，二维）。

2. 胸骨旁主动脉瓣短轴切面（二维+脉冲波多普勒）　可测量：①右心室流出道内径（舒张末期，二维）；②肺动脉瓣环内径（舒张末期，二维）；③肺动脉主干内径（舒张末期，二维）；④左肺动脉主干内径（舒张末期，二维）；⑤右肺动脉主干内径（舒张末期，二维）；⑥肺动脉血流峰值速度（收缩期，脉冲波多普勒）。

3. 胸骨旁右心室流出道切面（二维+脉冲波多普勒）　可测量右心室流出道血流峰值速度（收缩期）。

4. 心尖四腔切面、心尖两腔切面（二维+脉冲波多普勒+组织多普勒速度）　可测量：①右心房收缩末期长径；②右心房收缩末期横径；③右心室舒张末期长径（D3）；④右心室舒张末期中份横径（D2）；⑤右心室舒张末期基底横径（D1）；⑥左心室舒张末期基底横径；⑦左心房收缩末期长径；⑧左心房收缩末期横径；⑨左心房面积（收缩末期）；⑩左心房容积（收缩末期）；⑪二尖瓣口E峰血流速度（舒张早期）；⑫二尖瓣口A峰血流速度（舒张晚期）；⑬二尖瓣口A峰持续时间（舒张晚期）；⑭E峰减速度时间；⑮右肺上静脉收缩期反流（AR）持续时间；⑯二尖瓣瓣环间隔和侧壁瓣环E峰速度（舒张早期）；⑰二尖瓣瓣环间隔和侧壁瓣环A峰速度（舒张晚期）；⑱二尖瓣瓣环间隔和侧壁瓣环S峰速度（收缩期）；⑲左心室等容舒张时间；⑳左心室等容收缩时间；㉑左心室射血时间（S波持续时间）；㉒三尖瓣口E峰血流速度（舒张早期）；㉓三尖瓣口A峰血流速度（舒张晚期）；㉔三尖瓣瓣环侧壁瓣环E峰速度（舒张早期）；㉕三尖瓣瓣环侧壁瓣环A峰速度（舒张晚期）；㉖三尖瓣瓣环侧壁瓣环S峰速度（收缩期）；㉗左心室容积（舒张末期）；㉘左心室容积（收缩末期）。

5. 心尖五腔切面（二维+脉冲波多普勒）　可测量：①主动脉瓣瓣环速度（收缩期）；②主动脉瓣瓣环时间速度积分（收缩期）；③左心室流出道速度（收缩期）；④左心室流出道时间速度积分（收缩期）。

6. 剑突下四腔切面（二维）　可测量右心室游离壁舒张末期厚度（舒张末期）。

7. 剑突下下腔静脉切面（二维+M型）　可测量下腔静脉汇入部内径（吸气末期和呼气末期）。

表19-9 根据性别及年龄分层的研究人群的一般资料特征

参数	男性								女性							
	总数 (n=678)	18~29岁 (n=128)	30~39岁 (n=118)	40~49岁 (n=138)	50~59岁 (n=106)	60~69岁 (n=105)	70~79岁 (n=83)	P	总数 (n=716)	18~29岁 (n=116)	30~39岁 (n=139)	40~49岁 (n=135)	50~59岁 (n=141)	60~69岁 (n=97)	70~79岁 (n=88)	P
年龄/岁	47.1±16.2	25.1±2.4	34.5±2.8†	44.5±3.1†	54.5±3.0†	63.4±2.9†	73.5±2.7†	<0.001	47.5±15.8	24.6±2.7	35.0±2.9†	44.6±3.0†	54.4±2.8†	63.4±3.1†	73.2±2.8†	<0.001
身高/cm	171±6	173±6	173±6	172±5	170±5†	170±6†	169±7	<0.001	160±5‡	162±5	161±5	160±5*	159±5†	158±6	157±6	<0.001
体重/kg	67.6±7.9	67.0±7.7	69.7±7.8†	69.5±7.1†	67.2±8.1	67.0±7.6	63.8±8.0†	<0.001	56.1±6.6‡	54.0±5.6	56.0±6.2*	57.5±6.8†	56.8±6.5†	56.4±7.1	54.9±7.2	<0.001
体重指数(kg/m²)	23.0±2.1	22.3±2.1	23.2±2.0	23.5±1.9†	23.3±2.2†	23.2±2.0†	22.4±2.0	<0.001	22.0±2.3‡	20.6±1.9	21.5±2.2†	22.5±2.2†	22.4±2.2†	22.6±1.9†	22.3±2.4†	<0.001
体表面积/m²	1.82±0.13	1.83±0.12	1.86±0.10*	1.85±0.11	1.80±0.13	1.80±0.13	1.75±0.10†	<0.001	1.60±0.11‡	1.59±0.09	1.61±0.10†	1.62±0.11†	1.60±0.10†	1.59±0.12	1.56±0.12	<0.001
收缩压/mmHg	121±9	118±9	119±9	119±8	122±9†	123±10†	126±9†	<0.001	116±11‡	111±11	112±10	116±10†	117±11†	122±9†	122±11†	<0.001
舒张压/mmHg	77±7	75±6	76±6	77±7	78±7*	77±6*	78±8†	<0.001	74±8‡	72±7	72±8	75±8*	75±7†	77±8†	74±8*	<0.001
心率/(次/min)	72.2±8.5	73.6±8.6	72.6±8.5	72.6±8.7	70.1±8.7*	72.2±8.2	70.6±7.8*	>0.05	72.9±8.1	73.7±7.7	73.3±7.7	71.5±7.5*	71.8±8.5	72.9±9.0	75.1±7.7	>0.05

注：数据用均数±标准差表示。与18~29岁组相比，*P <0.05及†P <0.01；与整体男性相比，‡P <0.001

8. 胸骨上窝主动脉弓长轴切面（二维+脉冲波多普勒）　可测量：①主动脉弓内径（收缩末期）；②降主动脉内径（收缩末期）；③主动脉弓峡部峰值血流速度（收缩期）。

六、中国汉族健康成年人心脏大血管解剖结构测量值

（一）数据来源人群

观察人群为参加注册多中心研究的43家医院的1586位志愿者，根据排除标准剔除非健康志愿者，最后有1394位健康志愿者符合纳入标准。其中男性志愿者678名，平均年龄（47.1±16.2）岁，女性志愿者716名，平均年龄（47.5±15.8）岁。研究采集这些健康志愿者的一般资料，同时依据前述规范化的超声心动图检测方法和标准化测量方法获取34个超声心动图切面的心脏和大血管解剖结构参数。

（二）一般资料特征

如表19-9所示，在整个观察人群中，男性的身高、体重、体重指数、体表面积、收缩压及舒张压明显高于女性（$P<0.001$），年龄及心率在两者间没有统计学差异（$P>0.05$）。在男女两性中，虽然男性50~59岁组及70~79岁组和女性40~49岁组的心率明显低于年龄18~29岁组（$P<0.05$），但是6个年龄组间男女两性的心率没有统计学差异（$P>0.05$）。身高、体重、体重指数、体表面积、收缩压及舒张压在6个年龄组间明显不同（$P<0.05$）。身高的最高值男性为30~39岁组和18~29岁组，女性为18~29岁组。体重及体表面积的最高值男性为30~39岁组，女性为40~49岁组。收缩压及舒张压的最高值男性为70~79岁组，女性为60~69岁组。

（三）左心房及左心室的测量

要有效完成心脏各房室的解剖结构测量并为临床提供有用的诊断信息，必须了解房室的解剖结构及相关检测方法的优缺点和适用性，以及测量数据的相关临床价值。

1. 左心房大小　左心房增大与心房颤动、脑卒中的发生率，心肌梗死后的总死亡率，扩张型心肌病的死亡和住院风险，以及糖尿病患者的缺血相关事件或死亡有明确关联。除二尖瓣病变外，左心房增大往往反映的是随左心房压增加的房壁张力增加，以及继发于心房肌病变的左心房功能损害，即左心房内径增大反映心室舒张功能障碍的严重程度和病程，以及左心房压力增高的程度。

左心房容积大小可用于检测临床和亚临床心血管疾病的严重程度。但是很少知道其性别间的潜在差异性。值得注意的是长度面积法的测值往往大于Simpson法测值

（*P*<0.001），这两种方法并不完全可以互换。

应用最为广泛的左心房线性测值是通过M型或二维超声心动图获取并测量的胸骨旁长轴切面左心房前后径。尽管这种测量法已经在临床实践和研究中广泛应用，但一般情况下它并不能代表左心房的准确大小。左心房前后径的广泛应用是因为其为众所周知重复性最好的测量法。但是，仅用左心房前后径评价左心房大小，在假设左心房增大时各径线改变是相近的，但实际上左心房的重构状态并非如此。因此，左心房前后径线性测量不应该作为测量左心房大小的单一方法。

左心房面积可以在心尖两腔心和四腔心切面计算获得，这些数据的正常参考值已有报道。但是由于在目前的临床实践中能够轻松获取左心房容积，结合现有的充足的左心房容积正常参考值和已经确立的诊断价值，常规测量左心房面积的必要性不大。

2. 左心室大小　已知左心室内径、容积、射血分数均为临床和人口研究中发病率和死亡率的强有力的预测因子。然而，这些参数的超声心动图测量在某些情况下会存在一定的局限性，最常见的就是非标准切面和长轴缩短的左心室心尖切面。已有研究表明大部分左心室的测量参数都存在性别关联性，即使体表面积标准化后这种关联性仍然存在（De Sutter，2005；Mirea，2013）。女性左心室的容积越小，心室的射血分数越高。在两性中，随着年龄的增加左心室容积减小，心室射血分数增加。值得注意的是，只有在女性志愿者中才存在随着年龄的增长左心室重量增加的情况。在欧洲NORRE研究中男性的左心室直径显著高于女性。左心室参数在种族之间存在一定的特异关联性（Lopez et al.，2010；Yao et al.，2011；Jander et al.，2014；Yao et al.，2016）。

已知采用线性测量值来计算左心室容量是不准确的，因为它假定左心室形状是一个椭圆体，并不适用于多种心脏病理结构。因此，基于线性测量来估算左心室容量的Teichholz和Quinones法已不再在临床使用。

左心室容量计算通常基于心肌与左心室腔交界界面描记。在二尖瓣水平，左心室轮廓应是瓣环间连接的直线。左心室长度的定义是此连线的中点与左心室心尖的距离。推荐使用心尖两腔心和四腔心切面左心室长轴最大切面进行测量。

左心室容量应当在心尖心四腔和两腔心切面进行测量。二维超声心动图图像采集应在左心室面积最大时进行，以避免左心室长轴缩短低估容量。尽量减低采集左心室图像的深度，聚焦左心室腔，以减小垂直变形描记心内膜时的误差。

在心尖切面描记心内膜时，当两个或者更多紧邻左心室心内膜的部分显示不清时就需要对比剂增加对比。与未造影的图像相比，造影后的图像可能显示出更大的容量，更接近心肌磁共振的结果。应用高浓度对比剂的时候要注意避免左心室基底部可能出现的声影。目前心脏造影后左心室容量的正常参考值还未确定。

采用二维超声心动图测量左心室容量的最常用方法是改良Simpson法，它将左心室分成多个圆盘，将其相加计算出左心室容量，这是多个学会一致推荐的用二维超声心动图测量左心室容量方法。当心尖切面心内膜显示不清而不能准确描绘时，可以用另一种方法估算左心室容量，即面积长度法，它假设左心室是一个子弹形。胸骨旁短轴切面的左心室中段横切面积由面积法估算，左心室长度由在心尖四腔心切面测量二尖瓣瓣环平面中点至心尖的距离获取。这种方法的不足之处是子弹形的几何形状假设并不总是可靠的。

（四）左心室质量

左心室质量是心血管事件的一个重要危险因素和强烈预测因子。采用M型超声、二维超声和三维超声心动图可以有效地计算左心室质量。建议所有的测量都在舒张末期进行（二尖瓣关闭前最后一帧图像及心室径线或容量最大时）。使用M型超声或者二维超声心动图测量左心室舒张期径线和室壁厚度的方法依靠几何公式计算左心室容积。所有的方法均是将心肌容积和心肌密度（约1.05 g/mL）相乘把容积转化为质量。

不同于M型超声心动图的径线测量法，二维超声心动图可以更准确地描述心室的形状，反映沿左心室长轴发生的左心室大小的变化。这是一个需要注意的重点，因为在多种心脏疾病中左心室的几何形状通常会改变。

在需要大规模筛查人群时M型超声心动图具有优势。因为其简单、快速且检查变异度小。大部分左心室质量和预后关联的临床研究均采用M型超声心动图测量方法。但是，有以下几点需要特别加以注意：首先，左心室壁厚度和左心室径线的测量应当完全垂直于左心室长轴，这点很重要。因此，二维超声引导的M型超声心动图图像或者单纯对二维超声心动图图像的测量优于无引导的M型超声心动图图像测量。其次，由于M型超声心动图技术高估了20%的左心室径线，公式中包含了校正系数。再次，这个公式把径线进行了立方，因此径线测量很小的错误也会对左心室质量测量造成显著影响。

（五）中国汉族健康成年人超声心动图测量值研究（EMINCA）的左心系统研究结果

如表19-10所示，左心房（LA）的测量包括左心房前后径（LA-ap），左心房长

表19-10　根据性别及年龄分层的研究人群的LA参数测量（95%参考值范围）

参数	男性 总数（n=678）		18~29岁（n=128）		30~39岁（n=118）		40~49岁（n=138）		50~59岁（n=106）		60~69岁（n=105）		70~79岁（n=83）		女性 总数（n=716）		18~29岁（n=116）		30~39岁（n=139）		40~49岁（n=135）		50~59岁（n=141）		60~69岁（n=97）		70~79岁（n=88）	
	下限	上限	下限	上限	下限	上限	下限	上限	下限	上限	下限	上限	下限	上限	下限	上限	下限	上限	下限	上限	下限	上限	下限	上限	下限	上限	下限	上限
LA-ap/mm	23.5	38.7	21.9	36.7	23.8	37.2	24.2	38.8	23.7	39.3	24.6	39.2	25.5	40.3	22	36.8	21	34.4	21.3	34.7	22.1	37.3	22.7	36.5	23.5	38.3	24	38.6
LA-l/mm	35.2	58.4	33.2	56.4	34.7	57.1	35	57	36.9	58.9	37.5	58.7	37.1	61.7	33.7	56.5	31.9	53.9	33.1	54.7	33.4	57	35.4	55.8	36.8	57.2	34.9	59.3
LA-t/mm	26.7	44.7	26	44	26	45.6	26.9	44.1	27.3	44.5	26.2	44.6	28.6	45.8	26.2	43	26.1	42.1	25.5	41.1	26.5	44.1	25.9	43.1	26.3	43.1	27.7	44.1
LAA/cm²	8.4	21	8.3	19.7	8.4	20.2	8.8	19.4	8.6	22	8.5	21.9	9.9	22.9	8.4	19.4	8	17.8	7.7	18.3	8.4	19.4	8.6	20	9.6	19.8	9.1	21.3
LAV/mL	15.3	60.7	14.9	57.7	15.6	57.2	18.3	54.7	13.5	64.1	13.1	65.7	19.5	65.3	13.8	55.8	12.9	49.3	10.7	53.1	16.3	54.3	15.4	55.8	17.3	57.3	15.1	62.9

表19-11　根据性别及年龄分层的研究人群的LV参数测量（95%参考值范围）

参数	男性														女性													
	总数（n=678）		18~29岁（n=128）		30~39岁（n=118）		40~49岁（n=138）		50~59岁（n=106）		60~69岁（n=105）		70~79岁（n=83）		总数（n=716）		18~29岁（n=116）		30~39岁（n=139）		40~49岁（n=135）		50~59岁（n=141）		60~69岁（n=97）		70~79岁（n=88）	
	下限	上限	下限	上限	下限	上限	下限	上限	下限	上限	下限	上限	下限	上限	下限	上限	下限	上限	下限	上限	下限	上限	下限	上限	下限	上限	下限	上限
LVOT/mm	13.6	25	13.9	25.3	12.8	25.4	13.9	24.9	14.1	24.7	13.4	24.8	13.3	24.3	12	23	11.2	23.4	12.1	23.1	12.4	23	12.2	22.8	12.1	23.1	12.1	23.1
IVSd/mm	6.4	11.4	6.3	10.7	6.2	11.2	6.4	11.4	6.6	11.4	6.8	11.6	7	11.8	5.6	10.6	5.3	9.3	5.4	10.2	7.7	8.5	5.6	11	6.2	11.2	6.6	11
IVSs/mm	9	16	8.7	14.9	8.8	15.4	9	15.6	9.6	16.2	9	16.8	10.1	16.3	8	15	7.5	13.7	7.9	14.1	8.3	14.5	8.7	14.9	8.9	15.5	8.8	15.8
LVPWd/mm	6.3	11.1	5.9	10.7	6.2	10.6	6.3	11.1	6.2	11.2	6.5	11.3	6.7	11.7	5.5	10.3	5.4	9	5.5	9.5	5.5	10.3	5.4	10.4	6.2	10.6	6.2	11
LVPWs/mm	8.8	16.2	8.7	15.7	8.5	15.9	8.9	15.5	9.4	16.4	8.9	16.7	9.6	17	8.2	15.2	7.5	14.5	7.7	14.7	8.5	14.7	8.5	15.1	8.6	15.6	9.1	16.1
LVEDD/mm	38.4	54	38.9	54.1	39.4	54	38.4	53.6	38.9	54.5	37.9	53.9	36.9	53.3	36.7	49.7	36.7	48.5	37.6	49.4	37	50.8	36.6	50.4	36.8	49.4	35	49.6
LVESD/mm	22.6	38.6	24	38.8	24.1	38.7	23.5	38.3	21.8	39.4	21.7	37.7	20.2	37.8	20.8	35.4	21.6	33.8	21.7	35.5	21.1	35.9	21.1	35.3	20.8	35.4	18.1	36.5
LVEDV/mL	45.9	127.5	50.9	133.7	49.2	133	50.7	127.5	41.6	126.2	42.8	118	43.7	116.3	37.7	106.7	41	106.4	42	103.2	40.9	111.5	38	104.2	37.4	104	25.6	109
LVESV/mL	12.4	50	16.2	52.6	15.6	50.8	14.8	49.2	7.8	54	12.1	43.5	11	42.8	8.4	43.6	7.6	45.6	9.7	43.1	10.2	45	9.9	40.9	8.6	41.6	3.1	45.9
LVEF/%	52.6	76.2	51.2	74.4	52.1	74.5	53	75.8	52.8	77.4	54.6	76.2	53	79.2	52.8	77.2	52.5	77.1	52.3	76.9	53.1	75.9	52.2	77.6	54.5	78.1	53.5	77.1
LVM/g	77.6	194	75.1	183.7	85.3	178.3	75.7	192.9	73.4	206.6	79.7	201.7	81.4	201.4	57.1	157.5	55.9	127.7	59.5	145.3	61.2	158	55.4	167.2	68.3	165.1	62.8	168.2

径（LA-l）、左心房横径（LA-t）、左心房面积（LAA）及左心房容积（LAV），在中国汉族成年人中上述参数的测值男性明显高于女性（$P<0.001$）。在男女两性中均随年龄增长而增加（$P<0.05$）。在男女两性中70~79岁组LA参数值最大。

LV参数的测量总结如表19-11所示。LV测量包括左心室流出道内径（LVOT）、室间隔舒张末期厚度（IVSd）、室间隔收缩末期厚度（IVSs）、舒张末期左心室后壁厚度（LVPWd）、收缩末期左心室后壁厚度（LVPWs）、舒张末期左心室内径（LVEDD）、收缩末期左心室内径（LVESD）、舒张末期左心室容积（LVEDV）、收缩末期左心室容积（LVESV）、左心室射血分数（LVEF）及左心室质量（LVM），在整个人群中男性明显高于女性（$P<0.001$）。在男女两性中，6个年龄组间LVOT没有统计学差异。另一方面，IVSd、IVSs、LVPWd、LVPWs及LVM在两性中均随年龄增长而逐渐增加（$P<0.05$），然而，LVEDD及LVEDV随年龄增长而轻微减小（$P<0.01$）。IVSd的最大值在男性为70~79岁组，在女性为60~79岁组。IVSs、LVPWd、LVPWs的最大值在两性中均为70~79岁组。LVM的最大值在男性为50~59岁组，在女性为70~79岁组。LVEF在男女间没有明显差异（64.4%±6.0% vs. 65.0%±6.2%，$P=0.06$），男性LVEF的最大值为70~79岁组，而女性6个年龄组间没有明显差异。

（六）右心房及右心室的测量

1. 右心房及下腔静脉大小　针对右心房尺寸量化评价的研究和临床可用数据较少。尽管可以多切面观察右心房，但最常用的是在心尖四腔心切面量化评价右心房大小。右心房横径是在与右心房长径的中点垂直方向获得，为右心房的外侧内壁缘到房间隔距离。已有研究表明与左心房相比，右心房的大小似乎对性别有依赖性，右心房容积在男性和女性之间存在差异。

与左心房测量一致，在确定右心房大小时右心房容积似乎比线性测量更可靠和精确。在已有的指南文件中可用于规范右心房容积的数据有限。与三维超声心动图相比，二维超声心动图技术有可能低估右心房容积。在成人个体中右心房容积似乎比左心房容积要小。

有证据表明扩大的右心房能预示许多心脏疾病。由于通常情况下只在心尖四腔心切面测量右心房的内径和面积，数据单一，因此右心房观测并没有列入常规的临床超声心动图检查数据中。

下腔静脉（IVC）肋下切面测量应该包括在常规经胸超声心动图测量值中。以往普遍认为下腔静脉测量应在患者仰卧位时肋下长轴切面距右心房入口1~2 cm的位置测量。由于已知下腔静脉口解剖变异较大，可在开口距离稍远处进行测量。为达到准确无误，应垂直于下腔静脉长轴进行测量。下腔静脉内径随吸气而减小，因胸腔负压导致体静脉血流充盈右心室增加。下腔静脉直径和吸气时直径塌陷率与右心房压减低相关。因正常呼吸时常没有这种反应，评价这种吸气反应常常需要短暂深吸气，这种关系可以量化为塌陷率。

下腔静脉塌陷率=（呼气下腔静脉内径－吸气下腔静脉内径）/呼气下腔静脉内径

2. 右心室大小　右心室呈独特的新月形结构，因此量化它的大小和功能较为复杂。研究有心肺疾病症状和体征患者的发病率和死亡率时，右心室的可靠观测具有重要意义。各种径线、面积和容积的测量方法均可提供相关的临床诊断证据，但是普遍缺乏重复性检验和与临床终点事件的相关性观察。

（七）主要检测区域和切面

采用心尖四腔心切面、聚焦右心室的心尖四腔心切面、改良的心尖四腔心切面、左侧胸骨旁长轴和短轴切面、左侧胸骨旁右心室流入道和肋下切面，可以提供综合评价右心室大小、收缩和舒张功能及右心室收缩压所需的解剖功能信息。在多数情况下，聚焦右心室的四腔心切面比标准心尖四腔心切面能够更好地显示整个右心室游离壁。建议在聚焦右心室切面测量右心室的大小。

（八）右心室的测量

虽然右心室的大小和功能在常规超声心动图检查中是非常重要的，但是它却没被列入临床的常规评价中。

线性定量测量右心室大小至关重要。与单纯目测相比，线性定量测量可以降低个体间的差异性。由于右心室复杂的几何形状和缺乏特定的右侧解剖标志作为参考点，使二维超声心动图测量具有挑战。传统心尖四腔心切面（主要显示左心室）的右心室分段有许多差异，所以即使是同一位患者，当探头轻微旋转时右心室大小和面积的线性测量差别也很大。而在聚焦右心室的心尖四腔心切面探头朝向内侧或外侧时均能较好地估测右心室的大小。注意在扫查中避免长轴缩短致内径缩小：左心室心尖显示时右心室基底径最大。由于右心室游离壁在胸骨后位置或结构本身没有明确定义，因此右心室大小的精确测量受限。

（九）中国汉族成年人超声心动图正常参考值（EMINCA）的右心系统研究结果

如表19-12所示，所有右心房（RA）及右心室（RV）的参数包括右心房长径（RA-l）、右心房横径（RA-t）、右心室前后径（RV-ap）、右心室前壁厚度（RV-awt）、右心室游离壁厚度（RV-fwt）、右心室流出道内径（RVOT）、右心室中份横

表19-12 根据性别及年龄分层的研究人群的RA及RV参数测量（95%参考值范围）

参数	男性														女性														
	总数（n=678）		18~29岁（n=128）		30~39岁（n=118）		40~49岁（n=138）		50~59岁（n=106）		60~69岁（n=105）		70~79岁（n=83）		总数（n=716）		18~29岁（n=116）		30~39岁（n=139）		40~49岁（n=135）		50~59岁（n=141）		60~69岁（n=97）		70~79岁（n=88）	
	下限	上限	下限	上限	下限	上限	下限	上限	下限	上限	下限	上限	下限	上限	下限	上限	下限	上限	下限	上限	下限	上限	下限	上限	下限	上限	下限	上限
RA-l/mm	35.2	53.6	34.5	50.9	34.4	52.4	35.8	52.2	35.5	54.7	35.7	55.7	37.6	54.8	32.3	50.7	29.7	48.9	32	48.8	31.3	51.3	34.2	50.6	35.3	50.5	34.4	52.4
RA-t/mm	26.4	44.4	27	44.6	26.4	45.2	26.9	44.1	25.2	44.8	25.7	43.7	26.6	43.8	23.9	40.7	23.8	39.4	23.5	39.9	23.7	41.3	25.3	40.5	23.8	41	23.8	41.8
RV-awt/mm	2.1	6.1	2.3	5.5	2.2	5.8	2.3	5.9	2.3	5.9	2.2	6.6	2.6	6.2	2.2	5.8	2.1	5.3	2	5.6	2	6	2.1	6.1	2.6	5.8	2.5	6.5
RV-fwt/mm	2.2	6.6	2.2	6.6	2.2	6.6	2.5	6.5	2.3	6.7	2.3	6.7	2.2	6.6	2.2	6.2	2	6	2.1	6.1	2.1	6.1	2.1	6.5	2.3	6.7	2.1	6.5
RVOT/mm	15	31.8	14.4	30.8	15.9	31.1	15	31.4	15.2	32	14.2	32.6	16	32.8	14.6	29.8	14.2	28.8	15	29.6	14.9	29.7	14.3	31.1	13.4	30.2	14.7	30.7
RV-ap/mm	14.7	29.9	14.1	28.9	14.2	28.8	15	29.8	14.9	30.9	15	30.2	14.9	31.3	14	28.2	13.5	26.1	13.6	27.4	14.2	29	15.4	28	14.8	28.6	13.7	29.3
RV-l/mm	37.1	75.1	37.5	77.5	38.3	79.5	37.7	73.7	37.5	73.1	36.9	72.1	35.3	72.1	34.8	68.6	36.1	68.3	35.1	68.5	34.9	70.5	34.1	70.1	34.1	67.1	34.8	65.4
RV-m/mm	16.5	36.9	16.4	38.4	17.1	37.1	17.7	36.1	16.8	35.2	15.6	37.6	15.3	36.5	14.8	33.6	14.8	34	15.3	34.1	14.8	34	13.6	34	14.9	32.5	15.3	32.5
RV-b/mm	22.2	42.2	21.6	42.4	21.4	42.6	22.6	41	21.9	42.7	22.4	42.4	23.5	42.3	19.6	39.2	18.2	38.2	18.6	40.2	19.7	39.3	20	39.2	21.8	37.8	20.9	39.7

径（RV-m）、右心室基底横径（RV-b）、右心室长径（RV-l）。在整个观测人群中男性明显高于女性（$P < 0.001$）。RA-l、RV-awt及RV-ap在男女中均随年龄增长而逐渐增加（$P < 0.05$），然而，RVOT、RV-m及RV-b在男女中随年龄增长而无变化。男性的RV-l随年龄增长而减小，但女性却没有此关系。相反，RA-t及RV-fwt在女性中随年龄增长而增加（$P < 0.05$），但男性却没有这种关系。

（十）大动脉的测量

主动脉根部和主动脉瓣的形态学量化和相关知识随着经导管主动脉瓣植入术或经导管主动脉瓣置换术的开展日益增加，且变得越来越重要。这些知识的积累和储备对术前准备、术中引导和术后评价都非常重要。

主动脉根部为从包含左心室流出道在内的主动脉瓣叶基底附着处到远端的窦管交界处。主动脉根部的几何结构较复杂，包括：①主动脉瓣瓣环；②呈三角形的瓣叶交界；③半月形瓣叶及附着点；④主动脉窦；⑤窦管交界区和主动脉根部。

通常主动脉测量应获取以下几个参数：①主动脉瓣环；②主动脉窦最大径线；③窦管交界处内径（常常作为主动脉窦和升主动脉管状部分的交界点）；④升主动脉近端的最大径线，在测量点与窦管交界处间有2 cm的距离。

1. 主动脉瓣瓣环 主动脉瓣瓣环不是一个真实或独特的解剖存在，它实际上是一环形结构与三个主动脉瓣瓣叶的基底附着处或最低点的连接线。瓣叶的顶端附着处呈冠状，形成真正的解剖环。主动脉根部下份前壁大约有2/3附着于室间隔肌部，后壁的1/3与二尖瓣前叶纤维连接。因为理想的主动脉瓣瓣环测量方法尚未建立，在经导管主动脉瓣置入术（TAVI）或经导管主动脉瓣置换术（TAVR）术前对主动脉瓣瓣环进行准确测量是一个挑战。目前，在TAVI或TAVR术前，最常用的两种测量主动脉瓣瓣环的影像技术是超声心动图和多层螺旋CT。

超声在心室收缩中期放大模式下测量主动脉瓣瓣环更为准确，此时的瓣环比心室舒张期稍大和略圆，测量从主动脉瓣瓣叶铰链区（通常是右冠瓣铰链点与左冠瓣、无冠瓣窦旁交界区）的内缘到内缘距离。主动脉瓣瓣环如有钙化伪影可使一些患者的主动脉瓣瓣环测量困难。一般来讲，钙化斑被认为是腔内的一部分，而不是主动脉壁，在直径测量的时候可以排除。主动脉瓣瓣环常常是椭圆的，其直径多变，因此欧洲超声心动图协会（EAE）和美国超声心动图学会（ASE）指南建议瓣环测量最好在三维超声心动图主动脉根部成像的横断面进行。

2. 主动脉根部 采用二维超声心动图测量主动脉根部径线时，主动脉根部的直径（包括主动脉窦的最大径），应该在胸骨旁长轴切面获得。由于左心室长轴切面可能是在不同的肋间隙或者距胸骨旁边缘不同的距离获得的，因此应用基于三维成像技术的同步正交双平面成像会有助于确定观测标准切面。标准的胸骨旁窗口常常不能充分显示升主动脉。在这些情况下，将探头靠近胸骨可能会显示更长的升主动脉。另外，有些升主动脉在右侧胸骨旁第2或第3肋间隙可以很好地显示，尤其是当主动脉扩张的时候。

美国超声心动图学会建议主动脉的所有测量值都应在舒张末期获取，测量线与主动脉长轴平面必须垂直。主动脉的测量应该是垂直于切面的主动脉最大径。主动脉瓣为三叶瓣的患者，瓣叶的关闭线（尤其是右冠瓣和无冠瓣）应位于主动脉根部腔内中央，经主动脉侧观察到的闭合瓣叶与可见的两瓣叶铰链点相连。当闭合线不对称，闭合的瓣叶更靠近某个瓣叶的铰链点时，可能提示横断面没有显示主动脉根部最大径。

二维超声心动图主动脉直径测量优于M型超声心动图，因为心脏运动可能导致M型取样线在主动脉窦最大径位置的不确定性。这种平移伪像运动可导致M型超声心动图较二维超声心动图所测得的主动脉直径被系统性低估（约2 mm）。

（十一）EMINCA的大动脉研究结果

如表19-13所示，大动脉的测量包括主动脉瓣瓣环内径（Ao-a）、主动脉窦部内径（Ao-s）、近端升主动脉内径（Ao-asc）、主动脉弓内径（Ao-ar）、降主动脉内径（Ao-d）、肺动脉瓣环径（PV-a）、肺动脉主干内径（MPA）、左肺动脉主干内径（LPA）、右肺动脉主干内径（RPA）。在整个人群中男性明显高于女性（$P < 0.001$）。这些参数在男女中均表现为随年龄增长而逐渐增加（$P < 0.05 \sim 0.01$）。

（十二）中国汉族成年人心脏大血管解剖结构超声测量值特点及其意义

在目前的EMINCA研究中，包括心腔大小及大动脉内径的34个超声心动图参数的正常参考值来自中国43家参研医院的1394位中国汉族健康成年人志愿者，研究首先分析了性别及年龄对所有超声心动图参数的影响。已知这是中国第一个基于大样本和较大年龄跨度的前瞻性、全国性的多中心超声心动图研究，其确定了中国汉族成年人的超声心动图的基本正常参考值。在中国汉族成年人的超声心动图中，EMINCA研究提供的正常参考值在解释超声心动图征象及鉴别正常与异常的情况，以及异常的严重程度方面具有重要临床价值。

心腔大小及大动脉内径的测量是评价心血管疾病的重要参数，通过经胸超声心动图易于获取。然而，这些参数随心动周期及采用的检查技术方法而变化。从M型超声心动图到二维超声心动图的技术转变时代，Roman等最先采用从回声前缘测到回声前缘的技术，比较了从前缘到前缘与从内缘测到内缘两种方法测量主动脉内径的差异，并在后续的研究中采用前缘到前缘法。在最近的研究中，Son等分别根据2005 美国超声心动图学会（ASE）指南及2010 ASE儿科指南，采用舒张末期从回声前缘测到回声前缘的技术及收缩末期从内缘测到内缘的技术测量近端升主动脉内径。结果显示根据2005 ASE指南测量主动脉瓣瓣环内径、主动脉窦内径及窦管接合部内径更大，而升主动脉内径较小，与2010 ASE儿科指南相比，有2~3 mm的差距。最近另外一项Muraru等（2014）的研究表明采用收缩末期从回声前缘测到回声前缘的方法测量的升主动脉内径较内缘测到内缘或舒张末期的方法大2 mm。在目前的文献或指南中，心脏测量的方法不一致，因此，在将来的指南中需要将所有测量标准化。

随着超声心动图技术的快速进步，图像处理的优化使心脏结构的分辨率得以改善，因此可以采用组织–血液界面（即内缘到内缘）的方法直接测量室间隔厚度及其他心腔大小。为了避免左心房与主动脉根部空间的变异度，测量LA-ap时应采用LA内缘而不是主动脉后壁的回声前缘。在EMINCA研究中，我们采用了与2005 ASE指南一致的方法，采用舒张末期从回声前缘测到回声前缘的方法测量主动脉内径，而室间隔厚度及其他心腔大小采用真正的组织–血液界面的方法测量。

据报道，性别和年龄对心腔大小及大动脉内径超声心动图测值有影响。EMINCA研究的主要结果显示除LVEF外，男性所有的心腔大小及大动脉内径明显大于女性。此外，大多数心房及大动脉内径、室间隔及左心室后壁厚度、LVM的测量在男女中均随年龄增长而逐渐增加，这些与原来的结果一致。因此，在临床实践中根据性别和年龄对超声心动图的参考值进行分层是合理的（Dalen et al.，2010；Klein et al.，1994；Okura et al.，2009；Shojareifard，2013）。

众所周知，心腔大小及大动脉内径在不同种族及性别中的差异主要是体表大小的差异。因此，有必要通过心脏测值对体表大小的标准化来去除体表大小对心腔内径的生理影响。国外研究提出标准化的两种数学模型，即等距模型和非等距模型，它们分别基于心腔内径与体表面积大小的线性及曲线关系（Muraru et al.，2014）。在临床实践中，通过体表面积标化心腔内径所用的等距模型是最常用的方法。然而，最近的研究显示大多数心腔内径与体表大小呈曲线而非线性关系，不同体表大小可能需要使用非等距模型来标化不同心脏测值。需要基于人群的进一步研究来说明这个复杂的问题。

EMINCA研究建立了中国汉族健康成年人心腔大小及大动脉内径的34个正常参考

表19-13　根据性别及年龄分层的研究人群的大动脉参数测量（95%参考值范围）

参数	男性 总数（n=678）		18~29岁（n=128）		30~39岁（n=118）		40~49岁（n=138）		50~59岁（n=106）		60~69岁（n=105）		70~79岁（n=83）		女性 总数（n=716）		18~29岁（n=116）		30~39岁（n=139）		40~49岁（n=135）		50~59岁（n=141）		60~69岁（n=97）		70~79岁（n=88）	
	下限	上限	下限	上限	下限	上限	下限	上限	下限	上限	下限	上限	下限	上限	下限	上限	下限	上限	下限	上限	下限	上限	下限	上限	下限	上限	下限	上限
Ao-a/mm	16.4	26.2	16.7	25.3	16.6	26	16.6	26.4	16.6	26.8	16.7	26.5	16.9	26.7	15.1	24.1	14.5	23.5	15.2	23.4	14.8	24.6	15.5	24.1	15.5	24.9	15.4	24.8
Ao-s/mm	23.8	36.4	22.9	34.3	23.3	34.7	24.5	36.3	24.2	37.6	25	36.8	24.2	38	21.3	33.5	19.7	31.5	20.6	32.8	21.1	34.5	22.7	33.3	22.9	33.9	22	35.4
Ao-asc/mm	20.4	35	19.9	31.3	20.5	32.7	21	35.2	21.3	35.5	21.9	36.1	22.7	36.5	19	32.8	16.5	30.3	18.9	30.7	19.3	33.1	20.2	32.8	21.2	33.8	21.1	34.1
Ao-ar/mm	17.1	31.7	15.8	29.2	17.5	29.7	17.6	31	17.7	32.5	18.8	32.6	18.7	32.9	16.4	29.8	15.9	26.5	16.5	28.3	16.7	29.7	17.2	30.2	18	31.4	18.1	31.1
Ao-d/mm	12.8	27	12.1	25.1	12.7	25.7	12.5	27.1	12.3	28.3	14.3	28.1	13.9	27.7	12.4	25	11.5	22.5	12	23.8	13	24.4	12.9	25.5	14.1	25.9	14	26.2
PV-a/mm	13.8	26.4	13.5	25.3	14.3	25.3	13.5	26.5	13.7	26.7	13.8	26.8	14.3	27.7	13.1	25.3	12.6	24.8	13.1	24.5	13.7	25.9	13.2	25.4	13.6	25.8	13.7	25.9
MPA/mm	15.2	26.2	15.2	25.4	15.3	25.1	15.4	26	15.1	27.3	14.8	27.4	15.6	27.8	14.3	26.1	14.2	24.8	14.1	24.7	14.6	26.4	14.2	26.4	14.5	27.1	15.5	26.9
RPA/mm	7.6	17.4	7.7	16.3	7.4	16	7.9	16.9	7.4	18.4	7.5	18.1	7.8	20	7	16.8	6.8	15.4	7	15.6	7.1	16.5	7.4	16.8	6.8	18.2	7.6	18.6
LPA/mm	8	17.4	8	16.2	8.1	16.7	7.7	17.5	7.9	17.7	8.5	17.5	8.8	19.4	7.5	16.9	6.8	15.8	7.6	15.8	7.5	16.9	8.1	16.7	8	17.4	8.5	18.3

值。大多数人的心腔大小及大动脉内径随性别及年龄而变化，因此在临床实践中，推荐根据性别及年龄对这些参考值进行分层。

　　EMINCA研究的主要局限性是仅纳入了中国汉族成年人，因此，此结果可能不一定适用于非汉族或其他种族人群。进一步的研究需要比较中国汉族与少数民族或其他种族的超声心动图测值。三维超声心动图研究在中国大多数的超声心动图室尚未广泛应用，因此三维超声心动图也没有纳入EMINCA研究中，但在未来的进一步研究中是需要的。

（电子科技大学附属医院·四川省人民医院　尹立雪）

参考文献

［1］刘茜，杨志刚，李媛. 心肌梗死的心脏磁共振成像技术临床应用及其研究现状［J］. 磁共振成像，2021，12（8）：98-100，107.

［2］王家鑫，杨凯，赵世华. 2020 SCMR心血管磁共振临床指征专家共识解读［J］. 磁共振成像，2021，12（5）：85-89.

［3］RADENKOVIC D，WEINGÄRTNER S，RICKETTS L，et al. T1 mapping in cardiac MRI［J］. Heart Fail Rev，2017，22（4）：415-430.

［4］ROBINSON A A，CHOW K，SALERNO M. Myocardial T1 and ECV measurement：underlying concepts and technical considerations［J］. JACC Cardiovasc Imaging，2019，12（11Pt 2）：2332-2344.

［5］BULLUCK H，HAMMOND-HALEY M，FONTANA M，et al. Quantification of both the area-at-risk and acute myocardial infarct size in ST-segment elevation myocardial infarction using T1-mapping［J］. J Cardiovasc Magn Reson，2017，19（1）：57.

［6］LIU X，HOU J L，YANG Z G，et al. Native T1 mapping for characterization of acute and chronic myocardial infarction in swine：Comparison with contrast-enhanced MRI［J］. J Magn Reson Imaging，2018，47（5）：1406-1414.

［7］REINSTADLER S J，STIERMAIER T，LIEBETRAU J，et al. Prognostic significance of remote myocardium alterations assessed by quantitative noncontrast T1 mapping in ST-segment elevation myocardial infarction［J］. JACC Cardiovasc Imaging，2018，11（3）：411-419.

［8］GARG P，BROADBENT D A，SWOBODA P P，et al. Extra-cellular expansion in the normal，non-infarcted myocardium is associated with worsening of regional myocardial function after acute myocardial infarction [J]. J Cardiovasc Magn Reson，2017，19（1）：73.

[9] FERREIRA V M，SCHULZ-MENGER J，HOLMVANG G，et al. Cardiovascular magnetic resonance in nonischemic myocardial inflammation： Expert recommendations [J]. J Am Coll Cardiol，2018，72（24）：3158-3176.

[10] DEMIRKIRAN A，EVERAARS H，AMIER R P，et al. Cardiovascular magnetic resonance techniques for tissue characterization after acute myocardial injury [J]. Eur Heart J Cardiovasc Imaging，2019，20（7）：723-734.

[11] TILAK G S，HSUL Y，HOYT R F，et al. In vivo T2-weighted magnetic resonance imaging can accurately determine the ischemic area at risk for 2-day-old nonreperfused myocardial infarction [J]. Invest Radiol，2008，43（1）：7-15.

[12] CARBERRY J，CARRIC K D，HAIG C，et al. Persistence of infarct zone T2 hyperintensity at 6 months after acute ST-segment-elevation myocardial infarction： Incidence，pathophysiology，and prognostic implications [J]. Circ Cardiovasc Imaging，2017，10（12）：e006586.

[13] FERNÁNDEZ-JIMÉNEZ R，BARREIRO-PÉREZ M，MARTIN-GARCÍA A，et al. Dynamic edematous response of the human heart to myocardial infarction： Implications for assessing myocardial area at risk and salvage [J]. Circulation，2017，136（14）：1288-1300.

[14] MASCI P G，PAVON A G，MULLER O，et al. Relationship between CMR-derived parameters of ischemia/reperfusion injury and the timing of CMR after reperfused ST-segment elevation myocardial infarction [J]. J Cardiovasc Magn Reson，2018，20（1）：50.

[15] KIM P K，HONG Y J，IM D J，et al. Myocardial T1 and T2 mapping： Techniques and clinical applications [J]. Korean J Radiol，2017，18（1）：113-131.

[16] DASTIDAR A G，HARRIES I，PONTECORBOLI G，et al. Native T1 mapping to detect extent of acute and chronic myocardial infarction： comparison with late gadolinium enhancement technique [J]. Int J Cardiovasc Imaging，2019，35（3）：517-527.

[17] REINDL M，HOLZKNECHT M，TILLER C，et al. Impact of infarct location and

size on clinical outcome after ST-elevation myocardial infarction treated by primary percutaneous coronary intervention [J] . Int J Cardiol, 2020, 301: 14-20.

[18] IZQUIERDO M, RUIZ-GRANELL R, BONANAD C, et al. Value of early cardiovascular magnetic resonance for the prediction of adverse arrhythmic cardiac events after a first noncomplicated ST-segment-elevation myocardial infarction [J] . Circ Cardiovasc Imaging, 2013, 6 (5): 755-761.

[19] LINTINGRE P F, NIVET H, CLÉMENT-GUINAUDEAU S, et al. High-resolution late gadolinium enhancement magnetic resonance for the diagnosis of myocardial infarction with nonobstructed coronary arteries [J] . JACC Cardiovasc Imaging, 2020, 13 (5): 1135-1148.

[20] KLONER R A, KING K S, HARRINGTON M G. No-reflow phenomenon in the heart and brain [J] . Am J Physiol Heart Circ Physiol, 2018, 315 (3): H550-H562.

[21] VAN CAUTERENY J M, SMULDERS M W, THEUNISSEN R A L J, et al. Cardiovascular magnetic resonance accurately detects obstructive coronary artery disease in suspected non-ST elevation myocardial infarction: a sub-analysis of the CARMENTA trial [J] . J Cardiovasc Magn Reson, 2021, 23 (1): 40.

[22] BETHKE A, SHANMUGANATHAN L, ANDERSEN G Ø, et al. Microvascular perfusion in infarcted and remote myocardium after successful primary PCI: angiographic and CMR findings [J] . Eur Radiol, 2019, 29 (2): 941-950.

[23] VOIGT J U, CVIJIC M. 2- and 3-dimensional myocardial strain in cardiac health and disease [J] . JACC Cardiovasc Imaging, 2019, 12 (9): 1849-1863.

[24] DOMENECH-XIMENOS B, SANZ-DE LA GARZA M, SEPULVEDA-MARTINEZ A, et al. Assessment of myocardial deformation with CMR: a comparison with ultrasound speckle tracking [J] . Eur Radiol, 2021, 31 (10): 7242-7250.

[25] MONTGOMERY D E, PUTHUMANA J J, FOX J M, et al. Global longitudinal strain aids the detection of non-obstructive coronary artery disease in the resting echocardiogram [J] . Eur Heart J Cardiovasc Imaging, 2012, 13 (7): 579-587.

[26] GAVARA J, RODRIGUEZ-PALOMARES J F, VALENTE F, et al. Prognostic value of strain by tissue tracking cardiac magnetic resonance after ST-segment elevation myocardial infarction [J] . JACC Cardiovasc Imaging, 2018, 11 (10):

1448-1457.

［27］CLAUS P，OMARA M，PEDRIZZETTI G，et al. Tissue tracking technology for assessing cardiac mechanics： Principles，normal values，and clinical applications ［J］. JACC Cardiovasc Imaging，2015，8（12）： 1444-1460.

［28］ELIAS J，VAN DONGEN I M，HOEBERS L P，et al. Recovery and prognostic value of myocardial strain in ST-segment elevation myocardial infarction patients with a concurrent chronic total occlusion ［J］. Eur Radiol，2020，30（1）： 600-608.

［29］吕滨，蒋世良. 心血管病CT诊断 ［M］.北京：人民军医出版社，2012.

［30］陆敏杰，吕建华，祁小鸥，等. 中国人心脏房室腔内径及左右心室功能正常参数的MRI研究 ［J］.中华放射学杂志，2011，45（10）：924-928.

［31］YAO G H，DENG Y，LIU Y，et al. Echocardiographic Measurements in Normal Chinese Adults Focusing on Cardiac Chambers and Great Arteries： A Prospective，Nationwide，and Multicenter Study ［J］. Journal of the American Society of Echocardiography，2015，28（5）：570-579.

［32］LANG R M，BIERIG M，DEVEREUX R B，et al. Recommendations for chamber quantification： a report from the American Society of Echocardiography's Guidelines and Standards Committee and the Chamber Quantification Writing Group，developed in conjunction with the European Association of Echocardiography，a branch of the European Society of Cardiology ［J］. J Am Soc Echocardiogr，2005，18（12）：1440-1463.

［33］MURARU D，MAFFESSANTI F，KOCABAY G，et al. Ascending aorta diameters measured by echocardiography using both leading edge-to-leading edge and inner edge-to-inner edge conventions in healthy volunteers ［J］. Eur Heart J Cardiovasc Imaging，2014，15（4）：415-422.

［34］DE SUTTER J，DE BACKER J，VAN DE VEIRE N，et al. Effects of age，gender，and left ventricular mass on septal mitral annulus velocity （E'） and the ratio of transmitral early peak velocity to E' （E/E'） ［J］. Am J Cardiol，2005，95（8）：1020-1023.

［35］MIREA O，MAFFESSANTI F，GRIPARI P，et al. Effects of aging and body size on proximal and ascending aorta and aortic arch： inner edge-to-inner edge reference values in a large adult populationby two-dimensional transthoracic echocardiography ［J］. J Am Soc Echocardiogr，2013，26（4）：419-427.

［36］LOPEZ L, COLAN S D, FROMMELT P C, et al. Recommendations for quantification methods during the performance of a pediatric echocardiogram: a report from the pediatric measurements writing group of the American society of echocardiography pediatric and congenital heart disease council［J］. J Am Soc Echocardiogr, 2010, 23（5）: 465-495, 576-577.

［37］YAO G H, VALLURUPALLI N, CUI J, et al. Allometric model improves scaling of left atrial size in obese population: the use of body weight containing variables is challenged［J］. Echocardiography, 2011, 28（3）: 253-260.

［38］JANDER N, GOHLKE-BARWOLF C, BAHLMANN E, et al. Indexing aortic valve area by body surface area increases the prevalence of severe aortic stenosis［J］. Heart, 2014, 100（1）: 28-33.

［39］YAO G H, ZHANG M, YIN L X, et al. Doppler Echocardiographic Measurements in Normal Chinese Adults （EMINCA）: a prospective, nationwide, and multicentre study［J］. Eur Heart J Cardiovasc Imaging, 2016, 17（5）: 512-522.

［40］DALEN H, THORSTENSEN A, VATTEN L J, et al. Reference values and distribution of conventional echocardiographic Doppler measures and longitudinal tissue Doppler velocities in a population free from cardiovascular disease［J］. Circ Cardiovasc Imaging, 2010, 3（5）: 614-622.

［41］KLEIN A L, BURSTOW D J, TAJIK A J, et al. Effects of age on left ventricular dimensions and filling dynamics in 117 normal persons［J］. Mayo Clin Proc, 1994, 69（3）: 212-224.

［42］OKURA H, TAKADA Y, YAMABE A, et al. Age- and gender-specific changes in the left ventricular relaxation: a Doppler echocardiographic study in healthy individuals［J］. Circ Cardiovasc Imaging, 2009, 2（1）: 41-46.

［43］SHOJAEIFARD M, ESMAEILZADEH M, MALEKI M, et al. Normal reference values of tissue Doppler imaging parameters for right ventricular function in young adults: a population based study［J］. Res Cardiovasc Med, 2013, 2（4）: 160-166.

第二十章

心常用的解剖学技术

人体解剖学这一古老的学科，一直被誉为医学之父，是医学各学科的基础。相对于其他学科的技术进步，大体解剖学技术的发展相对缓慢，但也并非山穷水尽，随着大体解剖学的发展、材料科学的进步，以及对传统方法的改良等，大体解剖学技术时常柳暗花明。近年来，大体解剖学技术的发展与新兴技术的深度融合使之彰显出无穷之魅力。心脏解剖学技术是大体解剖学技术的一部分。传统的心脏解剖方法是研究心脏的重要手段，也是实验教学的基本功。本章主要介绍研究心脏解剖结构的基本技术方法，也包括心血管、心传导系等的一些创新技术。随着新型材料相继问世，心脏解剖学研究技术和方法也不断更新，并取得了不少创新与突破。其中本章后六节详细描述了利用新型材料，研制出新一代填充剂，运用于心血管显示心动脉、静脉和淋巴管的三维铸型技术，心血管的荧光技术，淋巴管的显示方法，心传导系的铸型方法。因心脏材料来源匮乏，心内腔传导系结构裸眼不易观察，在对传导系的大数据研究过程中，只能借助于蹄角类动物标本（张宝良 等，2006；郑明，2007）。牛心或羊心（蹄角类）来源容易，其左、右束支及其分支的浦肯野纤维网外围包绕着纤维结缔组织鞘，鞘与传导纤维之间有潜在相连通的腔隙，利用这些特点可以开展传导系的定量研究（郭志坤 等，2001；雒国胜 等，2009）。

第一节　胸壁解剖及心脏移取方法

一、选材

选用防腐且固定好的成年男性尸体的心脏为宜。

二、制作过程

常用胸壁解剖和移取心脏的方法有原态原位移取心法和直捣黄龙取心法两种。前一种适用于实验课上学生观察学习，其优点在于学习者观察后，把心脏再放回原位，保持其毗邻关系和原态原位；后一种适用于对心脏的观察研究。

（一）原态原位移取心法

1. 胸壁解剖　①皮肤画线：横线为自颈静脉切迹起，向外沿左、右锁骨至肩峰，向下至上臂外侧下10 cm止。竖线为颈静脉切迹向下→胸骨中线→剑突→左、右侧肋弓下缘→腋中线交点止。②开胸：沿横竖线依次切剥开皮肤、浅深筋膜、肌肉，钢锯锯开两侧胸锁关节下缘的胸骨柄，咬骨钳沿画线分别咬断肋骨，解剖刀切断肋间肌，注意钝性分离胸廓内面的壁胸膜。③翻揭胸壁：胸骨切口处提起胸壁，切断胸骨两旁的胸廓内动、静脉，由上向下掀起胸廓，翻至脐平面。

2. 心脏移取法　①于心包前辨认胸膜壁层、脏层转折缘，于心包两侧钝性分离膈胸膜。②于膈神经、心包膈血管的前方和膈上1.5 cm处做倒"U"形剪口，由上向下翻开心包前壁。③左手提起心尖并向右上方推，以便充分暴露下腔静脉，剪刀剪断下腔静脉。④紧贴心包内侧壁辨认分离肺动、静脉和主支气管，分别剪断左、右肺动脉和左、右肺静脉。⑤然后剪断心包上方的反折线，分离上腔静脉右侧的膈神经。循升主动脉及其移行为主动脉弓的前方，寻找并分离出左膈神经和迷走神经。⑥于动脉韧带外侧分离出左喉返神经，在距离主动脉弓1 cm处依次剪断头臂干、左颈总动脉和左锁骨下动脉。最后，于第4胸椎体下缘剪断主动脉弓，取出心脏。

（二）直捣黄龙取心法

1. 胸壁解剖　①皮肤画线：胸锁关节下缘起，向两侧至腋中线，向下至脐平面；向下沿胸骨中线→剑突→左、右侧肋弓下缘→腋中线止。②剥离皮肤：由中线沿画线切剥皮肤、皮下组织，并向外翻至两侧腋中线。③开胸：用钢锯横行锯断胸骨柄中份，然后斜向外侧至腋中线，尽量向后用肋骨剪咬断第2至第10肋骨，解剖刀切断肋间肌。然后，慢慢地提起胸前壁，切断胸廓内血管，小心用手剥离胸前壁的壁胸膜，最后去掉胸前壁。

2. 心脏移取法　皮肤画线，切皮，开胸与原态原位移取心法的操作不同，但心的移取与原态原位移取心法相同。

三、解剖要点及注意事项

（一）肋骨解剖

原态原位取心法咬断肋骨时，必须注意去掉肋骨断端的尖锐骨片，以免在以后的解剖中划破操作者的手。

（二）胸膜解剖技巧

原态原位取心法分离胸膜时，动作要轻柔，先把胸膜按向内脏后，再夹断肋骨和切断肋间肌，掀翻胸廓时，可以在胸膜上滴一些水，便于分离胸膜，使其保持完整。

（三）保护重要结构

切断左右肺静脉、肺动脉时，一定要先辨认、避开膈神经、迷走神经和支气管，避免损伤。

第二节　心腔解剖方法

一、选材

选择外形无损伤、无变形，左右心室肌较薄，心腔内积血少的心脏材料。

二、心腔解剖过程

心腔解剖方法一般有线形解剖法和开窗解剖法两种。前者适用于教学和心脏研究，后者适用于解剖学教学和标本陈列。

（一）线形解剖法

线形解剖法是一种在心外膜上画线切开心腔的方法。主要用于心脏教学示教、学生观察和研究者科研需要，其优点在于保持器官的原态原位，结构损坏少，使用观察后能再次使用。①右心房的画线切开：沿界沟上端、右心耳前缘、界沟下端环形画线，沿线慢慢切开或剪开右心房，翻开观察其内部结构。②右心室的画线切开：沿心右缘上约3 mm、右冠状沟前内侧约5 mm和肺动脉起始部下方约3 mm处至前室间沟右侧约5 mm画线处切开，双手翻开右心室壁观察其内腔结构。③左心房的画线切开：于左上、下肺静脉与右上、下肺静脉之间"∪"画线，翻开观察其内部结构。④左心室的画线切开：上始于肺动脉起始部约下方3 mm、前室间沟向左约5 mm，下至心尖上3 mm切开，双手翻开左心室观察其内腔结构。

（二）开窗解剖法

开窗解剖法是在一个心脏上同时显示四个内腔结构，是一种科学合理的解剖方法，适用于人的心脏解剖，也适用于各种动物心脏的解剖。这种方法既节省材料，又能全面显示心局部与整体的位置关系，也可根据需要在一个心上开窗显示1~3个不等的内腔结构。①右心房的解剖：沿界沟上端、右心耳前缘、界沟下端环形画线，沿线慢慢剪除右心房房壁，暴露固有心房的界嵴、梳状肌及右房室口，暴露上、下腔静脉口及下腔静脉瓣、冠状窦口和冠状窦瓣（出现率70%）、卵圆窝及主动脉隆凸等（图20-1A）。②右心室的解剖：画线切开右心室，沿心右缘、右冠状沟前内侧约5 mm和肺动脉起始部下方约3 mm处至前室间沟右侧约5 mm方形画线，用镊子提起右室壁，由上而下，沿环线边切边揭，切至一圈，暴露右心室流入道的肉柱、前乳头肌、隔缘肉柱、三尖瓣环、三尖瓣、腱索及假腱索，以及流出道（动脉圆锥）的肺动脉瓣等结构（图20-1B）。③左心房的解剖：于左上、下肺静脉与右上、下肺静脉之间矩形画线，沿线剪去左房后壁，开窗暴露左上、下肺静脉开口，右上、下肺静脉开口和右房室口。④左心室的解剖：始于肺动脉起始部约3 mm下方，沿前室间

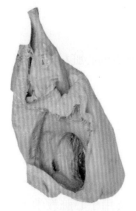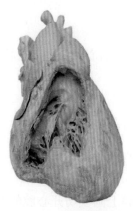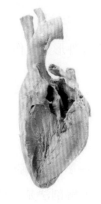

A. 右心房开窗解剖   B. 右心室开窗解剖   C. 左心室、左心房开窗解剖

图20-1　心腔的解剖标本

沟向左约5 mm向下，切至心尖上3 mm，再沿心左缘V形解剖，用镊子提起左心室壁，边切边揭，V形切至一圈，显示肉柱、前乳头肌、后乳头肌、二尖瓣环、二尖瓣、腱索等。⑤ 一个材料显示左心房和左心室的解剖：左心房开窗后，向前下剖开二尖瓣附着的纤维环，在二尖瓣前瓣外侧至心尖与左冠状动脉瓣外侧（应为左冠状动脉外侧）至心尖V形切开左心室，冲洗心室内残血，显示流入道二尖瓣前瓣、腱索和乳头肌等；于流出道向上剪开主动脉瓣环，显示流出道的主动脉瓣、室间隔等结构（图20-1C）。

三、制作要点

（一）右心室开窗解剖

右心室开窗解剖时要边翻边切右心室前壁，不要切断隔缘肉柱（节制索），细心分离其连接处或保留其连于室壁的部位，完整显示隔缘肉柱及右心室流入道的下界。

（二）左、右心室开窗解剖

左、右心室开窗解剖时要注意乳头肌均附着于心室内腔，为保证乳头肌的完整性，可将室壁留于原处（李忠华 等，1997）。

第三节　心瓣膜、瓣环和心肌解剖方法

一、选材

选用无残血或残血较少的，瓣环内各瓣膜（尖）处于关闭状态，质地坚硬的男性心脏材料。包括原位心瓣膜与瓣环解剖和游离心瓣环与二、三尖瓣复合体解剖两种方法。

二、解剖过程

（一）原位心瓣膜与瓣环的解剖

（1）由前向后，分别剖除肺动脉、主动脉，保留各动脉窦的完整性，修洁肺动脉瓣环和主动脉瓣环（廖世华 等，2000）。

（2）由左至右，分别剖除右心房、左心房，保留左、右房室口的完整性。分别修洁二尖瓣环和三尖瓣环。

（3）于左主动脉左瓣环与二尖瓣环间，钝性刮剖左纤维三角；于心的中央部位，二尖瓣环、三尖瓣环和主动脉后瓣环之间，钝性刮剖较大三角区域，即右纤维三角（中心纤维体）（图20-2A）。

（4）锐器细心剖除心肌表面的心外膜。

（二）游离心瓣环与二、三尖瓣复合体的解剖

（1）利用右心室腔打开的心脏材料，分别切断前、中、后乳头肌的附着处。分离三尖瓣环附着的心肌，细心切断右纤维三角与三尖瓣环的连接部位，修整三尖瓣环，取下三尖瓣复合体（申彪 等，2003）。（根据需要，在瓣膜连合处，切断瓣膜连合，展开成平面粘贴于板上，可显示瓣尖的基底区、透明区和粗糙区。）（廖世华 等，2000）

（2）二尖瓣复合体、主动脉瓣环和肺动脉瓣环制作方法与三尖瓣复合体的类同（图20-2B，图20-2C）。

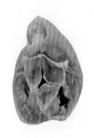 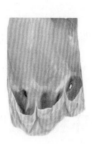 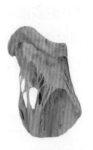 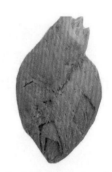

A. 左、右纤维三角　　B. 主动脉瓣（展开）　　C. 游离三尖瓣复合体　　D. 心肌（外、中、内三层）瓣环、瓣膜

图20-2　心瓣膜、瓣环和心肌的解剖标本

（三）心房肌的解剖

从根部切除肺动脉和主动脉，用锐刀、尖镊剖除心房心外膜，显示环绕左、右心房的横行浅层肌。剖除环绕心耳、腔静脉口和肺静脉口的心外膜，显示环形深层肌。

（四）心室肌的解剖

心室肌较厚，尤以左心室为甚，分浅（斜行）、中（环行）、深（纵行）三层肌。沿肌纤维方向剖除脂肪组织和血管，修洁心外膜，显示浅层斜行的心肌。在左心室前壁和心尖浅层心肌表面，开窗式（2.5 cm×2.5 cm）分别切除浅层心肌，暴露环形的肌纤维，即中层心肌。在心尖部环形的肌纤维上，进一步开窗，切除中层

肌，厚度为0.2～0.5 cm，暴露由浅层肌，在心尖捻转形成心涡，并转入深层移行为纵行的深层肌（图20-2D）。

三、制作要点

（一）修洁瓣环

四个瓣环的形状均不是一个平面，每一个瓣环也不均为平面，修洁时应注意。

（二）修洁瓣叶

二尖瓣环和三尖瓣环分别附着于右纤维三角。近心端均由致密结缔组织构成。远心端逐渐变成膜状，解剖修洁时，注意不要损伤二尖瓣后瓣和三尖瓣后瓣的附着部位。

（三）中层肌显示

在切除左心室浅层肌暴露中层肌时，勿切得过深，否则易损坏中层肌。

（四）涂色

做好的心肌标本，根据需要将主动脉和肺动脉涂红色，上、下腔静脉和肺静脉涂蓝色。

第四节　心血管解剖方法

一、选材

选择固定良好、无外伤、无畸形、无受压变形的心脏材料。在升主动脉后壁纵形切一小口，经此口分别在左、右冠状动脉口处插管，灌注红色橡胶乳浆，放置2～3 d凝固后，解剖心脏心血管。

二、制作过程

（一）心底大血管的制作

用尖刀修洁肺动脉、主动脉弓（包括头臂干、左颈总动脉和左锁骨下动脉）和上腔静脉、下腔静脉周围的结缔组织。在左、右肺动脉分叉部稍左侧，左肺动脉与主动脉弓下缘之间解剖出动脉韧带。

（二）右冠状动脉的解剖

翻开右心耳，用镊子或钝性解剖刀剖去心外膜，分离起于主动脉根部右冠状动脉窦的右冠状动脉，追踪其行于右心耳与肺动脉干之间，再沿冠状沟右行，在右冠状动脉发出处1~2 cm处，分离向上走行的窦房结支，继续分离右冠状动脉，依次剖出和修洁营养心室的分支：右缘支、右室间支、右旋支；在膈面的冠状沟内分离出房室结支。用镊子去除冠状沟和室间沟内的脂肪，沿每支血管外侧在其表面修洁，去除心表面的心外膜（图20-3A）。

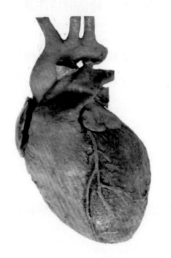 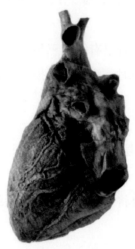 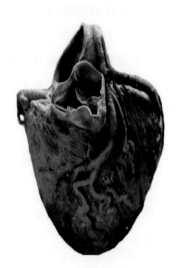

A. 右冠状动脉降支　　　　　B. 左冠状动脉　　　　　C. 旋支、左缘支和对角支

图 20-3　冠状动脉解剖标本

（三）左冠状动脉的解剖

用镊子在左心耳与肺动脉干之间，找出起于主动脉的左冠状动脉窦，左冠状动脉主干起于该窦，沿其主干长5~10 mm解剖出两大分支：前室间支和旋支。

1. 前室间支解剖　该动脉向左下斜行，分布于左室前壁的对角支后，再解剖前室间支，也称前降支，其沿前室间沟下行，末梢多数绕过心尖切迹止于后室间沟的下1/3，或心尖切迹。细心剖去前室间沟内的脂肪组织，依次暴露和镂空前室间支及其分支：向心左缘或心尖斜行的左室前支（3~5支）；分布于右心室前壁很短小的右室前支；起于前室间支的深面，穿入室间隔内的室间隔前支。

2. 旋支的解剖　该动脉亦称左旋支，其从左冠状动脉主干发出后走行于左冠状沟内，绕心左缘至左心室膈面，多终止于心左缘与后室间沟之间中点附近。细心解剖旋支主干，同时依次剖出其各分支：左缘支、左室后支等；于旋支的起始段解剖窦房结支（出现率40%），其向上经左心耳内侧壁，再经左心房前壁向右至上腔静脉口，多以逆时针方向从上腔静脉口后方绕至前面（石谨 等，1997），从尾端入窦房结（图20-3B，图20-3C）。

3. 心静脉及心肌桥的解剖　在不影响心脏动脉显示的同时，可保留冠状窦及其心大静脉、心中静脉和心小静脉三个属支，保留心前静脉。剖出部分心肌掩盖一段动脉主干和分支的结构，即心肌桥，尤其保留在前室间支动脉处的心肌桥。

三、制作要点

（一）保留动脉韧带

解剖分离动脉弓下缘和肺动脉之间的结构时，注意保留动脉韧带。

（二）血管周围组织

清理左、右冠状动脉周围脂肪组织时，可用20%～30%的乙醇溶液涂抹其表面，数分钟后再解剖心脏血管。

（三）血管变异

心脏血管变异较多，注意观察并记录。窦房结支40%起于旋支的起始端，60%起于右冠状动脉发出处1～2cm范围内，如果红色乳胶灌注效果不好。该动脉细小，难以清晰显示其全部行程。

第五节　心传导系解剖方法

一、选材

标本的取材，以甲醛固定过的成人心脏为宜，其硬度和外形好，肌肉色泽清晰。沿主动脉、肺动脉瓣稍上方切去大血管，上、下腔静脉分别保留5cm、2cm。

二、制作过程

（一）窦房结的解剖

窦房结在界沟上份处，解剖时先除去心外膜及界沟上部窦房结表面的薄层脂肪。从右心房前面寻找供应窦房结的窦房结动脉，此动脉60%起自右冠状动脉基部，40%起自旋支，可分别沿其行程寻找出此动脉支，追寻到界沟处，注意动脉多从右心耳峰与上腔静脉之间行向右心房右侧面而入界沟，追至近端处为止。再从右心房外侧壁上份寻找环绕上腔静脉口从后方进入结尾部的分支。上述动脉的粗细有较大的个体差异。从右心耳峰处或其稍下方开始，动脉壁周围包有致密的肌肉，此肌肉不像周围的肌肉排列成束。解剖动脉时尽量保留周围的肌束。窦房结的致密部色稍白，长约 15 mm，宽约 4 mm，两端以窦房结动脉支为界（郭志坤，2007；2005）。

（二）右心房和右心室的暴露

在右心房前壁沿界嵴稍前方，右心耳嵴稍后方，切除右心房壁至右房室间沟为止，注意保留下腔静脉口及下腔静脉瓣。再在右心室肺动脉口稍下方切除右心室流出道前壁及室上嵴的壁带，暴露右心室前乳头肌及节制带，以及前乳头肌根部连至右心室前壁的游离假腱索，保留上述结构，切除右心室前游离壁及三尖瓣前瓣大部和后瓣，勿损三尖瓣前连合及隔侧瓣。至此已暴露右半心内面与心传导系有关的结构。

（三）房室结的解剖

确认科赫三角及室间隔膜部，切除膜部稍下方的一部分三尖瓣隔侧瓣，细心剥除科赫三角区表面的心内膜，先解剖托达罗腱，牵拉下腔静脉瓣或冠状窦嵴，使托达罗腱明显，沿该腱向前上追踪，直达右纤维三角处。从科赫三角尖端向右及向上整片掀起覆盖房室结表面的薄层右纤维三角肌束，在科赫三角尖端寻找房室结（郭志坤 等，2001），窦房结呈卵圆形，贴于右纤维三角的右侧面上，房室结前下方的边缘，有右纤维三角的结缔组织形成的一镰状缘（何标鸣 等，1991）。在科赫三角深面锥形间隙内，解剖出房室结动脉，沿着房室结动脉进入房室结。

（四）心房内传导束的解剖

心房内是否有特化传导束，至今仍有争论，但不能显示出像心室内那样由特化心肌包着结缔组织鞘的肌束，只能清理心内、外膜，显示心房中可能连至房室结的肌束及从右心房连向左心房的肌束：①清除心房前壁的心外膜，显示从瓣房结区连向左心房的宽大纤维束，即"上房间束"（Bachmann 氏束）。②剥除界嵴及卵圆窝前、后方的心内膜，暴露其中的肌束，并追踪这些肌束至房室结。

（五）房室束及右束支的解剖

在已解剖好的房室结的前缘，从镰状缘至室间隔膜部下缘处用刀轻切一小口，用细镊在镰状缘最凹点掀起薄层右纤维三角组织，即可暴露行于室间隔膜部下缘和肌部顶上的房室束。此束行程多数渐偏向左侧。从房室束前端至节制带（隔缘肉柱）起点，沿右束支行程解剖右束支。由于人心右束支在室间隔右侧面薄层心肌下，又无明显结缔组织包绕，故不像偶蹄类那样容易解剖，常难追寻其全程，可细心保留此部位的一条肌束代替之。右束支在节制带上行于其前上份，并延入前乳头肌外侧的假腱上。解剖或保留肌束应按此行程的要求进行（郭志坤，2005）。

（六）左半心的显示和左束支的解剖

沿左心室钝缘切开左心室，使前、后乳头肌分别列于前后方。除去部分左心室游离壁，保留乳头肌。切除左侧的部分左心房，以便用玻璃棒撑开左心室。将二尖瓣的前瓣从中间切开，直至主动脉，暴露主动脉右、后瓣及其间的室间隔膜部，在膜部下方的室间隔上细心剥出心内膜，找出左束支的薄层肌束及起始分叉部，适当加工左束支界线，使之变清晰。

三、解剖要点

（一）标本的取材

以固定过的老年心脏为宜，其窦房结有纤维化的倾向，色淡，较易辨认和解剖。

（二）窦房结的解剖

注意窦房结的头部肌束连向左心房前壁，尾部有纤维散向右心房界沟及腔静脉窦，窦房结与右固有心房亦有许多肌束相连，适当保留这些肌束，主要是头、尾部的肌束。

第六节　心动脉、静脉和淋巴管铸型方法

心动脉铸型标本、心静脉铸型标本，以及心动、静脉混合铸型标本的制作方法多见报道，动、静脉铸型技术已被解剖工作者熟练掌握。但在一个器官上同时显示动脉、静脉和淋巴管三维铸型构筑的研究尚未见报道（王海杰 等，2016），尤其是细小的淋巴管道铸型技术，仍处于研究的初始阶段（Norman et al.，2016）。本书介绍用新鲜牛心作材料，制作出淋巴管和动、静脉三位一体的铸型方法（邱博文 等，2018）。

一、材料准备

（一）一般材料

新鲜牛心若干，重量为（3.5±0.6）kg，结构完整，无畸形和损伤，冲洗牛心表面及心腔内残留血液，置入冰箱冷冻备用。常用解剖器械1套、医用脱脂棉若干、塑料插管若干，1 mL、5 mL、20 mL及10 mL注射器若干；4号半及16号针头若干；缝合针、手术缝合线、工业盐酸。

（二）填充剂配制

10~25 g 过氯乙烯、80 mL 乙酸乙酯、20 mL 邻苯二甲酸二丁酯、油画颜料（马利牌中国画颜料24色）按适量的比例，配制成浓度为 10%~25%不等的红色、蓝色及绿色填充剂各500 mL，溶解后备用。使用前加入20个直径为 0.3 cm 的玻璃球振荡，使颜料充分溶匀，6 层纱布过滤。

二、制作过程

（一）淋巴管灌注（任天荣 等，2001）

流水冲洗解冻牛心，使其处于冰水相容状态。使用装有 4 号半针头的注射器，抽取一定量填充剂，在心尖处及心外膜表层（浆膜层）附近寻找呈白色细丝状、粗细均匀、分支较少的结构，由心尖向近端方向进针，当针尖完全进入淋巴管后，保持针尖平稳不动并缓慢推注填充剂（任天荣 等，2001）。若观察到心表层迅速凸显出管状结构，则说明进针正确；若发现进针走向上端出现隆凸，表明进针失败，可再沿该走向继续进针。按此法依次将数条心表浅淋巴管灌注至充盈（图20-4A）。

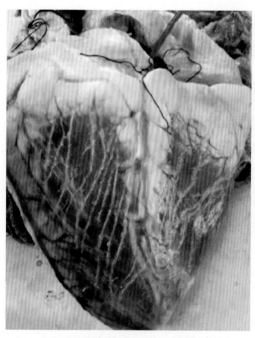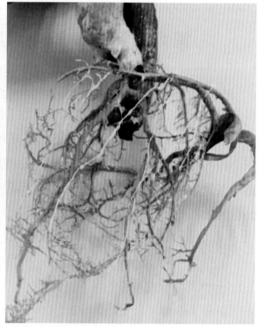

A. 牛心浅淋巴管（绿色）灌注标本   B. 牛浅淋巴（绿色）、动脉（红色）和静脉（蓝色）铸型标本

图 20-4　牛心淋巴管标本

（二）动脉插管及冲洗

沿升主动脉后壁纵向剪开，于主动脉窦部寻到左、右冠状动脉开口，分别对其进行插管，荷包缝合系扎。流水冲洗，将左、右冠状动脉和心的静脉内血液尽量冲洗干净，直至心表面颜色呈苍白为止。

（三）静脉插管

于右心房内、下腔静脉与右房室口之间找到较大冠状窦口进行插管并荷包缝合，于右心房前的心前静脉开口处插一较细的插管。

（四）动脉灌注

使用注射器抽取配制好的填充剂，排净空气，分别向左、右冠状动脉注入红色填充剂，压力缓慢均匀。首次灌注量为：左冠状动脉 30 mL，右冠状动脉 22 mL，灌注至手感注射器压力较大为宜。

（五）静脉灌注

蓝色填充剂注入冠状窦，边注射边按摩，由近心端向远心端进行。首次灌注量约为35 mL。

（六）动脉、静脉补注

首次灌注后需补注 2~3 次，每次间隔 3 h，每次补注量为 2~4 mL。

（七）主动脉弓的灌注

标本置于水中存放 3 d，待填充剂凝固后，拔出插管，于左、右冠状动脉内与主动脉弓内之间置入铜丝支架，以保证二者连接牢固，填塞蘸有高浓度填充剂的药棉至左、右冠状动脉插管拔出后的空隙内，填塞主动脉弓内，缝合升主动脉弓后壁切口，置入清水中 1 d，待填充剂凝固，再补注，使其充盈饱满。

（八）标本腐蚀

将凝固后的牛心标本放入一塑料托盘上，一起置于配制好的盐酸溶液中（盐酸与水的体积比为 2∶1）。标本上放压一重物，使其置于容器溶液的底部。

（九）冲洗与保存

腐蚀 3~4 d 后，取出牛心标本冲洗。将连有针头的橡胶管另一端接在水龙头上，水压应使针头能够形成纤细的高压水柱为宜，冲去腐蚀后的心脏组织。冲洗完成后的铸型标本放入高浓度肥皂液中，以中和残余的酸性液体，避免铸型支架脆性过大而断裂，1~2 d 后对铸型进行修整，摘除凝块，疏枝打叶，加热矫正，断枝再植，保持牛心支架的正常形态，使标本完整美观，将铸型标本放入5%的福尔马林溶液中保存。

三、显示结果

经灌注、腐蚀、冲洗后的牛心铸型标本，能充分显示主动脉弓和左、右冠状动脉主干及其分支，显示牛心冠状窦及心大、中、小静脉属支，显示心肋面和膈面表浅淋巴管的分布及走向，铸型支架充盈饱满（图20-4B）。

四、制作要点及注意事项

铸型标本制作过程中要注意以下问题：

（一）取材牛心

材料一定要新鲜、无损伤，牛心结构需完整，注意保留主动脉弓和肺动脉。

（二）灌注技巧

淋巴管灌注宜在心脏半解冻低温状态下进行，此时心表面有一定硬度和张力，便于注射。左冠状动脉进行插管时，插管应置于左冠状动脉前室间支和旋支的分叉部位，充分灌注前室间支和旋支。右冠状动脉所分布区域的心肌比较薄弱，血管周围保护较弱，灌注压力应小于左冠状动脉。应当边按摩心脏边进行灌注，若出现溢漏情况应及时使用蘸水的药棉堵住溢漏部位，几分钟后即可止漏（过氯乙烯、乙酸乙酯填充剂遇水立即凝固）。静脉灌注时需注意防止填充剂从左心房斜静脉外溢，静脉壁薄容量大，灌注压力应小，收缩性较高，补注量比动脉大。标本放置一段时间，管道组织出现腐败自溶，补注时压力应比首次灌注小。

（三）冲洗要点

标本腐蚀3~4d，取出心并冲洗。根据铸型标本的粗细程度调节水压，使水流沿垂直方向冲刷腐烂的心组织，且不破坏铸型标本结构（Shi et al., 2015）。冲洗至大部分铸型结构显现时，可用手将铸型支架平托于水平位置，旋转冲洗，沿血管的走行进行冲洗，避免铸型支架被冲断。

（四）效果分析

1. 填充剂浓度与压力的关系　浓度大，灌注阻力就大，动静脉分支/属支就粗；反之，浓度低，灌注阻力就小，动静脉分支/属支就细。

2. 有机溶剂与动静脉粗细的关系　填充剂浓度一定，挥发快的有机溶剂阻力大，动静脉分支/属支就粗；反之，挥发慢的有机溶剂阻力小，动静脉分支/属支就细。动静脉灌注宜采用挥发性适中的有机溶剂，淋巴管灌注宜采用挥发慢的有机溶剂。

第七节 心脏血管分区、分色铸型方法

完整心脏血管铸型的制作技术已普遍开展应用。铸型标本结构完整，三维空间美观，但对于观察者而言，密集的血管构筑，深部丰富的血管走向，也为研究某个区域的血管带来困难，尤其是腐蚀了心周围的组织，对该结构的毗邻关系或血供来源就更难以辨认。为解决这一问题，申彪等对心脏标本采用整体灌注、局部取材、局部腐蚀的方法（申彪，2007），或者整体分色灌注、局部取材、局部腐蚀的方法（钟海蛟 等，2005），效果满意。以房室结区动脉铸型方法为例，介绍如下。

一、制作过程

（一）选材、排血及插管

1. 选材、排血 选取新鲜正常成年人的尸体材料。将心放入盛有清水或加有肝素或5%枸橼酸钠的清水中浸泡4 h，轻轻反复挤压心脏表面，尽量将心腔和动、静脉内的血液排出，同时，更换几次清水，直到排出较清的水及心表面的血管较空虚和颜色苍白为止。

2. 插管 ①心冠状动脉：纵行切开升主动脉后壁，在主动脉窦部找到左、右冠状动脉的开口，并分别插入玻璃插管，围绕左、右冠状动脉根部用缝合针穿线结扎。②心静脉系：首先切开右心房，找到冠状窦口，插管于冠状窦口，由于冠状窦口较大，而且心几支静脉的开口又靠近窦口，所以选择插管时，应该用口径较大、两头等粗的玻璃管。 然后在沿冠状窦口边缘做一荷包缝合，固定插管。③主动脉弓：用棉花将心腔塞满，将主动脉弓上的三大分支中的任意两支的开口结扎，从主动脉弓另一分支的开口处插管（必须在冠状动脉和心静脉灌注完后，将升主动脉后壁的切口缝合）。

（二）标本灌注

1. 材料准备 自凝牙托粉、自凝牙托水、邻苯二甲酸二丁酯，玻璃容器、玻璃棒、玻璃插管、一次性注射器，7号手术线，红、黄、蓝、绿四种油画颜料（上海马利牌）。

2. 填冲剂配制和整体灌注 自凝牙托粉、自凝牙托水、邻苯二甲酸二丁酯按比例（比例为1∶1∶0.4）配制好，抽取配好的填充剂，及时插入固定好插管，然后用匀力将填充剂缓缓注入血管，直到心表面的动脉、静脉明显充盈或饱和为止。

3. 整体分色灌注 为清楚地区分左、右冠状动脉分支，以及心静脉属支的分布范围，可以分别在不同的心血管分布区域注入加有不同颜色油画颜料的填充剂，例如：左冠状动脉注入红颜色、右冠状动脉注入黄颜色、心静脉系注入绿颜色、主动脉弓注入蓝颜色，颜色的选用及注入区域可根据实际科研、教学的实际需要来调整和搭配。

（三）标本腐蚀

分为整体腐蚀和局部腐蚀两种方法。

1.局部腐蚀　标本灌注后，为研究观察某一分区，可以定位切取下来进行腐蚀（雒国胜 等，2009）。以房室结为例，在标本灌注好后，放置1～2 d后，辨认位于科赫三角内房室结的位置及毗邻关系，整块切取房室结区，形状为长方形，尽可能范围稍大，将其放置在一块四边有钻孔的有机玻璃板上，缝合固定标本，做上房室结区毗邻关系的标记进行腐蚀。

2.整体腐蚀　心脏标本灌注后，水中漂浮一段时间，等待填充剂充分凝固，1～2 d后，将凝固的标本取出放入盐酸溶液（盐酸：水=2：1）中浸泡2～4 d，将标本捞出用自来水冲洗，将冲洗好的标本按需要打枝修剪，可干放保存，或加4％的甲醛溶液装瓶保存。

二、显示结果

此方法制作出来的心脏血管分区铸型标本整体外观饱满，形态正常，色泽鲜艳，动脉和静脉的区分明显，管道充盈，弹性和韧性较好，不易断裂，血管末梢细微，血管的起点及末梢清晰，对解剖学教学、科研和心血管的临床研究具有更直观、真实的重要参考价值（图20-5）。

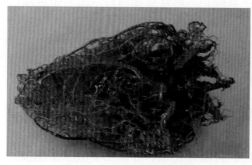
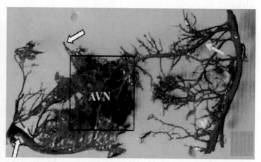

A.猪心冠状动脉铸型标本　　　　B.猪心房室结区血管铸型标本（AVN示房室结区）

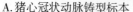

图20-5　猪心动脉铸型标本

三、制作要点

（一）升主动脉切口

升主动脉尽量切口整齐，便于灌注时缝合严密，切口长3～4 cm，切口下端距主动脉瓣膜上方约0.5 cm，便于插管。

（二）冠状动脉插管

应选口径稍小的插管，用缝合针紧靠血管根部穿入，穿入的深度以不穿透主动脉窦壁为度。

（三）主动脉弓灌注

主动脉弓在灌注前要用浸透填充剂的棉花填塞，一次不宜太紧，因主动脉弓较粗大，一定要多次补注。

（四）动脉、静脉颜色

搭配动脉和静脉的颜色，可按实际需要调整。可以用两种、三种或多种颜色表示，这样可以对动脉的分支和静脉的属支分布进行对比，也可以根据颜色判定某一区域的血供来源。

（五）局部腐蚀取材

局部腐蚀取材尽可能范围稍大，腐蚀后可以显示出较粗大的血管，以辨认该区域的血管供给。

第八节　心血管荧光铸型方法

人体心脏铸型标本因其成型立体、暴露充分、易于保存等特点，已被广泛应用于人体解剖学教学和科研中，铸型标本技术日臻完善。随着新型材料相继问世，将这些新型材料与现有管道铸型技术相结合，把人体心脏铸型标本制作成荧光标本，提高管道铸型标本的研究价值、观赏价值和艺术价值。目前，国内已有学者对荧光铸型标本进行了制作尝试（钟光明 等，2018），且取得了一定效果。

一、材料和方法

新鲜动物心或正常人体心脏。

二、制作过程

（一）填充剂载体

20%过氯乙烯、牙托粉、环氧树脂AB胶（深圳市广意和胶业有限公司）；荧光粉：红色、黄色、蓝色；分散剂：甲基硅油二甲苯溶解液。紫光灯（波长 365 nm，电压 220 V）。

（二）标本灌注

用20%过氯乙烯配比 5%的荧光粉灌注左冠状动脉；用牙托粉（1∶1）配比 5%的荧光粉灌注主动脉弓；用环氧树脂AB胶（1∶3）配比5%的荧光粉灌注右冠状动脉。因过氯乙烯成型时间较长，为了保证各管道铸型制作进度一致，将铸型标本成型时间统一定为 3 d。

（三）标本腐蚀

3 d 后再用30%的盐酸进行腐蚀。腐蚀时间为 1周左右，腐蚀完毕用清水洗净铸型标本表面的腐肉，中和余酸后装瓶保存。

三、结果显示

观察猪心动脉铸型发现：荧光铸型标本成型立体、枝干饱满、分色明显，在自然光照 2 min 后，置于暗处，铸型标本可发出荧光，视觉效果较好。但铸型标本的发光时间较短，约 30 min 后荧光消失（图20-6A）。在暗处，用紫光灯（波长365 nm）

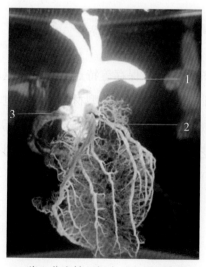
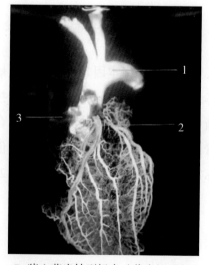

A. 猪心荧光铸型标本（自然光照后）　　　　B. 猪心荧光铸型标本（紫光灯照射）

图 20-6　猪心荧光铸型标本

注：1. 主动脉弓；2. 右冠状动脉；3. 左冠状动脉

照射，荧光铸型标本同样能发出荧光，荧光亮度略次于自然光照。但自然光照受天气影响较大，而紫光灯照射则不受天气影响，只要提供紫光灯照，铸型标本便可持续发光（图20-6B）。

四、制作要点及注意事项

（一）荧光粉的分散度

本次灌注操作与常规铸型标本制作技术要领基本一致，因填充剂混入了不同比例的荧光粉，故在灌注前应充分搅匀。特别是以过氯乙烯为载体制作时，因过氯乙烯与荧光粉的比重悬殊，荧光粉容易聚沉，如不充分混匀，得出的荧光铸型标本发光不均，影响美观。试验证明增加荧光粉在填充剂内的分散度，采用1%的甲基硅油二甲苯溶解液作为分散剂，得出的荧光铸型标本效果较好。

（二）荧光材料的载体选择与浓度比例

实验发现，混入 5%～15% 浓度的荧光粉，不会对铸型成型造成影响。从铸型的形态上观察以过氯乙烯为载体的铸型棒荧光亮度最强，持续时间最长。这与过氯乙烯本身的材料特性有关，因为过氯乙烯是一种热塑性高分子化合物，密度较低，溶解后透光性较好。

（三）荧光材料持续发光问题

目前的荧光材料可根据发光类型不同分为光储能夜光材料和放射性夜光材料两类。光储能夜光材料是指接受自然光照，将光能储备，当光照停止后，缓慢释放光能而发光。基于材料自身的储能限制，光储能夜光材料的发光时间和发光亮度均有限。放射性夜光材料是指在普通的荧光材料中加入了放射性物质，利用放射性物质的射线激发荧光材料持续发光。但其放射性物质有对人体有害、污染环境等缺点，故不宜用作荧光铸型标本的备选材料。

（四）荧光铸型标本装瓶

长期观察发现，瓶装标本如不加注保存液，时间久了，铸型表面会显得干燥，且会出现变白、褪色、霉变等情况。本次铸型标本装瓶保存液为液体，对光线有吸收和折射的性质，同样的光照时间，加注保存液后的荧光铸型标本发光时间延长，且荧光更为炫丽，观察价值和艺术性更突出。但基于保存液的理化性质，短时间内无法判断其是否会与荧光材料发生化学变化。

第九节　心淋巴管显示新方法

淋巴管不同于血管，其壁薄且淋巴液无色，用肉眼不易在心表面观察其大体形态及分布范围。淋巴管铸型难度很大，早在1692年 Nuck 首次将水银注入淋巴管，对淋巴系统的研究起了很大的推动作用。进入20 世纪，不断有学者用不同的对比剂直接或间接注入淋巴管内，淋巴管显影取得成功，并用铸型剂直接注入淋巴管获得最初的淋巴管铸型（汤凤彩 等，1992）。近年来又有 Mercox 淋巴管间接注射法问世，但这些方法对实验条件及操作要求较高，且有一定的局限性（滕诚毅，2004），为了寻求更好的显示方法，研究者（申彪 等，2011）对传统的填充剂配方进行了改良，用铸型的技术显示牛心浅表淋巴管，经腐蚀后效果比较满意，具体方法介绍如下。

一、材料选材

动物材料：市售豫北地区新鲜黄牛心脏，雌雄不限，质量（ 1.50 ± 0.62 ） kg。

二、制作过程

（一）材料处理

先将新鲜牛心冷冻12 h。 25℃流水解冻至牛心松软，清除心腔及表面的残血，此过程需要80 ~ 100 min。

（二）填充剂配制

实验前 7 d 按以下步骤配制填充剂：先将油画颜料放入盛有玻璃球的锥形瓶中振摇0.5 h，使其颗粒变小，再按以下配方配制：过氯乙烯 15 ~ 25 g，环己酮 100 mL，增塑剂 3 ~ 5 mL，绿色油画颜料适量。上述物质均匀调剂，充分溶解混匀后备用。

（三）铸型剂灌注

先摇匀铸型剂，然后抽取4 mL。从心尖处寻找分支少且绕心尖走行的粉色棉线样结构；右手持带有 7 号铁针头的注射器，使针尖斜面向上，沿淋巴管走势方向斜行缓慢进针，当斜面末端进入淋巴管约 2 mm 后，试推一下，若注射器无明显压力感且看到绿色铸型剂使淋巴管迅速鼓起充盈（ 此时留意未注入铸型剂的淋巴管道的形态结构，便于后续准确快速查找淋巴道），顺时针转针头 180°，右手牢牢固定针头，此时一人辅助推注射器并按摩，若注射器压力感明显且看到进针处心外膜下鼓起时要及时退针，再在心尖处寻找新的进针点。心尖处推注完毕后，从心底的脂肪组织下缘分辨出淋巴管，顺延下查，当走向开始变模糊时，定位进针点。按上述方法灌注整个牛心表面。

（四）腐蚀

用外科手术器械在心表面没有淋巴管处进刀，深入肌层 0.5 cm 左右剥离一周取其 0.5 cm厚心肌组织放在四角系有绳索的塑料片上，最后置入配好的腐蚀液（质量分数为 30% 浓盐酸与水的比例为 2∶1）中腐蚀1周。

（五）冲洗

小心提出心肌组织，截取静脉输液装置的下端接水龙头，缓慢用水冲洗，细心剥离腐烂心肌组织，暴露出完整的淋巴管铸型，用体积分数为 5% 的过氧化氢溶液浸泡铸型30 min，洗去脂肪组织的皂化物，待自然干燥后置入玻璃标本盒里保存。

三、显示结果

牛心表面的几条大动脉血管周围很明显地呈现出形态结构类似于小静脉的淋巴管，始于心尖，粗细均匀，少有分支，时隐时现穿越于脂肪组织；更容易看到分布于心外表面的淋巴管有分支，分支最终深入心肌，并在心表面呈现出网状结构；淋巴结穿插其间，呈串珠状；经腐蚀后可得到韧性较好的淋巴管空间立体构型（王海杰 等，2016），位于心外膜下的浅淋巴管与心肌间的深淋巴管之间相互吻合交通（图20-7）。

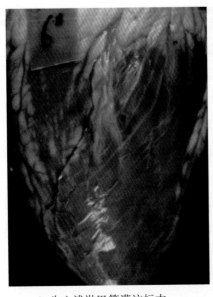
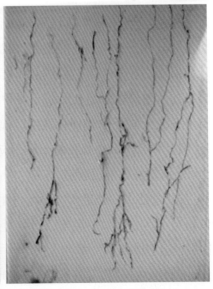

A. 牛心浅淋巴管灌注标本　　　　　　　B. 牛心浅淋巴管铸型标本

图 20-7　牛心淋巴管标本

四、注意事项及制作要点

采用本铸型剂配方及铸型方法可以清晰地显示黄牛心脏淋巴管的三维结构及微细分布。

实验所用材料易得，并且对实验室条件要求较低，明显优于传统的研究方法。

（一）注意事项

（1）选用的牛心最好以2 kg以上且冰冻12 h最佳，实验前流水解冻的合适标准是用食指及中指先后插入左、右心腔，触摸有无冰冻存在，当室间隔松软时达到解冻标准。

（2）实验所用注射器为旧式玻璃注射器，最好不要长时间使用一次性塑料注射器，因所用铸型剂为有机溶剂，长时间推注过程中会腐蚀塑料注射器，导致推注难度加大。

（3）灌注前细查心外膜是否有破损，如有破损，做好标记，避免在此进针。

（4）铸型剂中加入的增塑剂要适量，实验时可以选择从高浓度逐渐稀释到最佳浓度。

（二）制作要点

（1）实验操作进程中，探寻淋巴管先从心尖处开始，必要时可以在心尖处主观选择进针点试打，以便探寻淋巴管。注入铸型剂时应谨慎，切勿使针尖刺入心表层血管。

（2）牛心浅表淋巴管伴随心表层动脉走行的较多，故宜在每条表层动脉附近寻找粗细较均匀，分支少，颜色为浅红色或浅粉色的结构进针。特别注意的是寻找淋巴管时应注意与心表面的"白色线条样结构"分清，此样结构比淋巴管粗，且进针后推注困难。有时淋巴管会在脂肪组织中及其边缘行进，应避免在此选择进针点，因为脂肪组织没有弹性，进针时很容易刺破淋巴管。

（3）实验中，如果心脏表面干燥，应及时用蒸馏水湿润牛心，使其保持新鲜，这样便于发现未灌注的淋巴管道。

（4）推注过程中，助手应特别注意在淋巴结处的按摩，稍有不慎淋巴管会在此破裂并使铸型剂在心外膜下溢出，污染附近有淋巴管的心外膜，影响操作者进一步灌注，同时也会造成标本失真。

（5）随着推注进行，当注射器压力增大或进针点明显肿胀或漏液时，停止推注，并退针。

（6）近年许多学者指出，在实质性器官及非实质性器官内，存在着淋巴（前）通道，也称组织管道，存在于淋巴管周围，是没有组织成分的间隙（管道），该结构与淋巴液的形成有关。实验过程中，可见2条淋巴管伴行1条动脉及2条静脉，这种解剖关系具有重要功能意义。因为淋巴管壁菲薄，所以动脉内压力的变化及心肌收缩引起的波动可使淋巴管变形和改变其管腔容量，加之淋巴瓣膜的存在，正常淋巴液的流动是单向的，因此伴随淋巴管容量的改变，淋巴管的波动可以推进淋巴液流向淋巴管输出端。这说明心血管运动是液体动力学重要的能量来源，是助力淋巴液形成与运输的基础。

（7）通过对毛细淋巴管超微结构的观察发现，毛细淋巴管内皮细胞外有许多长短不一的锚丝（Nicenboim，2015），实验过程中发现，铸型剂注射之前先注射戊二醛溶液可以预先固定锚丝，使铸型剂能更多地进入毛细淋巴管。在此基础上推测锚丝有固定毛细淋巴管，防止毛细淋巴管塌陷和利于组织间隙物质回流入毛细淋巴管的作用。任天荣等（2001）认为淋巴管选用水溶性铸型剂比有机溶剂铸型剂更易被淋巴管吸收，申彪等通过实验认为在宏观上二者差别不大。

第十节　心传导系铸型方法

心传导系由特化的心肌细胞构成，在人类心脏中，肉眼不易观察到其走向和结构。目前，国内显示传导系的方法多为墨汁显示法、组织切片法、免疫组化法等，而大体的显示方法尚少。大体解剖心传导系，大多使用动物类（蹄角类）心，牛心或羊心来源容易，其左、右束支及其分支的浦肯野纤维网周围被一薄层结缔组织包裹，形成了纤维结缔组织鞘，鞘与其包绕的传导纤维之间有潜在相连通的腔隙。若将有色液体或有色填充剂注入该腔隙，填充剂可沿鞘腔扩散，从而能清晰地显示传导系的走行。20世纪60年代，已有学者用墨汁在牛心上注射显示出传导系。墨汁内含有动物胶（胶原蛋白），遇到甲醛凝固，不易污染，易于保存。20世纪80年代，研究者用碳素墨汁稀释后同样注射显示出浦肯野纤维网，20世纪初，郑鹏毅等（2007）利用这一技术，取20多例黄牛心脏为材料，采用有色填充剂制作出牛心部分传导系铸型（张宝良 等，2006）。同时，采用碳素墨汁灌注显示牛心传导系的左、右束支及浦肯野纤维网，对左、右束支和浦肯野纤维网进行了分型和量化。

窦房结、结间束和房室结周围没有结缔组织鞘包裹，无法用注射染料的方法显示。大动物如牛和人的心窦房结可以用大体解剖学方法，细心剥离显示出其轮廓和窦房结动脉。目前显示这些结构的理想方法仍然是靠组织切片染色法完成。

一、选材

牛心宜新鲜，不宜过小。牛心体积越大，其心内膜下传导系越粗，越易灌注填充剂，材料取来后，置于冰箱冷冻。

二、制作过程

（一）填充剂的配制

实验前 7 d按以下步骤配制铸型剂，先将油画颜料放入盛有玻璃球的锥形瓶中振摇0.5 h，使其颗粒变小，再按以下配方配制。过氯乙烯 15~25 g，乙酸乙酯 100 mL，增塑剂 3~5 mL（邻苯二甲酸二丁酯或邻苯二甲酸二丙酯），绿色油画颜料适量。

（二）解剖

剖开右心室，由肺动脉前壁切开至动脉圆锥处，向右与右冠状动脉平行切至右心缘，沿右心缘向下切至心尖，剪断前乳头肌腱索及其假腱索，充分打开右心室；剖开左心室，以左手中指由主动脉口伸入左心室为引导，在前、后乳头肌之间的心室前外壁，向上切至二尖瓣环，再沿瓣环向左切至室间隔，向右切至心左缘，再从乳头肌之间的切口处向下切至心尖，充分暴露左心室。

（三）灌注

将上述物质均匀调剂，充分溶解混匀后备用。灌注步骤如下：

（1）用5 mL注射器吸取配制好的铸型剂，于剖开的心室壁游离缘处寻找心内膜下灰白或稍透明的细丝状结构进针，进针时针尖斜面向上。

（2）沿与细丝平行的方向顺细丝轻轻用力刺入细丝内部，缓慢前推，使针尖斜面完全进入心内膜下，再前推1 ~ 2 mm。

（3）缓慢推活塞将填充剂注入细丝内，一个进针点推注完成可停20 ~ 30 s之后再适当补注，按以上方法由远端向近端逆向灌注，直至将心内膜下的传导系显现出。

（4）将推注好的标本用自然腐蚀法或酸碱腐蚀法去除肌肉组织、脂肪组织等，将余下的铸型按传导系的真实走行整理固定，做成标本并编号。

（5）用耐腐蚀的橡胶板四角用绳子串起（便于取用），将灌注好的牛心需腐蚀的部分置于橡胶板上放入瓷钵中。①自然腐蚀法：往瓷钵内注水，深度以浸没标本下2/3为宜，在标本上盖一层薄纱布，纱布两端没入水面下，可通过吸附原理保证未被水覆盖的标本部分保持湿润，利于蚊蝇卵的滋生和繁殖，使传导系以外的组织腐败；②酸腐蚀法：酸腐蚀液配制（浓盐酸与水的比例为2∶1），经自然腐蚀或酸碱腐蚀后，用流水缓慢冲去腐烂的组织，保留铸型（李忠华 等，1997）。

三、显示结果

灌注好的牛心，心室内膜下的传导系清晰明了，呈交错走行、相互连通的网状结构。经腐蚀后的铸型经整理拼接固定后，能清晰地显示左、右束支及浦肯野纤维网在心内膜下的分布特点及走行（图20-8）。

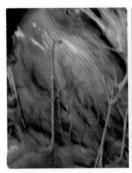 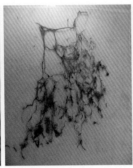 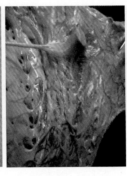 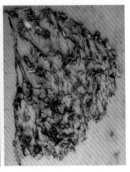

A. 牛右心室传导系灌注标本　　B. 牛右心室传导系铸型标本　　C. 牛左心室传导系灌注标本　　D. 牛左心室传导系铸型标本

图20-8　牛左、右心室传导系标本

四、解剖要点和注意事项

（一）放置时间

牛心不宜放置时间过长，心内膜韧性与进针有密切关系，内膜松弛，进针灌注处易起包，一般来说，牛心体积越大，其心内膜下传导系越粗，越易灌注；牛心冷冻后，解冻时间的长短，以用手触及心内膜的硬度来判断，当其无明显硬质感时是进针的最佳时间。解冻时间越短越好，因为流水解冻时牛心内膜细胞在低渗溶液中易死亡，从而影响灌注效果。

（二）注射技巧

（1）注射用针头不宜过细，否则黏稠的填充剂遇水易堵塞针头，7号铁针头效果好。

（2）推注前应排净针头内气泡，以免推注时气泡进入鞘腔而使铸型中断。

（3）注射时首先从心腔剖开的游离缘进针，这样可避免由于一次推注不成功造成污染和下次注射时从针孔处漏液，推注时用力不可过猛，否则心内膜起包，影响整体美观。

（4）进针时应绷紧进针点处心内膜，这样可提高进针的有效率。进针后针尖旋转180°，使针尖斜面向下，保护鞘膜使其不易因压力过高而破裂。

（5）一次推注后，填充剂难免从针孔处漏出，铸型不够充盈，须定时补注，但补注时两次时间间隔不可过长，否则填充剂固化，堵塞鞘腔，难以推注。

（6）协作操作，轻推活塞使填充剂进入结缔组织鞘中，若阻力较大，可将针头前移做适量调整后再推，推注过程需2~3人配合，一人固定针头，一人注射，另一人用浸湿的棉签沿传导系走行的方向将填充剂向前推压、按摩。

（三）腐蚀与冲洗

自然腐蚀与酸腐蚀均可获取传导系标本。自然腐蚀用时较长，冲洗不便，需反复多次冲洗，但腐蚀所得铸型结构完整，易于保存；酸腐蚀用时短，不必多次冲洗，但铸型易断，不利于保存。冲洗时水速忌过快，否则铸型相互缠结，给操作带来较大麻烦。

第十一节　牛心传导系定量研究方法

一、选材

心传导系由特殊的心肌细胞构成，在人类心脏中，肉眼不易观察到其走向和结构。选用动物类（蹄角类）心脏为宜。以牛心为例，市售新鲜牛心（心底大血管处切断），冷藏24 h备用。

二、注射过程

（一）填充剂配制

优质碳素墨水按1：25比例纯净水配好备用。

（二）动物材料

市售新鲜牛心（心底大血管处切断），冷藏24 h后取出，流水冲洗心腔血液，冲洗80~100 min较为合适。

（三）右心室的解剖

由肺动脉前壁切开至肺动脉圆锥处，然后向右沿右冠状动脉平行切开，至右心缘，再沿右心缘剖至心尖部。左心室的解剖，由前后乳头肌中线处进刀，向心底和心尖分别切至左冠状动脉和心尖处，最后沿左冠状动脉剖开左心室。

（四）寻找浦肯野纤维

先由心室壁剖开的游离缘处，仔细寻找心内膜下灰白的或稍透明的细丝结构。或用碘酒棉签涂抹心内膜后观察浦肯野纤维。

（五）进针

右手持吸满配好墨水的注射器，稍用力使注射器针尖平行按压在有丝状结构的心内膜上，使心内膜微陷，同时保持针尖斜面向上。之后向前进针，使针尖的斜面完全进入心内膜下后，再进 $1 \sim 2$ mm。平稳转动注射器180°，使针尖斜面转向心肌。

（六）推注

先试着轻推活塞，若进针正确，轻推即可使墨水进入；若阻力较大，且无墨水注入，则说明针尖未进到结缔组织鞘内，需调整或重新进针。依照上述方法由传导系远端向近端逆向灌注墨汁染色，依次把两心室的左、右束支及其分支和浦肯野纤维网全部染色。

（七）保存固定

用手术针将两心室壁游离缘缝合在一起，使心室内膜平展，标签编号，或使心室展平放入固定液后加以重物，10%福尔马林溶液中固定1周。

（八）漂白

固定后放入5%过氧化氢溶液漂白1周，传导系与其他结构的反差更为明显。

三、显示结果

碳素墨汁属于水溶性灌注剂，能顺利进入牛心传导系外的鞘膜清晰地显示出传导系在心内膜下的左、右束支及浦肯野纤维（其交错成网），以及其密集程度和走行特点。24例牛心左、右心室传导系显示结果如下：

（一）牛心左心室传导系

1. 左束支主干　左束支主干发自房室束的分叉部，呈扁带状，穿出肌性部后走行于室间隔左侧心内膜下，于肌性室间隔左侧上、中1/3交界水平发出分支。左束支穿过肌性部在心内膜下出现，距三尖瓣环最低点的长度距离为（18.97±4.83）mm，左束支主干出现在心内膜下部分的长度为（27.50±7.51）mm，宽度为（5.77±2.77）mm。

2. 左束支一级分支　左束支一级分支为左束支主干的直接分支，多在心内膜下走行一段后，经游离的假腱索而横贯于心腔。按其分支数目分以下3种类型：①二分叉型，分前支和后支（图20-9A）；②三分叉型，分前支、间隔支和后支（图20-9B）；③网状型（图20-9C）（本组数据笔者共观察23例）。二分叉型8例（34.78%）、三分叉型14例（60.87%）、网状型1例（4.35%）。二分叉型的前支和后支之间的角度为69.4°±29.2°；三分叉型的前支与间隔支之间的角度为42.1°±18.7°，间隔支与后支之间的角度为58.0°±19.9°；网状型的两边缘之间角度为48°。左束支的一级分支经游离的左心室条索而横贯于心腔较为常见，除网状型（1例）的游离左心室条索较少外，三分叉型的间隔支3例游离，游离部分长分别为35.10 mm、37.54 mm、40.80 mm，其对应支总长分别为48.13 mm、43.24 mm、50.40 mm；二分叉型和三分叉型的前支与后支均游离，其一级分支的长度及游离长度分别见表20-1、表20-2、表20-3。网状型的一级分支呈网状分布，数目较多且不恒定，故不易量化。

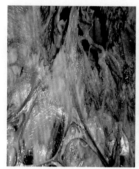
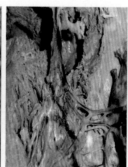
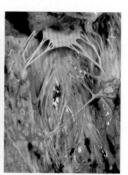

A. 牛心左束支二分叉型　　B. 牛心左束支三分叉型　　C. 牛心左束支网状型　　D. 二级分支吻合成的三角形环

图 20-9　牛左心室内浦肯野纤维网的解剖

表 20-1　左束支一级分支各类型的长度

类型	一级分支长度/mm		
	前支	间隔支	后支
二分叉	55.07 ± 7.59	—	50.88 ± 9.65
三分叉	49.70 ± 6.43	40.71 ± 15.51	48.15 ± 10.23

表20-2　左束支一级分支各类型的游离长度

类型	一级分支游离长度/mm		
	前支游离部	间隔支游离部	后支游离部
二分叉	39.72 ± 3.59	—	33.37 ± 11.05
三分叉	36.08 ± 5.51	37.81 ± 2.86	31.92 ± 10.16

表20-3　左束支一级分支各类型的游离长度与其对应分支比

类型	一级分支游离长度与其对应分支比/%		
	前支游离部/前支	间隔支游离部/间隔支	后支游离部/后支
二分叉	0.73 ± 0.06	—	0.65 ± 0.12
三分叉	0.74 ± 0.15	0.80 ± 0.07	0.67 ± 0.17

3. 浦肯野纤维二级分支　　二级分支是一级分支的向下直接延续，其数目较多，且相互吻合成环，测得二级分支条数为（6.15 ± 1.62）条/例，成环数为（2.24 ± 1.61）个/例。1例牛心左束支的二级分支吻合成较大的三角形环，其三边分别长47.76 mm、31.24 mm和39.18 mm（图20-9D）；2例牛心左束支二级分支的后支发出一支较长的游离支与前支平行且止于心室前壁同一处。

4. 浦肯野纤维网密度　　浦肯野纤维大多走行于心内膜下，相互交织成网状，其在各象限分布不同（表20-4）。第Ⅲ和第Ⅳ象限以"++"为主，分别为17例（77.27%）和15例（68.18%）；在第Ⅰ和第Ⅱ象限以"+++"为主，分别为12例（54.55%）和9例（40.91%）。浦肯野纤维在乳头肌表面分布较少，在前乳头肌出现者1例（4.55%），在后乳头肌出现者2例（9.09%）。二尖瓣口附近的流入道和主动脉口的流出道附近几乎观察不到浦肯野纤维分布。

表20-4　左心室浦肯野纤维网密度分布

象限	−（例，%）	+（例，%）	++（例，%）	+++（例，%）	++++（例，%）
Ⅰ	2（9.09）	4（18.18）	2（9.09）	12（54.55）	2（9.09）
Ⅱ	1（4.55）	5（22.73）	4（18.18）	9（40.91）	3（13.64）
Ⅲ	0（0.00）	0（0.00）	17（77.27）	0（0.00）	5（22.73）
Ⅳ	0（0.00）	4（18.18）	15（68.18）	3（13.64）	0（0.00）

注："+"在各象限之间有重叠，故加起来不一定是100%

（二）牛右心室传导系

1.隔缘肉柱 多数为上粗下细的扁圆柱状，一端移行于右室间隔中上1/3处，另一端止于前乳头肌根部。右心室隔缘肉柱的长度为（45.48±1.32）mm，最大值为65.86 mm，最小值为30.80 mm。右心室隔缘肉柱横截面的长直径为（45.48±1.32）mm，最大值为10.72 mm，最小值为1.04 mm；短直径为（2.55±1.26）mm，最大值为7.80 mm，最小值为0.72 mm。呈圆柱状的2例，占8.33%；呈扁圆柱状的22例，占91.67%（因各数据有重叠，加起来不是100%）。1例右心室中存在双隔缘肉柱，第2隔缘肉柱与走行于右束支的隔缘肉柱（后称常规隔缘肉柱）相平行，二者相距38.14 mm，且均为扁圆柱状。第1隔缘肉柱长70.20 mm，长径为5.00 mm，短径为1.86 mm；第2隔缘肉柱长为22.16 mm，长径为7.16 mm，短径为4.76 mm。常规隔缘肉柱一端移行于室间隔中上部，另一端移行于前乳头肌根部；第2隔缘肉柱一端移行于室间隔中部，另一端移行于前乳头肌下部的右心室壁上，与前乳头肌根部紧邻。采用心传导系墨汁灌注显示法，可观察到常规隔缘肉柱表面有右束支主干走行并分布有网状浦肯野纤维。第2隔缘肉柱表面有一束支走行，该束支的两端分支与右束支的两端分支相互交通形成环网（图20-10A）。

2.右束支 牛右心室心内膜下可清晰观察到右束支部分主干沿隔缘肉柱走行，浦肯野纤维于心内膜下成分层网状交织分布（图20-10B）。右束支的长度为（65.52±20.78）mm，最大值为115.44 mm，最小值为35.90 mm。右束支的直径为

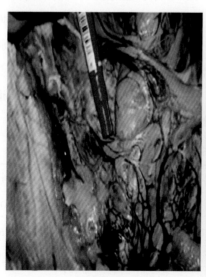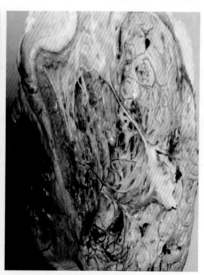

A. 牛心右束支网状型　　　　　　　B. 牛心右束支浦肯野纤维网

图 20-10　牛右心室浦肯野纤维网

（1.45±0.56）mm，最大值为2.36mm，最小值为0.82mm。右束支均为由室间隔深部移行至心内膜下走行。在通过隔缘肉柱之前均为一束较粗的浦肯野纤维。在隔缘肉柱与右心室壁相移行处右束支分支成网状相互交通。右束支在隔缘肉柱表面通过时，隔缘肉柱在Ⅰ、Ⅳ象限较多，Ⅱ、Ⅲ象限较少。右束支移行隔缘肉柱表面第Ⅰ象限中8例（38.1%），第Ⅱ象限中3例（14.2%），第Ⅲ象限中3例（14.2%），第Ⅳ象限中7例（33.5%）（隔缘肉柱在各象限之间有重叠，故加起来不是100%）。1例牛心隔缘肉柱表面除有右束支主干走行外，尚有较密集的浦肯野纤维包绕。右束支始于心内膜下始现点距三尖瓣环与肺动脉瓣环线点的距离为（33.05±9.24）mm，最小值为14.02 mm，最大值为52.54 mm。

3. 浦肯野纤维　　右心室壁上浦肯野纤维均呈网状相互交通，其纤维分布密度为第Ⅰ象限"+++"；第Ⅱ象限"++++"；第Ⅲ象限"++"；第Ⅳ象限"+"。

四、制作要点

（一）材料新鲜

存放时间过长的牛心，其心室内膜韧性变小，不易灌注。一般牛心的重量和体积越大，其心内膜下结缔组织鞘越粗，越易显示。

（二）冰冻时间

一般以24 h为宜，冰冻时间过长，注射效果不好。

（三）解冻时间

牛心解冻的时间应视室温高低而定，一般用流水解冻70~90 min。解冻时间过长会致内膜韧性变小，推注时易使鞘膜膨胀；解冻时间过短，则较难使墨水注入鞘内。

（四）墨水质量

碳素墨水的选择原则为颗粒越小越好，也可用滤纸将墨水过滤后备用。

（五）辨别鞘膜

在灌注时，应辨别结缔组织鞘是灰白还是稍透明，应与心内膜下血管丛相区别，小血管一般为细丝状且清晰，颜色较深。

（六）进针部位和方向

易从剖开的心脏游离缘心尖处进针；进针时针尖向上容易进针，进针后针尖旋转180°使斜面向下，保护鞘膜不因为压力过高而破裂。

（七）方向疏导

由细支向粗支的逆向注射效果较好，但由于心室被剖开处容易漏液，故灌注时须两人合作。一人用棉签压在心室壁边缘后（以防漏液），另一人推注。若发现某一区域较难注入，则可试将该区域其他分支加压阻断，再推注。

（八）空气试注

在注射时，可先注入少量空气，冲开附近结缔组织鞘，再推注墨水。但大量气体可致心内膜大面积剥离，导致无法显示传导系。

（九）再通注射

在已碘染的或已注入显色剂的浦肯野纤维接着进针注射效果更好。

（十）温度控制

操作时，在心腔内面放一支温度计，待标本温度在 20 ℃左右时，注射效果最好。这样可以使牛心保持在一个较低且恒定的温度下而不至于导致心内膜韧性降低，推注时造成鞘膜膨胀，形成黑斑会影响显示效果。

（新乡医学院　申彪）

参考文献

［1］郭志坤，徐振平，赵炳泉.家猪房室结组织学观察和定量分析［J］.解剖学杂志，2001，24（2）：153–157.

［2］何标鸣，谭允西，程宓.心传导系大体标本制作方法［J］.解剖学杂志，1991（3）：281–283.

［3］廖世华，杨开清，彭庆恩.人体心瓣膜制作新法［C］.广州：中国临床解剖学杂志，2000.

［4］雒国胜，郭志坤，申彪，等.家猪心房室结区的血管构筑及其意义［J］.中国临床解剖学杂志，2009，27（4）：430–432.

［5］邱博文，邓嘉鑫，申彪，等.牛心淋巴管联合动、静脉三维铸型标本的设计与制作［J］.解剖学研究，2018，40（3）：237–238.

［6］任天荣，章明.器官内淋巴管铸型改良方法［J］.浙江中医学院学报，2001，25（3）：52–53.

［7］申彪，马建军，岳学强，等.心脏纤维骨骼标本的制作［C］.广州：中国临床解剖学杂志，2003.

［8］申彪，吴满洋，周楠茜. 牛心表层淋巴管的铸型方法［C］. 广州：中国临床解剖学杂志，2011.

［9］申彪. 心脏铸型标本整体灌注、局部取材腐蚀的制作方法［C］. 北京：中国解剖学会，2007.

［10］石谨，李忠华. 心血管标本的几种设计和制作方法［J］. 解剖科学进展，1997，5（1）：95-96.

［11］汤凤彩，王云祥，韩铭达，等. 家兔胃淋巴管铸型的观察［J］. 解剖学报，1992，23（4）：343-346.

［12］滕诚毅. 家兔回肠淋巴管铸型的扫描电镜研究［J］. 牡丹江医学院学报，2004，25（3）：14-16.

［13］王海杰，谭玉珍，JORDAN P. 整片组织免疫染色显示淋巴管构筑［J］. 解剖学报，2016，47（3）：421-424.

［14］张宝良，申彪，郑鹏毅，等. 牛心传导系显示方法和技巧［J］. 新乡医学院学报，2006，23（3）：260-261.

［15］郑鹏毅，申彪，李依明. 牛心左束支及其 Purkinje 纤维网解剖学观测［J］. 新乡医学院学报，2007，24（2）：139-141.

［16］钟光明，姚伙生，奉玲，等. 荧光材料在管道铸型标本中的应用研究［J］. 中国临床解剖学杂志，2018，36（6）：705-707.

［17］钟海蛟，程明亮，刘同文. 心脏血管分区铸型标本制作技术［J］. 解剖学研究，2005，27（2）：87.

［18］郭志坤. 现代心脏组织学［M］. 北京：人民卫生出版社，2007.

［19］郭志坤. 正常心脏组织学图谱［M］. 北京：人民军医出版社，2005.

［20］李忠华，王兴海. 解剖学技术［M］. 2版. 北京：人民卫生出版社，1997.

［21］NORMAN S，RILEY P. Anatomy and development of the cardiac lymphatic vasculature：its role in injury and disease［J］. Clin Anat，2016，29（3）：305-315.

［22］NICENBOIM J，MALKINSON G，LUPO T，et al. Lymphatic vessels arise from specialized angioblasts within a venous niche［J］. Nature，2015，522（7554）：56-61.

［23］SHI G P，BOT I，KOVANEN P T. Mast cells in human and experimental cardiometabolic diseases［J］. Nat Rev Cardiol，2015，12（11）：643-658.